物理藥學

物理藥學分科學會 編

東明社

머 리 말

1960년에 미국의 Alfred N. Martin 교수가 "Physical Pharmacy"라는 저서를 발간한 이래, 4개정판을 펴내기까지 근 50년의 세월이 흐르면서 그 동안 눈부신 발전을 거듭하였으며, 현재 약학이론의 거대한 주류를 이루고 있다.

현대 약학은 종래의 기술적 경험과학으로부터 계량적·이론적 단계로 들어가고 있다. 또한, 근대 약학은 화학, 생물학, 물리학 및 의학 등의 경계영역에 속하는 학문이어서 그 성격이 복잡다양하여 체계적 통일성이 결여되기 쉬운 학문이다. 더욱이, 오늘날 지적 소유권에 따른 업계의 사정과 국가적 차원에서도 신물질 창제와 약효물질의 합성뿐만 아니라, 천연물 화학이 활발하게 발전함에 따라서 생리활성 물질 등의 생물 약학적, 특히 약제학적인 면이 아주 중요하게 되었다.

이 과목의 목적은 물리 화학적 원리와 기법을 근대 약학에 활용하여, 약학기술을 이론적·계량적으로 체계화하는 데 있다. 따라서, 그 내용을 물질의 구조로부터 용액 및 용액계 평형, 콜로이드계 및 분산계와 제제의 안정성, 확산현상, 착물과 반응 속도론, 그리고 반고형제와 그들의 유동성, 또 분체성 및 약물의 설계법에 이르기까지 광범위하게 망라하였다.

그 동안 각 대학의 물리약학 담당교수들은 오래 전부터 여러 차례 교재집필에 대하여 관심을 가지고 준비를 하여 왔으나, 워낙 이론이 방대하고 어려우며, 학문의 성격상 발전을 거듭하는 까닭에 현재로서는 만족한 저서를 펴내기에는 어렵다고 판단하고, 세계 각국에서 가장 많이 쓰이는 Martin 교수의 "Physical Pharmacy 3개정과 4개정(Lea & Febiger)"을 근간으로 하여 발췌, 부분수정, 삭제 또는 첨가하였는데, 그 내용을 발췌 내지 인용한 부분이 대부분이나, 장과 절에 따라서는 새롭게 엮기도 하였다.

따라서, 이 책의 엮음에는 위의 서적 외에도 많은 도서를 참조하였으나, 정조경중(精粗輕重)의 취사선택에 있어서 미흡한 점이 없지 않다. 이것은 편자들의 창의력의 결여에 그 주요원인이 있다고 하겠으며, 또한 Martin의 "Physical Pharmacy"가 지향하는 내용과 해설에 비추어 볼 때, 우리들의 창의력 결여가 오히려 Martin 교재의 장점을 이 책에 이식하는 결과로 나타남으로서, 발췌와 인용에 대한 질책을 감수할 수 있다고 생각된다.

이번 개정에는 박일영 교수의 수고가 컸고 오승열 교수의 원고가 많았으나, 유감스럽게도 편집사정과 출판시간에 미치지 못하여 부득이 전부가 수록되지 못한 점을 애석하게 생각하며, 다음 개정에는 각 교수님들의 수정내용을 보다 알차게 보충하는 데 노력하고자 한다. 또한, 이 책을 이용하시는 여러분의 질책과 성원에 의하여 개정될 것을 말씀드리는 바이다.

끝으로 IMF 한파로 어려운 이 때, 바쁘신 중에서도 이 책을 고쳐 펴내는 데 협조하여 주신 동명사에게 깊은 감사를 드린다.

1998년 2월 8일

李 啓 胄

집필위원

서 울 대 학 교 (5장) 金良培
서 울 대 학 교 (17장) 金鍾國
중 앙 대 학 교 (8장) 金夏亨
충 북 대 학 교 (3장) 朴一榮
원 광 대 학 교 (11장) 孫東煥
덕성여자대학교 (14, 16장) 孫英澤
숙명여자대학교 (4장) 吳承悅
전 남 대 학 교 (7장) 吳仁準
충 남 대 학 교 (12장) 李啓冑
중 앙 대 학 교 (15장) 李光杓
강 원 대 학 교 (2장) 李凡鎭
서 울 대 학 교 (9장) 李奉振
이화여자대학교 (18장) 李承晋
충 북 대 학 교 (10장) 鄭佑泰
효성여자대학교 (6장) 崔潤壽
부 산 대 학 교 (13장) 韓哲圭
충 남 대 학 교 (1장) 黃成柱

(가나다 순)

차 례

제 1 장

분자간 힘과 물질의 상태

1-1 분자간 결합력

분자들 사이에 생기는 힘인 분자간 결합력은 일정한 온도, 압력 및 농도 조건하에서 물질의 물리적 상태에 매우 큰 영향을 미친다. 그러므로 물질의 여러 가지 상태(고체 · 액체 · 기체)를 논하기에 앞서 분자들 사이의 결합력에 대하여 살펴보기로 한다.

분자들이 기체, 액체, 고체로 뭉쳐진 상태로 존재하기 위해서는 분자간에 힘이 있어야 한다. **분자간 힘**을 이해하는 것은 약학 분야를 연구하는 데 매우 중요하다. 같은 분자들간에 작용하는 응집력과 다른 분자들간에 작용하는 부착력 혹은 인력 등은 분자간에 작용하는 힘을 나타내고 있는 것들이다. 이 힘에 대한 지식은 기체, 액체 그리고 고체 등의 이해뿐만 아니라 계면현상, 현탁액에서의 엉김현상, 유탁액의 안정성, 분말의 캡슐 충전, 그리고 정제를 만들 때 과립의 압축 등을 이해하는 데 중요하다.

1 반발력과 인력

분자들이 상호작용할 때 반발력과 인력이 동시에 작용한다. 두 개의 분자를 서로 접근시킬 때 두 분자 내의 반대 전하들은 같은 전하들보다 더욱 근접하게 되어, 분자들을 서로 끌어당기게끔 한다. 분자들이 매우 접근하여 바깥 전하운들이 접촉하게 되면, 분자들은 마치 강한 탄성체들처럼 반발한다.

그러므로 **인력**은 분자들이 응집하는 데 필요하고, **반발력**은 분자들이 상호 침투하지 않고 서로를 폐쇄시켜 버리지 않도록 하는 데 필요한 것이다. 반발은 분자간의 전자운의 상호 침투에 기인한다. 그리고 분자간 거리가 감소함에 따라 지수적으로 증가한다. 대략 $3\sim4\times10^{-8}$ cm 정도의 평형거리에서는 반발력과 인력이 서로 같다. 이 위치에서 두 분자들의 위치에너지(potential energy)는 극소이고, 이 계가 가장 안정한 것이다〈그림 1 · 1〉. 이 극소 위치에너지 원리는 분자들뿐만 아니라, 원자나 큰 물질들에까지도 역시 적용된다.

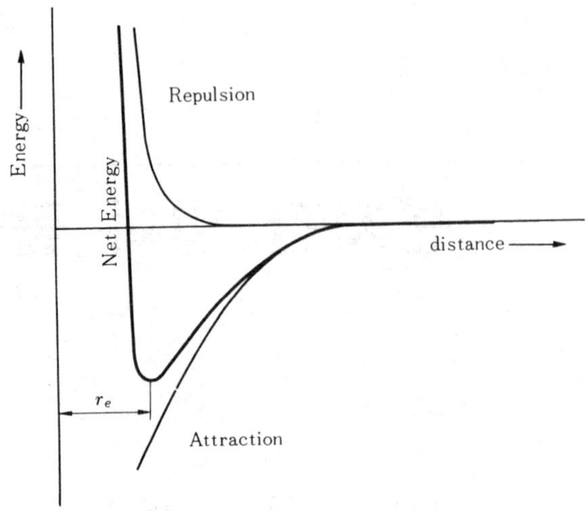

〈그림 1·1〉 분자간 거리의 반발, 인력에너지와 정미에너지
(인력곡선과 반발곡선의 다른 성질 때문에
정미에너지에서 극소가 일어남)

2 van der Waals력

쌍극자분자들은 대개 그 주위의 것들과 더불어 그들 자신이 일렬로 정돈하려는 경향을 갖고 있어서, 한 분자의 음극은 다음 분자의 양극을 향한다. 그러므로 많은 분자들은 쌍극자-쌍극자힘(dipole-dipole) 혹은 Keesome 힘이라고 불리는 약한 인력으로 회합한다. 영구쌍극자(permanent dipole)들은 쉽게 편극될 수 있는 비극성 분자들에게 전자쌍극자(electrical dipole)를 유발시킬 수 있어, 쌍극자-유발쌍극자(dipole-induced dipole) 상호작용 혹은 Debye 상호작용을 형성한다. 그리고 비극성 분자들은 유발쌍극자-유발쌍극자(induced dipole-induced dipole) 인력 혹은 London인력에 의하여 서로서로 극성을 유발시킬 수 있다. 이 후자의 힘에 대하여 설명한다.

수소가스, 사염화탄소 그리고 벤젠 등과 같은 비극성 분자들이 끌어당겨지고 있는 정전기력은 1930년 London에 의하여 처음 알려졌다. 비극성 기체분자들이 서로 매우 밀접하게 접근했을 때 분산력(dispersion) 혹은 **London**힘은 이 분자들을 액체나 고체 등으로 만들어 주기 위한 응축을 일으키기에 충분하다. 이 세 가지 유형의 van der Waals 인력의 위치에너지(potential energy of attraction)는 떨어진 거리의 6승, 즉 r^6에 반비례하여 변한다. 반발의 위치에너지(potential energy of repulsion)는 〈그림 1·1〉에 나타낸 것처럼, 거리에 따라 더욱 빨리 변화한다. 이것은 극소 위치에너지와 이에 따른 떨어진 평형거리 r_e를 말해 주고 있다.

〈표 1·1〉에 열거한 van der Waals 힘이라 불리는 이들 여러 가지 종류의 상호작용은 기체의 응축, 약품들의 용해도, 여러 가지 금속착물의 형성, 분자화합물(molecular addition compounds), 그리고 어떠한 생물학적 과정과 약리작용 등에 관련되어 있다. 1차원자가 결합(primary valence bonds)에 관련된 에너지들을 표에서 볼 수 있다.

〈표 1 · 1〉 분자간 힘과 원자가 결합

결 합 형		결합에너지(approx.) kcal/mol
van der Waals Forces and Other Intermolecular Attractions		
Dipole-dipole interaction, orientation effect, or Keesome force		1~10
Dipole-induced dipole interaction, induction effect, or Debye force		
Induced dipole-induced dipole interaction, dispersion effect, or London force		
Ion-induced dipole interaction		
Hydrogen bonds :	O − H ...O	6
	C − H ...O	2 to 3
	O − H ...N	4 to 7
	N − H ...O	2 to 3
	F − H ...F	7
Primary Valence Bond		
Electrovalent, ionic, heteropolar		100~200
Covalent, homopolar		50~150

(1) 이온-쌍극자력과 이온-유발쌍극자력

van der Waals 힘으로 알려진 쌍극자 상호작용 이외에도 다른 인력이 극성 혹은 비극성 원자들과 이온들에서 일어난다. 이런 유형의 상호작용은 물에 대한 이온성 결정물질의 용해도를 부분적으로 설명해 준다. 예를 들면, 양이온은 상대적으로 음전기를 띠는 물원자 내의 산소원자를 끌어당기고, 음이온은 극성 물원자의 수소원자를 끌어당긴다. 이온-유발쌍극자힘은 아마 요오드 착물의 형성과 연관지을 수 있을 것 같다.

$$I_2 + K^+I^- \longrightarrow K^+I_3^- \qquad (1)$$

반응 (1)은 요오드화칼륨 용액 중에서의 요오드의 용해도를 설명해 준다.

(2) 수소결합

수소원자를 갖는 분자와 플루오르, 산소 혹은 질소 등과 같은 전기음성도가 매우 큰 원자 사이의 상호작용은 특히 흥미있는 것이다. 수소원자는 크기가 작을 뿐 아니라 매우 큰 정전기장(electrostatic field)을 가지고 있기 때문에 그것은 전기음성도가 큰 원자에 가까이 접근할 수 있어서 **수소결합**(hydrogen bond) 혹은 **수소교**(hydrogen bridge)라고 불리는 일종의 정전기적 유형을 띠는 결합(union)을 형성한다. 그러한 결합은 얼음이나 물에서 존재하는데, 이것은 물의 높은 유전상수, 비정상적으로 낮은 증기압, 그리고 높은 비등점 등 물의 많은 특이한 성질들을 설명해 주고 있다. 얼음의 구조는 중앙에 산소원자가 있고, 네 꼭지점에 수소원자들이 있는 3차원의 규칙적인 정4면체의 느슨한 배열이다. 〈그림 1 · 2〉에서 볼 수 있는 것처럼 수소들은 산소들 사이에서 정확하게 중간에 있는 것이 아니다. 물이 액상으로 넘어갈 때 대략

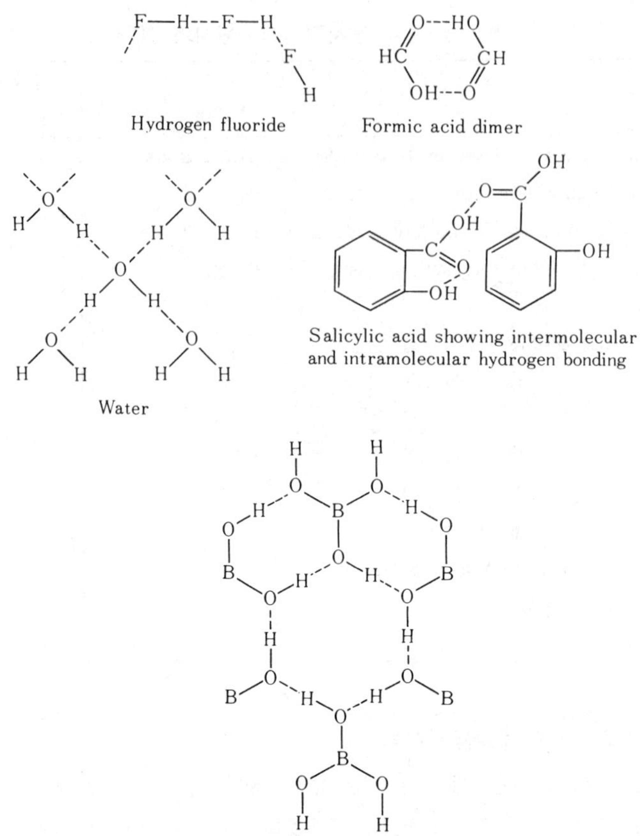

Layer of boric acid molecules in a crystal
The molecules are linked by hydrogen bonds

〈그림 1·2〉 수소결합에 관련된 구조들

수소결합 중 1/6이 끊어진다. 그리고 기화할 때 모든 다리들은 본질적으로 파괴된다. 수소결합의 예는 여러 종류의 알코올분자, 카르복시산, 알데히드, 에스테르, 그리고 폴리펩티드 등에서도 역시 존재한다.

포름산과 아세트산의 수소결합은 매우 강하여 이중체(dimer)를 형성하고, 이것은 증기상태에서도 존재할 수 있다. 플루오르화수소는 증기상태에서 수소결합 중합체$(F-H\cdots)_n$로 존재하는데, n은 6 정도의 큰 값을 가진다. 수소결합에 관련된 여러 가지 구조들을 〈그림 **1·2**〉에 나타내었다. 점선은 수소다리를 나타내어 주고 있다. 원자간 수소결합뿐만 아니라, 살리실산과 같이 원자내 수소결합도 일어날 수 있음을 볼 수 있다.

결합에너지는 결합강도의 척도로서 사용한다. 즉, 공유결합은 대략 50~100 kcal를 가지며, 이온결합은 100 kcal 이상 갖는데 비하여, 수소결합은 분자당 2~8 kcal의 결합에너지를 가진다.

원자와 분자의 인력에 관해 정리하면, 원자들은 모여서 이온력과 공유력 등에 의해 분자들을 형성하는 반면, 분자들은 van der Waals 힘, 이온-쌍극자작용과 수소결합 등의 방법으로 큰 집합체로서 결합된다고 말할 수 있다. 이러한 결합 유형들을 〈표 **1·1**〉에 나타내었다. 〈표 **1·1**〉에 여러 가지 힘의 이름과 결합에너지 및 그것들의 정의를 나타내었다. 1차원자가 결합의 세 번째 유형인 금속결합에 대해서는 결정성 고체에서 다룰 것이다.

여러 화합물들의 분자간 결합에너지를 〈표 **1 · 2**〉에 나타내었다. 분자들 사이의 총 상호 작용 에너지는 配向의 조합, 유도효과, 그리고 분산효과 등에 의하여 기여되는 것을 볼 수 있다. 이러한 인자들 중의 어떤 것이 가장 인력에 영향을 미치느냐 하는 것은 분자들의 성질이 좌우한다. 극성이 큰 물에서는 배향이나 쌍극자 상호작용이, 이 두 개의 힘 이외의 다른 것들에 대하여 월등하다. 그리고 물에 대한 약물의 용해도는 주로 배향에너지 혹은 쌍극자 상호작용에 의해 주로 영향받는다. 약 20%가 이온성 분자인 염화수소에서는 배향효과도 중요하지만, 분산력(dispersion forces)이 분자들 사이의 총 상호작용 에너지의 대부분의 몫에 기여하고 있다. 요오드화수소는 주로 공유결합성이다. 그리고 그것의 분자간 인력은 주로 London힘 혹은 분산력에 기인한다.

다른 것들과 비교하기 위해 〈표 **1 · 2**〉에 이온성 결정인 염화나트륨을 포함시켰는데, 그것의 총에너지가 큰 것으로 알 수 있는 것처럼, 그것의 안정성은 분자 집합체들보다 월등히 크다. 그리고 분산력이 다른 분자들에서 존재하는 것처럼 이온성 화합물에서도 존재한다.

〈표 **1 · 2**〉 분자 그리고 이온 상호작용에 따른 에너지

화 합 물	상호작용 에너지(kcal/mol)			
	배 향	유 도	분 산	총에너지
H_2O	8.69	0.46	2.15	11.30
HCl	0.79	0.24	4.02	5.05
HI	0.006	0.027	6.18	6.21
NaCl	—	—	3.0	183

1-2 물질의 상태

기체, 액체, 그리고 결정성 고체는 물질의 세 가지 상태를 구성한다. 고체상태 내의 분자들, 원자들, 그리고 이온들은 앞에 말한 분자간, 원자간 혹은 이온힘에 의하여 가깝게 근접하여 있다.

고체 내의 입자들은 단지 고정된 위치에서 진동할 수 있을 뿐이다. 고체물체의 온도가 상승하여 충분한 에너지가 공급되었을 때, 격자의 규칙적인 배열상태를 깨뜨리고 분자들은 기체상태로 넘어간다. 요오드나 캠퍼 같은 높은 증기압을 가지는 고체들은 용해하지 않고 직접 고체로부터 기체로 넘어가는데 이 과정을 **승화**(sublimation)라고 한다. 그리고 이에 대한 역과정, 즉 고체상태로의 재농축을 **퇴적**(deposition)이라고 한다.

1-3 기 체 상 태

격렬하고 빠른 운동에 의하여 기체분자들은 서로서로 충돌하고, 그것들이 담겨져 있는 용기벽과 충돌하는 불규칙적인 행로를 계속한다. 그래서 그들은 $dyne/cm^2$로 표현되는 **압력**(pressure), 즉 단위면적당의 힘을 생성하게 한다. 압력은 그것을 측정하는 압력계에 따라서 기압 혹은 수은주의 밀리미터로도 기록된다. 기체의 다른 하나의 중요한 성질인 부피(volume)는 보통(liter) 혹은 입방센티미터(cc)로 나타낸다. 기체방정식에서 나타나는 온도는 절대온도, 즉 Kelvin(°K)으로 주어지고 섭씨 0°는 273.16°K와 같다.

1 이상기체법칙

기계법칙에는 Boyle, Charles, 그리고 Gay-Lussac 등에 의해 형성된 법칙들이 있다. Boyle의 법칙은 온도를 고정할 때, 일정한 질량의 기체 부피와 압력에 관계하는 법칙이다.

$$P \propto \frac{1}{V}$$

$$PV = k \tag{2}$$

Gay-Lussac과 Charles의 법칙은 압력을 고정할 때, 일정 질량의 기체의 부피와 절대온도는 정비례한다는 것을 말해 준다.

$$V \propto T$$

$$V = kT \tag{3}$$

이 식들을 함께 결합시키면 다음 관계식을 얻을 수 있다.

$$\frac{P_1V_1}{T_1} = \frac{P_2V_2}{T_2} \tag{4}$$

식 (4)에서 P_1, V_1, T_1은 어느 한 조건에서의 한 조이고, P_2, V_2, T_2는 다른 조건에서의 한 조인 것이다.

예제 1. 아질산에틸정을 분석할 때 일정한 양의 정으로부터 방출되고 가스 뷰렛으로 포집되는 아질산가스의 용적은 온도가 20℃이고, 압력이 740 mmHg일 때 30.0 ml이다. 0℃, 760 mmHg일 때의 용적은 얼마인가? (이 기체는 이상기체로 가정한다.)

풀이 $\dfrac{740\times30.0}{(273+20)} = \dfrac{760\times V_2}{273}$

$V_2 = 27.3\ \mathrm{ml}$

식 (4)로부터 어느 한 조의 조건에서의 PV/T는 다른 한 조에서의 PV/T 등과 다른 조건에서의 그것과 같다는 것을 알 수 있다. 그러므로 P, V, T 등이 변화해도 PV/T 비는 상수이고, 수학적으로는

$$\frac{PV}{T} = R$$

$$PV = RT \tag{5}$$

로 표현될 수 있는 것을 알 수 있다. 여기서 R는 이상기체에 있어서의 PV/T 비에 대한 상수

값이다. 이 식은 단지 1몰(즉, 1g 분자량)의 기체에 대한 식이다. n몰의 경우에는

$$PV = nRT \tag{6}$$

가 된다. 식 (6)은 **일반 이상기체법칙**(general ideal gas law)으로서 알려져 있다. 그리고 이것은 특정한 조건이나 상태, 즉 주어진 양의 기체에 대한 압력, 부피, 그리고 온도 등에 관련된 것이므로 이것을 이상기체의 **상태방정식**(equation of state)이라고 한다. 실제기체(real gas)는 이상기체가 따르는 Boyle의 법칙이나 Gay-Lussac의 법칙 등을 따르지 않는다. 이상기체법칙들로부터의 실제기체의 편차는 다음절에서 검토하자.

몰기체상수(molar gas constant) R는 물리화학 분야에서 너무도 중요하다. 이것은 기체법칙 등에서 나오는 것 이외에 전기화학, 용액론(solution theory), 콜로이드화학, 그리고 다른 분야의 수많은 식들에서 나타난다. R의 값을 구해 보자.

1몰의 이상기체가 선택되었다면 온도, 압력의 표준상태(STP), 즉 0℃, 760 mmHg 하의 용적은 실험적으로 22.414 리터임이 밝혀졌다. 이 값을 식 (6)에 대입하면

$$1\ \text{atm} \times 22.414\ \text{liters} = 1\ \text{mole} \times R \times 273.16\ ^\circ\text{K}$$
$$R = 0.08205\ \text{liter atm/mol deg}$$

몰기체상수는 압력을 dyne/cm^2(1 atm = 1.0133×10^6 dyne/cm^2), 그리고 부피를 cm^3(22.414 liters = 22,414 cm^3)로 표현하여 에너지단위로 고치면,

$$R = \frac{PV}{T} = \frac{(1.0133 \times 10^6) \times 22{,}414}{273.16} = 8.314 \times 10^7\ \text{erg/mol deg}$$

또는, 1 joule = 10^7 erg 이므로 다음과 같다.

$$R = 8.314\ \text{joules/mol deg}$$

따라서 조건에 합당한 단위들에 맞는 R 값을 사용하는 데 주의해야 한다. 기체법칙에 관계되는 문제들에서는 R는 보통 liter atm/mol deg 로 표현되는 반면, 열역학적 계산에서는 cal/mol deg 의 단위로 나타낸다.

예제 2. 25℃, 780 mmHg에서 이상기체 2몰의 용적은 얼마인가?

풀이 $(780/760\ \text{atm}) \times V = 2\ \text{moles} \times (0.08205\ \text{liter atm/mol deg}) \times 298^\circ\text{K}$

$V = 47.65$ liters

2 분자량

기체의 근사분자량은 이상기체법칙을 사용해서 구할 수 있다. 기체의 몰수 n은 그것에 해당하는 g/M으로 치환할 수 있다. 여기서 g는 기체의 그램수이고, M은 분자량이다.

$$PV = \frac{g}{M} RT \tag{7}$$

$$M = \frac{g\,RT}{PV} \tag{8}$$

예제 3. 0.30 gram의 증기상태의 에틸알코올이 1 atm, 100 ℃에서 200 ml를 점유한다면, 에틸알코올의 분자량은 얼마인가? 그 기체는 이상기체처럼 거동한다고 가정한다.

풀이 $M = \frac{0.30 \times 0.082 \times 373}{1 \times 0.2}$

$= 46.0$ gram/mole

알코올, 클로로포름 등 쉽게 증발되는 액체의 분자량을 측정하는 데 가장 많이 사용되는 2가지 방법은 **Regnault**법과 **Victor Meyer**법 등이다. 후자의 방법은 액체를 유리대롱에 담아 칭량하고 그것을 기화시키고, 일정한 온도와 대기압에서 부피를 잰다. 이 값을 식 (8)에 대입하여 분자량을 구한다.

(1) 분자운동론

윗식은 실험적인 고찰로써 확립되었다. 기체의 거동을 설명하고, 기체법칙의 타당성에 보충적인 지지를 주기 위해 발전된 학설을 **분자운동론**(kinetic molecular theory)이라고 한다. 이 학설의 몇 가지 매우 중요한 서술은 다음과 같다.

① 기체들은 분자라 불리는 입자들로 구성되어 있다. 이 입자들의 총부피는 분자들이 분포되어 있는 공간의 부피에 비교해 볼 때 무시할 수 있을 정도로 작다. 이 조건은 실제기체에 있어서는 분자들이 멀리 떨어져 있고, 낮은 압력과 높은 온도일 때만 근사적이다.

② 기체의 입자들은 서로 인력을 작용하지 않고 완벽하게 독립적으로 움직인다. 또한, 이 상태는 분자들이 단지 낮은 압력하에서만 적용된다.

③ 입자들은 운동에너지에 의해서 연속적인 불규칙 운동을 한다. 평균 운동에너지 E는 기체의 절대온도에 정비례한다. 혹은 $E = 3/2\ RT$이다.

④ 분자들은 완전탄성체이다. 즉, 서로 충돌하거나 용기의 벽과 충돌한 다음 속력의 정미 감소는 없으며, 후자의 효과는 기체의 압력을 설명해 준다. 정미속력, 그리고 평균 운동에너지가 충돌에 의해 변화하지 않는다 할지라도, 각 순간의 개개의 분자들의 속력과 에너지는 다를 것이다.

이와 같은 이론과 그 밖의 가정들로부터 다음의 **기본운동방정식**(fundamental kinetic equation)이 유도되었다.

$$PV = 1/3\ nm\bar{c}^2 \tag{9}$$

P는 압력이고, V는 평균속력 $\bar{c}$인 질량 m의 n개의 분자들이 차지하는 부피이다. 이 기본방정식을 이용하여 이상기체분자의 평균자승속도 평방근(root mean square velocity)$(c^2)^{1/2}$ (보통 μ로 쓴다)을 구할 수 있다. 식 (9)를 c^2에 관하여 정리하고, 그 식의 양변에 평방근을 취하면 다음과 같이 된다.

$$\mu = \sqrt{\frac{3PV}{nm}} \tag{10}$$

이 경우를 1몰의 기체에 국한시키면 상태방정식 (5)로부터 PV는 RT와 같다. n이 Avogadro 수 N이 되고, 한 분자의 질량에 N을 곱하면 분자량 M이 된다. 그러므로 평균자승속도 평방근은 다음과 같이 주어진다.

$$\mu = \sqrt{\frac{3RT}{M}} \tag{11}$$

예제 4. 25℃ (298 °K)에서 산소(분자량 32.0)의 평균자승속도 평방근은 얼마인가?

풀이 $\mu = \sqrt{\frac{3 \times 8.314 \times 10^7 \times 298}{32}} = 4.82 \times 10^4 \text{ cm/sec}$

nm/V 항은 밀도와 같으므로, 식 (10)을

$$\mu = \sqrt{\frac{3P}{d}} \tag{12}$$

로 쓸 수 있다. 바꾸어 말하면, 기체의 확산비율은 그것의 밀도의 평방근에 반비례한다. 이러한 관계는 가벼운 기체들이 무거운 것들보다 다공성 막을 통하여 더 빨리 확산된다는 Graham의 이론을 확증시켜 준다.

(2) 실제기체의 van der Waals 방정식

기체운동론이 이상상태의 가정을 근거로 했기 때문에 기본운동방정식 (9)는 이상기체방정식과 비교하여 발견되었다. 그러나 실제기체는 무한히 작고 인력이 작용하지 않는 완전탄성 구로 구성되어 있지도 않다. 이러한 인자들은 이상기체방정식의 부피와 압력 등의 항에 영향을 미친다. 그래서 식 (5)가 실험에 부합되는 결과를 주기 위해서는 어떠한 보정이 개입되어야 한다. 그러한 보정이 수없이 제의되었는데, **van der Waals 방정식**이 그들 중에서 가장 널리 알려진 것 중의 하나이다. 1몰의 기체에 대해 van der Waals 방정식은

$$\left(P + \frac{a}{V^2}\right)(V - b) = RT \tag{13}$$

로 주어진다.

좀더 일반적인 부피 V인 용기 내의 n몰의 기체인 경우는, 식 (13)은

$$\left(P + \frac{an^2}{V^2}\right)(V - nb) = nRT \tag{14}$$

가 된다. a/V^2 항은 분자들간의 인력의 분자간 힘으로부터 기인하는 몰당의 내부압력(internal pressure)을 나타내고, b는 분자들의 불압축성을 나타낸다. 즉, 분자부피의 대략 4배인 배제용적(exclued volume)을 말한다. 내부압력은 액체의 응집력을 설명하는 데도 사용되는 것으로 뒷부분의 장에서 보게 될 것이다. 극성이 있는 액체는 큰 내부압력을 가지고 있다. 그리고 비슷한 내부압력을 가지는 물체에 대해서만 용매로 작용한다. 비극성 분자들은 낮은 내부압력을

가지고 있어 극성 용매분자들의 막강한 응집력을 깨뜨릴 수 없다. 따라서, 광물유(mineral oil)는 이러한 이유 때문에 물과 섞일 수 없다.

기체의 부피가 매우 클 때, a/V^2와 b는 P와 V에 각각 비교하여 무시할 수 있게 된다. 이러한 조건에서 기체 1몰에 대한 van der Waals 방정식은 이상기체방정식 $PV = RT$로 된다. 그리고 매우 낮은 압력에서도 실제기체는 이상적으로 거동한다. 수많은 기체들에 대한 a와 b의 값들이 측정되었다. 이들 중의 몇 개를 〈표 **1 · 3**〉에 나타내었다. 상수 a로 표시되는 약한 van der Waals 인력은 〈표 **1 · 1**〉에서 말한 그것이다.

〈표 **1 · 3**〉 몇 가지 기체에 대한 **van der Waals** 상수

기체	a : liter^2 atm/mole^2	b : liter/mole
H_2	0.244	0.0266
O_2	1.360	0.0318
CH_4	2.253	0.0428
H_2O	5.464	0.0305
Cl_2	6.493	0.0562

예제 5. 0.193 mole의 에테르가 295 °K에서 7.35 liter의 통에 담겨져 있다. (a) 이상 기체 방정식과, (b) van der Waals 방정식을 이용하여 압력을 계산하라.

에테르의 van der Waals 상수 a는 17.38 liter^2 · atm · mole^{-2}이고 b는 0.1344 liter · mole^{1}이다. 압력을 계산하기 위한 van der Waals의 방정식은 다음과 같다.

$$P=\frac{nRT}{V-nb}-\frac{an^2}{V^2}$$

풀이 (a) $P=\dfrac{0.193\text{ mole}\times0.0821\text{ liter}\cdot\text{atm/deg}\cdot\text{mole}\times295\text{ deg}}{7.35\text{ liter}}=0.636\text{ atm}$

(b) $P=\dfrac{0.193\text{ mole}\times0.0821\text{ liter}\cdot\text{atm/deg}\cdot\text{mole}\times295\text{ deg}}{7.35\text{ liter }(0.193\text{ mole})\times(0.1344\text{ liter/mole})}$

$-\dfrac{17.38\text{ liter}^2\cdot\text{atm/mole}^2\cdot(0.193\text{ mole})^2}{(7.35\text{ liter})^2}=0.626\text{ atm}$

1-4 액 체 상 태

1 기체의 액화

기체가 냉각될 때, 그것은 열의 형태로 운동에너지를 잃고 분자의 속도는 감소한다. 만일 기체에 압력을 가하면, 분자들은 van der Waals 힘의 범위 안에 들어오게 되어 액체상태로 넘어간다. 이 힘 때문에 액체는 기체보다 상당히 밀도가 높다. 그리고 그들은 일정한 부피를 차지한다. 기체로부터 액체로의 전이와 액체로부터 고체로의 전이는 물체에 가해지는 온도뿐만 아니라 압력에 의해서도 좌우된다.

만일 온도가 상당히 높을 때는, 그 때의 어떠한 압력에도 불구하고 그 온도 이상에서는 기체를 액화하기가 불가능하게 된다. 이와 같이 그 이상에서는 액체가 더 이상 존재할 수 없는

온도를 임계온도(critical temperature)라고 한다. 임계온도에서 기체를 액화시키는 데 필요한 압력이 임계압력(critical pressure)이다. 그리고 이것은 액체가 가지는 가장 높은 증기압이기도 한 것이다. 기체를 임계온도 이하로 냉각시킬수록 액화시키는 데 필요한 압력은 더욱 낮아진다. 이 원리를 근거로 하여 모든 기체들을 액화시킬 수 있다.

물의 임계온도는 374℃ 또는 647°K이다. 그리고 그것의 임계압력은 218기압인 데 반하여 헬륨에 있어서는 각각 5.2°K와 2.26 기압이다.

따라서 임계온도는 분자들 사이의 인력을 측정하는 대략적인 방법이 될 수 있다. 왜냐하면 임계값 이상의 온도에서는 분자들이 충분한 운동에너지를 가지고 있어서, 입자들을 서로 달라붙게끔 해줄 수 있는 인력 범위에 들어갈 만한 압력이 존재하지 않는다. 물이 매우 높은 임계값을 가지고 있는 것은 분자들 사이의 강한 자력과 수소결합의 존재 때문이며, 반대로 헬륨분자들은 단지 약한 London 힘에 의해서만 인력이 작용한다. 따라서 이 원소는 액화되기 위해서 5.2°K의 극히 낮은 온도까지 냉각시켜야 한다. 이 임계온도 이상에서는 헬륨은 어떠한 압력하에서라도 기체상태로 존재할 뿐 액화될 수 없다.

2 액화시키는 방법

기체를 냉각시키는 가장 확실한 방법 중의 하나는 氷媒를 사용하여 기체를 충분히 냉각시키는 것이다. 기체가 팽창할 때 발생하는 냉각효과에 의존하는 또 다른 방법들도 있다. 그래서 이상기체를 매우 빠르게 팽창시켜 열이 系로 들어가지 않게 하였다고 가정해 보자. 단열(adiabatic)팽창이라 규정지어지는 이러한 팽창은 플라스크 내의 내용물을 외부 환경으로부터 효과적으로 절연시킬 수 있는 Dewar 플라스크, 혹은 진공플라스크 내에서 진행시킬 수 있다. 그러므로 팽창시키기 위해 행하여지는 일은 기체 자체의 열에너지 함량을 사용함으로써 기체의 온도는 떨어진다. 이러한 과정을 여러 번 반복하면 온도가 충분히 떨어져서 액화시키기에 충분하다.

고도로 압축한 비이상(non-ideal)기체가 압력이 낮은 영역으로 팽창할 때에도 역시 냉각효과는 관측된다. 이 경우 온도강하는 분자들간의 인력의 응집력을 깨뜨리는 데 사용된 에너지에 기인한다. 이 냉각효과를 Joule-Thomson 효과라고 한다. 그리고 이것은 기체가 외부에 일을 하는 단열팽창에서 발생하는 냉각효과와는 다르다. Joule-Thomson 효과에 의하여 액화시킬 때에는 기체를 팽창시키기 전에 예비 냉각하는 것이 필요하다. 액체산소와 액체공기는 이 효과에 의거한 방법으로 만들어진다.

3 에어로솔(aerosol)

앞에서 말했듯이, 기체는 임계온도 이하에서 조작한다면 압력을 증가시켜 액화시킬 수 있다. 압력을 감소시키면 분자들은 운동 범위가 넓어지고 액체는 기체로 전환된다. 이러한 상태의 가역변화는 에어로솔 약제의 제조에 관련된 기본 원리이다. 이러한 제형에서는 용기 내의 압력

조건하에서는 액체이고, 보통 대기압 조건하에서는 기체로 되는 물질, 즉 추진제(propellant)에 약물을 용해시키거나 현탁시킨다. 밸브를 누르면 약물-추진제 혼합물이 용기 내의 과잉의 압력에 의해 발사되도록 용기가 고안되어 있다. 약물이 비휘발성이라면 그것은 밸브 구멍(valve orifice)을 통과하여 나갈 때 미세한 분사(spray)를 형성한다. 동시에 액체추진제는 기화하여 없어진다. 이러한 제형에 사용되는 추진제는 대부분 플루오르 치환된 탄화수소들의 혼합물이다. 여러 가지 추진제들의 비율을 변화시키면, 실온에서 1∼6 기압 범위에 드는 용기내 압력을 만드는 것이 가능하다.

용기는 추진제와 약물을 용기에 넣어 저온으로 냉각한 다음 용기를 밸브와 함께 봉하거나, 혹은 상온에서 용기에 약물을 넣은 다음 필요한 양의 추진제를 압력하에 주입시켜 봉해서 채워넣는 방법들 중의 하나를 사용하여 충전한다. 제제가 상온에 있을 때는 추진제의 일부는 기체상태로 존재하여 약물을 분출시키는 데 필요한 압력을 제공하고, 나머지는 액체상태로 존재하여 약물용액 혹은 현탁 매체를 형성해 준다. 요즘 약물을 에어로솔 형태로 제조하는 것이 점점 증가하고 있다. 왜냐하면 이 방법은 여러 가지 보편적인 제조방법보다 월등한 장점을 가지고 있기 때문이다 이들 살균제 등은 환자의 손상된 피부에 불쾌감을 줄이고 도포할 수 있다.

더욱 의미있는 것은 종종 효율이 증가되는 경우가 있고 인체의 공동(cavity)에 약물을 용이하게 주입할 수 있는 것 등이다. 에어로솔의 여러 사항에 관해서는 Pickthall 등과 Sciarra에 의하여 고찰되었다. 향장품에 사용된 에어로솔 등은 Shepherd에 의해 잘 기술되었다.

염화에틸 같은 물질은 팽창시 상당히 냉각된다. 그래서 피부에 분무할 때, 그것은 조직을 동결시켜 국소마취 작용을 나타내어서 작은 규모의 외과수술에서 가끔 사용된다.

4 액체의 증기압

병진운동에너지(운동에너지)는 분자들 사이에 고르게 분포되어 있지 않다. 어떤 분자들은 언제 어느 때에도 다른 분자들보다 더 큰 에너지를 가지고 있어 더 큰 속도를 띤다. 액체를 일정한 온도에서 용기에 가득 채우지 않고 용기를 밀폐시키면, 가장 큰 에너지를 가지는 분자들은 액체 표면을 뚫고 나와 기체상태로 넘어간다. 그리고 그 분자들의 얼마는 다시 액체상태로 되돌아온다. 즉, 응축된다. 일정한 온도에서 응축과 증발속도가 같을 때 증기는 포화되기 시작하고, 동적 평형상태에 도달하게 된다. 액체 위의 포화증기의 압력을 **평형증기압**(equilibrium vapor pressure)이라고 한다. 액주압력계(manometer)를 액체를 배기한 용기에 설치하면, 수은주의 밀리미터로 증기압의 값을 구할 수 있다. 액체 위의 공기 같은 기체의 존재는 증발 속도를 감소시킬 수도 있다. 그러나 그것은 증기의 평형압력에 영향을 미치지는 않는다.

액체의 온도가 상승함에 따라 더 많은 분자들이 탈출하거나 기체상태로 넘어가는 데 필요한 속도에 접근하게 된다. 그 결과 〈그림 **1 · 3**〉에서 보듯이 증기압은 온도가 상승함에 따라 증가한다. 이 곡선들 중의 모든 점은 액체와 증기가 평형을 이루면서 함께 존재하는 조건을 나

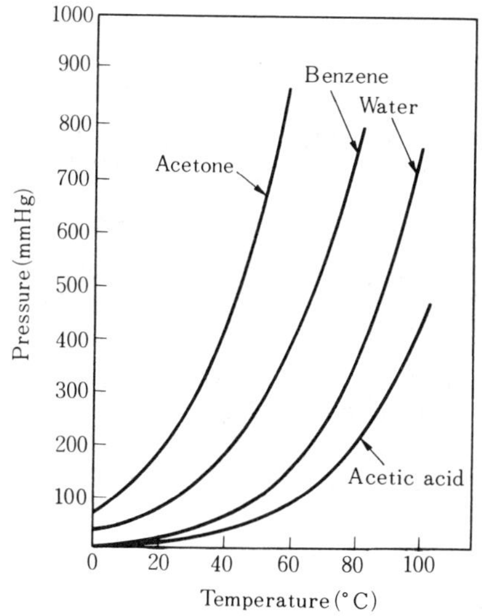

〈그림 1·3〉 온도에 따른 기체들의 증기압 변화

타낸다. 이 그림에서 관찰할 수 있듯이, 압력을 일정하게 하고 액체의 온도를 높이거나 또는 온도를 고정하고 압력을 감소시킨다면 모든 액체는 증기상태로 넘어갈 것이다.

5 Clausius-Clapeyron 방정식

액체의 증기압과 절대온도 사이의 상관관계는 Clausius-Clapeyron 방정식으로 표현된다 (Clapeyron 방정식과 Clausius-Clapeyron 방정식은 열역학의 장에서 도출한다).

$$\log \frac{P_2}{P_1} = \frac{\Delta H_V (T_2 - T_1)}{2.303\, R T_1 T_2} \tag{15}$$

여기서 P_1과 P_2는 절대온도 T_1, T_2에서의 증기압이고, H는 몰증발열(molar heat of vaporization), 즉 1몰의 액체가 증기상태로 넘어갈 때 그것에 의해 흡수되는 열이다. 이 방정식은 어느 한 온도에서의 증기압을 알 때, 다른 한 온도에서의 증기압의 근사값을 계산하는 데 사용될 수 있다. 혹은 각각 두 온도에서의 증기압을 알 때, 평균 H 값을 계산하는 데 사용될 수도 있다.

증발열은 온도에 따라 어느 정도 변화한다. 예를 들면, 100℃에서의 물의 증발열은 539 cal /gram 이다. 180℃ 에서는 478 cal/gram 이고 액체와 기체를 구별할 수 없는 임계온도에서의 증발열은 제로가 된다. 그러므로 식 (15)에서 H_V는 평균값으로 인정되어야 하고, 그 방정식은 좁은 온도 범위 내에서만 엄밀하게 맞는다는 것을 생각해야 한다. 이 방정식은 또 하나의 근사값을 내포하고 있다. 왜냐하면 그것은 증기가 이상기체와 같이 거동하고, 액체의 몰부피(molar volume)는 기체의 그것에 비해 무시할 수 있다고 가정되기 때문이다.

예제 6. 120℃에서의 물의 증기압을 계산하라. 100℃에서의 물의 증기압 P_1은 1 atm이고, 이 정도의 온도 범위에서의 ΔH_V는 9720 cal/mol이다.

풀이 $$\log \frac{P_2}{P_1} = \frac{9720 \times (393 - 373)}{2.303 \times 1.987 \times 393 \times 373}$$

$P_2 = 1.95$ atm

Clausius-Clapeyron 방정식은 다음과 같은 더욱 일반적인 형태로 쓸 수 있다.

$$\log P = -\frac{\Delta H_V}{2.303R}\frac{1}{T} + \text{constant} \qquad (16)$$

이 식으로부터 증기압의 대수를 취하여 절대온도의 역수에 대하여 도시하면 직선을 얻게 된다. 여러 온도에서의 증기압을 도시하면 어떤 중간 온도에서라도 액체의 증기압을 구할 수 있다. 더욱이 식 (16)은 직선의 기울기, 즉

$$\text{slope} = -\frac{\Delta H_V}{2.303R}$$

로부터 액체의 증발열을 구할 수 있게 해준다.

6 비 등 점(沸騰點)

액체를 개방 용기에 넣고 증기압이 대기압과 같아질 때까지 가열한다면, 증기는 액체를 통하여 빠르게 상승하는 기포들을 형성하면서 기체상태로 탈출한다. 액체의 증기압이 외부 혹은 대기압과 같은 온도를 **비등점**(boiling point)이라고 한다. 흡수된 모든 열량은 액체를 증기로 변화시키는 데 사용된다. 그리고 액체가 완전히 증발할 때까지는 온도는 올라가지 않는다. 해면에서의 압력은 760 mmHg이다. 고지로 올라갈수록 대기압은 감소하고 비등점은 낮아진다. 700 mmHg 압력에서 물은 97.7 ℃에서 끓고 17.5 mmHg 에서는 20 ℃에서 끓는다. 압력에 따른 비등점의 변화는 Clausius-Clapeyron 방정식을 이용하여 계산할 수 있다.

물이 보통의 비등점에서 증발할 때 흡수되는 열, 즉 100 ℃에서의 증발열은 539 cal/gram 혹은 9720 cal/mol이다. 벤젠의 경우, 보통의 비등점 80.2 ℃에서의 증발열은 91.4 cal/gram이다. **증발잠열**(latent heats of vaporization)로서 알려진 이 열량들은 액체가 증발할 때 흡수되고, 증기가 액체로 응축할 때 방출된다.

비등점은 열적 교란이 액체분자들간의 인력을 끊을 수 있는 온도로서 생각할 수 있다. 그러므로 일정한 온도에서의 증발열과 증기압 등과 같이, 물질의 비등점도 인력의 강도를 대략 짐작할 수 있게 해준다. 노르말 탄화수소, 간단한 알코올, 그리고 카르복시산 등의 비등점은 분자량이 증가함에 따라 증가한다. 왜냐하면 van der Waals 힘이 원자들의 개수가 증가함에 따라 커지기 때문이다. 반면 측쇄는 엉성한 분자를 형성하게 되어 분자간 인력을 감소시키고 비등점이 낮아지게 된다.

그러나 일반적으로 알코올들은 같은 분자량을 갖는 포화탄화수소보다 매우 높은 온도에서 끓는다. 왜냐하면 알코올분자들은 수소결합을 통하여 회합하기 때문이다. 카르복실산들의 비등점은 더욱이 불규칙적이다. 왜냐하면 이것들은 증기상태에서까지도 수소결합이 존재하는 2량체(dimer)를 형성하기 때문이다. 1급측쇄알코올과 카르복실산들의 비등점은 메틸렌기를 하나씩 덧붙임에 따라 약 18 ℃씩 증가한다. 분자간 힘과 비등점 혹은 증발잠열 사이의 대략적인 대응값을 〈표 **1·4**〉에 나타내었다. 주로 London 힘에 의해 결합되어 있는 분자들로 구

〈표 1·4〉 보통 비등점과 증발열

화 합 물	비 점 (℃)	증 발 잠 열 (cal/g)
Helium	−268.9	6
Nitrogen	−195.8	47.6
Propane	−42.2	102
Methyl chloride	−24.2	102
Isobutane	−10.2	88
Butane	−0.4	92
Ethyl ether	34.6	90
Carbon disulfide	46.3	85
Ethyl alcohol	78.3	204
Water	100.0	539

성된 비극성 화합물들은 낮은 비등점과 증발열을 갖는다. 극성 분자들, 특히 수소결합을 하고 있는 에틸알코올과 물은 높은 비등점과 증발열을 나타내 보인다.

점도와 표면장력 등과 같은 액체의 다른 성질들에 대해서는 흐름학(**16** 장)과 계면현상(**13** 장)에서 각각 논의될 것이다.

1-5 고체와 결정상태

1 결정성 고체

얼음, 염화나트륨, 멘톨(menthol) 등과 같은 결정성 고체의 구조단위는 고정된 기하학적 유형 혹은 격자들로서 배열되어 있다. 결정성 고체들은 액체와 기체 등과는 달리 일정한 모양과 규칙적인 배열단위를 갖는다. 기체가 쉽게 압축될 수 있는 데 반하여, 액체와 마찬가지로 고체는 압축될 수 없다. 결정성 고체들은 고체상태에서 액체상태로 확실하게 넘어간다고 표현할 수 있는 일정한 융점을 가지고 있다. 여러 가지 결정들이 있는데, 그것들은 6개의 뚜렷한 결정계로 구분된다. 그것들을 각각의 예와 함께 열거해 보면 입방정계(cubic ; 염화나트륨), 정방정계(tetragonal ; 요소), 육방정계(hexagonal ; 요오드포름), 사방정계(rhombic ; 요오드), 단사정계(monoclinic ; 수크로오스), 그리고 삼사정계(triclinic ; 붕산) 등이다.

결정구조를 구성하는 단위는 원자, 분자 혹은 이온일 수 있다. 〈그림 **1·4**〉에서 보는 염화나트륨은 염소이온의 격자가 사이에 끼워져 있는 나트륨이온의 입방격자로 되어 있다. 그리고 결정의 결합력은 반대전하를 띤 이온들간의 정전기적 인력에 기인한다. 다이아몬드와 흑연에서의 격자단위들은 공유결합에 의해 서로 결합되어 있는 원자들로 구성된다. 고체이산화탄소, 고체염화수소, 그리고 나프탈렌 등은 구조단위가 분자들로 구성된 결정을 형성한다. 유기화합물들에서는 분자들이 van der Waals 힘과 수소결합에 의해 서로 결합되어 있다. 이 사실은 약한 결합력과 이 결정들의 낮은 융점을 설명해 준다. 지방족 탄화수소들은 그들의 사슬들을

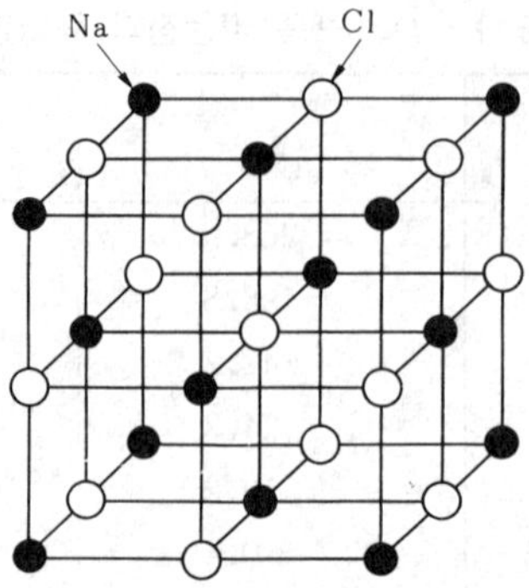

〈그림 1·4〉 염화나트륨의 결정격자

평행하게 배열함으로써 결정을 형성하는 반면, 지방산들은 기본평면에 대해 평행하거나 어떤 각도로 기울어져 놓여 있는 사슬을 갖는 2량체들의 층으로 결정을 형성한다. 이온결정과 원자결정들이 일반적으로 단단하고 깨어지기 쉬우며 융점이 높은 반면, 분자결정들은 말랑말랑하고 융점이 낮다.

금속결정들은 때때로 電子氣體라고 불리는, 자유로이 움직이는 전자들 사이에 있는 양전하를 띤 이온들로 구성되어 있다. 금속들은 격자 내에서의 전자들의 자유운동 때문에 좋은 전기전도체이다. 금속들은 말랑말랑한 것도 있고 단단한 것도 있다. 그리고 융점이 낮은 것도 있고 높은 것도 있다. 금속의 경도와 강도는 부분적으로 결정 내의 결정결함의 종류 혹은 **격자결함**(lattice defects)에 의존한다.

2 X-선회절

X-선은 가시광선이 규정된 회절발(면상에 동일한 간격의 미세한 평행선을 가지는 한 조각의 유리)에 의해 色스펙트럼으로 분산되는 것과 같이 결정에 의해 회절한다. 이것은 X-선이 결정 내에서의 원자 혹은 분자들간의 거리와 대략 같은 크기의 파장을 가지고 있다는 사실에 기인한다. 결정 뒤에 배열한 감광판에 X-선 회절상을 찍을 수 있다. 그리고 그러한 방법으로 결정의 구조를 연구할 수 있다. 결정의 원자평면으로부터의 X-선 빔의 반사를 포함하는 후자의 원리를 이용하여 결정격자의 여러 평면들의 거리를 측정하는 것이 가능해져서 여러 가지 화합물들의 구조가 이 방법으로 결정될 수 있다.

구조를 분석하는데 전체 결정이 필요없거나 적합하지 않을 경우에는, 물질의 분말사진을 찍어 회절상을 얻을 수 있다. 이러한 도표상의 선들의 위치와 강도를 기지시료의 사진상에 대응하는 선들과 비교하여 정성적으로나 정량적으로 분석할 수 있다.

페니실린 같은 복잡한 구조를 가지는 화합물들의 전자밀도와 이에 따른 원자들의 위치는 X-선 회절 데이터의 수학적인 연구로부터 결정될 수 있다. 벤질 페니실린 칼륨의 전자밀도 그림(electron density map)을 〈그림 **1·5**〉에 나타내었다. X-線 結晶學(X-ray crystallography)에 의한 이 구조의 해명은 뒤에 유기화학자들에게 페니실린을 합성할 수 있는 가능성을 열어 주었다.

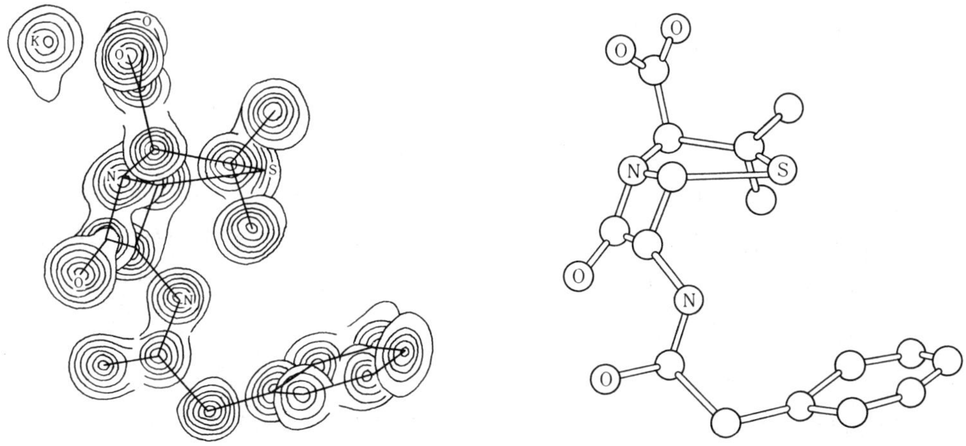

(a) (b)

〈그림 1·5〉 (a) potassium benzylpenicillin의 전자밀도 그림 (G. L. Pitt, Acta Cryst. 5, 770, 1952.)
(b) 전자밀도 투영의 분석으로부터 만들 수 있는 구조의 모델

3 융점과 융해열

액체가 고체상태로 넘어가는 온도를 **빙점**(freezing point)이라고 한다. 이것은 역시 순수한 결정 화합물의 **융점**(melting point)이기도 하다. 순수한 결정성 고체의 빙점 혹은 융점은 엄밀하게는 순수한 액체와 고체가 평형을 이루어 존재하는 온도로서 정의되고, 실제로는 외부 압력 1 기압에서의 평형혼합물의 온도로 간주한다. 이것은 가끔 정상빙점 혹은 정상융점이라고도 불린다.

1 그램의 고체가 녹거나 혹은 얼 때 흡수되거나 방출되는 열을 **융해잠열**이라고 한다. 0 ℃ 물에서는 대략 80 cal/gram(1436 cal/mol)이다. 녹는 과정에서 가해지는 열은 모든 고체가 사라질 때까지 온도 변화를 수반하지 않는다. 왜냐하면 이 열은 고체로부터 액체상태로 이탈한 분자들의 에너지로 전환되기 때문이다. 몇 가지 화합물들의 정상융점과 몰융해열을 〈표 **1·5**〉에 수록하였다.

〈표 **1·5**〉 몇 가지 화합물들의 정상빙점

물 질	융 점 (°K)	몰 융 해 열 ΔH_f (cal/mol)
H_2O	273.16	1436
H_2S	187.61	568
NH_3	195.3	1424
PH_3	139.4	268
CH_4	90.5	226
C_2H_6	90	683
n-C_3H_8	85.5	842
C_6H_6	278.5	2348
$C_{10}H_8$	353.2	4550

압력에 따른 빙점 혹은 융점의 변화는 Clapeyron 방정식의 한 형태를 이용하여 구할 수 있다. 이것은

$$\frac{\Delta T}{\Delta P} = T\frac{V_l - V_s}{\Delta H_f} \tag{17}$$

로 쓸 수 있다. 여기서 V_l과 V_s는 액체와 고체의 각각의 몰부피이다. 몰부피(volume in cc per mole)는 화합물의 그램분자량을 그것의 밀도로 나누어서 계산할 수 있다. ΔH_f는 몰융해열, 즉 1 몰의 고체가 1 몰의 액체로 변할 때 흡수하는 열량이다. 그리고 ΔT는 압력 변화 ΔP에 따른 융점의 변화이다.

물은 융점에서 고체상태가 액체상태보다 몰부피가 더 큰 것($V_s > V_l$)이 다른 것과 다르다. 그러므로 $\Delta T/\Delta P$는 음의 값을 가진다. 이것은 융점이 압력이 증가함에 따라 낮아지는 것을 의미한다. 이 현상은 평형상태에 있는 계는 외부에서 가해진 어떤 요인을 감소시키는 방향으로 재조정된다는 **Le Chatelier**의 원리의 이론으로 설명할 수 있다. 따라서 압력이 0℃의 얼음에 가해지면 그것은 물, 즉 작은 부피를 가지는 상태로 전환된다. 그리고 빙점은 낮아질 것이다.

예제 7. 물의 빙점(얼음의 융점)에 대한 1 기압 상승의 영향은 얼마인가?

풀이 0℃, $T = 273.16\ °K$, $\Delta H_f \simeq 1440$ cal/mol에서 물의 몰부피는 18.018이고, 얼음의 몰부피는 19.651, 즉 $V_l - V_s = -1.633\ cm^3/mol$이다. 식 (17)을 이용하여 결과를 deg/atm으로 구하려면, 먼저 ΔH_f를 cal/mol 단위에 4.184×10^7을 곱하여 erg/mol 단위로 바꾸어야 한다.

1440 cal/mol × 4.184 joules/cal
= 6025 joules/mol
= 6025×10^7 erg/mol 혹은 6025×10^7 dyne cm/mol

그리고 방정식에 $1.013\times10^6\ dyne/cm^2$ per atmosphere를 곱해 주면 원하는 단위로 결과를 얻을 수 있다.

$$\frac{\Delta T}{\Delta P} = \frac{273.16\ \text{deg}\times(-1.633\ \text{cm}^3/\text{mol})}{6025\times10^7\ \text{dyne cm/mol}} \times 1.013\times10^6\ \text{dyne/cm}^3\ \text{atm}$$

$$\frac{\Delta T}{\Delta P} = -0.0075\ \text{deg/atm}$$

따라서 1기압 증가는 물의 빙점을 약 0.0075° 낮추어 준다. 또는 약 133기압의 압력 증가는 물의 빙점을 1° 낮추어 준다(얼음-물 평형혼합물이 총압력 1기압하의 공기에 포화되었을 때 온도는 0.0023° 더 내려간다). 즉, 액체와 고체 등의 **응축계**(condensed system)에서 압력은 미약한 영향을 준다. 얼음의 큰 몰부피, 즉 작은 밀도(0℃의 물이 0.9998 gram/cc인데 비하여 0.9168 gram/cc)는 얼음이 물에 뜬다는 사실을 설명해 준다. 압력을 가했을 때 융점이 낮아지는 것은 스케이트를 탈 수 있는 이점을 제공한다. 스케이트의 압력은 융점을 낮추어 얼음을 스케이트 바로 아래에서 녹게 해준다. 이 얇은 액층은 윤활제 역할을 하여 스케이트가 단단한 표면 위를 미끄러지게 한다. 물론 스케이트의 마찰력도 얼음의 융해와 윤활제 역할에 크게 기여한다.

4 융점과 분자간 힘

융해열은 결정에서 원자간 혹은 분자간의 거리를 증가시키는 데 필요한 열로서 생각할 수 있다. 따라서 녹게끔 해주는 것이다. 융해열과 고체가 녹는 온도 사이에는 증발열과 비등점 사이에 어떤 관계가 존재하는 것과 마찬가지로 밀접한 관계가 있다. 일반적으로 약한 힘으로 결합해 있는 결정이 융해열이 작은 반면, 강한 힘으로 결합해 있는 결정은 큰 융해열과 높은 융점을 가지고 있다.

파라핀은 평행한 배열로 충전되어 있는 지그재그 사슬로 구성된 얇은 잎새 모양의 결정을 이룬다. 포화 노르말탄화수소들의 융점은 분자량이 증가함에 따라 높아진다. 왜냐하면 결정 안의 분자들간의 van der Waals 힘이 탄소수가 증가함에 따라 커지게 되기 때문이다. 짝수의 탄소수를 가지는 알칸(alkanes)계열의 융점은 〈그림 **1·6**〉에서 볼 수 있듯이 홀수의 탄소수를 가지는 탄화수소보다 높다. 이 현상은 아마도 홀수의 탄소수를 가지는 알칸들은 결정 내에서 효율적으로 충전되지 못한 것에 기인하는 것이다.

노르말카르복실산의 융점도 역시 〈그림 **1·6**〉에 보듯이 이 交互狀을 보인다. 이것은 다음과 같이 설명될 수 있다.

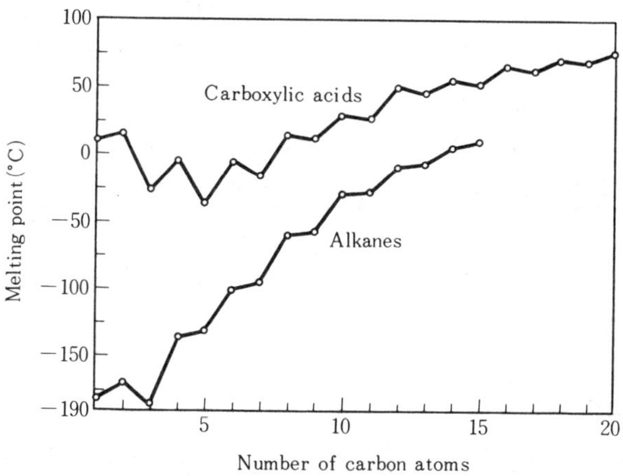

〈그림 1·6〉 탄소사슬 길이에 따른 알칸 계열과 카르복시산의 융점

지방산들은 분자사슬로 결정을 이룬다. 이것의 한 부분을 〈그림 **1·7**〉에 나타내었다. 짝수의 탄소산들이 결정 내에서보다 대칭적인 구조로(I 에서 보는 바와 같이) 배열되어 있는 반면, 홀수의 산들은 구조 II에 따라 배열되어 있다. 짝수의 탄소화합물에서는 카르복실기들은 두 점에서 연결되어 있어서 결정격자는 더욱 안정하고 융점은 더욱 높다.

Guttman과 Higuchi 등에 의하여 결정된 크산틴류(xanthines)의 융점과 용해도를 보면, 융점과 분자구조간의 관계를 더욱 잘 나타내고 있다. 융점과 마찬가지로 용해도는 나중에 언급하겠지만, 분자간 힘들에 의해 굉장히 영향을 받는다. 〈표 **1·6**〉을 보면 테오필린을 메틸화하여 카페인을 만들고, 7번 위치의 메틸기(카페인)를 프로필기로 가지사슬의 길이를 증가시

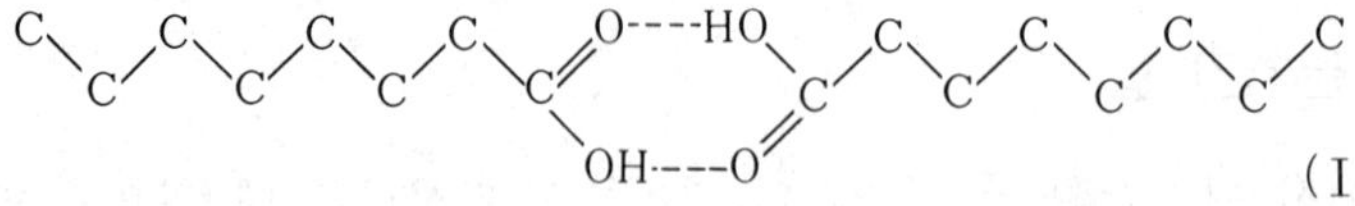

(I)

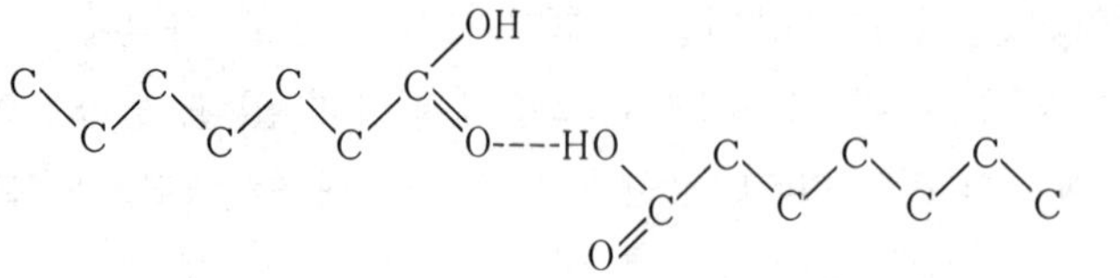

(II)

〈그림 I·7〉 결정상태에서의 지방산 분자들의 배열

〈표 1·6〉 몇몇 크산틴 유도체들의 융점과 용해도

기본구조	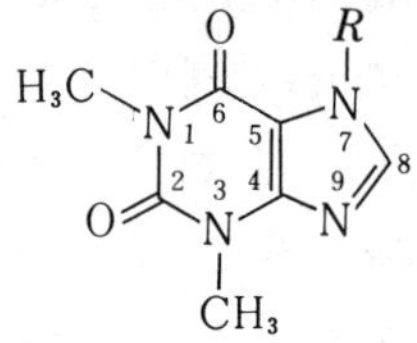	
화 합 물	융 점 (℃ uncorrected)	물에 대한 용해도 (moles/liter at 30 ℃×10^2)
Theophylline (R = H)	270∼274	4.5
Caffeine (R = CH_3)	238	13.3
7-Ethyltheophylline (R = CH_2CH_3)	156∼157	17.6
7-Propyltheophylline (R = $CH_2CH_2CH_3$)	99∼100	104.0

키면 융점이 내려가고 용해도가 증가하는 것을 관찰할 수 있다. 이 효과는 아마 분자간 힘들의 점진적인 약화에 기인하는 것이다.

5 多 型(polymorphism)

산소 혹은 황 등과 같은 몇몇 물질들은 여러 결정형태로 존재한다. 이것을 **다형적**(polymorphic)이라고 한다. 다형은 항상 그렇지는 않지만, 보통 다른 결정계에 속한다. 한 형태에서 다른 형태로의 변화가 가역적일 때 이것을 **서로바뀜**(enantiotropic)이라고 한다. 전이가 한 방향으로만 일어날 때 이 변화를 **외쪽바뀜**(monotropic)이라고 한다. 물과 요오드화제 2 수은은 서로바뀜 형태로 존재할 수 있는 다형 화합물들이다.

대개 모든 긴 사슬 유기화합물들은 다형을 나타낸다. 지방산과 글리세라이드류는 두 개 혹은 그 이상의 결정형태로 존재한다. 그리고 한 형태에서 다른 형태로의 변화는 항상 서로바뀜보다는 대부분 외쪽바뀜이다. 지방산들에 있어서 다형은 인접분자들의 카르복실기들 사이에 결정내에서 사슬들의 경사각을 변형시키는 다른 유형의 부착 방식에서 기인한다. 트리글리세라이드, 트리스테아진은 낮은 융점의 준안정 상태인 α 형태로부터 β'형태를 거쳐 마지막으로 높은 융점을 가진 안정한 β 형태로 진행한다. 이 전이는 반대방향으로는 일어날 수 없다.

테오브로마유, 즉 카카오 버터(cacao butter)는 다형의 천연지방이다. 그것은 주로 단일한 글리세라이드로 구성되어 있기 때문에, 그것은 34~36°의 좁은 온도범위에서 대부분 녹는다. 테오브로마油는 네 가지의 다형으로 존재할 수 있다. 불안정한 γ 형태는 18°부터 녹고, α 형태는 22°에서 녹으며, β' 형태는 28°에서 녹고, 안정한 β 형태는 34.5°에서 녹는다.

Riegelman은 다형과 카카오 버터 坐劑의 제조 사이의 상관관계를 지적하였다. 만약, 테오브로마유를 완전히 액화하는 온도(대략 35℃)까지 가열하면, 안정한 결정들의 핵이 파괴되어 그 덩어리는 약 15℃까지 과냉각하기 전까지는 결정을 형성하지 않는다. 이 때 생성된 결정들은 준안정 상태의 γ, α, 그리고 β' 형태이다. 그리고 그 좌제는 23~24° 혹은 보통의 온도에서 녹는다. 따라서, 적절한 제조방법은 카카오 버터가 가능한 한 가장 낮은 온도, 대략 33°에서 녹는 것을 요구하고 있다. 이 때 녹은 물질은 따라붓기에 충분한 유동성이 있고 안정한 β 형태의 핵을 유지한다. 이와 같이 녹은 물질을 형틀에서 냉각시킬 때, β 결정으로 구성되어 있고 34.5°에서 녹는 안정한 좌제가 형성된다.

다른 다형체들은 용해도가 다르다는 사실에 따라 다형은 최근 몇 년 동안 중요성을 띠게 되었다. 잘 녹지 않는 약물의 경우, 이것은 용해속도에 영향을 줄 수도 있다. 결과로서, 한 다형은 같은 약물의 다른 다형보다 더욱 치료 활성이 클 수 있다. Aguiar 등은 팔미틴산클로람페니콜의 다형 상태가 이 약물의 생리적 유용성에 중요한 영향을 미치는 것을 밝혔다. 다형은 현탁제 공정에 있어서도 중요한 한 인자이다. 초산코티손은 최소한 다섯 개의 다른 형태로 존재한다고 밝혀졌다. 그리고 이들 중 넷은 물의 존재하에서는 불안정하고 하나의 안정한 형태로 바뀐다고 밝혀졌다. 이 전환은 보통 결정들이 어느 정도 덩어리를 형성하는 것을 수반하므로, 현탁제를 제조하기 전에 이것들은 모두 안정한 다형의 형태로 존재하여야 한다. 가열, 물로의 연마, 그리고 물에의 현탁 등은 다른 초산코티손 형태들의 상호 전환에 영향을 미치는 요소들이다.

단일 약물이 서로 다른 다형의 결정구조와 분자의 배좌(配座)를 결정하는 것은 매우 어려우며, 그러한 보고는 거의 많지 않다. Azibi 등은 정신분열증 치료에 주로 사용되는 강력한 정신병 치료제인 spiperone의 두 가지 다형을 연구하였다. spiperone의 화학구조는 〈그림 **1·8** (a)〉에 나타나 있고, 두 가지 다형 I과 II의 분자 배좌는 〈그림 **1·8** (b)〉에 나타나 있다.

두 다형의 차이는 〈그림 **1·8** (b)〉에서 보는 바와 같이 side chain에 있는 원자의 위치에 있으며, 각각의 분자는 결정 내에서 인접한 spiperone 분자에 결합되어 있다. 결국 다형 II의 결정은 dimer (쌍을 이루는 분자)로 구성되어 있으며, 반면에 다형 I의 결정은 dimer를 이루지 않는다.

그 후에 Azibi 등은 어떤 성질이 물질로 하여금 한 가지 이상의 결정형으로 존재하게 하는가를 알아보기 위하여 여러 가지 약물의 결정다형을 연구하였다. Haloperidol 〈그림 **1·9**〉, bromoperidol과 같은 향정신성 약물에 있어서 서로 다른 결정구조를 갖게 하는 것은 분자간 van der Waals 힘과 수소결합의 차이에 기인함을 알았다. 수소결합의 차이는 sulfonamide의 다형에도 영향을 미친다.

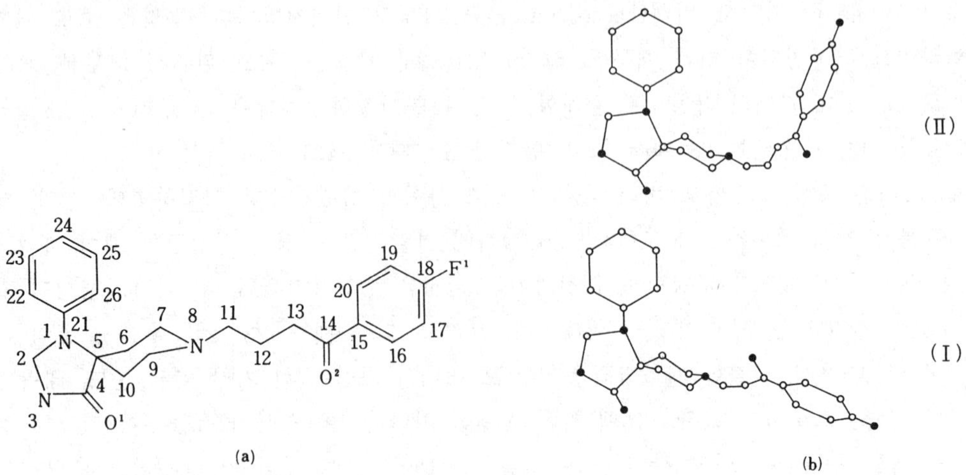

〈그림 1·8〉 (a) spiperone 의 화학구조
(b) spiperone 의 두 가지 다형 I과 II의 분자배열

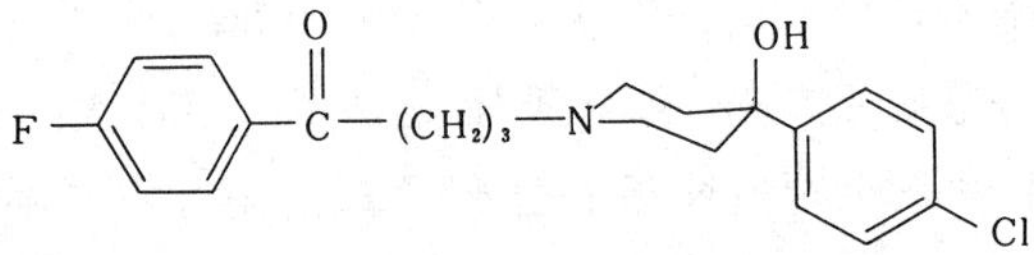

〈그림 1·9〉 haloperidol

Goldberg와 Becker는 유암과 폐경 후, 증상치료에 사용되는 항에스트로겐, 강심제인 tamoxifen cirtate 의 결정형을 연구하였다. Tamoxifen 의 구조식은 〈그림 **1 · 10**〉에 나타나 있다. 두 가지 형태의 다형 중 안정한 다형(B 형을 참조)은 고체상태에서 수소결합에 의해 분자배좌를 유지한다. citric acid 부분의 1 개의 carboxyl group이 인접한 tamoxifen 분자의 질소원자에 양성자를 주어, 수소결합을 함으로써 B 형의 분자결정을 안정화한다. A 형으로 알려진 또 다른 다형은 tamoxifen citrate의 중간체 다형으로서 그 분자구조는 안정한 B 형보다 덜 조직적이다. 다형 A 의 에탄올 현탄액은 자발적으로 다형 B 로 재배열된다.

Lowes 등은 carbamazepine의 물리적, 화학적 연구 및 X-ray 연구를 하였다. carbamazepine은 간질과 3 차신경통(얼굴, 입술, 혀에 심한 통증)의 치료에 쓰인다. 약물의 β 다형은 지방족, 알코올과 같은 높은 유전상수를 가지는 용매 중에서 결정화할 수 있다. α 다형은 4 연화탄소와 사이클로헥산과 같은 낮은 유전상수를 가지는 용매 중에서 결정화할 수 있다. carbamazepine의 두 가지 다형의 보다 면밀한 연구는 적외선 분광광도계(IR spectroscopy), thermogravimetric

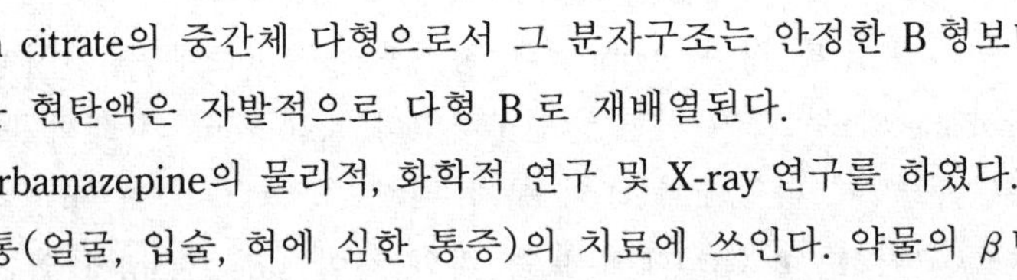

〈그림 1·10〉 tamoxifen citrate

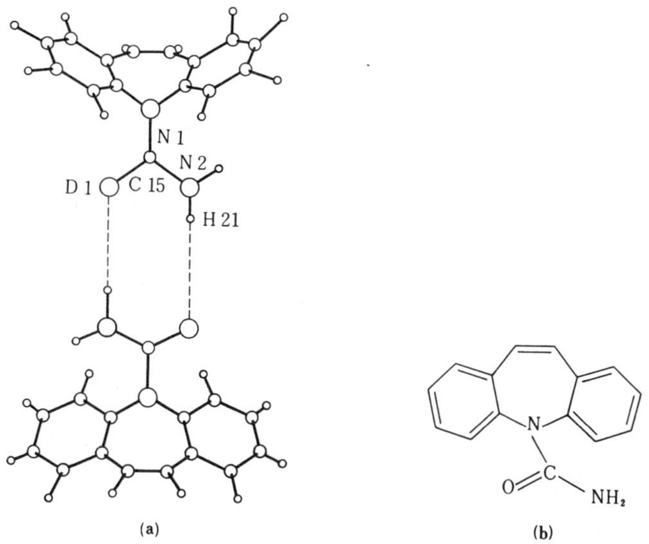

〈그림 1·11〉 (a) 수소결합으로 연결된 두 분자의 carbamazepine $^\alpha$의 다형
(b) carbamazepine

analysis, hot-stage microscopy, 용출속도 및 X-선 분말회절법을 이용할 수 있다. carbamazepine의 수소결합된 α 다형과 분자식이 〈그림 **1·11**〉에 나타나 있다.

estrogen은 여성의 성특징을 발현시키는 필수호르몬이다. 합성품인 estrogen ethynylestradiol을 물로 포화시킨 아세토리트릴, 메탄올, 글로로포름 중에서 결정화하면 네 가지 다른 결정용매화물이 형성된다. ethynylestradiol은 여러 가지의 다형으로 존재함이 밝혀졌다. 그러나 Ishida 등은 열분석, 적외선 분광광도계, X-ray 연구를 통하여, 이들 형태는 용매분자를 함유하는 결정으로서 다형으로 분리되기 보다는 용매화물(solvato)로 분류되어야 함을 보였다. 용매화물은 부정규형다형(pseudopolymorphs)이라고도 한다. 다른 estradiol 화합물은 용매화물이 아닌 다형으로 존재하는 것 같다.

Behme 등은 다형이 거치는 변화상태에 중점을 두어 다형의 원리를 재검도하였다. 어떤 형태에서 다른 형태로의 변환이 가역적이라면 이것을 enantiopropic이라고 한다. 준안정상태에서 안정상태로 변환하는 경우와 같이, 변환이 한 방향으로 이루어진다면 이 변환은 monotorpic이라고 한다. enantiotropism과 monotropism은 다형의 중요한 성질이다.

다형의 전이온도(transition temperature)는 그 계를 규정하고, 저온에서 더 안정한 형태를 결정하는 데 도움을 주는 인자이다. 전이온도에서 다형은 동일한 자유에너지, 어떤 용매 중에서의 동일한 용해도 동일한 증기압을 가진다. 따라서, 두 가지 다형의 용해도에 로그를 취한 값과 1/T를 plot한 후, 외삽하게 되면 전이온도를 계산할 수 있다. 종종 plot이 비선형일 경우에는 정확히 외삽하기 어렵다. Henry의 법칙이 적용되는 희박용액에서 두 가지 다형의 용해도 비에 로그를 취한 값과 1/T를 plot하면, 그 비가 일정한 값을 가지는 점에서 외삽하여 그 교점으로부터 전이온도를 예측할 수 있다. 이 온도는 differential scanning calorimetry를 이용하여 압력의 상평형도와 온도와의 관계로부터 얻을 수 있다.

Biles 등은 제제현장에서의 다형과 용매화의 중요성을 자세히 논하였다.

6 비결정성 고체

비결정성 고체들은 분자들이 액체상태에서와 같은 임의방법으로 배열된 과냉각된 액체로서 생각될 수 있다. 유리, 피치, 그리고 많은 합성플라스틱 등과 같은 물질들은 비결정성 고체들이다. 그들은 일정 시간 동안 충분한 압력을 받게 되면 흐르려는 경향이 있고, 일정한 융점을 가지고 있지 않다는 점에서 결정성 고체와 구별된다. 유동학자들은 그것이 깨지거나 혹은 흐르기 시작하기 전에 일정한 전단력을 받아야만 하는 어떤 물체를 고체로서 분류한다는 것을 앞으로 배우게 될 것이다. 이 힘보다 작을 때는 물체가 탄성을 보이는 데 이 힘을 **降伏값**(yield value)이라고 한다. 입방결정들뿐만 아니라 비결정성 물질들은 보통 **等方性**(isotropic)이다. 즉 그들은 모든 방향에 대하여 같은 성질을 발휘한다. 입방정계 이외의 결정들은 결정의 여러 방향에 따라서 다른 성질(전기전도도, 굴절률, 용해도 등)을 보이는 **異方性**(anisotropic)이다.

물체가 결정성인지 비결정성인지를 그때 그때의 관찰로써 결정하는 것이 항상 가능한 것은 아니다. 밀랍과 파라핀은 비결정성같이 보이지만, 가열 후 서서히 냉각하면 결정배열을 가지는 것처럼 보인다. petrolatum은 이미 말한 바와 같이 결정성과 비결정성 성분의 두 가지를 다 포함하고 있다. 유리 같은 몇몇 비결정성 물질들은 오랫동안 방치한 후에는 결정화할 수 있다.

약물이 비결정성인지 아닌지 혹은 결정성인지 아닌지에 따라 그것의 치료효과에 영향을 미치는 것이 밝혀졌다. 이와 같이 항균제 노보비오신산의 결정형태는 거의 흡수되지 않아 활성이 없는 반면, 비결정형태는 쉽게 흡수되어 치료 활성을 가진다.

1-6 액 정 상 태

물질의 3가지 상태는 기체·액체·고체이다. 물질의 4번째 상태는 **액정상태**(liquid crystalline state) 또는 **중간상**(mesophase)으로 이 말은 외견상 모순되는 듯 하지만, 많은 예에서 실제로 액체와 고체의 중간상태로 존재하는 물질에 대한 설명적 뜻으로 흔히 쓰인다.

1 액정구조(structure of liquid crystals)

액체상태의 분자들은 3방향으로 이동하며 수직의 3축에 대하여 회전할 수가 있다. 한편 고체상태의 분자들은 이동할 수 없고 회전도 불가능하다. 따라서 이동과 회전에 있어서 중간 물질상태가 존재할 것이라고 가정해 보는 것이 전혀 비합리적인 것은 아니며 이러한 상태가 실제로 존재한다. 이것이 바로 액정상을 만드는 중간물질 상태인 것이다.

액정의 두 가지 중요한 형태는, 스메틱(smetic ; 비누나 그리스형)과 네마틱(nematic ; 섬유형)이라는 말로 불리며, 스메틱 상태의 분자들은 두 방향으로 이동하고 한 축에 대하여 회전이 가능하다〔그림 **1·12 (a)**〕. 네마틱 상태의 분자들은 오직 한 축에 대하여 회전이 가능한 점은

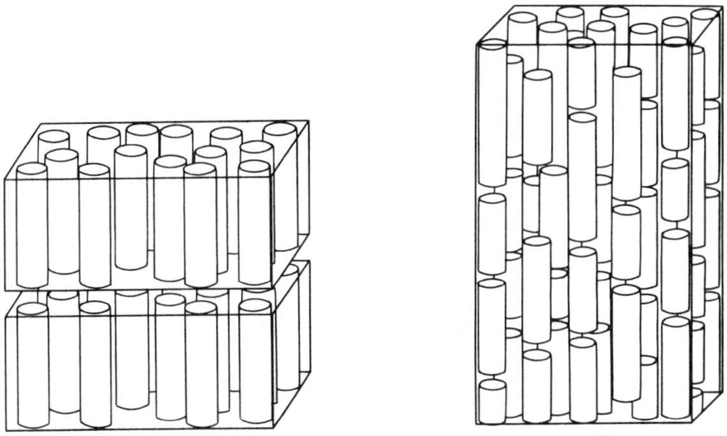

(a) (b)

〈그림 1·12〉 액정상태 (a) 스메틱 구조, (b) 네마틱 구조

같으나 3차원으로 이동이 가능하다〔그림 **1·12 (b)**〕. 3번째로 콜레스테롤 결정이 존재하는데, 이는 네마틱형의 특별한 경우로 간주된다.

스메틱 구조는 계면활성제나 물에 약한 양성친화제 또는 비극성 첨가제를 함유하는 유용한 3성분 혼합물로서 약학적으로 가장 중요하다.

일반적으로 액정상을 이루는 분자들은 유기물, 길고 직선적인 모양과 단단하고 쌍극자성이 강하고 쉽게 극성화되는 성질을 가진다. 또한 액정상태는 고체를 가열하거나(熱互變性 液晶) 고체를 특별한 용매처리(異液性 液晶)함으로써 생성되며, 열호변성 액정은 1888년에 Reinitzer가 벤조인 콜레스테롤을 가열함으로써 얻었으며 145℃에서 혼탁한 액체가 되었고(열호변성 액정) 179℃에서는 투명한 보통의 액체로 되었다.

2 액정의 특성과 중요성

액정은 그들의 중간적 성질 때문에 액체성질의 일부와 고체성질의 일부를 동시에 가진다. 그 예로서 액체의 성질인 유동성은 이동이 가능하며, 결정성으로는 빛이 물질을 통과할 때 상이한 속도와 굴절률을 갖기 때문에 복굴절성을 나타낸다.

어떤 액정은 온도 변화에 따라 일정한 색의 변화를 나타내어 피하 부위의 체온이 상승을 감지하여 질병의 진행을 감지하기도 한다. 네마틱 액정은 전기장에 민감하여 디스플레이 시스템 발전에 유익하게 이용되고, 스메틱 액정은 물에 난용성인 물질을 가용화하는 데 이용되며, 또한 이와 같은 형태의 액정은 유탁제에서 흔히 나타나서 높은 점성은 물리적 안정성을 증가시키게 된다.

액정상태는 신경이나 뇌조직 혈관 등에서 발견되는 지질 형태로 흔히 존재하며, 동맥경화증은 바로 혈관벽에 지질이 액정상태로 침착된 것이다. 담즙의 세 정상 성분인 콜레스테롤, 담즙산과 물은 스메틱 상을 형성할 수 있고 결과적으로 담석을 만드는 원인이 된다. 또한 액정은 세포막 구조와 유사하여 생체 세포막 구조 및 기능에 대한 생물리학적 모델로 사용할 수 있다.

1-7 상평형과 상률

1 상 률

J. Willard Gibbs는 주어진 수의 성분을 포함하고 있는 평형계에서 존재할 수 있는 여러 가지 상들(고체 · 액체 · 기체)에 대한 최소한의 독립변수들(온도 · 압력 · 농도)의 영향에 관계되는 유용한 방법인 **상률**(phase rule)을 체계화하였다.

$$F = C - P + 2 \tag{18}$$

여기서 F는 계의 자유도의 수이고, C는 성분수, P는 존재하는 상의 수이다.

이들 항들을 좀더 자세히 보면, 우리는 상(phase)을 인접한 표면에 의해 계의 다른 부분들과 분리되는, 균일하고 물리적으로 구별되는 계의 한 부분으로서 규정할 수 있다. 그러므로 물과 그것의 증기를 포함하고 있는 계는 2상계이다. 얼음, 물 그리고 수증기의 평형혼합물은 3상계이다.

성분수(number of components)는 평형상태의 계의 각 상의 조성을 화학식이나 화학방정식으로 표현될 수 있는 성분의 가장 작은 수이며, 얼음, 물, 수증기의 평형혼합물의 성분수는 하나이다. 왜냐하면 세 가지 모든 상들의 조성은 화학식 H_2O로 표현되기 때문이다. $CaCO_3 = CaO + CO_2$의 3상계에서 각 상의 조성은 화학종의 어떠한 둘을 취하는 조합으로 표현할 수 있다. 예를 들면 우리가 $CaCO_3$와 CO_2를 사용하기 위해 선택한다면, CaO를 ($CaCO_3 - CO_2$)로 쓸 수 있다. 따라서 이 계의 성분수는 둘이다.

자유도의 수(number of degrees of freedom)는 계를 완전히 설명하기 위해 고정하여야 하는 세기변수들(intensive variables ; 온도 · 압력 · 농도 · 굴절률 · 밀도 · 점도 등)의 최소한(least)의 수이다. 상률의 유용성은 바로 여기에 있다. 어떠한 계에 관련된 많은 수의 세기 성질들이 있지만, 계를 규정하기 위하여 이 모두를 다 설명할 필요는 없다. 예를 들어 주어진 양의 기체, 즉 특정한 부피를 차지하고 있는 수증기를 생각하자. 이 기체의 부피와는 독립적으로 변화할 수 있는 온도, 압력 혹은 다른 하나의 변수를 알지 못하면 부피를 알지라도(순전한 우연을 제외하면) 정확하게 이 계를 두 배로 늘리기는 불가능하다. 같은 방법으로 기체의 온도를 규정하면, 이 계를 완전히 규정하기 위해서는 부피, 압력 혹은 다른 변수를 아는 것이 필요하다. 우리가 기체계를 완전히 규정하는 데에는 변수들 중의 두 개를 아는 것이 필요하므로 우리는 이 계가 두 개의 자유도를 가진다고 말한다. 여기서는 $F = 1 - 1 + 2 = 2$이므로 이것은 상률에 의하여 확인된다.

다음에는 그것의 증기와 평형을 이루고 있는 액체, 예컨대 물로 구성된 계를 생각하자. 온도를 설정하면 이 계는 완전히 규정된다. 왜냐하면 액체와 증기가 같이 존재할 수 있는 압력도 역시 규정되기 때문이다. 우리가 어느 특정한 압력 이외에서 실험하기로 한다면, 계의 온도는 자동적으로 규정된다. 식 (18)은 $F = 1 - 2 + 2 = 1$이 되기 때문에 이것은 상률과 일치한다.

세 번째로, 우리가 물과 수증기를 제 3의 상(얼음)이 분리될 때까지 냉각한다고 생각하자. 이 조건하에서는 얼음-물-수증기 3상계의 상태는 완전하게 정의된다. 그리고 $F = 1 - 3 + 2 = 0$, 즉 여기서 자유도는 없다. 우리가 이 계를 유지시키는 데 필요한 온도 혹은 압력의 특정한 조건을 변화시키려 한다면, 우리는 하나의 상을 잃게 될 것이다. 다른 말로 하면, 우리가 얼음-물-수증기 3상계를 만들기를 원한다면, 실험할 온도 혹은 압력에 관한 한 선택의 여지는 없다. 이 조합은 고정된 것이고 유일한 것이다.

1성분계에서 상의 수와 자유도의 수와의 관계를 〈표 **1·7**〉에 요약하였다. 여러분들은 적당한 압력에서의 상평형을 보여 주는 〈그림 **1·13**〉을 참고하여 이 데이터를 확인하여야 한다.

〈표 **1·7**〉 단일성분계에 대한 상률의 적용

상 태 계	상의 수	자 유 도	비 고
기체, 액체 또는 고체	1	$F = C - P + 2$ $= 1 - 1 + 2 = 2$	계의 자유도가 2이고(F=2), 〈그림 **1·13**〉에서 기체, 액체 또는 고체의 어느 한 영역 내에 있을 때, 계(D)를 정의하기 위해서는 두 가지 변수, 예를 들어 압력(P_2)과 온도(t_2)를 고정해야 한다.
기체-액체 액체-고체 또는 기체-고체	2	$F = C - P + 2$ $= 1 - 2 + 2 = 1$	계의 자유도가 1이고(F=1), 〈그림 **1·13**〉에서 AO, BO, CO와 같은 2상의 경계를 따라서 존재할 때, 계(E)를 정의하기 위해서는 한 가지 변수, 예를 들어 압력(P_1) 또는 온도(t_1)를 고정해야 한다.
기체-액체-고체	3	$F = C - P + 2$ $= 1 - 3 + 2 = 0$	계의 자유도가 0이고(F=0), 〈그림 **1·13**〉에서 점 O와 같이 세 가지 상이 공존하는 점에 존재할 경우에 해당한다.

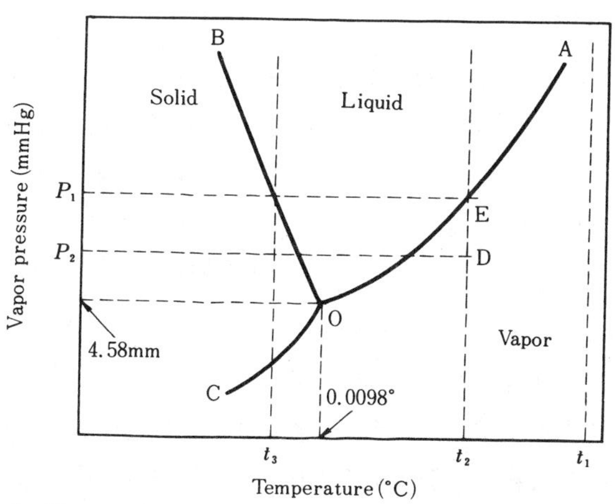

〈그림 1·13〉 적당한 압력에서의 물의 상평형 그림

우리는 성분수가 증가함에 따라 자유도의 수도 증가하는 것을 알아야 한다. 결론적으로, 계가 점점 복잡해질수록 계를 정의하기 위해서는 더 많은 변수들을 고정하는 것이 필요하다.

그러나 평형상태에서 상의 수가 많을수록 자유도의 수는 작아진다. 즉

물 + 수증기

$$F = C - P + 2$$
$$= 1 - 2 + 2 = 1$$

액체에틸알코올 + 증기

$$F = C - P + 2$$
$$= 1 - 2 + 2 = 1$$

물 + 액체에틸알코올 + 혼합증기

$$F = C - P + 2$$
$$= 2 - 2 + 2 = 2$$

注 에틸알코올과 물은 증기와 액체상태에서 모두 완전히 섞인다.

물 + 액체벤질알코올 + 혼합증기

$$F = C - P + 2$$
$$= 2 - 3 + 2 = 1$$

注 벤질알코올과 물은 분리된 두 개의 액상을 형성하고, 하나의 증기상을 형성한다. 기체들은 모든 비율로 섞인다. 물과 벤질알코올은 단지 부분적으로 섞인다.

그러므로 완전히 섞일 수 있는(단일상) 에틸알코올-물계에서는 두 개의 변수를 정의하는 것이 필요하지만, 부분적으로 섞일 수 있는(두 개의 상) 벤질알코올-물계에서는 한 가지 변수만이 필요하다.

2 단일성분을 포함하는 계

우리는 〈그림 **1 · 13**〉에 나타낸 한 성분, 물을 포함하는 계에 대해서 고찰하였다. 〈그림 **1 · 13**〉의 곡선 OA는 증기압곡선이다. 물에서 그것의 상한은 임계온도 374℃이고, 하단점은 **3 중점**(triple point)이라고 불리는 0.0098 ℃이다. 증기압곡선을 따라서 증기와 액체는 평형을 이루며 같이 존재한다. 이 곡선은 〈그림 **1 · 3**〉의 물에 대한 곡선과 동일하다. 곡선 OC는 승화곡선이다. 여기서는 증기와 고체가 평형을 이루면서 같이 존재한다. 곡선 OB는 액체와 고체가 평형상태에 있는 융점곡선이다. OB의 기울기가 음인 것은 우리가 이미 예제 **6**에서 아는 바와 같이 물의 빙점은 외부압력을 증가시킴에 따라 낮아진다는 것을 나타낸다.

고정된 온도에서의 압력변화 혹은 고정된 압력에서의 온도변화의 결과는 상평형 그림을 참조하면 명백해진다. 물이 임계온도 이상에서 기체상태로 존재하는 t_1으로 온도를 고정하면 (점선을 따라 수직으로), 압력을 얼마나 올리든지 간에 계는 기체로 남아 있게 된다. 임계온도

밑의 온도 t_2에서 수증기는 압력의 증가에 의해 물로 전환된다. 왜냐하면 압축은 분자들을 van der Waals 힘 범위 내에 들게 해주기 때문이다. 3중점 밑의 온도, 예컨대 t_3에서는 증기상태의 물에 압력을 증가시키면 증기는 먼저 얼음으로 전환되고, 더 높은 압력에서 물로 되는 것을 관찰하는 것은 흥미있는 일이다. 증기 → 얼음 → 액체의 순서는 얼음이 3중점 밑에서는 물보다 더 큰 부피를 차지한다는 사실에 기인한다. 3중점에서는 3상이 평형을 이룬다. 즉, 그들은 0.0098℃에서 같은 증기압을 갖는다.

〈표 **1·7**〉에서 보는 것같이, 순수한 고체, 액체 혹은 증기가 존재하는 세 영역들 중의 어떤 하나, 그리고 $P = 1$일 경우에 상률은

$$F = 1 - 1 + 2 = 2$$

로 된다. 그러므로 우리는 계를 완전히 규정하기 위해서나 혹은 설명하기 위해서는 두 가지 조건, 즉 온도와 압력을 고정해야 한다. 이 말은 어떤 사람이 주어진 양의 물에 관계된 자연과학 실험의 결과를 기록하려고 할 때, 온도만 고정되었다라고 기술하는 것은 충분하지 못하다는 것을 의미한다. 계를 완전히 정의하기 위해서는 압력도 역시 규정되어야 한다. 계가 대기에 개방되어 있다면, 실험 시각에 측정한 대기압을 기록해야 한다. 반대로 온도를 말하지 않고 물이 어떠한 압력하에 있다는 것을 말하는 것도 충분하지 못하다. 상률은 실험자가 액상을 나타나게 하거나 혹은 사라지게 함이 없이 두 조건을 변화시킬 수 있다는 것을 우리에게 말해 준다. 그래서 우리는 물이 두 개의 자유도를 발휘한다고 말한다.

두 개의 상이 평형상태로 존재하는 세 개의 어떠한 선상에서는 $F = 1$이다(표 **1·7**). 따라서 이 계를 정의하기 위해서는 단 하나의 조건만이 주어질 필요가 있다. 계가 100℃에서 평형상태에 있는 물과 수증기를 포함하고 있는 것을 우리가 서술한다면, 우리는 압력을 규정할 필요가 없다. 왜냐하면 100℃의 이 조건하에서는 증기압은 760 mm 이외의 값을 갖지 않기 때문이다. 마찬가지로 OB 혹은 OC 선상에 있는 계를 규정하는 데에는 단 하나의 변수만이 요구된다.

마지막으로 얼음, 물, 수증기의 3상이 평형상태에 있는 3중점에서는 우리는 $F = 0$임을 보았다. 이미 아는 바와 같이, 공기를 제거한 물의 3중점은 0.0098℃이다. 반면 빙점, 즉 공기로 포화된 물이 1기압의 총압력하에서 물과 평형을 이루는 점은 0℃이다. 압력을 4.58 mm에서 1기압까지 증가시키면, 빙점은 약 0.0075° 낮아진다(예제 **6**). 그리고 1기압에서 물의 용해된 공기의 존재 때문에 빙점은 0.0023° 더 낮아진다. 그러므로 3중점 이하에서 물의 보통 빙점은 0.0075° + 0.0023° = 0.0098°이다. 요약하면 고체가 녹는 온도는 압력에 좌우된다. 증기와 액체가 서로 평형을 이루고 있는 상태에서 압력이 같다면, 이 때의 온도를 3중점이라고 한다. 반면, 압력이 1기압이면 온도는 정상빙점이다.

3 응 축 계(condensed systems)

우리는 상률로부터 단일성분계에서 단지 하나의 상이 존재할 때에 자유도의 최대수는 둘인

것을 알았다. 즉, $F = 1 - 1 + 2 = 2$이다. 그러나 2성분계에서는 세 개의 최대자유도가 가능하다. 예를 들면 온도, 압력, 그리고 농도이다. 이러한 계의 상평형에 대한 이 모든 변수들의 영향을 나타내기 위해서는, 평면그림보다는 3차원의 모델을 사용하는 것이 필요하다. 실제로 우리는 실험하려는 특정한 계에서 액체와 고체 혹은 액체나 고체상들에만 관심을 가지기 때문에, 대부분 증기상을 무시하고 1기압의 보통 조건하에서 실험한다. 이와 같은 방법으로 우리는 자유도의 수를 하나 줄일 수 있다. 그러므로 2성분계에서는 단지 두 개의 변수(온도와 농도)만이 남게 되고, 우리는 직교좌표 용지상에 평면그림을 이용하여 이들 변수들간의 상호작용을 나타낼 수 있다. 증기상이 무시되고 고체와 액체 혹은 고체나 액체상들만이 고찰되는 계를 **응축계**(凝縮系)라고 한다. 우리는 뒤에 3성분계를 논할 때, 응축계로서 연구하는 것이 또한 더욱 편리한 것을 알게 될 것이다.

4 액체상을 포함하는 2성분계

우리는 실험적으로 에틸알코올과 물은 어떠한 비율로도 섞이는 반면 물과 수은은 각 성분의 상대적인 양에 관계 없이 절대로 섞이지 않는다는 것을 알고 있다. 이 두 개의 극단 사이에 부분섞임성(혹은 비섞임성)을 나타내는 모든 범위의 계들이 존재한다. 페놀과 물이 그러한 예이며, 응축상평형 그림의 한 부분을 〈그림 **1·14**〉에 도시하였다.

gbhci 곡선은 온도와 두 개의 액상이 평형을 이루며 존재할 수 있는 농도의 한계를 나타내어 준다. 이 곡선의 바깥부분은 하나의 액체상을 가지는 계들을 포함한다. 50℃에서 100%의 물(순수한 물)을 포함하는 계에 해당하는 점 a에서 시작하여, 전체를 50°로 유지해 주면서 일

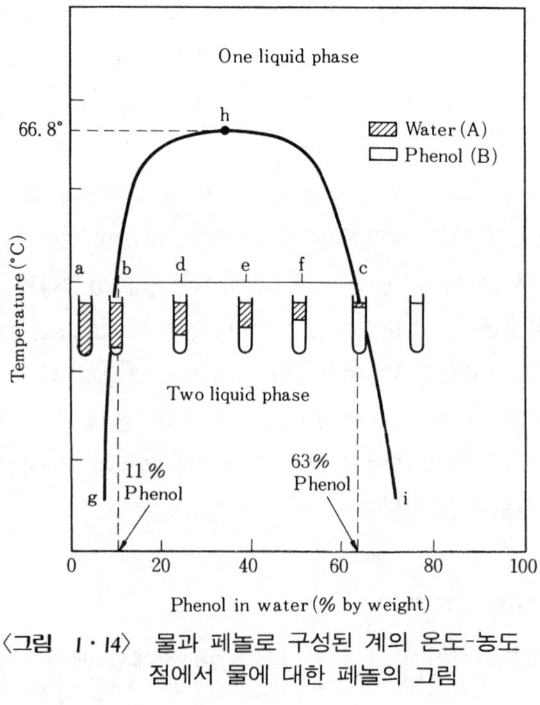

〈그림 1·14〉 물과 페놀로 구성된 계의 온도-농도 점에서 물에 대한 페놀의 그림

정량의 물에 페놀의 양을 증가시키면, 극소량의 두 번째 상이 나타나는 점 b에 이르기 전까지 단일한 액체상을 형성한다. 이것이 일어나는 점에서 페놀과 물의 농도는 물 속의 페놀 중량이 11%인 것으로 밝혀졌다. 윗부분으로 분리되어 나오는 두 번째 상을 분석하면 물에 대한 페놀의 중량이 63%를 나타낸다. 이 페놀을 많이 포함하는 상은 상평형 그림에서 점 c로 표시된다. 우리가 페놀의 양을 증가시키는 혼합물들을 만들어가면, 즉 우리가 점 b에서 점 c까지 그림을 따라 진행하면, 페놀을 많이 포함하는 상 (B)의 양이 연속적으로 증가하는, 〈그림 **1 · 14**〉에 그려진 시험관으로 표현되는 계들을 형성한다. 동시에 물을 많이 포함하는 상 (A)의 양은 감소한다. 50°에서 페놀의 총농도가 63%를 초과하면, 페놀을 많이 포함하는 단일한 액체상이 형성된다.

두 개의 상 영역이 존재할 수 있는 최대온도를 **임계용액온도**(critical solution temperature) 혹은 위쪽 혼화 온도(upper consolute temperature)라고 한다. 페놀-물계의 경우 이것은 66.8° 〈그림 **1 · 14**〉에서 점 h)이다. 이 온도 이상에서의 물과 페놀의 모든 조합은 완전히 섞일 수 있고 단일 액상계를 형성한다.

두 개의 상을 포함하는 영역을 가로질러 그은 선 bc를 結線(tie line)이라고 한다. 이것은 2성분계에서 항상 基線과 평행하다. 이것은 결선상에 조제된 모든 계들이 평형상태에서 일정한 조성을 갖는 상들로 분리되는 중요한 특성을 가진다. 이 상들을 공액상(conjugate phases)이라고 한다. 예를 들면, 50°에서 선 bc상의 한 점으로 표현되는 어떠한 계라도 b와 c의 조성을 갖는 한 쌍의 공액상으로 분리된다. 그러나 두 층 혹은 상의 상대적인 양은 〈그림 **1 · 14**〉에서와 같이 변한다. 이와 같이 우리가 24% 중량의 페놀과 76% 중량의 물을 함유하는 계(점 d)를 만들면, 시험관에서 두 개의 액체상을 얻게 되고 밑층 A는 11% 페놀 조성을 갖는다(그림의 점 b). 반면에 위층 B는 63% 페놀을 함유한다(그림의 점 c). 상 B는 상 A 밑에 있게 된다. 왜냐하면 그것은 물보다 밀도가 큰 페놀을 많이 포함하고 있기 때문이다. 두 상들의 상대적 중량의 견지에서 보면, 페놀을 많이 포함하는 상 B보다 물을 많이 포함하는 상 A가 더 크다. 따라서

$$\frac{\text{상 A의 중량}}{\text{상 B의 중량}} = \frac{\text{길이 dc}}{\text{길이 bd}}$$

우변은 얼핏 보기에 제대로 써야 될 값의 역수처럼 보인다. 그러나 상 A의 중량은 상 B의 중량보다 크다. 왜냐하면 점 d는 점 c보다는 점 b에 가깝기 때문이다. 길이 dc와 bd는 상평형 그림에서 cm 혹은 inch로 측정될 수 있다. 그러나 〈그림 **1 · 14**〉의 가로축에서 발견할 수 있듯이 페놀의 중량퍼센트를 사용하는 것이 더욱 편리하다.

예를 들면 점 b = 11%, 점 c = 63%, 그리고 점 d = 24%이므로, 比 dc/bd = (63−24)/(24−11) = 39/13 = 3/1이다. 다시 말하면, 점 d로 표시되는 평형상태의 매 10그램의 액체계에서는 상 A는 7.5그램이고, 상 B는 2.5그램이다. 반면 우리가 50% 중량의 페놀을 포함하는 계〈그림 **1 · 14**〉에서 점 f를 만든다면, 상 A와 상 B의 比 B = fc/bf = (63−50)/(50−11) = 13/39 = 1/3이다. 따라서 조제한 계 f의 매 10그램에서, 우리는 평형상태의 상 A 2.5그램과 상

B 7.5 그램을 얻는다. 37% 중량의 페놀을 포함하는 계는 50°의 평형조건에서 같은 중량의 상 A와 상 B로 나뉜다는 것은 명백하다.

상평형 그림의 결선상에서는 상들의 무게 이외에도 각 상들의 조성을 계산하는 것이 가능하다. 따라서 전체로서의 계를 통하여 페놀(혹은 물)의 분배를 계산하는 것은 간단한 일이 되었다. 예로서 우리가 24 그램의 페놀과 76 그램의 물을 섞어 혼합물을 50°로 가열하고, 이 온도에서 평형상태에 도달하게 한다고 가정하자. 두 개의 상으로 분리되면, 우리는 11% 중량의 페놀을 포함하는 75 그램의 상 A와 63% 중량의 페놀을 포함하는 25 그램의 상 B를 발견하게 될 것이다. 그러므로 상 A는 총 $(11\times75)/100 = 8.25$ 그램의 페놀을 포함하고, 반면 상 B는 총 $(63\times25)/100 = 15.75$ 그램의 페놀을 포함한다. 이것은 전체 계에서 총합 24 그램의 페놀을 준다. 이것은 원래 가한 페놀의 양과 같다. 그러므로 우리의 가정과 계산은 확증된다. 상 A는 66.75 그램, 상 B는 9.25 그램의 물을 각각 포함한다는 것을 확인하는 것은 쉽게 이해될 수 있다.

〈그림 **1 · 14**〉에 상률을 적용하면, 하나의 액체상을 가지는 응축 2 성분계에서는 $F = 3$임을 알 수 있다. 압력이 고정되기 때문에 F는 2로 된다. 그리고 계를 규정하는 데에는 온도와 농도의 양자를 고정하는 것이 필요하다. 두 개의 액체상이 존재할 때는 $F = 2$이다. 또한 압력은 고정된다. F가 1*로 되기 때문에 계를 완전히 정의하기 위해서는 우리는 단지 온도만을 정의할 필요가 있다. 〈그림 **1 · 14**〉로부터 온도가 주어지면 두 개의 상의 조성은 결선의 양쪽 끝점, 즉 50℃에서의 점 b와 점 c에 의해 고정된다는 것을 알 수 있다. 두 액층의 조성(물과 페놀의 상대적인 양)은 이미 배운 방법으로 계산할 수 있다.

상평형 그림은 실제에 있어서 단일 액체상 물질로 만드는 것이 이점을 주는 한 성분 이상을 포함하는 계를 제조하는 데 이용된다. 예를 들면, 회저유발제(necrotic agent)인 고체페놀의 취급은 페놀과 물의 용액을 사용한다면 조제시 용이해진다.

다른 농도들의 페놀을 포함하는 다수의 용액들이 여러 가지 약전에 규정되어 있다. 그러나 페놀-물 혼합물의 빙점이 충분히 낮지 않다면, 주위의 온도가 낮을 때 약간의 고체가 석출될 수도 있다. 이것은 조제시 매우 불편할 뿐만 아니라 부정확성을 유발시킨다. Mulley는 페놀-물 상평형 그림에서 이에 관계되는 부분을 결정하였다. 그리고 단일 액체상 용액의 가장 편리한 조제는 80%(w/v), 대략 76%(w/w)에 해당하는 것이라고 제의하였다. 이 혼합물은 빙점이 약 3.5°이다. 이와 비교해 볼 때 90%(w/w)의 페놀을 포함한 액화페놀(U. S. P. XVII)은 약 17°에서 언다. 그러므로 20°보다 상당히 낮은 온도 혹은 실온에서 공정 처방을 사용하기는 불가능하다. 따라서 페놀-물상평형 그림에 근거한 Mulley가 제안한 제제가 추천된다.

약제학에 실제로 이용되는 것은 별로 많지 않지만 페놀, 물의 경우와 동일한 유형의 다른 수많은 2 성분 액체계들이 연구되었다. 이것들 중의 몇몇이 물-아닐린(aniline), 이황화탄소-

* 응축계가 아닐 경우에도 상률에 따라 계산한 자유도의 수는 그래도 동일하다. 하나의 액체상과 그것의 증기가 존재할 때, $F = 2 - 2 + 2 = 2$이다. 따라서 온도와 농도를 정의할 필요가 있다. 두 개의 액체상과 증기가 존재할 때, $F = 2 - 3 + 2 = 1$이다. 그러므로 단지 온도만이 정의될 필요가 있다.

메틸알코올, 이소펜탄(isopentane)-페놀, 메틸알코올-사이클로헥산, 그리고 이소부틸알코올-물 등이다.

〈그림 **1·15**〉는 위쪽 완전 혼합온도를 나타내지 않고 대신 아래쪽 완전 혼합온도를 가지고 있어서 그 이하에서는 성분들이 모든 비율로 섞일 수 있는 액체 혼합물을 나타내고 있다. 여기 나타낸 예는 트리에틸아민-물계이다. 〈그림 **1·16**〉은 위아래 완전 혼합온도 둘 다 가지는 니코틴-물계의 상평형 그림이다. 아래쪽 완전 혼합온도는 아마도 낮은 온도에서만 완전히 섞이게 할 수 있는 성분들 사이의 어떠한 상호작용 때문일 것이다.

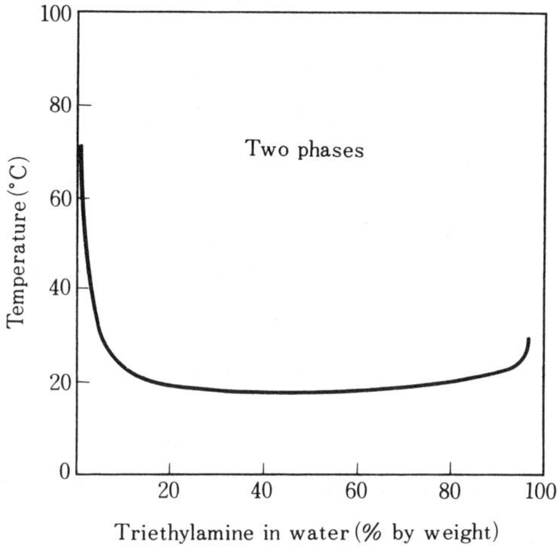

〈그림 1·15〉 아래쪽 완전 혼합온도를 나타내는 트리에틸아민-물계의 상평형 그림

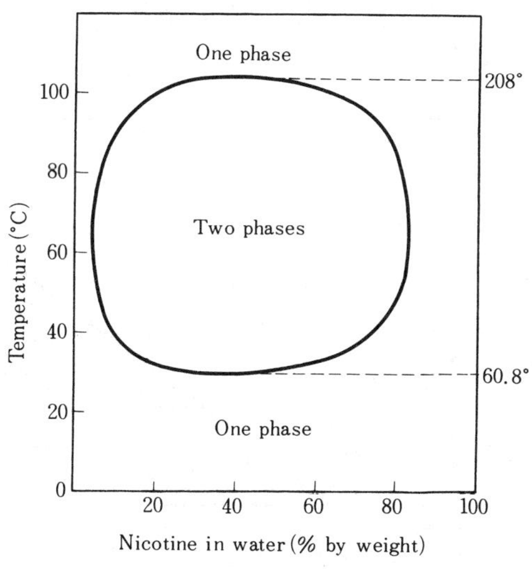

〈그림 1·16〉 위아래 완전 혼합온도를 나타내는 니코틴-물계

5 고체와 액체상을 포함하는 2성분계

우리는 두 성분이 액체상태에서는 완전히 섞이고 고체들로서는 절대로 섞이지 않는, 즉 생성되는 고체상들이 순수한 물질로 되어 있는 고체-액체 혼합물에 관하여 주로 논의하겠다. 살롤(salol)과 티몰(thymol), 그리고 살롤과 캠퍼(camphor) 등이 이러한 계에 대한 예이다.

살롤-티몰계의 상평형 그림을 〈그림 **1·17**〉에 나타내었다. 이것은 네 가지 영역으로 되어 있는 것에 주의하라. (i) 단일액체상, (ii) 고체살롤과 짝액체상을 포함하는 영역, (iii) 고체티몰이 짝액체상과 평형을 이루고 있는 영역, (iv) 두 개의 성분이 순수한 고체상으로 존재하는 영역, 두 개의 상들을 포함하는 영역 (ii) (iii) (iv)들은 〈그림 **1·14**〉에 나타난 페놀-물계의 두 상의 영역에 비교된다. 그러므로 결선들과 相境界들에 관한 지식으로부터 각 상의 조성과 상대적인 양을 계산하는 것이 가능하다.

살롤에 대하여 중량퍼센트로 60%의 티몰을 포함하는 계를 만들고, 혼합물의 온도를 50°로 올린다고 가정하자. 이러한 계는 〈그림 **1·17**〉에서 점 x로 나타난다. 계를 냉각하여 주면, 상변화의 다음 순서를 관찰할 수 있다. 미소한 양의 고체티몰이 분리되어 나와 두 상의 고체-액체계를 형성하게 되는 29°로 온도가 내려가기 전까지는 계는 단일 액체로서 존재한다. 25°에서 계 x(그림 **1·17**에서 x_1으로 나타남)는 액체상 a_1(티몰 중량 53%의 조성)과 순수한 고체티몰 b_1으로 구성되어 있다. b_1에 대한 a_1의 무게비는 $(100-60)/(60-53) = 40/7$, 즉 $a_1 : b_1 = 5.71 : 1$이다. 온도가 20°로 감소할 때(점 x_2), 액체상의 조성은 a_2(티몰 중량 45%)이고, 고체상은 아직도 순수한 티몰 b_2이다. 상의 비 $a_2 : b_2 = (100-60)/(60-45) = 40/15 = 2.67 : 1$이다. 15°(점 x_3)에서는 액체상의 조성은 37%가 된다(a_3). 그리고 순수한 티몰에 대한 액체상의 무게비($a_3 : b_3$)는 $(100-60)/(60-37) = 40/23 = 1.74 : 1$이다. 13° 이하에서 액체상은 모두 없어지고, 여기에서 계는 순수한 살롤과 순수한 티몰의 두 개의 고체상을 포함하게

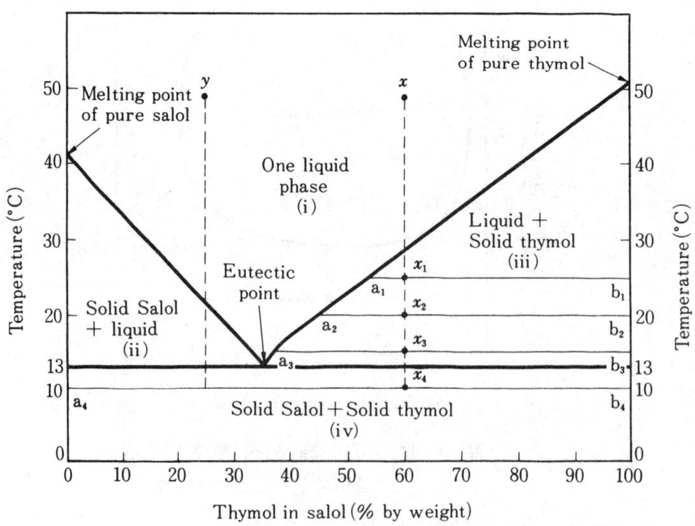

〈그림 1·17〉 共融點을 보이는 티몰-살롤계의 상평형 그림

된다. 따라서 10°(점 x_4)에서 계는 순수한 고체살롤(a_4)과 순수한 고체티몰(b_4)로 구성된 평형 혼합물을 포함하고, 무게비는 (100－60)/(60－0) = 40/60 = 0.67 : 1이다. 계 x가 점차로 냉각됨에 따라 티몰이 점점 더 고체로 분리되어 나오는 결과가 나타난다.

계 y를 같은 방법으로 냉각시키면 유사한 순서의 상의 변화를 관찰할 수 있다. 그러나 이 경우 22°에서 분리되는 고체상은 순수한 살롤이다. 티몰-살롤계에서 액체상이 존재할 수 있는 최저 온도는 13°이다. 그리고 이것은 살롤에 대한 티몰 34%를 포함하는 혼합물에서 일어난다. 상평형 그림에서 이 점을 共融點(eutectic point)이라고 한다. 공융점에서 세 개의 상(액체, 고체살롤, 고체티몰)들은 함께 존재한다. 그러므로 공융점은 불변계를 나타낸다. 왜냐하면 응축계에서 $F = 2 - 3 + 1 = 0$이기 때문이다.

살롤과 캠퍼의 혼합물도 유사한 양상을 나타낸다. 이 조합에서 공융점은 캠퍼에 대한 살롤의 중량퍼센트 56%를 포함하는 계에서 나타나고 그 온도는 6°이다. 여러 가지 다른 물질들(장뇌, 클로랄하이드레이트, 멘톨, 베타나프톨 등)이 공융혼합물을 형성하여 학생들에게 그러한 조합들을 건조분말로 조제하기를 원하는 약제학 교수들에게 큰 기쁨을 준다. 건조는 카올린 혹은 輕質산화마그네슘과 같은 흡착제 분말을 첨가하여 이룰 수 있다.

어떠한 계들(클로람페니콜과 요소, 설파치아졸과 요소)에서는, 고체상들은 살롤-티몰계와는 대조적으로 고체상들이 항상 순수한 성분들 중에 다른 하나의 성분을 포함하고 있는 두 성분들로서 구성되어 있다. 2성분 고체상들은 固溶體(solid solutions)라고 한다. 고용체와 공융계에 대한 흥미는, 이것들은 잘 용해되지 않는 약물들이 자유로이 녹을 수 있는 물질들과 조합되었을 때 용해의 용이성을 나타내고, 따라서 생물학적 유용성을 제공하기 때문에 최근 다시 일어나고 있다. 보다 더 상세한 것을 알기 위해서는 Goldberg 등의 문헌들을 참고하기 바란다.

6 3성분계의 상평형

세 개의 성분을 포함하는 단일상계에서는, 응축계가 아닐 때 자유도 수는 4($F = 3 - 1 + 2 = 4$)이다. 네 개의 자유도는 온도, 압력, 그리고 세 성분 중 두 성분의 농도이다. 두 개의 농도항만이 필요한 것은 총농도에서 이들의 합을 뺀 것이 세 번째 성분의 농도가 되기 때문이다. 우리가 계를 농축계로 간주하고 온도를 상수로 잡는다면 F는 2이고, 다시 상평형을 나타내기 위해서 평면그림을 사용할 수 있다. 그러나 3성분계를 취급하고 있기 때문에 직교 좌표계를 사용하는 것도 가능하지만, 삼각좌표 그래프용지를 사용하는 것이 더욱 편리하다.

액체 또는 고체 혹은 액체와 고체상을 포함하는 3성분계에서 존재하는 여러 가지 상평형은 매우 복잡하다. 그러나 몇몇 대표적인 3성분계는 약학적으로 흥미있는 일이기 때문에 여기서 논의될 것이다.

7 3角平衡 그림에 관계된 규칙들

3성분계의 상평형에 관해 논하기에 앞서, 우리들이 삼각좌표의 사용법에 관련된 어떠한 '규칙들'에 익숙해져야 할 필요가 있다. 모든 농도들은 중량을 기초로 하여 표현되는 것이 2

성분계에서 분명하였다. 이것은 분산제를 제조하기 쉽고 직접적인 방법이기도 하지만, 그러한 시도는 또한 농도를 몰분율 혹은 몰랄농도로 표현할 수 있게 해주기 때문이다. 따라서 3 성분계에서의 농도는 무게를 기초로 하여 표현된다. 다음의 규칙들은 〈그림 **1 · 18**〉과 관련시켜 숙지하여야 한다.

① 삼각형의 세 귀퉁이 또는 정점은 한 성분(A, B 혹은 C)의 100% 무게 비율을 나타낸다. 따라서 동일한 정점은 0%의 다른 두 성분을 나타낸다. 예를 들면, 〈그림 **1 · 18**〉의 꼭지점은 B 100%를 나타낸다.

② 삼각형의 세 변은 성분 A, B, C 의 세 가지 가능한 조합들을 나타낸다. 따라서 세 변 AB, BC, CA 들은 각각 A와 B, B와 C, C와 A의 2 성분 혼합물을 나타내는 데 사용된다. 각 변을 100 등분하여 변 위의 점의 위치를 직접 2 성분계의 퍼센트농도로 나타낼 수 있다. 예를 들면, 변 AB상의 A와 B의 중점인 점 *y*는 B 50%(따라서 A 50%)를 나타낸다. 변 BC상의 3/4에 위치한 점 *z*는 B에 C 75%를 포함하고 있는 계를 의미한다.

2성분계의 농도를 나타내기 위하여 삼각형의 세 변을 따라 돌든가 시계방향으로 돌든가 또는 반시계방향으로 돌든가 하는 것은 문제가 되지 않는다. 그러므로 우리가 AB 상에서 B 쪽으로 움직일 때, 우리는 B의 농도는 증가하고 A의 농도는 감소하는 A와 B의 계를 의미하고 있는 것이다. BC 상에서 C 쪽으로 움직이는 것은 C가 점점 더 많아지고 있는 B와 C의 계를 나타낸다. CA상에서 A에 접근할수록, A의 농도가 더욱 증가한다.

③ 삼각형 안의 영역은 3 성분계가 이루는 모든 A, B, C의 가능한 조합들을 나타낸다. 삼각형 안의 어느 특정한 3 성분계의 위치, 점 *x*는 다음과 같이 표현될 수 있다.

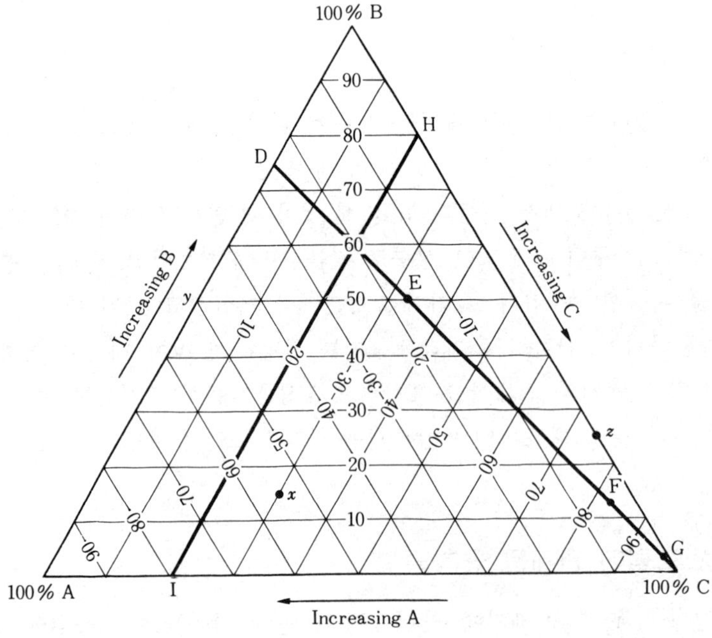

〈그림 *1 · 18*〉 3 성분계의 3 각 상평형 그림

꼭지점 B 의 대변 AC 는 A 와 C 를 포함하는 계들을 나타낸다. 따라서, B 는 포함되지 않는다. 즉 B = 0이다. AC에 평행하고 삼각형을 가로지르는 평행선들은 B = 0(변 AC 상)으로부터 B = 100(점 B)까지 증가하는 B의 퍼센트를 나타낸다. 점 x를 지나는 AC에 평행한 선분은 B 15%에 해당한다. 따라서 그 계는 15%의 B와 A, C 혼합물 85%를 포함한다. 이 계에서 다른 두 성분들에 대하여 같은 방법을 적용하면 변 AB상에서 C = 0이다. 변 AB에서 C를 향하여 그림을 가로질러 올라가면 C의 농도는 C = 100%인 꼭지점까지 증가한다. 점 x는 C 30%에 해당하는 AB에 평행한 선분상에 위치하고 있다. 그러므로 A의 농도는 100－(B＋C) = 100－(15＋30) = 55%가 된다. 점 x는 A 55%에 해당하는 선분상에 있다.

④ 어떠한 꼭지점으로부터 그것의 대변에 선분을 그으면(예 ; 그림 **1 · 18**의 선분 DC), 그 선분상의 점들로 대표되는 모든 계의 두 성분들, 이 경우 A와 B의 비율은 일정하게 된다. 더구나 A와 B 의 혼합물에 C 를 점차로 증가시키면 꼭지점 C(100% 농도의 C)에 점차로 가까워지는 계를 형성하게 된다. 이 효과는 일정한 A와 B의 무게 비율의 혼합물에 C의 무게를 증가시키는 것을 나타낸다. 세 개의 모든 계에서 A와 B의 비는 일정하며, 원래의 혼합물에서의 비와 동일하다.

⑤ 삼각형의 한 변에 평행한 선분들, 〈그림 **1 · 18**〉에서 예를 들면 선분 HI 는 한 성분의 비율(중량퍼센트)이 일정한 3 성분계를 나타낸다. 이 예에서 HI 상의 모든 계들은 20%의 C와 여러 가지 농도의 A와 B를 포함할 것이다.

〈표 **1 · 8**〉 **A**(5.0 gram)와 **B**(15.0 gram)를 포함하는 **2** 성분계에 **C**(제 3 성분)의 첨가 효과

가해준 제3성분C의 무 게	성 분	최 종 계의량 (gram)	중량 %	비 (A : B)	그림 **1 · 13** 에서의 계의 위치
10.0	A	5.0	16.67	3 : 1	point E
	B	15.0	50.00		
	C	10.0	33.33		
100.0	A	5.0	4.17	3 : 1	point F
	B	15.0	12.50		
	C	100.0	83.33		
1000.0	A	5.0	0.49	3 : 1	point G
	B	15.0	1.47		
	C	1000.0	98.04		

8 한 쌍의 부분섞임성의 액체들을 갖는 3 성분계

물과 벤젠은 단지 소량만이 섞일 수 있기 때문에 양자의 혼합물은 보통 상이 두 개인 계를 형성한다. 두 개의 상에서 무거운 것은 벤젠으로 포화된 물로 되어 있고, 가벼운 상은 물로 포화된 벤젠이다. 이와 반대로 알코올은 벤젠과 물 양자에 완벽하게 섞일 수 있다. 그러므로 벤젠과 물의 두 상에 충분한 양의 알코올을 가하면 세 성분이 섞이는 단일 액체상을 형성하게

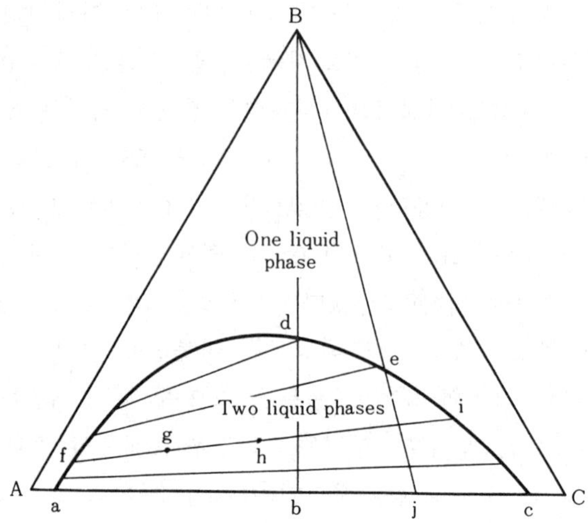

〈그림 1·19〉 1 쌍의 부분적으로 섞이는 3 액체계

된다. 이러한 3 성분계를 〈그림 **1·19**〉에 표시하였다. 앞에 고찰했던 페놀과 물의 2 성분계에서의 온도의 역할과 여기에서의 알코올의 역할을 비교하는 것이 이해하는 데 도움을 줄 것이다. 페놀-물계에서 온도의 상승은 두 짝상의 완전한 섞임성과 하나의 액상의 형성을 유발시켰다. 벤젠-물계에 알코올을 가하면 같은 결과를 초래한다. 이는 온도효과 대신, 용매효과에 의한 것이다. 즉, 분자들 사이의 응집력을 깨뜨리는 데 열을 사용하는 것과 같은 결과를 얻기 위하여 용매를 사용하는 것은 깊은 유사성이 있다.

〈그림 **1·19**〉에서 A, B, C는 각각 물, 알코올, 벤젠을 나타낸다고 가정하자. 그러므로 변 AC는 A와 C의 2 성분 혼합물을 나타낸다. 그리고 점 a와 c는 사용하는 특정한 온도에서의 A에 대한 C의 용해도의 한계, 그리고 C에 대한 A의 용해도의 한계를 각각 나타내는 점이다. 주로 **바이노달 곡선** 혹은 **바이노달**이라고 불리는 곡선 afdeic는 두 개의 상을 가지는 영역의 크기를 나타낸다. 삼각형의 나머지 부분은 단일 액체상을 포함한다. 바이노달 안의 결선들은 2 성분계의 2 상 영역에서와는 달리 하나의 혹은 그 밖의 기선에 평행일 필요는 없다. 사실상 결선들의 방향은 다른 두 개의 성분들에 대한 제 3 의 성분(이 경우 알코올)의 상대적인 용해도에 따라 좌우되는 바이노달의 형태에 관계 있다. 첨가한 성분이 다른 두 성분들이 한 용액으로 되게 하는 데 똑같이 작용했을 때만 바이노달은 완벽하게 대칭이 되고, 결선들은 기선에 평행하게 된다.

앞서 말한 결선의 성질은 여기에도 적용된다. 그래서 결선 fi 상에 마련된 계 *g* 와 계 *h*는 점 f와 점 i로서 표시되는 조성을 가지는 두 개의 상을 가지게 된다. 두 개의 짝상들의 무게의 상대적인 양은 결선상의 원래의 계의 위치에 좌우된다. 예를 들면 계 *g* 는 평형상태에 도달하고 나서, 두 개의 상 f와 i로 나뉜다. 상 i에 대한 상 f의 중량비는 비 *gi* : *fg* 로서 주어진다. 결선의 중앙에 위치한 혼합물 *h* 는 평형상태에서 두 개의 상의 무게는 같게 된다. 〈그림 **1·19**〉에 나타낸 상평형 그림은 성분 A와 C의 50 : 50 혼합물에 성분 B를 가했을 때 두 개의 액체계로부터 점 d에서 단일 액체계로의 상변화가 일어나는 것을 보여 준다. 점 j로 나타낸 A와 C의 25 : 75 혼합물에서 B의 첨가는 점 e에서 상변화를 초래한다. 따라서 dB와 eB상의 모든 혼합물들은 단일 성분계일 것이다.

우리가 앞서 알았듯이 단일상 영역에서 $F=2$이기 때문에, 특정한 계를 고정하기 위해서는 두 개의 농도를 규정하여야 한다. 바이노달 곡선, afdeic 안에서는 $F=1$이다. 그래서 단지 하나의 농도항만을 알 필요가 있다. 왜냐하면 이것이 바이노달 곡선상에서 단일상의 조성을 고정시켜 주기 때문이다. 결선으로부터 우리는 짝상의 조성도 구할 수 있다.

9 온도의 영향

〈그림 **1·19**〉는 등온상태에 있는 3성분계의 상평형을 나타내고 있다. 온도의 변화는 바이노달 곡선으로 둘러싸인 섞이지 않는 영역을 변화시킬 것이다. 일반적으로 온도가 증가함에 따라 바이노달의 면적은 감소하고 섞임성은 커진다. 결국에 가서는 완전히 섞일 수 있는 온도에 이르게 되고 바이노달은 없어진다.

3성분계의 상평형에 대한 온도의 영향을 연구하기 위해서는 3차원의 그림, 3각프리즘이 주로 이용된다〔그림 **1·20 (b)**〕. 이것 외에 여러 가지 온도를 나타내는 한 群의 곡선들을 〈그림 **1·20**〉 (c)에 나타낸 것처럼 사용하기도 한다. 프리즘 세 개의 옆평면은 단순히 세 개의 2성분계들의 상평형 그림들이다. 〈그림 **1·20**〉은 한 쌍의 부분적으로 섞이지 않는 액체들(A와 C)을 포함하는 3성분계의 경우를 나타내고 있다. 온도가 올라감에 따라 섞이지 않는 영역의 면적은 감소한다. 프리즘의 빗금친 영역 바깥의 부피는 단일한 균질 액상으로 구성되어 있다.

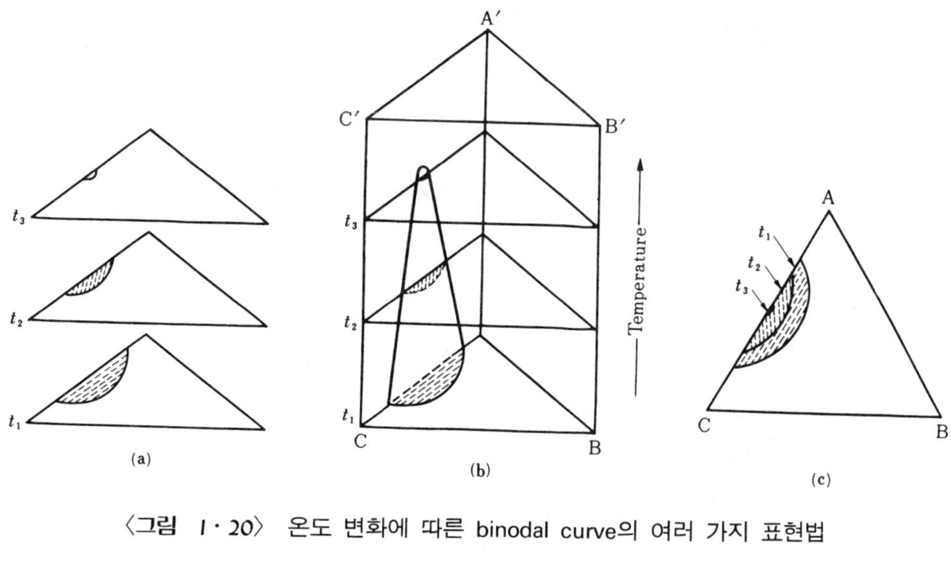

〈그림 1·20〉 온도 변화에 따른 binodal curve의 여러 가지 표현법

10 2쌍 혹은 3쌍의 부분섞임성을 갖는 액체들을 포함하는 3성분계

부분적으로 섞이지 않는 한 쌍의 액체들을 포함하는 3성분계에 대하여 앞서의 모든 고찰들이 그대로 적용된다. 부분섞임성을 갖는 액체들이 두 쌍일 경우에는 두 개의 바이노달 곡선이 존재한다. B와 C뿐만 아니라 A와 C도 부분섞임성을 나타내고, A와 B는 그 때의 온도에서 완전히 섞이는 경우에 대한 상황을 〈그림 **1·21**〉 (b)에 나타내었다. 온도를 상승시키면 일반적으로 두 개의 바이노달의 면적이 감소하고 결국 없어져 버리는 결과를 초래한다〔그림 **1·21** (**c**)〕. 온도를 감소시키면 바이노달들의 면적은 증가한다. 그리고 아주 낮은 온도에서는, 그들은 만나게 되고 〈그림 **1·21**〉 (a)에서 보는 것같이 섞이지 않는 단일한 영역 띠를 형성한다. 이 영역에서도 결선들은 존재하고 보통의 규칙들이 적용된다. 자유도의 수에 있어서도 마찬가지이다. $P=1$이면 $F=2$이고, $P=2$이면 $F=1$이다.

세 쌍의 부분섞임성을 갖는 액체를 포함하는 계들이 흥미있는 것들이다. 세 개의 바이노달들은 서로 만나야만 하고〔그림 **1·22** (a)〕, 평형상태에서 세 개의 액체 짝상들이 존재하는 중앙 영역이 나타난다. 삼각형인 이 영역 D에서 등온조건의 응축계일 때 $F=0$이다. 이 때문에 이 영역 내에 존재하는 모든 계들은 그것의 조성이 세 점 x, y, z로서 항상 주어지는 세 개의 상으로 구성된다. 단지 변화하는 양은 이 세 짝상들의 상대적인 양들뿐이다.

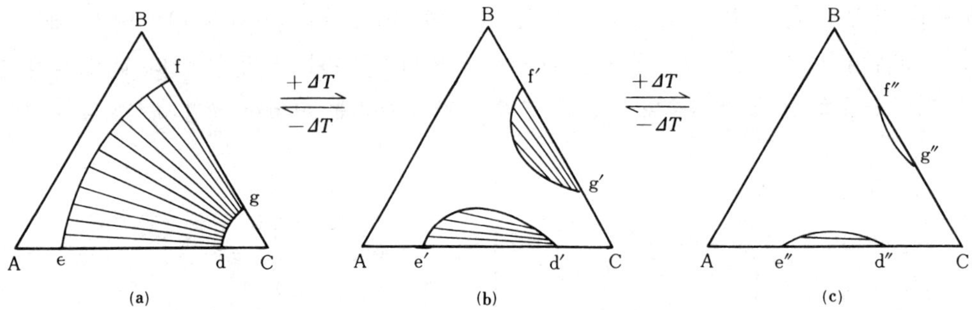

〈그림 1·21〉 두 쌍의 부분섞임성을 가지는 액체들을 갖는 계에서의 binodal curve들에 대한 온도의 영향

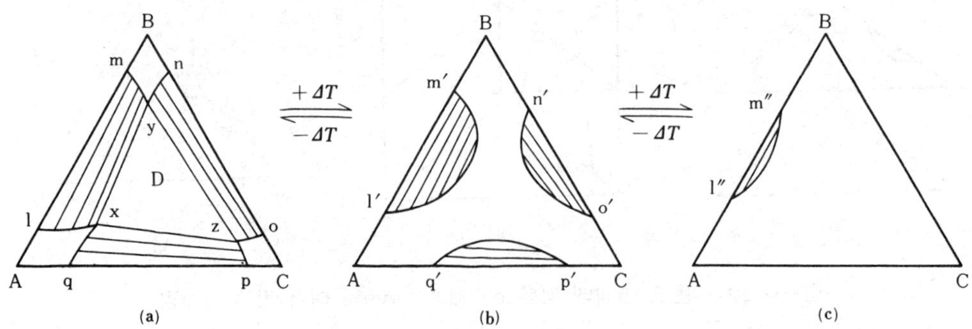

〈그림 1·22〉 세 쌍의 부분섞임성을 갖는 액체들로 구성된 계에 대한 온도의 영향

연 습 문 제

1. 25℃에서 물의 증기압은 23.8 mm이다. 25℃와 40℃ 사이의 평균증발열은 약 10,400 cal/mol이다. Clausius-Clapeyron 방정식을 사용하여 40℃에서의 증기압을 계산하라. 실험적으로 측정한 값은 55.3 mmHg이다.

답 55.2 mm

2. 에틸알코올의 증기압은 10°에서 23.6 mm, 30°에서 78.8 mm, 40°에서 135 mm이다. 식 (16)을 사용하여, $1/T$에 대하여 $\log P$를 도시하라. 그리고 20℃에서의 에틸알코올의 증기압을 구하라. 이 온도에서의 H_v는 얼마인가?

답 증기압은 44.2 mm, H_v= 10,250 cal/mol

3. 120℃, 1기압에서 0.50 그램의 약물의 부피가 100 ml라면, 이것의 대략의 분자량은 얼마인가?

답 161 grams/mol

4. 물에 대한 페놀의 중량퍼센트가 21%인 혼합물(그림 **1·14**를 보라)을 만들고, 30°에서 평형상태에 이르게 하였다. 분리한 두 개의 액체상은 각각 7.0%와 70.0%의 중량퍼센트의 페놀을 포함한다. 원 혼합물의 총무게가 135 그램이었다면, i) 평형상태에서의 각 상의 무게, ii) 각 상의 실제 물의 무게들을 계산하라.

답 i) 30 그램 ; 105 그램, ii) 9.00 그램 ; 97.65 그램

5. A와 B는 부분섞임성을 갖는 액체들이다. 다음의 혼합물들(% w/w)은 모두 위아래 두 층의 액체 상을 형성한다. 각각의 혼합물 옆에 표시한 온도는 2상계가 단일상계로 될 때의 온도이다.

A (% w/w)	B (% w/w)	온도 (℃)
20	80	10
30	70	22
40	60	34
50	50	39
60	40	38
70	30	32
80	20	22
90	10	10

이 결과를 직교좌표지에 도시하고, 다음 물음에 답하라.

i) (a) 25°, (b) 45°일 경우 각각 B에 A를 연속적으로 가했을 때의 상변화를 정확히 설명하라.

답 (a) 두 개의 액체가 형성되는 31% w/w의 A가 존재할 때까지 단일 액체상이 존재한다(31% w/w A와 78% w/w A). 그 이상의 A를 가하면 첫 번째 상의 양이 감소하는 반면 두 번째 상의 양은 증가한다. 이 계가 78% w/w A를 포함할 때 첫 번째 상은 없어지고 계는 다시 단일상으로 된다.

(b) 45°에서는 섞이지 않는 영역에 있게 된다. 따라서 A와 B의 모든 조합에 대하여 단일상으로 존재한다.

ii) A(20 그램)와 B(30 그램)를 포함하는 혼합물을 만들고 22°에서 평형상태에 이르게 하였다.
 (a) 각각의 두 개의 상에 존재하는 조성은 얼마인가?
 (b) 각 상의 무게는 얼마인가?

답 (a) 30% w/w A와 70% w/w B, 80% w/w A와 20% w/w B들은 짝상들이다.
(b) 약 40 그램과 10 그램

iii) 동량의 A와 B를 포함하는 10 그램의 혼합물을 50°에서 10°로 냉각하였다.
 (a) 몇 도에서 상의 변상을 볼 수 있는가?
 (b) 10°에서, 단일상을 만들려면 B를 얼마나 가해야 하는가?
 (c) 10°에서, 단일상계를 만들려면 A를 얼마나 가해야 하는가?

답 (a) 39°
(b) 15 그램 B(20% w/w A와 80% w/w B를 포함하는 계를 만들기 위해)
(c) 40 그램 A(90% w/w A와 10% w/w B를 포함하는 계를 만들기 위해)

6. 다음 점들을 삼각좌표 용지에 도시하라.

A (% w/w)	B (% w/w)	C (% w/w)
84	11	5
78	12	10
70	14	16
63	16	21
55	19	26
45	25	30
40	30	30
32	39	29
26	48	26
22	55	23
17	65	18
14	75	11
12	81	7
9	89	2

binodal로 둘러싸인 영역은 평형상태에서 두 개의 액체상을 포함한다. binodal 바깥 영역은 단일 액체상을 포함한다.

A(45 그램)와 B(40 그램), 그리고 C(15 그램)를 포함하는 계를 만들고 평행상태에 이르게 하였을 때, 하나의 상을 분석한 결과 다음 데이터를 얻었다. A = 80% w/w, B = 11% w/w이다.

i) binodal 영역 내의 결선에 관한 지식을 사용하여 짝상의 조성을 구하라.
ii) 각각의 짝상들의 무게는 얼마인가?

답 i) 약 20% w/w A, 59% w/w B, 21% w/w C
ii) 38 그램 ; 62 그램

7. 문제 **6**에서 주어진 데이터를 사용하여, 사용하기 직전에 A를 가해 100 ml로 희석하고자 하는 50% w/w B와 35% w/w C를 포함하는 단일상 용액을 만들려고 한다.

i) A를 점차로 가할 때 관찰되는 상변화의 순서를 말하라.

ii) 마지막에 얻어지는 계의 조성은 얼마인가?

답 i) 두 번째 액체상이 분리되기 전까지 단일 액체상은 약 30% w/w A, 41% w/w B, 그리고 29% w/w C를 포함한다. 계의 조성이 81% w/w A, 11% w/w B, 그리고 8% w/w C를 포함하게 될 때, 계는 다시 단일 액체상으로 전환된다.

ii) 95.75 그램 A, 2.5 그램 B, 1.75 그램 C

8. 문제 **6**에서 주어진 데이터를 근거로 하여, A(45 그램), B(40 그램), 그리고 C(15 그램)를 포함하는 계를 만들고 평형상태에 도달하게 하였다.

i) 두 개의 상을 갖는 계로부터 단일상계를 만들려면 55% w/w C와 45% w/w A를 포함하는 혼합물을 얼마나 가해야 하는가?

ii) 이 단일상계의 조성은 어떻게 되겠는가? 다시 이 단일상에 B를 점차로 가한다고 가정하자.

iii) 다시 단일상계를 만들려면 얼마만큼의 B를 가해야 하는가?

iv) 이 상의 조성은 얼마인가? 마지막으로 A를 점차로 가한다고 하자.

v) 단일상계를 만들려면 얼마만큼의 A를 가해야 하는가?

vi) 그리고 이것의 조성은 어떻게 되겠는가?

주 한 성분 혹은 성분들의 혼합물을 점차로 가할 때, 가하는 물질을 나타내는 점을 향하는 선분상에 있게 되는 계를 만드는 셈이 된다. 즉 어떠한 혼합물에 A를 점진적으로 가할 때, 결국 상평형 그림의 점 A에서 끝나게 되는 것이다.

답 i) 60.0 그램(27.0 그램 A, 33.0 그램 C)

ii) 45% w/w A, 25% w/w B, 30% w/w C (근사값)

iii) 440 그램 B

iv) 12% w/w A, 80% w/w B, 8% w/w C (근사값)

v) 4200 그램 A

vi) 89% w/w B, 1% w/w C (근사값)

제 2 장

열 역 학

2-1 서 론

열역학이란 열(heat)과 기계적, 화학적, 전기 및 복사에너지 등과 같은 다른 형태의 에너지 사이의 정량적인 관계를 취급하는 학문으로, 화학반응의 속도를 다루는 것이 아니고 화학반응이 일어날 수 있는지의 여부를 결정하는 데 중요하다. 물체는 그 운동 또는 그 물체의 일부분, 즉 물체를 구성하고 있는 분자, 원자, 전자 등의 운동 때문에 운동에너지(kinetic energy)를 갖고 있으며, 물체의 위치 혹은 물체의 구성 부분의 배열(configuration) 때문에 위치에너지(potential energy)를 갖고 있다. 이 운동에너지와 위치에너지의 합은 계의 내부에너지에 기여한다. 즉 내부에너지는 주로 분자의 병진(translational), 진동(vibrational) 및 회전(rotational)에서 유래한다. 어떤 한 계의 에너지의 절대값을 아는 것은 불가능하나 그 계가 변화를 일으킬 때 그에 따르는 에너지의 변화값을 아는 것은 가능하다. 에너지 혹은 일(work)은 〈표 2 · 1〉에서 나타낸 것처럼 세기인자(intensity 혹은 potential factor)와 크기인자(extensive, quantity 혹은 capacity factor)의 곱으로 생각할 수 있다.

〈표 2 · 1〉 에너지의 세기인자와 크기인자

에너지 혹은 일의 형태	세 기 인 자	용 량 인 자
기 계	힘(N)	거리 변화(m)
부피팽창	압력($N \cdot m^{-2}$)	부피 변화(m^3)
열	온도(K)	열용량(cal/K)
표 면	표면장력($N \cdot m^{-1}$)	면적 변화(m^2)
전 기	전위차(volt)	전하량(column, As)
화 학	화학 퍼텐셜($cal \cdot mol^{-1}$)	농도 몰수
중 력	중력차(높이×가속도, $m^2 \cdot s^{-2}$)	중량(kg)

열역학은 열역학의 네 가지 법칙(0, 1, 2, 3 법칙)에 근거하고 있으며, 이들 법칙은 직접적인 방법으로 증명할 수는 없으나 오랜 경험의 사실에 근거를 둔 것으로 진리로 받아들여지고 있다. 우선 열역학의 법칙을 설명하기에 앞서 미리 알아야만 될 개념을 고찰해 보기로 한다.

1 계, 경계와 주위

계(system)는 그 성질이 조사 대상으로 되어 있는 물질 세계의 일부분을 말한다. 계는 경계(boundary)에 의해서 공간의 한정된 부분에 갇혀 있고 계 이외의 세계인 주위(surroundings)로부터 분리되어 있다.

고립계(isolated system)는 계와 주위가 상호작용할 수 없도록 경계에 의해 분리되어 있는 계를 말하며, 어떠한 관측 가능한 효과나 방해를 받지 않는다. 한편, 계의 경계를 통하여 주위와 열과 일의 교환은 있으나 물질이 주위로부터 계로 혹은 그 반대로 이동할 수 없는 계를 **닫힌계**(closed system)라 하며, 물질의 이동이 있는 계를 **열린계**(open system)라고 한다. 열역학에서는 주로 닫힌계에서 다루고 있고, 열린계에서는 화학퍼텐셜(chemical potential)을 다룬다.

2 등온 및 단열과정

어떤 과정 동안 온도가 일정하여 변화가 없을 때 이 과정을 **등온적**(isothermal)이라 한다. 등온과정은 큰 항온조 내에서 그 계가 열을 빽기거나 빼앗아 일정한 온도가 되도록 함으로써 일으킬 수 있다. 등온과정 중에 열을 잃거나 얻을 수 없도록 하였을 때 그 반응은 **단열적**(adiabatic)이라고 한다. 밀폐된 Dewar flask나 진공병 안에서 어떤 반응이 일어날 때 그 계가 주위와 열적으로 단절되었기 때문에 단열반응이다. 열역학적 용어로 단열과정은 $q = 0$이다.

3 가 역 과 정

어떤 계가 특정한 순서의 중간단계를 거쳐 상태변화를 받은 다음, 이 순서의 경로를 역으로 거쳐 원상태로 되돌아가고 주위도 또한 처음상태로 되돌아가는 변화를 **가역과정**(reversible process)이라고 한다. 무게와 마찰이 없는 피스톤이 장치되어 있는 실린더 안에서 무한하게 압축과 팽창을 천천히 일으켜 피스톤을 움직이면, 운동에너지를 소비하지 않고 또한 피스톤의 마찰이 없으므로 마찰력에 의한 일을 하지 않아 이 과정은 항상 실제적인 열역학적 평형상태가 유지된 채 진행될 것이고, 미세한 압력의 변화로 그 역의 변화를 일으킬 수 있다. 가역과정의 가장 좋은 한 예는 전위차 측정에서 전기화학적 전지의 전위를 측정할 때이다.

4 상태 및 상태식

상태(state)란 측정 가능한 변수가 일정한 값을 갖는 조건을 뜻한다. 계의 상태가 명시되었을 때 일정한 값을 갖는 상태변수(state variables)인 온도, 압력, 부피 중에서 최소 두 개만을 명시함으로써 정해지게 된다. 처음상태와 최종상태가 명시되면 상태변화가 완전히 정의된다. 이러한 상태변수(P, V, T)들을 서로 연결지을 수 있는 식을 **상태식**(equation of state)이라고 한다. 이상기체의 식, van der Waals식, virial식 등이 상태식이다. 열역학적 상태변수를 **열역학적 특성값**이라 하며 E, V, P 및 T가 여기에 속한다. 상태식은 열역학적 특성을 계산하는 데 매우 중요하다.

5 완전미분과 불완전미분

계의 열역학적 특성값이 상태변수에 의존하지만 어떤 에너지 변화가 계가 겪은 변화의 경로에 무관한 경우 **완전미분**(exact differential)이라고 하며 내부에너지 및 이후 설명할 엔탈피, 엔트로피 및 Gibbs의 자유에너지 등이 이에 속한다. 한편, 흡수한 열량과 한 일은 그 변화를 일으키는 방법에 따라 틀린 값을 가짐을 알 수 있고 이 경우 **불완전미분**(inexact differential)이라고 한다. 〈그림 **2 · 1**〉에서 면적 Ⅰ과 Ⅱ는 각각의 경로에 의존하나 그들의 합은 경로와 무관하다. 완전미분의 적분값은 최초 및 최후의 상태만 결정되면 적분 경로에 무관하게 그 변화값은 일정하게 된다.

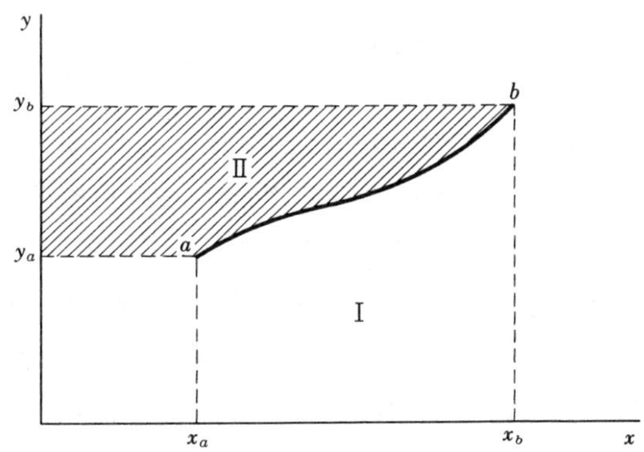

〈그림 2 · 1〉 계가 상태 1에서 2로 갈 때 경로에 따른 적분면적의 의존성

계의 완전성 여부는 수학적으로 다음과 같이 정의된다.

함수 z가 x, y의 함수일 때, $z = f(x, y)$, 전미분 z는

$$dz = \left(\frac{\partial z}{\partial x}\right)_y dx + \left(\frac{\partial z}{\partial y}\right)_x dy \tag{1}$$

$$= M(x, y)dx + N(x, y)dy$$

식 (1)의 $M(x, y)$와 $N(x, y)$를 혼합 2 차미분(mixed second derivative)했을 때 동등하면

$$\left[\frac{\partial}{\partial y}\left(\frac{\partial z}{\partial x}\right)_y\right]_x = \left[\frac{\partial}{\partial x}\left(\frac{\partial z}{\partial y}\right)_x\right]_y \tag{2}$$

또는

$$\left(\frac{\partial M}{\partial y}\right)_x = \left(\frac{\partial N}{\partial x}\right)_y \tag{3}$$

이러한 식 (3)의 관계는 함수 z가 완전미분일 때, 즉 적분면적이 경로에 의존하지 않을 때 항상 성립한다. 열역학에서의 내부에너지, 엔탈피, 엔트로피, Helmholtz 에너지 및 Gibbs의 자유에너지 등이 상태함수이고 완전미분이다. 후일 열역학에서 중요한 Maxwell 관계식은 이런 완전미분 관계에 의해 정의된다.

예제 1. 이상기체의 용적 V의 전미분이 완전미분임을 증명하라.

풀이 $dV = \left(\frac{\partial V}{\partial P}\right)_T dP + \left(\frac{\partial V}{\partial T}\right)_P dT$ 이고, $V = RT/P$ 이므로

$$dV = -\frac{RT}{P^2}dP + \frac{R}{P}dT$$

$$\frac{\partial}{\partial T}\left(\frac{-RT}{P^2}\right) = \frac{\partial}{\partial P}\left(\frac{R}{P}\right) = -\frac{R}{P^2}$$

따라서 dV는 완전미분이다.

6 기체상수

기체상수(gas constant) R는 물리화학 분야에서 매우 중요하다. 1몰의 산소는 압력이 1 atm이고, 0℃에서 22.414 l/mol이다. 따라서

$$R = \frac{(1\ \text{atm})\ (22.414\ \text{l/mol})}{273.15\ \text{K}} = 0.08205\ \text{l atm mol}^{-1}\ \text{K}^{-1}$$

이 값을 기계적 에너지 단위로 환산하면 8.314 J K^{-1} mol^{-1}이 된다. 한편 기계적 에너지의 변화의 단위인 erg 혹은 joule을 열변화의 단위인 calorie로 나타낼 수 있다. 1798년 Rumford 백작과 1849년 James Joule은 이러한 기계적인 일과 열 사이의 관계를 규명하였다. 오늘날 1 calorie는 미국 국립표준국(US National Bureau of Standards)의 규정에 의하면 4.1840×10^7 erg 혹은 4.1840 joule과 같으므로 일과 열은 같은 단위로 나타낼 수 있다. 이 경우 R는 1.987 cal $mole^{-1}$ °K^{-1}이 된다. 이 기체상수는 사용하는 분야에 따라 여러 형태의 단위로 사용되는데 〈표 2·2〉와 같다.

〈표 2·2〉 여러 단위로 나타낸 기체상수의 값

단위 형태	값	단위
역학	0.082054	1 atm mol^{-1} K^{-1}
전기	8.3144	Joule mol^{-1} K^{-1}
열	1.9872	cal mol^{-1} K^{-1}

2-2 일과 열

열역학에서 열(heat)이라 함은 계와 그 주위의 온도차 때문에 계의 상태가 변화하는 동안에 계의 경계를 통하여 온도가 높은 곳에서 낮은 곳으로 흐르는 어떤 양을 말한다. 한편 일(work)이라 함은 계의 상태가 변하는 동안에 그 계의 경계를 거쳐 흐르는 양으로, 주위에 있는 추를

들어 올리는 데 완전히 이용될 수 있는 것이다. 열과 일은 대수학적 양(quantity)이며 계에 의해 열이 흡수되면 양(positive)이고, 계가 주위로 열을 방출하면 음(negative)이다. 한편 계에 일을 행하면 양이고, 계가 주위에 일을 행하면 음이다. 열과 일은 경로에 의존하며 따라서 불완전미분이다.

1 등압팽창에 따르는 일

우선 일정한 외부압 P_{ext}에 대하여 기체가 팽창 또는 수축할 때 일어나는 일에 대하여 생각하여 보자. 〈그림 **2·2**〉에서 보여 주는 것과 같은 단면적 A인 무게와 마찰이 없는 피스톤이 장치된 가상적인 실린더 안에 기체가 들어 있다고 하자. 만약, 일정한 외부압 P_{ext}가 피스톤에 작용한다면 P_{ext} = force/area이므로 작용하는 전체 힘은 $P_{ext} \times A$가 된다. 온도를 상승시켜 실린더 내의 기체를 팽창시키고 피스톤을 h 거리만큼 이동시켰을 때 외부압에 대하여 한 일은 다음과 같다.

$$W = -mgh = -P_{ext} \times A \times h \tag{4}$$

식 (4)에서 $A \times h$는 부피의 증가, $\Delta V = V_2 - V_1$이 되고 따라서 다음의 식을 얻는다.

$$W = -mgh = P_{ext}\Delta V$$
$$W = P_{ext}(V_2 - V_1) \tag{5}$$

여기서 일을 계산하는 데 사용하는 압력은 기체의 내부압이 아니라 질량, 면적 및 중력가속도에 의해 결정되는 외부압력이다. 외부압력이 내부압력보다 무한소만큼 작을 때 가역적이 되고 일은 최대가 된다.

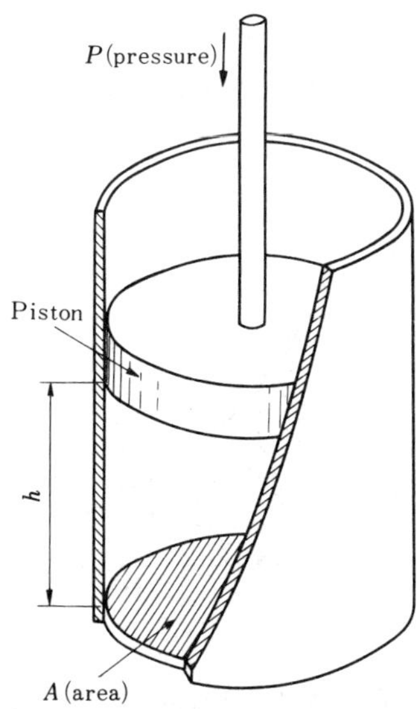

〈그림 2·2〉 무게도 마찰도 없는 피스톤이 장치된 실린더

예제 2. 기체가 25℃에서 외부압 0.5 atm에 대하여 0.5 l 팽창하였다. 그 계가 한 일은 몇 erg인가?

풀이 $W = -P\Delta V$

$1 \text{ atm} = 1.013 \times 10^6 \text{ dyne/cm}^2$

$W = -(0.507 \times 10^6 \text{ dyne/cm}^2) \times 500 \text{ cm}^3 = 2.53 \times 10^8 \text{ ergs}$

2 가역적 등온팽창시의 일

n 몰의 이상기체가 등온팽창시 압력이 일정하고 기체가 가역적으로 팽창시에 외부압력 P_{ext}는 내부압력 P로 대체되고(즉, $P_{ext} \simeq$ 내부압력 P), 이 때 내부압력은 $P = nRT/V$이다. 가역과정에서는 외부압력과 내부압력은 단지 dP만큼 무한소적인 차이밖에 없으므로 구분할 필요는 없다. 따라서

$$w_{rev} = \int dw = -\int_{V_1}^{V_2} P \, dV = -\int_{V_1}^{V_2} \frac{nRT}{V} dV$$

$$= -nRT \ln \frac{V_2}{V_1} = -nRT \ln \frac{P_1}{P_2} \tag{6}$$

3 최대일(maximum work)

등온과정에서 계가 한 일은 가역적으로 이루어졌을 때 최대값이 된다. 이러한 것은 다음과 같은 설명으로 진리임을 보여 줄 수 있다.

계가 한 팽창일을 계산할 때 압력은 외부압을 사용해야 하므로 진공을 외부압으로 하여 팽창할 때 $P_{ext} = 0$이므로 한 일은 없게 된다. 〈그림 **2·3**〉과 〈그림 **2·4**〉에서 보는 것처럼 한두 번의 압축 팽창과정으로는 팽창한 기체가 초기상태로 되돌아오지 못한다. 그러나 〈그림 **2·3**〉 (c)와 〈그림 **2·4**〉 (c)에서처럼 등온과정에서 외부압을 내부의 기체에 의한 압력보다 미분소만큼 적은 압력을 사용할 때, 팽창시에 주위에 축적된 에너지가 정확하게 계를 초기상태로 압축하는 데 쓰인다. 즉, 팽창 압축과정이 가역적이 되고 한 일은 최대가 된다. 이런 이상적 과정은 마찰이 없고 내외 압력이 균형을 이루면서 무한소 변화과정 후 평형에 도달할 시간이

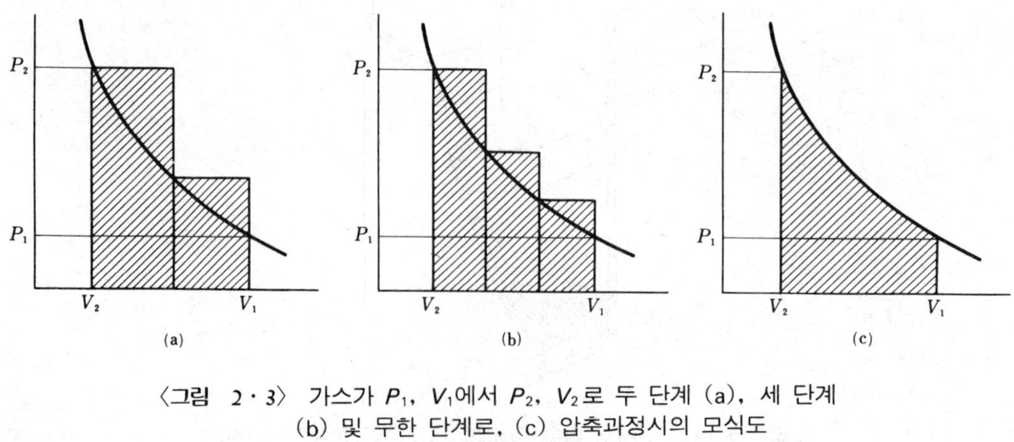

〈그림 2·3〉 가스가 P_1, V_1에서 P_2, V_2로 두 단계 (a), 세 단계 (b) 및 무한 단계로, (c) 압축과정시의 모식도

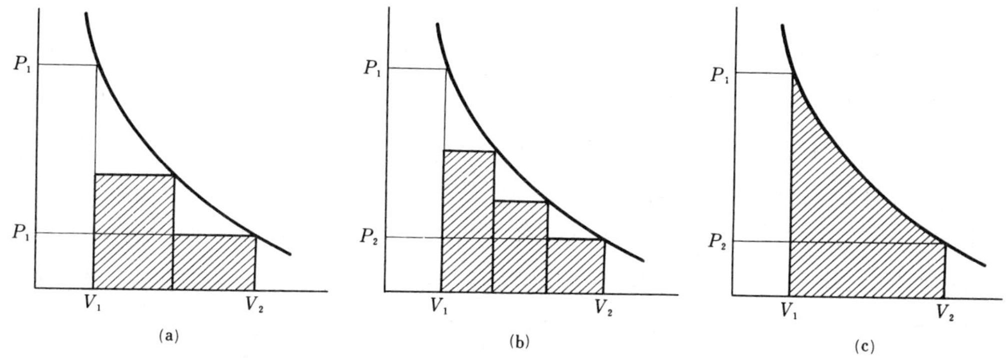

〈그림 2·4〉 가스가 P_1, V_1에서 P_2, V_2로 두 단계 (a), 세 단계 (b) 및 무한 단계로, (c) 팽창과정시의 모식도

있어야 한다.

예제 3. 일은 경로에 의존하는 불완전미분이다. 이상기체 1몰이 25℃에서의 0.01 m^3에서 0.1 m^3로 다음 조건하에서 팽창할 때 한 일을 계산하라.

풀이 (a) 0.1 atm의 일정 외부압

$$w = 0.1\ \text{atm}(0.1-0.01)\text{m}^3(101,325)\ \text{J/m}^3\ \text{atm} = 912\ \text{J}$$

(b) 0.333 atm의 일정압력에서 부피가 0.01 m^3에서 0.025 m^3, 다음 0.200 atm의 일정압력에서 부피가 다시 0.025 m^3에서 0.05 m^3로, 다시 0.10 atm의 일정압력에서 부피가 0.025 m^3에서 0.1 m^3로 3번째 팽창했을 때

$$w = 0.333(0.025-0.01)+0.2(0.05-0.025)+0.1(0.1-0.05) = 1519\ \text{J}$$

(c) 가역적 과정

$$w = \int_{0.01}^{0.1} \frac{nRT}{V} dV = 1\ \text{mol}\ 8.314\ \text{J mol}^{-1}\ \text{K}^{-1}\ 298\ \text{K}\ \ln\ 10 = 5705\ \text{J}$$

즉, 계가 한 일은 등온과정에서 가역적일 때 최대가 된다.

2-3 열역학 제 1 법칙

1 열역학 제 1 법칙의 정의

열역학 제 1 법칙은 에너지보존의 법칙이다. 이는 에너지란 한 형태에서 다른 형태로 바뀔 따름이지 창조되거나 소멸되지 않는다는 것이다. 다시 말하면 어떤 계와 그 주위의 것을 합한 에너지의 합은 어떤 변화에서도 일정하다는 것이다. 이러한 제 1 법칙은 다음 식 (7)로 나타낼 수 있다.

$$\Delta E = E_2 - E_1 = q + w \tag{7}$$

여기에서 ΔE는 내부에너지의 변화이고, E_2는 최후상태의 그 계의 에너지, E_1은 최초상태의 에너지이다. q(유한변화시 Q)는 그 계의 미세한 변화에 따르는 흡수한 열량이며, w(유한변화시

W)는 이 때 한 일이다.

내부에너지는 그 계를 구성하고 있는 분자, 전자, 핵들의 움직임으로 나타나게 되며 측정 가능한 성질인 압력, 부피, 온도의 함수이다. 내부에너지를 규정하기 위해서는 이들 함수 중 적어도 두 개를 명시하여야 한다. 계가 일을 하기 위해서는 열을 흡수하여야 하고($E > 0$), 반대로 그 계가 일을 받아들일 때에는 보통 열을 발생하게 된다($E < 0$). 열역학 제 1 법칙에서는 내부에너지의 절대값이나 열량 및 일에 대해서 말할 수 없으나(이는 열역학 제 2 법칙으로 가능함) 내부에너지의 변화값을 측정할 수는 있다. 내부에너지는 계의 상태함수이며 닫힌계에서 계가 변화를 거쳐 처음상태로 돌아오면 변화가 없다. 즉,

$$\oint dE = 0 \tag{8}$$

그러나 열과 일은 경로에 의존하므로 일반적으로 0이 아니다.

2 이상기체와 제 1 법칙

이상기체(ideal gas)는 내부압력을 가지고 있지 않다. 따라서 기체가 팽창할 때 분자들의 응집력을 이겨내어 분자들을 떼어내는 일이 필요하지 않다. 따라서 다음과 같은 식이 성립한다.

$$\left(\frac{\partial E}{\partial V}\right)_T = 0 \tag{9}$$

식 (9)는 이상기체의 내부에너지는 온도만의 함수임을 보여 주는 것이고, 열역학적인 용어로 이상기체를 정의하는 조건 중의 하나이다(수학적 관계는 **2-8**에서 언급된다). 이러한 결과로서 등온변화($dT = 0$)에서 이상기체의 dE는 0이고 제 1 법칙은 다음과 같이 된다.

$$q = w \tag{10}$$

따라서 이상기체의 등온변화에서 한 일은 식 (10)에서처럼 기체에 의하여 흡수된 열량과 같다.

3 압력변화시 등온팽창일

등온가역팽창에서 외부압은 이상기체의 내부압보다 무시할 수 있을 정도로 적으므로 외부압을 기체의 내부압, 즉 $P = nRT/V$로 대신할 수 있다. 따라서

$$\int dW_{\max} = -nRT\int_{V_1}^{V_2} \frac{dV}{V}$$

$$W_{\max} = -nRT \ln\frac{V_2}{V_1} = -2.303\ nRT \log\frac{V_2}{V_1} \tag{11}$$

Boyle의 법칙에 따르면 일정한 온도에서 $V_2/V_1 = P_1/P_2$이므로 식 (11)을 다음과 같이 바꿀 수 있다.

$$W_{\max} = -2.303\,nRT \log P_1/P_2 \tag{12}$$

예제 4. 25℃에서 2몰의 이상기체가 $1\,l$에서 $5\,l$로 등온 가역팽창할 때 한 최대일은 얼마인가?

풀이 $W_{max} = -2.303 \times 2 \times 1.987 \times 298.2 \times \log 5 = -1910$ cal

예제 5. 100℃, 1 atm에서 증기와 평형을 유지하고 있는 물 1몰이 수증기로 바뀌었다. 이 과정에서 흡수된 열량, 즉 100℃에서 물의 증발열은 약 9270 cal/mol이다. 열역학 제 1 법칙의 3개의 값, Q, W 및 ΔE는 얼마인가?

풀이 흡수된 열량은 증발열과 같다. 따라서 $Q = 9720$ cal/mol이다. 일정한 압력에 대하여 한 일 W는, $W = -P(V_2 - V_1)$을 사용하여 구할 수 있다. 여기서 V_1은 물 1몰이 100℃에서의 부피로서 $0.018\,l$이고, V_2는 증발된 수증기가 이상기체라는 가정에서 기체의 법칙으로부터 구할 수 있다.

$$V_2 = RT/P = (0.082 \times 373)/1 = 30.6 \text{ liter}$$

이제 W의 계산이 가능하다

$$W = -P(V_2 - V_1) = -1 \times (30.6 - 0.018) = -30.6 \text{ liter atm/mol} = -741 \text{ cal/mol}$$

내부에너지의 변화, ΔE는 제 1 법칙에서 구할 수 있다.

$$\Delta E = Q - W = 9720 - 741 = 8979 \text{ cal/mol}$$

그러므로 물 1몰이 흡수한 열 9720 cal 중에서 741 cal는 외부압 1기압에 대하여 한 팽창일, 즉 '$P\Delta V$ 일'로 소비되었고, 나머지 8979 cal는 그 계의 내부에너지 증가에 사용되었다. 이 양의 열은 증기분자들에 위치에너지를 공급하게 된다. 내부에너지는 분자의 상호인력에 의한 위치에너지뿐 아니라 분자를 이루는 원자들의 회전, 진동운동 및 전자들의 에너지상태를 높여 주게 된다.

4 열함량(엔탈피, enthalpy)

정압반응이 정적반응보다 화학에서는 보다 일반적이다. 일정한 외부압에 대한 팽창일은 $W = P\Delta V = P(V_2 - V_1)$이며, 이러한 조건에서 열역학 제 1 법칙은 다음과 같이 쓸 수 있다.

$$\Delta E = q_p - P(V_2 - V_1) \tag{13}$$

여기서 q_p는 일정한 압력에서 흡수한 열량이다. 이를 정리하면 다음 식을 얻는다.

$$\begin{aligned} q_p &= E_2 - E_1 + P(V_2 - V_1) \\ &= (E_2 + PV_2) - (E_1 + PV_1) \end{aligned} \tag{14}$$

즉 흡수한 열량은 계의 상태함수인 두 양의 차이이며, 식 (14)에서 새로운 상태함수인 $E + PV$를 **열함량**(heat contents) 혹은 **엔탈피**(enthalpy)라 하고 H로 나타낸다. 즉 열함량의 증가 ΔH는 압력 및 부피만의 일이 관여할 때 그 계가 흡수한 열량과 같다. 그것은 내부에너지의 증가와 팽창에 따르는 일을 수행하는 데 필요한 열이다. 식 (14)를 다시 쓰면

$$q_p = H_2 - H_1 = \Delta H = \Delta E + P\Delta V \tag{15}$$

아주 미세한 변화에서 식 (15)는 다음과 같이 쓸 수 있다.

$$dq_p = dH \tag{16}$$

즉, 식 (16)은 대기압하에서 일어나는 반응에서 흡수한 열량은 그 반응이 몇 단계로 혹은 어떤 메커니즘으로 일어나든 간에 무관하고 최초와 최후상태에 의해서만 결정된다. 열화학에서는 이러한 사실을 많이 활용하게 된다. 즉, 대기압에 대하여 하는 PV 일 이외의 일이 없을 때만 $\varDelta H = q_p$가 성립함을 알아야 한다. 그러나 비대기압성 일(non-atmosphere work), 즉 전기적인 일, 표면에서의 일, 원심력이 관여하는 일 등이 있을 때에는 다음과 같은 식을 사용해야 한다.

$$\varDelta H = Q_p - W_{\text{non-atm}} \tag{17}$$

5 열 용 량

어떤 계의 몰 열용량(heat capacity) C는 그 물질 1몰의 온도를 1℃ 올리는 데 필요한 열량을 말한다. C는 온도에 따라 변하므로 온도의 미세한 변화에 대하여 정의하는 것이 좋다.

$$C = q/dT \tag{18}$$

일정한 부피를 가진 계, 예를 들면 열량계 안에 들어 있는 기체에서는 $dV = 0$ 이므로 PV 일을 하지 않으므로 제 1 법칙은 다음과 같이 된다.

$$dE = q_V$$

따라서 일정한 부피에서의 열용량 C_V는 다음과 같이 정의할 수 있다.

$$C_V = \frac{q_V}{dT} = \left(\frac{\partial E}{\partial T}\right)_V \tag{19}$$

여기에서 정적열용량 C_V는 일정한 부피에서 온도를 올리기 위하여 흡수하는 에너지 함량 혹은 열량의 比라 할 수 있다. 편미분 기호는 E가 온도와 함께 부피의 함수이기 때문에 사용된다.

부피가 아니고 압력을 일정하게 하였을 때, 더 유용한 예로서 일정한 압력인 대기압하에서 실험실 내의 열린 용기 중에서의 반응이 일어날 때 정압열용량은 C_P이다. 일정압력에서 $q = dH$이므로 일정압력에서의 C_P는 다음과 같이 된다.

$$C_P = \frac{q_P}{dT} = \left(\frac{\partial H}{\partial T}\right)_P \tag{20}$$

즉, 정압하에서 흡수된 열량의 일부분은 팽창과정에서 PV 일을 하는 데 사용되고, 나머지는 내부에너지를 증가시키는 데 사용된다.

이상기체에서 정압열용량과 정적열용량의 차이는 기체상수 R이다. 즉,

$$C_P - C_V = R \tag{21}$$

예제 6. 이상기체에서 $C_P - C_V = R$ 임을 증명하라.

풀이 내부에너지의 변화를 편미분을 이용하여 표현하면

$$dE = \left(\frac{\partial E}{\partial T}\right)_V dT + \left(\frac{\partial E}{\partial V}\right)_T dV$$
$$= C_V\ dT + \left(\frac{\partial E}{\partial V}\right)_T dV$$
$$= dq - P\ dV (\text{단지 } PV \text{ 일만 관여하고 외부압이 } P\text{일 때})$$

이를 다시 정리하면

$$dq = C_V\ dT + \left[P + \left(\frac{\partial E}{\partial V}\right)_T\right] dV$$

가 된다.

$(dq/dT)_P = C_P$이므로

$$\left(\frac{dq}{dT}\right)_P = C_P = C_V + \left[P + \left(\frac{\partial E}{\partial V}\right)_T\right]\left(\frac{dV}{dT}\right)_P$$

식 (9)와 $(dV/dT)_P = R/P$이므로 $C_P - C_V = R$가 성립한다.

예제 7. 1몰의 이상기체가 298 K 온도에서 압력 5 bar에서 1 bar로 팽창할 때 다음 조건에서의 q와 w를 계산하라.

풀이 (a) 가역적 팽창

$$w = RT\ \ln(P_2/P_1) = 8.314 \times 298\ \ln(1/5) = -3988\ \text{J/mol}$$
$$q = \Delta E - w = 0 - (-3988) = 3988\ \text{J/mol}$$

(b) 비가역적 팽창

$$w = -P_2(V_2 - V_1) = -P_2(RT/P_2 - RT/P_1) = -1982\ \text{J/mol}$$
$$q = 0 - (-1982) = 1982\ \text{J/mol}$$

(c) ΔE와 ΔH

$$\Delta E = q + w = 0$$
$$\Delta H = \Delta E + \Delta(PV) = 0$$

예제 8. 1몰의 이상기체가 273.15 K, 1 atm의 상태에서 0.315 atm의 일정 외부압력에서 부피가 2배가 될 때까지 단열 팽창할 경우 (a) 기체가 한 일과 기체의 내부에너지, (b) 최종 온도는 얼마인가? 단, C_V는 $3/2R$이다.

풀이 (a) $V_1 = RT/P_1 = 0.082 \times 273.15/1\ \text{atm} = 22.4\ \text{L/mol}$

$$w = -P_{ext}(2V_1 - V_1) = -0.315\ \text{atm}(2 \times 22.4 - 22.4)\ \text{L/mol}$$
$$= 7.056\ \text{atm L/mol}\ 714.9\ \text{J/mol} = \Delta E$$

(b) $w = C_V\ \Delta T$ (단, C_V가 온도에 무관할 때)

$$\Delta T = 714.9\ \text{J/mol}/1.5R = -57.3\ \text{K} = T_2 - T_1 = T_2 - 273.15$$
$$T_2 = 215.9\ \text{K}$$

6 요약(Summary)

이 장에서 지금까지 열역학 제 1 법칙에 가한 제한조건과 이러한 조건하에서 제 1 법칙이 어떻게 변형되는가 하는 것을 〈표 **2 · 3**〉에 요약하였다. 이들 표의 내용과 앞에서의 내용을 비교하여 보면 제 1 법칙을 좀더 포괄적으로 이해하는 데 도움이 될 것이다.

〈표 2·3〉 여러 조건하에서 열역학 제 1 법칙 변수들의 상관성

반 응 과 정	실 험 조 건	제 1 법칙 변수들
단열	Dewar 플라스크 같은 단열용기	$q=0$, $dE=-w$
등온 가역적	항온 욕조	$w=w_{max}=-RT\ln(V_2/V_1)$
등온과정의 이상기체	항온 욕조	$dE=0$, $q=w$
정적	bomb calorimeter 같은 닫힌 용기	$w=0$, $dE=q_V$
정압	대기압하의 열린 용기	$dH=q_P$, $dE=dH-P\,dV$

2-4 열 화 학

열화학(thermochemistry)은 화학반응에서 혹은 상이 변할 때 흡수되거나 관여하는 열을 다루는 분야이다. 물리적, 화학적 과정에서 열량이 흡수되거나 방출될 수 있으며 열이 흡수될 때 그 반응을 **흡열반응**(endothermic reaction)이라 하고, 방출될 때 **발열반응**(exothermic reaction)이라고 한다. 즉, 열화학이란 이러한 화학반응에서 열변화를 취급한다. 화학반응은 보통 일정한 압력인 대기압에서 일어나기 때문에 흡수한 열량은 열함량과 같다. 즉, $q_p=\Delta H$이다. 만약 반응을 일정한 부피에서 진행시킬 때 $q_V=\Delta E$가 된다. 용액 안에서 반응이 일어날 때, $P\Delta V$ 항은 의미가 없게 되고 따라서 $\Delta H\cong\Delta E$가 된다. 그러나 기체를 포함하는 반응에서는 이러한 관계가 성립하지 않는다.

$$C_{(s)}+O_{2(g)}=CO_{2(g)}\ ;\qquad \Delta H^\circ_{25℃}=-94.052\text{ cal}$$

윗식에서 (s)는 고체상태, (g)는 기체상태라는 뜻이며, 반응에 참여하는 물질의 물리적 상태를 나타내며 액체일 때에는 (l)로, 묽은 수용액일 때에는 (aq)로 쓴다. $\Delta H^\circ_{25℃}$는 25℃에서 그 과정의 반응열을 뜻한다. ΔH의 (−)부호는 열이 발생함을, 즉 발열반응임을 말한다. 즉 위 반응은 25℃에서 1몰의 고체탄소가 1몰의 기체산소와 반응하여 1몰의 기체 이산화탄소를 만들 때 94.052 cal를 내놓는다는 것을 뜻한다. 이것은 반응물은 생성물보다 94.052 cal 더 많은 에너지를 갖고 있다는 것을 뜻하고, 따라서 반응 중 이만한 열량을 방출하게 된다. 반대로 역반응을 일으켜 CO_2가 탄소와 산소로 바뀌게 되면 흡열반응이 될 것이며, 94.052 cal의 열량을 흡수하고, ΔH는 (+)값을 갖게 될 것이다. 압력을 특별히 명시하지 않을 때에는 1기압에서 반응을 진행시켰음을 의미한다.

화학반응이 일어날 때 반응열(heat of reaction)이 생기며, 반응열은 화학반응의 종류에 따라 여러 가지가 있다.

1 생 성 열

절대값의 엔탈피는 알 수 없지만 표준상태를 규정하면 엔탈피의 변화는 구할 수 있다. 25℃, 1기압의 표준상태에서의 생성반응열을 **표준생성열**(standard reaction of formation)로 나타낸

다. 이 때 표준상태에서 관여하는 물질의 상태 혹은 원소의 동소체 형태를 또한 명시하여야 한다.

표준상태로 규정하는 모든 원소상태 물질의 열함량은 임의로 0으로 정한다. 즉 $H_{2(g)}$, C(graphite), $Ar_{(g)}$, $Ne_{(g)}$ 및 S(rhombic)의 표준엔탈피는 0이다. 따라서 표준원소상태에서부터 한 화합물을 생성하는 반응의 반응열이 그 화합물의 **생성열**(heat of formation)이 된다. 이산화탄소의 생성열은 −94.052 cal이다. 여러 화합물의 측정된 표준생성열의 값들을 〈표 **2·4**〉에 실었다.

〈표 **2·4**〉 **1** 기압 **25**℃에서의 화합물들의 표준생성열

화합물	$\Delta H°$ (kcal/mol)	화합물	$\Delta H°$ (kcal/mol)
$H_{2(g)}$	0	$Methane_{(g)}$	−17.889
$H_{(g)}$	52.09	$Ethane_{(g)}$	−20.236
$O_{2(g)}$	0	$Ethylene_{(g)}$	12.496
$O_{(g)}$	59.16	$Benzene_{(g)}$	19.820
$H_2O_{(g)}$	−57.798	$Benzene_{(l)}$	11.718
$H_2O_{(l)}$	−68.317	$Acetaldehyde_{(g)}$	−39.76
CO	−26.4	Ethyl $Alcohol_{(l)}$	−66.356
CO_2	−94.052	$C_{(graphite)}$	0

2 연 소 열

어떤 화합물 1몰을 1기압에서 완전 산화시키는 데 관여된 열량을 **연소열**(heat of combustion)이라고 한다. 화합물을 밀폐된 열량계에 넣고 산소 존재하에 연소시켜 완전히 이산화탄소와 물로 바꿀 때 열량을 측정하여 연소열을 구한다. 메탄의 연소반응은 다음과 같다.

$$CH_{4(g)}+2O_{2(g)} = CO_{2(g)}+2\,H_2O_{(l)}\,; \qquad \Delta H_{25℃} = 212.8\text{ kcal}$$

이 결과는 반응물과 생성물의 생성열에서부터 다음 식을 써서 계산할 수도 있다.

$$\Delta H_{reaction} = \Sigma\Delta H_{products} - \Sigma\Delta H_{reactants} \tag{22}$$

여기서 오른쪽 항은 생성물과 반응물의 생성열이다. 〈표 **2·4**〉에 따라, 그리고 식 (22)를 사용하면 다음 결과를 얻는다.

$$\Delta H_{25℃} = (-94.052-136.634)-(-17.889) = 212.797\text{ kcal}$$

1840년 Hess는, 엔탈피는 상태함수이고 ΔH는 그 계의 최초와 최후상태에 의하여 결정되는 값이기 때문에 몇 단계로 일어나는 화학반응의 열화학식을 서로 빼거나 더하여 전체의 반응열을 구할 수 있다고 하였다. 이 법칙을 **Hess의 법칙**(Hess's law of constant heat summation)이라 하고, 직접 측정할 수 없는 반응의 반응열을 구하는 데 사용된다. 만약 열량계로 측정할 수 없는 반응의 $\Delta H_{25℃}$를 구하려 할 때 다음 예에서 보여 주는 방법으로 측정이 가능하다.

$$C_{(s)} + O_{2(g)} = CO_{2(g)}\ ; \qquad \varDelta H_{25℃} = -94.052\ \text{kcal}$$

$$CO_{(g)} + \frac{1}{2} O_{2(g)} = CO_{2(g)}\ ; \qquad \varDelta H_{25℃} = -67.636\ \text{kcal}$$

첫째 식에서 둘째 식의 값을 빼면 다음과 같은 결과를 얻는다.

$$C_{(s)} + \frac{1}{2} O_{2(g)} = CO_{(g)}\ ; \qquad \varDelta H_{25℃} = -26.416\ \text{kcal}$$

3 미분용해열과 적분용해열

1 몰의 용질을 녹일 때 흡수 혹은 발생되는 열량은 일정한 값이 아니고 용액의 농도에 따라 변하게 된다. **미분용해열**(differential heat of solution)은 1 몰의 용질을 대량의 일정한 농도의 용액에 녹일 때 흡수 또는 발생되는 열량이다. 이 때 용질 1 몰이 가해지더라도 용액의 부피가 아주 크기 때문에 용액의 농도는 거의 변하지 않는다. 따라서 이리하여 얻은 열량은 정해진 농도에서 얻어질 수 있다. 미분용해열은 같은 방법으로 일정한 양의 용액에 미세한 양의 용질을 가할 때 일어나는 1 몰의 용해에 해당하는 열변화로도 정의할 수 있다. 이 때 용질의 양이 미세하므로 농도의 변화는 일으키지 않는다.

한편 **적분용해열**(integral heat of solution)은 1 몰의 용질을 일정량의 순수용매에 녹일 때 발생하는 열의 변화이다. 미분용해열과 적분용해열은 보통 같지 않다. 미분용해열인 경우 과정 중 용질을 가할 때 농도가 변하지 않도록 하였고, 결정상태의 용질이 용해된 상태로 바뀌는 과정에 의해서만 결정되며 용매는 용해 전후에 변화가 없는 상태이다. 적분용해열에서는 용질과 용매가 다 용해과정 중에 영향을 받게 된다.

수화열(heat of hydration)은 적분용해열에서부터 계산이 가능하다. 무수황산소다는 물에 녹을 때 열을 방출한다. 이것은 수화열이 결정을 녹이는 데 필요한 열보다 더 크기 때문이다. 그러나 이미 수화가 된 $Na_2SO_4 \cdot 10H_2O$는 녹을 때 열을 흡수하는데, 이는 이미 이들은 수화가 되어 있기 때문에 결정에너지를 극복하는 데 필요한 수화에너지가 더 이상 없기 때문이다.

4 결합에너지에서의 반응열 계산

각각의 공유결합에너지로부터 반응열의 계산이 가능하다.

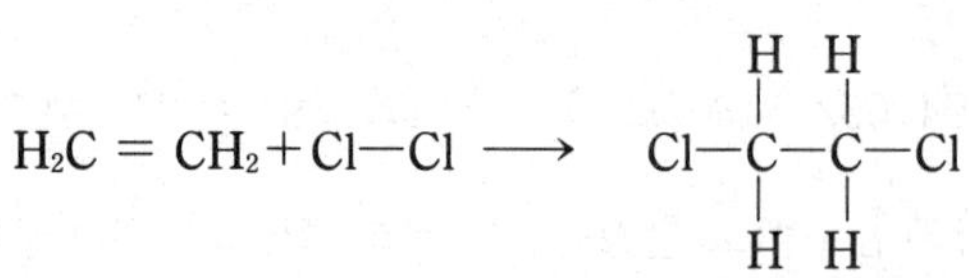

즉, 위의 반응에서 C = C 결합이 깨지고(130 kcal 필요) Cl−Cl 결합이 깨진다(57 kcal 필요). 반면에 C−C 결합이 생성되고(80 kcal 방출) 두 개의 C−Cl 결합이 생성된다(2×78 = 156 kcal 방출). 따라서 반응의 $\varDelta H$는 다음과 같이 계산할 수 있다.

$$\varDelta H = 130 + 57 - 80 - 156 = -49\ \text{kcal}$$

5 열화학의 기타 응용

열화학적 데이터는 많은 화학계산에서 중요한 자료가 된다. 혼합열은 두 가지 염용액을 섞을 때 용액 중에서 침전과 같은 어떤 반응이 일어나고 있는가 아닌가를 결정하는 데 사용된다. 즉, 묽은 두 염의 용액을 섞을 때 반응이 일어나지 않으면 반응열은 0이다. 실험적으로 여러 가지 강산과 강염기의 묽은 용액을 섞을 때 항상 일정한 중화열이 얻어지는데, 이러한 결과는 중화반응이 단순히 다음과 같은 반응임을 나타내는 것이다.

$$H^+_{(aq)} + OH^-_{(aq)} = H_2O_{(l)}\ ; \qquad \Delta H_{25℃} = -13.6\ \text{kcal}$$

그러나 HCl, NaOH 및 NaCl은 수용액에서 완전히 이온화가 되어 있으므로, 반응물 중 다음과 같은 반응물질들 사이에는 결합이 일어나지 않는다는 것을 보여 준다.

$$HCl_{(aq)} + NaOH_{(aq)} = H_2O_{(l)} + Na^+_{(aq)} + Cl^-_{(aq)}$$

약전해질과 강산 혹은 강염기 사이에 일어나는 중화반응에서는 반응은 중화와 함께 이온화도 관여하므로 반응열은 -13.6 kcal/mol의 일정한 값을 유지하지 않는다. 약전해질의 이온화에서 약간의 열이 흡수되므로 중화에서 발생한 열은 완전히 이온화된 이온들의 중화될 때의 값보다 떨어지게 된다. 그러므로 중화반응의 ΔH값을 아는 것은 강전해질과 약전해질의 구별을 가능하도록 해주는 방법이 되기도 한다. 열화학의 또 다른 중요한 응용은 식품에서 얻을 수 있는 열량의 계산이다.

예제 9. 다음 반응이 일어날 때 298.15 K에서 엔탈피의 변화를 계산하라. 단, $CO_{2(g)}$와 CO의 표준생성열은 각각 -393.522 kJ/mol 및 -110.529 kJ/mol이다.

풀이 $CO_{2(g)} + C_{(\text{graphite})} = 2\,CO_{(g)}$

식 (22)로부터 $\Delta H^\circ = 2(-110.529) - (-393.522) = 172.464$ kJ/mol

예제 10. $C_2H_5OH_{(l)}$가 정적 열용량기에서 연소하여 25 ℃에서 1363.34 kJ/mol의 열을 생성하였다. 이 연소반응에서 반응열을 계산하라.

풀이 $C_2H_5OH_{(l)} + 3\,O_{2(g)} = 2\,CO_{2(g)} + 3\,H_2O_{(l)}$

이상기체의 경우 액체나 고체의 부피는 거의 무시할 수 있으므로 ΔPV는 기체성 반응물과 생성물의 몰수의 차로 대체할 수 있다. 즉,

$$\Delta H^\circ = \Delta E + \Delta(PV) = \Delta E + \Delta\nu RT = -1346.34 + (-1)(8.314\ \text{kJ/K/mol})\ (298.15\ \text{K})$$
$$= -1366\ 82\ \text{kJ/mol}$$

이 양은 정압에서 반응에 관여한 열량과 같다. 또한 생성물과 반응물의 표준생성열의 차와 같다. 즉, 25 ℃에서의 표준생성열 표를 참고하면

$$\Delta H^\circ = 2(-393.522) + 3(-285.83) - [(-277.69) + 3(0)] = -1366.844\ \text{kJ/mol}$$

6 온도에 따른 엔탈피의 변화

지금까지 엔탈피의 변화를 표준상태에서 언급하였다. 만약 대기압하에서 표준온도 298.15 K 외에 다른 온도에서의 엔탈피의 변화를 계산하려면 반응물과 생성물의 열용량(heat capacity, C_P)을 알 필요가 있다. 만약 열용량이 온도에 의존하지 않는다고 가정하면 엔탈피의 변화는 열용량과 온도 변화의 곱이다. 엔탈피는 상태함수이므로 다음에서 특정지어진 온도에서의 엔탈피의 변화를 계산할 수 있다.

$$\text{반응물(온도, } T) \longrightarrow \text{생성물(온도, } T) \quad \Delta H^\circ_T$$

$$\int_T^{298} C_{P,\ \text{반응물}}\, dT \quad \downarrow \qquad\qquad \uparrow \quad \int_{298}^{T} C_{P,\ \text{생성물}}\, dT$$

$$\text{반응물(온도, 298)} \longrightarrow \text{생성물(온도, 298)} \quad \Delta H^\circ_{298}$$

즉, 온도 T에서 엔탈피의 변화는

$$\begin{aligned} \Delta H^\circ_T &= \int_T^{298} C_{P,\ \text{반응물}}\, dT + \Delta H^\circ_{298} + \int_{298}^{T} C_{P,\ \text{생성물}}\, dT \\ &= \Delta H^\circ_{298} + \int_{298}^{T} (C_{P,\ \text{반응물}} - C_{P,\ \text{생성물}})\, dT \end{aligned} \tag{23}$$

즉, 식 (23)으로 특정지어진 온도에서의 엔탈피의 변화를 계산할 수 있다. 온도 변화가 없는 상변화시의 엔탈피 변화가 식에 들어 있음을 유의하기 바란다.

2-5 열역학 제 2 법칙

열은 뜨거운 물체에서 찬 물체로 자발적으로 흐르고 증기엔진은 온도의 감소와 낮은 온도쪽으로 열의 흐름이 있어야 일을 할 수 있다. 기체는 높은 압력에서 낮은 압력쪽으로 자연적으로 팽창하고, 용액에서 용질분자는 높은 농도의 영역에서 낮은 농도의 영역으로 확산한다. 이러한 자발적인 과정들은 외부에서 어떤 작용이 가해지지 않는 한 그 역은 진행되지 않는다. 자발적인 과정들은 열역학적으로 가역적이 아니지만 그들은 외부의 작용에 의하여 거의 가역적인 방법으로 진행시킬 수 있다. 자발적인 과정을 가역적으로 진행시켰을 때 그 과정에서 최대일을 얻을 수 있다. 그러나 마찰에 의한 손실, 또한 그 과정을 무한히 느린 속도로 수행하여야 한다는 필요성이 실제과정에서 완전한 가역성의 가능성을 배제하게 된다.

열역학 제 1 법칙은 단순히 한 형태에서 다른 형태로 바꿀 때 에너지는 보존된다는 것이다. 제 1 법칙은 어떤 과정이 일어날 확률에 대해서는 전혀 아무런 이야기도 못해 주고 있다. 제 2 법칙은 한 계가 에너지 평형에 도달하려는 경향에 근거하여 반응이 자발적으로 일어날지에 대한 확률에 대하여 설명하고 있다. 닫힌계에서 화학반응의 자발성 여부를 표현하는 양적 변수인 엔트로피(entropy)의 개념이 Carnot 열엔진(heat engine)으로부터 도입된다. 엔트로피는 상태함수이고 완전미분이며 크기 인자이다. 또 화학반응의 무질서도를 설명하는 기준이 된다.

이 엔트로피 개념은 이후에 설명할 자유에너지의 개념을 유도하는 데 유용하다. 기체, 액체, 고체, 혹은 어떤 반응혼합물에서 유용한 일을 하기 위하여 활용할 수 있는 에너지를 그 계의 자유에너지(free energy)라고 한다. 어떤 물질이 녹는다는 것은 열함량이 낮은 질서가 정연한 배열상태에서 열함량이 높은 혼란의 정도가 높은 상태로 이동하는 것이다. 이러한 정돈된 상태에서 무질서로의 변화를 물리화학자들은 그 계의 엔트로피의 증가라고 말한다. 이러한 혼란의 정도를 증가시키기 위하여 사용되는 에너지, 즉 열역학의 창시자 중의 한 사람인 Gibbs가 "섞이려는 경향(mixed-upness)"이라고 부른 에너지는 유용한 일과 같은 목적을 위해서는 활용되지 않는다. 따라서 엔탈피에서 무질서 정도(randomness)의 양인 엔트로피를 제외한 자유에너지는 물리적 또는 화학적 반응이 진행됨에 따라 감소하게 된다. 일반적으로 일정한 온도와 압력에서 자발적인 과정들은 자유에너지의 감소가 수반된다. 이러한 자유에너지 감소는 어떤 변화가 일어날 것인가 아닌가 하는 자연변화의 경향을 설명하는 기준이 될 수 있다.

1 열엔진의 효율

자연과정의 자발성과 열을 일로 바꾸는 열엔진의 순환과정에서 열역학 제 2 법칙을 형성하는 개념이 도입되었다. 떨어지는 물의 위치에너지의 차이를 이용하여 일을 하도록 할 수 있고 전기적인 전위(emf)의 차이로써 전기적 일을 하도록 만들 수 있다. 증기엔진과 같은 열엔진은 두 개의 온도가 서로 다른 열원(heat reservoirs)을 사용하여 유용한 일을 할 수가 있다. 등온적으로는 열을 일로 바꿀 수 없을 뿐만 아니라, 또한 열을 전부 일로 바꿀 수도 없다. 〈그림 **2·5**〉는 Carnot 열엔진의 과정을 나타낸 그림이다.

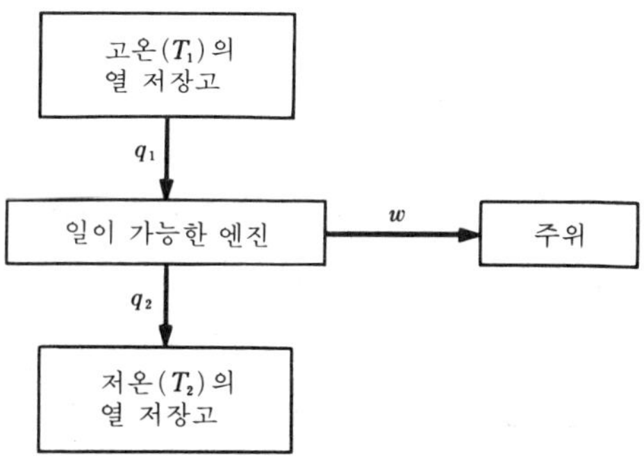

〈**그림 2·5**〉 Carnot 열엔진의 과정

이 때 두 개의 틀린 열원 중 온도가 높은 쪽을 '열공급원'이라 하고 낮은 쪽을 'sink'라 할 수 있다. 열공급원에서 얻은 열의 일부를 일로 바꾸고 나머지 열을 낮은 온도의 'sink', 실제로는 주위에다 주게 된다. 열공급원에서 흡수한 열량 q 중, 일 w로 바꾼 부분을 엔진의 **효율**(efficiency of the engine)이라고 한다.

$$\text{efficiency} \equiv \frac{w}{q} \tag{24}$$

마찰이 없는 가상적인 열엔진의 효율도 1이 될 수는 없다. 왜냐하면 열역학 제 2 법칙에 따라 연속적으로 열을 일로 바꿀 때 w는 항상 q보다 적기 때문이다. 〈그림 **2 · 5**〉에서 보듯이, 높은 온도 T_1과 낮은 온도 T_2 사이에 가역적으로 작동하는 가상적인 증기엔진을 생각하여 보자. 높은 온도의 열원에서 q_1을 흡수하여 증기에 의해 그 중 w를 일로 바꾸고 나머지 q_2를 낮은 온도의 열원으로 돌려보내게 된다. Carnot(1824)는 매단계마다 가역적으로 작동하고 원상태로 돌아오는(cyclic process) 그러한 엔진의 효율(η)은 다음과 같다고 증명하였다.

$$\eta = \frac{w}{q_1} = \frac{q_1 - q_2}{q_1} \tag{25}$$

한편 Kelvin은 이러한 Carnot cycle의 두 열량 q_2와 q_1의 비를 사용하여 Kelvin 온도 척도를 확립하였다.

$$\frac{q_2}{q_1} = \frac{T_2}{T_1} \tag{26}$$

즉, 엔진의 작동에서 열의 흐름은 온도의 차이에 의해 결정되기 때문에 열이 흡수되고 방출되는 것은 온도의 높고 낮음에 의하여 결정되는 것이다. 이상 식 (24), (25) 및 (26)의 결과를 종합하면 다음과 같은 식 (27)의 결과를 얻는다.

$$\text{Efficiency}(\eta) = \frac{w}{q_1} = \frac{q_1 - q_2}{q_1} = \frac{T_1 - T_2}{T_1} \tag{27}$$

T_1이 높을수록, T_2가 낮을수록 엔진의 효율이 커지게 된다. T_2가 Kelvin 척도로 절대온도 0에 도달하면 이 가역열엔진은 열을 완전히 일로 바꿀 수 있게 되어 이론적인 효율이 1이 되게 된다. 그러나 절대온도 0도란 얻을 수 없는 온도이고, 따라서 효율 1이란 불가능한 것이고 열은 결코 전부 일로 바꿀 수 없다. 우리는 이러한 것을 다음과 같은 식 (28)을 써서 표현할 수 있다.

$$\lim_{T_2 \to 0} \frac{w}{q} = 1 \tag{28}$$

만약 $T_2 = T_1$이면 그 사이클은 등온변화가 되고 효율은 0이 되며, 이는 등온적으로 열을 일로 바꿀 수 없다는 것을 확인시켜 주는 것이다.

예제 11. 373℃와 298℃의 두 온도 사이에 작동하는 증기엔진이 있다. 이 엔진의 이론적인 효율은 얼마인가? 만약 엔진이 1000 cal의 q_1을 공급받았다면 이론적으로 한 일은 몇 erg인가?

풀이 (a) 효율 $= \frac{w}{q_1} = (373-298)/373 = 0.20$ 또는 20%

(b) $W = 1000 \times 0.2 = 200$ cal

$200 \text{ cal} \times 4.184 \times 10^7 \text{ erg/cal} = 8.41 \times 10^9 \text{ erg}$

2 Carnot 열엔진

Carnot 열엔진은 4개의 단계로 이루어진다. 〈그림 **2 · 6**〉은 Carnot 순환시에 온도, 압력 및 엔트로피와의 상관성을 나타낸 그림이다.

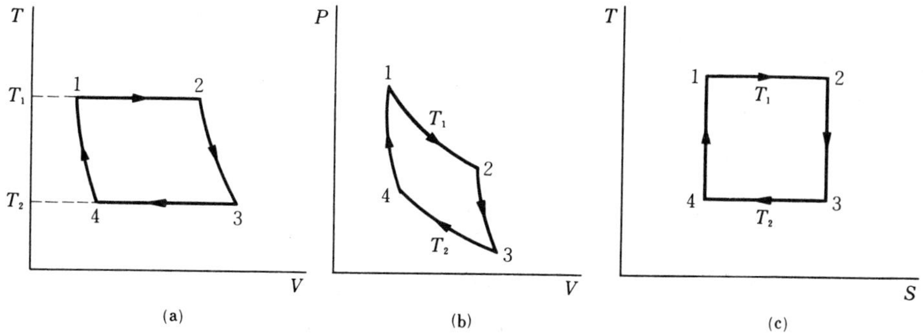

〈그림 2·6〉 Carnot cycle 에서 온도, 압력 부피 및 엔트로피와의 상호관계
(a) Carnot 엔진에서 T 대 V의 모식도, (b) Carnot 엔진에서 P 대 V의 모식도
(c) Carnot 엔진에서 T 대 S의 모식도

(1) 상태 1 에서 2 는 가역적 등온팽창(reversible isothermal expansion)이다. 이 때 계에 열이 흡수되고($q>0$) 계가 주위에 일을($w<0$) 하게 된다. 이 경우 $\Delta E=q_1-w_1$이고 이상기체일 때는

$$\Delta E=0=q_1-RT_1\ln(V_2/V_1)$$

이다.

(2) 상태 2 에서 3 은 가역적 단열팽창(reversible adiabatic expansion)이다. 피스톤이나 실린더가 단열되어 있다고 가정하며 열의 출입이 없다($q=0$). 팽창은 온도가 낮은 온도인 T_2가 될 때까지 일어난다. 이 과정 중 피스톤은 주위에 일을 한다. 이 경우 $\Delta E=-w_2$이고 이상기체의 경우는

$$\Delta E=-w_2=\int_{T_1}^{T_2}C_v\,dT$$

이다.

(3) 상태 3 에서 4 는 가역적 등온압축(reversible isothermal compression)이다. 이 과정 중 주위가 가스에 일을 하며 열량이 가스에 의해 열이 흡수 방출되고 q_2는 음이다. 가스는 낮은 온도인 T_1보다 무한소만큼 높고 열교환은 가역적이 된다. 이 경우 $\Delta E=q_2-w_2$이고 이상기체의 경우는

$$\Delta E=0=q_2-RT_2\ln(V_4/V_3)$$

이다.

(4) 상태 4 에서 1 은 가역적 단열압축(reversible adiabatic compression)이다. 초기상태인 T_1으로 환원되며 이 과정 중 주위가 가스에 대해 일을 하지만 열의 출입은 없다. 이 경우 $\Delta E=-w_4$이고 이상기체의 경우는

$$\Delta E=-w_4=\int_{T_2}^{T_1}C_v\,dT$$

열엔진은 열량이 온도가 높은 곳에서 낮은 곳으로 흐르는 자발적인 과정이지만, 냉장고나 열펌프는 비자발적인 과정이다.

3 엔트로피(entropy)

Carnot 열엔진의 식 (27)로부터 다음과 같이 쓸 수 있다.

$$w/q_1 = (T_1 - T_2)/T_1$$
$$w = q_1 - T_2 q_1/T_1 \tag{29}$$

즉, 흡수한 열량 q_2 중에서 그 일부만이 일로 바뀌었음을 알 수 있다. 식 (29)의 T_2q_1/T_1은 낮은 온도의 열원인 'sink'로 되돌아간 열량 q_2로의 일을 위하여 활용 못하는 부분이다. 여기서 q_2는 T_2q_1/T_1과 같다는 것을 알 수 있다.

또한 Carnot 열엔진에서

$$\frac{q_1 - q_2}{q_1} = \frac{T_1 - T_2}{T_1}$$

이고, 가역적 순환이므로 이를 다시 정리하면

$$\frac{q_1}{T_1} + \frac{q_2}{T_2} = 0 \tag{30}$$

이다. 여기서 q/T는 상태함수이고 엔트로피로 정의한다. 즉 엔트로피 S란 절대온도 1도당 일로 활용할 수 없는 몰에너지로 정의할 수 있다. 엔트로피는 열에너지의 크기 인자이다. 가역과정의 어느 단계에서나 일어나는 열의 흡수에 대하여 엔트로피 변화는 다음과 같이 쓸 수 있다.

$$\Delta S = Q_{rev}/T \tag{31}$$

또한 미세한 변화에 대하여는 다음과 같다.

$$dS = q_{rev}/T \tag{32}$$

$\Delta S = 0$이 되는 것은 다음의 두 경우, (a) 그 계가 가역순환과정을 일으켰을 때, (b) 가역과정을 일으키는 계와 그 주위를 같이 계산했을 때이다.

예제 12. 앞에 주어진 예제 **11**을 Carnot 순환과 연관하여 엔트로피 변화를 계산하라.

풀이 $\Delta S_1 = Q_{2rev}/T_1 = 1000\ \text{cal}/373 = 2.7\ \text{cal/deg}$

$\Delta S_2 = Q_{1rev}/T_2 = -800/298 = -2.7\ \text{cal/deg}$

$\therefore\ \Delta S_{cycle} = \Delta S_2 + \Delta S_1 = 0$

Q_2/T_2항은 T_2에서 가역과정의 엔트로피 변화라고 하며, 그리고 Q_1/T_1은 T_1에서 엔트로피 변화이다. 두 온도에서 엔트로피 변화를 계산하면 이들은 둘 다 2.7 cal/deg이다. 열을 흡수하는 과정의 엔트로피 변화 ΔS_1은 q_1이 양의 값이므로 양의 값이다. 반대로 열을 내놓는 낮은 온도에서는 q_2는 음의 값이고 엔트로피 변화값 ΔS_2도 음의 값을 나타낸다. 따라서 가역순환과정에서 계의 총엔트로피 변화 ΔS_{cycle}은 0이다.

비가역과정에서 전 계 혹은 우주(계와 주위의 합)의 엔트로피 변화는 항상 양의 값이다. 왜냐하면 비가역과정에서 ΔS_{surr}는 항상 ΔS_{syst}보다 작기 때문이다. 바로 위에서 설명한 예에서 T_1에서 이상기체에 의하여 비가역적으로 흡수되는 열의 경우를 생각해 보자. 엔트로피는 상태함수이므로 최초와 최후의 상태에 의하여 값이 결정된다. 그러므로 비가역과정에서도 가역적 과정에서와 같은 값으로 $\Delta S = 2.7$ cal/deg이다. 그러나 비가역과정에서 한 일은 최대일보다 적으므로 $\Delta S_{surr} = Q_{surr}/T_1$는 -2.7 cal/deg보다 작은 값이다. 예를 들어 -2.5 cal/deg라 하자. 이러한 비가역과정에 대하여 총엔트로피 변화는 다음과 같다.

$$\Delta S_{\text{total system}} = \Delta S_{syst} + \Delta S_{surr} = 2.7 - 2.5 = 0.2$$

그러므로 비가역과정에서 계와 주위를 같이 고려했을 때 엔트로피는 증가하고 있다. 따라서 수학적인 부호로 다음과 같이 나타낼 수 있다.

$$\Delta S_{\text{total system}} > 0$$

그리고 이 관계는 한 과정의 자발성의 판단의 기준이 되며, 다음 예는 가역과정과 비가역과정에서 엔트로피 계산의 예를 보여 주는 것이다.

예제 13. 25 ℃에서 수증기와 평형을 유지하고 있는 1몰의 물의 증발에 따르는 엔트로피 변화는 얼마인가? 가역등온과정에서 액체를 기체로 바꾸는 데 필요한 증발열 ΔH는 10,500 cal/mol이다.

풀이 이 과정은 일정한 압력하에서 일어나므로 $Q = \Delta H$이고, 또한 가역과정이므로 엔트로피 변화는 다음과 같다.

$$\Delta S = \frac{\Delta H_v}{T} = \frac{10,500}{298} = 35.2 \text{ cal/mol deg}$$

4 온도 및 부피의 함수로서의 엔트로피

열역학에서는 온도, 압력 및 부피의 변화에 따르는 엔트로피의 계산을 필요로 하는 경우가 많다. 온도와 부피의 함수로서 엔트로피의 변화를 편미분을 사용하여 표현하면

$$dS = \left(\frac{\partial S}{\partial T}\right)_V dT + \left(\frac{\partial S}{\partial V}\right)_T dV \tag{33}$$

이다. 한편 엔트로피의 정의를 이용하면 내부에너지의 변화는 다음과 같다.

$$dE = dq - P\,dV = T\,dS - P\,dV \tag{34}$$

$$\begin{aligned} dE &= \left(\frac{\partial E}{\partial T}\right)_V dT + \left(\frac{\partial E}{\partial V}\right)_T dV \\ &= C_V\,dT + \left(\frac{\partial E}{\partial V}\right)_T dV \end{aligned} \tag{35}$$

식 (34)를 엔트로피에 대해 정리하면

$$dS = \frac{1}{T}\,dE + \frac{P}{T}\,dV \tag{36}$$

이고, 식 (35)를 식 (36)의 dE에 치환 정리하면

$$dS = \frac{C_V}{T}dT + \frac{1}{T}\left[P + \left(\frac{\partial E}{\partial V}\right)_T\right]dV \tag{37}$$

식 (33)과 식 (37)을 비교하면

$$\left(\frac{\partial S}{\partial T}\right)_V = \frac{C_V}{T} \tag{38}$$

$$\left(\frac{\partial S}{\partial V}\right)_T = \frac{1}{T}\left[P + \left(\frac{\partial E}{\partial V}\right)_T\right]dV \tag{39}$$

식 (39)는 이후에 설명할 Maxwell 관계로부터(이 장의 **2-8**을 참조) 식 (40)을 얻을 수 있다.

$$\left(\frac{\partial S}{\partial V}\right)_T = \left(\frac{\partial P}{\partial T}\right)_V \tag{40}$$

이상의 결과를 종합하면

$$dS = \frac{C_V}{T}dT + \left(\frac{\partial P}{\partial T}\right)_V dV \tag{41}$$

식 (41)을 이상기체의 경우에 적용하여 적분하면

$$\Delta S = C_V \ln\left(\frac{T_2}{T_1}\right) + R \ln\left(\frac{V_2}{V_1}\right) \tag{42}$$

일정한 정적하에서는 $q_V = C_V dT$이고 엔트로피의 변화는 가역과정에서 다음과 같이 간단히 된다.

$$\Delta S = C_V \ln\frac{T_2}{T_1} = 2.303\ C_V \log\frac{T_2}{T_1}$$

예제 14. 1 몰의 이상기체로 거동하는 질소가 온도 300 K, 부피 0.5 L에서 500 K, 10 L로 팽창했을 때 엔트로피의 변화를 계산하라. 단, 질소의 C_V는 3/2 R이다.

풀이 식 (42)를 이용하면

$$\Delta S = 3/2\,R\ \ln(500/300) + R\ \ln(50/0.5) = 5.4\,R$$

5 온도 및 압력의 함수로서의 엔트로피

온도와 압력의 함수로서 엔트로피의 변화를 편미분을 사용하여 표현하면

$$dS = \left(\frac{\partial S}{\partial T}\right)_P dT + \left(\frac{\partial S}{\partial P}\right)_T dP \tag{43}$$

한편, 엔트로피의 정의를 써서 엔탈피의 변화를 나타내면

$$dH = dE + P\,dV + V\,dP = T\,dS + V\,dP \tag{44}$$

온도와 압력의 함수로 엔탈피의 편미분을 표현하면

$$dH = \left(\frac{\partial H}{\partial T}\right)_P dT + \left(\frac{\partial H}{\partial P}\right)_T dP \tag{45}$$

$$dH = C_P\, dT + \left(\frac{\partial H}{\partial P}\right)_T dV \tag{46}$$

식 (46)과 식 (44)를 dS에 대하여 정리하면

$$dS = \frac{C_P}{T}\, dT + \frac{1}{T}\left[-V + \left(\frac{\partial H}{\partial P}\right)_T\right] dP \tag{47}$$

식 (43)과 식 (47)을 비교하면

$$\left(\frac{\partial S}{\partial T}\right)_P = \frac{C_P}{T} \tag{48}$$

$$\left(\frac{\partial S}{\partial P}\right)_T = \frac{1}{T}\left[-V + \left(\frac{\partial H}{\partial P}\right)_T\right] dV \tag{49}$$

또한 이후에 설명할 Maxwell 관계로부터(이 장의 **2-8**을 참조)

$$\left(\frac{\partial S}{\partial P}\right)_T = -\left(\frac{\partial V}{\partial T}\right)_P \tag{50}$$

이상의 결과를 종합하면

$$dS = \frac{C_P}{T}\, dT - \left(\frac{\partial V}{\partial T}\right)_P dP \tag{51}$$

식 (51)을 이상기체의 경우에 적용하여 적분하면

$$\Delta S = C_P \ln\left(\frac{T_2}{T_1}\right) - R \ln\left(\frac{P_2}{P_1}\right) \tag{52}$$

한편, 일정한 압력에서 $q_P = C_P dT$이고 흡수한 열량은 엔탈피와 같으므로 엔트로피의 변화는 가역과정에서 다음과 같이 된다.

$$\Delta S = C_P \ln\frac{T_2}{T_1} = 2.303\ C_P \log\frac{T_2}{T_1} \tag{53}$$

예제 15. 일정한 압력과 −10℃에서 1몰의 물이 결정상태의 물로 비가역적으로 바뀔 때의 엔트로피 변화를 계산하라. 이 때 엔트로피는 이러한 비가역과정에서 직접 계산할 수 없고, 이런 비가역과정을 3단계의 가역과정으로 나누어 일어난다고 가정하면, 이 3단계의 가역과정의 엔트로피 합이 비가역과정의 엔트로피가 된다.

풀이 우선 −10℃로 과냉각된 물이 0℃의 물로 가역적으로 변할 수 있으며, 0℃에서 물이 얼음으로 가역적으로 변하고 0℃의 얼음이 −10℃의 얼음으로 가역적으로 변할 수 있다. 이러한 몇 단계의 엔트로피의 합이 구하는 ΔS_{water}가 된다. 여기에서 주위에 일어나는 엔트로피의 변화를 더해 주면 총엔트로피 변화값을 얻을 수 있게 된다. 만약 그 과정이 자발적이면 총엔트로피 값이 양의 값이 될 것이며 만약, 그 계가 평형상태에 있다면, 즉 −10℃에서 액체상태의 물이 얼음과 평형상태에 있다고 할 때 그러한 상 전이가 일어나려는 경향이 없을 것이며 총엔트로피 변화는 0이 될 것이다. 만약 그 과정이 자발적이 아니면 총엔트로피 변화는 음의 값이 된다.

물의 열용량은 이 온도의 영역에서 9 cal/deg 이고 얼음의 열용량은 18 cal/mol deg이다. −10℃의 물이 −10℃의 얼음으로 다음과 같은 3단계로 일어난다고 하자.

$H_2O_{(l,\ -10°)} \rightarrow H_2O_{(l,\ 0°)}$

$$\Delta S = C_P \ln \frac{T_2}{T_1} = 0.67$$

$H_2O_{(l,\ 0°)} \rightarrow H_2O_{(s,\ 0°)}$

$$\Delta S = \frac{q_{rev}}{T} = \frac{-1437}{273.2} = -5.26$$

$H_2O_{(s,\ 0°)} \rightarrow H_2O_{(s,\ -10°)}$

$$\Delta S = C_P \ln \frac{T_2}{T_1} = -0.32$$

$H_2O_{(l,\ -10°)} \rightarrow H_2O_{(s,\ -10°)}$

$$\Delta S_{H_2O} = -4.91 \text{ cal/mol deg}$$

이 과정 중의 ΔS는 음의 값이므로 물의 엔트로피는 감소함을 알 수 있으나, 주위의 ΔS값을 계산하기 전에 이 값으로 이 과정의 자발성은 판단할 수는 없다.

주위의 엔트로피 변화를 계산하기 위하여 우선 물이 −10℃에서 큰 조(bath)와 평형을 유지하고 있다고 가정하자. 물이 얼 때 발생하는 열을 주위가 흡수하나 주위의 온도의 변화는 거의 없다고 할 수 있다. 따라서 조에 의한 이 열의 가역흡수에 대하여 다음 식이 적용된다.

$$\Delta S_{surr} = -q_{rev}/T = 1343/263.2 = 5.10 \text{ cal/mol deg}$$

여기서 1343 cal/mol은 −10℃에서 물의 융융열이다.

$$\Delta S_{total\ system} = \Delta S_{H_2O} + \Delta S_{surr}$$
$$= -4.91 + 5.10 = 0.19 \text{ cal/mol deg}$$

위 예의 과정은 $\Delta S > 0$ 이므로 자발적인 과정이다. 그러나 이러한 자발성에 대한 기준은 계와 함께 계 주위의 엔트로피의 계산을 필요로 하므로 편리하지는 못하다. 다음에 설명하는 자유에너지 함수는 주위에 대한 계산을 요구하지 않기 때문에 더욱 편리한 자발성의 기준이 될 수 있다.

6 엔트로피와 무질서

모든 열에너지를 일로 바꿀 수 없는 것은 그 계에 존재하는 분자들의 무질서한 상태 때문에 일어난다. 실온에 있는 모든 물질은 분자운동에 기인하는 일정한 엔트로피를 가진다. 〈그림 **2·7**〉에서와 같이 실린더 안에 들어 있는 많은 분자는 모든 방향으로 움직이고 있고, 따라서 그들 중 일부는 피스톤을 움직이는 데 기여하지 못한다. Latimer가 말하기를, 기체의 엔트로피는 기체분자들이 그들이 좋아하는 어떤 방향으로도 마음대로 움직이려는 자유로 인하여 "방향이 잘못된 분자"들 때문에 일어난다고 하였다. 모든 계는 운동의 자유를 증가시키려 하며 자연변화에서 이러한 무질서가 증가된다는 것이 열역학 제 2 법칙의 내용이다. 제 2 법칙은 다음과 같이 말할 수 있다. 즉 계와 그 주위를 포함하여 볼 때, 자발적으로 일어나는 반응은 엔트로피가 증가하는 방향으로 진행되며, 그 계가 평형에 도달하면 그 계와 주위의 엔트로피의 변화의 합은 0이 된다.

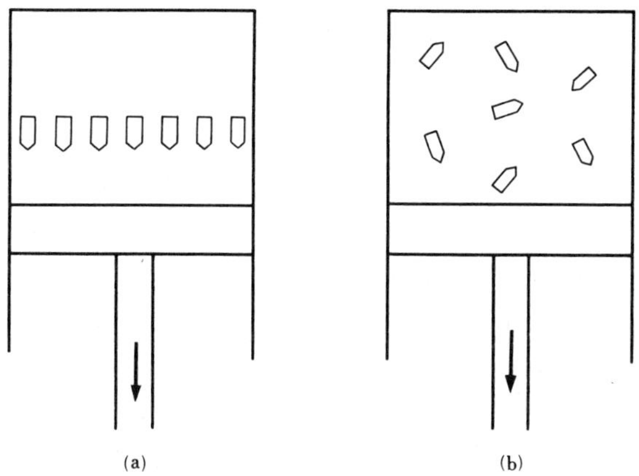

〈그림 2·7〉 엔트로피의 개념을 설명하는 모식도
(a) 질서 있는 낮은 엔트로피, 분자의 질서 있는 운동은 높은 일의 효율을 수반한다.
(b) 무질서를 나타내는 높은 엔트로피의 상태, 이런 무질서도는 일의 손실을 수반한다.

엔트로피와 그 계가 가질 수 있는 배열의 방법의 수(W)와의 관계를 이해하면 엔트로피의 개념은 더욱 명확해질 것이다. 그 관계는 Boltzmann에 의하여 다음과 같이 정립되었다.

$$S = k \ln W \tag{54}$$

이 식에서 k는 **Boltzmann** 상수이다(기체상수 R를 Avogadro 수로 나눈 값으로 $R/N = 1.38\times 10^{-16}$ erg deg^{-1}molecule^{-1}). 거대한 단백질분자가 고체상태에서 액체상태로 바뀔 때처럼 유연성의 증가로 분자의 배열방법의 수 W가 증가되어 그 계의 엔트로피는 증가하게 된다. 그러나 이러한 단백질에 아연과 같은 금속을 가하여 단백질-아연 착체가 형성되면 구조의 공간배열의 수가 제한을 받게 되고, 단백질-아연 착체의 엔트로피는 단백질에서보다 감소하게 된다. 이처럼 분자의 구조의 공간배열의 수의 증가에 따라서 엔트로피가 증가하며, 구조의 움직임의 제한을 받거나 질서가 증가하면 엔트로피가 감소한다는 것을 식 (54)의 Boltzmann의 엔트로피 개념으로 잘 나타내 주고 있다.

2-6 열역학 0법칙과 제3법칙

열역학 **0**법칙은 열평형에 관한 법칙으로 온도의 개념을 정의하는 데 매우 중요하다. A, B 및 C의 세 개의 계가 열적 접촉하고 있을 때 일정시간이 흐르면 열평형에 이른다. 즉, A와 C가 열평형이고 B와 C가 또 열평형일 때 A와 B도 열평형이다. 이 실험적 사실은 반드시 사실 여부가 확실하지는 않으나 열역학 0법칙으로 언급된다. 온도에 대한 개념은 두 계가 서로 열적 평형일 때 온도가 같으며, 서로 열적 평형에 있지 않은 계는 각각 다른 온도를 가진다는 사실로 명백하다. 켈빈(K)온도는 열역학적 온도의 척도로 사용된다.

열역학 제**3**법칙은 순수한 결정성 물질의 엔트로피는 절대온도 0도에서 0이라는 것이다. 왜

냐하면 결정의 배열은 절대온도 0도에서 가장 잘 정돈된 상태를 나타내기 때문이다. 즉,

$$\lim_{T\to 0} \Delta S = 0 \tag{55}$$

이 제 3 법칙은 과냉각된 액체에는 적용되지 않는다. 왜냐하면 0°K에서 그들의 엔트로피는 0이 아니기 때문이다. 제 3 법칙의 결과로 순수한 물질의 절대 엔트로피의 계산이 가능하게 된다. 즉, 어떤 온도에서 완전결정의 절대 엔트로피는 온도의 상승 동안 상 전이가 없다면 열용량에서부터 계산이 가능해진다. $S = 0$이 되는 온도인 $T = 0°$에서부터 $S = S$가 되는 온도인 T까지 적분하면 다음 식을 얻는다.

$$\Delta S = \int_0^T \frac{C_P}{T} dT = 2.303 \int_0^T C_P d \log T$$

윗식의 적분은 보통 여러 온도에서 C_P값을 실험적으로 구하고, C_P값에 대한 $\log T$의 변화를 그림으로 그리고 측면기(planimeter)를 사용하여 그 곡선의 면적을 계산하는 적분법으로 가능하다.

2-7 자유에너지 함수와 응용

새로운 열역학적 성질인 두 개의 함수 Gibbs 자유에너지(F)와 Helmholtz 자유에너지 혹은 일함수(A)의 성질을 소개하고, 화학 및 약학에서 중요한 이들의 함수의 응용에 대하여 살펴보고, 또한 이들 상태함수를 이용하여 화학평형에 대한 정보를 고찰하고자 한다.

1 평형의 기준

Clausius 부등식과 엔트로피의 개념을 이용하면

$$dq - TdS \leq 0 \tag{56}$$

여기서 등호는 가역적 반응을, 그리고 부등호는 비가역적 반응을 나타내며, dq는 계에 의해서 흡수된 열이다. 일정온도에서 PV 이외의 일, 즉 전기적인 그리고 다른 형태의 일을 무시하였을 때, 즉 PV 일만이 어떤 계가 할 수 있는 유용한 일로 간주하면 $dq = dE + P\,dV$이고 이를 윗식에 치환하면

$$dE + P\,dV - T\,dS \leq 0 \tag{57}$$

즉, 엔트로피와 부피를 고정하면

$$(dE)_{V,S} \leq 0 \tag{58}$$

자발적 반응이면 dE는 음이고, 가역과정이면 dE는 0이다. 한편 내부에너지와 부피를 고정하면

$$(dS)_{E.V} \geq 0 \tag{59}$$

자발적 반응이면 dE는 양이고, 가역과정이면 dS는 0이다.

한편 온도와 부피를 고정시키면 식 (57)은

$$d(E-TS)_{T.V} \leq 0 \tag{60}$$

여기서 $E-TS$를 Helmholtz 에너지 A라 하면

$$(dA)_{T.V} \leq 0 \tag{61}$$

Helmholtz 에너지는 새로운 상태함수이며 완전미분이다. 즉, Helmholz 에너지는 내부에너지(E)에서 등온적으로 유효하지 않은 에너지(TS)를 뺀 값이다. 또한 화학반응에서 자발적 반응이면 dA는 감소하고(음이고), 가역과정이면 dA는 0이다.

한편, 화학반응에서 온도와 압력을 고정하는 것이 온도와 부피를 고정하는 것보다 더 일반적이다. 따라서 식 (57)을 일정온도와 압력에서 다시 쓰면

$$d(E+PV-TS)_{T.P} \leq 0 \tag{62}$$

여기서 $E+PV-TS$는 $H-TS$와 같고, Gibbs 박사를 기념하여 **Gibbs** 자유에너지라 하며 F로 표시한다. 즉,

$$F = E+PV-TS = H-TS \tag{63}$$

즉, 식 (62)를 다시 쓰면

$$(dF)_{T.P} \leq 0 \tag{64}$$

F는 새로운 상태함수로서 완전미분이다. 즉, Gibbs 자유에너지는 전체 에너지(H)에서 등온적으로 유효하지 않은 에너지(TS)를 뺀 값이다. 화학반응에서 자발적 반응이면 dF는 감소하고(음이고), 가역과정이면 dF는 0이다. Gibbs 에너지는 엔트로피와는 달리(즉, $\Delta S_{\text{total}} = \Delta S_{\text{system}} + \Delta S_{\text{surrounding}}$이 증가해야 자발성 과정임) 주위 과정을 고려할 필요가 없어 유용한 열역학적 특성이다. 온도가 일정할 때 자유에너지 변화는

$$\Delta F = \Delta H - T\Delta S \tag{65}$$

일정온도와 압력의 자발적 과정에서 $\Delta S_{\text{surrounding}} = -\dfrac{\Delta H_{\text{system}}}{T}$이고, 식 (66)에서 나타냈듯이 ΔS_{total}은 증가하나 Gibbs 에너지는 감소한다.

$$\Delta S_{\text{system}} - \Delta H_{\text{system}}/T = -\Delta F_{\text{system}}/T \tag{66}$$

이상의 평형에 대한 기준을 〈표 **2 · 5**〉에 나타내었다.

〈표 2·5〉 일이 없거나 압력, 부피만의 일을 함유하는 과정에서의 화학평형의 기준

비가역적		가역적
자발적	비자발적	
$(dS)_{EV}>0$	$(dS)_{EV}<0$	$(dS)_{EV}=0$
$(dE)_{VS}<0$	$(dE)_{VS}>0$	$(dE)_{VS}=0$
$(dH)_{PS}<0$	$(dH)_{PS}>0$	$(dH)_{PS}=0$
$(dA)_{TV}<0$	$(dA)_{TV}>0$	$(dA)_{TV}=0$
$(dF)_{TP}<0$	$(dF)_{TP}>0$	$(dF)_{TP}=0$

한때는 일정한 압력에서 ΔH의 음의 값(열의 발생)이 자발적인 반응임을 나타내는 기준이라 생각했었다. 많은 자발적인 과정은 열을 내면서 일어난다. 그러나 모든 자발적인 과정이 발열 과정은 아니다. 즉, 10℃에서 얼음은 열을 흡수하면서 자발적으로 녹는다. 이러한 위의 가정이 맞지 않음을 보여 주는 예는 아주 많다. 그러나 왜 ΔH가 가끔 자발성의 한 기준으로 사용되는가 하는 이유는 다음과 같은 잘 알려진 식에서부터 쉽게 알 수 있다.

$$\Delta F = \Delta H - T\Delta S$$

만약 ΔS가 ΔH에 비하여 작으면 ΔF가 음수일 때(즉 그 과정이 자발적일 때) ΔH도 음수가 된다. 반대로 $T\Delta S$가 크면 ΔH가 양수일지라도 ΔF가 음수가 되어 자발적이 될 수가 있다. 앞에서 말한 것처럼 어떤 계의 엔트로피는 자연변화, 즉 '제멋대로'의 경향 혹은 Gibbs가 말한 분자들의 '섞이려는 경향'의 정도를 나타내는 것이다. 모든 계는 열역학 제 2 법칙에 따르면 혼란스러워지는 쪽으로 자발적으로 움직이며, 따라서 한 계의 혼란의 정도가 커질수록 그 계의 엔트로피는 커지게 된다. 따라서 윗식은 다음과 같이 쓸 수 있다.

$$\Delta F = [\text{반응물과 생성물 사이의 결합에너지 혹은 친화력의 차이}, \Delta H] - [\text{과정 중 확률의 변화}, T\Delta S] \tag{67}$$

우리는 어떤 반응온도에서 열함량이 감소하거나 그 계의 확률이 증가할 때 ΔF가 음의 값이 되고 반응은 자발적이 된다고 말할 수 있다. 따라서 25℃에서 얼음이 물로 변하는 과정은 1650 cal/mol의 열량의 흡수를 요구하지만, 이 반응은 분자들이 더 확률이 높은 배열상태로 바뀌는 과정인 것이다. 즉, 분자들의 움직임의 자유가 커지는 것이며 따라서 엔트로피는 증가한다. $\Delta S = 6$ cal/mol deg는 ΔH가 양의 값임에도 불구하고 ΔF를 음수로 만들기에 충분히 큰 양의 값인 것이다.

$$\Delta F = 1650 - (298 \times 6) = -138 \text{ cal/mol}$$

많은 착화합물은 열을 흡수하여 용액 중에서 생성된다. 그러나 그 과정들은 엔트로피 변화가 양의 값이기 때문에 그 과정이 자발적이 된다고 할 수 있다. 이 때 혼란의 정도의 증가, 즉 엔트로피의 증가는 다음과 같은 이유 때문에 일어난다고 설명할 수 있다. 용질이 물에 용해

되는 것은 엔트로피의 감소가 수반된다. 왜냐하면 물분자와 용질분자는 수화에 의하여 운동의 자유를 잃게 되는 것이다. 착화합물의 형성으로 이러한 매우 질서가 높은 배열의 상태는 이온과 분자들이 배위결합으로 반응할 때 파괴되고, 따라서 구성성분들은 수화된 상태보다 착화합물 상태에서 더 자유롭게 된다. 이러한 혼란의 정도의 증가에 따르는 엔트로피의 증가는 ΔF가 음의 값으로 나타나고 착화합물 형성이 자발적인 반응이 되도록 해준다.

반대로 어떤 종류의 결합반응은 엔트로피가 감소됨에도 불구하고 반응열이 충분히 큰 음의 값이기 때문에 일어나게 된다. 예를 들면, 다음과 같이 요오드가 수용액에 녹는 Lewis의 산-염기 반응은 ΔS가 -4 cal/mol deg임에도 반응열인 ΔH가 충분히 큰 음의 값이므로 자발적으로 일어난다.

$$I^-_{(aq)} + I^-_{2(aq)} = I_3{}^-_{(aq)}\ ;\ \Delta H_{25°} = -5100 \text{ cal}$$
$$\Delta F = -5100 - [298 \times (-4)] = -3908 \text{ cal/mol}$$

자발적인 반응의 엔트로피 변화가 음의 값이라고 놀랄 일은 아니다. 여기서 고려되는 ΔS 값은 물질만의 엔트로피 변화값이고 전 계, 즉 물질과 그 주위를 합한 것의 엔트로피를 말하는 것은 아니다. ΔS가 반응의 자발성의 검사법으로 사용될 때에는 전 계의 엔트로피를 고려하여야 한다. 반응의 가장 보편적인 조건인 일정한 온도와 압력하에서의 반응에서 ΔS 대신에 자유에너지 변화가 기준으로 사용되며, 식 (66)에서 보듯이 이 때는 주위의 변화값을 계산하지 않아도 되기 때문에 편리하다.

앞의 예제 **14**의 경우 -10 ℃에서 물이 얼음으로 변하는 과정의 ΔS는 음의 값이었으며 이것은 물이 결정상태로 변할 때 자유도를 부분적으로 잃기 때문에 예상되는 일인 것이다. 물과 주위를 합한 엔트로피는 이 상 전이에서 증가하게 되며, 따라서 이 과정은 자발적이 된다. 이와 똑같은 정보를 얻기 위하여 ΔS 대신 ΔF를 사용하는 것이 훨씬 편리하다는 것은 다음 예에서 더욱 분명해진다. 이것은 예제 **14**에서 보여 준 복잡한 계산과 대조가 될 것이다.

예제 16. -10 ℃, 1 기압에서 물이 얼음으로 전이되는 과정의 ΔH와 ΔS는 각각 -1343 cal/mol과 -4.91 cal/mol deg이다. 이 온도에서 이 상 전이에 따르는 ΔF를 계산하라. 그리고 이 과정은 자발적인가 아닌가를 나타내라.

풀이 $\Delta F = -1343 - [263.2 \times (-4.91)] = -51$ cal/mol

ΔF가 음의 값으로 나타났으므로 이 과정은 자발적이다.

2 Gibbs 자유에너지에 대한 온도 및 압력의 영향

Gibbs 에너지를 온도 및 압력에 대한 미분함수로 표현하면

$$dF = \left(\frac{\partial F}{\partial T}\right)_P dT + \left(\frac{\partial F}{\partial P}\right)_T dP \tag{68}$$

식 (63)을 미분하면

$$dF = d(E + PV - TS) = dE + PdV + VdP - TdS - SdT \tag{69}$$

한편 내부에너지 변화는 식 (57)에서

$$dE = dq - P\,dV = T\,dS - P\,dV \qquad (70)$$

식 (70)을 식 (69)에 대입 치환하면

$$dF = V\,dP - S\,dT \qquad (71)$$

식 (68)과 식 (71)을 비교하면

$$\left(\frac{\partial F}{\partial T}\right)_P = -S \qquad (72)$$

$$\left(\frac{\partial F}{\partial P}\right)_T = V \qquad (73)$$

Gibbs 에너지는 $F = H - TS$이고, 식 (72)를 대입하면

$$F = H + T\left(\frac{\partial F}{\partial T}\right)_P \qquad (74)$$

한편 F/T를 일정압력에서 온도에 대해 미분하면

$$\left[\frac{\partial (F/T)}{\partial T}\right]_P = \frac{F}{T^2} + \frac{1}{T}\left(\frac{\partial F}{\partial T}\right)_P \qquad (75)$$

식 (74)를 식 (75)에 대입하면

$$\left[\frac{\partial (F/T)}{\partial T}\right]_P = -\frac{H}{T^2} \qquad (76)$$

또한 $\partial(1/T)/\partial T = -T^{-2}$이므로 식 (76)의 양변에 적용하면

$$\left[\frac{\partial (F/T)}{\partial T}\right]_P \cdot \frac{\partial T}{\partial (1/T)} = \left[\frac{\partial (F/T)}{\partial (1/T)}\right]_P = H \qquad (77)$$

식 (77)을 **Gibbs-Helmholtz** 식이라 하며, 온도와 $\varDelta H$가 주어지면 다른 온도에서 $\varDelta F$를 구하는 데 유용하다. 이 식은 또한 평형상수에 대한 온도의 영향을 나타내는 **van't Hoff** 식을 유도하는 데 사용된다. 식 (76)을 적분하면

$$-\int_{T_1}^{T_2} \frac{\varDelta H}{T^2}\,dT = \varDelta H\left[\frac{1}{T_1} - \frac{1}{T_2}\right] \qquad (78)$$

한편 일정온도에서 Gibbs 에너지에 대한 압력의 영향은 식 (73)을 적분하여 구할 수 있다. 즉,

$$\varDelta F = \int_{P_1}^{P_2} V\,dP \qquad (79)$$

이상기체의 경우 V는 nRT/P와 같으므로 일정온도에서 Gibbs 에너지는 다음과 같이 적분된다.

$$\varDelta F = (F_2 - F_1) = nRT\int_{P_1}^{P_2} \frac{dP}{P} \qquad (80)$$

$$\varDelta F = nRT\,\ln\frac{P_2}{P_1} = 2.303\,nRT\,\log\frac{P_2}{P_1} \qquad (81)$$

여기서 ΔF는 등온가역 또는 비가역 변화에 따르는 이상기체의 자유에너지 변화값이다.

예제 17. 이상기체 1몰을 25℃, 1기압에서 10기압으로 수축시킬 때 자유에너지의 변화값은 얼마인가?

풀이 $\Delta F = 2.303 \times 1.987 \times 298 \times \log(10/1)$
$= 1360 \text{ cal}$

3 최대 알짜일

가역과정의 최대일 W_{max}은 유용한 일을 하는 데 모두 이용되지 않는다. 왜냐하면 그 중 일부는 그 계의 팽창 또는 수축을 위한 PV 일로 사용되어야 하기 때문이다. 따라서 그 나머지 알짜로 이용할 수 있는 일은 $W_{max} - P\Delta V$가 된다.

최대일 W_{max}은 일함수 A로 다음과 같이 나타낼 수 있으며, 가역적 등온변화에 대하여 다음과 같이 쓸 수 있다.

$$\Delta A = \Delta E - T\Delta S = T\Delta S - P\Delta V - T\Delta S = -W_{max} \tag{82}$$

한편, 자유에너지 F는 일함수와 마찬가지로 그 계의 최초 및 최후의 상태에 의하여 결정되므로 dF는 완전미분이고 $\Delta F = F_2 - F_1$이다. 일정한 압력에서 ΔF는 다음과 같이 된다.

$$\begin{aligned} \Delta F &= \Delta A + P(V_2 - V_1) \\ &= \Delta A + P\Delta V \end{aligned} \tag{83}$$

W_{max}은 식 (82)에 대입하면 일정한 압력등온과정에 대하여 다음과 같이 된다.

$$-\Delta F = W_{max} - P\Delta V \tag{84}$$

즉, 자유에너지의 감소는 팽창 이외의 최대일과 같다는 것이다. 다시 말하면 일정한 압력과 온도에서 자유에너지의 감소는 $(W_{max} - P\Delta V)$와 같고, 이 값은 그 과정에서 얻을 수 있는 유용한 일 혹은 **최대 알짜일**(maximum net work)을 나타낸다. $P\Delta V$항이 무의미한 경우에는(예를 들어, 전기화학 전지나 표면장력 측정과 같은) 자유에너지의 감소값은 대략 최대일과 같다.

예제 18. 1몰의 이상 기체가 27℃에서 등온 가역적으로 10 bar에서 1 bar의 압력으로 감소하였다. 열역학적 특성값 q, w, ΔE, ΔH, ΔF, ΔA 및 ΔS를 계산하라.

풀이 $w_{max} = -RT \ln \dfrac{V_2}{V_1} = -RT \ln \dfrac{P_1}{P_2} = -5746 \text{ J/mol}$

$\Delta A = w_{max} = -5746 \text{ J/mol}$

이상기체의 내부에너지는 온도함수이므로

$\Delta E = 0$

$q = \Delta E - w = 0 + 5746 = 5746 \text{ J/mol}$

$\Delta H = \Delta E + \Delta(PV) = 0$

$\Delta F = \displaystyle\int_{10}^{1} V\, dP = RT \ln \frac{1}{10} = -5746 \text{ J/mol}$

$$\Delta S = \frac{q_{\mathrm{rev}}}{T} = \frac{5746\ \mathrm{J/mol}}{300.15\,K} = 19.14\ \mathrm{J/K/mol}$$

2-8 열역학 특성식들의 상호관계

1 열역학 특성값들의 미분함수

열역학 1법칙과 2법칙을 이용하여 가역과정인 내부에너지를 표현하면

$$dE = dq - P\,dV = T\,dS - P\,dV \tag{85}$$

한편 부피와 엔트로피의 함수로 내부에너지 변화 dE를 편미분방정식을 이용하여 표현하면

$$dE = \left(\frac{\partial E}{\partial S}\right)_V dS + \left(\frac{\partial E}{\partial V}\right)_S dV \tag{86}$$

식 (85)와 식 (86)을 비교하면

$$\left(\frac{\partial E}{\partial S}\right)_V = T \tag{87}$$

$$\left(\frac{\partial E}{\partial V}\right)_S = -P \tag{88}$$

마찬가지로 엔탈피를 식 (85)를 이용하여 표현하면

$$dH = d(E+PV) = dE + P\,dV + V\,dP$$
$$dH = T\,dS + V\,dP \tag{89}$$

따라서 압력과 엔트로피의 함수로서 엔탈피 변화 dH를 편미분방정식을 이용하여 표현하면

$$dH = \left(\frac{\partial H}{\partial S}\right)_P dS + \left(\frac{\partial H}{\partial P}\right)_S dP \tag{90}$$

식 (89)와 식 (90)을 비교하면

$$\left(\frac{\partial H}{\partial S}\right)_P = T \tag{91}$$

$$\left(\frac{\partial E}{\partial P}\right)_S = V \tag{92}$$

마찬가지로 Helmholtz 에너지를 식 (85)를 이용하여 표현하면

$$dA = d(E-TS) = dE - T\,dS - S\,dT$$
$$dA = -S\,dT - P\,dV \tag{93}$$

따라서 온도와 부피의 함수로서 Helmholtz 변화 dA를 편미분방정식을 이용하여 표현하면

$$dA = \left(\frac{\partial A}{\partial T}\right)_V dT + \left(\frac{\partial A}{\partial V}\right)_T dV \tag{94}$$

식 (93)과 식 (94)를 비교하면

$$\left(\frac{\partial A}{\partial T}\right)_V = -S \tag{95}$$

$$\left(\frac{\partial A}{\partial V}\right)_T = -P \tag{96}$$

Gibbs 자유에너지를 식 (85)를 이용하여 표현하면(이전에 설명한 **2-7** [2] 를 참조)

$$\begin{aligned} dF &= d(H-TS) = d(E+PV-TS) = dE+P\,dV+V\,dP-T\,dS-S\,dT \\ &= -S\,dT+V\,dP \end{aligned} \tag{97}$$

온도와 압력의 함수로서 엔탈피 변화 dH를 편미분방정식을 이용하여 표현하면

$$dF = \left(\frac{\partial F}{\partial T}\right)_P dT + \left(\frac{\partial F}{\partial P}\right)_T dP \tag{98}$$

식 (97)과 식 (98)을 비교하면

$$\left(\frac{\partial F}{\partial T}\right)_P = -S \tag{99}$$

$$\left(\frac{\partial F}{\partial P}\right)_T = V \tag{100}$$

2 Maxwell 관계

열역학적 특성값인 E, H, A 및 F는 상태함수이고 완전미분이므로 앞에서 설명한 완전미분의 수학적 관계(**2-1**의 [5])를 이용하면 식 (85)는 다음 관계가 성립한다.

$$\left(\frac{\partial T}{\partial V}\right)_S = -\left(\frac{\partial P}{\partial S}\right)_V \tag{101}$$

마찬가지로 식 (89)의 경우에는

$$\left(\frac{\partial T}{\partial P}\right)_S = \left(\frac{\partial V}{\partial S}\right)_P \tag{102}$$

또한 식 (93)의 경우에는

$$\left(\frac{\partial S}{\partial V}\right)_T = -\left(\frac{\partial P}{\partial T}\right)_V \tag{103}$$

그리고 (97)의 경우에는

$$-\left(\frac{\partial S}{\partial P}\right)_T = \left(\frac{\partial V}{\partial T}\right)_P \tag{104}$$

Maxwell 관계식은 계의 열역학 특성값들을 측정 가능한 변수로 표현할 수 있도록 하므로 중요하고 유용한 관계식이다.

3 열역학적 상태식(Thermodynamic Equations of State)

한편, 식 (85)를 dV로 나누면

$$\left(\frac{\partial E}{\partial V}\right)_T = T\left(\frac{\partial S}{\partial V}\right)_T - P \tag{105}$$

Maxwell 관계식 (103)을 이용하면

$$\left(\frac{\partial E}{\partial V}\right)_T = T\left(\frac{\partial P}{\partial T}\right)_V - P \tag{106}$$

한편, 식 (89)를 dP로 나누면

$$\left(\frac{\partial H}{\partial P}\right)_T = T\left(\frac{\partial S}{\partial P}\right)_T + P \tag{107}$$

Maxwell 관계식 (104)를 이용하면

$$\left(\frac{\partial H}{\partial P}\right)_T = -T\left(\frac{\partial V}{\partial T}\right)_P + P \tag{108}$$

예제 19. 식 (9)에서 정의하였듯이 이상기체의 경우 $(\partial E/\partial V)_T$가 0임을 증명하라.

풀이 식 (106)을 이용하면

$$\left(\frac{\partial E}{\partial V}\right)_T = T\left(\frac{\partial P}{\partial T}\right)_V - P$$

이고, $P = RT/V$이므로

$$\left(\frac{\partial P}{\partial T}\right)_V = \frac{R}{V}$$

이를 식에 대입하면 $(\partial E/\partial V)_T$가 0이다.

2-9 화학퍼텐셜

지금까지 취급한 계는 닫힌계였다. 즉, 주위와 열과 일의 교환은 있으나 물질은 이동하지 않으므로 계의 성분은 일정하게 유지되는 계였다. 그러나 물질의 이동이 있는 열린계에서는 화학퍼텐셜의 개념이 도입된다. 화학퍼텐셜을 설명하기 전에 우선 성분(component)이란 말의 뜻을 명확하게 해 두어야겠다. w_2g의 NaCl을 w_1g의 물에 녹인 계는 두 개의 독립적으로 변할 수 있는 질량, 즉 두 성분을 갖고 있다. 이 계는 Na^+, Cl^-, $(H_2O)_n$, H_3O^+, OH^- 등을 갖고 있으나 이들은 모두 독립적으로 변할 수 있는 변수가 아니다. H_2O와 그의 여러 성분, 즉 $(H_2O)_n$, H_3O^+, OH^- 등은 평형상태에 있기 때문에 물의 양 m만으로 이들의 성분을 명시하는 데 충분하다. 이들 모든 형태의 화학종은 한 개의 H_2O에서 나오는 것이다. 이와 유사하게 염화나트륨의 모든 형태는 한 개의 NaCl 성분으로 나타낼 수 있다. 따라서 그 계는 두 성분, 즉 H_2O와 NaCl로 이루어져 있다. 즉, 조성의 수란 그 계의 상들을 정량적으로 명시하기 위하여 나타내어야 할 독립적으로 변화시킬 수 있는 화학물질의 가장 작은 수를 뜻한다.

화학퍼텐셜(chemical potential)은 온도, 압력 그리고 몰비 등에 의존하는 세기성질이며 높은 퍼텐셜에서 낮은 퍼텐셜로 흐르는 추진력(driving force)이다. 화학퍼텐셜로 화학평형을 정량적으로 언급할 수 있다.

1 화학퍼텐셜의 정의

상 사이에 물질을 교환하는 열린계에서는 부피 혹은 자유에너지와 같은 크기 성질은 온도, 압력 이외에도 그 계를 이루는 성분들의 몰수의 함수가 된다. 미세한 상태의 변화에 대하여 두 성분계(binary system)에서의 자유에너지 변화는 고려하면 다음과 같다.

$$dF = \left(\frac{\partial F}{\partial T}\right)_{P,\, n_1,\, n_2} dT + \left(\frac{\partial F}{\partial P}\right)_{T,\, n_1,\, n_2} dP + \left(\frac{\partial F}{\partial n_1}\right)_{T,\, P,\, n_2} dn_1 + \left(\frac{\partial F}{\partial n_2}\right)_{T,\, P,\, n_1} dn_2 \tag{109}$$

화학열역학의 개발에 큰 공헌을 한 Gibbs에 따르면, 한 성분 n_1의 화학퍼텐셜은 다음과 같이 정의하였다.

$$dF = \left(\frac{\partial F}{\partial n_i}\right)_{T,\, P,\, n_2} = \mu_i \tag{110}$$

즉, 화학퍼텐셜은 부분 몰 자유에너지(partial molar free energy)라 할 수 있으며, 다른 세기성질로도 나타낼 수 있다. 식 (109)는 다음과 같이 된다.

$$dF = \left(\frac{\partial F}{\partial T}\right)_{P,\, n_1,\, n_2} dT + \left(\frac{\partial F}{\partial P}\right)_{T,\, n_1,\, n_2} dP + \mu_1 dn_1 + \mu_2 dn_2 \tag{111}$$

닫힌계에서 Gibbs 자유에너지의 정의에 의해서 $dF = -S\,dT + V\,dP$이고, 즉 $(\partial F/\partial T)_P = -S$ 그리고 $(\partial F/\partial P)_T = V$이므로 열린계에서 (111)은 다음과 같이 쓸 수 있다.

$$dF = -S\,dT + V\,dP + \mu_1 dn_1 + \mu_2 dn_2 \tag{112}$$

일정한 온도와 압력에서 다른 성분의 양을 일정하게 하였을 때 성분 i의 화학퍼텐셜이란 성분 i의 몰수의 미세한 변화로서 가져올 수 있는 자유에너지의 변화값이다. 예를 들면 1 몰의 NaCl을 대량의 용액에 첨가하였을 때 염화나트륨 수용액의 자유에너지의 변화값이라 생각할 수 있다. 이 때 용액의 조성은 거의 변하지 않는다. 일정한 온도와 압력에서 식 (112)의 오른쪽의 첫 두 항은 0 이 되고 따라서 다음 식을 얻는다.

$$dF_{T.P} = \mu_1 dn_1 + \mu_2 dn_2 \tag{113}$$

이를 다음과 같이 n개의 성분에 대하여 일반화시키면

$$dF_{T.P} = \Sigma \mu_i dn_i \tag{114}$$

이를 일정한 조성을 가진 계, 즉 $N = n_1 + n_2 + \cdots$라는 조건으로 적분하면 다음을 얻는다.

$$F_{T.P.N} = \mu_1 n_1 + \mu_2 n_2 + \cdots \tag{115}$$

식 (115)에서 오른쪽 항의 합은 일정한 압력, 온도 조성에서 그 계의 총 자유에너지에 대한 이들 각 성분의 몰당 기여하는 값이라 생각할 수 있다. 화학퍼텐셜은 다른 부분 몰값(partial molar quantity)과 같이 세기성질, 즉 그 계의 그 성분의 몰수에 무관한 값이다.

일정한 온도와 평형상태에 있는 닫힌계에서의 자유에너지 변화는 0, 즉 $dF_{T.P} = 0$이므로 식 (115)는 닫힌계에서 전체의 계 중 모든 상에 대하여 다음과 같은 관계가 성립한다.

$$\mu_1 dn_1 + \mu_2 dn_2 + \cdots = 0 \tag{116}$$

2 불균일계에서의 평형

Klotz가 사용한 예를 들어 설명하여 보자. 요오드가 물과 유기용매에 분배되어 그 두 개 상으로 이루어진 계는 계의 전체는 닫힌계이나 수상과 유기용매상인 두 개의 열린계로 나누어진 계이다. 수상 중 요오드의 화학퍼텐셜을 μ_{1w}, 유기용매상 중에서의 요오드의 화학퍼텐셜을 μ_{1o}라 한다. 이 두 상이 일정한 온도와 압력에서 평형상태에 있다면 두 상의 자유에너지 변화값 dF_w와 dF_o는 같아야 한다. 그러므로 이 두 상 중의 요오드의 화학퍼텐셜은 똑같다. 미세한 양의 요오드를 물에서부터 유기용매상으로 이동시키면 식 (116)에 따라 다음 식이 성립한다.

$$\mu_{1w} dn_{1w} + \mu_{1o} dn_{1o} = 0 \tag{117}$$

여기서 물 중의 요오드의 감소는 유기용매상 중 요오드의 증가와 같으므로

$$-dn_{1w} = dn_{1o} \tag{118}$$

식 (118)을 식 (117)에 대입하면

$$\mu_{1w} dn_{1w} + \mu_{1o}(-dn_{1w}) = 0$$

따라서 다음을 얻는다.

$$\mu_{1w} = \mu_{1o} \tag{119}$$

이 식은 "일정한 온도와 압력에서 모든 상이 평형상태에 있는 다상계에서 한 성분의 화학퍼텐셜은 모든 상에서 같다는 것을 뜻한다"라고 일반화할 수 있다. 따라서 다음을 쓸 수 있다.

$$\mu_{i\alpha} = \mu_{i\beta} = \mu_{i\gamma} = \cdots \tag{120}$$

여기서 α, β, $\gamma\cdots$는 물질 i가 분배되어 있는 모든 상을 말한다. 예를 들면 sulfadiazine의 포화수용액에서는 고형상의 약물의 화학퍼텐셜은 용액상의 sulfadiazine의 화학퍼텐셜과 같다.

일정한 온도와 압력에서 두 개의 상이 평형에 있지 않다면 그 계의 총 자유에너지는 감소하려 한다. 그리고 물질은 높은 화학퍼텐셜을 가진 상에서 낮은 화학퍼텐셜을 가진 상쪽으로 두 상의 화학퍼텐셜이 같아질 때까지 자발적으로 이동한다. 따라서 한 물질의 화학퍼텐셜은

그 상에서부터 그 물질이 **탈출경향**(escaping tendency)의 척도가 된다. 이러한 탈출경향의 개념은 이 책의 여러 장에서 활용된다. 화학퍼텐셜과 전기 혹은 중력의 퍼텐셜과의 사이에 유사성이 있음은 분명하다. 즉, 이들의 경우도 그 계의 각 부분이 균일한 퍼텐셜을 갖게 될 때까지 높은 쪽에서 낮은 퍼텐셜쪽으로 흐르게 된다.

한 종류의 순수한 물질로 된 상일 경우 화학퍼텐셜은 몰당 자유에너지이며, 이는 다음과 같은 관계에서 이해할 수 있다. 즉, 일정한 압력과 온도에서 순수한 물질에 대하여 다음 식이 성립한다.

$$dF = \left(\frac{\partial F}{\partial n} \right)_{T,\,P} dn = \mu\, dn$$

이 식을 적분하여 $n = 0$일 때 $F = 0$이란 조건을 넣으면 다음 식을 얻는다.

$$F = \mu n$$

또는

$$\mu = F/n \tag{121}$$

한 성분, 두 상으로 이루어진 계에서, 예를 들어 물과 수증기가 일정한 온도와 압력에서 평형을 유지하고 있을 때 몰 자유에너지 F/n는 모든 상에서 같다.

3 Clapeyron 식 및 Clausius-Clapeyron 식

만약 한 성분계에서 두 상(α와 β)으로 된 계가 평형상태이면, 예를 들어 물(l)과 수증기(v)가 평형을 유지하고 있을 때 두 상의 화학퍼텐셜은 같다.

온도나 압력 중 어느 하나만 변하면 두 상을 유지할 수 없으나, 온도와 압력을 모두 조금 변화시켜 두 상이 공존할 때의 관계식을 유도한 것이 Clapeyron 식이다. 한 성분계의 화학퍼텐셜은 Gibbs 자유에너지와 같으므로 물과 수증기의 두 상의 몰 자유에너지 변화값은 같다.

$$dF_\alpha = dF_\beta \tag{122}$$

상변화가 있을 때 1몰당 자유에너지의 변화는

$$dF = V\,dP - S\,dT = d\mu \tag{123}$$

식 (122)와 식 (123)을 조합하면

$$V_\alpha dP - S_\alpha dT = V_\beta dP - S_\beta dT \tag{124}$$

한편, 제 2 법칙에서부터 일정한 압력에서 가역과정(평형조건)에서의 흡수한 열량은 몰 증발열과 같으므로(즉, $\Delta S = \Delta H/T$) 식 (124)를 정리 종합하면

$$\frac{dP}{dT} = \frac{S_\alpha - S_\beta}{V_\alpha - V_\beta} = \frac{\Delta S}{\Delta V} = \frac{\Delta H}{T\,\Delta V} \tag{125}$$

식 (125)를 **Clapeyron** 식이라 하며, 여기서 $\Delta V = V_v - V_l$, 즉 두 상의 몰부피의 차이다.

Clausius는 증발이나 승화의 경우, 온도가 임계온도에서 많이 떨어져 있을 때 증기는 이상

기체의 법칙에 따르고 액체의 몰부피를 무시할 만하다고 가정하면 $V_v = RT/P$이고 $\Delta V = V_v - V_l \simeq V_v$가 된다. 예를 들어 100℃에서 물의 경우 $V_v = 30.2$ L이고 $V_l = 0.0188$ L이다.

이러한 제약조건하에서 식 (125)는 다음과 같이 된다.

$$dP/dT = P\,\Delta H_v / RT^2 \tag{126}$$

이 식은 **Clausius-Clapeyron** 식이라 알려지고 있다. 이 식의 ΔH_v를 상수라 가정하고, 두 증기압 P_1과 P_2, 그에 해당하는 온도 T_1과 T_2 사이에 적분을 하면 다음을 얻는다.

$$\int_{P_1}^{P_2} \frac{dP}{P} = \frac{\Delta H}{R} \int_{T_1}^{T_2} T^{-2}\, dT$$

$$\ln P_2 - \ln P_1 = \frac{\Delta H_v}{R}\left[\frac{1}{T_1} - \frac{1}{T_2}\right] \tag{127}$$

이 식은 두 온도에서 액체의 증기압을 알 수 있으면 그 액체의 평균증발열을 계산하는 데 사용된다. 반대로 평균증발열과 한 온도에서 증기압을 알고 있으면 다른 온도에서의 증기압을 계산할 수 있게 된다.

식 (125)는 액체와 고체가 평형을 이루는 얼음의 용해시에도 적용할 수 있다. 식 (125)를 정리하면

$$\frac{dT}{T} = \left(\frac{\Delta V}{\Delta H}\right) dP \tag{128}$$

윗식을 적분하면 또 다른 식을 얻을 수 있다.

$$\ln \frac{T_2}{T_1} = \left(\frac{\Delta V}{\Delta H}\right)(P_2 - P_1) \tag{129}$$

Clapeyron 식과 Clausius-Clapeyron 식은 여러 가지 형의 상 전이의 연구와 용액의 총괄성(colligative property)의 식을 얻는 데 중요하게 활용된다.

예제 20. 물의 평균증발열은 100℃ 내에서는 약 9800 cal/mol이라 할 수 있다. 95℃에서 증기압은 얼마인가? $T_2 = 373°$K(100℃)에서 증기압 P_2는 76 cmHg이고, R는 1.987 cal/deg mol이다.

풀이 $\log \dfrac{76.0}{P_1} = \dfrac{9800}{2.303 \times 1.987}\left(\dfrac{373-368}{368 \times 373}\right)$

$P_1 = 63.5$ cmHg

4 활성도(activity)

용액 위에 있는 증기가 이상기체와 같이 행동한다고 생각할 경우, 용액과 평형상태에 있는 증기상태의 용매의 화학퍼텐셜은 Raoult의 법칙을 용매에 도입하면 $P_1 = P_1^\circ X_1$이 되고 다음과 같이 된다.

$$\mu_1 = \mu_1^\circ + RT\ \ln P_1^\circ + RT\ \ln X_1 \tag{130}$$

여기서 P_1은 용액에서 용매의 증기압, P_1°는 순수한 용매의 증기압이며, X_1은 용액 중의 용매의 몰분율이다. 식 (130)의 오른쪽 첫째와 둘째 항을 합하여 하나의 상수로 나타내면 이상용액에 대하여 다음과 같다.

$$\mu_1 = \mu^\circ + RT \ln X_1 \tag{131}$$

기준상태인 μ°는 순수한 용매(다시 말하여 $X_1 = 1$)의 화학퍼텐셜인 μ_1에 해당함을 알 수 있다. 비이상용액에 대해서는 몰분율 대신에 용매의 활성도를 도입하여 변형시킨다.

$$\mu_1 = \mu^\circ + RT \ln a_1 \tag{132}$$

또는

$$\mu_1 = \mu^\circ + RT \ln \gamma_1 X_1 \tag{133}$$

여기서 γ는 활성도계수이다. 용질에 대해서도 같은 형태의 식을 얻는다.

$$\mu_2 = \mu^\circ + RT \ln a_2 \tag{134}$$

$$\mu_2 = \mu^\circ + RT \ln \gamma_2 X_2 \tag{135}$$

실제농도로서 몰랄 혹은 몰농도를 사용하면 다음과 같이 된다.

$$\mu_2 = \mu^\circ + RT \ln \gamma_m m \tag{136}$$

$$\mu_2 = \mu^\circ + RT \ln \gamma_c c \tag{137}$$

식 (136)과 식 (137)은 활성도의 정의를 위하여 흔히 사용되는 식이다.
한편, 농도가 바뀔 때 용질의 자유에너지 변화값은

$$\Delta F = 2.303\, nRT \log(a_2/a_1) \tag{138}$$

여기서 n은 용질의 몰수, a_1과 a_2는 최초와 최후의 용질의 활성도이다.

예제 21. Borsook와 Winegarden은 신장이 체온(37℃ 혹은 310.2°K)에서 여러 가지 화학성분을 혈장에서부터 너 높은 농도를 갖고 있는 소변으로 이동시킬 때 자유에너지의 변화값을 대략 계산하였다. 이 때 활성도의 비는 농도의 비와 대략 같다고 하였다. 요소의 혈장 중 농도는 0.00500 mol/liter이고 소변 중 농도는 0.333 mol/liter이다. 요소 0.100몰이 혈장에서 소변으로 이행하는 데 따르는 자유에너지의 변화값은 얼마인가?

풀이 $\Delta F = 2.303 \times 0.100 \times 1.987 \times 310.2 \times \log(0.333/0.00500)$

$\Delta F = 259$ cal

이 결과는 그 계에 대하여 259 cal의 일을 해야 한다는 것, 즉 신장이 그러한 이동을 하기 위해서는 그만한 일을 해야 한다는 것을 뜻한다.

5 휴거시티

이상기체가 아닌 실제기체는 용액에서의 활성도 계수처럼 휴거시티(fugacity)를 써서 나타낼 수 있다. 즉, P를 f로 치환 정리하면

$$\mu_i = \mu^\circ + RT \ln f_i \tag{139}$$

여기서 μ°는 온도와 기체의 성질에만 의존하는 것으로, f_i가 1인 기준상태에서의 성분 i의 화학퍼텐셜이다.

6 van't Hoff 식

평형상수에 미치는 온도의 영향은 다음 식으로 나타낼 수 있다.

$$\Delta F^\circ = -RT \ln K \tag{140}$$

$$\ln K = -\Delta F^\circ / RT \tag{141}$$

식 (141)을 온도에 대하여 미분하면 다음을 얻는다.

$$\frac{d \ln K}{dT} = -\frac{1}{R}\frac{d(\Delta F^\circ/T)}{dT} \tag{142}$$

온도에 따른 Gibbs 에너지의 변화를 나타낸 Gibbs-Helmholtz 식, $d(\Delta F/T)/dT = -\Delta H/T^2$ (식 (76) 참조)를 도입하면 식 (142)는 다음과 같다.

$$d(\ln K)/dT = \Delta H^\circ / RT^2 \tag{143}$$

여기서 ΔH°는 표준반응열이다. 식 (143)은 **van't Hoff** 식으로 알려지고 있다. 실험온도의 영역에서 ΔH°는 온도에 영향을 받지 않는 독립적인 상수라는 가정하에서 식 (143)을 적분하면 다음과 같아진다.

$$\ln \frac{K_2}{K_1} = \frac{\Delta H^\circ}{R}\left(\frac{T_2 - T_1}{T_1 T_2}\right) \tag{144}$$

식 (144)를 사용하여 T_1과 T_2에서의 평형상수를 알면 반응열을 계산할 수 있으며, 반대로 한 온도에서의 평형상수를 알고 있으면 다른 어떤 온도에서의 평형상수를 구할 수 있도록 하여 준다. 그러나 실제로 ΔH°는 온도에 따라 변하므로 식 (144)는 대략적인 해답을 줄 뿐이며 정확한 결과를 얻으려면 더 세밀한 식을 필요로 한다.

한편, ΔH가 온도에 독립적이면 열용량 C_p와 ΔS도 온도에 독립적이다. 이런 경우에 $\Delta F = \Delta H - T\Delta S$이고, 평형상수식 $\Delta F = -RT \ln K$와 조합하면 평형상수의 온도 의존성을 나타내는 또 다른 식을 얻을 수 있다.

$$\ln K = -\frac{\Delta H^\circ}{RT} + \frac{\Delta S^\circ}{R} \tag{145}$$

이 식은 평형상수의 로그값을 $1/T$에 대해 플롯하면 직선적임을 나타낸다. 따라서 기울기와 절편으로부터 ΔH°와 ΔS°를 얻을 수 있다. 이상용액에서 고체의 용해도는 평형의 특별한 형태에 속하므로 여기에 다음과 같이 나타낼 수 있음을 알 수 있다.

$$\ln \frac{X_2}{X_1} = \frac{\Delta H_f}{R}\left(\frac{T_2 - T_1}{T_1 T_2}\right) \tag{146}$$

예제 22. 온도 1900, 2100, 2400 및 2600 K에서 측정한 평형상수가 23100, 68600, 251000 및 503000 일 때 ΔH 및 ΔS를 구하라.

풀이 ln K에 대해서 $1/T$을 플롯하여 기울기가 -2.19×10^4이고 절편은 3.13이다.
즉, ΔH는 182 kJ/mol이고, ΔS는 26.0 J/K/mol이다.

연 습 문 제

일

1. Hill에 의하면(Adventures in Biophysics, Oxford University Press, 1931) 위는 염산농도가 5.0×10^{-8} M인 혈액에서 0.14 M의 농도로 HCl을 분비한다. 37℃에서 HCl 1몰을 이동시키는 데 한 일을 계산하라.

답 9100 cal/mol

2. 지름 25 cm의 피스톤이 9 atm의 압력에 대항하여 15 cm 움직였을 때에 한 일은 얼마인가?

답 66.268 l-atm

3. 1 mol의 이상기체가 정압 1 atm에서 0℃로부터 100℃까지 가열될 때의 팽창에 의한 일을 계산하라.

답 198.7 cal/mol

4. 1 atm, 0℃ 및 1 atm, 100℃에서 액체물의 밀도는 각각 0.99987 g/cc 및 0.95838 g/cc이다. 1 mol의 물이 정압, 1 atm에서 0℃로부터 100℃까지 가열될 때의 팽창에 의한 일을 계산하라.

답 7.8×10^{-4} l-atm

5. 25℃에서 10 l의 이상기체를 1.5 l까지 정온가역적으로 압축하였을 때 주위로부터 2250 cal의 일을 받았다. 이 이상기체는 몇 몰인가?

답 $n = 2.01$ mol

6. 2.5 mol의 이상기체가 25℃에서 압력 10 atm으로부터 1 atm까지 정온팽창하였을 때의 최대일을 계산하라.

답 3410 cal 또는 140.8 l-atm

7. 100 g의 벤젠증기(액체벤젠은 섞여 있지 않다)를 80.2℃, 760 mm에서 100 mm까지 정온가역적으로 팽창시킨다. 벤젠증기를 이상기체라고 가정한다. (a) 이 팽창으로 얻을 수 있는 일은 얼마인가? (b) 80.2℃ 대신 100℃라면 일은 얼마인가?

답 1824 cal, 1925 cal

제 1 법칙

8. 수산화칼슘의 제조반응의 반응열은 다음과 같다.

$$CaO_{(s)}+H_2O_{(l)} = Ca(OH)_{2(s)},\ \Delta H_{25℃} = -15.6\ \text{kcal}$$

25℃에서 $Ca(OH)_2$의 표준생성열 $\Delta H°$는 얼마인가? 물과 산화칼슘의 생성열은 각각 −68.3 kcal/mol 및 −151.9 kcal/mol이다.

답 $\Delta H°\ [Ca(OH)_{2(s)}] = -235.8$ kcal

9. n-부탄의 물열용량의 식은 $C_p = 4.64+0.0558\,T$이다. 1 mol을 25 ℃에서 300 ℃까지 온도를 올리는 데 필요한 열량을 계산하라.

답 7966 cal/mol

10. CO_2 1 mol을 (a) 정압에서, (b) 정용에서, 0 ℃로부터 300 ℃까지 올리는 데 필요한 열량을 각각 계산하라. 또 (c) 0 ℃와 300 ℃ 사이에서의 CO_2의 평균 몰열용량은 얼마인가? CO_2에 대하여 $C_p = 6.40 + 10.2\times10^{-3}\ T - 35\times10^{-7}\ T^2$이다.

답 (a) 3020 cal/mol, (b) 2420 cal/mol, (c) 10.067 cal/mol°K

11. 산소 1 mol이 25 ℃, 100 atm으로부터 10 atm까지 단열팽창하였다. 최종용적을 구하라. 산소를 이상기체라고 가정한다.

답 1.268l

12. 다음의 열역학방정식을 이용하여 가성소다의 생성열을 계산하라.

$$Na_{(s)} + H_2O_{(l)} + aq = NaOH_{(aq)} + \frac{1}{2}H_{2(g)}, \quad \varDelta H^\circ = -43.8\ \text{kcal} \quad (1)$$

$$H_{2(g)} + \frac{1}{2}O_{2(g)} = H_2O_{(l)}, \quad \varDelta H^\circ = -68.3\ \text{kcal} \quad (2)$$

$$NaOH_{(s)} + aq = NaOH_{(aq)}, \quad \varDelta H^\circ = -10.3\ \text{kcal} \quad (3)$$

답 $\varDelta H^\circ = -101.8$ kcal/mol

13. 25 ℃에서 $H_2O_{(l)}$의 생성열은 −68.3 kcal/mol이고 증발열은 10.5 kcal/mol이다. $H_2O_{(g)}$의 생성열은 얼마인가?

답 $\varDelta H = -57.8$ kcal/mol

엔트로피

14. 0 ℃에서 얼음 1몰이 융해되는 과정의 엔트로피 변화는 얼마인가? 또 주위의 엔트로피 변화는 얼마인가?

답 $\varDelta S_{H_2O} = 5.26$ cal/mol deg, $\varDelta S_{surr} = -5.26$ cal/mol deg

15. 50 ℃에서 어떤 단백질이 반응열 7000 cal/mol로서 가역적으로 변성을 일으킨다.

천연단백질 ⇄ 변성단백질, $\varDelta H_{50} = 7000$ cal/mol

이 계는 평형상태에 있고 $\varDelta F = 0$이다. 이 반응에 대한 엔트로피 변화를 계산하라.

답 $\varDelta S = 21.7$ cal/mol deg

16. 증기기관이 120 ℃와 30 ℃ 사이에서 움직이고 있다. 1000 joule의 일을 얻기 위해서는 고열원에서 제거되어야 할 최소열량은 얼마가 되겠는가?

답 $Q_2 = \dfrac{393.1\times1000}{90} = 4367$ joule

17. 96.9 ℃에 유지되고 있는 항온조가 온도 26.9 ℃의 방 안에 놓여 있다. 어떤 시간 동안에 열이 항온조로부터 방안 공기로 새로 나왔다고 한다. (a) 항온조 속의 물질의 엔트로피의 변화는 어떠한가? (b) 방 안의 공기의 엔트로피 변화는 어떠한가? (c) 이 과정은 가역적이었던가? 또는 비가역적이었던가?

답 (a) −2.70 cal/°K, (b) 3.33 cal/°K, (c) 0.67 cal/°K 엔트로피가 증가하였으므로 이 과정은 비가역적이다.

18. 0 ℃, 1 atm에 있는 이상 단원자기체 1 mol이 100 ℃, 2.5 atm으로 되었다. 엔트로피 변화를 계산하라.

답 $\Delta S = -0.27$ eu

19. 정압하에서 탄산가스의 몰용량은 $C_p = 7.70 + 5.3 \times 10^{-3}\ T - 0.83 \times 10^{-6}\ T_2$ cal/mol °K로 표시된다. 1 mol의 탄산가스가 정압하에서 100 ℃로부터 0 ℃로 냉각되었을 때의 엔트로피 변화를 계산하라

답 $\Delta S = -2.905$ eu

자유에너지

20. 어떤 반응에서의 자유에너지 변화 ΔF는 25 ℃에서 -20.5 kcal/mol이고, 35 ℃에서는 -20.0 kcal/mol이다. 30 ℃에서 일어나는 반응에 대한 엔트로피 변화 ΔS와 엔탈피 변화 ΔH의 근사식을 계산하라.

답 $\Delta S = -50$ eu, $\Delta F = -35.4$ kcal

21. 160 ℃에서 액체수은의 증기압은 4.19 mm이다. 160 ℃에서 액체수은과 평형에 있는 1 mol의 수은증기가 같은 온도에서 1 atm까지 팽창할 때의 자유에너지 변화를 계산하라. 이 때 증기는 이상 단원자기체와 같이 행동한다고 생각한다.

답 $\Delta F = 1.82 \times 10^{11}$ erg

22. 760 mm에서 1.12 L를 차지하는 이상기체가 0.20 L이 될 때까지 0 ℃의 정온에서 압축되었을 경우 자유에너지 변화 ΔF를 계산하라.

답 $\Delta F = 47$ cal

제 3 장

약품분자들의 몇 가지 물리적 성질

3-1 서 론

약물분자의 물리적 성질에 관한 연구는 제품의 제제설계의 선결조건이고 종종 이러한 연구를 통하여 분자구조와 약물작용 사이의 관계를 잘 이해할 수 있다. 이러한 성질들은 加成性(additive : 분자 내의 각 원자의 성질의 합이라는 의미) 혹은 구조성(constitutive : 분자 내의 각 원자 또는 원자단의 구조적 배열에 의존)으로 여겨질 수 있다. 질량은 가성성이며 반면에 선광도는 구조성이라고 생각된다.

많은 물리적 성질들은 대부분 구조성이고 가성성도 어느 정도 갖고 있다. 예를 들면, 화합물의 몰 굴절은 그 물질을 구성하는 원자 및 원자단 굴절의 합이다. 그러나 각각의 원자단에 있어서 원자의 배열은 서로 다르기 때문에 두 분자의 굴절률도 다르다. 즉, 두 개의 서로 다른 분자 내의 각각의 원자단은 분자 전체의 굴절에 대해 서로 다른 양만큼 기여한다. 계산의 예로 설명하면 가성성과 구조성의 원리가 명백해질 것이다. 동일수의 탄소, 수소, 산소원자를 갖는 다음과 같은 두 개 물질의 몰 굴절률은 〈표 **3 · 1**〉을 사용하여 계산할 수 있다.

$$C_2H_5-\overset{\displaystyle O}{\overset{\|}{C}}-CH_3$$

8 H	8×1.100=8.800
3 C(single)	3×2.418=7.254
1 C(double)	1×1.733=1.733
1 O(C=O)	1×2.211=2.211
	19.998=20.0

$$CH_3 — CH = CH — CH_2 — OH$$

8 H	8×1.100=8.800
2 C(single)	2×2.418=4.836
2 C(double)	2×1.733=3.466
1 O(OH)	1×1.525=1.525
	18.617=18.7

이처럼 이들 두 화합물은 어떤 특정원자들을 같은 수만큼 갖고 있지만 이들의 몰 굴절률은 같지 않다. 원자들의 몰 굴절은 가성성이나 탄소와 산소는 굴절에 대해서는 구조성이다. 1 중결합의 탄소는 2 중결합의 탄소와 똑같을 수 없으며, carbonyl 산소(C=O)는 hydroxyl 산소와 같지 않다. 따라서 두 물질은 가성성, 구조성을 나타내며 서로 다른 몰 굴절률을 가진다.

가성성, 구조성, 가성성-구조성들은 이 장에서 그리고 이 책의 다른 부분에서 다룰 것이다. 분자의 전체 물리적 성질에 미치는 원자 및 원자단의 기여는 유용한 원리이다. 왜냐하면 실험적으로 이와 같은 성질을 측정하는 것이 곤란하든가 불가능할 때 물리화학적 성질의 평가를 가능하게 해주기 때문이다. 원자단 기여에 대한 방법은 제 **6** 장에서 다시 언급할 것이다.

〈표 **3 · 1**〉 원자와 원자단의 몰 굴절률에 대한 기여

C−(single)	2.418
−C=(double)	1.733
−C≡(triple)	2.398
Phenyl(C_6H_5)	25.463
H	1.100
O(C=O)	2.211
O(O−H)	1.525
O(ether, ester, C−O)	1.643
Cl	5.967
Br	8.865
I	13.900

물리적 성질에는 분자와 잘 정리된 형태의 에너지 혹은 그 외의 외부측정 기준과의 사이의 특이적 관계가 포함되어 있다. 예를 들면, 무게의 개념은 물체의 질량을 비교하기 위해 외부의 기준으로서 중력을 사용하는 반면, 선광도(optical rotation)의 개념에서는 분자의 선광도를 나타내기 위해 편광(plane-polarized light)을 사용한다.

물리적 성질들은 쉽게 측정 계산되며 재현성이 있어야 한다. 밀접한 관련이 있는 분자들의 물리적 성질과 화학적 성질을 연결시킴으로써 i) 약물분자의 공간적 배열을 나타내는 결론이 유도될 수 있다. ii) 분자의 상대적, 화학적 또는 물리적 거동에 대한 증명을 제공한다. iii) 특별한 의약품의 정성 및 정량분석 방법을 제공한다. i)과 ii)를 결합시키면 화학적 성질과 작

용기능에 관한 의미를 알 수 있으며, 이러한 것은 선택적 약리 활성을 갖는 새로운 분자를 만드는 데 필요하다. iii)은 연구자에게 약물의 설계와 제조에 대한 수단을 제공하여, 분석자에게는 약물제품의 품질을 평가하는 데 필요한 폭넓은 방법을 제공한다.

이 장에서는 분자의 일부 중요한 물리적 성질, 즉 분광광도계에서 발견되는 전자기에너지 혹은 질량분광계에서 발견되는 에너지를 갖는 전자와의 상호작용을 나타내는 성질을 고찰한다. 이 장에서 표시하는 모든 양(quantity)은 표준국제단위(SI) 표시이다.

3-2 분자의 일부 중요한 물리적 성질

1 전자기파(electromagnetic radiation)

전자기에너지는 연속파 형태의 특징을 갖고 있으며 이것의 성질은 파의 크기와 모양에 의존한다. 모든 파의 형태와 마찬가지로 전자기파는 파동모델과 전자의 한 점에서 진동하는 場(field)을 사용하여 기술할 수 있다. 어떤 경우에도 파는 특징 있는 진동수, 보통은 큰 주파수를 가진다. 이 진동수 ν는 1초에 어떤 고정된 한 점을 1초간에 통과하는 파장수이다. 파장 λ는 1개 파의 범위, 즉 연속적인 극대값 사이의 거리를 나타내며 다음 식에 의하여 진동수와 관계될 수 있다.

$$\lambda\nu = c \qquad (1)$$

여기서 c는 광속인 3×10^8 m/sec이다.

파수 $\bar{\nu}$는 다음 식으로 정의된다.

$$\bar{\nu} = \frac{\nu}{c} \qquad (2)$$

여기서 파수(cm^{-1})는 진공 중 복사선 1 cm에서 발견되는 파장의 수이다.

전자기스펙트럼은 파장 또는 파수에 따라 〈표 **3 · 2**〉와 같이 분류되고 파의 에너지가 증가함에 따라 파장은 짧아진다. 초등양자이론에 의하면, 화학종에 의해 흡수된 파의 에너지는 원자 또는 분자에서 일어나는 각 에너지 천이에 상당하는 일정의 불연속 값을 갖고 있다. 양자화된 전자기에너지의 파장에 의해 생기는 스펙트럼으로부터 분자 또는 원자의 정보를 알 수 있다.

2 원자스펙트럼(atomic spectra)

어떤 파장을 갖는 전자기파와 원자궤도의 전자와의 상호작용으로부터 스펙트럼이 얻어진다. 만약, 광(flame) 또는 어떤 다른 에너지원으로부터의 다량의 에너지가 원자의 전자를 여기시키면 이들 상호작용은 발광(emission)스펙트럼을 나타낸다. 이들 여기에너지를 잃는 과정에서 이들 원자들은 더 낮은 에너지상태로 돌아가면서 불연속파를 방출한다. 만약에 어떤 특정의 파장이 시료를 통과해 전자의 여기(excitation)에 기인하는 복사선강도의 감소가 측정되면 이

〈표 3 · 2〉 전자기스펙트럼

스펙트럼 영역	파 장	파 수	진 동 수	광 원
	λ (m)	$\bar{\nu}$ (cm^{-1})	Hz*	
Gamma rays	10^{13} 3×10^{-10}	10^{11} 3.3×10^{7}	3×10^{21} 1×10^{18}	Nuclear transformations
X-rays	3×10^{-8} (=30 nm)	3.3×10^{5}	1×10^{16}	Inner-shell electron transitions
Vacuum ultraviolet	2×10^{-7} (=200 nm)	5×10^{4}	1.5×10^{15}	Ionization and valence electron transitions
Near ultraviolet	4×10^{-7}	2.5×10^{4}	7.5×10^{14}	
Visible	7.5×10^{-7} (=750 nm)	1.3×10^{4}	4×10^{14}	Valence electron transitions
Near infrared (overtone region)	2.5×10^{-6}	4×10^{3}	1.2×10^{14}	
Infrared(fundamental region)	2.5×10^{-5}	4×10^{2}	1.2×10^{13}	Molecular vibrations
Far infrared	10^{-3}	10^{1}	3×10^{11}	Molecular vibrations or rotations
Microwaves	10^{-1}	10^{-1}	3×10^{9}	Electron spin transitions
Radiowaves	10^{3}	10^{-5}	3×10^{5}	Nuclear spin transitions

* Hz = hertz = waves/sec

상호작용은 흡수스펙트럼을 만들어 낸다. 양자화된 에너지의 흡수 또는 방출은 원자 또는 분자의 전자궤도 천이에 해당한다. Bohr의 모델에 의하면 일정궤도에서의 전자에너지는 다음 식으로 표시할 수 있다.

$$E = -\frac{2\pi^2 Z^2 me^4}{n^2h^2} \tag{3}$$

여기서 Z는 원자번호 혹은 원자의 유효 핵전하, m은 전자의 질량(9.1×10^{-31} kg), n은 궤도의 주양자수, e는 전자의 전하(1.602×10^{-19} coulomb 혹은 1.519×10^{-14} $m^{3/2}$ $kg^{1/2}$ s^{-1}), h는 프랑크 상수인 6.626×10^{-34} Js이다. 전자기파의 광양자에너지를 E로 표시하면

$$E = hc\bar{\nu} \tag{4}$$

식이 되며, 식 (4)를 식 (3)에 대입하면

$$\bar{\nu} = -\frac{2\pi^2 Z^2 me^4}{n^2 h^2 c} = -\frac{2\times(3.14)^2\times(1)^2\times(9.1\times10^{-31})\times(1.519\times10^{-14})^4}{n^2\times(6.626\times10^{-34})^2\times(3\times10^8)}$$

$$= \frac{-1.097\times10^7}{n^2}\,\mathrm{m}^{-1} = \frac{-109,700}{n^2}\,\mathrm{cm}^{-1} \quad (5)$$

$n = 1$ 이 수소원자의 기저상태에 대응한다면 분자인 $-109,700\ \mathrm{cm}^{-1}$은 기저상태의 양자에너지와 다음 전자궤도($n = 2$)의 양자에너지 사이의 에너지 차를 파수로 나타낸 것이다. 이 파수 $109,700\ \mathrm{cm}^{-1}$는 Rydberg 상수 R_∞로 알려져 있으며, 다음과 같은 식으로 원자의 양자화된 에너지와 관계가 있다.

$$\bar{\nu} = R_\infty\left(\frac{1}{n_1^2} - \frac{1}{n_2^2}\right) \quad (6)$$

여기서 n_1과 n_2는 원자의 전자천이에 관계되는 궤도상태에 대한 주양자수이다.

예제 1. 수소의 원자스펙트럼(자외부)의 두 번째 선(line)의 파수와 파장은 얼마인가?

풀이 두번째 선은 $n_2 = 3$ 에 해당하므로

$$\bar{\nu} = R_\infty\left(\frac{1}{n_1^2} - \frac{1}{n_2^2}\right) = R_\infty\left(\frac{1}{1^2} - \frac{1}{3^2}\right)$$

$$= 109,700\times(0.889) \cong 97,500\ \mathrm{cm}^{-1}$$

이것은 식 (1)과 식 (2)로부터 103 nm의 파장에 해당한다. 이 점은 수소원자스펙트럼의 Lyman (자외) 계열로서 얻어진다. 일반적으로 각 양자수 n_1과 n_2를 가지는 전자에너지간의 차이인 $E_2 - E_1$은 다음 식으로 표시된다.

$$E_2 - E_1 = \frac{2\pi^2 Z^2 me^4}{h^2}\left(\frac{1}{n_1^2} - \frac{1}{n_2^2}\right) \quad (7)$$

예제 2. (a) 수소원자의 전자를 기저상태($n_1 = 1$)로부터 제 2 의 궤도($n_2 = 2$)로 진행시키기 위해 흡수되는 파의 양자에너지는 얼마인가?

(b) 식 (6)을 식 (7)에 대입하면

$$E_2 - E_1 = \frac{2\pi^2 Z^2 me^4}{h^2}\left(\frac{\bar{\nu}}{R_\infty}\right) \quad (8)$$

이 식을 사용하여 1개의 전자가 $n = 1$ 궤도로부터 $n = 2$ 궤도로 옮길 때 그 스펙트럼의 선의 파장은 얼마인가? $E_2 - E_1 = 1.63\times10^{-18}$ J이다.

풀이 (a) $$E_2 - E_1 = \frac{2\times(3.14)^2\times(1)^2\times(9\times10^{-31})^2\times(1.519\times10^{-14})^4}{(6.626\times10^{-34})^2}\times\left(\frac{1}{(1)^2} - \frac{1}{(2)^2}\right)$$

$$= 1.63\times10^{-18}\ \mathrm{J} \qquad \mathrm{J} = \mathrm{kg}\times\mathrm{m}^2\times\mathrm{s}^{-2}\ (\mathrm{SI}\ 단위)$$

(b) $E_2 - E_1 = 1.63\times10^{-18}$

$$= \frac{2\times(3.14)^2\times(9.1\times10^{-31})\times(1.519\times10^{-14})^4}{(6.626\times10^{-34})^2}\times\left(\frac{\bar{\nu}}{109,700}\right)$$

$$\bar{\nu} = \frac{(1.63\times10^{-18})\times(1.097\times10^{5})\times(6.626\times10^{-34})^2}{2\times(3.14)^2\times(1)^2\times(9.1\times10^{-31})\times(1.519\times10^{-14})^4} = 81.860\ \text{cm}^{-1}$$

따라서 식 (1)과 식 (2)에 의해

$$\lambda = \frac{1}{\bar{\nu}} = \frac{1}{81,060} = 1.22\times10^{-5}\text{cm} = 122\ \text{nm}$$

이것은 Lyman 계열의 첫 번째 선이고 두 번째 선보다 장파장이기 때문에 낮은 에너지를 가진다(예제 **1**). 이것은 보다 높은 궤도로 이행되는 전자는 보다 큰 에너지 변화를 겪는다.

예 제 3. (a) 수소원자의 기저상태에 있어서 전자의 에너지는 얼마인가?
(b) $n = 2$ 상태에 있어서의 전자의 에너지는 얼마인가?

풀 이 (a) 식 (3)을 사용하면

$$E = -\frac{2\times(3.14)^2\times(1)^2\times(9.1\times10^{-31})\times(1.519\times10^{-14})^4}{(1)^2\times(6.626\times10^{-34})^2}$$

$$= -2.18\times10^{-18}\ \text{J}$$

(b) 기저상태의 전자의 에너지가 -2.18×10^{-18}J이고 $n = 2$ 상태로 옮기는 데 얻어지는 에너지가 1.63×10^{-18} J〔예제 **2** (a)〕이므로, 이 상태에 있어서의 전자의 에너지는

$$(-2.18\times10^{-18}) + (1.63\times10^{-18}) = -0.55\times10^{-18}\ \text{J}$$

기저상태에 있어서의 수소원자의 전자는 가장 낮은 에너지(가장 음의 E 값)를 갖고 있으나, 보다 높은 전자상태($n = 2$)에서의 전자는 더 높은 에너지(더 작은 음의 E 값)을 갖는 점에 주의한다.

전자가 원자를 떠나는 데 충분한 에너지를 획득할 때, 전자는 핵으로부터 무한한 거리에 있는 것으로 간주되어 핵은 더 이상 전자에 영향을 미치지 않는다고 여겨질 수 있다. 핵이온화를 시키는 이 과정에 필요로 하는 에너지를 **이온화 전위**(ionization potential)라고 한다. 이 과정이 $n = \infty$일 때 일어나는 것으로 간주하면 기저상태($n = 1$)로부터 $n = \infty$로의 이온화 전위는

$$E_2 - E_1 = \frac{2\pi^2 Z^2 me^4}{h^2}\left(\frac{1}{1} - \frac{1}{\infty}\right)$$

$\frac{1}{\infty} = 0$ 이기 때문에 이 식은

$$E_2 - E_1 = \frac{2\pi^2 Z^2 me^4}{h^2}$$

이것은 $n = 1$ 일 때의 $-E$와 같다〔식 (3)〕. 따라서 이온화 전위는 정확히 기저상태에 있어서의 음의 전자의 에너지와 같다. 이것은 기저상태의 정의를 $n = 1$의 궤도와 무한히 떨어진 거리 사이의 에너지 차로 생각하고 있기 때문에 맞다. 주기표의 각 원소는 전자천이상태와 관계하고 있는 특징 있는 원자스펙트럼을 나타낸다. 특정원자와 관계하는 더 민감한 스펙트럼의 파장 일부를 〈표 **3 · 3**〉에 나타냈다.

〈표 3·3〉 특성원소의 검출에 사용되는 전자천이와 관계하고 있는 스펙트럼파장

원　소	파장 (nm)
Ag	328.1, 338.3
As	193.7, 235.0
Ca	422.7, 554, 622
Na	589.0
Cu	324.8
Hg	253.7
Pb	405.8
Zn	213.9,404.4
K	766.5

3 분자스펙트럼(molecular spectra)

분자에 의한 전자기파의 흡수는 원자에 대해 설명한 전자천이뿐 아니라 진동 및 회전천이를 포함한다. 이들 추가적인 천이는 분자스펙트럼을 원자스펙트럼보다 복잡하게 만든다. 추가적인 천이는 원자간의 결합의 신축(stretching) 혹은 변각(bending)과 관련된 분자 내의 진동(vibration) 또는 분자의 그 중심 주위를 회전시키는 에너지 상호작용으로부터 일어난다. 진동의 경우 원자간의 결합은 원자간 스프링으로(그림 **3·11**) 간주될 수 있으며, 이것은 에너지준위에 따라 여러 신축 또는 변각의 형태로 진동하는 것이 가능하다. 반면에 회전의 경우는 에너지준위에 따라 회전하는 팽이와 같다. 그 밖의 분자는 특정 방향으로의 병진운동(translation)과 관련된 운동에너지를 갖고 있다.

이들 여러 천이에 관계하는 에너지준위는 각각 상당히 다르며, 전자가 한 궤도로부터 다른 궤도로 이동하는 데(전자천위) 관련된 에너지는 10^{-18} J 인 반면에 진동변화에 수반되는 에너지는 포함된 원자에 $10^{-19}-10^{-20}$ J 이고, 그리고 회전의 변화에 대한 에너지는 10^{-21} J 이다. 병진변화에 관계하는 에너지는 더욱 작아 10^{-35} J 이다. 이들 각 천이와 관계된 에너지는 분자를 구성하고 있는 원자와 결합에 의존하고 있다. 분자의 각 전자에너지는 보통 여러 개의 가능한 진동상태가 있고, 이들의 각자는 여러 회전상태를 가진다(그림 **3·1**). 병진상태는 헤아릴 수 없을 정도로 많고, 더욱이 병진상태 사이의 에너지는 매우 작기 때문에 이들은 보통 에너지의 연속형으로 간주되어 양자화하고 있는 것으로 취급되지 않는다. 분자의 전체 에너지는 전자, 진동, 회전, 병진에너지의 합이다.

분자가 전자기파를 흡수할 때 흡수된 양자에너지의 양에 따라 어떤 천이가 일어난다. 〈그림 **3·1**〉에서 에너지천이 ΔE_1에 해당하는 파(선 a)의 흡수에 의해 기저상태(S_0)의 가장 낮은 준위로부터 여기전자상태(S_1)로의 전자천이가 생겨난다. 분자의 전자천이는 자외 혹은 가시선에 해당하는 에너지를 수반하는 반면 단순한 진동천이(선 b)는 근적외선을 수반하고, 회전천이(선 c)는 전체 적외파장 영역의 낮은 에너지파와 관계한다. 전자의 천이와 관계 있는 비교적

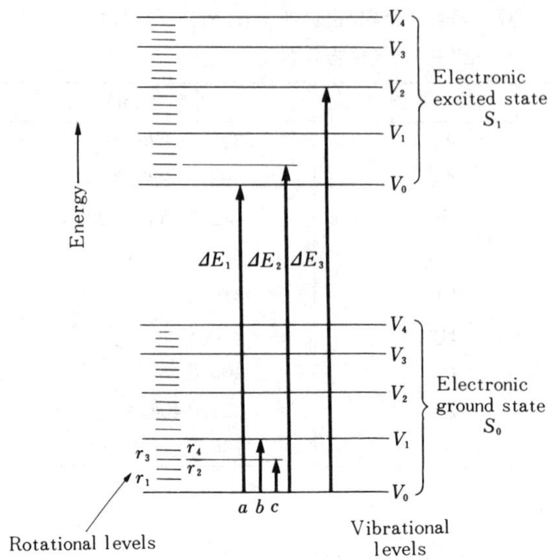

〈그림 3·1〉 분자 에너지준위와 (a) 전자, (b) 진동, (c) 회전천이

큰 에너지는 여러 서로 다른 진동과 회전의 변화를 일으킨다. 여기된 전자상태에서의 회전과 진동 성질의 약간의 차가 스펙트럼을 복잡화시킨다. 이들 차이는 자외 그리고 적외 영역의 특징인 폭넓은 스펙트럼을 낳는다. 반면에 적외영역에서는 각 진동 또는 회전변화의 특징인 날카롭고 좁은 스펙트럼이 생긴다.

분자에 의해 흡수된 에너지는 자외, 가시 그리고 적외 영역에서 소수의 불연속파장에서만 나타나든가 혹은 그 흡수가 다수 일어나고, 예상된 것보다 긴 파장에서 나타날 수도 있다. 더 긴 파장을 포함하는 후자의 경우는 벤젠과 같은 공명구조를 갖는 물질들에서 보통 발견된다. 벤젠에서는 결합이 공명에 의하여 늘어나 있으며 예측보다 낮은 에너지천이를 가진다. 마이크로파 및 라이오파의 전자기에너지가 분자에 흡수될 수 있다. 저에너지천이는 마이크로파 영역에 있어서의 전자들의 스핀과 라디오파 영역에 있어서의 핵스핀을 포함하고 있다. 이들 천이의 연구는 전자스핀공명(ESR)과 핵자기공명(NMR)분광법의 영역으로, 이들 여러 형태의 분자분광학은 다음에 논의하겠다.

4 자외 및 가시분광광도계(ultraviolet and visible spectrophotometry)

용액 중의 유기화합물이 가시 혹은 자외 영역의 빛을 받으면 이들은 흡수와 관계하고 있는 전자천이의 형태에 따라 특정파장의 빛을 흡수한다. 예를 들면, σ 형결합을 갖고 있는 파라핀은 $\sigma \rightarrow \sigma^*$ 전자천이만을 수행한다. *표시는 양자화된 양의 에너지를 흡수한 후의 전자의 여기상태를 나타낸다. 이들 전자천이는 진공자외 영역에 있어서 단파장으로부터 얻어지는 비교적 높은 에너지로부터 생긴다(파장 100~150 nm). 만약 분자 내에 카르보닐기가 존재한다면 이 관능기의 산소원자는 한 쌍의 비결합(n)전자를 가지며 이들 전자는 $n \rightarrow \pi^*$ 혹은 $n \rightarrow \sigma^*$ 전자궤도 천이를 행할 수 있다. 이들 천이는 $\sigma \rightarrow \sigma^*$ 천이보다 낮은 에너지를 필요로 하며, 따라서 보다 긴 파장의 빛의 흡수가 일어난다.

아세톤의 경우 이들 $n \rightarrow \pi^*$ 혹은 $n \rightarrow \sigma^*$ 천이는 각각 280과 190 nm에서 일어난다. aldehyde와 ketone 의 경우 270~290 nm의 자외스펙트럼 영역이 이들 $n \rightarrow \pi^*$ 전자천이와 관련되어 있어 이러한 점을 이용하여 이들 물질을 확인할 수 있다. 이처럼 분자의 기저상태에 존재하는 전자궤도의 형태가 흡수스펙트럼의 영역을 결정한다. 카르보닐기처럼 자외 혹은 가시광선의 흡수에 직접 관련된 분자의 부분을 **발색단**(chromophore)이라고 한다.

분자의 전자천이는 결합(예로서 σ 또는 π) 혹은 비결합(n) 기저상태 궤도로부터 반결합 여기상태 궤도(* 궤도)로의 궤도변화를 수반한다. 반결합궤도는 결합궤도보다 높은 에너지를 가지고 있으며, 또 궤도의 중첩이 없으므로 결합 형성에 지장이 된다(그림 **3·2**). 기저상태로부터 자외선이나 가시광선의 흡수를 수반하는 대부분의 전자천이는 一重項(singlet)천이로서 알려져 있다. 예를 들면, 〈그림 **3·1**〉에서 S_0에서 S_1으로의 一重項천이는 여기상태의 전자스핀이 기저상태의 전자스핀과 같은 전자궤도 변화를 나타낸다. 기저상태에 있는 전자는 다른 한 개의 전자와 쌍을 이루며, 그들은 같은 궤도를 공유하는 반대 스핀을 가진다. Brey[1] 는 분자분광학에 대한 결합의 영향에 대해 상세히 기술하고 있다.

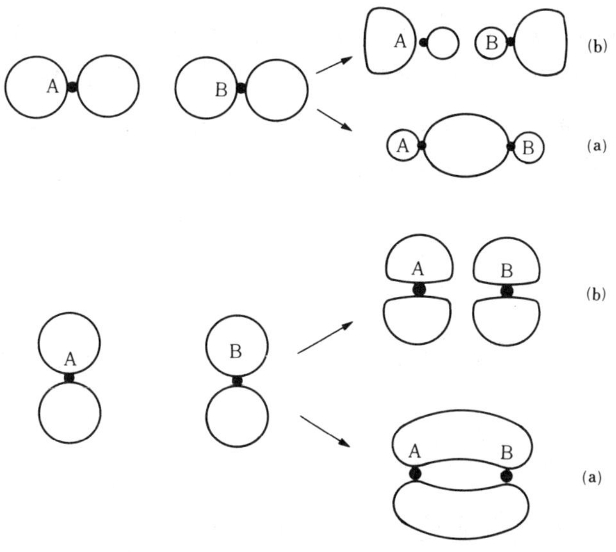

〈그림 3·2〉 원자의 2 개의 2 원자궤도로부터 형성된 대표적인 분자궤도
(a) 결합 (b) 반결합 입체배치

일정 파장의 빛의 흡수 크기는 **Beer의 법칙**을 사용하여 계산할 수 있다. 이 식은 흡수된 빛의 양(A)을 흡수하는 물질의 농도(c, g/l)와 시료를 통과하는 빛의 통과 길이(b, cm)에 의해 표현된다.

$$A = abc \tag{9}$$

여기서 a는 어떤 특정 화학종의 **흡광계수**(absorptivity)로 알려진 상수이다(liter g^{-1} cm^{-1}

단위). 만약에 c의 단위가 molar/liter 라면 이 때의 상수 a는 ε이라 하여 몰 **흡광계수**(liter mol^{-1} cm^{-1})라 한다. 흡광계수는 분자 그 자체뿐 아니라 사용된 용매, 온도 및 분석에 사용되는 빛의 파장에 의존한다. A는 **흡광도**(absorbency)라 하며 빛의 투과도(transmittance)와 다음과 같은 식으로 연결시킬 수 있다.

$$A = -\log \frac{I_0}{I} = -\log T \qquad (10)$$

여기서 I_0는 입사광의 강도이며, I는 시료를 통과한 후의 빛의 강도이다.

예제 4. (a) 0.1 N 수산화나트륨에 녹인 chlordiazepoxide 2×10^{-5} mole/liter를 함유하는 용액을 광로 1 cm의 용융실리카 측정용기(cell)에 넣었다. 파장 260 nm에서의 흡광도 A는 0.648이다. 몰 흡광계수는 얼마인가?

(b) chlordiazepoxide 용액이 1 cm 측정용기에서 260 nm일 때 0.298의 흡광도를 나타내면 이것의 농도는 얼마인가?

풀이 (a) $\varepsilon = \dfrac{A}{bc} = \dfrac{6.48\times10^{-1}}{1\times(2\times10^{-5})} = 3.24\times10^{4}$ liter $mole^{-1}$ cm^{-1}

(b) $c = \dfrac{A}{b\varepsilon} = \dfrac{2.98\times10^{-1}}{1\times(3.24\times10^{4})} = 9.20\times10^{-6}$ moles/liter

ε의 큰 값은 chlordiazepoxide가 이 파장에서 빛을 강하게 흡수하는 것을 나타낸다. 이 몰 흡광계수는 이 파장에 있어서 0.1 N NaOH 용액에 녹은 약물의 특징이며 0.1 N HCl 속에서는 같지 않다. lactam은 260 nm보다는 245 nm에서 흡수극대를 가지며, 이 lactam은 산성조건에서 약물로부터 형성되기 때문에 서로 다른 $\boldsymbol{\varepsilon}$값을 가진다.

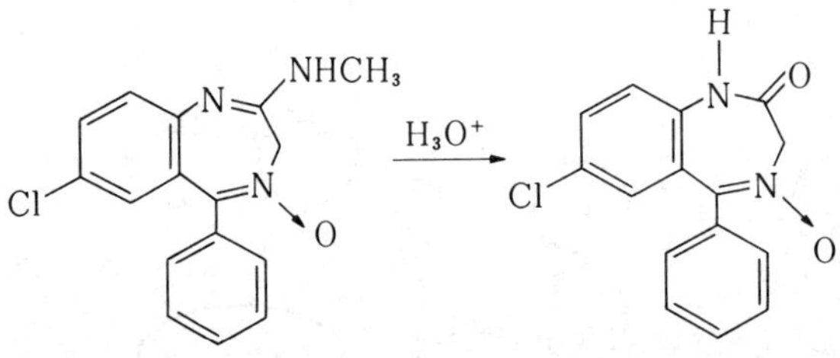

Chlordiazepoxide　　　Lactam of the drug

예제 5. aminacrine은 다음의 분자구조를 갖는 항감염약이다.

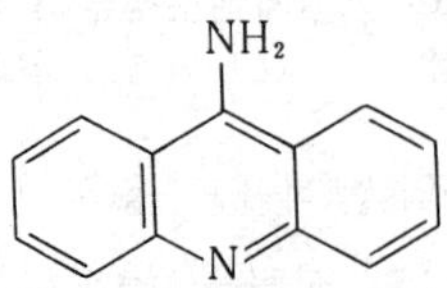

Aminacrine

acrydine 환은 매우 共役(conjugated)되어 있어 희석황산에서 260, 313, 326, 381, 400 nm에 흡수극대를 갖는 복잡한 자외스펙트럼을 나타낸다. 260, 313 nm에서 몰 흡광계수는 각각 63,900과 1130 liter mol^{-1} cm^{-1}이다. 이들 그 파장에서 검출 가능한 aminacrine 의 최소량은 얼마인가?

풀이 만약에 최소로 감지될 수 있는 약물의 흡광도 수준을 0.002라 하면, 이 때 260 nm에서는

$$c = \frac{A}{b\varepsilon} = \frac{0.002}{1\times 63,900} = 3.13\times 10^{-8}\ \text{moles/liter}$$

반면에 381 nm에서는

$$c = \frac{0.002}{1\times 1130} = 1.77\times 10^{-6}\ \text{moles/liter}$$

260 nm 흡수대에서는 거의 100 배의 강도로 약물의 검출이 가능하다. 장치의 잡음, 즉 약물이 존재하지 않을 때에 분광광도계에 의해 일어나는 방해신호 이상의 유효한 값으로서의 0.002 흡광도 수준이 이용되고 있다. 어떤 특정분석에 있어 화합물의 검출에 대한 최고흡광도 수준은 장치의 조건과 시료의 상태(예를 들면, 시료를 녹이는 데 사용한 용매) 양쪽에 의존한다.

어떤 선택된 약물의 특징적인 ε 값과 그들의 최대흡광도의 파장(이 파장에서 ε 계산)을 〈표 3·4〉에 표시했다. 흡광도는 $E_{1cm}^{1\%}$로 표시하고, 이것은 100 m*l* 용액에 용질 1 g 함유하는 용액이 통과길이를 1 cm 통과한 경우의 흡광도이다. $E_{1cm}^{1\%}$는 점차 몰 흡광계수 ε 값으로 대체되고 있다. 분자는 한 개 이상의 특징 있는 흡수파장대들을 갖고 있어 자외와 가시파장 영역에 있어서 완전한 스펙트럼은 화합물의 확인에 관한 정보를 줄 수 있다. 그와 같은 스펙트럼을 얻기 위해 기록 가능한 분광광도계를 사용한다.

〈표 3·4〉 **1 cm** 측정용기에서 측정한 여러 약물의 몰 흡광계수

약 물	ε (liter mol^{-1} cm^{-1})	파장 (nm)	용 매
Codeine phosphate	1570	284	Water
Colchicine	29,200	243	Ethanol
(+)-3-Hydroxy-*N*-methylmorphinan (Dextrorphan)	2360	279	0.1 *N* Sulfuric acid
Reserpin	14,500	267	Chloroform
Riboflavin	35,500	222	Water
Tetracycline hydrochloride	16,200	380	Water
Tolazoline	24	257	Ethanol
Prednisolone	17,500	263	Ethanol

전형적인 이중광속(beam) 분광광도계의 모식도가 〈그림 3·3〉에 표시되어 있다. 중수소 램프 광원으로부터의 광속은, 파장에 따라 분류시켜 넓은 범위로 넓히기 위해 프리즘(prism) 또는 회절격자의 분광기를 통과시킨다. 이는 적절한 슬릿(slit)을 통과시킴으로써 쉽게 특정파장을 분리시킬 수 있다. 이 분리된 빛은 회전하는 거울 또는 직교변환기(chopper)에 의해 2 개의 광속으로 분리되고, 한 개의 광속은 시료를 녹이는 데 사용하는 용매를, 그리고 다른 한 개의 광속은 시료가 들어 있는 측정용기(cell)를 통과한다.

각 광속이 각 측정용기를 통과한 후에 직교변환기-집광기의 두 번째 거울에 의해 반사된다. 이 거울에 의해 대조광과 병용광속은 교차로 선택되고 광전자배증관의 검출기에 집광된다.

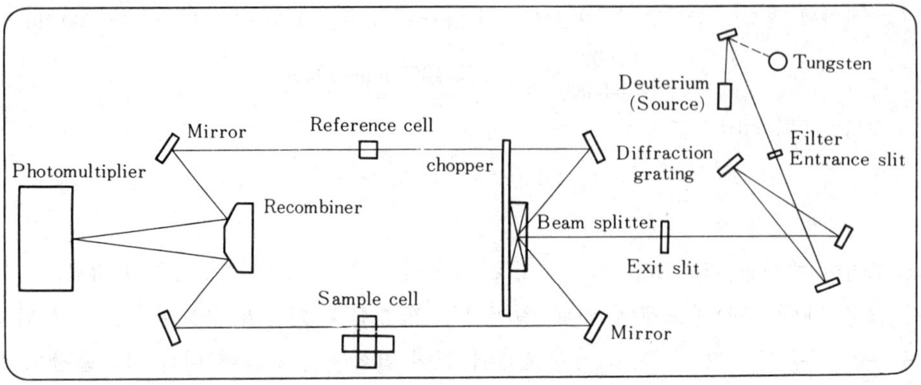

〈그림 3·3〉 이중광속 분광광도계의 모식도

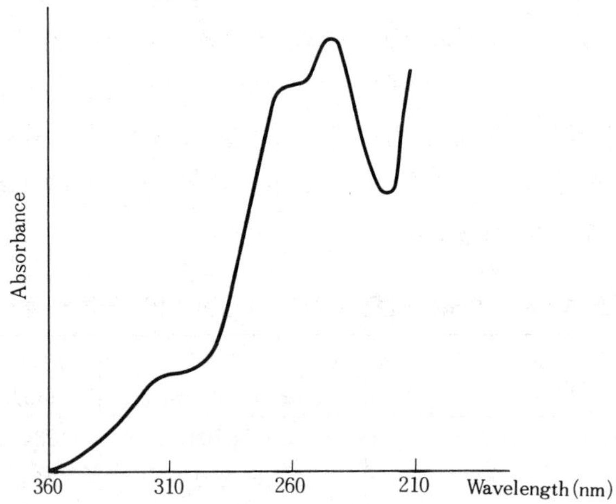

〈그림 3·4〉 nm단위의 파장함수로서 chlordiazepoxide 용액에 의한 광의 흡광도

검출기로부터의 특정광속의 강도에 비례해서 빠르게 변화하여 전류신호가 증폭기로 공급된다. 증폭기에서는 시료광속의 신호로부터 대조광속의 신호를 분리한다. 광속신호의 최종적인 차이는 스트립차트(strip-chart) 기록기에 자동적으로 기록된다. 얻어진 기록은 〈그림 **3·4**〉와 같이 파장에 대한 흡광도의 플롯으로 얻어진다.

정량분석에서는 여러 농도 기지의 표준액이 분광광도계의 시료로 이용된다. 각 용액의 흡광도는 한 개의 선택된 파장에서 결정된다(흡수극대값). **Beer**의 법칙의 **플롯**(plot)이라 알려진 것을 얻기 위해 흡광도를 농도에 대해 플롯한다. 미지시료의 농도는 그와 같은 그래프로부터 계산할 수 있다.

분광광도법은 화학평형의 연구와 화학반응속도를 결정하는 데 유용한 방법이다. 평형에 관여하는 화학종은 서로 다른 흡수스펙트럼을 나타내며, 또는 다른 평형변수가 변화하면 각 종을 대표하는 파장에서의 흡수값의 변화가 일어난다. Beer의 법칙에 의해 화학종의 농도를 결정할 수 있고 용액의 pH를 안다면 약물에 대한 pK_a 를 계산할 수 있다. 예를 들면, 약물이 염기 $[A^-]$

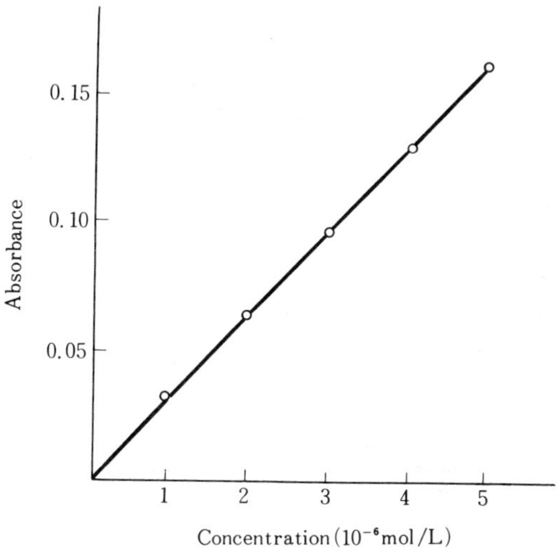

〈그림 3·5〉 chlordiazepoxide의 농도에 대한 흡광도의 Beer 법칙의 플롯

과 평형상태에 있는 free acid [HA]라면

$$pK_a = \text{pH} + \log[\text{HA}]/[\text{A}^-]$$

[HA] = [A⁻¹]일 때(분광광도법의 측정에서 이 점은 흡광도에 의해 결정된다)

$$pK_a \cong \text{pH}$$

로 된다.

예제 6. phenobarbital은 monosodium염 [A⁻]으로 240 nm에서 흡수극대를 나타내는 반면에 유리산 [HA]는 230~290 nm 파장영역에서 흡수극대값을 나타내지 않는다. 물 속의 유리산(free acid)을 희 NaOH 용액으로 서서히 적정하면(각 적정 후에 240 nm에서의 흡광도와 용액의 pH를 측정한다), 10 ml를 적정하여 pH 10이 되었을 때 흡수극대값을 나타낸다. 이 적정 결과로부터 어떻게 pK_a가 결정되는가?

풀이 흡광도를 pH 10까지의 적정범위에 걸쳐 pH에 대해 플롯하면 유리산의 반이 중화된 [HA]=[A⁻] 인 흡광도에서 중간점을 구할 수 있다. 〈그림 **3·6**〉이 흡광도의 중간점에 해당하는 pH는 pK_a, 말하자면 페노바르비탈의 첫 번째 이온화 단계에 대한 pK_1에 가깝다. 이 중간점은 pH 7.3에서 일어난다. 따라서 $pK_a \cong 7.3$이다.

만약에 어떤 특정 화학종이 다른 반응물 또는 생성물의 스펙트럼과 현저히 다른 흡수스펙트럼을 갖는다면, 반응속도는 쉽게 측정할 수 있다. 반응과정 중의 특정시간에 있어 그 화학종의 흡광도를 기록하면 이 물질의 생성 또는 소멸속도를 구할 수 있다. 만약에 어떤 다른 물질도 이 파장에서 흡수하지 않는다면 반응속도는 반응시간에 따른 흡광도의 변화속도에 비례할 것이다. 이것을 응용하면 약학적 계산에 도움이 되지만, 현재로서 분광광도법의 주된 이용은 정량분석의 영역이다. 분광광도법의 여러 응용은 Bauer 등에 의해 논의되었다.

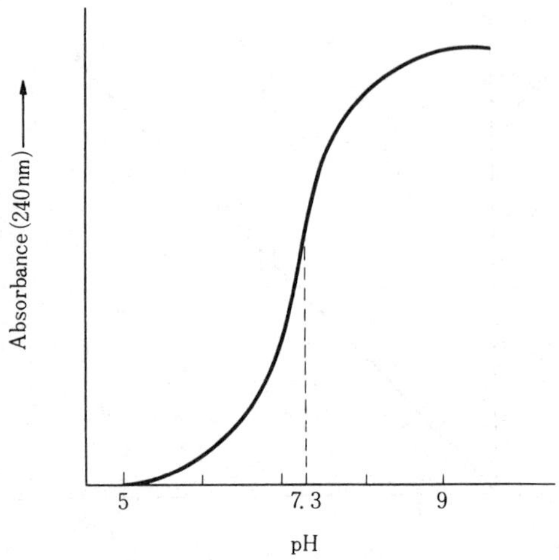

〈그림 3·6〉 페노바르비탈에 대한 분광광도 적정. 240 nm에서의 나트륨염의 pH에 대한 흡광도

5 형광과 인광(fluoresence and phosphoresence)

여기상태에 도달하기 위해 최초에 자외선을 흡수하고 기저상태로 돌아가는 과정에서 자외 또는 가시광선을 방출하는 분자를 광발광(photolumination)을 행한다고 한다. 이러한 빛의 발광은 전자가 최종적으로 기저상태로 돌아가는 기구에 따라 형광 또는 인광으로서 불리어진다. 전체 기구는 다음과 같이 기술될 수 있다.

$$S_0 + UV \rightarrow S^* \rightarrow S_0 + \text{형광}$$

(기저상태) (일중항)

↙

$$T^* \rightarrow S_0 + \text{인광}$$

(삼중항)

여기서는 지금까지 논의된 일중항의 여기상태(S^*)에 덧붙여 인광의 발생에 관계되는 삼중항 상태(T^*)가 표시되어 있다. 여기된 전자의 삼중항 상태는 여기된 일중항 상태의 전자가 스핀을 바꾸어 기저상태의 원래의 쌍을 이룬 전자와 같은 스핀의 형태로 될 때 일어난다. 삼중항 상태는 보통 기저상태로부터의 여기로 얻어질 수 없으며, 양자이론에 따라 금지된 천이로 일컬어지고 있다. 이것은 보통 항간교차(intersystem crossing)의 과정에 의해 도달한다. 이 과정에서 여기된 일중항 상태(S^*)는 약간의 에너지 감소를 수반하면서 전자의 스핀을 바꾸어 자동적으로 삼중항 상태로 변환되고 수반하는 에너지와 함께 〈그림 **3·7**〉에 나타냈다.

삼중항 상태는 여기된 일중항 상태보다 더 안정한 것으로 여겨진다. 즉, 더 긴 수명을 가진다. 빛이 분자로부터 방출되는 시간은 전자천이의 수명에 의존하므로 인광이 형광보다 여기 후에 더 긴 시간 동안 일어난다는 것을 예측할 수 있다. 보통 형광은 여기 후에 10^{-6}~10^{-9}초 동안

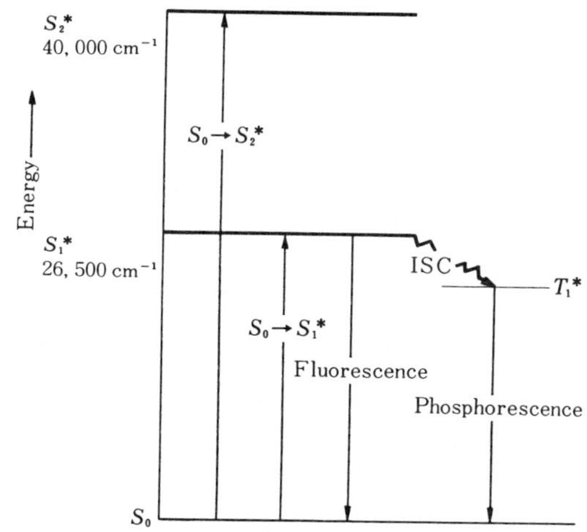

〈그림 3·7〉 형광 또는 인광을 발생하는 분자에 대한 모식적인 에너지준위도

일어난다. 이러한 짧은 수명 때문에 형광은 분자가 여기되어 있는 사이에 측정된다. 전형적인 필터형광광도계를 〈그림 **3·8**〉에 나타냈다. 형광광도는 여기를 일으키는 광속에 대해 광전자 배증관 검출기를 직각으로 놓아 측정한다. 신호의 감도는 표준용액에 대한 상대적인 형광광도로서 기록된다.

광발광은 시료의 어느 방향으로든 발생할 수 있기 때문에 검출기는 특정 파장에서 전 발광의 일부분을 감지할 수 있으나 여기에 사용된 광속으로부터의 빛은 감지할 수 없다. 형광은 보통 여기시에 사용된 빛보다 더 긴 파장을 가진다. 이것은 형광발광이 일어나기 전에 여기분자 내에 있어 내부에너지 손실이 있기 때문이다. 인광은 형광보다 더 긴 파장을 갖고, 더 긴 수명으로의 내부변환에 의한 에너지 손실뿐 아니라 항간교차에 있어 일어나는 에너지 차이 때

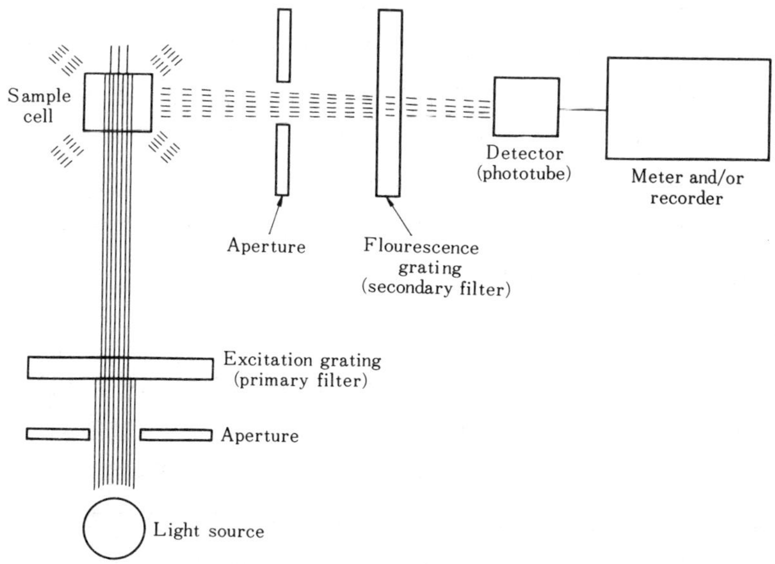

〈그림 3·8〉 필터(filter)-형광광도계의 모식도

문이다.

Parker는 인광과 이것의 응용에 대해 논의했다. 광발광은 여기 후에 기저상태로 가면서 특정광양자 발광을 수행할 수 있는 분자들에서만 일어난다. 많은 분자들이 자외선을 흡수할 수 있지만 어떤 광발광을 갖지 않는다. 이러한 경우 일중항 여기상태로부터 기저상태로의 복귀는 여기에너지의 진동에너지 혹은 에너지 이동을 야기하는 분자간 충돌 등의 내부변환을 통해 일어난다. 이들 에너지변환은 광발광보다는 열을 발생시킨다. 형광 또는 인광을 나타내는 화합물은 적어도 1개의 방향족 환을 가진다. 형광을 나타내는 약물의 예를 여기 및 발광파장과 함께 〈표 **3·5**〉에 나타냈다. 이것은 정성 또는 정량적인 분석에 사용될 수 있다. 광발광분석법은 흡광분광광도법보다 감도가 좋고 선택적이다.

〈표 **3·5**〉 여러 약물의 형광

약 품	여기파장 (nm)	방출파장 (nm)	용 매
Phenobarbital	255	410 to 420	0.1 N NaOH
Hydroflumethiazide	333	393	1 N HCl
Quinine	350	~450	0.1 N H_2SO_4
Thiamine	365	~440	Isobutanol, after oxidation with ferricyanide
Aspirin	280	335	1% Acetic acid in chloroform

6 유전상수와 유도분극

분자는 외부의 전자장 또는 극성분자 내의 영구적인 전하분리에 의해 전하의 분자를 유리할 수 있다. 전하분리의 개념을 완전히 이해하기 위해 유전상수의 개념을 이해하는 것이 필요하다.

〈그림 **3·9**〉에서처럼 전기콘덴서의 판과 같은 2개의 평행한 유도판이 어떤 매질을 매개로 거리 r만큼 분리되어 있다. 이 판을 가로질러 전위를 가하면 전류가 왼쪽 판으로부터 오른쪽 판으로 축전지를 통해 흐르며, 이것은 판 사이의 전위차가 최초의 전위차를 공급한 축전지의 전위차와 같아질 때까지 계속된다. **전기용량** C(in farads)는 판에 저장된 전하의 양 q를 판자에의 전위차 V로 나눈 값과 동일하다.

$$C = q/V \tag{12}$$

〈그림 **3·9**〉의 콘덴서의 전기용량은 두께 r뿐 아니라 판을 분리하고 있는 매질의 형태에 의존한다. 판 사이를 진공상태로 했을 때 전기용량을 C_0라 한다. 이 값은 다른 물질로 공간을 채웠을 때의 전기용량과 비교하기 위해 사용된다. 물로 공간을 채우면 전기용량은 증가하고, 이것은 물 자체가 어떤 배치를 취하고 負의 말단을 正의 콘덴서 판 가까이에 놓으며 正의 말단을 負의 판 가까이 놓을 수 있기 때문이다. 이러한 배열은 판 사이를 전자가 더 잘 흐를 수 있게 하기 때문에 부가적인 전하의 이동을 낳는다. 따라서 부가적인 전하가 가한 전압단위당

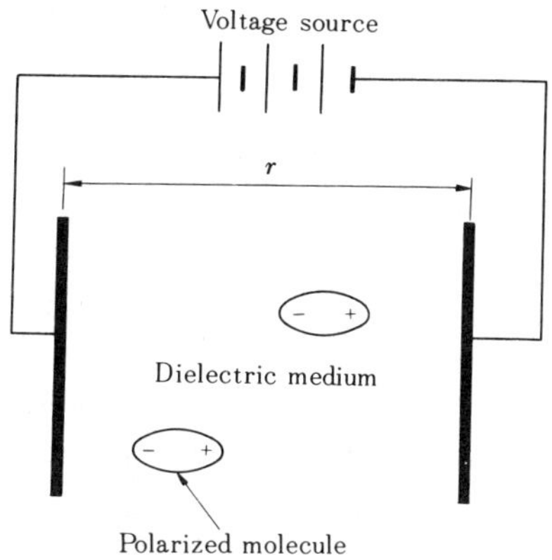

〈그림 3·9〉 평행판콘덴서

판에 생성될 수 있다. 어떤 물질로 채워진 콘덴서의 전기용량 C_x를 비교표준 전기용량 C_0로 나눈 값을 유전상수(dielectric constant)라고 한다.

$$\varepsilon = C_x / C_0 \tag{13}$$

유전상수는 2개의 전기용량비이기 때문에 보통 차원을 갖지 않는다. 액체의 유전상수를 〈표 **3·6**〉에 나타내었다. 유전상수는 oscillometry에 의해 결정될 수 있다. oscillometry에서 신호의 진동수는 2개의 평행한 판 사이의 전기용량을 전기적으로 변화시킴으로써 일정하게 유지된다. 유전상수를 측정한 액체를 그 판 사이의 유리용기 속에 넣는다. oscillometry의 방법은 Reilly에 의해 논의되어 있다. 용매혼합물의 유전상수는 Gorman과 Hall에 의하여 논의된 것처럼 약물용해도와 관련지을 수 있으며, 약물기제에 대한 ε은 Pagay 등에 의하여 보고된 것처럼 약물 혈장농도와 관련지을 수 있다.

〈표 **3·6**〉 **25**℃인 여러 액체의 유전율

물 질	유전상수	물 질	유전상수
N-Methylformamide	182	Ethyl acetate	6.02
Hydrogen cyanide	114	Chloroform	4.80
Formamide	110	Hydrochloric acid	4.60
Water	78.5	Diethyl ether	4.34 (20℃)
Glycerol	42.5	Acetonitrile	3.92
Methanol	32.6	Carbon disulfide	2.64
Tetramethylurea	23.1	Triethylamine	2.42
Acetone	20.7	Toluene	2.38
n-Propanol	20.1	Beeswax(solid	2.8
lsopropanol	18.3	Benzene	2.27
Isopentanol	14.7	Carbon tetrachloride	2.23
1-Pentanol	13.9	1,4-Dioxane	2.21
Benzyl alcohol	13.1	Pentane	1.84(20℃)
Phenol	9.8(60℃)		

적절한 용매 속의 비극성분자를 하전한 콘덴서 판 사이에 놓으면 분자의 유도분극이 일어날 수 있다. 이 유도된 쌍극자를 판 사이의 전자장에 놓았을 때 분자내 전하가 분리되기 때문에 일어난다. 전자와 핵은 이 유도과정에서 그들의 원래 위치로부터 이동한다. 이 일시적으로 유도된 쌍극자모멘트는 콘덴서의 장의 강도와 특정분자의 특이적 성질인 **유도분극률** α_p에 비례한다. 분극률은 이온 또는 분자가 어떤 외부적 힘, 즉 전자장, 빛에너지, 다른 분자 등에 의해 분극할 수 있는 정도로 정의한다. 큰 크기의 음이온은 외곽전자를 느슨하게 잡기 때문에 큰 분극률을 가진다. 분자에 대한 분극률을 〈표 **3·7**〉에 나타냈다.

〈표 **3·7**〉 분 극 률

분 자	$\alpha_p \times 10^{24}$ cm^3/mol
H_2O	1.68
N_2	1.79
HCl	3.01
HBr	3.5
HI	5.6
HCN	5.9

전자기 이론으로부터 다음 관계를 얻을 수 있다.

$$\frac{\varepsilon - 1}{\varepsilon + 2} = \frac{4}{3}\pi n \alpha_p \qquad (14)$$

여기서 n은 단위체적당 분자의 수이다. 식 (14)는 Clausius-Mossotti 식으로 알려져 있다. 양쪽을 물질의 분자량 M으로 곱한 후 밀도 ρ로 양쪽을 나누면

$$\frac{(\varepsilon - 1)}{(\varepsilon + 2)}\frac{M}{\rho} = \frac{4}{3}\frac{\pi n M \alpha_p}{\rho} = \frac{4}{3}\pi N \alpha_p = P_i \qquad (15)$$

여기서 N은 아보가드로 수인 6.023×10^{23} mol^{-1}이고, P_i는 유도 몰 분극률이다. P_i는 콘덴서의 전기장 세기(V/m, meter 당 volt)가 1일 때 비극성물질의 단위 mol당 유도된 쌍극자모멘트를 나타낸다. 유도쌍극자모멘트 개념은 지금 논의된 콘덴서 모델로부터 이온에 의해 둘러싸인 용액 속의 비극성분자의 모델로서 넓혀질 수 있다. 이 경우에 음이온은 분자의 전자를 반발하지만 양이온은 이들을 끌어당긴다. 이것은 용액 속의 이온에 관계하기 때문에 분자의 상호작용을 야기하며 유도쌍극자를 만든다. 비극성분자의 전자당김 또는 배척, 그리고 분포는 외부 전자장 세기와 더불어 유도쌍극자의 크기에 영향을 끼친다.

7 극성분자의 영구쌍극자모멘트

극성분자에서 양전하된 지역과 음전하된 지역의 분리는 영구적일 수 있어 분자가 **영구쌍극자모멘트**(permanent dipole moment)를 가질 수 있다. 이것은 비이온적 현상이어서 분자의 어떤 부분이 전하를 가질 수 있지만, 이 전하는 서로 균형을 위해 분자 전체로서는 전하를 갖지

않는다. 그 예로서 물분자는 영구쌍극자를 가진다. 영구쌍극자의 크기 μ는 전자장으로부터 유도된 쌍극자와 무관하다. 이것은 분자 내의 각 전하모멘트의 벡터합으로 정의되며, 여기에 결합 그리고 고립 전자쌍으로부터의 것도 포함된다. 벡터는 전하 사이의 분자거리에 의존한다. μ의 단위는 debye이며 1 debye는 10^{-18} esu cm에 해당한다. 이것은 전자의 전하에(약 10^{-18} esu) 분자의 전하 중심 사이의 거리(약 10^{-8}cm)를 곱하여 얻을 수 있다.

전자장에서 영구쌍극자모멘트를 갖는 분자는 유도쌍극자를 가질 수 있다. 그러나 극성분자는 전자장이 가해지기 전에 자신의 음전하 중심을 다른 분자의 양전하 중심 근처에 위치시킬 수 있다. 따라서 자장을 가했을 때 배향은 자장의 방향을 따르고, 최대쌍극자모멘트는 분자가 가장 완벽하게 배향될 때 일어난다. 절대적으로 완벽한 배향은 분자의 배열에 동요를 일으키는 분자의 열에너지 때문에 일어날 수 없다. 전체 몰 분극률 P는 유도 및 영구쌍극자 효과의 합이다.

$$P = P_i + P_0 = \frac{(\varepsilon - 1)}{(\varepsilon + 2)} \frac{M}{\rho} \tag{16}$$

여기서 P_0는 영구쌍극자의 배향분극이다. P_0는 $4\pi N\mu^2/9\kappa$와 같다. κ는 Boltzmann 상수인 1.38×10^{-23} J K^{-1}이다. P_0는 온도 T에 의존하기 때문에 식 (16)은 다음과 같은 직선형태로 쓰여질 수 있다.

$$P=P_i + A(1/T) \tag{17}$$

여기서 기울기 A는 $4\pi N\mu^2/9\kappa$이며, P_i는 y축 절편이다. P를 여러 온도에서 구하여 $1/T$에 대해서 플롯하면 그래프의 기울기는 μ를 계산하는 데 사용될 수 있으며, 절편은 α_p를 계산하는 데 사용될 수 있다. P값은 여러 온도에서의 극성 화합물의 유전상수와 밀도를 측정함으로써 식 (16)으로부터 얻을 수 있다. 여러 화합물의 쌍극자모멘트를 〈표 **3 · 8**〉에 나타냈다.

용액에서 물과 같은 용매의 영구쌍극자는 용질분자와 강력히 상호작용할 수 있다. 이러한 상호작용은 용매효과에 기여하며, 물의 경우 이온과 분자의 수화와 관계된다. 분자의 대칭성 또한 쌍극자모멘트와 관련이 있다. 예를 들면, benzene과 *p*-dichlorobenzene은 대칭적 평면분자로서 영의 쌍극자모멘트를 가진다. 그러나 벤젠의 메타와 오르소 유도체는 대칭적이 아니어서 〈표 **3 · 8**〉에서처럼 현저한 쌍극자모멘트를 가진다.

영구쌍극자모멘트는 물질의 생물학적 활성과 상관지을 수 있고, 이것을 통해 일련의 약물분자에서 물리적 성질과 전하분리의 상관관계에 관한 중요한 정보를 얻을 수 있다. 예를 들면, 다음과 같은 구조로 나타낸 DDT의 3가지 이성체의 살충능력은 그들의 영구쌍극자모멘트와 관련지을 수 있다. 파라이성체인 *p,p'*-DDT는 가장 작은 쌍극자모멘트와 가장 큰 활성을 가진다. 이것은 비극성 용매에서 큰 용해도는 용질에 대한 작은 쌍극자모멘트라는 사실과 관련이 있는지도 모른다. 비극성 용매에 용해될 수 있는 분자는 대부분 곤충의 지방막을 관통하여 곤충의 신경계의 효소를 공격한다. 따라서 낮은 쌍극자모멘트의 이성체는 더 큰 살충작용을 가진다.

〈표 3·8〉 여러 화합물의 쌍극자능률

화 합 물	쌍극자능률 (debye units)	화 합 물	쌍극자능률 (debye units)
p-Dichlorobenzene	0	Chlorobenzene	1.69
H_2	0	Ethanol	1.69
Carbon dioxide	0	Methanol	1.70
Benzene	0	Dehydrocholesterol	1.81
1, 4-Dioxane	0	Water	1.84
Carbon monoxide	0.12	Chloroform	1.86
Hydrogen iodide	0.38	Cholesterol	1.99
Hydrogen bromide	0.78	Ethylenediamine	1.99
Hydrogen chloride	1.03	Acetylsalicylic acid	2.07
Dimethylamine	1.03	*o*-Dichlorobenzene	2.3
Barbital	1.10	Acetone	2.88
Phenobarbital	1.16	Hydrogen cyanide	2.93
Ethylamine	1.22	Nitromethane	3.46
Formic acid	1.4	Acetanilide	3.55
Acetic acid	1.4	Androsterone	3.70
Phenol	1.45	Acetonitrile	3.92
Ammonia	1.46	Methyltestosterone	4.17
m-Dichlorobenzene	1.5	Testosterone	4.32
Tetrahydrofuran	1.63	Urea	4.56
n-Propanol	1.68	Sulfanilamide	5.37

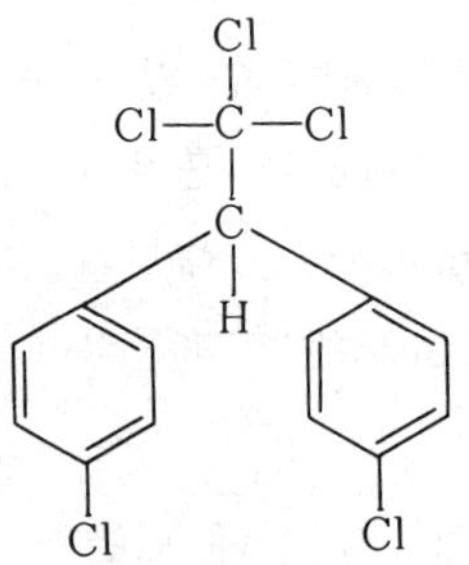

DDT
Para isomer
μ=1.10 (toxic)

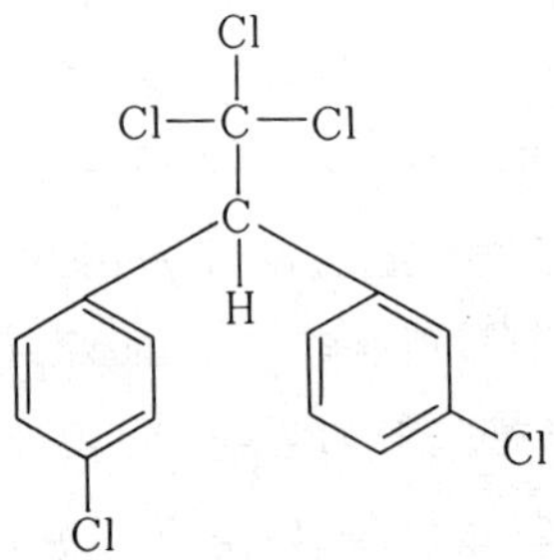

DDT
Meta isomer
μ=1.55 (intermediate toxicity)

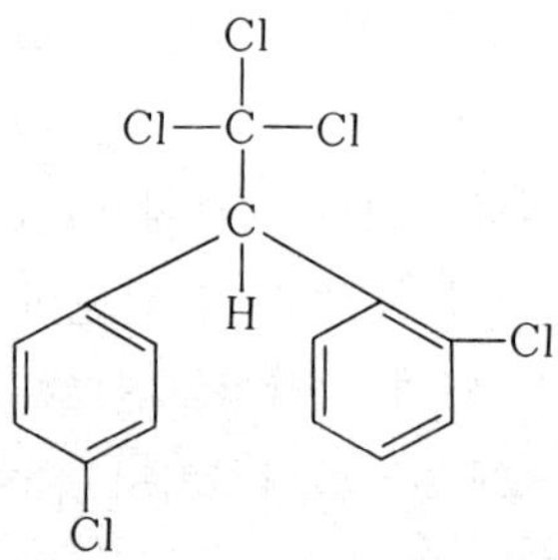

DDT
Ortho isomer
μ=1.90 (least toxic)

쌍극자 상호작용의 중요성은 과소평가될 수 없다. 이온성 용질과 비극성 용매에 있어 이온 여기쌍극자 상호작용은 용해도 현상에 중요한 역할을 한다. 약물-수용체 결합에서 쌍극자 힘은 Kollman이 기술한 것처럼 이러한 비공유결합성 상호작용에 기여한다고 믿어진다. 영구쌍극자모멘트로 구성된 고체에 있어 쌍극자 힘은 결정배열과 고체 전체의 구조적 성질에 기여한다. 얼음결정은 이들의 쌍극자 힘을 통해 구성되어 있다. 쌍극자모멘트의 중요성에 대한 더 부가적인 해석은 Smyth와 Minkin 등이 했다.

8 적외선분광학

분자구조 내의 진동 또는 회전공명과 전자기파의 상호작용에 관한 학문을 **적외선분광학**이라고 한다. 분광광도계는 중요한 진동 또는 진동-회전전이를 결정하는데 2.5~50 μm 영역의 적외선, 파수로 하면 4000~200 cm^{-1} 영역의 적외선을 사용한다. 결합강도와 분자대칭뿐 아니라 진동 또는 회전하는 원자나 관능기의 각 질량이 적외흡수의 진동수(파장 포함)를 결정한다. 분자의 영구쌍극자모멘트가 진동 또는 회전의 공명에 따라 변화하면 적외선의 흡수가 일어난다. 분자대칭은 영구쌍극자모멘트와 관련이 있다. 결합의 신축 또는 변각 공명은 이 대칭성에 영향을 미쳐 〈그림 **3 · 10**〉의 (2)(3)(3′)에서 보인 것처럼 쌍극자모멘트를 변화시킨다. 〈그림 **3 · 10**〉에서 CO_2에 대한 (1)의 경우에 공명은 쌍극자모멘트에 영향을 미치지 않으며 적외흡수를 일으키지 않는다. 쌍극자모멘트를 변화시키는 공명은 영구쌍극자모멘트를 갖지 않는다고 여겨지던 분자(benzene 또는 CO_2)에 적외흡수를 일으킨다. 적외흡수대의 진동수는 분자의 특정부위의 진동에 해당한다.

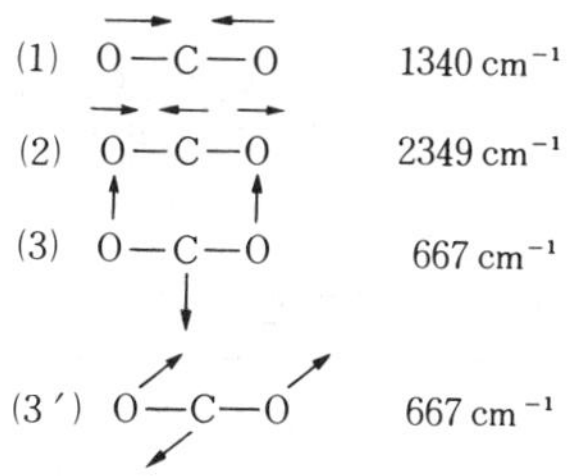

〈그림 3 · 10〉 조화 사이클의 극단에 달하는 운동방향을 나타내는 CO_2의 기준진동 모델과 그 파수

아세트알데히드에 대한 변각, 그리고 신축진동은 관련된 흡수의 적외진동수와 함께 〈그림 **3 · 11**〉에 나타냈다. 이 그림에 나타낸 기본적인 흡수대와 더불어 약한 흡수대가 이들 진동수의 각각의 배수에서 관측된다(파수로). 여기서 각 기본흡수대는 진동 또는 진동-회전공명 그리고 쌍극자모멘트의 변화에 해당한다. 예를 들면, 아세트알데히드의 경우 倍音의 흡수대는 3460 cm^{-1}에 나타나며 이것은 카르보닐 신축대의 진동수의 2배에 해당된다(2×1730 cm^{-1}). 진동수는 방사에너지의 조화운동과 연관되기 때문에 倍音은 기본진동수와 위상이 정확히 일치하는 단순 multiplets로 여겨질 수 있고, 따라서 분자 내의 공명진동에 적합할 수 있다.

복잡한 분자의 진동공명은 어떤 특정결합 또는 원자단으로부터 기인하기 때문에 이들은 2원자 분자의 진동으로부터 오는 것처럼 거동한다. 이것은 다음과 같은 것을 의미한다. 즉, 비슷한 결합이나 원자에 의해 생기는 진동은 작은 진동수 범위에 걸친 적외흡수대와 연관되어 있고, 일부 특징적인 이들 진동이 서로 다른 분자에서 일어날 수 있다.

적외신축진동을 결합과 원자단에 따라 〈표 **3 · 9**〉에 정리했다. 이러한 정성적 사용은 약학에서 적외선분광학의 주된 응용이다. theophylline의 주된 적외스펙트럼을 〈그림 **3 · 12**〉에 나

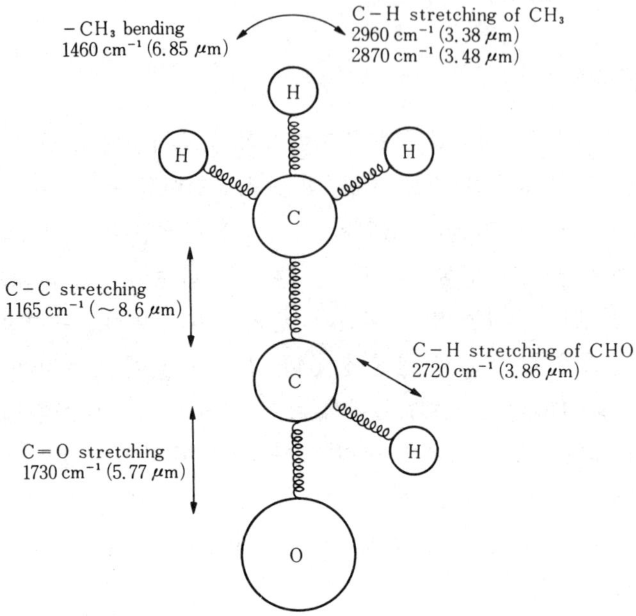

〈그림 3 · 11〉 아세트알데히드에 대한 변각 또는 신축과 진동수

〈표 3 · 9〉 여러 관능기 또는 원자단의 특징적 적외신축진동

기(group)	고유파수영역 (cm^{-1})
C−F(monofluoro)	1110∼1000
C−Cl(monochloro)	730∼650
C−Br	680∼515
C−I	600∼500
C=N	1620∼1690
C≡N	2100∼2300
N=N	1500∼1560
N−N	3200∼3600
C−C	600∼1500
C=C(olefin)	1620∼1700
C=C(aromatic)	1430∼1650
C≡C	2100∼2300
C−O(alcohol)	1075∼1400
C=O	1600∼1900
C−H(alkane)	2850∼3000
C−H(alkene)	3000∼3100
C−H(aromatic)	3000∼3100
O−H	3200∼3700

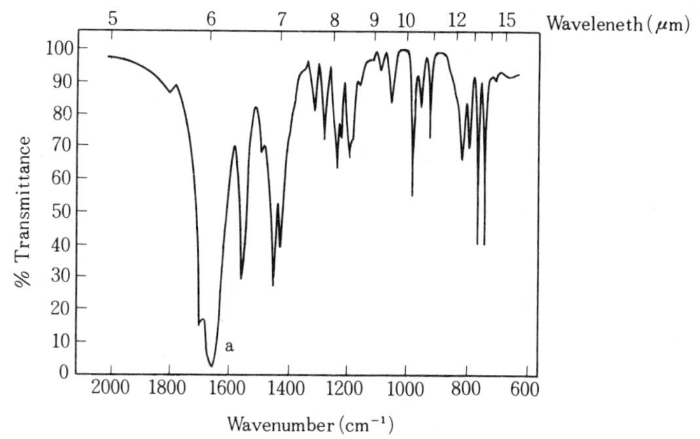

〈그림 3 · 12〉 thophylline의 적외스펙트럼

타냈다. 스펙트럼은 약물의 지문이 되어 물질을 확인하는 방법을 제공한다. 흡수대는 특정 원자단과 관련되어 있다. 예를 들면, 1660 cm^{-1}의 흡수대(그림 **3 · 12**의 a)는 theophylline의 카르보닐 신축진동에 기인한 흡수대이다.

적외스펙트럼은 복잡할 수 있으며 특정 진동수는 분자의 물리적 상태에 따라 변한다. 예를 들면, 시료분자들 사이의 수소결합은 스펙트럼을 변화시킬 수 있고 희석된 사염화탄소 속의 알코올에 대해 분자간 수소결합은 거의 없으며, 수산기의 신축진동은 약 3600 cm^{-1}에서 일어난다. 수산기와 관련된 적외흡수대의 정확한 위치와 모양은 알코올의 농도와 수소결합 정도에 달려 있다. 입체효과, 즉 이웃하는 기의 크기와 상대적인 전하 그리고 상변화는 비슷한 진동수의 이동에 영향을 미친다. 적외분광법의 사용법은 Conley에 의해 기술되었으며, 실제 지침은 Cross와 Jones에 의해 제안되었다. 약물확인을 위한 특수응용은 Hannah와 Pattacini 그리고 Wilkinson에 의해 논의되었다.

9 전자스핀과 핵자기공명분광법

전자기파는 전기벡터와 자기벡터가 서로 90°각을 이루는 파동으로서 특징지을 수 있다(그림 **3 · 13**). 분광학의 어떤 형태는 전자기파의 어떤 진동수에 대한 관계를 통해 전자 또는 핵의

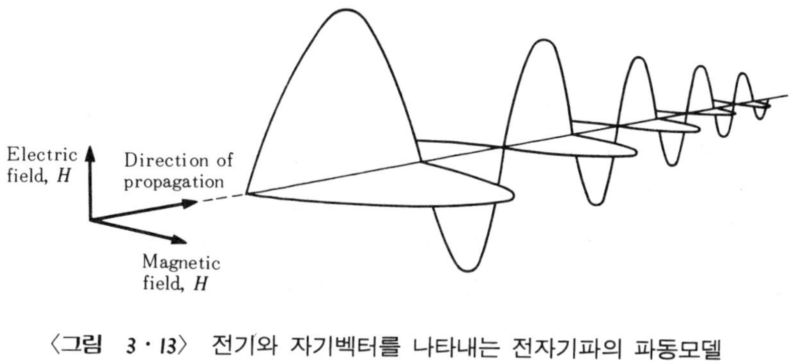

〈그림 3 · 13〉 전기와 자기벡터를 나타내는 전자기파의 파동모델

자기에너지준위에 있어서의 차를 측정하는 것이다. 홀수의 전자 또는 쌍을 이루지 않은 전자를 갖는 화학종은 외부자장에 놓이면 전자기스펙트럼 마이크로파 지역의 주파수에서 부대전자의 자기모멘트의 에너지준위 사이에서 공명을 일으킬 수 있다(표 **3·2**). 이 공명은 부대전자의 스핀과 관련되어 있으며 이 효과에 대한 연구는 **전자스핀공명**(ESR) 또는 **전자상자성 공명**(EPR) 분광학이라 한다. 공명이 일어나는 마이크로파 진동수는 외부자장에 의존해 일어난다. 예를 들면, 10 Hz의 진동수는 자장 H가 0.35 T로 일어난다. 부대전자의 공명은 그 스핀상태의 에너지 차이 ΔE와 특히 관련되어 있고, 전자는 양자이론에 따라 스핀상태를 가질 수 있다. 전자가 외부자장에 놓였을 때

$$\Delta E = h\nu = g\beta_e H \tag{18}$$

식이 성립한다. 여기서 ν는 마이크로파 지역의 공명진동수, β_e는 Bohr magneton 상수로 9.27×10^{-24} J/T 이다. H는 가해진 자장, g는 분광학적 분리인자라 명명한다. g는 부대전자의 금속화합물에 특징적이다. 유기 유리라디칼에 있어 g는 자유전자에 대한 값 2.0023과 동일하며, 이 값은 전자의 궤도자기모멘트에 대한 전자스핀모멘트의 비율이다.

ESR 분광학은 광합성 과정을 포함한 유리라디칼 과정의 연구와 금속복합체의 연구에 응용되어 왔다. 이것은 부대전자를 함유하는 값에서만 유효하다. 그러나 홀수전자를 함유하지 않은 지질이나 효소와 같은 계에 부대전자와 같은 물질을 집어넣어 지질이나 효소를 스핀라벨할 수 있다. ESR 스펙트럼 양식의 변화를 통해 스핀라벨 근처의 구조적 환경을 알 수 있다. ESR 의 응용은 Swartz 등에 의해 묘사되어 있다.

라디오파 영역의 전자기파와 자장 속의 핵의 스핀과의 상호작용은 NMR 분광학에 의해 연구되어진다. 모든 원자핵은 그들의 양성자(proton)에 기인한 전하를 갖고 있으며 그들의 축에 따라 자전한다. 회전하는 전하는 폐쇄된 회로 내의 전류이든 그것이 핵이든 자기장을 만들어 낸다. 즉, 그들은 자기모멘트를 갖고 있다. 특정 핵입자에 있어 자전하는 전하의 전체 각 운동량은 스핀양자수 I에 의해 특징지어진다. 저에너지 천이를 다루기 때문에 여기서 우리가 토론하는 유일한 핵인 기저상태의 핵은 I값을 0으로부터 가질 수 있다(이것은 핵스핀이 없음을 뜻함). 그리고 1/2, 1, 3/2 등으로 증가하는 값을 가질 수 있다. 이러한 I값은 핵의 원자번호와 질량수에 관련하여 짝수의 원자 그리고 질량수를 갖는 핵은 $I=0$ 이며 스핀과 자기모멘트를 갖지 않는다. 이와 같은 핵으로는 ^{12}C와 ^{16}O를 들 수 있다. 홀수의 질량수의 핵은 반상수값의 I를 가지며, 반면에 홀수의 원자번호나 짝수의 질량수의 핵은 상수값의 I를 가진다. 이들 마지막 경우의 양쪽은 자기모멘트와 같은 핵을 낳으며 결과적으로 NMR signal을 낳는다. 그 예로 ^{1}H, ^{13}C, ^{15}N, ^{19}F는 $I=1/2$이고, ^{2}H와 ^{14}N은 $I=1$이다.

NMR의 개념은 자기모멘트 μ_H를 갖는 핵을 gyroscope처럼 가해진 자장축 주위를 세차운동을 한다. 이 세차는 어떤 방향 또는 핵스핀상태를 통해서만 일어난다(그림 **3·14**). 핵스핀상태들은 에너지 차의 ΔE에 의해 분리되어 있다. 따라서

$$\Delta E = h\nu = \mu_H H(1-\sigma)/I \tag{19}$$

여기서 σ는 특정원자에 대한 차폐상수, 즉 자장으로부터의 유도에 대한 자화율의 척도이다. H는 외부자장의 세기, ν는 어떤 라디오파의 진동수이다. 실제로 식 (19)는 라디오파의 진동수를 일정하게 유지하면서 자장의 세기를 점차적으로 변화시키기 때문에 분광학에 응용할 수 있다. 어떤 특정 H값에서 핵을 한 스핀상태에서 다른 스핀상태로 바뀌는 핵스핀천이가 일어난다(예를 들면, 그림 **3·14**의 $I=-1/2$에서 $I=1/2$로). 일부 분광기에서의 실험은 반대 양식으로 이루어질 수 있다. 즉, H를 일정하게 유지하면서 ν를 변화시킨다. 어느 쪽이든 식 (19)는 적용되며 특정값의 ν는 H에 의존한다.

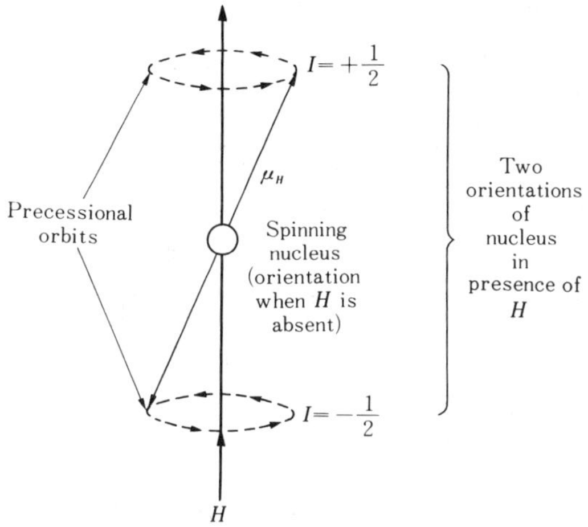

〈그림 3·14〉 자기모멘트 μ_H를 갖는 핵의 외부자장 H의 축 주위 세차운동

예제 7. (a) 클로로포름의 ^1H 핵스핀과 관련된 에너지변화는 얼마인가? (b) 위에서 언급한 조건에서 핵스핀천이에 대해 공명이 일어나는 라디오 진동수는?

풀이 (a) 클로로포름의 차폐상수 σ는 -7.25×10^{-6}이며, 핵자기모멘트 μ_H는

1.410620×10^{-26} J/T (1 telsa의 자장에서)

식 (19)로부터

$$\Delta E = \mu_H H(1-\sigma)/I = (1.410620\times10^{-26})\times1\times(1.00000725)/(0.5) = 2.821260\times10^{-26}\ \text{J}^*$$

(b) 식 (19)로부터

$$\nu = \frac{\Delta E}{h} = \frac{2.82126\times10^{-26}}{6.626196\times10^{-34}}\ 4.257738\times10^{7}\ \text{Hz}$$

tetramethylsilane(TMS)의 한 proton signal의 공명진동수는(4 개의 동일 methylgroup으로부터의) 대부분의 다른 화합물에 대한 것보다 낮기 때문에 proton NMR에서 표준물질로 종종 사용된다. 또한 TMS 는 비교적 안정하고 불활성이다.

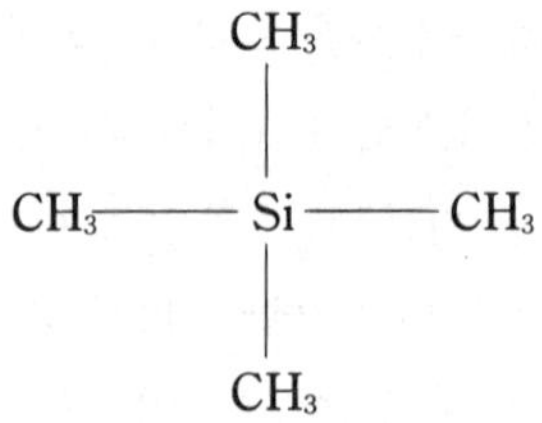

tetramethylsilane

예제 8. 1 tesla의 자장에서 TMS에 대해 공명이 일어나는 라디오 진동수는 어디인가?

풀이 차폐상수 0.000, 그리고 $\Delta E = 2.82140 \times 10^{-26}$

$$\nu = \frac{\Delta E}{h} \quad \frac{2.8212 \times 10^{-26}}{6.626196 \times 10^{-34}} = 4.257707 \times 10^{7}\ \text{Hz}$$

이러한 예로부터 클로로포름과 TMS 사이의 일정한 자장세기에서의 공명진동수 차는 단지 $(4.257738 \times 10^{7}) - (4.257707 \times 10^{7}) = 310$ Hz 또는 waves/sec이다. 이러한 작은 라디오 진동수 차는 ¹NMR signal이 검출되는 전체 범위의 반 이상에 해당된다. 따라서 기계는 일정한 자기자장 세기로 비교적 좁은 범위의 라디오 진동수만을 走査할 필요가 있다. 이것을 **진동수 소인 NMR**라 한다. 다른 방법으로 라디오 진동수를 일정하게 하고 자기자장 강도의 좁은 부분을 소인하는 장치를 **자장소인 NMR**라 한다.

특정핵에 대한 차폐상수 σ의 값은 분자 내의 근 전자에 의해 생기는 자기장을 포함한 국소자기장에 의존한다. 이 효과는 분자를 큰 외부자장 내에 놓음으로써 촉진될 수 있다. 더 큰 차폐는 특정핵 근처의 높은 전장밀도로 일어날 수 있으며, 이것은 공명이 일어나는 진동수를 감소시킨다(진동수 소인 NMR의 경우). 따라서 TMS에 있어 Si 원자로부터 오는 높은 전자밀도는 차폐를 증대시켜 낮은 공명진동수를 나타낸다. 특정 NMR signal과 대조 signal(proton NMR에 있어서는 보통 TMS로부터)의 상대적 차이는 **chemical shift** δ라 하며 1백만 분의 1(ppm)로 표시한다. 즉, 다음과 같이 정의된다.

$$\delta = (\sigma_r - \sigma_s) \times 10^{6} \tag{20}$$

여기서 σ_r와 σ_s는 각각 기준물질과 시료핵에 대한 차폐상수이다.

시료와 기준물질의 공명 사이의 분리를 ΔH 또는 $\Delta\nu$라면

$$\delta = \frac{\Delta H}{H_R} \times 10^{6} = \frac{\Delta\nu}{\nu_R} \times 10^{6} \tag{21}$$

여기서 H_R 또는 ν_R는 핵에 대한 자장세기 또는 라디오 진동수이다(사용된 NMR가 자장 소인인가 진동 소인인가에 따라).

예제 9. TMS를 기준물질로 사용한 chloroform proton의 chemical shift는 얼마인가?

풀이 예제 **7**의 (b)와 예제 **8**을 식 (21)에 대입하면

$$\delta = \frac{\Delta\nu}{\nu} \times 10^{6} = \frac{(4.257738 \times 10^{7}) - (4.257707 \times 10^{7})}{42.57 \times 10^{6}} \times 10^{6}$$

$$= \frac{310 \times 10^6}{42.57 \times 10^6} = 7.28 \text{ ppm}$$

이 값은 예제에서 각 진동수를 결정하기 위해 사용된 상대적인 정확도 때문에 근사값이다. 이 chemical shift로 인정되는 실험값은 7.25 ppm이다. 동일 chemical shift는 진동수 소인 또는 자장 소인 어느 실험방법을 사용해도 얻어진다. 왜냐하면 기준물질값에 대한 상대적 변화(즉 ΔH 또는 $\Delta\nu$)는 어느 NMR 방법에 의해서도 직접적으로 비례한다. 핵의 chemical shift는 국소적 자기 환경에 대한 정보를 제공한다. 따라서 핵종류를 분류할 수 있다. 〈표 **3 · 10**〉에 일부의 대표적 proton chemical shift를 수록한다. 〈그림 **3 · 15**〉는 benzyl acetate에 대한 proton NMR 스펙트럼을 나타낸다(TMS는 기준물질로, $CH_3COOCH_2C_6H_5$ 사용, 각 peak는 특정형태의 proton 즉 $\delta = 2.0$에서 사용). proton은 CH_3기로부터 유래하고 5.0의 것은 CH_2에 기인하며, 7.3 근처의 proton은 방향족 proton으로부터 온다는 것을 주목하라. 적분곡선은 각 peak 면적의 합이며, 단계적 높이는 각 peak에 의해 표시되는 proton의 수에 비례한다.

〈표 **3 · 10**〉 대표적인 화학 **group** 또는 화합물에 대한 **proton chemical shift**

화합물 또는 군	ppm
TMS($(CH_3)_4Si$)	0.00
CH_4	0.23
Cyclohexane	1.44
Acetone	2.08
CH_3Cl	3.06
$CHCl_3$	7.25
Benzene	7.27
Ethylene	5.28
Acetylene	1.80
R−OH(hydrogen-bonded	0.5~5.0
R_2-NH	1.2~2.1
Carboxylic acids(R−COOH)	10~13
H_2O	~4.7

〈그림 **3 · 15**〉에서 peak 들은 단순한 모양이다(거의 외부적 복잡함이 없음). 그러나 대부분의 NMR 스펙트럼에서 peak들은 단순하지 않다. 왜냐하면 각 핵은 이웃 핵과 스핀 상호작용에 의해 couple될 수 있기 때문에, 만약 이들 이웃 핵들이 서로 다른 국소자장 환경에 있다고 하면(주로 전자밀도의 차 때문에) peak들의 분열이 일어날 수 있다. 이것은 단일공명핵에 대해 여러 line을 갖는 다중선 형태를 나타내고, 다중선에서 분열방식은 이웃 핵의 성질에 관한 가치 있는 정보를 줄 수 있다.

〈그림 **3 · 16**〉은 아세트알데히드의 proton NMR 스펙트럼을 나타낸다. 여기서 CH_3기의 이중선(그림의 오른쪽)은 이웃하는 1개의 proton과의 coupling에 의해 생기며, CHO기의 단일 proton(그림 왼쪽)은 3개의 methyl proton에 대한 coupling으로부터 생긴다. 어떤 분자에서

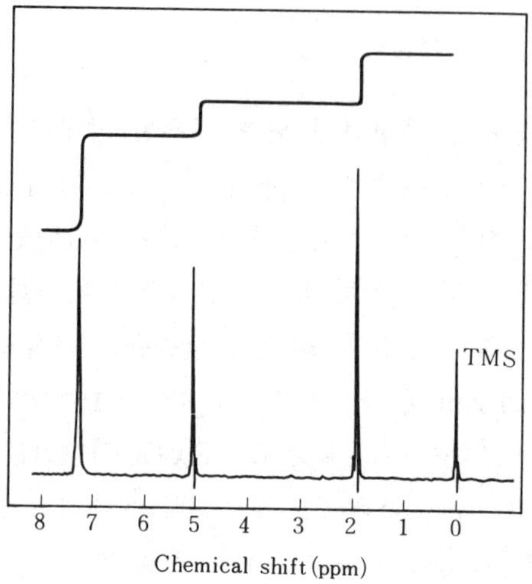

〈그림 3·15〉 표준으로서 TMS를 사용한 benzyl acetate의 proton NMR 스펙트럼

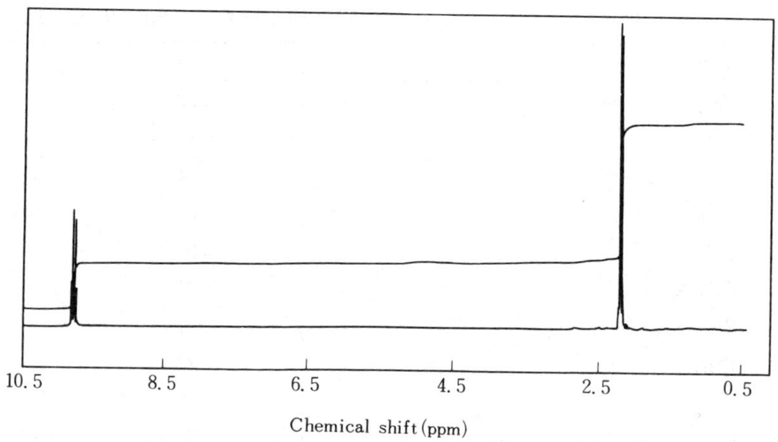

〈그림 3·16〉 acetaldehyde의 proton NMR 스펙트럼

대표적으로 couple된 핵이 이웃 핵에 대한 $A_x : A_r$ 비율로 존재하면, A_x의 공명 peak는 $2_r \times I+1$ 선으로 분열될 것이다. 여기서 I는 핵에 대한 스핀양자수이다. 반면에 A_r에 대한 것은 $2_x \times I+1$ 선으로 분열될 것이다(핵이 서로 다른 국소환경에 있는 경우).

예를 들면, acetaldehyde의 경우 $A_x : A_r$는 $CH_3 : CH$ 이며, 결과적으로 proton 분열 양식은 $A\times(CH_3)$는 2 선으로 분리되고 $A_r(CH)$는 4 선으로 분리된다. 이러한 분열은 1차스펙트럼을 낳는다. 이것은 다중선의 모든 선 사이의 차이(coupling constant J로 알려짐)가 couple된 핵 사이의 chemical shift(δ) 차이에 비하여 작을 때의 경우에 일어난다. 1차스펙트럼은 그 식의 전개상수에 의하여 결정되는 강도를 갖는 다중선을 만든다. doublet의 강도는 1 : 1, triplet은 1 : 2 : 1, quartet은 1 : 3 : 3 : 1로 더 자세한 다중도와 NMR 스펙트럼의 해석은 McFarlane과 White 저서를 참고하기 바란다.

NMR 스펙트럼, NMR chemical shift에 대한 전형적인 범위는 관측하는 핵에 의존한다. 예로서, 유기화합물의 경우 15 ppm이다. 반면에 ^{13}C 또는 ^{19}F 스펙트러의 경우는 약 400 ppm이다. 〈표 **3·11**〉은 어떤 순수한 동위체에 대한 기본적인 NMR 공명을 이들의 자연에 존재하는 비율과 함께 실었다. 동위체의 자연존재 비율이 감소하면 NMR의 상대적인 감도는 점차적으로 작아진다. 따라서 proton이나 ^{19}F에 비해 ^{15}N이나 ^{13}C의 NMR 스펙트럼에 대해 많은 양의 시료가 요구된다.

〈표 **3·11**〉 선택된 동위체의 기본적 **NMR** 공명과 자연존재 비율

동위원소	NMR 빈도(MHz) 장력(T)에서		자연존재량(%)
	1.0000 T	2.3487 T	
$^{1}_{1}H$	42.57 MHz	100.00 MHz	99.985
$^{13}_{6}C$	10.71 MHz	25.14 MHz	1.108
$^{15}_{7}N$	4.31 MHz	10.13 MHz	0.365
$^{19}_{9}F$	40.05 MHz	94.08 MHz	100

NMR는 약학의 연구에 있어서 유용한 수단이다. 스펙트럼은 밀접히 관련된 이성체 구조 사이의 구별을 포함해 약물의 특정분자구조에 대해 강력한 증거를 제공할 수 있다. 이러한 동정은 다중도, spin coupling과 연관된 다른 파라미터뿐 아니라 chemical shift의 상대적 위치에 근거를 두고 있다. 약물-수용체 상호작용은 비결합약물의 NMR 스펙트럼과 적절한 단백질 결합체의 추가 후의 NMR 스펙트럼의 변화를 통해 구별되고 특정지어질 수 있다. 이들 변화들은 약물배향의 제한에 기인한다. Burgen과 Metcalfe는 약물막과 약물단백질 결합과 같은 연구에 NMR의 응용을 기술하고 있다. 분석적 문제를 포함한 약물학적 연구에 있어 NMR의 사용은 Rackham에 의해 총설로 쓰여졌다.

10 굴절률과 몰 굴절

빛은 진공보다는 물질을 더욱 늦게 통과한다. 빛이 밀도 높은 물질을 통과할 때, 경계면에서의 진입파는 더욱 늦어지고 파장이 짧아지므로 서로 밀접하게 된다. 〈그림 **3·17**〉에서 보는 것처럼 빛이 밀도가 더 큰 물질 속으로 어떤 각도로 진입하면, 그 경계면을 통과할 때 빛의 속도가 급격하게 떨어진다. 이로 인하여 경계면에서 파동의 굴곡이 생긴다. 이 현상을 **굴절**이라고 한다. 만약에 빛이 밀도가 덜한 곳으로 들어가면, 빛은 계면쪽으로보다는 경계면쪽으로부터 먼 쪽으로 굴절된다. 두 물질 사이의 이러한 효과의 상대적 값은 **굴절률**(refrdctive index) n으로 주어진다.

$$n = \frac{\sin i}{\sin r} = \frac{\text{제 1 매질에서의 빛의 속도}}{\text{제 2 매질에서의 빛의 속도}} \tag{22}$$

여기서 $\sin i$는 빛의 입사광의 각도의 sine이고, $\sin r$는 굴절광의 각도의 sine이다. 여기서 분자는 보통 공기 속의 빛의 속도이며 분모는 조사하려는 빛의 속도이다. 공기보다 더 밀도가 큰 물질에 있어 굴절률은 1보다 크다. 이론적으로 진공을 통과하는 빛이어야 한다. 그러나

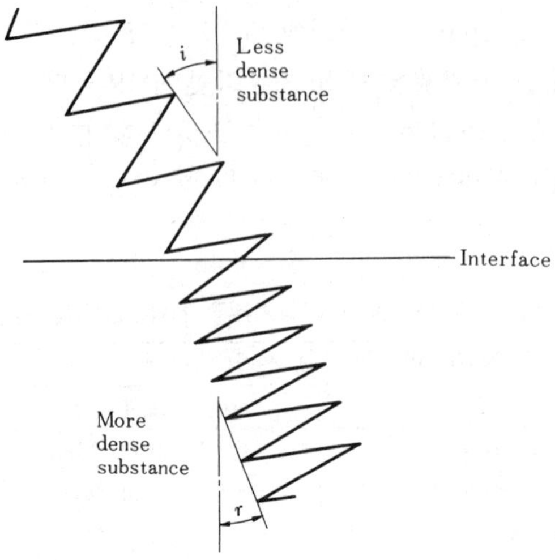

〈그림 3·17〉 서로 다른 밀도인 2 물질간의 계면을 통과하는 빛의 파동

공기를 기준으로 사용하면 n 값에 있어 0.03% 차이만을 나타내기 때문에 공기가 일반적으로 사용된다.

굴절률은 빛의 파장과 온도에 따라 변하고 이들 값은 굴절률에 함께 표시한다. 예를 들면, n_D^{20}은 20℃에서 589 nm에 있는 sodium의 D-선 방출을 사용한 굴절률이다. 기체의 굴절률 측정시 압력 또한 일정하게 유지되어야 한다. 굴절률은 물질을 확인하는 데 사용할 수 있고 또 그 순도를 측정하며, 다른 것에 녹아 있는 한 물질의 농도를 결정하는 데 사용될 수 있다. 전형적으로 굴절계가 굴절률을 결정하는 데 사용되고, 몰 굴절인 R_m은 검사하는 분자의 굴절률과 분자성질 모두와 관련이 있다. 즉, 다음과 같이 표현된다.

$$R_m = \frac{n^2 - 1}{n^2 + 2}\left(\frac{M}{\rho}\right) \tag{23}$$

여기서 M은 분자량이고, ρ는 물질의 밀도이다. 물질의 R_m의 값은 때때로 분자의 구조적 특징에서 예측될 수 있다. 각 구성원자 또는 원자단은 최종 R_m값에 대한 비율로 기여한다(가성적-구조적 성질과 연관하여 앞에서 논의한 것처럼). 예를 들면, 아세톤은 3 개의 탄소(R_m = 7.254), 6개의 수소(6.6), 1 개의 카르보닐산소(2.21)로부터의 R_m값을 가져 전체 R_m값은 16.1 cm^3/mol 값을 가진다. R_m은 분자의 물리적 상태에 무관하기 때문에 이 값은 종종 구조적으로 서로 다른 물질들을, 즉 keto와 enol tautomer를 구별하는 데 사용된다.

분자에 대한 입사광은 진동하는 쌍극자를 야기시키며 특정파장에서 굴절률이 크면 클수록 쌍극자 유도는 더 커진다. 광양자와 유전체의 분극한 전자와의 상호작용은 빛의 속도감소를 야기시킨다. 분극률의 척도인 유전상수는 빛과의 쌍극자 상호작용이 비례적으로 클 때 가장 크다. 긴 파장의 빛에 대한 굴절률인 n_∞는 비극성 분자에 대한 투전상수와 다음 식으로 연결된다.

$$\varepsilon = n_\infty^{\,2} \tag{24}$$

식 (15)의 몰 분극은 대략 몰 굴절과 동일하다고 간주될 수 있으며, 다음 식으로 쓰여질 수 있다.

$$P_i = \frac{(n_\infty^2 - 1)}{(n_\infty^2 + 2)} \cdot \frac{M}{\rho} = \frac{4}{3}\pi N \alpha_p \tag{25}$$

이 식으로부터 비극성 분자의 분극률 α_p는 굴절률을 측정함으로써 얻어질 수 있다. 실험 목적으로, 고정 파장에서의 굴절률이 사용된다. 이것은 계산상으로 약 5%의 비교적 작은 오차를 낳는다.

11 선광도(optical rotation)

빛을 Nicol 프리즘과 같은 편광프리즘에 통과시키면 무질서하게 분포된 복사선의 진동이 선별되어 단일면에서 발생하는 진동만이 방사된다. 이러한 평면편광의 속도는 어떤 물질을 통과하면 굴절의 경우와 마찬가지로 더 느려지거나 더 빨라질 수 있다. 이러한 속도변화는 광학활성 물질에 있어 특정방향의 편광굴절을 일으킨다.

편광의 光束을 쳐다볼 때 시계방향으로의 회전은 **우선성**(dextrorotatory) 물질을 의미하고, 반시계방향으로의 회전은 **좌선성**(levorotatory) 물질을 정의한다. 광속을 오른쪽으로 회전시키는 것으로 여겨지는 우선성 물질은 회전각 α를 만든다. 이것은 正(+)으로 정의된다. 반면에 광속을 왼쪽으로 회전시키는 좌선성 물질은 負(−)로 정의되는 α를 가진다. 비대칭적 중심을 갖는, 즉 단일면에 대해 대칭성이 부족한 분자는 광학적 활성이 있다. 반면에 대칭분자는 광학적으로 활성이 없다. 따라서 편광면을 회전시키지 않는다. 광학활성은 평면편광의 복사선과 분자 내의 전자좌선성 상호작용으로 여겨질 수 있다. 이러한 상호작용은 전자장을 바꿈으로써 복사선의 진동의 방향을 회전시킨다. 편광계는 광학활성을 측정하는 데 사용된다.

선광도 α는 광학적으로 활성인 물질의 밀도에 의존한다. 이것은 각 분자들이 회전에 동일하면서도 작게 기여하기 때문이다. 특정온도 t와 파장 λ에서 比선광도 $[\alpha]_\lambda^t$는(보통 sodium의 D-line) 순수하고 광학적으로 활성인 물질에 대해 특징적이다. 이것은 다음 식에 의해 표현된다.

$$[\alpha]_\lambda^t = \frac{\alpha v}{l g} \tag{26}$$

여기서 l은 시료를 통과하는 光路의 길이를 decimeter로 표시(dm*)한 것이고, g는 체적 v ml에 있는 광학활성 물질의 g수이다. 만약에 물질이 용액 속에 녹으면, 농도뿐 아니라 용매도 비선광도로 보고되어야 한다. 일부 약물들의 비선광도를 〈표 **3·12**〉에 나타내었다.

12 선광분산(optical rotatory dispersion)

선광도는 빛의 파장이 변화하면 달라진다. 즉, 선광도(ORD)는 파장함수에 대한 회전각의 측정값이다. 빛의 파장을 변화시키면 광학활성 물질의 비선광도는 변화한다. 파장에 대한 비

〈표 **3 · 12**〉 비선광도(specific rotations)

약 물	$[\alpha]_D$	온도(℃)	용 매
Ampicillin	+283°	20	Water
Aureomycin	+296°	23	Water
Benzylpenicillin	+305°	25	Water
Camphor	+41° ~ +43°	25	Ethanol
Colchicine	−121°	17	Chloroform
Cyanocobalamin	−60°	23	Water
Ergonovine	−16°	20	Pyridine
Nicotine	−162°	20	Pure liquid
Propoxyphene	+67°	25	Chloroform
Quinidine	+230,	15	Chloroform
Reserpine	−120°	25	Chloroform
Tetracycline hydrochloride	−253°	24	Methanol
d-Tubocurarine chloride	+190°	22	Water
Yohimbine	+51° ~ +62°	20	Ethanol

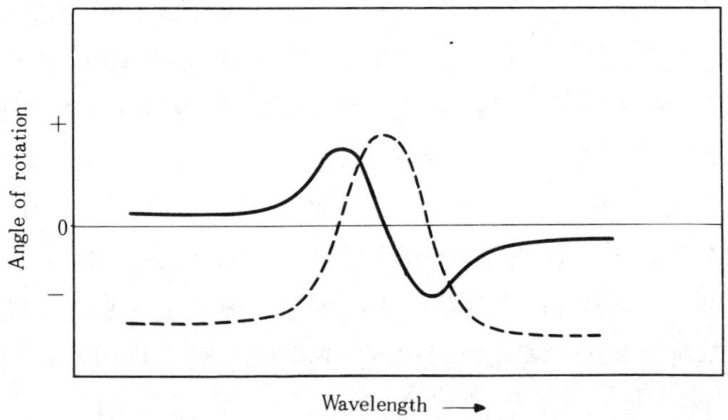

〈그림 3 · 18〉 흡수대(파선) 근처에서의 회전각도(실선) 변화

선광도의 그래프는 변곡점을 나타내며 최대흡수파장에서 0을 통과한다(그림 **3 · 18**).

비선광도에서 이러한 변화를 **cotton** 효과라라고 한다. 비선광도가 0을 통과하기 전에 최대를 나타내는 화합물은 正의 cotton 효과를 나타낸다고 일컫는 반면, $[\alpha]$가 0을 통과한 후에 최대를 나타내면 화합물은 負의 cotton 효과를 나타낸다고 일컫는다. enantiomer는 cotton 효과에 의해 특징지어질 수 있다(그림 **3 · 19**). ORD도 종종 유기화합물의 구조 조사에 유용하다. 그 예로 선광분산곡선의 구조의 조사에 의해 위치 3과 17에서 keto를 갖는 2개의 스테로이드를 구별할 수 있다. ORD에 대한 자세한 설명은 Crabbe와 Djerassi에 의해 발표되었다.

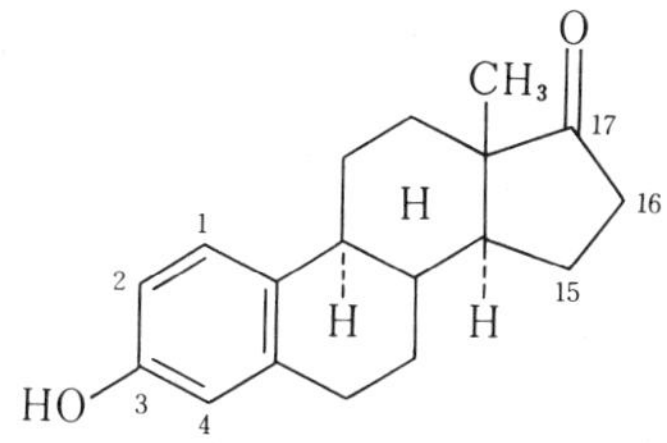

Estrone (a 17-keto steroid)

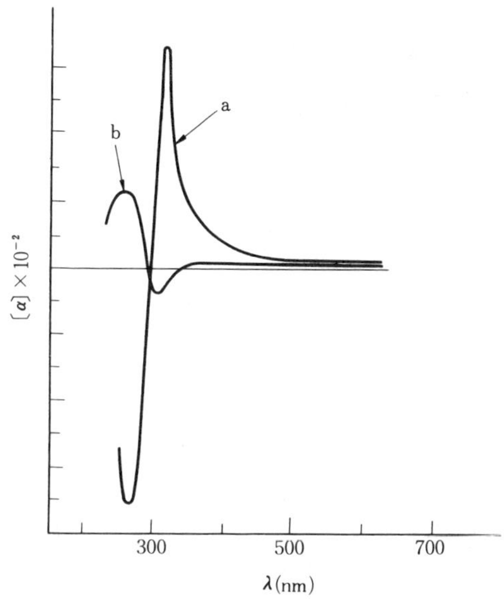

〈그림 3·19〉 (a) *cis*-**10-methyl-2-decalone,** (**b**) *trans*-**10-methyl-2-decalone** 의 **ORD** 곡선. a는 正의 cotton 效과, b는 負의 cotton 效과

13 圓偏光二色性(circular dichroism)

평면편광은 2개의 원편광의 벡터의 합으로 기술된다. 원편광은 진행방향 주위로 나선형으로 나가는 전장벡터를 가진다. 평면편광에서는 2개의 그와 같은 벡터가 있으며 2개의 각각은 반대방향인 나선형으로 나간다. 광학적으로 활성인 물질에 있어서 그 벡터의 굴절률의 값은 같지 않아 나선형으로 나가는 상대속도는 변화된다.

마찬가지로 편광의 두 성분의 속도는 동일하지 않다. 왜냐하면 그들은 광학적으로 활성인 물질을 통과하기 때문이다. 이것은 편광의 2성분이 빛의 특정파장에 따라 서로 다른 흡광도를 가진다고 말하는 것과 같다. 이러한 효과는 원편광을 타원형으로 편광시키며 **원편광 이색성**이라고 한다(CD). cotton 효과는 흡수대 근처의 파장에서 원편광의 2성분에 의한 비동일 흡수이다. CD 스펙트럼은 몰 ellipticity의 plot [θ]이며, 이것은 빛의 파장에 대한 원편광의 2성분 사이의 흡광도 차에 비례한다.

$$[\theta] = [\varphi]\ M/100 = 3300(\varepsilon_L - \varepsilon_R) \quad (27)$$

여기서 $[\varphi]$는 비선광도와 비슷한 specific ellipticity이며 M은 분자량, ε_L과 ε_R는 특정파장에서 원편광의 왼쪽, 그리고 오른쪽 성분에 대한 몰 흡광도이다. 작은 분자와 거대 분자 사이의 결합에 대한 CD의 응용은 Perrin과 Hart에 의해 페니실린의 활성 결정에 대한 CD의 응용은 Rasumussen 과 Higuchi에 의해 설명되었다. penicillinase 추가 후에 페니실린의 CD 스펙트럼의 변화로서 활성이 측정된다. 여기서 penicillinase는 β lactam 환을 효소적으로 분해하여 penicilloate 이온을 형성한다.

벤질 페니실린과 이것의 가수분해 산물에 대한 전형적인 CD 스펙트럼을 〈그림 **3 · 20**〉에 나타냈다. 다음 예에서 원편광 성분들의 흡광계수 사이의 차는 peniclin V 용액에 대해 계산될 수 있다.

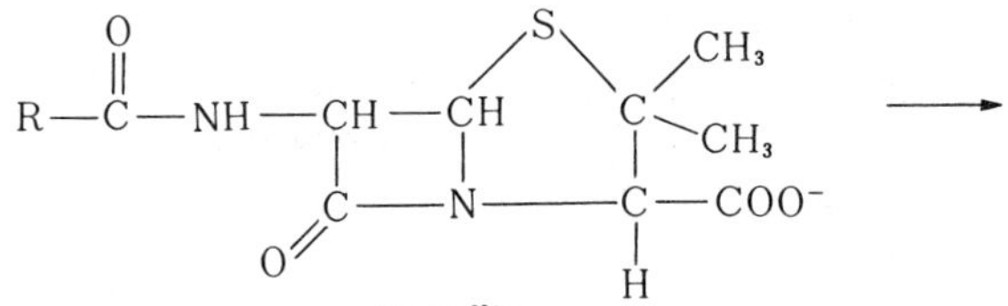

Penicillin

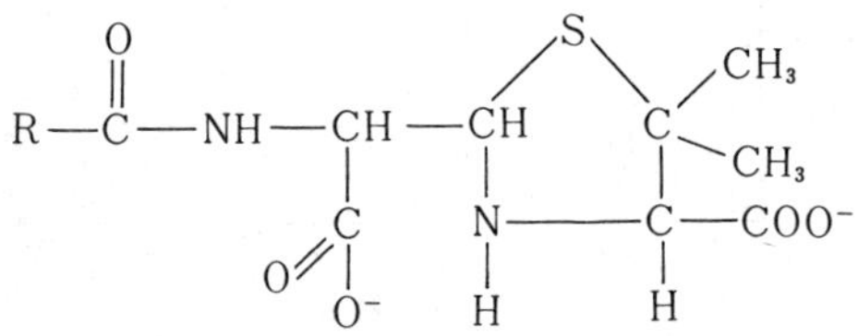

Penicilloate ion

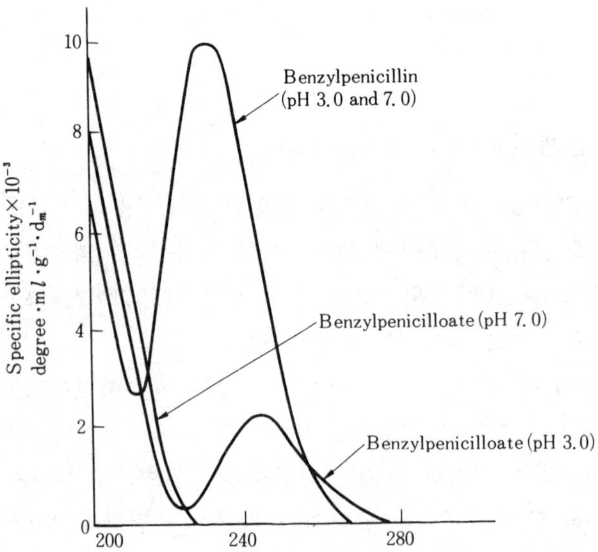

〈그림 3 · 20〉 pH 7.0에서의 벤질 페니실린과 그 penicilloic acid 유도체의 CD 스펙트럼

예제 10. 원편광의 왼쪽, 오른쪽 성분의 몰 흡광도 사이의 차 $\Delta\varepsilon$은 다음과 같은 페니실린 V 용액인 경우 얼마인가? specific ellipticity $[\varphi]$ 231 nm에서 8×10^{-3} deg m*l*/g · dm이다. 페니실린 V는 분자량 350 g/mol을 갖고 있다.

풀이 식 (27)로부터

$$[\theta] = [\varphi] \cdot M/100 = [8\times10^{-3}]\times[350]/100 = 2.8\times10^{-2}$$

$$= 3300\times(\varepsilon_L - \varepsilon_R) = 3300 \cdot \Delta\varepsilon$$

$$\Delta\varepsilon = 2.8\times10^{-2}/3300 = 8.49\times10^{-6}\,\text{m}l/\text{mol}\cdot\text{dm}$$

실제 정량적 응용에서는 효소분해로부터 molar ellipticity 변화가 결정되며, 이것은 페니실린 활성에 비례한다.

14 질량스펙트럼 분석법(mass spectrometry)

국소적인 진공상태에서 고에너지 전자나 전하를 띤 가스상태의 분자와의 충돌에 의해 시료로부터 전하를 갖는 화학종의 형성은 질량스펙트럼 분석법(MS)에서 사용되는 기본적인 과정이다. 전하를 갖는 화학종은 시료로부터의 분자이온 또는 단편이온일 수 있다. 형성된 후에 그들은 전위에너지 차에 의해서 가속화되어 분석관을 통해 수집기에 모아진다. 분석관은 자석 양극 사이에 놓여질 수 있다(그림 **3 · 21**). 따라서 다음 식에 따라 이온의 deflection이 일어난다.

$$mv^2/r = Hev \tag{28}$$

여기서 m과 e는 각각 이온의 질량과 전하이다. r는 일정한 자장 H를 통과할 때 이온의 곡률반지름이고, v는 이온의 속도이다.

분석관의 가속전압(V)시 이온의 운동에너지는 다음과 같다.

$$\frac{1}{2}mv^2 = \text{eV} \tag{29}$$

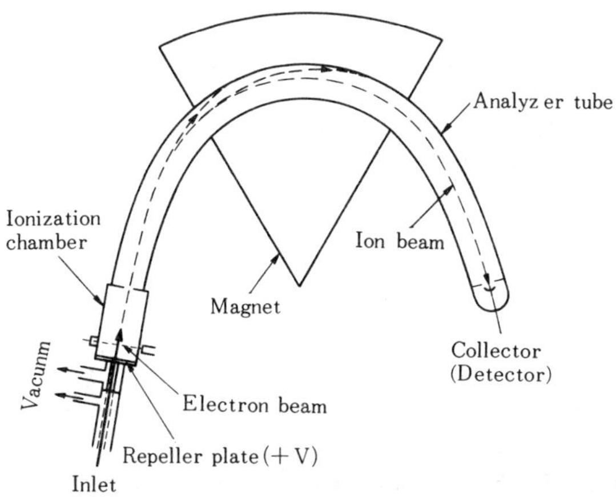

〈그림 3 · 21〉 질량분석계의 모식도

식 (28)과 식 (29)의 속도항을 같게 놓으면

$$\frac{m}{e} = \frac{H^2 \cdot r^2}{2V} \tag{30}$$

전하에 대한 질량비(m/e)는 자장, 곡률반지름, 가속전압과 관련이 있다. 특히 $H^2 \cdot r^2/2V$에 있어 어떤 m/e는 수집기에 모아질 것이며, V를 변화시킴으로써 서로 다른 m/e 이온들이 모아질 수 있고 분광계에서 확인될 수 있다. tesla 단위 H 자장, cm로 나타낸 r, volt로 나타낸 V, 전하에 대한 원자질량은 다음 식으로 주어진다.

$$m/e \cong H^2 \cdot r^2/(2\times10^{-4}V) \tag{31}$$

분자이온이 전하를 띤 기체와의 저에너지 충돌로 인해 선택적으로 형성될 때, 즉 저에너지(8~15 eV) 전자에 의해 피폭된 후 이온화된 methane 또는 ammonia와의 충돌로 우선적으로 형성된 경우의 분광광도법은 화학이온화법(CI)이다. 그러나 시료가 더욱 에너지가 높은(~70 eV) 전자光束으로부터 직접적으로 피폭된 후에 양이온으로 심하게 단편화되면, 전자충돌 이온화법(EI)이 채용된다. CI 법은 적은 양의 약물측정에 사용되며, 특히 독물상 응용에 유용하다. 이러한 양식으로 약물의 분자량 +1과 같은 질량을 갖는 proton화된 분자이온(즉 M+1 이온)이 종종 확인에 이용된다. M^{2+}, (M+1) 또는 $(M-1)^+$은 CI 스펙트럼에서 우세하다.

EI 법은 분자의 구조결정에 대해 더욱 중요하다. 분자의 EI 스펙트럼은 단편화에 사용된 전자광속의 에너지에 의존한다. 그리고 공유결합 화합물에 있어 단편화의 특징적 양식은 보통 30 eV 이온화 에너지 이상에서 얻어질 수 있다. 분자 내의 결합강도는 단편화 과정을 조절한다. 즉, 가장 약한 결합이 가장 쉽게 분열된다. 일부 방향족 치환기의 단편화의 상대적 쉬움이 첫 번째로 나타나는 데 필요한 이온화 전위와 더불어 〈표 **3 · 13**〉에 나타나 있다. 구조결정에 대한 MS의 응용은 McLafferty와 Williams에 의해 논의되었다.

〈표 **3 · 13**〉 방향족 치환기의 단편화의 상대적 쉬움

방향족 치환체	소실토막	겉보기 쪼개지기 이온화퍼텐셜
$COCH_3$	CH_3	9.99
$C(CH_3)_2$	CH_3	10.26
$CH(CH_3)_2$	CH_3	10.65
CO_2CH_3	OCH_3	10.80
CHO	H	10.99
I	I	11.46
Br	Br	12.02
Cl	Cl	13.02

예제 11. diethyl ether의 EI 스펙트럼을 〈그림 **3 · 22**〉에 나타내었다. 단편화 양식은 어떻게 해석되는가?

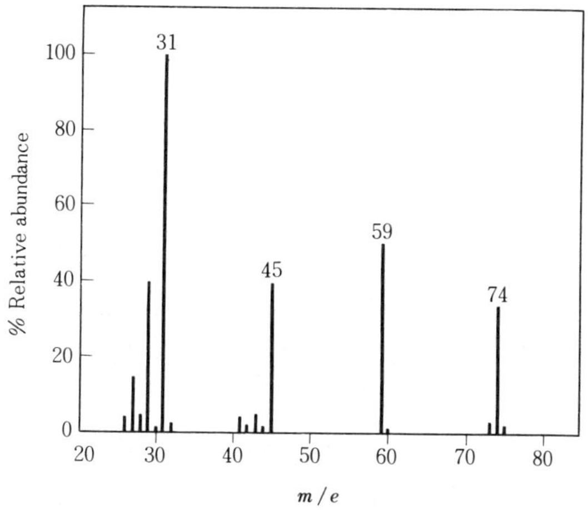

〈그림 3·22〉 diethyl ether의 EI-MS 스펙트럼

풀 이 74에서의 m/e peak는 양전하를 띤 분자 $(CH_3CH_2)_2O^+$에 해당하는 분자이온이다. 분자로부터의 CH_3 손실은 $CH_2={}^+OCH_2CH_3(m/e=59)$를 낳는다. 1개 전자가 분열 후에 이동하여 2중결합을 만든다. 마찬가지로 분자로부터 CH_3CH_2의 손실은 $m/e=45$에서 $CH_3CH=O^+H$ 이온을 만든다. $m/e=31$에서의 peak는 $CH_2=O^+H$의 peak로 이것은 proton 이동 후와 $-CH_2CH_2$ 손실 후에 $m/e=59$ peak로부터 형성될 수 있다. 이 기준 peak는 EI 조건하에서 형성된 가장 안정한 이온이다.

최근에 MS는 약물의 동위체로 표지한 변종을 관측하는 데 사용되고 있다. 예를 들면, 1개의 중수소원자로 표지된 imipramine은 표지하지 않은 약물보다 더 큰 m/e 단편을 만들 것이다. 질량분석법에 의해 동위체의 변종으로부터의 이온강도비를 측정함에 의하여 표지된, 그리고 표지되지 않은 약물의 상대농도가 결정될 수 있다. 이러한 기술은 생물약제학의 문제해결에 응용될 수 있으며 Heck 등에 의해 기술되었다.

연 습 문 제

1. 100 ml 중에 15.3 g을 함유하는 maltose 수용액을 편광계로 Na-D선을 이용하여 25℃에서 측정한 결과 20°의 선광도를 나타냈다. 편광계의 cell은 10 cm 길이였다. maltose의 비선광도는 얼마인가? 〔주의〕 cell의 길이를 decimeter로 나타내지 않으면 안 된다.

답 $[\alpha]_D^{25℃}=131°$

2. 0.1N 황산 속에서 phencyclidine 용액은 2 cm의 석영 cell 속에서, 263 nm에서 0.258의 흡광도 A를 나타낸다. 만약, 이 약물의 몰 흡광계수가 산성의 용액에서 299 $L\ mol^{-1}\ cm^{-1}$이라면, 용액 속에 있어서 phencyclidine의 농도는 얼마인가?

답 4.3×10^{-4} mole/liter

3. diethyl ether의 몰 굴절 R_m은 얼마인가? $MW\times74.12$ g/mol, 굴절률 $n_D^{20°}=1.3993$, 20℃에서의 밀도 $\rho=0.852\ g/cm^3$이다.

답 21.06 cm^3/mol

4. 질량분석은 곡률반지름 15 cm의 분석관과 0.25 T의 자강강도를 갖고 있다. 1000 V의 가속전압에 대해, 어떤 단위전하의 원자질량이 포집기 위에 모이는가?

답 70 amu

5. 보통의 진통약은 (m/e) 109에 기준 peak, 151에 분자이온, 58에 1개의 단편을 갖는 EI mass 스펙트럼을 보인다. 이 화합물은 무엇인가?

답 acetoaminophen

6. 어떤 약물은 320 nm의 파장에서 0.001°ml /g dm의 specific ellipticity를 나타낸다. 만약, 원편광의 성분간의 분자흡광계수의 차가 2×10^{-6}ml/mol dm이라면 이 약물의 분자량은 얼마인가?

답 660 g/mol

7. proton NMR 분광법에서 니코틴의 methy l기의 차폐상수는 -2.2×10^{-6}, 핵자기모멘트 $\mu_H = 1.41062\times10^{-26}$ J/T 이다. TMS를 기준으로 사용해 1 tesla의 자장강도에서 주파주 소인 장치로 니코틴의 methyl proton 에 대응하는 chemical shift는 얼마인가? TMS 는 위에서 기술한 조건에서의 4.257707×10^{7} Hz의 공명주파수를 갖고 있다. methyl기의 ^{1}H공명은 1 tesla의 자장강도에서 42.57×10^{6} Hz이다.

답 2.2 ppm

8. 0.1 N 황산 중 2.58×10^{-5} M primaquine이 233 nm의 파장에서 2 mm 두께의 cell을 사용하여 0.121의 흡광도를 나타낸다면 몰 흡광계수는 얼마인가?

답 25,450 mol^{-1} cm^{-1}

9. 클로로포름의 분자량은 119이고, 이것의 밀도는 20℃에서 1.49 g/cm^3이다. 클로로포름의 유도 몰분극은 얼마인가? 유전율에 대해서 〈표 **3·6**〉을 보라.

답 44.63 cm^3/mol

10. 혈청시료를 isoniazid에 대해 salycylaldehyde로 유도된 형광에 의해 분석하려 한다. 약물을 함유하지 않은 blank, 표준시료 isoniazid 0.80 μg/ml 혈청시료에 대해 다음과 같은 상대형광 발광강도를 얻었다. 1.2, 60.5, 38.4 발광강도가 isoniazid 농도에 비례한다고 가정하고 혈청 중의 isoniazid의 level 을 결정하라.

답 0.50 μg/ml

제 4 장

비전해질용액

4-1 서 론

물질을 서로 섞음으로써 진용액, 콜로이드용액 및 조분산체를 만들 수 있다. **진용액**(true solution)이란 둘 또는 그 이상의 성분이 균일한 분자분산체를 만드는 용액이다. 즉 구성성분의 조성을 광범위하게 변화시켜도 단일상을 만들 수 있는 계를 말한다. 여기에서 사용된 용어에 대해서는, 다음 구절에서 좀더 분명하게 설명하고자 한다.

계(system)라고 하는 것은 경계가 그어진 공간 또는 관찰이나 실험 중에 있는 물질의 일정한 양을 의미한다. 경우에 따라서는 물체가 아닌 복사에너지나 전기장만으로 구성되는 경우도 있다. **상**(phase)이라고 하는 용어에 대해서는 이미 제 1 장에서 계의 다른 부분과 명확한 경계에 의하여 뚜렷하게 분리되는 균일한 부분이라고 정의하였다. 각각의 상은 물 위에 떠 있는 얼음조각처럼 근처에 있는 덩어리나 부분과 연결되어 있기도 하고, 유탁액 중의 기름방울이나 현탁액 중의 고체입자처럼 작은 입자로 계 전체에 골고루 분포되어 있기도 한다.

앞에서 든 두 가지의 예는 **조분산체**(coarse dispersion)의 예로서, 유탁액이나 현탁액 중의 입자의 지름이 대부분 0.1미크론(1000Å 또는 10^{-5} cm) 이상이다. **콜로이드용액**(colloidal dispersion)은 입자의 크기가 대략 10Å에서 5000Å 정도로서, 진용액과 조분산체 입자의 크기의 중간 정도의 크기를 갖는 계를 말한다. 콜로이드용액은 2상계(불균일계)로 생각할 수 있으며, 어느 경우에는 1상계(균일계)로도 생각할 수 있다. 프로테인銀(silver proteinate)의 물에서의 콜로이드용액은 불균일계인데, 이는 서로 다른 상을 구성하고 있는, 뚜렷이 구별되는 입자로 되어 있기 때문이다. 한편 아카시아나 카복시메틸셀룰로오스 나트륨의 물과의 콜로이드용액은 균일계인데, 이는 수크로오스용액과 크게 틀리지 않기 때문에 단일상계 또는 진용액으로 생각할 수 있다.

두 가지 물질만으로 구성되어 있는 용액을 2성분용액(binary solution)이라고 하며, 그 구성성분을 **용매**(solvent) 및 **용질**(solute)이라고 한다. 성분의 수(number of components)는 제 1 장에서 이미 설명한 바와 같이, 상률(phase rule)에서 매우 중요한 의미를 가진다. 2성분용액에서 다량으로 존재하는 성분을 용매라고 하며, 소량인 성분을 용질이라고 한다. 그러나 고체를 액체에 용해시켰을 때에는, 구성성분의 상대적인 양에 관계 없이 일반적으로 액체를 용매, 고체를 용질이라고 한다.

액체혼합물에서는 물이 구성성분의 하나이면 용매로 간주한다. 알코올과 물과 같이 어떠한 비율로도 혼합되는 액체혼합물의 경우에는, 구성성분을 용매와 용질로 구별할 필요가 없다.

1 용액의 성질

물질의 물리적 성질은 총괄성, 가성성, 그리고 구조성으로 분류하며, 분자의 구조성과 가성성에 관한 몇 가지 성질에 대해서는 제 3 장에서 고찰한 바 있다. 열역학 분야에서는 계의 물리적 성질을, 계에 있는 물질의 양에 따르는 **크기성질**(질량과 부피)과 계에 있는 물질의 양과는 관계가 없는 **세기성질**(온도, 압력, 밀도, 표면장력 및 점도)로 분류한다.

총괄성(colligative properties)은 주로 용액에 있는 입자의 수에 의존하는 성질로서 삼투압, 증기압 강하, 빙점 강하 및 비등점 상승이 이 성질에 속한다. 총괄성의 값은 구성성분의 종류나 화학적 본질과는 관계 없이, 용액에 있는 비전해질이 비록 다르더라도 농도가 같은 경우에는 비슷한 값을 가진다. 액체 중에 있는 고체의 총괄성을 다룰 때에는 용질은 불휘발성이고, 용액 위의 증기압은 전적으로 용매에 의해서 보급되는 것으로 가정한다.

가성성(additive properties)은 분자 중에 있는 모든 원자의 성질의 총합이나 용액을 만들고 있는 구성성분의 성질의 합에 의존하는 성질로서, 화합물의 가성성의 예를 들면, 분자량은 구성원자들의 원자량의 합이다. 용액을 구성하고 있는 성분의 질량 역시 가성성으로서, 용액의 총 질량은 개개의 구성성분의 질량의 합이다.

구조성(constitutive properties)은 총괄성이나 가성성으로는 설명할 수 없고, 분자 내의 원자의 배열이나 원자의 수와 종류에 따르는 성질이다. 이러한 성질은 계에 있는 개개의 화합물에 대한 구성정보와 분자에 관한 지식을 알게 되는 실마리를 제공하게 된다. 물리적 성질에는 부분적으로는 가성성이고 부분적으로는 구조성인 것이 많다. 빛의 굴절, 전기적 성질, 표면과 계면의 성질 및 약물의 용해도는 최소한 일부는 구조성이고 일부는 가성성이다.

2 용액의 형태

용액은 용질과 용매가 존재하는 상태에 따라 분류할 수 있으며, 물질에는 기체, 액체 및 결정성 고체의 3 가지 상태가 있으므로, 용매와 용질의 균일한 혼합물에는 9 가지 형태가 가능하다. 이러한 형태를 예로 들어 〈표 **4 · 1**〉에 표시하였다.

기체나 고체가 액체에 용해되었을 때 기체와 고체는 액체상태로 존재한다고 생각하는 것처럼, 고체나 액체가 기체에 용해되어 기체상태의 용액을 만들 때 용질분자는 열역학적으로 기체처럼 취급할 수 있다. **고용체**(solid solution)가 생성될 때, 기체나 액체원자는 결정격자 중에 자리를 차지하여 고체상태의 원자나 분자처럼 행동한다.

〈표 4·1〉 용액의 형태

용질	용매	예
기체	기체	공기
액체	기체	산소 중의 수분
고체	기체	공기 중의 요오드 증기
기체	액체	탄산수
액체	액체	물 중의 알코올
고체	액체	NaCl 수용액
기체	고체	Pd 중의 수소
액체	고체	파라핀 중의 광물유
고체	고체	금-은 혼합물, 명반 혼합물

용질은 기체이거나 액체이거나 고체이거나 간에 **비전해질**(nonelectrolyte)과 **전해질**(electrolyte)로 분류한다. 비전해질이란 물에 용해되어 이온을 생성하지 않으며, 따라서 용액을 통하여 전류를 전도하지 않는 물질로서 수크로오스, 글리세린, 나프탈렌 및 우레아가 그 예이다. 비전해질용액의 총괄성은 매우 규칙적으로서, 0.1몰의 비전해질용액은 같은 농도의 다른 비전해질용액이 나타내는 것과 거의 같은 효과를 나타낸다. 전해질은 용액 중에서 이온을 형성하여 전류를 전도하며, 규칙적이 아닌 총괄성을 나타낸다. 즉, 이 전해질은 같은 농도의 비전해질이 나타내는 것보다 상당히 큰 빙점 강하와 비등점 상승을 나타내며 염산, 황산나트륨, 에페드린 및 페노바르비탈을 전해질의 예로 들 수 있다.

전해질은 보통 정도의 농도(대략 0.1몰)에서 완전히 해리하는가 또는 부분적으로만 해리하는가에 따라서 **강전해질**(strong electrolyte)과 **약전해질**(weak electrolyte)로 세분한다. 한없이 희석한 용액에서는 강전해질이나 약전해질이나 모두 100% 이온화된다. 염산과 황산나트륨은 강전해질인 반면, 에페드린이나 페노바르비탈은 약전해질이다. Arrhenius에 의한 전해질의 분류법과 최신 이론에 대한 논의는 제 **5** 장에서 언급하기로 한다.

4-2 농도의 표현

용액의 농도는 일정용적의 용액 중에 있는 용질의 양으로 표현하거나, 일정질량의 용매 또는 용액 중의 용질의 양으로 표현하며, 여러 가지 표현 방법을 〈표 **4·2**〉에 표시하였다.

1 몰농도와 노르말농도

이들 몰농도와 노르말농도는 분석작업에 많이 사용되는 표현이다. 같은 몰농도의 모든 용액은 일정용적의 용액 중에 같은 수의 용질분자가 들어 있다. 용액 중에 한 개 이상의 용질이 포함되어 있는 경우에는, 용질의 종류에 따라서 몰농도가 달라지게 된다. 예를 들면 페노바르비탈로서는 0.001몰이고, 염화나트륨으로서는 0.1몰일 수도 있다. 이러한 용액 1 l 를 만들려면

〈표 4·2〉 농도의 표현

표 현	기 호	정 의
몰농도	M, c	용액 1 l 중의 용질의 몰(그램분자량)수
노르말농도	N	용액 1 l 중의 용질의 그램당량수
몰랄농도	m	용매 1 kg 중의 용질의 몰수
몰분율	X, N	용액 중의 모든 성분의 총 몰수에 대한 한 성분의 몰수 비율
몰 %		몰분율에 100을 곱한 것
중량 %	% w/w	용액 100 g 중의 용질의 그램수
용적 %	% v/v	용액 100 ml 중의 용질의 ml수
w/v %	% w/v	용액 100 ml 중의 용질의 그램수
mg %		용액 100 ml 중의 용질의 mg수

페노바르비탈 0.001몰(0.001몰×232.32 g/몰 = 0.2323 g)과 염화나트륨 0.1몰(0.1몰×58.45 g/몰 = 5.845 g)에 1000 ml의 용액을 만들기에 충분한 양의 물을 가하면 된다.

용액 중에 있는 이온이나 라디칼의 몰농도를 표현하고자 할 때에는 가끔 곤란한 경우가 있다. 1몰의 염화나트륨용액은 나트륨이온이나 염화이온에 대하여 모두 1몰인 데 반해서, 1몰의 탄산나트륨용액은 탄산이온에 대해서는 1몰이고, 이 염 1몰 중에는 2몰의 나트륨이온이 함유되어 있기 때문에 나트륨이온에 대해서는 2몰이 된다. 염화나트륨 1몰용액은 각각의 이온에 대하여 모두 1노르말이지만, 1몰의 탄산나트륨용액은 나트륨이온이나 탄산이온 모두 2노르말이다.

몰용액이나 노르말용액은 용적을 마음대로 조절할 수 있기 때문에 화학에서 가장 보편적으로 이용되고 있다. 즉, 용질의 중량을 알고 있으므로 필요한 용액의 용적을 뷰렛이나 피펫을 사용하여 쉽게 구할 수 있다.

몰농도나 노르말농도는 모두 액체의 팽창이나 수축 때문에 온도에 따라서 값이 변하는 단점을 가지고 있어, 다양한 온도에서의 용액의 성질을 연구하고자 할 경우에는 사용할 수가 없다. 또 하나의 단점은, 몰농도나 노르말농도를 이용하여 증기압이나 삼투압처럼 용매의 농도와 관련되어 있는 성질을 연구하는 경우에 일어난다. 몰용액이나 노르말용액의 경우에 있어서 용매의 용적은 일반적으로 모르고, 또 같은 농도의 용액이라고 하더라도 그 속에 함유되어 있는 용질과 용매에 따라서 용적도 다르다.

2 몰랄농도

몰랄용액은 중량단위를 사용하여 제조하며, 앞절에서 기술하였던 바와 같은 단점이 없기 때문에 이론적인 연구를 수행하는 경우에는 몰랄농도가 몰농도나 노르말농도보다 자주 이용된다. 용액의 최종용적을 측정하거나 밀도를 측정함으로써 몰랄농도를 몰농도나 노르말농도로 변환시킬 수 있다. 0.1몰보다 더 묽은 수용액에서는 몰농도와 몰랄농도는 실질적인 면에서 같다. 예를 들면, 비중이 1.0053인 1% w/v 염화나트륨용액은 0.170몰 및 0.173몰랄용액이다.

또한 몰용액과 몰랄용액의 다음과 같은 차이에도 주의해야 한다. 만일, 나트륨이온이나 염화이온을 함유하고 있지 않은 다른 용질을 일정용적의 1몰랄 염화나트륨용액에 가하였을 때, 용액의 전체 용적과 중량은 증가하더라도 염화나트륨으로서는 여전히 1몰랄용액이다. 물론, 몰농도는 다른 용질을 가하면 용액의 용적이 증가하기 때문에 감소된다.

몰랄용액은 적당한 중량의 용매를 정확하게 중량을 측정한 용질에 가하여 만든다. 용매의 용적은 비중을 써서 계산할 수 있으므로, 중량을 측정하지 않고도 뷰렛을 사용하여 측정할 수 있다.

3 몰 분 율

몰분율(mole fraction)은 용액 중에 있는 각 성분의 몰수의 상대적인 비율의 척도이므로, 이론적인 고찰이 필요한 실험에 자주 이용되며, 2성분계에 대하여 다음과 같이 표현한다.

$$X_1 = \frac{n_1}{n_1 + n_2} \tag{1}$$

$$X_2 = \frac{n_2}{n_1 + n_2} \tag{2}$$

X_1은 성분 1의 몰분율(아래 첨자 1은 보통 용매를 표시함)이고, X_2는 성분 2(보통은 용질)의 몰분율, 그리고 n_1과 n_2는 용액 속에 있는 성분의 몰수이다. 용매와 용질의 몰분율의 합은 1이 되어야 한다. 몰분율은 X_1 또는 X_2에 100을 곱하여 퍼센트로 표현하기도 한다. 용질 0.01몰과 용매 0.04몰을 함유하고 있는 용액에서 용질의 몰분율 $X_2 = 0.01/(0.04+0.01) = 0.20$이다. 두 성분의 몰분율의 합은 1이어야 하므로, 용매의 몰분율은 0.8이다. 용질의 몰 퍼센트는 20%이고, 따라서 용매의 몰 퍼센트는 80%이다.

몰분율을 정의할 때와 같은 방법으로 하여, 용질과 용매의 분자수 사이의 관계를 간단하고도 직접적으로 표현할 수 있다. 위의 예에서, 용액에 있는 10개의 분자마다 그 중 2분자는 용질 분자임을 쉽게 알 수 있을 것이며, 용매와 용질의 여러 성질이 용액 중의 몰분율과 직접 관련되어 있음을 후에 알게 될 것이다. 예를 들면, 휘발성 용질에 의해서 생긴 용액 위의 부분 증기압은, 순수한 용매의 증기압에 용액 중의 용질의 몰분율을 곱한 것과 같다.

4 퍼 센 트

의약품용액의 농도를 표시하는 데는 일반적으로 백분율(percent)이 사용된다. 중량퍼센트는 용액 100 g 중의 용질의 그램수를 나타낸다. 10% w/w의 글리세린 수용액에는 100 g의 용액을 만들기에 충분한 물(90 g)에 녹은 10 g의 글리세린이 함유되어 있다. 용적퍼센트는 용액 100 ml 중에 포함된 용질의 용적을 ml로 표시한 것이다.

알코올(U.S.P.)은 15.56°에서 중량으로 92.3%와 용적으로 94.9%의 C_2H_5OH를 함유하고 있다. 즉 100 g의 용액 중에 92.3 g 또는 100 ml의 용액 중에 94.9 ml의 C_2H_5OH가 함유되어 있다.

5 농도의 계산

여러 가지의 농도 표현이 관련된 계산 방법을 다음의 예로 설명하고자 한다.

예제 1. 18℃에서 41.50 g의 $FeSO_4$를 1000 ml의 용액을 만들기에 충분한 양의 물을 가하여 건조 황산제1철용액을 만들었다. 용액의 밀도는 1.0375, $FeSO_4$의 분자량은 151.9이다.
(a) 몰농도, (b) 몰랄농도, (c) $FeSO_4$의 몰분율, 물의 몰분율 및 두 성분의 몰 퍼센트, (d) $FeSO_4$의 중량퍼센트를 계산하라.

풀이 (a) 몰농도

$$FeSO_4\text{의 몰수} = \frac{FeSO_4\text{의 그램수}}{\text{분자량}} = \frac{41.50}{151.9} = 0.2732$$

$$\text{몰농도} = \frac{FeSO_4\text{의 몰수}}{\text{용액의 리터수}} = \frac{0.2732}{1\,l} = 0.2732\ M$$

(b) 몰랄농도

용액의 그램수 = 밀도×용적 = 1000×1.0375 = 1037.5 g

용매의 그램수 = 용액의 그램수 − $FeSO_4$의 그램수 = 1037.5 − 41.5 = 996.0 g

$$\text{몰랄농도} = \frac{FeSO_4\text{의 몰수}}{\text{용매의 kg}} = \frac{0.2732}{0.996} = 0.2743\ m$$

(c) 몰분율과 몰 퍼센트

$$\text{물의 몰수} = \frac{996}{18.02} = 55.27\ \text{몰}$$

$$FeSO_4\text{의 몰분율 } X_2 = \frac{FeSO_4\text{의 몰수}}{\text{물의 몰수}+FeSO_4\text{의 몰수}} = \frac{0.2732}{55.27+0.2732} = 0.0049$$

$$\text{물의 몰분율 } X_1 = \frac{55.27}{55.27+0.2732} = 0.9951$$

여기서 $X_1+X_2 = 0.9951+0.0049 = 1.0000$인 것에 주의하라.

$FeSO_4$의 몰 퍼센트 = 0.0049×100 = 0.49%

물의 몰 퍼센트 = 0.9951×100 = 99.51%

(d) 중량퍼센트

$$FeSO_4\text{의 중량퍼센트} = \frac{FeSO_4\text{의 그램수}}{\text{용액의 그램수}} \times 100 = \frac{41.50}{1037.5} \times 100 = 4.00\%$$

4-3 당 량

수소 1그램의 무게는 1.008 g이고, 그 속에는 6×10^{23}개(아보가드로수)의 수소원자가 들어 있다. 수소의 이러한 그램원자량은 플루오르원자 6×10^{23}개와 결합하며, 산소와는 6×10^{23}개의 절반과 결합한다. 플루오르 1그램원자는 19 g이고, 산소 1그램원자는 16 g이므로 수소 1.008 g은 플루오르 19 g과 결합하며, 산소와는 16의 절반 즉 8 g과 결합한다. 수소 1.008 g과 결합하는 플루오르와 산소의 양을, 결합하는 원자의 **당량**이라고 한다. 1당량의 플루오르(19 g)는 수소 1.008 g과 결합하며, 1당량의 산소(8 g)도 수소 1.008 g과 결합한다.

여기서 우리는 플루오르 1당량(19 g)은 그 자신의 원자량과 같지만, 산소의 경우에는 달라서 그램당량(8 g)은 산소의 원자량의 절반임을 알 수 있을 것이다. 다른 말로 표시하면, 플루오르의 원자량에는 1 당량의 플루오르가 들어 있는 반면, 산소의 원자량에는 2 당량이 들어 있다. 이러한 원자단위의 양을 관련짓는 식은 다음과 같다(분자에 대한 식은 다음 구절에서 보는 바와 같이, 원자에 대한 식과 거의 비슷하다).

$$\text{당량} = \frac{\text{원자량}}{\text{원자량당의 당량수(원자가)}} \tag{3}$$

원자량당의 당량수, 즉 플루오르 1과 산소 2를 보통 **원자가**(valence)라고 한다. 반응에 따라서 한 개 이상의 원자가를 갖기 때문에 여러 가지의 당량을 갖는 원소들도 많이 있다. 마그네슘은 2 원자의 플루오르와 결합하며 , 또 각각의 플루오르는 수소 1 원자와 결합하게 된다. 따라서 마그네슘의 원자가는 2 이고, 식 (3)에 따라서 그 당량은 원자량의 절반, 즉 24/2 = 12 g/당량이 된다. 알루미늄은 플루오르 3 원자와 결합하므로 그 원자가는 3 이 되고, 당량은 원자량의 3 분의 1, 즉 27/3 = 9 g/당량이다.

당량이라는 개념은 원자뿐만 아니라 분자에도 적용되는 개념이다. 염화나트륨의 당량은 그 분자량인 58.5 g과 같다. 즉, 나트륨의 당량(23 g)과 염소의 당량(35.5 g)의 합이며, 58.5 g/Eq 라고 표시한다. 염화나트륨의 당량은 화합물에서의 염소와 나트륨의 원자가가 1 이므로, 그 분자량 58.5 g과 같다. Na_2CO_3의 당량은 분자량의 절반이다. 탄산이온 CO_3^{--}의 원자가는 2이고, 따라서 당량은 60/2 = 30 g/당량이다. 나트륨의 원자가는 물론 1 이지만, 탄산나트륨에는 2 개의 원자가 있어 그 무게는 2×23 = 46 g이다. 즉 나트륨의 당량은 이 값의 절반인 23 g/당량이 된다. 따라서 탄산나트륨의 당량은 30+23 = 53 g으로서 그 분자량의 절반이 된다. NaCl과 Na_2CO_3와 같은 분자에 대한 분자량과 당량과의 관계는 다음과 같다 . 원자에 대한 식 (3)과 비교하여 보자.

$$\text{당량(g/Eq)} = \frac{\text{분자량(g/당량)}}{\text{당량/몰}} \tag{4}$$

예제 2. (a) K_3PO_4의 몰당 당량수는 얼마이며, 이 염의 당량은 얼마인가? (b) KNO_3의 당량은 얼마인가? (c) $Ca_3(PO_4)_2$의 몰당 당량수는 얼마이며, 이 염의 당량은 얼마인가?

풀이 (a) K_3PO_4는 몰당 3 당량이므로, 당량은 숫자적으로 분자량의 3 분의 1 이다. 즉, (212 g/몰)/(3 Eq/몰) = 70.7 g/Eq이다.

(b) KNO_3의 당량은 그 분자량과 같아서 101 g/Eq이다.

(c) $Ca_3(PO_4)_2$에 대한 몰당 당량수는 6 이다. 왜냐하면, 원자가가 2 인 3 개의 칼슘이온이나 원자가가 3 인 인산이온이 2 개 있기 때문이다. 따라서 $Ca_3(PO_4)_2$의 당량은 분자량의 6 분의 1, 즉 310/6 = 51.7 g/Eq이다.

제 1 염기성 인산칼륨(산성 인산칼륨), KH_2PO_4(분자량, 136 g) 같은 복염에 대한 당량은 그 화합물이 어떻게 사용되는가에 따라 결정된다. 만일 칼륨의 함량으로 이용되었다면, 당량은 분자량과 같아서 136 g이다. 수소의 함량 때문에 완충제로 이용되었다면, 2 개의 수소원자를 갖고 있기 때문에 분자량의 절반인 136/2 = 68 g이 된다. 인산의 함량으로 사용되었다면, 인

산의 원자가가 3 이기 때문에 당량은 분자량의 3 분의 1 인 45.3 g이 된다.

〈표 4 · 2〉에서 정의한 바와 같이, 용액의 노르말농도는 용액 1 l 중의 용질의 당량이다. NaF, KNO_3 및 HCl에 대하여 당량값은 분자량값과 같고, 노르말농도는 몰농도와 같다. H_3PO_4에 대해서는 반응이 완결되는 것으로 가정하면, 당량은 분자량의 3 분의 1, 즉 98/3 = 32.67 g/Eq이다. 따라서 인산 1 N 용액을 만들려면, 인산 32.67 g을 취하여 물을 가해 1 l로 한다. 산성황산나트륨($NaHSO_4$, 분자량 120 g)의 1 N 용액의 경우에는, 이 염이 사용되는 종(species)에 따라서 필요한 염의 양이 결정된다. 나트륨이나 수소를 이용하였다면, 당량은 분자량, 즉 120 g/Eq이 될 것이다. 만일, 황산에 대하여 사용되었다면, 120/2 = 60 g의 $NaHSO_4$를 달아서 물을 가해 용액이 1 l가 되도록 한다.

병원에서 전해질 교환요법에는 여러 가지의 전해질이 함유된 용액을 몸에 주사하여 전해질의 심한 불균형을 바로잡는다. 이 경우에 사용하는 농도는 일반적으로 리터당의 당량 또는 리터당 밀리당량이다. 예를 들면, 사람의 정상혈장의 나트륨이온농도는 약 142 mEq/l이고, 중탄산이온 HCO_3^{--}의 농도는 27 mEq/l이다. 식 (4)는 병원에서 실제로 전해질용액을 조제할 때, 필요한 염의 양을 계산하는 데 유용하게 쓰인다. 식 (4)의 분자와 분모에 있는 몰수를 리터로 바꾼다면 다음 식들과 같이 된다.

$$\text{당량(g/Eq로서)} = \frac{\text{그램/리터}}{\text{당량/리터}} \tag{5}$$

$$\text{당량(mg/mEq로서)} = \frac{\text{밀리그램/리터}}{\text{밀리당량/리터}} \tag{6}$$

당량은 분자량과 비슷하게 g/Eq 또는 같은 단위로 mg/mEq으로 표시한다.

예제 3. 사람의 혈장에는 약 5 mEq/l의 칼슘이온이 함유되어 있다. 사람의 혈장과 Ca^{++}의 농도가 같은 용액 750 ml를 만드는 데 몇 밀리그램의 염화칼슘 2 수화물($CaCl_2 \cdot 2\,H_2O$, 분자량 147 g/몰)이 필요한가? 이 염의 2 수화물의 당량은 그 분자량의 절반인, 147/2 = 73.5 g/Eq 또는 73.5 mg/mEq이다.

풀이 식 (6)을 이용하여 다음과 같은 해답을 얻는다.

$$73.5\ \text{mg/mEq} = \frac{\text{mg}/l}{5\ \text{mEq}/l}$$

$$73.5\ \text{mg/mEq} \times 5\ \text{mEq}/l = 367.5\ \text{mg}/l$$

750 ml에 대해서는,

$$367.5 \times \frac{750\ \text{m}l}{1000\ \text{m}l} = 275.6\ \text{mg}\text{의 } CaCl_2 \cdot 2\,H_2O\text{가 필요하다.}$$

예제 4. 1.15% w/v의 KCl 용액 1 l 중의 염화칼륨(분자량 74.55 g/mole)의 당량수를 계산하라.

풀이 식 (5)를 사용하되, KCl의 당량은 그 분자량과 같음에 유의하면서 다음과 같이 푼다.

$$74.55\ \text{g/Eq} = \frac{11.5\ \text{g}/l}{\text{Eq}/l}$$

$$(11.5\ \text{g}/l)/(74.55\ \text{g/Eq}) = 0.154\ \text{Eq}/l\text{(또는 154 mEq/m}l\text{)}$$

예제 5. 1 l당 5.00 g의 NaCl을 함유하는 용액의 Na^+ 함량은 mEq/l로 얼마인가?

풀이 분자량과 당량은 같아서, 58.5 g/Eq 또는 58.5 mg/mEq이다.

$$\text{mEq}/l = \frac{\text{mg}/l}{\text{Eq. wt.}} = \frac{5000\ \text{mg}/l}{58.5\ \text{mg/mEq}} = 85.47\ \text{mEq}/l$$

4-4 비전해질용액

앞에서 이미 언급한 바와 같이, 비전해질의 총괄성은 대단히 규칙적인 반면에, 전해질용액은 뚜렷한 편차를 나타낸다. 이 장의 나머지 부분에서는 전해질과의 비교가 필요한 사항 이외의 비전해질용액에 관한 사항을 기술한다. 그리고 전해질용액에 관한 것은 제 **5** 장에서 취급하고자 한다.

4-5 이상용액과 실제용액

이상기체는 분자간에 인력이 작용하지 않는 기체라고 제 **1** 장에서 정의하였고, 압력이 0에 가까워짐에 의해서 실제기체의 성질은 이상기체의 상태방정식으로 표시될 수 있음을 알 수 있었다. 결국 이상기체법칙은 제한된 법칙이라고 할 수 있다. 이상용액(ideal solution)이란, 혼합하여 용액을 만드는 경우에 희석된다는 것 이외에는 성분의 성질에 아무런 변화도 일으키지 않는 용액이라고 편리하게 정의할 수 있다. 혼합과정에서 열의 방출이나 흡수가 없으며, 용액의 최종용적은 개개의 성분의 가성성으로 나타낼 수 있다. 다시 말하면, 물질을 혼합할 때에 수축이나 팽창이 일어나지 않는다. 용액의 증기압, 굴절률, 표면장력 및 점도 등의 구조성은 순수한 개개 성분의 성질의 가중평균이 된다.

이상용액은 비슷한 성질을 가진 물질을 혼합하여 제조할 수 있다. 예를 들면, 메탄올 100 ml를 에탄올 100 ml와 혼합하면 용액의 최종용적은 200 ml가 되고 열의 방출이나 흡수가 없는데, 이러한 용액을 이상용액이라 한다.

그러나 황산 100 ml와 물 100 ml를 섞으면 용액의 용적은 실온에서 약 188 ml이고, 혼합시에 상당한 열의 방출이 있게 되는데, 이러한 용액을 비이상(nonideal) 또는 실제용액이라고 한다. 기체의 경우처럼, 어떤 용액은 중간 정도의 농도에서 아주 이상적인데 반하여, 다른 용액은 극히 희박한 경우에만 거의 이상적인 용액에 가까운 성질을 갖게 된다.

종합하면, 기체의 이상성이란 인력이 완전히 없음을 의미하며, 용액의 이상성은 인력이 완전히 균등함을 의미한다. 액체는 고도로 응축된 상태이므로, 인력이 없다고는 생각할 수 없는데도 불구하고 A분자와 B분자와의 혼합물 중에서, 만일 A와 A, B와 B 그리고 A와 B 사이의 힘이 모두 같은 정도라면 그 용액은 이상적이라고 생각할 수 있다.

1 탈출경향

두 물체의 온도가 같을 때, 두 물체가 열적 평형상태에 있다고 하는 것은 상식이다. 만일, 한 물체를 다른 물체보다 높은 온도로 가열하면, 열은 두 물체가 다시 열적 평형상태를 이룰 때까지 상대적으로 더운 물체에서 차가운 물체로 내려오게 된다. 이러한 과정을 **탈출경향**(escaping tendency)이라는 개념을 사용하여 기술할 수 있으며, 상대적으로 고열체의 열은 저온체의 열보다 큰 탈출경향을 가진다고 말한다. 온도는 열의 탈출경향의 양적 척도이며, 최종적으로 두 물체의 온도가 같아질 때, 즉 열적 평형상태에서는 각 구성성분의 탈출경향은 계의 모든 부분에서 같다.

물리 및 화학적 변화가 일어날 때의 물질의 탈출경향의 정량적인 척도는 **자유에너지**(free energy)이다. 순수한 물질에 대해서는 몰당 자유에너지 또는 **몰자유에너지**(molar free energy)가 탈출경향의 척도이다. 즉, 용액의 구성성분의 탈출경향을 나타내는 데 사용되는 것은 **부분몰자유에너지**(partial molar free energy) 또는 **화학퍼텐셜**(chemical potential)이다. 화학퍼텐셜에 대해서는 열역학을 다룬 장에서 기술하였다. 1 기압, 0℃ 이상에서는 1 몰의 얼음의 자유에너지는 액체 물의 자유에너지보다 크며, 얼음은 자발적으로 물로 바뀌어지는데 그 이유는

$$\Delta F = F_{\text{liq}} - F_{\text{ice}} < 0$$

이기 때문이다. 계가 평형이 되어 있는 온도인 0℃에서는, 얼음과 물의 몰자유에너지는 동일하며 $\Delta F = 0$이다. 탈출경향이라는 용어로는, 0℃ 이상에서는 얼음의 탈출경향이 액체 물의 탈출경향보다 큰 반면에 평형상태에서는 두 상에서의 물의 탈출경향은 같다고 말한다.

2 이상용액과 Raoult의 법칙

용액의 증기압은 탈출경향을 정량적으로 나타내고 있기 때문에 대단히 중요한 성질이다. 1887년에 Raoult는 이상용액에서 각 휘발성 성분의 부분증기압은, 순수한 성분의 증기압 용액 중에 있는 그 성분의 몰분율을 곱한 것과 같음을 알아냈다. 따라서 두 성분 A와 B에 대하여 다음과 같은 식이 성립된다. 여기서 p_A와 p_B는 몰분율 농도가

$$p_A = p_A^\circ X_A \tag{7}$$

$$p_B = p_B^\circ X_B \tag{8}$$

각각 X_A 및 X_B일 때 용액 위에 있는 구성성분의 부분증기압이며, 순수한 성분의 증기압은 p_A° 및 p_B°이다. 예를 들면, 순수한 염화에틸렌의 증기압이 50℃에서 236 mmHg이고, 염화에틸렌의 몰분율이 0.4, 벤젠의 몰분율이 0.6이라면 염화에틸렌의 부분증기압은 236의 40%, 즉 94.4 mmHg이다. 따라서 액체 A와 액체 B를 혼합한 이상용액에서는 A의 증기압은 최종용액 중에 있는 A와 B의 몰분율에 좌우되는 것처럼 B로 희석함에 따라서 감소된다. 이러한 현상은 각 성분의 탈출경향을 감소시켜서 분자 A와 B가 액체의 표면으로부터 탈출하는 속도를 감소시

키게 된다.

예 제 6. 벤젠의 몰분율이 0.6 인 용액에서 벤젠과 염화에틸렌의 부분증기압은 얼마인가? 50℃에서 순수한 벤젠의 증기압은 268 mmHg이고, 순수한 염화에틸렌의 증기압은 236 mmHg이다.

풀 이 $p_B = 268 \times 0.6 = 160.8$ mmHg
$p_A = 236 \times 0.4 = 94.4$ mmHg

만일 용액에 휘발성 성분이 추가되면 각각의 성분이 용액 위에 분압을 생성시키게 되는데, Raoult의 법칙을 이용하여 계산할 수 있다. 위의 예제 **6**에서 총 증기압 P는 다음과 같이 계산된다.

$$P = p_A + p_B = 160.8 + 94.4 = 255.2 \text{ mmHg}$$

50℃에서의 벤젠과 염화에틸렌의 2 성분계에 대한 증기압-조성곡선을 〈그림 **4 · 1**〉에 표시하였다. 3개의 곡선은 구성성분의 몰분율을 함수로 하는 염화에틸렌의 분압, 벤젠의 분압 및 용액의 총 압력곡선이다.

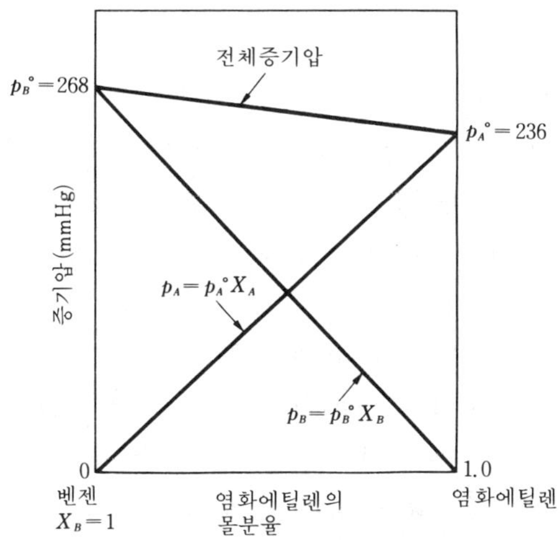

〈그림 4 · 1〉 이상적인 거동을 하는 2성분계의 증기압-조성곡선

3 에어로솔과 Raoult의 법칙

에어로솔 제조자들은 일찍이 1950년대부터 여러 가지 약물을 포장하여 오고 있다. 에어로솔에는 용매나 매개용액에 농축시킨 약물과 적당한 증기의 성질을 갖는 분사제가 들어 있다. CCl_3F(propellant 11이라고 함)와 CCl_2F_2(propellant 12라고 함)가 상온에서 적당한 증기압과 밀도를 발생할 수 있도록 여러 가지 비율로 조절하여 사용되어 왔다. 이들 할로겐화 탄화수소 분사제는 아직까지도 약물에는 사용되고 있지만, 화장품용 에어로솔에는 더 이상 사용되지 않고 있으며, 질소와 비치환탄화수소로 대체되어 오고 있다.

예 제 **7.** 순수한 propellant 11(분자량 137.4)의 증기압은 21℃에서 $p_{11}^\circ = 13.4$ pounds/square inch (psi)이고, propellant 12(분자량 120.9)는 $p_{12}^\circ = 84.9$ psi이다. 이 두 분사제가 그램중량으로 50 : 50 인 혼합물은 50/137.4 = 0.364 몰의 propellant 11과 50/120.9 = 0.414 몰의 propellant 12를 함유하고 있다. 이 50 : 50의 혼합물에서의 propellant 11과 12의 분압은 얼마이며, 또 이 혼합물의 총 증기압은 얼마인가?

풀 이

$$p_{11} = \frac{n_{11}}{n_{11}+n_{12}} p_{11}^\circ = \frac{0.364}{0.364+0.414} \times 13.4 = 6.27 \text{ psi}$$

$$p_{12} = \frac{n_{12}}{n_{11}+n_{12}} p_{12}^\circ = \frac{0.414}{0.364+0.414} \times 84.9 = 45.2 \text{ psi}$$

혼합물의 총 증기압은

$$6.27 + 45.2 = 51.5 \text{ psi}$$

이 psi를 게이지압력(gauge pressure, psig)으로 바꾸려면, 대기압 14.7 psi를 뺀다.

$$51.5 - 14.7 = 36.8 \text{ psig}$$

위의 psi 값은 대기압에 대한 값이 아니라 압력을 0으로 해서 측정한 값이므로, **절대압**(absolute pressure)을 나타내는 psia로 적기도 한다.

4 실제용액

용액이 이상성을 나타내는 것은 인력의 완전균등성 때문이라고 가정하였다. 그러나 많은 용액쌍(solution pair) 예에서, A에 대한 A의 응집력이 A와 B 사이의 부착력보다 크다는 것이 알려졌으며, 또 A와 B 사이에 작용하는 인력이, A와 A 사이 또는 B와 B 사이의 인력보다 클 수도 있다. 이러한 현상은 액체가 어떠한 비율로 섞이더라도 일어날 수 있고, 이들 혼합물을 **실제**(real) 또는 **비이상적**(nonideal) **용액**이라고 한다. 즉, 이러한 혼합물은 조성의 모든 범위에 걸쳐서 Raoult의 법칙에 맞지 않는다. Raoult의 법칙으로부터 나타나는 편차에는 **부편차**(negative deviation)와 **정편차**(positive deviation)의 두 가지 형태가 있다.

서로 다른 종류의 분자 사이에 작용하는 부착력이, 같은 종류의 분자 사이에 작용하는 응집력보다 큰 경우에는, 용액의 증기압이 Raoult의 법칙에 따르는 이상용액에서 기대되는 증기압보다 작아서 부편차가 일어난다. 만일 그 편차가 충분히 크면, 총 증기압곡선은 〈그림 **4·2**〉에서 보는 바와 같이 최소값을 나타낸다. 그림에서 A는 클로로포름이고 B는 아세톤이다.

성분 B를 가함으로써 일어나는 성분 A의 희석효과는, 정상적으로는 A의 부분증기압을 감소시킬 것이라는 예측을 할 수 있다. 즉, 이것은 Raoult의 법칙을 구체적으로 표현하는 단순한 희석효과이다. 그러나 Raoult의 법칙으로부터 부편차를 일으키는 액체쌍의 경우에는, A에 B를 가함으로써 A의 증기압을 단순한 희석효과로서 생각할 수 있는 것보다 더 크게 감소시키는 경향이 있다. 클로로포름과 아세톤은 수소결합을 형성해서 서로서로 인력을 유지하고 있어, 각 구성성분의 탈출경향을 더욱 감소시킨다. 이 쌍은 다음과 같은 약한 화합물을 형성하는 데 분리하여 확인할 수 있다. 쌍극자분자간의 반응, 또는 쌍극자분자와 비극성 분자간의 반응도 부편차를 일으킨다. 그러나 이러한 경우의 상호작용은 너무 약하여 일정한 화합물로 분리할

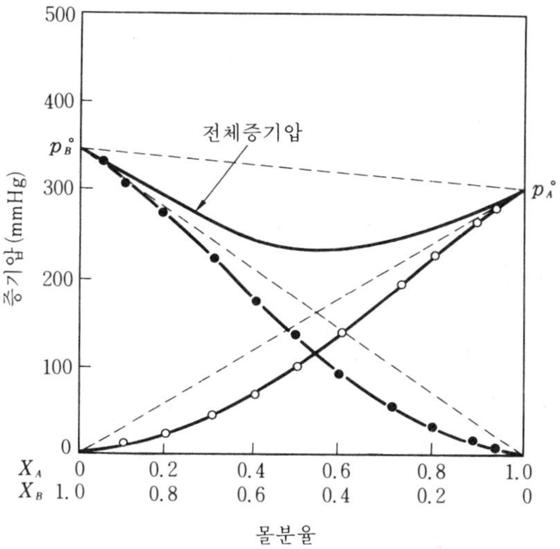

〈그림 4·2〉 Raoult의 법칙으로부터의 부편차를 나타내는 계의 증기압

수 없다.

$$Cl_3C-H\cdots O=C(CH_3)_2$$

A분자와 B분자의 상호작용이 순수한 물질분자간의 상호작용보다 작으면, B분자가 있으므로 해서 A분자끼리의 상호작용을 감소시키고, 따라서 A분자는 B분자끼리의 상호작용을 감소시킨다. 따라서 성분의 극성이나 내부압력이 다르게 되면, A분자와 B분자 모두의 탈출경향이 커지게 된다. 그 결과, 성분의 부분증기압은 Raoult의 법칙으로 예상되는 것보다 크게 되며, 이 계는 정편차를 나타낸다고 한다. 총증기압은 편차가 충분히 크면, 하나의 특정 조성에서 최대값을 나타내는 경우가 가끔 있다. 정편차를 나타내는 하나의 예를 〈그림 **4·3**〉에 표시하였다. 정편차를 나타내는 액체쌍으로는 벤젠과 에탄올, 이황화탄소와 아세톤, 그리고 클로로포름과 에탄올이 있다.

Raoult의 법칙이 비이상용액의 경우에 모든 농도 범위에 걸쳐서 적용되는 것은 아니다. 이 법칙은 실제액체쌍 중에서 고농도로 존재하는 어느 한 성분, 즉 용매만의 거동에 대하여 기술하고 있다. 이러한 입장에서 볼 때 Raoult의 법칙은 다음과 같이 표시되며, 대단히 희박한 비이상용액의 용매에만 유효한 것이다. 희박한 용액에서 저농도인 성분, 즉 용질에 대해서는 성립되지 않는다.

$$p_{\text{solvent}}=p^\circ_{\text{solvent}}\ X_{\text{solvent}} \tag{9}$$

이러한 표현은 〈그림 **4·2**〉를 보면 좀더 명확해진다. 즉, 클로로포름(성분 A)의 실제증기압곡선은, 용액의 조성이 순수한 클로로포름쪽으로 접근하여 감에 따라서 Raoult의 법칙으로 정의되는 이상곡선에 근접된다. Raoult의 법칙은 클로로포름이 고농도로 존재하는 경우, 즉 용매인 경우의 거동을 기술하는 데 이용되지만, 도표에서 낮은 농도로 존재하는 아세톤(성분

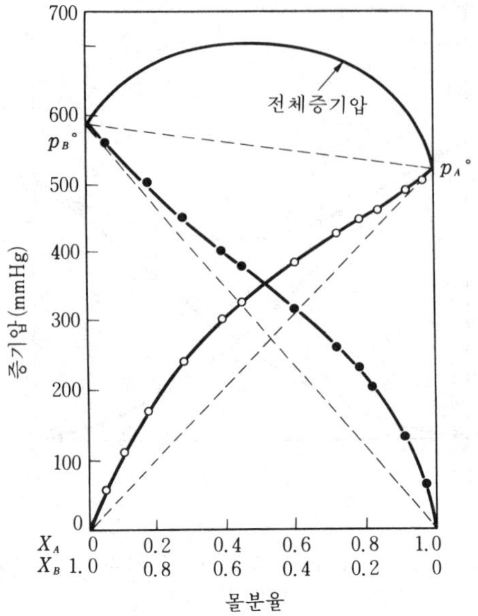

〈그림 4·3〉 Raoult의 법칙으로부터 정편차를 나타내는 계의 증기압

B)에는 실제용액의 곡선이 이상용액의 곡선과 일치하지 않기 때문에 적용되지 않는다. 〈그림 **4·2**〉의 왼편을 보면 상황은 뒤바뀌어 있음을 알 수 있을 것이다. 즉 여기서는 아세톤이 용매로 생각되며, 그 증기압곡선은 이상용액곡선과 일치되려고 한다. 이 범위에서는 클로로포름이 용질이고, 그 곡선은 이상용액곡선에 접근하지 않는다. 이와 비슷한 고찰이 〈그림 **4·3**〉에도 적용된다.

5 Henry의 법칙

용질로서의 아세톤과 클로로포름에 대한 증기압곡선은 이 쌍이 이상용액을 이룰 때의 증기압곡선보다 상당히 아래쪽에 있음을 볼 수 있다. 용질분자는 도표의 두 부분에는 비교적 적은 수가 있기 때문에 용매분자에 의하여 완전히 포위되어 있어서 균일한 환경에 있다. 따라서 낮은 농도에서 클로로포름의 분압이나 탈출경향은 어느 면에서는 몰분율에 비례하지만, 〈그림 **4·2**〉에서 보는 바와 같이, 그 비례상수는 순수한 물질의 증기압과 같지 않다. 용질의 증기압-조성관계는 Raoult의 식으로는 표시할 수 없고 Henry의 법칙이라는 식으로 표시할 수 있다.

$$p_{\text{solute}} = k_{\text{solute}}\ X_{\text{solute}} \tag{10}$$

여기에서 클로로포름에 대한 k는 $p°_{\text{CHCl}_3}$보다 적다. 실제 액체쌍용액이 희박한 경우에는 Henry의 법칙은 용질에 적용되며, Raoult의 법칙은 용매에 적용된다. 물론, 구성성분이 대단히 비슷하여 이상용액을 만드는 경우에는 Raoult의 법칙은 용매와 용질 모두에 모든 농도 범위에 걸쳐서 적용된다. 어떤 조건하에서도 두 성분 모두의 부분증기압이 모든 범위에 걸쳐서 몰분율에 직접 비례할 때, 그 용액은 이상용액이라고 한다. 이 때 Henry의 법칙과 Raoult의 법칙은 동일한 것이 되고 k는 p°와 같게 된다. Henry의 법칙은 기체의 용해도 연구에 이용되며, 제 9 장에서 논의하고자 한다.

6 2성분 혼합물의 증류

2성분액체의 증기압(즉, 비등점)과 조성과의 관계는 증류의 기초가 되는 원리이다. 서로 혼합되는 액체의 경우에는, 조성에 대하여 증기압을 표시하는 것보다는 대기압에서 측정한 여러 혼합물의 비등점을 조성에 대하여 도표로 하는 것이 이용하기 좋다.

액체의 증기압이 높을수록, 즉 휘발성이 크면 클수록 비등점은 낮아진다. 2성분혼합물의 증기는 휘발성이 좀더 큰 성분이 항상 많으므로, 증류공정을 이용하여 휘발성이 비교적 낮은 성분과 높은 성분을 분류할 수 있다. 〈그림 **4·4**〉에 비등점이 높은 액체 A와 낮은 액체 B의 혼합물을 표시하였다. 조성이 a인 이 화합물은 비등점 b에서 증류된다. 이 온도에서 액체와 평형을 이루고 있는 증기 v_1의 조성은 c 이며, 이 조성은 증류분이 응축될 때의 조성이기도 하다. 따라서 증기는 액체보다 B가 많다. 분별칼럼을 사용하면, A와 B를 완전히 분리할 수 있다. 상승하는 증기는 응축된 증기나 흘러 내려오는 액체와 칼럼 중에서 만나게 된다. 상승하는 증기가 액체와 접촉하여 냉각됨에 따라 비등점이 낮은 fraction의 얼마간은 응축하게 되고, 따라서 증기는 retort 중에 남아 있을 때보다 휘발성 성분을 더 많이 함유하게 된다. 따라서 증기가 분별칼럼의 상부로 올라감에 따라 증기에는 더 휘발성인 성분 A가 점점 많아지고, 증류 retort로 돌아오는 액체는 상대적으로 휘발성이 적은 성분인 A가 많아진다.

〈그림 **4·4**〉는 이상거동을 하는 혼합 가능한 액체쌍의 경우를 보여 주고 있다. 증기압곡선은 〈그림 **4·2**〉와 〈그림 **4·3**〉에서 보듯이 최고·최저값을 나타낼 수 있으므로, 비등점곡선은 각각에 대응하는 최고값과 최저값을 나타낸다. 이들 혼합물을 증류하면, 순수한 A나 순수한

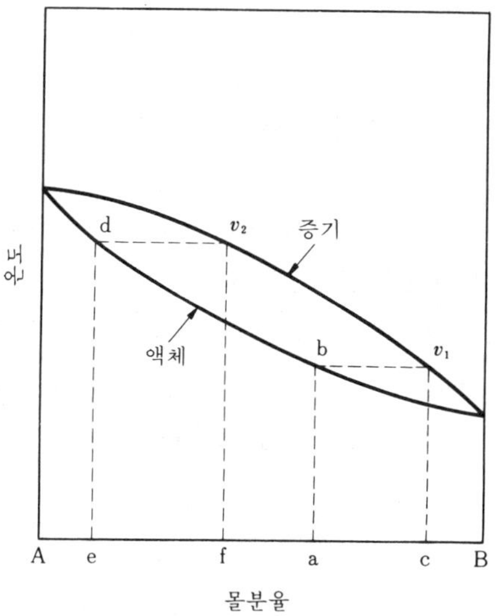

〈그림 4·4〉 이상적인 2성분혼합물의 끓는점 근처에서의 상평형 그림

B에 조성이 일정하고 비등점이 일정한 혼합물이 합해진 것이 생긴다. 후자를 **共沸物**(azeotrope) 또는 **공비혼합물**(azeotropic mixture)이라고 한다. 이 혼합물은 간단한 분별법을 사용하여 두 개의 순수한 성분으로 완전히 분리하기는 불가능하다. 만일, 증기압곡선이 최저값을 나타내면, 즉 Raoult의 법칙으로부터 부편차를 나타내면, 공비혼합물은 있을 수 있는 모든 혼합물의 최고비등점을 가지며, 휘발성이 가장 적어 플라스크 중에 남는 한편 순수한 A나 B는 증류되어 버린다. 만일 증기압곡선이 최대값을 나타내면(Raoult의 법칙으로부터 정편차), 그 공비혼합물은 최저비등점을 갖게 됨으로써 증류되고 플라스크에는 순수한 A나 B가 남는다.

HCl과 물의 혼합물을 대기압에서 증류하면, 20.22% w/w의 HCl을 함유하고 108.58°에서 끓는 공비혼합물을 얻는다. 이 혼합물의 조성은 대단히 정확하고 재현성이 있으므로, 이 용액은 분석화학에서 표준으로 사용 가능하다. 물과 아세트산, 클로로포름과 아세톤의 혼합물은 비등점곡선에서는 최대값을, 그리고 증기압곡선에서는 최소값을 가지는 공비혼합물을 만들며, 에탄올과 물, 메탄올과 벤젠의 혼합물은 모두 그 반대의 거동, 즉 비등점곡선에서 최소값 그리고 증기압곡선에서 최대값을 나타낸다.

섞이지 않는 두 액체의 혼합물을, 두 액체의 표면을 증기상에 노출시키기 위하여 교반하면서 가열하면, 각각의 구성성분은 마치 다른 성분이 없는 것처럼 따로따로 자신의 증기압을 온도의 함수로 나타낸다. 두 개의 섞이지 않는 용액의 분압의 합이 대기압을 조금만 넘으면 끓기 시작하고 증류물이 생기게 되는데, 이 원리는 물에 불용성인 유기화합물을 분해가 일어나지 않는 충분히 낮은 온도에서 정제하는 데 이용되는 **수증기증류**(steam distillation)에 응용된다. 760 mmHg의 압력에서 bromobenzene은 156.2°에서 끓고 물은 100°에서 끓지만, 이들 두 물질의 혼합물은 어떤 비율로 섞여 있더라도 95°에서 끓는다. 따라서 bromobenzene은 정상적인 비등점보다 61° 낮은 온도에서 증류된다. 수증기증류는 식물조직으로부터 정유를 분해시키지 않고 얻는 데 특히 유용하다.

4-6 총 괄 성

불휘발성 용질(nonvolatile solute)과 **휘발성 용매**(volatile solvent)를 혼합하였을 때 용액 위에 있는 증기는 용매만에 의하여 공급된다. 용질은 용매의 탈출경향을 감소시키고, Raoult의 법칙에 따라서 불휘발성 용질을 함유하고 있는 용액의 증기압은 용질분자의 중량농도보다는 상대적인 수에 비례하여 강하한다. 용액의 빙점, 비등점 및 삼투압 역시 용질과 용매분자의 상대적인 비에 의존한다. 이들은 구성성분의 성질보다는 주로 수효에 의존하므로 **총괄성**이라고 한다.

1 증기압 강하

Raoult의 법칙에 의하면, 희박한 용액 위에 있는 용매의 증기압 p_1은 순수한 용매의 증기압

$p_1°$에 용액 중의 용매의 몰분율 X_1을 곱한 것과 같다. 여기에서 논의하고 있는 용질을 불휘발성이라고 생각하면, 용매의 증기압 p_1은 용액의 전체 압력 p와 같다. 용액의 증기압을 용매의 농도로 표현하기 보다는 용질의 몰분율로 표시하는 것이 훨씬 더 편리한데, 다음과 같은 방법으로 그 목적을 달성할 수 있다. 용액 중의 구성성분의 몰분율의 합은 1이므로,

$$X_1+X_2 = 1 \tag{11}$$

따라서

$$X_1 = 1-X_2 \tag{12}$$

여기서 X_1은 용매의 몰분율이고, X_2는 용질의 몰분율이다. Raoult 식의 X_1 대신에 식 (12)를 대입하면 다음과 같이 된다.

$$p = p_1°(1-X_2) \tag{13}$$

$$p_1°-p = p_1°X_2 \tag{14}$$

$$\frac{p_1°-p}{p_1°} = \frac{\Delta p}{p_1°} = X_2 = \frac{n_2}{n_1+n_2} \tag{15}$$

식 (15)에서 $\Delta p = p_1°-p$가 증기압 강하이고, $\Delta p/p_1°$는 **상대적 증기압강하도**(relative vapor pressure lowering)이다. 식 (15)에 따르면, 상대적 증기압강하도는 용질의 몰분율 X_2, 즉 일정 용적의 용액 중에 있는 용질입자의 수효에만 의존한다. 따라서 상대적 증기압강하도는 총괄성이다.

예제 8. 1000 g(w_1)의 물 속에 171.2 g의 수크로오스(w_2)를 함유하고 있는 용액에 대하여, 20 ℃에서의 상대적 증기압강하도를 계산하라. 수크로오스의 분자량(M_2)은 342.3이고 물의 분자량(M_1)은 18.02이다.

풀이 수크로오스의 몰수 $= n_2 = \dfrac{w_2}{M_2} = \dfrac{171.2}{342.3} = 0.500$

물의 몰수 $= w_1/M_1 = 1000/18.02 = 55.5$

$$\frac{\Delta p}{p_1°} = X_2 = \frac{n_2}{n_1+n_2}$$

$$\frac{\Delta p}{p_1°} = \frac{0.50}{55.5+0.50} = 0.0089$$

예제 **8**에서 상대적 증기압강하도는 그 정의로서도 예측할 수 있는 것처럼, 차원이 없는 수임에 주의하기 바란다. 이 결과는 %를 사용하여 다음과 같이 말할 수도 있다. 즉, 용액의 증기압은 0.5몰의 수크로오스에 의하여 0.89% 강하하였다.

몰분율 $n_2/(n_1+n_2)$는 이와 같은 희박한 용액에서는 몰비율 n_2/n_1와 같다고 볼 수 있어 대치할 수 있다. 따라서 상대적 증기압강하도는 용매의 중량 w_1을 1000 g으로 놓음으로써 용질의 몰랄농도로 표시할 수 있으며, 수용액에 대해서는 다음과 같다.

$$X_2 = \frac{\Delta p}{p_1°} \cong \frac{n_2}{n_1} = \frac{w_2/M_2}{1000/M_1} = \frac{m}{55.5} = 0.018\,m \tag{16}$$

예제 9. 20℃에서 0.5몰의 수크로오스를 1000 g의 물에 가했을 때의 증기압을 계산하라. 이 온도에서의 물의 증기압은 17.54 mmHg이다.

풀이 이 용액의 증기압강하는

$$\Delta p = p_1^\circ X_2 = p_1^\circ \times 0.018 \times m$$
$$= 17.54 \times 0.018 \times 0.5$$
$$= 0.158 \text{ mmHg} = 0.16 \text{ mmHg}$$

이고, 최종증기압은 다음과 같다.

$$17.54 - 0.16 = 17.38 \text{ mmHg}$$

2 용액의 증기압 측정

용액의 증기압은 **기압계**(manometer)를 사용하여 직접 측정할 수 있으며, 증기압 강하는 순용매의 증기압으로부터 용액의 증기압을 빼면 구할 수 있다. 그러나 희박한 수용액에서의 증기압강하도는, 예제 **9**에서 본 바와 같이 너무 작아서 측정에 큰 오차를 일으키기 쉽다. 정확한 **시차기압계**(differential manometer)가 개발되어 증기압의 작은 차이를 측정할 수 있게 되었다.

현재는 **등전점법**(isopiestic method)이 증기압의 정밀측정에 이용되고 있다. 증기압을 측정하고자 하는 용액과 표준물질, 예를 들면 염화칼륨을 함유하고 있는 용액을 〈그림 **4·5**〉에 표시한 바와 같이, 밀폐된 용기 내의 따로따로 떨어져 있는 접시에 놓는다. 좀더 높은 압력을 가진 용액의 증기는 두 용액의 증기압이 같아질 때까지, 즉 **등전점**(isopiestic, 그리스어로 등압)에 도달할 때까지 낮은 압력을 갖는 용액으로 옮겨간다. 무게에 더 이상의 변화가 없을 때 용액을 분석하여 농도를 측정한다. 여러 가지 농도의 염화칼륨용액의 증기압이 정확하게 측정되어 있으며, 이들 값은 문헌에 표로 실려 있으므로 염화칼륨용액과 같은 등전점을 갖는 검체용액의 증기압을 쉽게 얻을 수 있다. 이 온도에서의 물의 증기압을 알면, 용액의 증기압 강하도를 계산하는 것은 간단하다. Robinson, Sinclair 및 Scatchard 등이 이 방법의 세부사항에

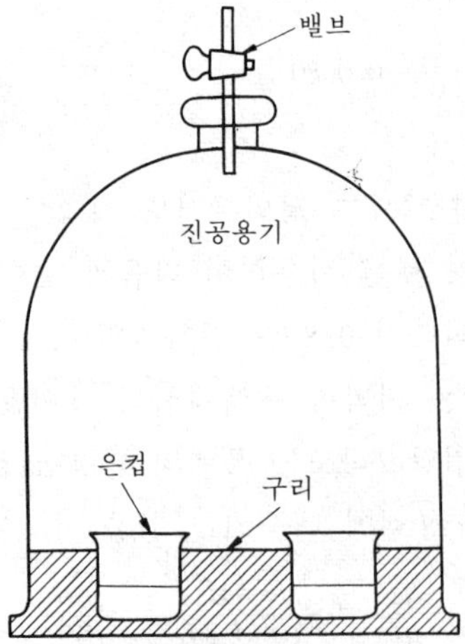

〈그림 4·5〉 등전점법에 의한 측정장치

대하여 고찰하였으니 참고하기 바란다.

Hill과 Baldes는 여러 종류의 다른 합금선을 두 개의 고리에 연결시켜서 〈그림 **4 · 6**〉에 표시한 바와 같이, 검류계에 연결시켜 소량의 액체의 상대적 증기압을 측정하는 장치에 대하여 기술하였다. 이 **열전법**(thermoelectric method)은 증기압을 아는 용액과 모르는 용액을 일정한 습도를 유지하는 상자 속에서 증발시킬 때의 전위차의 변화를 측정하는 것이다. 용액의 증기압 강하도는 검류계의 전위차값에 대한 증기압의 표준곡선으로부터 얻을 수 있으며, 점안제의 총괄성 연구에 이용되고 있다.

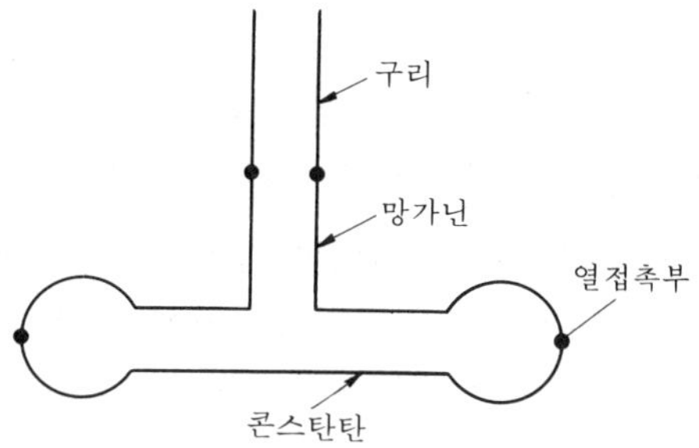

〈그림 4 · 6〉 Hill-Baldes의 열전법에 의한 증기압 측정장치

증기압강하도를 측정하는 열전법에 대한 개량을 거듭하여, 현대적인 개량형인 〈그림 **4 · 7**〉에서 보는 바와 같은, 소위 **osmometer**라고 하는 Wescor의 증기압 측정장치가 생겨나게 되었다. 이 장치에서 보통 10 마이크로리터 이하의 검체용액을 여과지로 만든 디스크에 흡수시켜, **열전대**(thermocouple) 부근에 있는 봉합한 상자에 놓고 용액의 이슬점(dew point) 이하로 냉각시킨다. 그리고 열전대를 용액의 이슬점까지 맞추고 전위차를 기록한다. 이슬점 근방의 온도에서 장치를 전자적으로 0 으로 조절하면, 측정한 전위차는 증기압강하도에 비례한다. 기준 표준용액을 사용하여 이슬점 근방의 온도에서 읽은 전위차를 증기압을 아는 값과 보정한다. 이 장치는 이뇨제 치료요법, 등장액 중의 나트륨의 정량적 조절 등을 관찰하는 데 이용되어 왔고, 비경구용 제제의 총괄성 연구에도 응용되어 왔다.

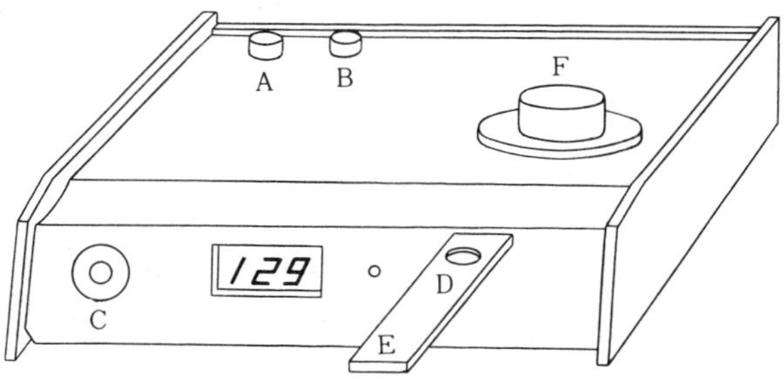

〈그림 4 · 7〉 증기압 osmometer

이 장치를 osmometer라고 기술하는 것은 적당하지 않다는 점을 지적하는 것도 흥미있는 일이다. 증기압과 빙점을 측정하는 여러 가지의 열전법을 이용한 장치는 그 조작 중에 아무런 막확산(membrane diffusion)도 포함되어 있지 않지만, 그래도 소위 'osmometer'라고 불리고

있다. 오히려 이들 장치를 증기압 '시차계(differentiometer)'라고 하는 것이 더 적절할 것이다.

열전증기압 측정장치에서는 기준물체와 검체를 각각 다른 상자를 이용하고, 또 검출계로서 열전대 대신에 thermister를 사용한 것도 기술되어 있다. Thermister 'osmometer'는 저항의 변화를 측정하는 것이며, 수크로오스 용액을 표준으로 하였을 때, 1×10^{-4} 몰랄농도의 감도를 갖는 것으로 보고되고 있다. Nucleoside의 총괄성에 관한 연구는 이러한 장치를 사용하여 보고되고 있다.

3 비등점상승

제 1 장에서 언급한 바와 같이, 정상적인 비등점은 액체의 증기압이 760 mmHg의 외부압력과 같아지는 온도이다. 불휘발성 용질이 함유된 용액의 비등점은, 용질이 용매의 증기압을 강하시키기 때문에 순용매의 비등점보다 높다. 이러한 사실은 〈그림 4·8〉에 있는 곡선을 참조해 보면 알 수 있을 것이다. 용액에 대한 증기압곡선은 순수한 용매의 증기압보다 낮은 곳에 있고, 용액의 온도가 정상적인 비등점에 도달하기 위해서는 용매의 온도만큼 상승되어야 한다

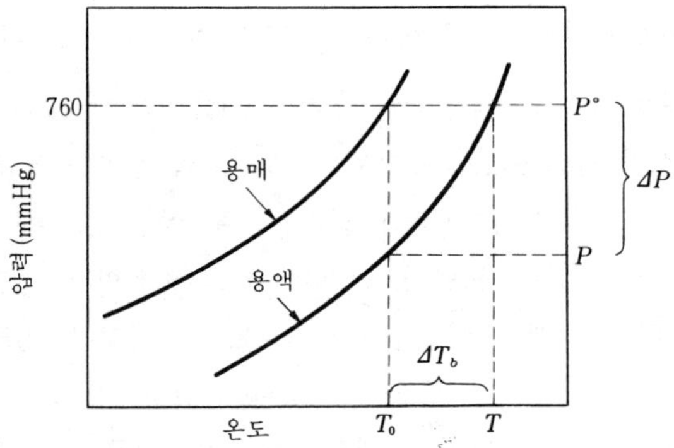

〈그림 4·8〉 용질을 가하여 생긴 용매의 비등점 상승

그림에 비등점 상승은 $T-T_0 = \Delta T_b$로 표시하였다. 100 ℃에서의 증기압강하도 $\Delta p = p^\circ - p$에 대한 비등점 상승값 ΔT_b의 비는 거의 일정하므로 다음과 같이 쓸 수 있다.

$$\frac{\Delta T_b}{\Delta p} = k'$$

또는

$$\Delta T_b = k' \Delta p$$

또 p°는 상수이므로 비등점상승은 상대적 증기압강하도 $\Delta p/p^\circ$에 비례하게 된다. 그러나 Raoult의 법칙에 의하면, 상대적 증기압강하도는 용질의 몰분율과 같으므로 다음과 같이 된다.

$$\Delta T_b = k X_2 \tag{17}$$

비등점상승도는 용질의 몰분율에만 의존하기 때문에 총괄성이다.

희박한 용액에서 X_2는 $m/(1000/M_1)$ [식 (16)]과 거의 같으므로, 식 (17)은 다음과 같이 쓸 수 있다.

$$\Delta T_b = \frac{kM_1}{1000} m$$

또는
$$\Delta T_b = K_b \; m \tag{18}$$

여기서 ΔT_b는 비등점상승도(boiling point elevation)이고, K_b는 몰랄상승도상수(molal elevation constant) 또는 비등상수(ebullioscopic constant)라고 한다. K_b는 〈표 **4·3**〉에서 보는 바와 같이 용매마다 특정한 값을 가지며, 1 m의 이상용액에 대한 비등점 상승이라고 생각할 수 있다. 다시 말하면, K_b는 계가 거의 이상적인 희박한 용액에서의 몰랄농도에 대한 비등점상승도의 비이다.

〈표 **4·3**〉 여러 가지 용매에 대한 비등상수와 빙결상수

물 질	비등점(℃)	K_b	빙점(℃)	K_f
아세트산	118.0	2.93	16.7	3.9
아세톤	56.0	1.71	−94.82	2.40
벤젠	80.1	2.53	5.5	5.12
캠퍼	208.3	5.95	178.4	37.7
클로로포름	61.2	2.63	−63.5	—
에탄올	78.4	1.22	−114.49	3
에틸에테르	34.6	2.02	−116.3	1.79
페놀	181.4	3.56	42.0	7.27
물	100.0	0.51	0.00	1.86

위의 설명은 비등점상승에 대한 식을 도출하게 한 훌륭한 설명이다. 그러나 식 (18)의 좀더 만족할 만한 것은 Clapeyron의 식(제 **1** 장과 제 **2** 장 참조)을 응용하여 다음과 같이 쓸 수 있다.

$$\frac{\Delta T_b}{\Delta p} = T_b \frac{V_v - V_l}{\Delta H_v}$$

여기서 V_v와 V_l은 각각 기체와 액체 1몰의 부피이다. T_b는 용매의 비등점이고, ΔH_v는 1몰의 증발열이다. V_l은 V_v에 비하면 무시할 수 있으므로 아래와 같이 되고,

$$\frac{\Delta T_b}{\Delta p} = T_b \frac{V_v}{\Delta H_v}$$

기체 1몰의 용적 V_v를 $RT_b/p°$로 치환하면 다음과 같다.

$$\frac{\Delta T_b}{\Delta p} = \frac{RT_b^2}{p° \Delta H_v}$$

또는
$$\Delta T_b = \frac{RT_b^2}{\Delta H_v} \frac{\Delta p}{p°}$$

상대적 증기압강하도 $\Delta p/p°$는 $w_2/M_2 = m$이고, $w_1 = 1000$인 식 (14)의 근사식 $m/(1000/M_1)$으로 치환하면 다음과 같은 식이 된다.

$$\Delta T_b = \frac{RT_b^2 M_1}{1000\,\Delta H_v} m = K_b m$$

식 (17)의 k는 $RT_b^2/\Delta H_v$과 같고, $K_b = RT_b^2 M_1/1000\,\Delta H_v$이다.

100 ℃에서 물은 $T_b = 373.2°K$, $\Delta H_v = 9720$ cal/mol, $M_1 = 18.02$ g/mol, $R = 1.987$ cal/mol deg이므로

$$K_b = \frac{1.987 \times (373.2)^2 \times 18.02}{1000 \times 9720}$$

$$= 0.513 \text{ deg kg/mol}$$

이다.

예제 10. 0.200 몰랄인 약물 수용액이 0.103 ℃의 비등점상승도를 나타냈다. 용매인 물의 근사적인 몰랄상승상수를 계산하라.

풀이 식 (18)에 대입하면,

$$K_b = \frac{\Delta T_b}{m} = \frac{0.103}{0.200} = 0.515$$

가 된다.

ΔT_b와 몰랄농도와의 비례관계는 이상용액과 실제용액의 성질이 일치하는 극히 희박한 용액에서만 일치된다. 용매의 비등상수 K_b는 〈그림 **4 · 9**〉에 보인 바와 같이, 여러 가지의 몰랄농도에서 ΔT_b를 실험적으로 구하여 무한희석($m = 0$)까지 외삽하여 구할 수 있다.

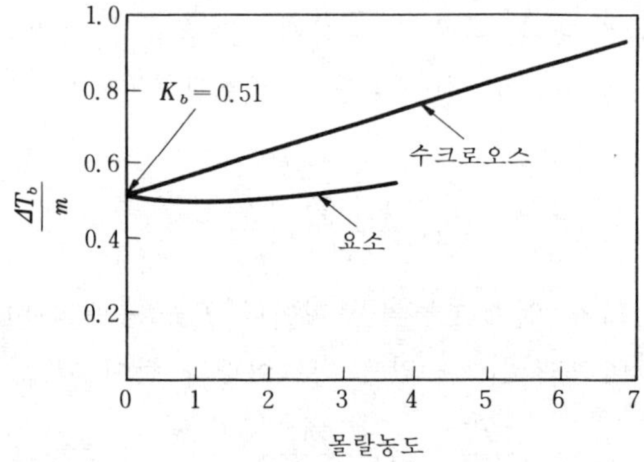

〈그림 4 · 9〉 비등상수에 미치는 농도의 영향

4 비등점상승의 측정법

비등점상승은 용질과 용매의 무게를 재서 온도계와 환류냉각기가 준비되어 있는 유리용기에 넣어서 실험적으로 측정한다. Cottrell의 비등점 측정장치(Cottrell boiling point apparatus)에서는 용매증기와 비등용매가 끓는 힘에 의하여 유리관으로 펌프되어 온도계의 벌브(bulb)로 분무되도록 되어 있기 때문에, 변하지 않는 온도를 얻게끔 되어 있다. 순용매의 비등점은 동일한 장치에서 측정한다.

5 빙점강하도

순수한 화합물의 정상적인 빙점 또는 융점은 1기압에서 고체상과 액체상이 평형을 이루고 있는 온도이다. 여기서 말하는 평형이란, 고체나 액체가 모두 같은 탈출경향을 갖고 있기 때문에, 고체상이 액체상으로 되는 동시에 그 역과정으로 되려는 경향이 같음을 의미한다. 〈그림 **4·10**〉에 있는 바와 같이, 이 압력에서 공기로 포화되어 있는 물에 대한 값 T_0는 임의로 0℃로 정하였다. 공기가 포함되어 있지 않은 물의 액체, 고체 및 증기가 평형을 이루고 있는 **삼중점**(triple point)은 압력이 4.58 mmHg이고, 온도가 0.0098℃인 곳에 있다. 이 점은 제 **1** 장의 상평형 그림에서 설명한 바와 같이, 대기압에서의 물의 빙점이 아니라 물 자신의 증기압하에서의 물의 빙점이다. 여기에서의 강하도 ΔT_f는 1 기압하에서의 ΔT_f와 크게 다르지 않으므로, 앞으로의 논의에 계속해서 삼중점을 사용하기로 한다. 우리가 검토한 두 개의 빙점강하도를 〈그림 **4·10**〉에 예시하였으며, 〈그림 **4·8**〉의 ΔT_b도 도표에 표시하였다.

지금 삼중점에서 용질이 액체에 용해되었다고 하면, 액체용매의 탈출경향 또는 증기압은 순수한 고체용매의 것보다 더 내려간다. 액체와 고체간의 평형을 다시 이루기 위하여 온도는 내려가야 한다. 이 사실 때문에 용액의 빙점은 순용매의 빙점보다 항상 더 낮다. 용매는 얼마간의 용질을 함유하는 **고용체**(solid solution)로 빙결되는 것이 아니라 순수한 상태로 빙결된다고 생각된다. 이와 같이 복잡하게 되면 여기에서는 취급하지 않았지만, 특수한 계산법을 사용해야 한다.

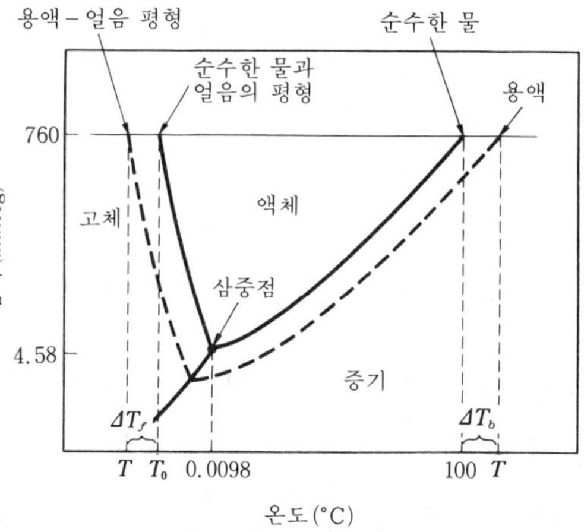

〈그림 4·10〉 용질에 의한 용매의 빙점강하도

〈그림 **4·10**〉에서 보는 바와 같이, 용액이 농축되면 농축될수록 도표에서의 용매와 용액의 곡선이 더 멀어지고 빙점강하도는 더 커진다. 따라서 비등점상승에서의 경우와 비슷하게 빙점강하도는 용질의 몰랄농도에 비례한다. 식은 다음과 같다.

$$\Delta T_f = K_f m \qquad (19)$$

또는 $$\Delta T_f = K_f \frac{1000\,w_2}{w_1 M_2} \tag{20}$$

ΔT_f는 **빙점강하도**(freezing point depression)이고, K_f는 **몰랄강하도상수**(molal depression constant) 또는 **빙결상수**(cryoscopic constant)로서 용매의 물리화학적 성질에 의존하는 상수이다.

용매의 빙점강하도는 용액 중에 있는 입자의 수효만의 함수이므로 총괄성이라고 생각할 수 있다. 빙점강하는 비등점 상승과 같이 용매의 증기압강하 때문에 생긴 직접적인 결과이다. 물에 대한 K_f 값은 1.86이며, K_f 값은 여러 몰랄농도에서의 $\Delta T_f/m$를 실험적으로 측정하여 농도를 0까지 외삽하여 구할 수 있다. 〈그림 **4 · 11**〉에서 보는 바와 같이, K_f는 수크로오스와 글리세린 수용액의 농도가 0에 가까워짐에 따라 1.86에 근접되고, 또 식 (19)는 대단히 희박한 용액에만 유효하다. 더 고농도에 대한 겉보기 빙결상수는 〈그림 **4 · 11**〉로부터 구할 수 있다. 약학이나 생화학의 연구에서는 K_f 값 1.86을 1.9로 줄이기도 하는데, 일반적으로 0.1 m보다 묽은 수용액에는 실제적인 면에서 아주 근사하게 맞는다. 시트르산(citric acid)용액 중의 용매에 대한 K_f 값은 1.86에 근접하지 않는다. 이러한 비정상적인 거동은 전해질용액을 다룰 때 예상되는 것인데 제 **5** 장에서 설명하기로 하고, 어려움을 극복하기 위하여 적당한 단계를 거치게 된다.

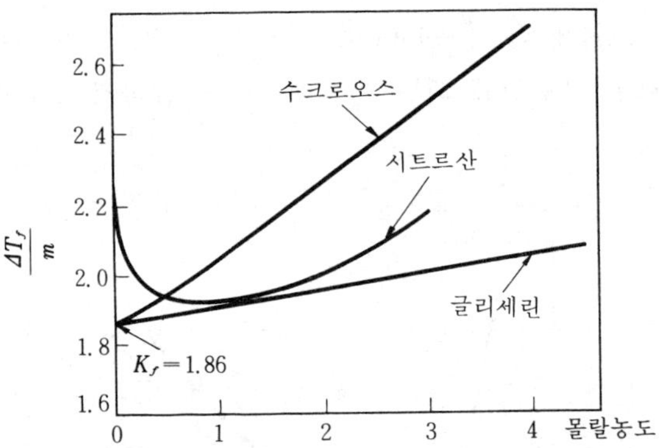

〈그림 4 · 11〉 빙결상수에 미치는 농도의 영향

K_f 역시 Raoult의 법칙과 Clapeyron의 식으로부터 도출할 수 있다. 빙점에 있는 물은 T_f = 273.2°K이고, ΔH_f가 1437 cal/mol이므로,

$$K_f = \frac{1.987\times(273.2)^2\times18.02}{1000\times1437} = 1.86 \text{ deg kg/mol}$$

무한히 회석되었을 때의 몇 가지 용매의 빙결상수를 비등상수와 함께 〈표 **4 · 3**〉에 수록하였다.

예제 11. 물 500 g에 3.42 g의 수크로오스를 함유하는 용액의 빙점은 얼마인가? 수크로오스의 분자량은 342이고, 비교적 묽은 이 용액에서의 K_f는 대략 1.86이다.

풀이 $\Delta T_f = K_f\, m = K_f \frac{1000\,w_2}{w_1 M_2}$

$$\Delta T_f = 1.86 \times \frac{1000 \times 3.42}{500 \times 342} = 0.037\,℃$$

따라서 이 수용액의 빙점은 -0.037℃이다.

예제 **12.** 1.3몰랄 수크로오스 수용액의 빙점강하도는 얼마인가?

풀이 〈그림 **4·11**〉에 있는 그래프에서 보면, 이 농도에서의 빙결상수는 1.86이 아니라 약 2.1임을 알 수 있을 것이다. 따라서 계산하면 다음과 같다.

$$\Delta T_f = K_f \times m = 2.1 \times 1.3 = 2.73\,℃$$

6 빙점강하도의 측정법

빙점강하도의 측정법에는 몇 가지의 유용한 방법이 있는데, 그 중에는 Beckmann법과 평형법이 있다.

Beckmann법을 이용하여 용액의 빙점을 측정하는 장치를 〈그림 **4·12**〉에 표시하였다. 이 장치에는 시험물질을 넣을 수 있는 가지가 달린 보온관이 있어, Beckmann 온도계를 이 관 속에 넣어 용액까지 닿도록 되어 있다. 유리교반기가 마개의 구멍을 통해서 설치되어 있고, 〈그림 **4·12**〉에서 보는 바와 같이, 손으로 조작하거나 모터를 사용하여 작동하게 되어 있다. 유리관과 보온관은 소금과 얼음으로 된 냉각제 속에 넣어져 있다.

측정할 때에는 순수한 용매인 물의 빙점을 Beckmann 시차온도계(differential thermometer)로 읽고, 기지 중량의 용질을 일정중량의 용매가 들어 있는 장치에 넣고 용액의 빙점을 읽어 기록한다.

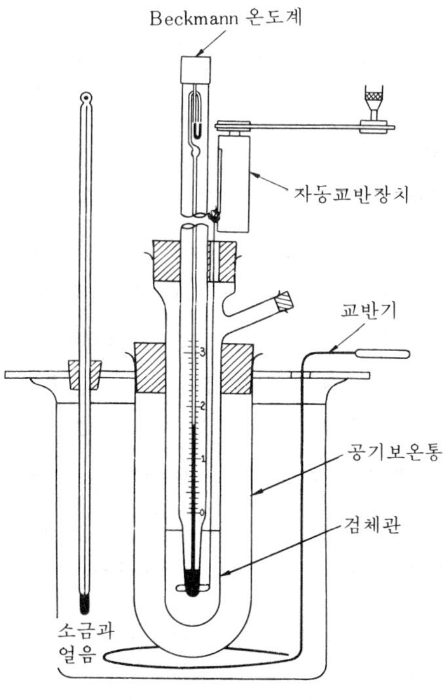

〈그림 4·12〉 Beckmann 측정장치

예제 **13.** Beckmann 온도계의 눈금으로 읽은 물의 빙점이 1.112℃이고, 용질 수용액의 빙점은 0.120℃이다. 용액의 농도가 0.50 몰랄이라면 겉보기 K_f 값은 얼마인가?

풀이 $K_f = \frac{\Delta T_f}{m} = \frac{(1.112-0.120)}{0.50} = \frac{0.992}{0.50} = 1.98$

Johlin은 소량의 생리용액의 빙점을 측정할 수 있는 semi-micro 장치를 기술하였다. 1 m*l* 정도의 적은 용액으로도 결과를 얻을 수 있다. 현재 시판 중인 장치의 하나인 빙점 osmometer의 개요를 〈그림 **4 · 13**〉에 표시하였다.

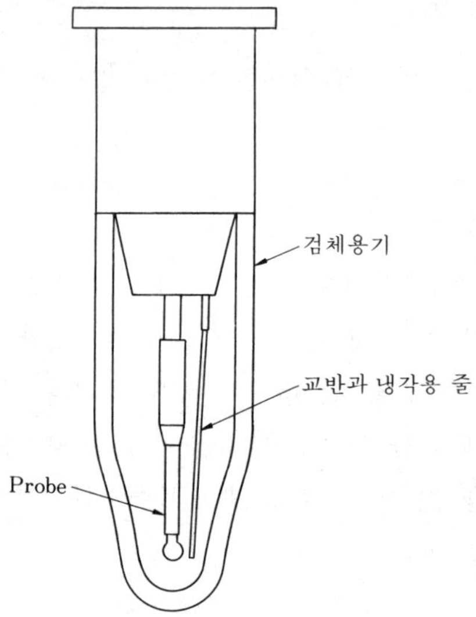

〈그림 4 · 13〉 빙점 osmometer의 감지 부분

평형법(equlibrium method)은 빙점데이터를 얻을 수 있는 가장 정확한 방법이다. 순수한 용매의 빙점을 보온관이나 Dewar 플라스크에서 고체용매와 액체용매(얼음과 물)를 잘 혼합하여 정확히 측정한다. 평형이 이루어지면 혼합물의 온도를 Beckmann 온도계나 다접합점 열전대와 전위차계로 읽는다. Ballard와 Goyan에 의하면, 열전대 대신에 thermister를 사용할 수 있다. 순용매로부터 빙결된 얼음과 섞인 용액을 플라스크에 넣고, 다시 평형이 이루어졌을 때 온도를 기록한다. 액상의 검체를 제거하고 용액의 농도를 정확히 측정하기 위하여 측정할 때마다 분석한다. 이 방법은 열전대의 두 끝 중, 하나는 고체용매와 평형을 이루고 있는 순수한 액체가 들어 있는 진공보온플라스크에, 그리고 또 다른 한 끝은 고체용매와 평형을 이루고 있는 용액이 들어 있는 진공보온플라스크에 동시에 놓음으로써 정확도를 높일 수 있다. 두 계의 빙점 차이는 ±0.00002℃ 이내에서 측정 가능하다.

7 삼투압

염화코발트를 양피지주머니에 넣어서 물이 든 비커 중에 현탁시키면, 용질이 용기 속으로 확산되어감에 따라 물은 점점 붉게 된다. **확산**(diffusion)과정에서 용매와 용질분자는 모두 자유로이 이동한다. 한편, 용액이 용매분자만을 통과시키는 막으로 둘러싸여 있으면 **삼투현상**(osmosis)이 일어나고, 구성성분 중 한 가지 성분(보통 물) 분자만을 통과시키는 막을 **반투막**(semipermeable membrane)이라고 한다.

〈그림 **4·14**〉에서 보는 바와 같이, 넓은 입구를 처리하지 않은 셀로판 조각으로 싼 thistle 관을 써서 이 원리를 보일 수 있다. 관을 진한 수크로오스 용액으로 일부분 채운 다음, 장치를 물이 든 비커 속으로 내린다. 물이 반투막을 통과해서 용액으로 들어감에 따라 충분한 압력이 생겨, 액체가 든 칼럼의 수압과 물이 막을 통과해서 thistle 관으로 들어가게 하는 압력이 같아질 때까지 설탕용액을 관 위로 밀어올리게 된다. 이렇게 되면, 용액은 관 속에서의 상승을 멈춘다. 따라서 삼투현상이라는 것은 용매가 반투막을 통과하여 용액으로 이동하는 것이라고 정의되며, 이 과정은 막의 양쪽에서의 용매의 탈출경향을 동등하게 하는 경향이 있다. 탈출경향은 증기압이나 또는 증기압과 밀접한 관계가 있는 총괄성, 즉 **삼투압**(osmotic pressure)으로 측정 가능하다. 삼투현상은 농후한 용액과 덜 농후한 용액을 반투막으로 분리시켰을 경우에도 일어날 수 있다.

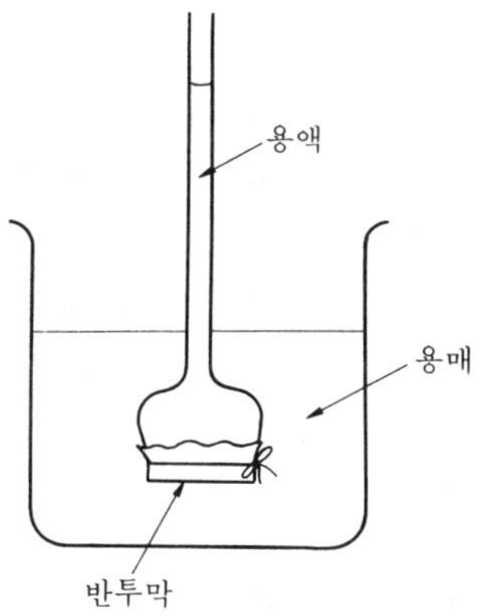

〈그림 4·14〉 삼투현상을 보여 주는 장치

삼투현상에는 증류과정에 의하거나 또는 불용성 용질을 용해시킬 때 용매가 막을 통과하는 현상이 포함되는 경우도 있다. 또 다른 경우에는, 막이 용매분자는 허용하지만 용질분자의 통과는 허용하지 않는 크기의 구멍을 가진 체(sieve)처럼 작용한다.

어느 경우에 있어서나 삼투현상은 용액에 있는 용매분자의 화학퍼텐셜이 순수한 용매에 있을 때보다 작기 때문에 일어난다. 따라서 용매의 화학퍼텐셜과 용액의 화학퍼텐셜이 같아질 때까지, 용매는 용액쪽으로 자발적으로 이동하게 되어 계는 평형상태에 도달하게 된다. 학생들은 삼투현상은 다음과 같은 과정이 연속적으로 일어난다고 생각하는 것이 편리할 것이다. (i) 용매에 불휘발성 용질을 가하면 용액이 만들어지고, 용액 중의 용매의 증기압은 감소된다(Raoult의 법칙 참조). (ii) 만일 순수한 용매를 용액 근처에 놓고 반투막으로 분리시켜 놓으면, 용매는 용질을 희석시키기 위하여 반투막을 통해 용액 속으로 이동해서 증기압을 원래의 값으로 되돌리게 된다. (iii) 용매분자의 이러한 통과 때문에 생긴 삼투압은 용액에 생긴 수압을 재거나, 또는 삼투압과 꼭 균형을 이루면서 용매분자가 용액 중으로 이동하는 것을 저지하는 데 필요한 만큼의 기지 압력을 가하여 측정할 수 있는데, 후자가 더 나은 기법이다. 이렇게 해서 얻는 삼투압은, 용액 속에 들어 있는 용질의 농도에 의해서 생기는 증기압의 강하에 비례한다. 즉, 증기압강하는 용질의 분자량의 함수이므로, 삼투압은 총괄성이고 분자량의 측정에 이용할 수 있다.

8 삼투압의 측정법

앞절에서 검토한 바와 같이, 수크로오스용액의 삼투압은 평형상태에서 관 속에서 얻게 되는 용액의 높이를 관측함으로써 쉽게 얻어지는 것은 아니다. 물이 용액으로 들어가서 용액을 희석시키고, 따라서 농도를 변화시키므로 최종용액의 농도는 알 수 없다. 희석시키지 않은 용액의 삼투압을 정확히 측정하려면, 막을 통한 용매의 통과를 저지할 수 있을 만큼의 용액쪽의 과량의 압력을 측정하여 구한다. **삼투압**이란 완전한 반투막을 통한 용매의 통과를 저지하기 위하여 용액에 가해 주어야 할 과량의 압력 또는 순수한 용매 위의 압력보다 큰 압력이라고 정의할 수 있다. 이 정의에서는 용액이 들어 있는 반투과성인 주머니를 순수한 용매에 담갔다고 가정한 것이다.

1877년 식물학자 Pfeffer는 cupric ferrocyanide($Cu_2Fe(CN)_6$)가 든 다공성의 컵을 반투막으로 사용하여 설탕용액의 삼투압을 측정하였다. 측정장치에는 압력측정용으로 기압계를 장치하였다. 물론 여러 해 동안, 압력에 예민한 변환기(transducer)를 막에 부착시켜 전기적으로 증폭시켜서 부호를 나타내게 하는 등의 많은 개량이 가해졌지만, 삼투압의 직접측정은 아직도 어렵고 불편한 점이 남아 있다.

9 삼투압에 대한 van't Hoff와 Morse의 식

1886년 van't Hoff는 Pfeffer의 데이터에서 삼투압, 농도 및 온도 사이에 비례관계가 있음을 알아내고, 이상기체의 상태방정식에 상응하는 관계식을 제안하였다. 그는 용액과 기체 사이에는 뚜렷이 비슷한 점이 있다고 결론을 내리고, 또 희박한 용액에서의 삼투압은 용질이 기체라고 가정하였을 때 차지하는 용적이 나타내는 압력과 같다고 결론지었다. 식은 다음과 같다.

$$\pi V = nRT \tag{21}$$

여기서 π는 atm으로 표시되는 삼투압이고, V는 리터로 표시되는 용액의 용적, n은 용질의 몰수, R는 기체상수로서 0.082 l atm/mol deg이며, T는 절대온도이다.

학생들은 문헌에 너무나 의존한 van't Hoff와 비슷한 태도를 취하지 말 것을 강력히 주의주고 싶다. 왜냐하면, 이러한 사고방법은 마치 기체분자가 용기의 벽에 충돌함으로써 압력을 내는 것처럼, 용질분자가 막에 압력을 발생시킴으로써 삼투압을 '만든다'고 믿게 할 수가 있기 때문이다. 삼투압은 막의 양쪽에 대한 용매분자의 상대적인 탈출경향 때문에 생긴다고 생각하는 것이 좀더 정확하다. 실제로 식 (21)은 희박한 용액에 적용되는 제한법칙이고, 실제용액의 경우에는 성립되지 않지만, 몇 가지의 가정을 도입만 하면 더 정확한 식 (24)로 간단하게 된다.

예제 14. 분자량 342인 수크로오스 1 g을 25 ℃에서 100 ml의 용액에 용해시켰다. 이 용액의 삼투압은 얼마인가?

풀이 수크로오스의 몰수 $= \frac{1.0}{342} = 0.0029$

$$\pi \times 0.10 = 0.0029 \times 0.082 \times 298$$

$$\pi = 0.71\ \text{atm}$$

식 (21)은 다음과 같이 표시할 수 있으며,

$$\pi = \frac{n}{V} RT = cRT \tag{22}$$

여기서 c는 몰농도로 표시된 용질의 농도이다. Morse와 다른 연구자들은 농도를 몰농도 대신에 몰랄농도로 표시하였을 때의 결과가 실험 결과에 더욱 근사해짐을 보여 주었는데, Morse의 식은 다음과 같다.

$$\pi = RTm \tag{23}$$

10 삼투압과 증기압강하의 열역학

삼투압과 증기압강하는 둘 다 총괄성이므로 떨어질 수 없는 관계이고, 이러한 관계식은 열역학적 고찰을 함으로써 얻을 수 있다.

〈그림 **4·15**〉에 보인 바와 같이, 오른쪽 부분에는 수크로오스용액, 그리고 왼쪽 부분에는 순수한 용매인 물이 들어 있는 장치를 생각해 보기로 한다. 이들 두 부분은 반투막으로 분리되어 있어서 물분자는 통과할 수 있지만 수크로오스분자는 통과할 수 없다. 용액과 연결되는 공기 공간의 출입구는 삼투현상이 일어나는 동안에는 닫힌다고 가정한다. 순수한 용매 위의 외부압력, 즉 1 기압을 P_0라 하고, 〈그림 **4·15**〉에서 피스톤에 의하여 제공되고 또 평형을 유지하기 위해서 필요한 용액에 대한 압력은 P이다. 평형상태에서의 두 압력의 차이 $P-P_0$, 또는 용액쪽으로의 물의 이동을 저지시킬 만큼의 용액에 대한 압력이 삼투압이다.

이제 액체 위의 공기 공간을 통한 물의 상호이동을 생각하여 보자. 막이 막혀버리고 공기 공간의 출입구가 열리면, 물분자는 증류공정에 의하여 증기상태로 되어 순수한 용매로부터 용액쪽으로 이동한다. 액체 위에 있는 공간은 이 장치의 아랫부분의 실제막이 하는 것처럼, 사실상 '반투막'의 역할을 한다. 대기압 P_0하에서의 순수한 용매 중의 물의 증기압 $p°$는 용액 중의 물의 증기압 $p°$보다 $p°-p = \Delta p$만큼 크다. 평형을 이루기 위해서는 용액의 증기압을 증가시켜 순수한 용매의 증기압 $p°$와 같아질 때까지 피스톤이 용액에 압력 P를 가해야 한다. 가해 주어야 할 과량의 압력 $P-P_0$ 역시 삼투압이며, 이러한 장치를 이용함으로써 삼투압과

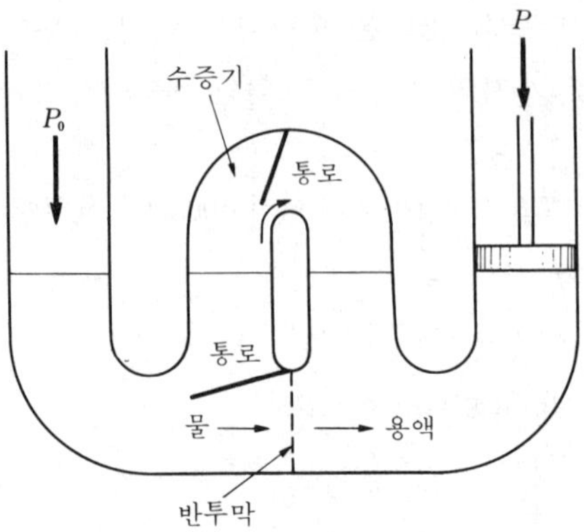

〈그림 4·15〉 삼투압과 증기압강하도와의 관계를 나타내는 장치

증기압강하도와의 관계를 보여 줄 수 있다.

이러한 분석을 더 계속하여 가면 삼투압과 증기압강하도를 연관시키는 식을 얻을 수 있다. 삼투현상과 증류과정은 모두 다 순수한 용매 중의 물의 탈출경향이 용액 중의 물의 탈출경향보다 크다고 하는 원리에 근거하고 있음에 주목하기 바란다. 과량의 압력, 즉 $P-P_0$를 장치의 용액쪽에 가해 줌으로써, 용매와 용액 중의 물의 탈출경향을 같게 할 수 있다. 이렇게 되면 평형상태가 이루어지고, 따라서 반투막의 양쪽 또는 공기 공간의 양쪽에서의 용매의 자유에너지는 같아지고 $\Delta F=0$이 된다.

증기압강하도와 삼투압을 관련시키려면, (i) 용매 1몰이 증류과정에 의하여 증기상의 형태로 용매로부터 용액으로 이동할 때와, (ii) 용매 1몰이 삼투현상에 의하여 용매로부터 용액으로 이동할 때의 자유에너지 변화를 구해야 한다.

$$\Delta F = RT \ln \frac{p}{p^\circ} \qquad \text{(a)}$$

는 물 1몰이 증기상으로서 용액으로 이동할 때의 일정온도에서의 자유에너지 증가이며,

$$\Delta F = -V_1(P-P_0) = -V_1\pi \qquad \text{(b)}$$

는 물 1몰이 삼투현상에 의하여 용액으로 이동할 때의 일정온도에서의 자유에너지 증가이다. 식 (b)에서 V_1은 용매 1몰의 용적, 좀더 정확히는 **부분몰용적**(partial molar volume)으로서 다량의 용액에 용매 1몰을 가할 때 일어나는 용액의 용적변화이다.

식 (a)와 (b)를 등식으로 놓으면

$$-\pi V_1 = RT \ln \frac{p}{p^\circ}$$

가 되고, 로그항을 바꾸어 (−)부호를 없애면 다음과 같이 된다.

$$\pi = \frac{RT}{V_1} \ln \frac{p^\circ}{p} \qquad (24)$$

식 (24)가 삼투압을 나타내는 식 (22)와 식 (23)보다 좀더 정확한 식이며, 이상기체법칙을

따르는 증기를 발생시키는 희박한 용액은 물론 진한 용액에도 적용된다.

삼투압에 대한 비교적 간단한 식 (23)은 용액이 Raoult의 법칙에 따른다는 가정하에 식 (24)로부터 얻을 수 있다.

$$p = p^\circ X_1$$

$$\frac{p}{p^\circ} = X_1 = 1 - X_2 \qquad (25)$$

따라서 식 (24)는 다음과 같이 쓸 수 있고,

$$\pi V_1 = -RT \ln(1-X_2) \qquad (26)$$

$\ln(1-X_2)$는 다음과 같이 전개할 수 있다.

$$\ln(1-X_2) = -X_2 - \frac{X_2^2}{2} - \frac{X_2^3}{3} \cdots - \frac{X_2^n}{n}$$

X_2가 적으면, 즉 용액이 희박할 때 첫째 이하의 모든 항은 무시할 수 있어

$$\ln(1-X_2) \cong -X_2$$

가 되고, 따라서

$$\pi V_1 = RTX_2 \qquad (27)$$

묽은 용액에 대해서는 X_2는 몰비율 n_2/n_1와 거의 같아서 식 (27)은 식 (28)이 된다.

$$\pi \cong \frac{n_2}{n_1 V_1} RT \qquad (28)$$

여기서 용매의 몰수에 용매 1몰의 용적을 곱한 n_1V_1은 리터로 표시되는 용매의 전체 용적 V와 같다. 희박한 수용액에 대해서는 다음과 같아지는데,

$$\pi \cong \frac{n_2}{V} RT \cong RTm$$

이 식이 식 (23)인 Morse의 식이다.

예 제 15. 1몰랄 수크로오스 수용액의 삼투압을 식 (23)과 좀더 정확한 열역학 식 (24)를 사용하여 계산하라. 30.0℃에서 용액의 증기압은 31.207 mmHg이고 물의 증기압은 31.824℃이다. 이 온도에서, 물의 몰용적은 18.1 cm³/mol, 즉 0.0181 l/mol이다.

풀 이 (a) Morse의 식을 이용하여

$$\pi = RTm = 0.082 \times 303 \times 1$$
$$= 24.8 \text{ atm}$$

(b) 열역학의 식을 이용하여

$$\pi = \frac{RT}{V_1} \ln \frac{p^\circ}{p}$$
$$= \frac{0.082 \times 303}{0.0181} 2.303 \log \frac{31.824}{31.207}$$
$$= 27.0 \text{ atm}$$

30℃에서 1몰랄 수크로오스용액에 대한 삼투압 측정값은 27.2 atm이다.

4-7　분자량의 측정

이 장에서 논의하여 온 증기압강하, 빙점강하, 비등점상승, 그리고 삼투압 등의 네 가지 총괄성을 이용하여, 용질로서 존재하는 비전해질의 분자량을 계산할 수 있다. 불휘발성 용질을 함유하고 있는 용액의 증기압강하는 용질의 몰분율에만 의존한다. 따라서 이러한 사실로부터 용질의 분자량을 다음과 같은 방법으로 계산할 수 있다.

용매의 몰분율 $n_1 = w_1/M_1$이고, 용질의 몰분율 $n_2 = w_2/M_2$(여기서 w_1과 w_2는 분자량이 각각 M_1과 M_2인 용매와 용질의 중량이다)이므로 식 (15)를 다음과 같이 표시할 수 있다.

$$\frac{p_1° - p_1}{p_1°} = \frac{n_2}{n_1 + n_2} = \frac{w_2/M_2}{w_1/M_1 + w_2/M_2}$$

w_2/M_2가 w_1/M_1에 비하여 무시할 수 있는 대단히 희박한 용액에서는 w_2/M_2항은 분모에서 생략할 수 있어서, 식은 다음과 같이 간단하게 된다.

$$\frac{\Delta p}{p_1°} = \frac{w_2/M_2}{w_1/M_1} \tag{29}$$

용질의 분자량 M_2는 식 (29)를 재정리하면, 다음의 식이 얻어진다.

$$M_2 = \frac{w_2 M_1 p_1°}{w_1 \Delta p}$$

Mason과 Gardner는 증기압강하에 의한 분자량의 측정 방법에, 이미 앞에서 그 개요를 설명한 등전점법을 사용하였다.

불휘발성 용질의 분자량도 비슷한 방법으로, 용액의 비등점상승으로부터 측정할 수 있다. 용매에 대한 몰랄상승상수 K_b를 알고, 비등점상승도 ΔT_b를 측정함으로써 비전해질의 분자량을 계산할 수 있다. $1000 \times w_2/w_1$는 용매 kg당의 용질의 중량이므로, 몰랄농도(moles/kg의 용매)는 다음과 같이 된다.

$$m = \frac{w_2/M_2}{w_1} \times 1000 = \frac{1000\ w_2}{w_1 M_2}$$

이고　$\Delta T_b = K_b m$

이므로

$$\Delta T_b = K_b \frac{1000\, w_2}{w_1 M_2}$$

또는　$M_2 = K_b \dfrac{1000\, w_2}{w_1\, \Delta T_b}$

예제 16. 100 g의 물에 10.0 g의 수크로오스가 용해된 용액의 비등점이 100.149 ℃이다. 수크로오스의 분자량은 얼마인가?

풀이 $M_2 = 0.51 \times \dfrac{1000 \times 10.0}{100 \times 0.149} = 342$

〈그림 **4·10**〉에서 보는 바와 같이, 불휘발성 용질을 용매에 가할 때 일어나는 증기압강하 때문에 빙점강하가 일어난다. 식 (20)을 재정리하면 다음과 같이 되는데

$$M_2 = K_f \frac{1000 \times w_2}{\Delta T_f w_1}$$

여기서 w_2는 w_1 그램의 용매에 용해된 용질의 그램수이다. 따라서 이러한 형태의 빙결 데이터를 사용하여 용질의 분자량을 계산할 수 있다.

예제 17. 100.0 g의 벤젠에 1,3-dinitrobenzene 2.000 g이 용해된 용액의 빙점강하도를 평형법으로 측정한바, 그 값이 0.6095 ℃였다. 1,3-dinitrobenzene의 분자량을 계산하라.

풀이 $M_2 = 5.12 \times \frac{1000 \times 2.000}{0.6095 \times 100.0} = 168.0$

van't Hoff의 식과 Morse의 식은, 용액이 희박하고 이상적이라면, 용액의 삼투압 데이터를 사용하여 용질의 분자량을 계산하는 데 이용할 수 있다. 이러한 삼투압을 이용하여 콜로이드 물질의 분자량을 계산하는 방법은 제 **14** 장에서 논의될 것이다.

예제 18. 25 ℃에서 1000 ml의 물에 15 g의 물질이 용해되었을 때 생기는 삼투압은 0.6 기압이었다. 이 용질의 분자량은 얼마인가?

풀이 $\pi = cRT = \frac{gRT}{M}$

여기서 c는 moles/liter이므로,

$\pi = \frac{15 \times 0.0821 \times 298}{M}$ 또는 $M = \frac{15 \times 24.4}{0.6} = 612$

총괄성의 선택

총괄성은 분자량을 측정함에 있어서 각각 장점과 단점을 갖고 있다. 비등점법은 용질이 불휘발성인 경우에만, 그리고 비등점에서 그 물질이 분해되지 않는 경우에만 이용 가능하다. 빙점법은 용액의 빙점이 용매만의 증기압에 의존하므로, 알코올과 같은 휘발성 용질이 함유된 용액에 만족하며, 실행이 용이하고 작은 분자로 된 용액에 대해서는 높은 정확성을 갖는 결과를 얻을 수 있다. 그러나 때로는 일정한 온도에서 수행되어야 하기 때문에, 빙점법이나 비등점법을 사용하기에 곤란한 경우가 있다. 삼투압측정법은 이러한 단점은 없으나, 이 방법 고유의 어려운 점이 있어 광범위하게 사용할 수 없다. 요약하면, 빙결법과 새로운 증기압강하 측정 기술은, 제 **14** 장의 삼투압에 관한 절에서 예로 든, 고중합체를 제외하고는 가장 선택할 수 있는 방법이다.

총괄성은 서로서로 관련되어 있기 때문에, 한 성질의 값을 다른 총괄성에 관한 지식을 이용하여 측정할 수 있다. 증기압과 삼투압과의 관계는 이미 고찰하였으며, 빙점강하도와 삼투압과는 대략 다음과 같이 관련지을 수 있다. 식 $m = \Delta T_f / K_f$로부터 구한 몰랄농도를 0 ℃에서 삼투압에 관한 식 $\pi = RTm$에 대입하면 다음과 같이 된다.

$$\pi = RT\frac{\Delta T_f}{K_f} = \frac{22.4}{1.86}\Delta T_f$$

또는

$$\pi \cong 12\Delta T_f \tag{30}$$

Lewis는 정확한 결과를 얻을 수 있는 식을 제안하였다.

$$\pi = 12.06\,\Delta T_f - 0.21\,\Delta T_f \tag{31}$$

예제 19. 사람의 혈청의 빙점은 −0.53℃이다. 0℃에서 이 시료의 삼투압은 대략 얼마인가? Lewis의 식으로 주어지는 좀더 정확한 값은 얼마인가?

풀이 $\pi = 12\times0.53 = 6.4$ atm

$\pi = 12.06\times0.53 - 0.21\times0.53 = 6.28$ atm

〈표 4 · 4〉에 총괄성에 관한 식과 그 상수를 요약하여 실었다. 모든 식은 근사식이며, 용질이 차지하는 용적이 용매의 용적에 비하여 무시될 수 있는 희박한 용액에만 이용 가능하다.

〈표 4 · 4〉 총괄성에 관한 근사식

총 괄 성	식	수용액 중에서의 비례상수
증기압강하	$\Delta p = 0.018\ p_1^\circ m$	$0.018\ p_1^\circ = 0.43$(25℃) $= 0.083$(0℃)
비점상승	$\Delta T_b = K_b m$	$K_b = 0.51$
빙점강하	$\Delta T_f = K_f m$	$K_f = 1.86$
삼투압	$\pi = RTm$	$RT = 24.4$(25℃) $= 22.4$(0℃)

연 습 문 제

1. 분자량이 342인 수크로오스 0.5 g을 물 100 g에 용해시켜 수크로오스용액을 만들었다. 이 용액 중의 수크로오스와 물의 중량퍼센트, 몰랄농도 및 몰분율을 계산하라.

답 0.4975 % w/w, 0.0146 몰랄 수크로오스의 몰분율 0.00026, 물의 몰분율 0.99974

2. 7 중량퍼센트의 글리세린 수용액을 만들었다. 용액의 밀도는 20℃에서 1.0149 g/cm³이었다. 글리세린의 분자량은 92.1, 20℃에서의 밀도는 1.2609 g/cm³이다. 몰농도, 몰랄농도 그리고 용적퍼센트는 얼마인가?

답 0.7714 몰, 0.8172 몰랄, 5.63% v/v

3. 25.0 ml의 염산을 0.50 N 염화나트륨용액으로 중화하였을 때의 염산용액의 노르말농도는 얼마인가?

답 0.40 N

4. 25℃에서 대기압과 평형을 이루고 있는 물에 용해된 산소의 부분증기압이 200 mmHg이고, Henry의 법칙의 상수 k는 3.3×10^7이다. 물 속의 산소의 농도를 몰분율로 표시하면 얼마인가?

답 6.06×10^{-6}

5. 비전해질인 신약 5 g을 250 ml의 물에 용해시켜 분자량을 구하고자 빙점분석을 실시한 바, 빙점강하도가 0.120 ℃이었다. 분자량을 계산하라.

답 310 g/mol

6. 20 ℃에서 물 50 ml 중에 0.30 g의 요소(분자량 60)를 함유하고 있는 용액의 삼투압은 얼마인가?

답 2.4 atm

7. 어느 약물 15.0 g을 100 g의 물에 용해시켜 비등점분석을 실시한 바, 비등점상승도가 0.28 ℃이었다. 이 약물의 분자량을 계산하라.

답 275

8. 0.60 몰랄 mannitol 수용액의 삼투압을 식 (23)과 식 (24) 모두를 사용하여 계산하라. 20 ℃에서 용액의 증기압은 17.349 mmHg이고, 같은 온도에서 물의 증기압은 17.535 mmHg이며, 물의 몰용적은 0.0181 l/mol이다.

답 14.4 atm, 14.2 atm

9. 혈액의 빙점이 −0.52 ℃일 때, 25 ℃에서의 삼투압은 얼마인가? 또 이 온도에서 혈액의 증기압강하도는 얼마인가?

답 $\pi = 6.84$ atm, $\Delta p = 0.12$ mmHg

10. 0.20% glucose 용액의 빙점강하도를 계산하라. glucose의 분자량은 180이다.

답 $\Delta T_f = 0.02°$

11. 0.5 N Na_2SO_4 용액 1.2 l를 만드는 데 몇 그램의 Na_2SO_4(분자량 142)가 필요한가?

답 42.6 g

12. HCl, H_3PO_4, $Ba(OH)_2$ 및 $Al_2(SO_4)_3$의 당량수는 얼마이며, 이들 화합물 각각의 당량은 얼마인가?

답 당량수는 각각 1, 3, 2 및 6이다.
당량은 각각 36.5 g/Eq., 32.7 g/Eq., 85.7 g/Eq.와 57 g/Eq.

13. 무수 $NaAl(SO_4)_2$ (분자량 242)를 각각 나트륨, 알루미늄 및 황산의 함량으로 사용할 때의 당량은 얼마인가?

답 242 g/Eq., 80.7 g/Eq., 60.5 g/Eq.

14. 정상인의 혈장에 HPO_4^{-2} 이온이 대략 3 mEq./l 함유되어 있다면, 병원에서 전해질 수액으로 필요한 HPO_4^{-2}을 공급하기 위하여 몇 mg의 K_2HPO_4(분자량 174)가 필요한가?

답 261 mg/l

15. 0.67 N $Ca_3(PO_4)_2$ 용액 170 ml를 제조하는 데 몇 그램의 $Ca_3(PO_4)_2$가 필요한가? 이 화합물의 분자량은 310이다.

답 5.88 g

16. 25 ℃에서 순수한 n-butane의 증기압 $P_b°$는 2.3966 atm이고, n-pentane의 증기압 $p_p°$은 0.6999 atm이다. Raoult의 법칙을 사용하여, 25 ℃에서 이들 두 증기가 각각 50 g씩인 혼합물에서의 n-butane(분자량 58.12)과 n-pentane(분자량 72.15)의 분압을 atm과 lbs/sq. inch로 계산하라.

답 1.327 atm과 1.312 atm
위의 값에 14.70을 곱하면 lbs/sq. inch로 된다.

17. 순수한 'Freon 11'과 'Freon 12'의 증기압은 25 ℃에서 각각 15 lbs/sq. in.와 85 lbs/sq. in.이다. 의

약용 aerosol을 제조하기 위하여 이들 두 분사제를 0.6 : 0.4의 몰비율로 혼합하였다.

(a) 'Freon 11'과 'Freon 12'가 0.6 : 0.4의 몰비율인 혼합물이 Raoult의 법칙에 따른다고 가정하면, 각각의 부분증기압은 얼마인가?

(b) 25℃에서 이 혼합물의 총 증기압은 얼마인가?

(c) aerosol은 실온에서 압력이 약 35 lbs/sq. in. (gauge 압력으로는 20 lbs/sq.in.)를 초과하지 않는 한, 플라스틱 코팅으로 보호한 유리용기에 안전하게 포장할 수 있다. 이러한 용기를, 이 예에서 든 제제에 사용할 수 있겠는가?

답 (a) $p_{11} = 9$ lbs/sq. in., $p_{12} = 34$ lbs/sq. in., (b) $p = 43$ lbs/sq. in., (c) 사용할 수 없다.

제 5 장

전해질용액

이온용액에 대하여 최초로 만족할 만한 이론이 나온 것은 1887년에 Arrhenius가 제안한 것이었다. 이 이론은 대부분 Kohlrausch의 전기전도도에 관한 연구, van't Hoff 의 총괄성, 그리고 Thomson의 중화열과 같은 화학적 성질에 기초를 두고 있다. Arrhenius는 이들 다양한 관찰결과들을 모아서 전해질의 해리이론이라는 광범한 일반성을 만들 수 있었다.

물론, 이 이론은 약전해질을 기술하는 데는 상당히 유용함이 확인되었지만, 곧 강전해질이나 중간 정도의 강전해질에는 부족함이 발견되어, Arrhenius의 idea를 좀더 개선하거나 더 나은 것으로 대체시키려는 많은 노력이 기울여졌고, 드디어 1923년에 Debye와 Hückel이 새로운 이론을 제안하였다. 이 이론은 **강전해질**(strong electrolyte)의 중간 정도의 농도를 가진 용액에서 이온으로 완전히 해리한다는 점과, 완전해리와 차이를 나타내는 것은 이온간의 인력 때문이라는 원리에 기초를 두고 있다. Debye와 Hückel은 이러한 차이를 전해질용액의 활동도, 활동도계수 및 이온강도를 이용하여 표시하였다. 이미 Lewis에 의하여 도입된 이들 양(quantity)을 이온간의 인력에 대한 이론을 곁들여서 이 장에 기술하였다. 이온에 관한 현대적 이론의 또 다른 개요, 그리고 전기와 화학적 현상과의 관계는 다음 장에서 고찰하기로 한다.

우선 Arrhenius의 전해질 해리이론을 만들게 한 이온용액의 성질 몇 가지에 대한 검토부터 시작하기로 한다.

5-1 전해질용액의 성질

1 전기분해

〈그림 **5 · 1**〉에 있는 바와 같은 전해용기에 수볼트의 전위차를 갖는 직류(d-c)를 통하면 화학반응이 일어나는데, 이 과정을 **전기분해**(electrolysis)라고 한다. 전자는 **음극**(cathode)에 있는 축전지나 발전기로부터 용기로 들어가서, 용액 중에서 **양이온**(positive ion 또는 cation)과 결합하여 양이온은 결국 환원된다.

음이온(negative ion 또는 anion)은 용액을 통해 전자를 운반하여 양극(anode)에서 방전하며, 따라서 음이온은 산화된다. 환원이란 화학종에 전자가 부가되는 것이고, 산화는 화학종으로부터 전자가 제거되는 것이다. 용액 중에서의 전류는 전극으로 향하는 양이온과 음이온의 흐름인 반면, 금속도체에서의 전류는 양이온으로 고정되어 있는 결정격자를 통하여 이동하는 자유전자의 흐름이다. 음극에서는 전자가 외부의 회로로부터 들어와서 용액 중에 있는 화학종과 결합하여 환원이 일어나며, 양극에서는 용액 중에 있는 화학종으로부터 전자가 제거되어 외부 회로로 나가게 되어 산화가 일어난다.

황산제이철용액을 백금전극이 있는 용기에서 전기분해할 때, 제이철이온은 음극으로 이동하여 전자 한 개를 얻어서 환원되며,

$$Fe^{3+} + e = Fe^{2+}$$

황산이온은 용액 속을 통하여 양극으로 전류를 운반하지만, 쉽게 산화당하지 않기 때문에 물의 수산이온이 분자상태의 산소로 변화되어 양극에서 탈출하고, 전극 주위의 용액에서는 황산이 생성된다. 양극에서 일어나는 산화반응은 다음과 같다.

$$OH^- = \frac{1}{4}O_2 + \frac{1}{2}H_2O + e$$

백금전극은 용액으로 조금도 녹아 들어가지 않으므로, 이 경우에 전극으로 사용한다. 구리나 아연 같은 공격받기 쉬운 금속을 양극으로 사용하면 이들 원자는 전자를 잃게 되고, 금속은 양으로 하전된 양이온이 되어 용액으로 녹아든다.

백금전극 사이에서 염화제이구리를 전기분해시킬 경우, 음극에서 일어나는 반응은 다음과 같다.

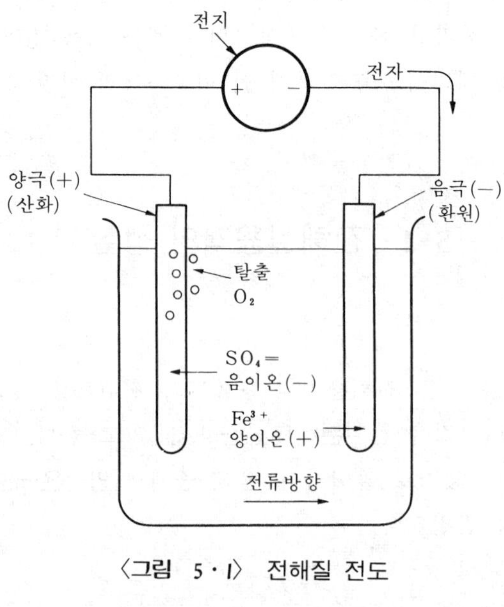

〈그림 5·1〉 전해질 전도

$$\frac{1}{2}\text{Cu}^{2+} + e = \frac{1}{2}\text{Cu}$$

한편, 양극에서는 염화이온과 수산이온이 각각 기체상태의 염소분자와 산소분자로 변화된 다음 탈출하게 된다. 이들 두 가지 예의 각각 반응에서 알짜의 결과(net result)는 음극으로부터 양극으로 전자 한 개가 이동한 것이다.

2 운 반 율

<그림 **5·1**>에서 전자가 용액을 통해서 우측에서 좌측으로 흐른다는 것은, 음이온이 좌측으로 이동하는 동시에 양이온은 우측으로 이동함으로써 이루어진다는 사실에 주목하여야 한다.

양이온이나 음이온에 의해서 운반된 전류의 총전류에 대한 분율을 **운반율**(transport 또는 transference number, t_+ 또는 t_-)이라고 한다.

$$t_+ = \frac{\text{양이온에 의해서 운반된 전류}}{\text{총전류}}$$

$$t_- = \frac{\text{음이온에 의해서 운반된 전류}}{\text{총전류}}$$

이들 두 운반율의 합은 두말할 필요없이 1이다.

$$t_+ + t_- = 1$$

운반율은 이온의 속도와 관계가 있으며, 빨리 움직이는 이온일수록 많은 몫의 전류를 운반한다. 한편, 이온의 속도는 이온의 크기와 하전뿐만 아니라 수화도(hydration)에도 의존하고 있다. 따라서 양이온과 음이온의 속도와 운반율이 같을 필요는 없다. 예를 들면, 0.1몰 NaCl 용액의 나트륨이온의 운반율은 0.385이다. 리튬은 수화 정도가 크므로 0.10몰 LiCl 용액 중의 리튬이온은 나트륨이온보다 느리며, 0.317이라는 낮은 운반율을 가진다.

3 전기적 단위

Ohm의 법칙에 따르면 금속도체를 통해 흐르는 ampere로 표시되는 전류의 세기 I는, 가해준 전위차 또는 전압 E와 ohm으로 표시되는 저항 R와 다음과 같은 관계가 있다.

$$I = \frac{E}{R} \tag{1}$$

전류의 세기 I는 전류의 흐름의 속도, 즉 단위시간에 흐르는 coulomb으로 표시되는 전기(전하)량 Q이다.

$$I = \frac{Q}{t} \tag{2}$$

이고,

$$\text{전하량 } Q = \text{전류 } I \times \text{시간 } t$$

전하량은 coulomb(1 coulomb = 3×10^9 esu)으로, 전류는 ampere로, 그리고 전위차는 volt로

표시한다.

전기에너지는 기전력이나 전압 같은 세기인자와 크기인자인 coulomb으로 구성되어 있다.

$$전기적\ 에너지 = E \times Q$$

4 Faraday의 법칙

1833년과 1834년에 Michael Faraday는 유명한 전기에 대한 법칙을 발표하였는데, 다음과 같은 말로 요약할 수 있다. 즉 "96,500 coulomb의 전기가 전도도 용기를 통과하면, 어느 물질이든 1 그램당량의 화학변화를 일으킨다." 96,500이라는 양을 faraday F라고 한다. 오늘날 가장 적절한 값은 9.648456×10^4 coulomb/그램당량이다.

1 가의 음이온은 원자가전자 한 개가 부가된 원자이고, 1 가의 양이온은 전자 한 개가 제거된 원자이다. 어떤 전해질이든 각 그램당량의 이온은 Avogadro수(6.02×10^{23})만큼의 양전하나 음전하를 운반한다. 따라서 Faraday의 법칙에 의하여, 96,500 coulomb의 전기가 통과하면 용기 속에서 6.02×10^{23}개의 전자가 이동하게 된다. 1 faraday는 Avogadro 수만큼의 전자이며, 이것은 Avogadro 수만큼의 분자인 몰에 상당한다. 1 faraday의 전기를 통과시키면 전기분해가 일어나서 1 Ag^+, 1 Cu^+, 1/2 Cu^{2+}, 1/2 Fe^{2+}, 1/3 Fe^{3+}의 그램원자 또는 그램 몰의 이온이 생긴다. 따라서 1 그램당량의 Fe^{3+}이 운반한 양전하의 수는 6.02×10^{23}이지만, 제이철이온 1 g 원자나 1 mol에 의하여 운반되는 양전하의 수는 $3 \times 6.02 \times 10^{23}$이다.

Faraday의 법칙을 다음과 같은 방법으로, 전자 한 개의 하전을 계산하는 데 이용할 수 있다. 6.02×10^{23}개의 전자가 96,500 coulomb의 전기와 관련되어 있으므로, 각각의 전자는 다음과 같은 전하 e를 가진다.

$$\begin{aligned} e &= \frac{96,500\ \text{coulomb}}{6.02 \times 10^{23}\ \text{전자}} \\ &= 1.6 \times 10^{-19}\ \text{coulomb/전자} \end{aligned}$$

또, 1 coulomb = 3×10^9 esu이므로

$$e = 4.8 \times 10^{-10}\ \text{esu/전자}$$

5 전해질의 전도도

균일한 금속이나 전해질 도체의 ohm으로 표시되는 저항 R는, cm로 표시되는 길이 l에 직비례하고 cm^2로 표시되는 단면적 A에 반비례한다.

$$R = \rho \frac{l}{A} \tag{3}$$

여기서 ρ는 1 cm^3의 도체의 반대편 면 사이의 저항으로서 비저항(specific resistance)이라고 한다.

전도도(conductance) C는 저항의 역수

$$C = \frac{1}{R}$$

이고, 따라서 전류가 도체를 얼마나 쉽게 통과하는가의 척도로 생각할 수 있으며, ohm의 역수, 즉 mhos로 표시한다. 식 (3)으로부터 다음 식이 유도된다.

$$C = \frac{1}{R} = \frac{1}{\rho}\frac{A}{l} \tag{4}$$

비전도도(specific conductance) κ는 비저항의 역수이며, mhos/cm로 표시한다.

$$\kappa = \frac{1}{\rho} \tag{5}$$

비전도도는 〈그림 **5 · 2**〉에서 보는 바와 같이, 한 변의 길이가 1 cm인 입방체 속에 들어 있는 용액의 전도도이며, 비전도도와 전도도 또는 저항과의 관계는 식 (4)와 식 (5)를 조합하면 얻어진다.

$$\kappa = C\frac{l}{A} = \frac{1}{R}\frac{l}{A} \tag{6}$$

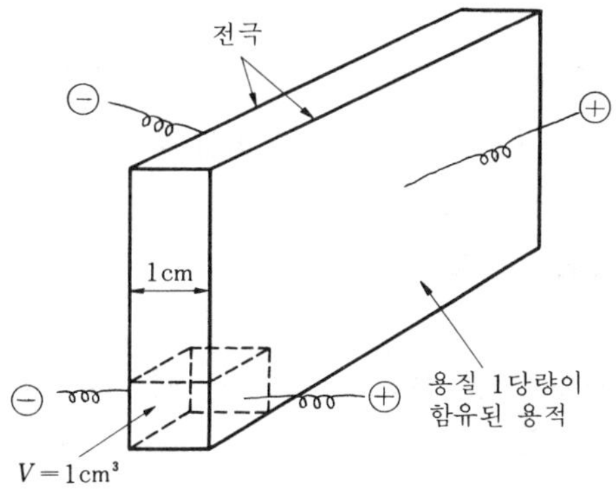

〈그림 5 · 2〉 비전도도와 당량전도도와의 관계

6 용액의 전도도 측정

용액의 전도도를 측정하는 데 쓰이는 Wheatstone bridge를 〈그림 **5 · 3**〉에 표시하였다. 저항 R_x를 모르는 용액을 용기에 넣고 회로에 연결시킨다. 접점을 미끄럼줄 bc 를 따라 교류원(oscillator)으로부터 검출기(earphone 또는 oscilloscope)를 통하여 전류가 흐르지 않는 어느 점, 말하자면 d 까지 움직인다. bridge가 균형을 이루면, a 점에서의 퍼텐셜은 b 점에서의 퍼텐셜과 같아져서 이어폰의 소리나 oscilloscope의 진동 형태가 최소가 되었을 때, 저항 R_x, R_1 및 R_2를 읽는다. 균형이 이루어진 상태에서의 저항 R_x는 다음 식을 이용하여 구한다.

$$R_x = R_s\frac{R_1}{R_2} \tag{7}$$

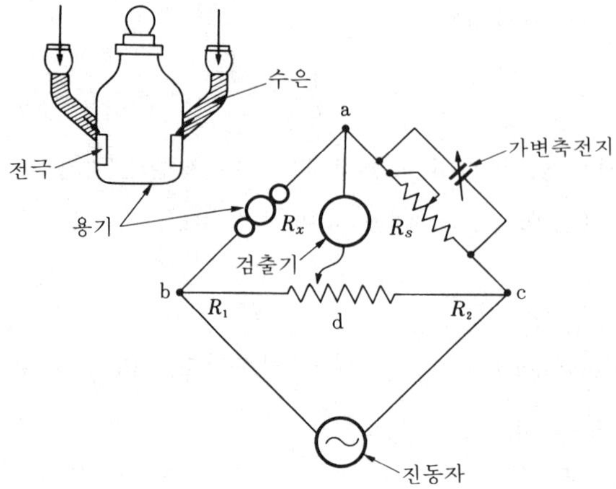

〈그림 5・3〉 전도도 측정용 Wheatstone bridge

좀더 예민하게 균형을 이루게 하기 위하여, 저항 R_s 반대편에 가변축전기를 사용하였다. 어떤 전도도 bridge는 전도도값과 저항값을 함께 표시한 것도 있다. 용기 중의 전극은 백금표면에서 반응을 촉매시키고, 비전도성 기체가 전극에 형성되지 않도록 하기 위하여 백금흑을 전기분해시켜 백금을 입혔다.

소량의 과망간산염 존재하에 재증류시켜 조심스럽게 정제한 물을 사용하여 용액을 조제한다. 전도도 측정용 물이라고 불리는 물은 18℃에서 약 0.05×10^{-6} mhos/cm의 비전도도를 갖는 데 비하여, 보통 증류수는 1×10^{-6} mhos/cm를 약간 넘는 값을 가진다. 대부분의 전도도 연구에는 대기 중의 CO_2를 함유하고 있는 '평형수'로서 만족하며, 비전도도는 대략 0.8×10^{-6} mhos/cm 이다.

비전도도 κ는 저항 R_x나 전도도 C로부터 식 (6)을 사용하여 계산한다. 전극의 면적에 대한 전극 사이의 거리의 비율인 l/A 값은 각 전도도 용기마다 일정한 값을 가지며, **용기상수**(cell constant) K 라고 한다. 따라서 식 (6)은 다음과 같이 쓸 수 있다.

$$\kappa = KC = K/R \tag{8}$$

(아래 첨자 x는 R에 더 이상 필요하지 않으므로 생략하였다.) l과 A를 측정하기는 곤란하나 실험적으로 용기상수를 결정하는 것은 간단한 일이다. 몇 가지 표준용액의 비전도도가 주의 깊게 검정한 용기에서 측정되어 있다. 예를 들면, 물 1000 g에 7.45263 g의 염화칼륨을 함유하는 용액의 비전도도는 25℃에서 0.012856 mhos/cm이다. 이 농도의 용액에는 물 입방데시미터($100cm^3$)당 0.1몰의 염을 함유하며 0.1 demal 용액이라고 한다. 이러한 용액을 용기에 넣고 저항을 측정하면, 식 (8)을 사용하여 용기상수를 결정할 수 있다.

예제 **1.** 0.1 demal KCl 용액을 용기상수 K를 구하려고 하는 용기에 넣었다. 저항 R는 25℃에서 34.69 ohm이었다. 용기상수는 얼마인가?

풀이 $K = \kappa R = 0.12856$ mhos/cm$\times$34.69 ohm

$$= 0.4460\ \mathrm{cm}^{-1}$$

예제 2. 예제 **1**의 용기를 0.01 N Na_2SO_4 용액으로 채웠을 때, 저항이 397 ohm이었다. 비전도도는 얼마인가?

풀이 $\kappa = \dfrac{K}{R} = \dfrac{0.4460}{397} = 1.1234 \times 10^{-3}\ \mathrm{mhos/cm}$

7 당량전도도

전해질의 농도와는 관계 없이 분자가 이온으로 해리되는 현상을 연구하기 위해서는, 비전도도를 사용하는 것보다 당량전도도를 사용하는 것이 편리하다. 같은 노르말농도를 갖는 모든 용질은 완전히 해리하였을 때 같은 수의 이온을 생성하며, 당량전도도는 이 주어진 수의 이온을 운반할 수 있는 전류를 측정하는 것이 된다. 한편, 비전도도는 단위용적의 용액 중에 있는 모든 이온을 운반할 수 있는 전류를 측정하는 것이므로 농도에 따라 변한다.

당량전도도(equivalent conductance)는 1 그램당량의 용질을 함유하기에 충분한 용적의 용액을 전극이 1 cm 떨어진 용기 중에서 측정하였을 때의 전도도라고 정의한다. 1 l당 c 그램당량이 들어 있는 농도에서의 당량전도도 Λ_c는 비전도도 κ에 용질 1 그램당량이 든 cm^3로서의 용적 V를 곱하여 계산한다. 용기에는 전극이 1 cm 떨어져 있고 용액을 채우기에 충분한 면적이 있다고 상정한다. 용기를 〈그림 **5·2**〉에 표시하였다.

$$V = \frac{1000\ \mathrm{cm}^3/l}{c\ \mathrm{equiv.}/l} = \frac{1000}{c}\ \mathrm{cm}^3/\mathrm{equiv.}$$

당량전도도는 용액 cm^3당의 전도도, 즉 비전도도 κ에 1 그램당량의 용질을 함유하는 cm^3로서의 용적 V를 곱하여 얻는다. 따라서 mhos cm^2/Eq.의 단위로 표시되는 당량전도도 Λ_c는 다음 식으로 주어진다.

$$\Lambda_c = \kappa \times V$$

$$= \frac{1000\,\kappa}{c}\ \mathrm{mhos\ cm^2/Eq.} \tag{9}$$

용액의 농도가 0.1 N이라면, 용질 1 그램당량을 함유하는 용적은 10,000 cm^3가 될 것이고, 식 (9)에 따라 당량전도도는 비전도도보다 10,000 배 크게 된다. 이것을 예제 **3**에 예시하였다.

예제 3. 0.1 N 약물용액의 전도도 측정값이 25 ℃에서 0.0563 mho이고, 이 온도에서의 용기상수는 0.520 cm^{-1}이다. 비전도도는 얼마이며, 또 이 농도에서의 용액의 당량전도도는 얼마인가?

풀이 $\kappa = 0.0563 \times 0.520 = 0.0293\ \mathrm{mho/cm}$

$$\Lambda_c = 0.0293 \times 1000/0.1$$
$$= 293\ \mathrm{mhos\ cm^2/Eq.}$$

8 강전해질과 약전해질의 당량전도도

강전해질용액이 희석되어 감에 따라 용액의 단위용적당의 이온수가 감소하므로 비전도도는 감소한다(감소하기 전에 최대값을 나타내는 경우도 있다). 이와 반대로 강전해질용액의 당량전도도는 희석됨에 따라 꾸준히 증가한다. 희석함에 따라 당량전도도가 증가되는 현상은 다음과 같이 설명된다. 즉, 당량전도도의 정의에 의하면 전해질의 양은 1그램당량으로 일정하고, 한층 더 묽은 용액에서는 이온이 주위의 이온에 의하여 장애를 덜 받으므로 더욱더 빨리 움직일 수 있기 때문이다. 약전해질의 당량전도도 역시 희석됨에 따라서 증가하지만, 초기에 그렇게 급격히 증가하지는 않는다.

Kohlrausch는 이러한 현상을 연구한 최초의 연구자의 한 사람으로서, 당량전도도는 희박한 강전해질 용액에 대해서는 〈그림 **5·4**〉에 예시한 바와 같이, 농도의 평방근의 1차함수임을 발견하였다. 농도 c에서의 당량전도도 Λ_c를 표시하는 식은 다음과 같다.

$$\Lambda_c = \Lambda_0 - b\sqrt{c} \qquad (10)$$

여기서 Λ_0는 수직축과의 절편으로서, 무한희석시의 당량전도도(equivalent conductance at infinite dilution)라고 한다. 상수 b는 〈그림 **5·4**〉에 있는 강전해질 직선의 기울기이다.

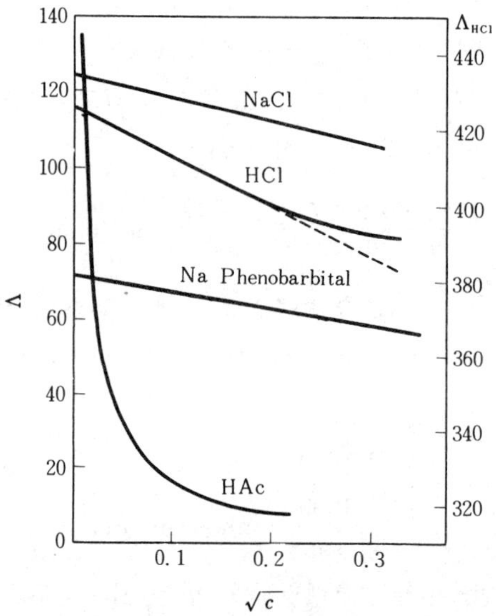

〈그림 5·4〉 강전해질과 약전해질의 당량전도도

약전해질의 당량전도도를 농도의 평방근에 대하여 도표를 그리면, 〈그림 **5·4**〉에 있는 아세트산에서 보는 바와 같이, 곡선을 외삽하여 극한값을 구할 수 없다. 따라서 Λ_0는 다음 구절에 기술된 방법으로 구해야 한다. 아세트산에 대하여 급격한 상승곡선이 생기는 것은, 약전해질의 해리도가 용액이 묽어짐에 따라 전류를 운반할 수 있는 이온의 수가 크게 증가하므로 커지기 때문이다.

Kohlrausch는 모든 전해질의 이온은 용액이 희박해짐에 따라 독립적으로 이동하기 시작한다고 결론지었다. 즉, 묽은 용액 중에 있는 이온은 멀리 떨어져 있기 때문에 상호작용이 전혀 없다고 결론지었다. 이러한 상태에서는 Λ_0는 무한히 희석되었을 때의 양이온의 당량전도도

$l_c°$와 음이온의 당량전도도 $l_a°$와의 합이다.

$$\Lambda_0 = l_c° + l_a° \tag{11}$$

이러한 법칙을 근거로 하여, Λ_0 값을 아는 전해질의 Λ_0 값을 더하거나 빼서 구하려고 하는 약전해질의 Λ_0 값을 얻을 수 있다. 이 방법을 다음 예제에서 예시한다.

예제 4. 약산인 phenobarbital의 무한희석시의 당량전도도는 얼마인가? 강전해질 HCl, sodium phenobarbital(NaP)과 NaCl의 Λ_0는 〈그림 **5·4**〉에 나타낸 실험결과로 구하였고, 그 값은 $\Lambda_{0NaP} = 73.5$, $\Lambda_{0HCl} = 426.2$이고, $\Lambda_{0NaCl} = 126.5$ mhos cm^2/Eq.이다.

풀이 독립적으로 이동하는 이온에 대한 Kohlrausch의 법칙에 의하여

$$\Lambda_{0\,HP} = l°_{H+} + l°_{P-}$$

이고,

$$\Lambda_{0\,HCl} + \Lambda_{0\,NaP} - \Lambda_{0\,NaCl} = l°_{H+} + l°_{Cl-} + l°_{Na+} + l°_{P-} - l°_{Na+} - l°_{Cl-}$$

인데, 식의 우변을 간단히 하면 다음과 같이 된다.

$$\Lambda_{0\,HCl} + \Lambda_{0\,NaP} - \Lambda_{0\,NaCl} = l°_{H+} + l°_{P-}$$

따라서

$$\Lambda_{0\,HP} = \Lambda_{0\,HCl} + \Lambda_{0\,NaP} - \Lambda_{0NaCl}$$

이 되므로,

$$\Lambda_{0\,HP} = 426.2 + 73.5 - 126.5 = 373.2 \text{ mhos cm}^2/\text{Eq.}$$

9 전해질용액과 농후한 비전해질용액의 총괄성

앞장에서 말한 바와 같이, van't Hoff는 자당이나 요소와 같은 비전해질의 희박한 용액의 삼투압은 식 $\pi = RTc$를 써서 만족스럽게 표현할 수 있음을 관찰하였다(여기서 R는 기체상수, T는 절대온도이고, c는 리터 중의 몰수로서의 농도이다). 그러나 전해질용액은 그 전해질에 따라 이 식으로 예측할 수 있는 값보다 대략 2배, 3배 또는 그 이상의 삼투압을 가짐을 발견하였다. 이온용액의 이러한 비합리적인 거동을 고려하기 위하여, 보정인자 i를 도입하여 다음과 같이 기술하였다.

$$\pi = iRTc \tag{12}$$

이 식을 사용함으로써, van't Hoff는 삼투압의 실험결과와 비교하여 볼 때 만족할 만한 계산값을 구할 수 있었다. 그는 i 값은 용액이 점점 희석되어 감에 따라 분자가 해리되어 생성되는 이온의 수에 근접됨을 알아내었다.

i 인자를 고려함으로써, 비전해질의 농후한 용액이 이상용액의 법칙으로부터 얼마나 벗어나는가를 표시할 수도 있다. 비전해질의 농후한 용액이 나타내는 편차는 앞장에서 고찰한 바와 같이, 실제용액이 Raoult의 법칙으로부터 편차를 나타내는 것과 똑같은 근거로 설명할 수 있다. 이들 근거에는 용질과 용매의 내부압력의 차이, 극성, 화합물이나 착화합물의 생성, 그리고

용질이나 용매의 회합 등이 포함되어 있다. 전해질용액이 비전해질의 이상용액이 나타내는 총괄성으로부터 편차를 보이는 것은, 위에 열거한 인자에 더 추가해서 약전해질의 해리와 강전해질 이온간의 상호작용 때문일 수도 있다. 결국 van't Hoff 인자는 편차를 일으키는 이유는 무시하고 비전해질과 전해질의 실제용액의 편차에 대해서 고려한 것이다.

〈그림 **5 · 5**〉에는 *i* 인자를 전해질과 비전해질의 몰랄농도에 대하여 도표로 하였다. 비전해질에 대해서는 1에 가까워지며, 강전해질에 대해서는 해리되어 생성되는 이온수에 가까워짐을 볼 수 있다. 예를 들면, *i*는 NaCl과 $CaSO_4$ 같은 용질에 대해서는 그 값이 2에, K_2SO_4와 $CaCl_2$에 대해서는 3, 그리고 $K_4Fe(CN)_6$와 $FeCl_3$에 대해서는 4에 접근한다.

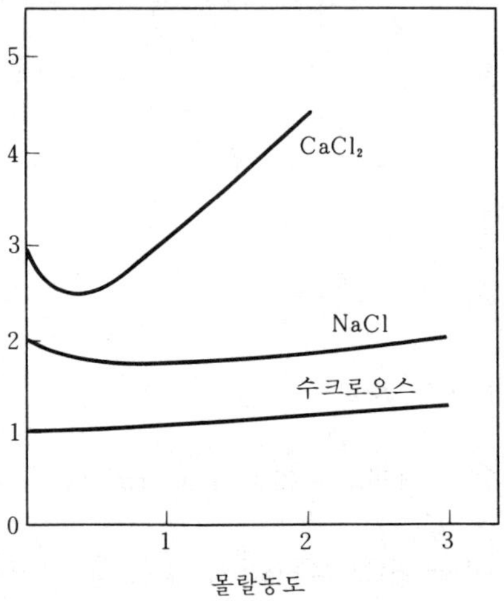

〈**그림** 5 · 5〉 대표적인 화합물의 van't Hoff *i* 인자

van't Hoff 인자는 비전해질 실제용액의 어느 총괄성에 대한, 이상용액의 그 총괄성에 대한 비율로 표시할 수도 있는데, 그 이유는 *i*가 전해질이나 비전해질의 실제용액의 총괄성이 이상적인 비전해질의 총괄성보다 몇 배 큰가의 배수를 표시하기 때문이다.

희박한 전해질용액의 총괄성은 몰랄농도로 다음과 같이 표시한다.

$$\Delta p = 0.018\, i\, p_1°m \qquad (13)$$

$$\pi = i\,RTm \qquad (14)$$

$$\Delta T_f = i\,K_f m \qquad (15)$$

$$\Delta T_b = i\,K_b m \qquad (16)$$

식 (13)은 수용액에만 적용되는 데 비하여 식 (14), 식 (15), 식 (16)은 용매에 관계 없이 적용된다.

예제 5. 2.0몰랄 염화나트륨용액의 삼투압은 20℃에서 얼마인가?

풀이 〈그림 **5 · 5**〉를 보면 2.0몰랄 염화나트륨용액의 *i* 인자는 약 1.9이다.

$$\pi = 1.9 \times 0.082 \times 293 \times 2.0 = 91.3 \text{ atm}$$

5-2 전해질 해리에 대한 Arrhenius 이론

van't Hoff가 용액에 관한 법칙을 발전시키고 있던 시기에, 스웨덴의 화학자 Svante Arrhenius는 전해질의 성질에 관한 학위논문을 준비하고 있었다. 1887년 그는 연구결과를 발표하고, 해리에 관한 현재의 고전이론을 제안하였다. 이 새로운 이론은 전해질용액에 대한 초기의 설명에서 부딪히게 되는 많은 불규칙성을 해결하였다. 물론, 이 이론은 19세기의 몇몇 영향력 있는 과학자에 의하여 냉대를 받았으나, 전해질 해리에 관한 Arrhenius의 기본원리는 점차 수긍이 되어 갔고, 오늘날까지도 유효한 것으로 생각되고 있다. 전해질용액에는 상온에서도 이온이 존재한다고 하는 이론은, 여러 해 동안 다루기 곤란한 실험 사실과 일치시키기 위하여 변경하기도 하고 추고를 가하기도 하였지만 아직도 그대로 완전한 이론이다.

원래의 Arrhenius 이론을 전해질에 관한 깊이 있는 연구결과로부터 얻은 변형된 이론과 함께 종합하면 다음과 같다. 전해질을 물에 용해시키면 다음 식에서 보는 바와 같이, 용질은 용액 중에 이온형태로 존재한다.

$$\underset{(\text{이온화합물})}{H_2O + Na^+Cl^-} \longrightarrow Na^+ + Cl^- + H_2O \tag{17}$$

[강전해질]

$$\underset{(\text{공유화합물})}{H_2O + HCl} \longrightarrow H_3O^+ + Cl^- \tag{18}$$

[강전해질]

$$\underset{(\text{공유화합물})}{H_2O + CH_3COOH} \longleftrightarrow H_3O^+ + CH_3COO^- \tag{19}$$

[약전해질]

염화나트륨의 고체형은 염화나트륨이 결정상태에서도 이온으로 존재하고 있음을 나타내기 위하여 반응식 (17)에 (+)부호와 (−)부호를 붙였다. 전원에 연결시킨 전극을 용융시킨 염화나트륨 덩어리에 놓으면, 순수한 소금의 결정격자는 이온으로 구성되어 있으므로 용융된 소금은 전류를 통하게 된다. 고체의 소금에 물을 가하면, 결정을 용해시켜 용액 중에서 이온을 분리시킨다.

염화수소는 순수한 상태에서 이온상태보다는 본질적으로 분자상태로 존재하며 전기를 전도하지 않는다. 그러나 물과 작용하면 반응식 (18)과 같이 이온화한다. H_3O^+이 물 속에 있는 수소이온을 나타내는 현대적인 표현이며, **하이드로늄**(hydronium) 또는 **옥소늄**(oxonium)**이온**이라고 한다.

염화나트륨과 염산은 적당한 농도의 수용액에서 거의 완전히 이온으로 존재하기 때문에 **강전해질**(strong electrolyte)이다. HCl, HNO_3, H_2SO_4 및 HI 같은 무기산, 알칼리금속의 NaOH와 KOH, 알칼리토금속의 $Ba(OH)_2$와 $Ca(OH)_2$ 같은 무기염기와, 대부분의 무기 및 유기염은 고도로 이온화되며 강전해질의 부류에 속한다.

아세트산은 **약전해질**(weak electrolyte)이며, 식 (19)에 있는 반대방향의 화살표는 분자와 이온간에 평형이 이루어졌음을 의미한다. 대부분의 유기산과 유기염기, 그리고 H_3BO_3, H_2CO_3 및 NH_4OH 같은 무기화합물은 약전해질의 부류에 속한다. 초산납, $HgCl_2$, HgI 및 HgBr 같은 염과 $Hg(NH_3)_2^{+}$, $Cu(NH_3)_4^{2+}$와 $Fe(CN)_6^{3-}$ 같은 착이온들도 약전해질이다.

Faraday는 전해질의 이러한 **종**(species)에 **이온**(ion : 그리스어로 wanderer)이라는 용어를 사용하였으며, 양이온과 음이온이 전류를 전도한다는 것을 알아냈다. Arrhenius의 논문이 발표되던 시절 이전에는, 용질이 물에서 자연적으로 분해되는 것이 아니고 용액에 전류를 통하여 주어야만 상당량이 이온으로 해리되는 것으로 믿고 있었다.

1 해 리 도

Arrhenius는 원래 강전해질은 극히 회박한 용액 외에는 완전히 해리한다고 생각하지 않았다. 그는 강전해질과 약전해질을 구분하는 데 이온화된 분자의 분율, 즉 해리도(degree of dissociation) α를 사용하였다. 강전해질이란 고도로 해리하여 이온으로 되는 것이고, 약전해질은 조금 해리하여 이온으로 되는 것이다.

Arrhenius는 전도도의 측정으로부터 직접 해리도를 결정하였다. 그는 무한히 희석되었을 때의 당량전도도 Λ_0가 용질이 이온으로 완전히 해리되는 척도이고, Λ_c는 농도 c에서 이온으로 존재하는 용질입자의 수효를 표시함을 알았다. 따라서 이온화된 용질분자의 분율, 즉 해리도는 다음 식으로 표시된다.

$$\alpha = \frac{\Lambda_c}{\Lambda_0} \tag{20}$$

여기서, Λ_c/Λ_0는 **전도도 비율**(conductance ratio)이다.

예제 6. 25℃에서 무한히 희석시킨 아세트산의 당량전도도는 390.7 mhos cm²/Eq.이고, 5.9×10^{-3} 몰 아세트산용액의 당량전도도는 14.4 mhos cm²/Eq.이다. 이 농도에서 아세트산의 해리도는 얼마인가?

풀이 $\alpha = \dfrac{14.4}{390.7} = 0.037$ 또는 3.7%

van't Hoff 인자 i와 해리도 α를 다음과 같이 연결시킬 수 있다. i 인자는 비전해질의 이상용액에 있어서는 1이지만, 전해질 분자가 해리할 때 생성되는 입자를 고려하기 위하여 하나의 항을 추가해야 한다. 한 분자에서 3개의 이온이 나오는 염화칼슘 1몰에 대한 van't Hoff 인자는 다음 식으로 주어지며

$$i = 1 + \alpha(3-1)$$

일반적으로 ν개의 이온을 생성하는 전해질에 대해서는

$$i = 1 + \alpha(\nu-1) \tag{21}$$

이며, 이 관계식으로부터 해리도에 관한 식을 얻는다.

$$\alpha = \frac{i-1}{\nu-1} \tag{22}$$

빙결법을 사용하여, 다음 식으로부터 i를 결정한다.

$$\Delta T_f = i K_f m$$

따라서

$$i = \frac{\Delta T_f}{K_f m}$$

예제 7. 0.10 몰랄 아세트산용액의 빙점이 −0.188 ℃이다. 이 농도에서의 아세트산의 이온화도를 계산하라. 아세트산은 두 개의 이온으로 해리하므로 $\nu = 2$이다.

풀이 $i = \dfrac{0.188}{1.86 \times 0.10} = 1.01$

$\alpha = \dfrac{i-1}{\nu-1} = \dfrac{1.01-1}{2-1} = 0.01$

다시 말하면 예제 **7**의 결과에 의하여, 0.10 몰랄 아세트산용액 중에 자유이온으로 존재하는 아세트산의 분율은 0.01이며, 퍼센트로 말하자면 농도가 0.1 몰랄인 아세트산은 1% 정도 이온화된다는 이야기가 된다.

5-3 강전해질에 대한 현대 이론

Arrhenius는 강전해질이나 약전해질의 해리도를 표현하는 데 α를 사용하였고, van't Hoff는 강전해질이나 약전해질이 비전해질의 이상적인 총괄성 법칙으로부터 차이가 생기는 것을 고려하였는데, 이러한 차이가 생기는 본질적인 문제를 무시하고서 i 인자를 도입하였다. 초기의 이온이론에 의하면, 강전해질인 염화암모늄의 해리도를 약전해질에 대해서 계산한 방법과 똑같은 방법으로 계산하였다.

예제 8. 0.01 몰랄 염화암모늄용액의 빙점강하도가 0.0367°이다. 이 전해질의 '해리도'를 계산하라.

풀이 $i = \dfrac{\Delta T_f}{K_f m} = \dfrac{0.0367}{1.86 \times 0.01} = 1.97$

$\alpha = \dfrac{1.97-1}{2-1} = 0.97$

Arrhenius 이론은 현재에는 오직 약전해질의 거동을 기술하는 데에만 인정받고 있다. 약전해질의 해리도는 전도도 비율 Λ_c/Λ_0로부터 만족하게 계산할 수 있으며, 또 van't Hoff i 로부터 구할 수도 있다. 그러나 이 이론을 강전해질용액에 적용시키려면 많은 모순이 생긴다. 묽은 용액과 중간 정도 농도의 용액에서는 강전해질은 거의 완전하게 이온으로 해리되므로, 약전해질에 대해서 했던 바와 같은 방법으로(제 **6** 장) 이온농도와 소량의 미해리분자를 관련짓는 평형식을 쓰면 만족한 결과를 얻을 수 없다. 더욱이 약 0.5몰 이상의 농도가 큰 강전해질 수용액에 대해서는 i 값으로 계산한 α와 전도도 비율로 계산한 α와의 사이에는 차이가 있다. 이러한 이유 때문에 강전해질이 비전해질의 이상적인 거동으로부터 차이를 나타내는 이유를 해리도를 계산해서는 설명할 수 없다. 따라서 강전해질은 100% 이온화하는 것으로 생각하고, 또 용질이 100% 이온화되었을 때와의 차이를 나타내는 인자를 새로 도입하는 것이 편리하다. 다음 구절에서 논의하려고 하는 활성도(activity)와 활성도계수(activity coefficient)가 이런 목적으로 이용된다.

1 활성도와 활성도계수

실제로 일어나는 현상과 잘 부합되며, 또 강전해질용액에 대한 수많은 연구로부터 끌어낸 하나의 접근법은, 강전해질의 거동을 이온간의 정전기적 인력으로 기술하는 것이다.

전해질용액 중에 있는 많은 수의 반대로 하전된 이온은 **이온간 인력**(interionic attraction)을 통해서 서로서로 영향을 주고 있다. 물론 이러한 장해는 묽은 용액에서는 무시되지만, 중간 정도의 농도에서는 고려하지 않을 수 없게 된다. 약전해질용액에서는 농도와는 관계 없이 이온의 수가 작기 때문에 이온간 인력은 미미하다. 따라서 Arrhenius의 이론과 해리도의 개념은 약전해질용액에는 유효하지만 강전해질용액에는 유효하지 않다.

이온들이 운동 중에는 그 주위를 둘러싸고 있는 반대로 하전된 이온들의 '정황'에 의해 장해를 받을 뿐만 아니라, 고농도에서는 Na^+Cl^- 같은 **이온쌍**(ionic pair)과 $Na^+Cl^-Na^+$ 같은 **삼중이온**(ion triplet)이라고 하는 그룹으로 회합되기도 한다. 낮은 유전상수를 갖는 용매에서는, 반대로 하전된 이온들의 인력이 커서 더 고차의 회합이 일어날 수도 있다.

농도가 중간 정도인 강전해질용액에서는 이온간의 인력과 회합 때문에, 빙점강하도 등의 총괄성 값이 장해가 없는 이온용액에서 예상되는 값보다 작다. 결론적으로 보면, 강전해질은 "완전히 이온화되어 있을지는 모르지만 자유이온으로의 해리는 불완전하다."

용액은 '유효농도', 즉 **활성도**(activity)를 갖는 것으로 생각할 수 있다. 일반적으로 활성도는 용질의 실제농도나 양론적인 농도보다 작다. 그 이유는 강전해질은 일부분만 이온화되어 있기 때문만이 아니라, 어떤 이온들은 정전기적 상호작용에 의하여 효과적으로 '역할에서 제외'되어 있기 때문이다.

이온들이 너무 멀리 떨어져 있어서 서로 상호작용을 일으키지 못하는 극히 희박한 용액에서는 이온의 활성도 a는 몰랄농도 또는 몰농도로 표시되는 농도와 같다. 무한 희석시에 몰랄농도로서는 다음과 같다.

$$a = m \tag{23}$$

또는

$$\frac{a}{m} = 1 \tag{24}$$

용액의 농도가 증가함에 따라서 이 비율은 1보다 작게 되는데, 그 이유는 유효농도, 즉 이온의 활성도가 화학양론적인 농도나 몰랄농도보다 작아지기 때문이다.

이 비율을 몰랄 척도로서의 **실제활성도계수**(practical activity coefficient) γ_m이라고 하며, 어느 특정의 이온종에 대해서는 다음과 같이 쓴다.

$$\frac{a}{m} = \gamma_m \tag{25}$$

$$a = \gamma_m m \tag{26}$$

몰농도 척도로서의 또 다른 실제활성도계수 γ_c는 다음과 같이 정의되며

$$a = \gamma_c c \tag{27}$$

몰분율 척도로서의 **유리활성도계수**(rational activity coefficient) γ_x는 다음과 같이 정의된다.

$$a = \gamma_x X \tag{28}$$

식 (26), 식 (27), 식 (28)을 보면, 이들 계수는 하나의 이온에 대하여 활성도와 몰랄농도, 활성도와 몰농도, 그리고 활성도와 몰분율을 관련시켜 주는 비례상수임을 알게 될 것이다. 활성도계수는 무한히 희박한 용액에서는 1의 값을 갖게 되고, 따라서 이들 계수는 같아진다. 이 값들은 농도가 증가함에 따라서 일반적으로 감소되며, 또 서로 다른 값을 갖는다고 생각되나, $c \cong m < 0.01$인 묽은 용액에서 이들 활성도계수 사이의 차이는 무시할 수 있다. 활성도와 활성도계수에 대한 개념을 처음으로 도입한 사람은 Lewis이며, 비전해질과 약전해질용액뿐만 아니라 강전해질 이온에도 적용할 수 있다.

수용액 중에 있는 양이온과 음이온은 각각 다른 이온활성도를 가질 수도 있는데, 이러한 사실은 양이온의 활성도를 얘기할 때 a_+ 기호를 사용하고, 음이온의 활성도는 a_- 기호를 사용하는 것을 보고 알 수 있을 것이다. 전해질용액에는 이들 이온이 포함되어 있으므로, 전해질의 활성도 $a_\pm$와 개개 이온의 활성도와의 관계를 정의하면 편리하다. 전해질의 활성도는 **평균이온활성도**(mean ionic activity)를 사용하여 다음과 같이 정의한다.

$$a_\pm = (a_+{}^m a_-{}^n)^{\frac{1}{m+n}} \tag{29}$$

여기서 지수 m과 n은 용액 중에 있는 주어진 이온의 화학양론적 숫자이다. 따라서 NaCl은 다음과 같은 평균이온활성도를 가진다.

$$a_\pm = (a_{Na+}\ a_{Cl-})^{\frac{1}{2}}$$

한편, $FeCl_3$ 용액은 다음과 같은 평균이온활성도를 가진다.

$$a_\pm = (a_{Na+3}\ a_{Cl3})^{\frac{1}{4}}$$

식 (29)의 이온활성도는 식 (26)에서 식 (28) 사이에 있는 어느 식을 사용하여 농도로서 표시할 수 있다. 식 (27)을 이용하여 식 (29)로부터 다음 식을 얻는다.

$$a_\pm = [(\gamma_+ c_+)^m (\gamma_- c_-)^n]^{\frac{1}{m+n}} \tag{30}$$

또는
$$a_\pm = (\gamma_+^m \ \gamma_-^n)^{\frac{1}{m+n}} (c_+^m \ c_-^n)^{\frac{1}{m+n}} \tag{31}$$

전해질의 **평균이온활성도계수**(mean ionic activity coefficient)는 다음과 같이 정의되며

$$\gamma_\pm = (\gamma_+^m \gamma_-^n)^{\frac{1}{m+n}} \tag{32}$$

그리고
$$\gamma_\pm^{m+n} = \gamma_+^m \gamma_-^n \tag{33}$$

식 (31)에 식 (33)을 대입하면 다음과 같이 된다.

$$a_\pm = \gamma_\pm^{m+n} (c_+^m c_-^n)^{\frac{1}{m+n}} \tag{34}$$

식 (34)를 이용함에 있어서 전해질의 농도 c는 이온의 농도와 다음과 같은 관계가 있음에 주의해야 한다.

$$c_+ = mc \tag{35}$$

그리고
$$c_- = nc \tag{36}$$

예제 9. 0.01몰 $FeCl_3$ 용액의 평균이온활성도는 얼마인가?

풀이 $a_\pm = \gamma_\pm (c_+ c_-^3)^{\frac{1}{4}} = \gamma_\pm [(0.01)(3\times 0.01)^3]^{\frac{1}{4}}$
$= 2.3\times 10^{-2}\gamma_\pm$

전해질의 평균이온활성도계수 $\gamma_\pm$는 이론적인 접근법에 의해서 구할 수도 있고, 몇 가지의 실험적인 방법에 의해서도 구할 수 있다. 실험적 방법에는 분배계수의 연구, 기전력 측정, 총괄성 측정법과 용해도 측정법이 있다(이들 결과를 이용하여, 활성도계수를 구하려고 하는 개별 이온의 활성도계수를 구할 수 있다).

Debye와 Hückel은 단일이온의 활성도계수와 용질의 평균이온활성도계수를 실험데이터를 사용하지 않고 계산할 수 있는 이론적인 방법을 개발하였다. 물론, 이론적인 식은 대단히 희박한 용액(사실은 너무 희석되었기 때문에 어떤 화학자는 이런 용액을 농담 비슷하게 '약간 오염된 물'이라고도 함)에서만 실험결과와 일치하지만, 용액의 계산에 실제적으로 값어치가 있다. 더욱이 Debye-Hückel 식은 현대의 용액이론에 주목할 만한 확증이 되고 있다.

몇 가지 강전해질의 평균이온활성도계수를 〈표 **5·1**〉에 수록하였다. 여러 연구자들의 결과가 소수점 이하 세째 자리에서 다르므로, 표의 모든 내용은 두 자리까지만 기록하여 놓았는데, 이 책에 나오는 계산에는 충분하다. 물론 표에 있는 값들은 여러 가지의 몰랄농도로 주어졌지만, $m < 0.1$인 몰농도로 표시되는 문제에 이들 활성도계수를 사용해도 된다. 왜냐하면, 희박한 용액에서는 몰랄농도와 몰농도와의 차이는 크지 않기 때문이다.

NaCl, $CaCl_2$ 및 $ZnSO_4$에 대한 〈표 **5·1**〉의 평균값을 몰랄농도의 평방근에 대하여 도시한 것을 〈그림 **5·6**〉에 표시하였다. 농도의 평방근을 도표로 한 이유는 Debye-Hückel의 식이 그런 형태를 취하고 있기 때문이다. 활성도계수는 점점 희석되어 감에 따라 1에 가까워진다. 어떤 전해질은 농도가 증가함에 따라 곡선이 최저값을 통과하여 다시 1보다 큰 값으로 증가

〈표 5·1〉 몇 가지 강전해질의 평균이온활성도계수(25℃, 몰랄 척도)

몰랄농도	HCl	NaCl	KCl	NaOH	$CaCl_2$	H_2SO_4	Na_2SO_4	$CuSO_4$	$ZnSO_4$
0.000	1.00	1.00	1.00	1.00	1.00	1.00	1.00	1.00	1.00
0.005	0.93	0.93	0.93	—	0.79	0.64	0.78	0.53	0.48
0.01	0.91	0.90	0.90	0.90	0.72	0.55	0.72	0.40	0.39
0.05	0.83	0.82	0.82	0.81	0.58	0.34	0.51	0.21	0.20
0.10	0.80	0.79	0.77	0.76	0.52	0.27	0.44	0.15	0.15
0.50	0.77	0.68	0.65	0.68	0.51	0.16	0.27	0.067	0.063
1.00	0.81	0.66	0.61	0.67	0.73	0.13	0.21	0.042	0.044
2.00	1.01	0.67	0.58	0.69	1.55	0.13	0.15	—	0.035
4.00	1.74	0.79	0.58	0.90	2.93	0.17	0.14	—	—

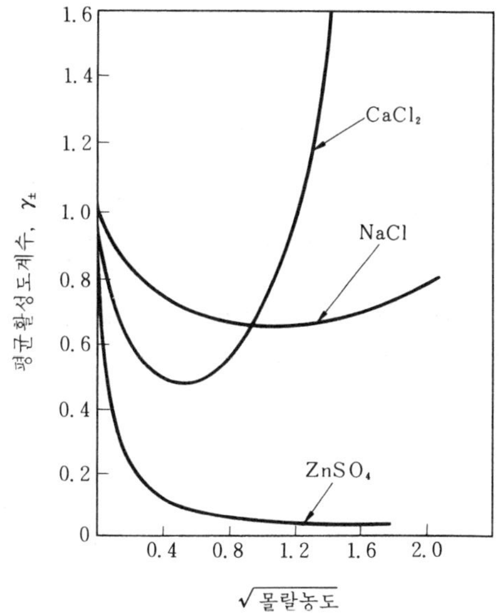

〈그림 5·6〉 농도의 평방근에 대하여 도표로 한 대표적인 전해질의 평균이온활성도계수

한다. 물론, 같은 부류의 이온으로 되어 있으면서 서로 다른 전해질의 곡선은 낮은 농도에서는 일치하지만, 높은 농도에서는 크게 틀려진다. 농도는 증가하는데도 활성도계수가 처음에는 감소하는 것은 이온간의 인력 때문인데, 이 인력이 바로 활성도를 화학양론적 농도보다 작게 하는 이유이다. NaCl과 $CaCl_2$ 같은 전해질의 곡선에서 활성도계수가 최저를 나타내었다가 올라가는 것은, 농후한 수용액에서 물분자의 이온에 대한 인력 때문이라고 할 수 있다. 이러한 **용매화**(solvation)는 이온간의 인력을 감소시켜 용질의 활성도계수를 증가시킨다. 이러한 현상은 비전해질의 수용액에 전해질을 가하면, 비전해질이 수용액으로부터 염석되어 나오는 것과 같은 효과이다.

2 용매의 활성도

활성도와 활성도계수에 대한 논의는, 용질 특히 전해질에 대하여 중점을 두고 검토하였다. 용매의 활성도는 몰분율을 사용하여 정의하는 것이 관례이다. 용액을 무한히 희석시켰을 때, 그 용액은 주로 순수한 용매로 구성되어 있다고 생각할 수 있다. 따라서 $X_1 \cong 1$ 이고, 용매는 Raoult의 법칙에 따라서 이상적으로 행동한다. 이러한 상태에서 볼 때 용매의 몰분율은 용매의 활성도와 같다고 놓을 수 있다.

$$a = X_1 = 1 \tag{37}$$

용액 중에 있는 용질의 농도가 점점 농축되어 감에 따라서 용매의 활성도는 몰분율 농도보다 일반적으로 작아지고, 그 비율은 용질의 경우처럼 유리활성도계수를 사용하여 다음과 같이 주어진다.

$$\frac{a}{X_1} = \gamma_x$$

또는

$$a = \gamma_x X_1 \tag{38}$$

휘발성 용매의 활성도는 비교적 간단히 측정할 수 있다. 용액 중에 있는 용매의 증기압 p_1과 순수한 용매의 증기압 $p_1°$의 비율은, 보통 압력에서는 용매의 활성도와 대략 같다.

예제 10. 20℃에서 1000 g의 물에 0.5몰의 수크로오스를 함유하고 있는 용액에서, 물의 증기압은 17.38 mmHg이고 순수한 물의 증기압은 17.54 mmHg이다. 용액 중에 있는 물의 활성도(또는 탈출 경향)는 얼마인가?

풀이 $a = \dfrac{17.38}{17.54} = 0.991$

3 기준상태

용액에 있어서 구성성분과 활성도와의 관계는, 용액이 이상용액의 거동으로부터 얼마나 벗어나는가를 나타내는 척도가 된다. 이러한 목적을 달성하기 위해서는, 각각의 구성성분이 이상적으로 행동하는 **기준상태**(reference state)를 설정해야 한다. 기준상태란 구성성분의 농도(몰분율, 몰랄 또는 몰농도)가 활성도와 같은 용액,

$$\text{활성도} = \text{농도}$$

또는 같은 이야기이지만 활성도계수가 1인 용액이라고 정의할 수 있다.

$$\frac{\text{활성도}}{\text{농도}} = 1$$

몰분율 척도로서, 용매가 순수한 용매가 되기 위한 기준상태를 식 (37)에 표시하였다.

용질에 대한 기준상태는 여러 가지가 있을 수 있지만 그 중에서 하나를 선택할 수 있다. 만일 액체용질과 용매가 혼합되어 있다면(즉 알코올 수용액 같은 경우), 이 때의 농도는 몰분율로

표시될 수 있으며, 용매에 대하여 했던 바와 같이 순수한 액체를 기준상태로 택할 수 있다. 용매에 대하여 용해도가 한정된 액체용질이나 고체용질에 대한 기준상태는, 용질의 농도와 용액의 이온강도가 작은, 무한히 희석된 용액으로 잡는 것이 보통이다. 이러한 조건에서는 활성도와 농도는 같고 활성도계수는 1 이다.

4 표준상태

화학에서 일반적으로 사용되는 활성도는 상대적 활성도이다. 구성성분의 활성도에 대한 절대값을 알기란 불가능하므로, 제 1 장에서 기본적인 성질에 대하여 했던 바와 똑같이 표준을 설정해야 한다.

용액 중에 있는 구성성분의 **표준상태**(standard state)는 단위활성도에 있는 구성성분의 상태이다. 따라서 어느 용액이든지 그 용액의 상대적 활성도는 표준상태에서의 활성도에 대한 그 상태에서의 활성도의 비율이다. 이렇게 용어를 정의하고 보면, 활성도는 차원이 없는 수이다.

1 기압, 일정온도에 있는 순수한 액체는 $a = 1$ 이므로, 용매 또는 용매와 혼합되는 액체용질의 표준상태로 삼는다. 순수한 용매의 몰분율 역시 1 이므로 몰분율과 활성도는 같고, 기준상태는 표준상태와 같다.

고용체 중에 있는 용매의 표준상태는 1 기압, 일정온도에 있는 순수한 고체이다. 순수한 액체와 순수한 고체에 대하여, $a = 1$ 이라고 하면 편리하다는 것을 평형과 기전력에 대하여 논의할 때 알게 될 것이다.

용해도에 한계가 있는 용질의 표준상태는 정의하기가 좀더 어렵다. 무한히 희석되어 있는 용액 중의 용질의 활성도는, 물론 농도와 같기는 하지만 1 이 아니다. 따라서 표준상태와 기준상태와는 같지 않다. 용질의 표준상태는 단위농도(몰분율농도, 몰농도 또는 몰랄농도)를 갖는 동시에 무한히 희박한 용액, 즉 이상용액의 성질을 갖고 있는 가상적인 용액이라고 정의한다. 이 정의를 완전하게 이해하기 위해서는 Klotz와 Rosenberg가 수행한 바와 같은 조심스러운 이론전개가 필요하다.

5 이온강도

희박한 비전해질용액에서는 정전기적 힘이 이상용액의 거동으로부터 차이를 나타내는 데 기여하지 못하기 때문에, 활성도와 농도는 실질적으로 같다고 생각된다. 비슷하게 용액 중에 약전해질만이 들어 있는 약전해질용액에 대해서는, 용액 중에 들어 있는 이온의 수가 적고, 따라서 정전기적 힘이 무시되기 때문에 이온농도와 활성도와의 차이는 일반 계산에서는 무시해 버리는 것이 보통이다.

그러나 강전해질과 완충계를 이룰 때처럼, 염과 다른 전해질이 공존하는 약전해질용액에 대해서는 농도 대신에 활성도를 사용하는 것은 중요한 일이다. 활성도계수, 따라서 활성도는 용액의 이온강도를 알면, Debye-Hückel의 식 중에서 어느 한 개의 식을 사용하여 구할 수 있다. Lewis가 이온간의 인력과 활성도계수와를 관련시키기 위하여 이온강도(ionic strength) μ 개념을 도입하였다. 이온강도는 몰농도로서 다음과 같이 정의한다.

$$\mu = \frac{1}{2}(c_1z_1^2 + c_2z_2^2 + c_3z_3^2 + \cdots + c_jz_j^2) \tag{39}$$

또는 간단하게

$$\mu = \frac{1}{2}\Sigma c_iz_i^2 \tag{40}$$

이며, 여기서 c_i 항은 어느 이온의 몰/리터로서의 농도이며, z_i는 그 이온의 원자가이다. 이온강도는 모든 형태의 이온이 정전기적 힘에 어느 정도 기여하는가를 나타내는 것이며, 이온의 하전에 의존하는 것이지 용액 중에 있는 염의 특수한 성질에 의존하는 것은 아니다. 2 가이온은 1 가이온 2 개에 대응하는 것이 아니라, 4 개의 1 가이온에 상당함이 발견되었다. 따라서 원자가의 제곱을 도입함으로써 보다 큰 하전을 띤 이온에 적당한 가중값을 주고 있다. 합계를 2로 나눈 것은, 양이온-음이온쌍이 전체의 정전기적 상호작용에 기여하나, 우리가 관심을 가지고 있는 것은 분리되어 있는 각각의 이온이 나타내는 효과이기 때문이다.

예제 11. (a) 0.010 M KCl, (b) 0.010 M $BaSO_4$, (c) 0.010 M Na_2SO_4의 이온강도는 얼마이며, (d) 위의 세 가지 전해질과 0.010 M 살리실산을 함유하고 있는 수용액의 이온강도는 얼마인가?

풀이 (a) KCl :

$$\mu = \frac{1}{2}[(0.01\times1^2) + (0.01\times1^2)] = 0.010$$

(b) $BaSO_4$:

$$\mu = \frac{1}{2}[(0.01\times2^2) + (0.01\times2^2)] = 0.040$$

(c) Na_2SO_4 :

$$\mu = \frac{1}{2}[(0.02\times1^2) + (0.01\times2^2)] = 0.030$$

(d) 0.010 M 살리실산용액의 이온강도는 이 농도에서의 산의 이온화에 관한 지식($[H_3O^+] = [A^{-1}] = \sqrt{K_aC}$)을 이용하여 계산하면 0.003이다. 해리하지 않은 살리실산은 이온강도에 기여하지 못한다.

전해질 혼합물의 이온강도는 개개의 염의 이온강도의 합이므로,

$$\begin{aligned}\mu_{total} &= \mu_{KCl} + \mu_{BaSO4} + \mu_{Na2SO4} + \mu_{HSal} \\ &= 0.010 + 0.040 + 0.030 + 0.003 \\ &= 0.083\end{aligned}$$

예제 12. 용액 $1\,l$ 중에 0.3 mol의 K_2HPO_4와 0.1 mol의 KH_2PO_4를 함유하고 있는 완충용액의 이온강도를 계산하라.

풀이 K_2HPO_4 중에 있는 이온들의 농도는 $[K^+] = 0.3\times2$이고, $[HPO_4^{--}] = 0.3$이다. KH_2PO_4에 대해서는 $[K^+] = 0.1$이고, $[H_2PO_4^-] = 0.1$이며, $[HPO_4^{--}]$와 $[H_2PO_4^-]$가 더 이상 해리되어 μ에 미치는 기여도는 무시한다.

$$\mu = \frac{1}{2}[(0.3\times2\times1^2) + (0.3\times2^2) + (0.1\times1^2) + (0.1\times1^2)]$$
$$\mu = 1.0$$

예제 **11**에서 KCl 같은 1：1 전해질의 이온강도는 몰농도와 같고, Na_2SO_4 같은 1：2 전해질의 이온강도는 농도의 3배이며, 2：2 전해질에 대한 μ는 농도의 4배임을 알 수 있을 것이다.

전해질의 평균이온활성도계수는 농도가 아니라 여러 가지의 이온강도에서의 값으로 표시해야 한다. Lewis는 활성도계수를 이온강도와 관련지었을 때, 다음과 같은 동일성이 있음을 보였다.

① 강전해질의 활성도계수는 같은 이온강도를 갖는 모든 희박한 용액에서는 이온강도를 증가시키기 위하여 사용한 염의 형태와는 관계 없이 대략 일정하다.

② 1가-1가전해질과 같은 동일 부류의 모든 강전해질의 활성도계수는 용액을 희석시켰을 때, 일정한 이온강도에서는 대략 같다.

〈표 **5·1**〉의 결과를 보면 1：1 전해질의 평균이온활성도계수가 낮은 농도(0.1 몰랄 이하)에서는 비슷하고, 고농도에서는 현저하게 차이가 남을 알 수 있을 것이다.

Bull은 이온강도의 원리가 생화학에서 중요함을 지적하였다. 생물학적 작용에 미치는 pH의 영향에 관한 연구에서, 완충제를 구성하고 있는 염의 농도변화에 따른 효과는, 매 실험마다 완충액을 일정한 이온강도로 조절하지 않으면 결과에 장애를 일으킬 수도 있다. 만일, 생화학적 작용이 사용한 특정의 염에 의하여 영향을 받는다면, 이렇게 주의를 기울인다 하더라도 만족한 결과를 얻을 수는 없다. 이온강도는 이온평형, 용해도 그리고 반응속도론에서 또 이용된다.

6 Debye-Hückel 이론

Debye와 Hückel은, 강전해질은 희박한 용액에서는 완전히 이온화하고, 또 전해질용액이 이상적인 거동으로부터 차이를 나타내는 것은, 반대로 하전된 이온의 정전기적 영향 때문이라는 원리에 기초를 둔 식을 유도하였다. 이 식은 특정이온의 활성도계수 또는 어느 전해질의 평균이온활성도계수를 이온의 원자가, 용액의 이온강도, 그리고 용매의 성질과 관련짓고 있다. 이 식을 수학적으로 유도하는 것은 여기서는 시도하지 않겠지만, Pitzer와 Brewer가 개정한 Lewis와 Randall의 저서인 '열역학'에 기재되어 있다. 이 식을 이용하여 활성도계수가 실험적으로 구해지지 않았고, 또 문헌에도 실려 있지 않은 약물의 활성도계수를 계산하는 데 사용할 수 있다.

Debye와 Hückel의 이론에 의하면, 원자가가 z_i인 이온의 활성도계수 γ_i는 다음과 같이 주어진다.

$$\log \gamma_i = -Az_i^2\sqrt{\mu} \tag{41}$$

식 (41)을 이용하면, 이온강도 μ가 약 0.02까지인 이온종의 활성도계수를 만족하게 구할 수 있다. 25℃의 물에 대하여 A는 대략 0.51인데, 이 A는 매체의 온도와 유전상수에만 의존하는 인자이다. 약학적으로 중요한 여러 가지의 용매에 대한 A의 값을 〈표 **5·2**〉에 나타내었다.

〈표 5 · 2〉 여러 용매에 대한 A 값(25 ℃)

용 매	유전상수 (ε)	A (계산값)*
아세톤	20.70	3.76
에탄올	24.30	2.96
물	78.54	0.509

A (계산값)* $= \dfrac{1.824\times10^6}{(\varepsilon\times T)^{3/2}}$ (여기서 ε은 유전상수이고, T는 절대온도이다.)

이온의 원자가가 z_+와 z_-이고, 희박한 용액 ($\mu < 0.02$) 중에 있는 2 성분 전해질에 대한 Debye-Hückel의 식은 다음과 같은 형태이다.

$$\log \gamma_\pm = -Az_+z_-\sqrt{\mu} \tag{42}$$

여기서 z_+와 z_- 등의 기호는 수학적인 부호가 아니고, 평균이온활성도계수를 구하려고 하는 전해질의 양이온이나 음이온의 원자가나 하전을 표시한다. 식 (42)의 계수는 유리활성도계수 (즉, 몰분율 척도로서의 $\gamma_\pm$) γ_x이지만, Debye-Hückel의 식이 적용되는 희박한 용액에서의 γ_x는 몰랄농도와 몰농도로 표시되는 실제적인 계수 γ_m과 γ_c와 큰 차이가 없이 같다고 볼 수 있다.

예제 13. 25 ℃에서 0.01 mol NaCl을 함유하고 있는 0.005 mol 황산 atropine(1 : 2 전해질) 수용액의 평균이온활성도계수를 계산하라. 이 약물은 1가-2가전해질이므로 $z_1z_2 = 1\times2 = 2$이고, 25 ℃에서 물에 대한 A는 0.51이다.

풀이 황산 atropine에 대한 $\mu = \frac{1}{2}[(0.005\times2\times1^2)+(0.005\times2^2)] = 0.015$

NaCl에 대한 $\mu = \frac{1}{2}[(0.01\times1^2)+(0.01\times1^2)] = 0.01$

총 $\mu = 0.025$

$$\log \gamma_\pm = -0.51\times2\times\sqrt{0.025}$$
$$\log \gamma_\pm = -1.00+0.839 = -0.161$$
$$\gamma_\pm = 0.69$$

요즘에는 계산기를 많이 사용하므로, 이 계산의 중간과정은 쓰지 않아도 좋다.

따라서 희박한 용액 중에서의 강전해질의 활성도계수는 용액의 전체 이온강도, 용액 중에 있는 약물이온의 원자가, 용매의 성질 및 그 용액의 온도에 의존함을 알 수 있을 것이다. 물론 이온강도 항은 용액 중에 있는 모든 이온종이 관여하고 있기 때문에 나온 결과이지만, z_+z_- 항은 활성도계수를 구하려고 하는 약물에만 적용된다는 사실에 주의하기 바란다.

7 Debye-Hückel 식의 고농도에의 확장

제한식인 (41)과 (42)는 이온강도가 대략 0.02일 때는 만족스럽지 못하다. 따라서 식 (42)를 예제 **13**에 적용해서는 만족스런 결과를 얻을 수 없다. 대략 0.1까지의 이온강도에 적용되는 식은 다음과 같다.

$$\log \gamma_{\pm} = -\frac{Az_{+}z_{-}\sqrt{\mu}}{1+a_iB\sqrt{\mu}} \tag{43}$$

a_i는 이온들이 접근할 때의 평균거리로 **평균유효 이온반지름**(mean effective ionic distance) 또는 **이온크기 파라미터**(ion size parameter)라고 한다. 정확한 의미는 모르나, van der Waals의 기체방정식에 나오는 b와 유사한 것이다. B는 A처럼 용매의 성질과 온도에만 영향을 받는 상수이다. 몇 가지 전해질에 대한 25℃에서의 a_i 값을 〈표 **5·3**〉에, 그리고 여러 온도에서의 물에 대한 A와 B 값을 〈표 **5·4**〉에 나타내었다. 전술한 바와 같이, 여러 용매에 대한 A 값을 〈표 **5·2**〉에 기재하였다.

〈표 **5·3**〉 **25℃에서의 몇 가지 전해질에 대한 평균유효이온반지름**

전 해 질	a_i (cm)
HCl	5.3×10^{-8}
NaCl	4.4×10^{-8}
KCl	4.1×10^{-8}
$MgSO_4$	3.4×10^{-8}
K_2SO_4	3.0×10^{-8}
$AgNO_3$	2.3×10^{-8}
페노바르비탈나트륨	2.0×10^{-8}
Methapyrilene HCl	3.9×10^{-8}

〈표 **5·4**〉 여러 온도에서의 물에 대한 A 값과 B 값

온도(℃)	A	B
0	0.488	0.325×10^8
15	0.500	0.328×10^8
25	0.509	0.330×10^8
40	0.524	0.333×10^8
70	0.560	0.339×10^8
100	0.606	0.348×10^8

대부분의 전해질에 대한 a_i는 $3\sim4\times10^{-8}$이고, 25℃에서 물에 대한 B는 0.33×10^8이므로 a_i와 B의 곱은 대략 1이다. 그러면 식 (43)은 다음과 같이 간단하게 된다.

$$\log \gamma_{\pm} = -\frac{Az_{+}z_{-}\sqrt{\mu}}{1+\sqrt{\mu}} \tag{44}$$

예제 14. 25℃에서 0.004몰 페노바르비탈나트륨 수용액에 염화나트륨을 가하여 이온강도를 0.09로 하였을 때의 활성도계수를 계산하라. 그리고 식 (42)~(44)를 사용하여 그 결과를 비교하라.

풀이 식 (42)로부터

$$\log \gamma_{\pm} = -0.51\sqrt{0.09} \qquad \gamma_{\pm} = 0.70$$

식 (43)으로부터

$$\log \gamma_{\pm} = -\frac{0.51\sqrt{0.09}}{1+[(2\times10^{-8})\times(0.33\times10^8)\times\sqrt{0.09}} \qquad \gamma_{\pm} = 0.75$$

식 (44)로부터

$$\log \gamma_{\pm} = -\frac{0.51\sqrt{0.09}}{1+\sqrt{0.09}} \qquad \gamma_{\pm} = 0.76$$

이들 결과는 〈표 **5·1**〉에 기재된 약 0.1몰랄농도의 1가-1가전해질에 대한 실험값과 비교

되는 값임을 알 수 있다.

더 높은 농도, 즉 이온강도가 0.1 보다 큰 농도에서 보면, 어떤 전해질의 활성도계수는 최저값을 나타낸 다음, 농도가 증가함에 따라서 증가한다. 즉, 어느 경우에는 〈그림 **5·6**〉에서 보는 바와 같이 1 보다 커진다. 고농도에서 $\gamma_{\pm}$가 증가되는 현상을 고려하기 위하여, Debye-Hückel의 식에 실험항인 $C\mu$를 도입하면 다음과 같은 식이 얻어진다.

$$\log \gamma_{\pm} = -\frac{Az_{+}z_{-}\sqrt{\mu}}{1+a_i B\sqrt{\mu}} + C\mu \qquad (45)$$

이 식은 1 몰 정도로 높은 농도의 용액에서 만족스러운 결과를 나타낸다. 식 (45)로부터 얻어지는 평균이온활성도계수는 γ_x이지만, 이 농도에서도 γ_m과 γ_c와는 크게 틀리지 않는다.

여러 가지 연구의 결과, 약 5 몰의 농도까지 확장한 식이 나와 있다.

5-4 총괄성을 나타내는 계수

활성도는 강전해질의 총괄성을 실험결과와 일치시키는 데 사용할 수 있기는 하지만, 식이 복잡하므로 이 책에서는 취급하지 않기로 한다. 활성도는 평형식과 전기화학적인 계산을 연결시키는 데 더 가치가 있다. 약전해질의 총괄성을 계산하는 데 활성도를 이용하면 특히 불편한데, 그 이유는 해리도에 관한 지식도 필요로 하기 때문이다.

1 *L* 값

비전해질, 약전해질 및 강전해질의 총괄성을 계산하는 데 가장 간단한 식은 아마도 van't Hoff 의 식 $\Delta T_f = iK_f m$일 것이다. 희박한 용액에 편리하게 사용하기 위하여, 식을 몰농도 c로 바꾸고, iK_f를 L로 바꾸어 약간 변경하면 다음과 같이 된다.

$$\Delta T_f = Lc \qquad (46)$$

Goyan, Enright 및 Wells 등이 실험데이터를 이용하여 여러 가지 약물의 L 값을 계산하였다. 약물의 체액과 등장인 농도에서의 $L = iK_f$를 L_{iso}로 표시하였다. L_{iso}값은 비전해질에 대해서는 약 1.9(실제는 1.86), 약전해질에 대해서는 2.0, 1 가-1 가의 전해질에 대해서는 3.4, 그리고 높은 원자가의 전해질에 대해서는 더 큰 값을 가진다.

몇 가지 약물의 iK_f를 농도에 대하여 도표로 한 것을 〈그림 **5·7**〉에 표시하였는데, 이온 부류의 L값의 변동상태를 보이기 위하여 각 곡선을 따로 표시하였다. 각 이온 부류에 대한 대략의 L_{iso}값은, 그림에서 수직방향으로 내려가는 점선으로부터 구하였다. 약물의 등장용액을 제조할 때에 L_{iso}를 이용하는 방법에 대해서는 제 **7** 장에 언급되어 있다.

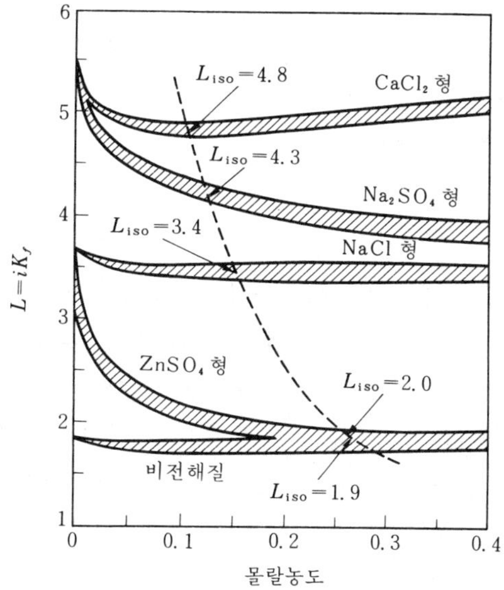

〈그림 5·7〉 여러 이온 부류의 L_{iso} 값

2 삼투계수

전해질이 총괄성의 이상적인 거동으로부터 나타내는 편차를 보정하는 방법들이 제안되어 있는데, 그 중의 하나는 용액이 점점 희박해짐에 따라서 i가 전해질이 해리되어 생성되는 이온의 수 ν에 접근하며, 또 무한히 희석되면 $i=\nu$ 또는 $i/\nu=1$이 된다는 사실에 근거를 두고 있다. 용액이 점점 농후해짐에 따라 i/ν는 1보다 작아진다(경우에 따라서는 커진다).

비율 i/ν를 g로 표시하며, 몰랄농도로 표시되는 경우에 **실제삼투계수**(practical osmotic coefficient)라고 한다. 약전해질의 경우에는 해리도의 척도가 되며, 강전해질에 대해서는 완전히 해리하기 때문에 g는 1이 되고, 농도가 중간 정도인 용액에서 g 값 1로부터의 차이, 즉 $1-g$는 이온간의 인력을 가리킨다. 희박한 용액에서는 $g=i/\nu$ 또는 $i=g\nu$이므로 빙점강하식은 다음과 같이 쓸 수 있다.

$$\Delta T_f = g\nu K_f m \tag{47}$$

몇 가지 염의 몰랄삼투계수를 〈표 5·5〉에 수록하였다.

〈표 5·5〉 25℃에서의 삼투계수

몰랄농도	LiBr	CH_3COONa	C_3H_7COONa	NaCl	$ZnCl_2$
0.2	0.944	0.939	0.947	0.925	0.845
0.4	0.960	0.951	0.965	0.920	0.838
0.6	0.981	0.967	0.986	0.923	0.829
0.8	1.007	0.986	1.008	0.929	0.817
1.0	1.035	1.002	1.032	0.936	0.805

예제 15. 0.2 몰랄 LiBr 용액의 삼투계수는 0.944이고, L_{iso}값은 3.4이다. g와 L_{iso}를 이용하여 이 화합물의 ΔT_f를 계산하라. 몰랄농도와 몰농도와의 차이는 무시한다.

풀이 (a) $\Delta T_f = g\nu K_f m = 0.944 \times 2 \times 1.86 \times 0.2 = 0.70°$

(b) $\Delta T_f = L_{iso}\ c = 3.4 \times 0.2 = 0.68°$

3 오스몰랄농도

물론 삼투압은 기압으로 주어지지만, 임상적으로는 오스몰(osmol, Osm) 또는 밀리오스몰(milliosmol, mOsm)로 표시한다. 1 kg의 물(1 몰랄용액) 중에 해리하지 않은 물질 1 몰(1 그램분자량)을 함유하는 용액을 1 오스몰랄용액이라고 한다. 이 용액에는 용매 kg 당 1 오스몰(Osm) 또는 1000 밀리오스몰(mOsm)의 용질이 함유되어 있다. 오스몰랄농도(osmolality)는 1 kg의 물 중에 용해되어 있는 입자의 총 수, 즉 물 1 kg당의 오스몰을 측정하는 것이며, 용질의 전해질 성질에 의존한다. 물에 용해되어 있는 이온종은 해리되어 이온이나 '입자'를 생성한다. 그러나 이들 이온은 이온간의 상호작용 때문에 어느 정도는 회합하려고 하는 경향이 있으며, 삼투압 측정법이나 총괄성 측정법으로 측정하는 용액 중에 있는 '입자'의 수효는, 이러한 상호작용이 어느 정도 일어나는가에 달려 있다. 이온화하지 않는 물질(예, 비전해질)은 이온간의 상호작용을 무시할 수 있기 때문에 오스몰랄농도의 측정에 기준용질로 사용된다. 희박한 용액에서 이온으로 해리되는 전해질에 대한 오스몰랄농도 또는 밀리오스몰랄농도는 다음 식으로부터 계산할 수 있다.

$$\text{밀리오스몰랄농도(mOsm/kg)} = i\,mm \tag{48}$$

여기서 i는 하나의 분자로부터 생성되는 이온의 개략적인 수효이며, mm은 밀리몰랄농도이다. 염화나트륨용액에서 이온간의 상호작용이 일어나지 않는다면 i는 2.0이 될 것이다. 1 : 1 전해질의 희박한 용액 중에서 전형적인 경우에, i는 양으로 하전된 이온과 음으로 하전된 이온간의 상호작용 때문에 2.0이기보다는 오히려 대략 1.86이다.

예제 16. 0.120 몰랄 브롬화칼륨용액의 밀리오스몰랄농도는 얼마인가? 또 삼투압은 기압으로 얼마인가?

풀이 120 밀리몰랄 KBr 용액에 대한:

밀리몰랄농도 = 1.86×120 = 223 mOsm/kg

1 오스몰랄용액은 비등점을 0.52 ℃ 상승시키고, 빙점을 1.86 ℃ 강하시키며, 25 ℃에서 24.4 atm의 삼투압을 나타낸다. 따라서 0.223 Osm/kg 용액은 24.4×0.223 = 5.44 atm의 삼투압을 나타낸다.

임상약학에서 오스몰랄농도(osmolality)와 오스몰농도(osmolarity)의 용도에 관해서는 Streng et al.과 Murty et al.의 보고를 참조하기 바란다. 실제임상에서는 몰농도가 몰랄농도보다 더 자주 사용되고 있으며, 오스몰농도도 병원에서 비경구용 용액을 처방하는 데 오스몰랄농도보다 더 자주 사용된다. 그러나 오스몰농도는 측정이 불가능하며, 실험적으로 측정한 용액의 오스몰랄농도로부터 계산해야 한다. Murty et al.이 제시한 바와 같이, 다음의 관계식을 이용하여 변환시킨다.

$$
\text{오스몰농도} = (\text{측정한 오스몰랄농도}) \times (\text{g/m}l\text{로서의 용액의 밀도} - \text{g/m}l\text{로서의 무수용질의 농도}) \quad (49)
$$

예제 17. 30 g/l의 중탄산나트륨용액에는 0.030 g/ml의 무수중탄산나트륨이 함유되어 있다. 이 용액의 밀도는 20 ℃에서 1.0192 g/ml이고, 측정한 밀리오스몰랄농도는 614.9 mOsm/kg이다. 밀리오스몰랄농도를 밀리오스몰농도로 변환시켜라.

풀이 밀리오스몰농도 = (614.9 mOsm/kg H_2O)×(1.092 g/ml−0.030 g/ml)
= 608.3 mOsm/l 용액

이 예제에서 본 바와 같이, 오스몰농도는 오스몰랄농도와 약 1%밖에 틀리지 않지만, 多價(polyvalent)의 전해질이 완충제, 보존제 및 기타 다른 이온과 공존하는, 한층 진한 용액에서는 그 차이는 무시할 수 없게 된다. 비경구용 용액을 제조하거나 처방하는 데 정확을 기하기 위해서는 오스몰랄농도를 계산하는 것보다는 증기압을 이용하거나 빙점강하법을 이용한 삼투압 측정법으로 조심스럽게 측정하여, 그 결과를 식 (49)를 이용하여 오스몰농도로 변환해야 한다.

전혈(whole blood), 혈장 및 혈청은 단백질, 포도당, 비단백성 질소함유 화합물, 나트륨, 칼륨, 칼슘, 마그네슘, 염소 및 중탄산이온으로 구성된 복잡한 액체이다. 혈액 중량의 1% 미만을 차지하는 혈청 전해질이 혈액의 오스몰랄농도를 결정짓는다. 염화나트륨은 혈액에 275 mOsm/kg을 기여하나 포도당과 기타의 구성성분은 약 10 mOsm/kg이 기여된다.

빙점강하도 같은 총괄성은 식 (15)와 식 (47)을 사용하여 오스몰랄농도와 관련시킬 수 있다.

$$
\Delta T_f \cong K_f im \quad (50)
$$

여기서 $i = g\nu$이고, $im = g\nu m$이 오스몰랄농도이다.

예제 18. 0.154 몰랄 NaCl 용액과 0.154 몰랄 포도당용액의 빙점강하도를 계산하라. 또 이들 두 용액의 밀리오스몰랄농도는 얼마인가?

풀이 (a) 〈표 **5·5**〉로부터, 25 ℃에서의 NaCl에 대한 g는 약 0.93이고, NaCl은 두 개의 이온으로 이온화하므로, $i = g\nu = 2\times0.93 = 1.86$이다. 식 (48)을 이용하면, 0.154 몰랄용액의 오스몰랄농도는 $i\ m = 1.86\times0.154 = 0.2864$이다. 따라서 이 용액의 밀리오스몰랄농도는 286.4 mOsm/kg이다. 그 값이 1.86인 K_f와 식 (50)을 이용하여 0.154 몰랄, 즉 0.2864 Osm/kg과 당량인 NaCl 용액의 빙점강하도를 구한다.

$$
\begin{aligned}
\Delta T_f &= (1.86)\times(1.86)\times(0.154) \\
&= (1.86)\times(0.2864) \\
&= 0.53\ ℃
\end{aligned}
$$

(b) 포도당은 용액 중에서 각각의 분자로부터 한 개의 입자만을 생성하는 비전해질이며, 비전해질에 대해서 $i = \nu = 1$이고, $g = i/\nu = 1$이다. 따라서 0.154 몰랄 포도당용액의 빙점강하도는 대략

$$\Delta T_f = K_f im = (1.86)\times(1.00)\times(0.154)$$
$$= 0.286\,℃$$

인데, 이 값은 용액 중에서 입자 한 개가 아닌 두 개의 입자를 생성시키는 1 : 1 전해질인 염화나트륨의 빙점강하도의 거의 절반이다. 포도당 같은 비전해질의 오스몰랄농도는 몰랄농도와 같은데, 그 이유는 (오스몰랄농도) = $i\times$(몰랄농도)인바 비전해질에 대해 i는 1.00이기 때문이다. 용액의 밀리오스몰랄농도는 오스몰랄농도의 1000 배이며, 이 경우에는 0.154 mOsm/kg이다.

물론 혈액과 기타 체액의 오스몰랄농도에는 주로 염화나트륨의 함량이 기여하고 있지만, 이러한 복잡한 용액의 오스몰랄농도와 밀리오스몰랄농도는 관습상 i에 기초를 두고 계산하며, 비전해질에 대한 i는 1이므로, 오스몰랄농도는 몰랄농도와 같아진다. 다음의 예제가 이러한 원리를 잘 설명하고 있다.

예제 19. 정상적인 혈액 검체 20 개의 빙점을 측정한바, 그 평균이 −0.5712 ℃였다. 물론 이 값은 물의 빙점이 1 기압에서 0.000 ℃이므로 물의 빙점 아래로 +0.5712 ℃의 빙점강하도에 상당한다. 이들 혈액 검체의 평균밀리오스몰랄농도 x는 얼마인가?

풀이 식 (50)에서 체액에 대한 i 값을 임의로 1 로 택하면, 다음과 같은 답을 얻는다.

$$0.5712 = (1.86)\,(1.00)\,x$$
$$x = 0.3071\ \text{Osm/kg}$$
$$= 307.1\ \text{mOsm/kg}$$

예제 **19**에서 혈액의 오스몰랄농도와 빙점강하도에는 주로 NaCl이 기여하고 있지만, i 값을 NaCl에 대한 값 $gv = 1.86$보다는 오히려 혈액에 대한 값 1 을 사용한 점에 주의하기 바란다.

많은 연구자들이 삼투압 측정법, 증기압 측정장치 및 빙점강하도 측정장치를 이용하여 혈액의 밀리오스몰랄농도를 측정한 바, 그 값의 범위는 250에서 350 mOsm/kg이다. 빙점과 증기압 측정에 의한 삼투압 측정장치는 현재 병원에서 일상적으로 사용되고 있다. 허용되는 체액의 값과 50 mOsm/kg 또는 그 이상의 차이를 나타낸다는 것은 간장질환(liver failure), 출혈쇼크(hemorrhagic shock), 요독증(uremia) 또는 기타 중독증상 등의 비정상적인 상태에 있음을 암시하는 것이다. 몸 속의 물과 전해질의 균형상태도 밀리오스몰랄농도를 측정하여 알아낸다. 총괄성을 측정하는 방법과 장치는 제 **4** 장에서 기술하였다.

연 습 문 제

1. 용액 100 ml 중에 methapyrilene HCl 4 g이 함유된 용액의 빙점강하도가 0.423°이었다. 이 물질은 2개의 이온으로 해리되며, 분자량은 297.85이다. 이 농도에서의 van't Hoff의 인자 i, 삼투계수 g 및 L 값을 계산하라.

답 $i = 1.69$, $g = 0.85$, $L = 3.15$

2. 1.0 몰랄 수크로오스용액의 삼투압을 측정한바, 그 값이 0 ℃에서 24.8 atm이었다. 이 농도에서 수크로오스에 대한 van't Hoff 인자 i 를 계산하라.

답 1.11

3. 무한히 희석된 sulfonamide의 나트륨염의 당량전도도는 실험에 의하여 100.3 mhos cm²/Eq. 임을 알았다. HCl에 대한 Λ_0는 426.16이고, NaCl에 대한 Λ_0는 126.45이다. 유리산에 대한 Λ_0는 얼마인가?

답 400 mhos cm²/Eq.

4. 실험에 의하여 농도가 0.01 mole인 sulfonamide의 당량전도도가 1.104임을 알았고, 이 약물의 무한 희석시의 당량전도도는 400.0이다. 이 농도에서 약전해질인 이 약물의 해리도는 얼마인가?

답 0.276%

5. 0.2 mole의 sodium acetate와 0.3 mole의 acetic acid로 된 완충제와 0.003 mole의 phenobarbital을 함유하고 있는 용액이 있다. 이 용액의 이온강도는 얼마인가?

답 0.202

6. 0.05 mole $AlCl_3$와 0.2 mole Na_2HPO_4를 함유하는 용액의 이온강도는 얼마인가?

답 0.90

7. 25℃에서, 0.01 mole KCl을 함유하고 있는 0.01 mole diphenylhydantoinsodium 수용액의 평균이온활성도계수를 계산하라.

답 $\gamma_{\pm} = 0.85$

8. 다음의 강전해질에 대한 무한 희석시의 당량전도도는 아래와 같다. $\Lambda_{0(HCl)} = 426.16$, $\Lambda_{0(NaAc)} = 91.0$ 및 $\Lambda_{0(NaCl)} = 126.45$이다. 아세트산이 무한히 희석되었을 때의 당량전도도를 계산하라.

답 390.7 mho cm²/Eq.

9. 농도가 1×10^{-3}인 아세트산의 당량전도도는 48.15 mho cm²/Eq.이다. 무한히 희석되었을 때의 값은, 앞의 문제 **8**에서 계산한 바와 같이 390.7이다. α, i 및 L 값을 계산하라.

답 $\alpha = 0.12$, $i = 1.12$, $L = 2.1$

10. Debye-Hückel의 식을 사용하여, 0.05 mole 염화칼륨을 함유하고 있는 0.05 mole 염산에페드린용액의 평균이온활성도계수를 계산하라.

답 $\gamma_{\pm} = 0.75$

11. U.S.P.의 Ringer's 액은 정상혈액과 거의 같은 이온강도를 갖도록 설계된 것이다. 이 액의 구성성분의 농도로부터 혈액의 이온강도를 계산하라.

답 $\mu = 0.16$

12. 0.25 mole의 요오드화나트륨용액, 중탄산나트륨용액, 염화칼슘용액 그리고 340 밀리몰랄의 griseofulvin과 pentobarbital 용액의 빙점강하도와 밀리오스몰랄농도를 계산하라. 25℃에서 중탄산나트륨용액과 pentobarbital 용액의 삼투압은 몇 기압인가? (힌트 : 중탄산나트륨은 요오드화나트륨과 같이 용액 중에서 두 개의 입자로 된다. pentobarbital과 griseofulvin은 비전해질로 간주할 수 있으므로 용액 중에서의 i 값은 1을 취한다. 염화칼슘에 대한 $i = 2.6$이다.)

답 NaI의 밀리오스몰농도 = 465 mOsm/kg
NaI의 빙점강하도 = 0.86°
pentobarbital의 삼투압 = 8.3 atm

제 6 장

이 온 평 형

6-1 산-염기이론

산-염기이론은 크게 Arrhenius 이론, Brönsted-Lowry 이론, Lewis 이론으로 나뉜다.

Arrhenius는 산은 해리되어 수소이온을 방출하는 물질이고, 염기는 해리되어 수산이온을 내주는 물질이라고 정의하였다.

Brönsted-Lowry 이론에 의하면 산은 양성자(proton)를 줄 수 있는 물질이고, 염기는 산으로부터 양성자를 받을 수 있는 물질이다. 따라서 이 이론은 수용계와 비수용계 모두의 이온화를 설명하는 데 Arrhenius 이론보다 더 유용하다. 산과 염기의 상대적 세기는 물질이 양성자를 버리거나 받아들이려는 경향에 의하여 측정된다. HCl은 물에서 양성자를 쉽게 내놓기 때문에 강산인 반면에, 초산은 양성자를 조금밖에 내놓지 않기 때문에 약산이다. 산 또는 염기의 세기는 용매에 따라서 다르다. HCl은 빙초산 중에서는 약산이며, 초산은 액체암모니아 중에서는 강산이다. 따라서 산의 세기는 양성자를 내놓을 수 있는 능력에 의존할 뿐만 아니라, 산으로부터 양성자를 받아들이는 용매의 능력에도 의존하며, 이것을 용매의 **염기강도**(basic strength)라고 한다.

용매는 친양성자성(protophilic) 용매, 疎양성자성(protogenic) 용매, 양쪽성(amphiprotic) 용매 및 비양성자성(aprotic) 용매로 분류된다. **친양성자성** 또는 염기성 용매는 용질로부터 양성자를 받아들일 수 있는 용매이며, 아세톤이나 에테르 및 액체암모니아와 같은 용매가 여기에 속한다. **소양성자성** 용매는 양성자를 주는 용매로서 포름산, 초산, 황산, 액체 HCl 및 액체 HF와 같은 산들이 이런 성질을 나타낸다. **양쪽성** 용매는 양성자를 주기도 하고 받기도 하며, 물과 알코올이 이에 속한다. 탄화수소와 같은 **비양성자성** 용매는 양성자를 받지도 않고 주지도 않으며, 따라서 이런 의미에서 중성이므로 용매의 영향을 받지 않는 상태에서의 산 및 염기의 반응을 연구하는 데 유용하다.

산-염기반응은 산이 염기와 반응하여 새로운 산과 염기가 생성될 때에 일어난다. 이런 반응은 양성자의 이동을 포함하고 있으므로 **양성자이동반응**(protolytic reaction 또는 protolysis)

이라고 한다.

HCl과 물의 반응에서 HCl은 산이고 물은 염기이다.

$$\underset{\text{산}_1}{HCl} + \underset{\text{염기}_2}{H_2O} \longrightarrow \underset{\text{산}_2}{H_3O^+} + \underset{\text{염기}_1}{Cl^-} \qquad (1)$$

산$_1$과 염기$_1$은 **산-염기쌍**(acid-base pair) 또는 **짝쌍**(conjugate pair)을 나타내며, 산$_2$와 염기$_2$도 짝쌍이다. 전자를 잃어버린 수소이온 H^+은 실제에는 수용액에 존재하지 않고 히드로늄 이온(hydronium ion)이라고 알려진 수화된 양성자 H_3O^+으로 되어 있다. 좀더 고도로 용매화된 형태도 용액 중에 역시 존재한다. 에탄올용액 중에서는 '수소이온'이란 $C_2H_5OH_2^+$으로 표시되는 용매분자에 부가된 양성자이다. 식 (1)에서 산인 염화수소는 염기인 물에 양성자를 주어서 대응하는 산 H_3O^+과 염기 Cl^-을 형성한다.

약산의 염 또는 약염기의 염도 용액에서 완전 해리된다. 예를 들면, 에페드린염산은 수용액에서 약염기의 짝산인 $C_6H_5CH(OH)CH(CH_3)N^+H_2CH_3$와 대응이온 Cl^-으로 존재한다. 살리실산나트륨도 물에서 살리실산의 짝산인 $HOC_6H_5COO^-$과 Na^+으로 해리된다. HCl의 물과의 반응은 일종의 이온화반응이다. 중화와 가수분해 또한 Brönsted-Lowry 이론에 의하면 산-염기반응 또는 양성자이동반응이라고 할 수 있다.

〈표 **6·1**〉의 몇 가지 예에서 이러한 형태의 반응을 보여 주고 있다. 중화반응의 한 특수한 형태인 치환반응은 초산염으로부터 약산인 초산이 치환됨을 보여 주고 있다.

〈표 **6·1**〉 산-염기반응 또는 양성자이동반응의 예

	산$_1$		염기$_2$		산$_2$		염기$_1$
중화반응	NH_4^+	+	OH^-	=	H_2O	+	NH_3
중화반응	H_3O^+	+	OH^-	=	H_2O	+	H_2O
중화반응	HCl	+	NH_3	=	NH_4^+	+	Cl^-
가수분해	H_2O	+	CH_3COO^-	=	CH_3COOH	+	OH^-
가수분해	NH_4^+	+	H_2O	=	H_3O^+	+	NH_3
치환반응	HCl	+	CH_3COO^-	=	CH_3COOH	+	Cl^-

Lewis의 **전자이론**(electronic theory)에 의하면 산은 전자쌍을 받아서 공유결합을 형성하는 분자 또는 이온이며, 염기는 염기와 산을 배위시켜 주는 비공유전자쌍을 제공하는 물질이다. 삼플루오르화붕소와 염화알미늄 같은 물질은 수소를 함유하고 있지 않아서 양성자 공여체로서의 역할을 못하지만 Lewis 이론으로 보면 산이다. 아민, 에테르 및 카르복시산의 무수물을 포함하여 수산이온을 함유하고 있지 않은 많은 물질이 Lewis의 정의에 따라서 염기로서 분류된다. 다음은 Lewis의 산-염기반응의 예를 나타낸 것이다.

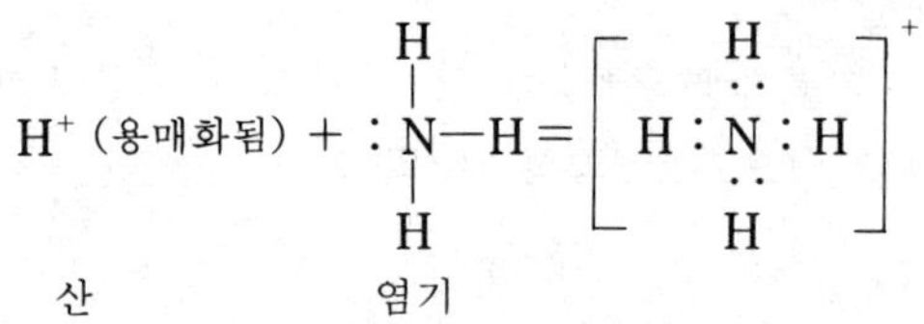

(2)

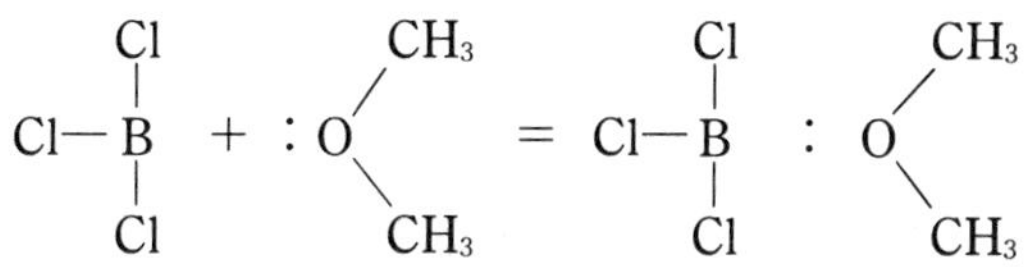

산 염기 (3)

Lewis 체계는 보통의 산-염기반응에 광범위하게 적용할 수 있으며, 많은 유기 및 무기반응의 기전을 기술하는 데 이용되고 있다.

6-2 산-염기평형

평형(equilibrium)이란 두 개의 반대되는 힘 또는 작용 사이의 균형이라고 정의할 수 있다. 즉, 두 개의 속도가 동적으로 같음을 의미한다. 화학평형에서는 반응물과 생성물의 농도가 일정하게 유지된다.

모든 화학반응은 아마도 예외 없이, 생성물이 생성될 때마다 제거하지 않는다면 정방향과 역방향으로 진행한다. 그러나 어떤 반응은 거의 완결에 가깝도록 진행되며 실제에는 비가역반응으로 간주할 수 있다. 화학평형은 가역계와 관련되어 있으며, 약전해질의 이온화 같은 반응이 여기에 속한다.

약전해질인 초산의 물에서의 이온화 또는 양성자이동반응은 Brönsted-Lowry의 방법으로 다음과 같이 쓸 수 있다.

$$\underset{\text{산}_1}{HAc} + \underset{\text{염기}_2}{H_2O} \rightleftharpoons \underset{\text{산}_2}{H_3O^+} + \underset{\text{염기}_1}{Ac^-} \tag{4}$$

질량작용의 법칙에 따르면, 정반응의 속도 R_f는 반응물의 농도에 비례한다.

$$R_f = k_1 \times [HAc]^1 \times [H_2O]^1 \tag{5}$$

반응의 속도는 보통 단위시간에 대한 반응물의 농도의 감소로서 표현된다. 역반응은 이온화되지 않은 초산의 재형성 속도 R_r를 표현하고 있다.

$$R_r = k_2 \times [H_3O^+]^1 \times [Ac^-]^1 \tag{6}$$

반응에는 각각 성분의 1 몰만이 나타나고 있으므로 각 항은 1 승으로 되었고, 기호 k_1과 k_2는 각각 정반응과 역반응에 대한 **비반응속도**(specific reaction rate)로 알려진 비례상수이며, 괄호 [ ]는 농도를 표시한다. 농도를 활성도로 바꾸는 것이 더 정확한 표현이 되지만, 묽은 용액에서는 근사식이 적당하다.

1 약산의 이온화

평형의 개념에 의하면, 정반응의 속도는 초산의 양이 줄어듦에 따라 시간과 함께 감소되나, 역반응의 속도는 0에서 시작하여 많은 양의 수소이온과 초산이온이 형성됨에 따라서 증가한다. 결국 두 속도가 같아질 때, 즉

$$R_f = R_r \tag{7}$$

일 때 균형을 이룬다. 반응물과 생성물의 농도가 평형에서 반드시 같을 필요는 없다. 식 (7)은 평형상태에서 적용되므로 식 (5)와 식 (6)을 같게 놓을 수 있다. 즉,

$$k_1 \times [HAc] \times [H_2O] = k_2 \times [H_3O^+] \times [Ac^-] \tag{8}$$

이고, 속도상수의 비 k_1/k_2을 풀면 다음의 식을 얻는다.

$$k = \frac{k_1}{k_2} = \frac{[H_3O^+]\,[Ac^-]}{[HAc]\,[H_2O]} \tag{9}$$

묽은 초산용액에서는 물은 과량으로 존재하여(약 55.3 moles/liter) 상수라고 생각할 수 있다. 물의 농도와 k_1/k_2을 조합시키면 새로운 상수 K_a가 생기는데, 이 K_a를 초산의 이온화상수(ionization constant) 또는 해리상수(dissociation constant)라고 한다.

$$K_a = 55.3\,k = \frac{[H_3O^+]\,[Ac^-]}{[HAc]} \tag{10}$$

식 (10)은 초산의 해리에 대한 평형식이며, 해리상수 K_a는 본질적으로 용매의 일정한 농도가 포함되어 있는 평형상수이다. Brönsted-Lowry의 명명법에 따르면, 하전된 산과 하전되지 않은 산의 평형을 논함에 있어서 이온화상수 K_a라는 용어는 만족스러운 것이 못 되며 **산도상수**(acidity constant)라는 명칭으로 바꾸어 쓴다. 이와 비슷하게 하전된 염기와 하전되지 않은 염기에 대해서는 **염기도상수**(basicity constant)라는 용어로서 K_b가 사용되고 있다.

일반적으로 하전되지 않은 약산 HB에 대한 산도상수는 다음과 같이 표시된다.

$$HB + H_2O \rightleftarrows H_3O^+ + B^- \tag{11}$$

$$K_a = \frac{[H_3O^+]\,[B^-]}{[HB]} \tag{12}$$

식 (10)은 초산의 초기 몰농도를 나타내기 위하여 부호 c로, $[H_3O^+]$의 농도를 나타내기 위하여 x로 바꾸어 표현될 수 있다. $[H_3O^+]$의 농도는 Ac^-와 같은 양으로 생성되기 때문에 $[Ac^-]$와 같게 놓는다. 평형에서 남아 있는 초산의 농도 [HAc]는 $c-x$로 표현된다. 반응식 (4)는

$$\underset{(c-x)}{HAc} + H_2O \rightleftarrows \underset{x}{H_3O^+} + \underset{x}{Ac^-} \tag{13}$$

이 되고, 평형식 (10)은 다음과 같이 된다.

$$K_a = \frac{x^2}{c-x} \tag{14}$$

윗식에서 c는 x에 비해 크므로 $c-x$는 c로 대체된다.

$$K_a \cong \frac{x^2}{c} \tag{15}$$

약산의 수소이온 농도로 식을 정리하면

$$x^2 = K_a c \tag{16}$$

$$x = [H_3O^+] = \sqrt{K_a c} \tag{17}$$

예제 1. 25℃에서 0.1M 용액의 초산 1l를 전도도 분석으로 분석한 결과, 초산은 수소이온과 초산이온 각각 1.32×10^{-3} 그램이온('몰')으로 해리되었다. 초산의 해리상수 K_a를 구하라.

풀이 식 (4)에 따라서 평형에서는 1몰의 초산은 1몰의 수소이온과 1몰의 초산이온으로 해리된다. 1l당 1.0078 g의 수소이온을 함유한 용액은 수소이온 1그램이온 또는 1몰이라 한다. 이 이온들의 각 농도를 x라 표현하고 초산의 초기량을 0.1 mol/liter라고 하면, 해리되지 않은 산은 $0.1-x$가 된다. 식 (14)에 따라 계산하면

$$K_a = \frac{(1.32\times10^{-3})^2}{0.1-(1.32\times10^{-3})}$$

분모에 들어 있는 1.32×10^{-3}값은 무시할 수 있으므로

$$K_a = \frac{(1.32\times10^{-3})^2}{0.1}$$

$$K_a = \frac{1.74\times10^{-6}}{0.1} = 1.74\times10^{-5}$$

예제 1에서 K_a의 값은 평형에서 해리되지 않은 산의 농도에 대해 이온농도의 곱의 비를 의미하고, 이 값이 매우 작은 것으로 보아 초산의 이온으로의 해리는 매우 작아서 약전해질로 간주할 수 있음을 보여 준다.

강전해질과 약염기에서 형성된 염, 예로서 염화암모늄이 물에 녹을 때 다음과 같이 완전 해리된다.

$$NH_4^+Cl^- \xrightarrow{H_2O} NH_4^+ + Cl^- \tag{18}$$

Cl^-은 강산인 HCl의 짝염기이고 물에서 100% 이온화된다. Brönsted-Lowry 계에서 NH_4^+은 물에 수소를 제공하고 짝염기 NH_3를 형성할 수 있는 양이온산으로 간주된다.

$$NH_4^+ + H_2O \rightleftarrows H_3O^+ + NH_3$$

$$K_a = \frac{[H_3O^+][NH_3]}{[NH_4^+]} \tag{19}$$

일반적으로 전하를 띤 산 BH^+의 경우, 반응은

$$BH^+ + H_2O \rightleftarrows H_3O^+ + B \tag{20}$$

로 쓰고, 산도상수는 다음 식으로 나타낸다.

$$K_a = \frac{[H_3O^+][B]}{[BH^+]} \tag{21}$$

2 약염기의 이온화

비해리된 약염기 B는 물과 다음과 같이 반응한다.

$$B + H_2O \rightleftarrows OH^- + BH^+ \tag{22}$$

$$K_b = \frac{[OH^-][BH^+]}{[B]} \tag{23}$$

식 (17)을 얻은 과정과 비슷하게 하면 다음 식이 얻어진다.

$$[OH^-] = \sqrt{K_b c} \tag{24}$$

예제 2. 모르핀염기의 이온화상수 K_b는 25℃에서 7.4×10^{-7}이다. 0.0005 M 모르핀 수용액의 수산이온 농도는 얼마인가?

풀이 $[OH^-] = \sqrt{7.4 \times 10^{-7} \times 5.0 \times 10^{-4}}$

$[OH^-] = \sqrt{37.0 \times 10^{-11}} = \sqrt{3.7 \times 10^{-10}}$

$x = [OH^-] = 1.92 \times 10^{-5}$ moles/liter

강염기와 약산으로 된 염의 예로서 초산나트륨은 수용액에서 완전 해리된다.

$$Na^+CH_3COO^- \xrightarrow{H_2O} Na^+ + CH_3COO^- \tag{25}$$

나트륨이온은 물과 반응하지 않는 반면, 초산이온은 Brönsted-Lowry의 이론에 따라 약염기이다.

$$CH_3COO^- + H_2O \rightleftarrows OH^- + CH_3COOH \tag{26}$$

$$K_b = \frac{[OH^-][CH_3COOH]}{[CH_3COO^-]} \tag{27}$$

일반적으로 음이온 염기 B^-에 대해서는 다음과 같다.

$$B^- + H_2O \rightleftarrows OH^- + HB \tag{28}$$

$$K_b = \frac{[OH^-][HB]}{[B^-]} \tag{29}$$

많은 약물이 약산(예로서 아스피린), 약염기(예로서 코카인염기) 또는 염(예로서 에페드린염산)으로 나뉘어진다. 이러한 약물들의 용액에서 해리되는 정도는 pH에 의존하게 된다. 그러나 비전해질인 스테로이드는 해리되지 않고, 4 급암모늄 화합물 같은 강전해질은 어떤 pH에서나 항상 완전 해리된다. 약물의 해리 정도는 약물의 흡수 성질과 막 투과에 큰 영향을 준다. 약학적으로 중요한 산과 염기의 산도상수와 염기도상수를 〈표 **6 · 2**〉와 〈표 **6 · 3**〉에 수록한다.

〈표 6·2〉 25℃에서 약산의 이온화 또는 산도상수

약 산	분자량	K_a	pK_a
Acetic	60.05	1.75×10^{-5}	4.76
Acetylsalicylic	180.15	3.27×10^{-4}	3.49
Ascorbic	176.12	K_1 5.0×10^{-5}	4.3
		K_2 1.6×10^{-12}	11.8
Barbital	184.19	1.23×10^{-8}	7.91
Barbituric	128.09	1.05×10^{-4}	3.98
Benzoic	122.12	6.30×10^{-5}	4.20
Benzyl penicillin	334.38	1.74×10^{-3}	2.76
Boric	61.84	K_1 5.8×10^{-10}	9.24
Butylparaben	194.22	4.0×10^{-9}	8.4
Caffeine	194.19	1×10^{-4}	14.0
Carbonic	44.01	K_1 4.31×10^{-7}	6.37
		K_2 4.7×10^{-11}	10.33
Citric(1 H_2O)	210.14	K_1 7.0×10^{-4}	3.15
		K_2 1.66×10^{-5}	4.78
		K_3 4.0×10^{-7}	6.40
Dichloroacetic	128.95	5×10^{-2}	1.3
Formic	48.02	1.77×10^{-4}	3.75
Fumaric	116.07	K_1 9.3×10^{-4}	3.03
		K_2 4.2×10^{-5}	4.38
Gallic	188.13	4×10^{-5}	4.4
a-D-Glucose	180.16	8.6×10^{-13}	12.1
Glycerophosphoric	172.08	K_1 3.4×10^{-2}	1.47
		K_2 6.4×10^{-7}	6.19
Glycine(protonated cation)	75.07	K_1 4.5×10^{-3}	2.35
		K_2 1.7×10^{-10}	9.78
Hydroquinone	110.11	(18°) 1.1×10^{-10}	9.96
Lactic	90.08	1.39×10^{-4}	3.86
Maleic	116.07	K_1 1.0×10^{-2}	2.00
		K_2 5.5×10^{-7}	6.26
Malic	134.09	K_1 4×10^{-4}	3.4
		K_2 9×10^{-6}	5.1
Malonic	104.06	K_1 1.40×10^{-3}	2.85
		K_2 2.0×10^{-6}	5.70
Mandelic	152.14	4.29×10^{-4}	3.37
Methylparaben	152.14	4.0×10^{-9}	8.4
Monochloroacetic	94.50	1.40×10^{-3}	2.86
Oxalic(2 H_2O)	126.07	K_1 5.5×10^{-2}	1.26
		K_2 5.3×10^{-5}	4.28
Penicillin V	350.38	1.86×10^{-3}	2.73
Pentobarbital	226.28	1.0×10^{-8}	8.0
Phenobarbital	232.23	3.9×10^{-8}	7.41
Phenol	95.12	1×10^{-10}	10.0

〈표 6·2〉(계 속)

약 산	분자량		K_a	pK_a
Phenytoin(Dilantin)	252.26		7.9×10^{-9}	8.1
Phosphoric	98.00	K_1	7.5×10^{-3}	2.12
		K_2	6.2×10^{-8}	7.21
		K_3	2.1×10^{-13}	12.67
Picric	229.11		4.2×10^{-1}	0.38
Propionic	74.08		1.34×10^{-5}	4.87
Propylparaben	180.20		4.0×10^{-9}	8.4
Saccharin	183.18		2.1×10^{-12}	11.7
Salicylic	138.12		1.06×10^{-3}	2.97
Succinic	118.09	K_1	6.4×10^{-5}	4.19
		K_2	2.3×10^{-6}	5.63
Sulfadiazine	250.28		3.3×10^{-7}	6.48
Sulfamerazine	264.30		8.7×10^{-8}	7.06
Sulfapyridine	249.29		3.6×10^{-9}	8.44
Sulfathiazole	255.32		7.6×10^{-8}	7.12
Sulfisoxazole	267.30		1.0×10^{-5}	5.0
Tartaric	150.09	K_1	9.6×10^{-4}	3.02
		K_2	4.4×10^{-5}	4.36
Tetracycline	444.43	K_1	5.01×10^{-4}	3.30
		K_2	2.09×10^{-8}	7.68
		K_3	2.04×10^{-10}	9.69
Trichloroacetic	163.40		1.3×10^{-1}	0.89
Valeric	102.13		1.56×10^{-5}	4.81

〈표 6·3〉 25℃에서 약염기의 이온화 또는 염기도상수

약 염 기	분자량		K_b	pK_b	pK_a(짝산)
Acetanilide	135.16	(40°)	4.1×10^{-14}	13.39	0.61
Ammonia	35.05		1.75×10^{-5}	4.76	9.24
Apomorphine	267.31		1.0×10^{-7}	7.00	7.00
Atropine	289.4		4.5×10^{-5}	4.35	9.65
Benzocaine	165.19		6.0×10^{-12}	11.22	2.78
Caffeine	194.19	K_1	3.98×10^{-11}	10.4	3.6
		K_2	4.07×10^{-14}	13.4	0.6
Cocaine	303.35		2.6×10^{-6}	5.59	8.41
Codeine	299.36		9×10^{-7}	6.1	7.9
Ephedrine	165.23		2.3×10^{-5}	4.64	9.36
Ephinephrine	183.20	K_1	7.9×10^{-5}	4.1	9.9
		K_2	3.2×10^{-6}	5.5	8.5
Erythromycin	733.92		6.3×10^{-6}	5.2	8.8
Glycine	75.07		2.3×10^{-12}	11.65	2.35
Hydroquinone	110.11		4.7×10^{-6}	5.33	8.67
Morphine	285.33		7.4×10^{-7}	6.13	7.87

Nalorphine	311.37	6.3×10^{-7}	6.2	7.8
Papaverine	339.38	8×10^{-9}	8.1	5.9
Physostigmine	275.34	K_1 7.6×10^{-7}	6.12	7.88
		K_2 5.7×10^{-13}	12.24	1.76
Pilocarpine	208.25	K_1 7×10^{-8}	7.2	6.8
		K_2 2×10^{-13}	12.7	1.3
Procaine	236.30	7×10^{-6}	5.2	8.8
Pyridine	79.10	1.4×10^{-9}	8.85	5.15
Quinacrine (dihydrochloride)	472.88	1.0×10^{-6}	6.0	8.0
Quinine	324.41	K_1 1.0×10^{-6}	6.00	8.00
		K_2 1.3×10^{-10}	9.89	4.11
Reserpine	608	4×10^{-8}	7.4	6.6
Scopolamine	303.35	1.6×10^{-6}	5.8	8.2
Strychnine	334.40	K_1 1×10^{-6}	6.0	8.0
		K_2 2×10^{-12}	11.7	2.3
Theobromine	180.17	K_1 7.76×10^{-7}	6.11	7.89
		K_2 4.8×10^{-14}	13.3	0.7
Theophylline	180.17	K_1 1.58×10^{-9}	8.80	5.20
		K_2 5.0×10^{-14}	13.3	0.7
Thiourea	76.12	1.25×10^{-12}	11.90	2.1
Tolbutamide	270.34	2.0×10^{-9}	8.7	5.3
Urea	60.06	1.5×10^{-14}	13.82	0.18

3 물의 이온화

물은 이온화되기 때문에 수소이온 농도와 수산이온 농도간에 정량적인 관계식을 성립시킬 수 있다. 산성, 중성 또는 염기성 용액의 수소이온이나 수산이온의 농도는 보통 수소이온 농도라는 용어, 또는 더 편리하게 pH 단위로서 표현한다.

약전해질이 이온화되기 위해서는 물이 있거나 다른 어떤 극성 용매가 있어야 한다. 따라서 물 1분자는 용매로서의 또 다른 물분자와 반응하는 약전해질이라고 생각할 수 있으며, 이 자동양성자 교환반응(autoprotolytic reaction)은 다음과 같이 표시된다.

$$H_2O + H_2O \rightleftharpoons H_3O^+ + OH^- \qquad (30)$$

질량작용의 법칙을 적용하면 다음과 같은 평형표현식을 얻는다.

$$\frac{[H_3O^+][OH^-]}{[H_2O]^2} = k \qquad (31)$$

분모에 있는 물분자에 대한 항은 자승으로 되어 있는데, 반응물이 질량작용의 법칙에서 요구하고 있는 바와 같이, 방정식에 나타나는 분자의 수와 같게끔 멱수로 올려야 하기 때문이다. 분자상태의 물분자는 수소이온과 수산이온의 농도에 비하여 대단히 과량으로 존재하기 때문에

$[H_2O]^2$은 상수로 생각할 수 있고, k와 결합시키면 물의 자동양성자 교환상수 또는 이온곱(ionic product)이라고 알려진 새로운 해리상수 K_w를 얻는다.

$$K_w = k \times [H_2O]^2 \tag{32}$$

이온곱의 값은 25℃에서 대략 1×10^{-14}인데, 〈표 **6·4**〉에 표시한 바와 같이 온도에 크게 의존한다. 식 (31)에 식 (32)를 대입하면 물의 이온화를 나타내는 식을 얻는다.

$$\begin{aligned}[H_3O]^+ \ [OH^-] &= K_w \\ &\cong 1\times10^{-14}(25℃)\end{aligned} \tag{33}$$

순수한 물에서는 수소이온 농도와 수산이온 농도는 같고, 따라서 25℃에서 각각 1×10^{-7} mole/liter의 값을 가진다.

$$[H_3O]^+ = [OH^-] \cong \sqrt{1\times10^{-14}} = 1\times10^{-7} \tag{34}$$

산을 순수한 물에 가하면, 물의 이온화에 의하여 생기는 수산이온이 항상 남게 된다. 수소이온의 증가는 K_w가 25℃에서 약 1×10^{-14}으로서 불변으로 존재하기 위해서는 수산이온의 감소로서 충당한다.

〈표 **6·4**〉 여러 온도에서의 물의 이온곱

온 도(℃)	$K_w \times 10^{14}$	pK_w
0	0.1139	14.944
10	0.2920	14.535
20	0.6809	14.167
24	1.000	14.000
25	1.008	13.997
30	1.469	13.833
37	2.57	13.59
40	2.919	13.535
50	5.474	13.262
60	9.614	13.017
70	15.1	12.82
80	23.4	12.63
90	35.5	12.45
100	51.3	12.29
300	400	11.40

예제 3. HCl을 25℃의 물에 가하여 0.001 mole/liter의 용액을 만들었다. 수산이온 농도는 얼마인가?

풀이 식 (33)으로부터

$$[OH^-] = \frac{1\times10^{-14}}{1\times10^{-3}} = 1\times10^{-11} \text{ moles/liter}$$

4 K_a와 K_b간의 관계

용매가 양쪽성 용매인 경우에는 약산 HB의 해리상수와 그 짝염기인 B^-의 해리상수 사이에는(또는 BH^+와 B 사이) 간단한 관계가 있다. 이 관계는 식 (12)와 식 (29)를 곱하여 얻을 수 있다.

$$K_aK_b = \frac{[H_3O^+][B^-]}{[HB]} \cdot \frac{[OH^-][HB]}{[B^-]}$$

$$= [H_3O^+][OH^-] = K_w \quad (35)$$

따라서 $$K_b = \frac{K_w}{K_a} \quad (36)$$

또는 $$K_a = \frac{K_w}{K_b} \quad (37)$$

예제 4. 암모니아는 25 ℃에서 1.74×10^{-5}의 K_b값을 가진다. 짝산인 $NH_4{}^+$에 대한 K_a를 계산하라.

풀이 $K_a = \frac{K_w}{K_b} = \frac{1.00\times10^{-14}}{1.74\times10^{-5}} = 5.75\times10^{-10}$

5 다양성자성 전해질의 이온화

양성자 한 개를 주는 산과 양성자 한 개를 받는 염기를 **단일양성자 전해질**이라고 한다. 다양성자(다염기성) 산은 둘 또는 그 이상의 양성자를 줄 수 있는 산이고, 다양성자 염기는 둘 또는 그 이상의 양성자를 받을 수 있는 염기이다. 탄산과 같은 2양성자(2염기성) 산은 두 단계로 이온화하며, 인산과 같은 3양성자(3염기성) 산은 3단계로 이온화한다. 인산의 양성자교환반응 또는 이온화에 포함되는 평형과 평형식을 함께 표시하면 다음과 같다.

$$H_3PO_4 + H_2O \rightleftarrows H_3O^+ + H_2PO_4{}^- \quad (38)$$

$$\frac{[H_3O^+][H_2PO_4{}^-]}{[H_3PO_4]} = K_1 = 7.5\times10^{-3} \quad (39)$$

$$H_2PO_4{}^- + H_2O \rightleftarrows H_3O^+ + HPO_4{}^{2-} \quad (40)$$

$$\frac{[H_3O^+][HPO_4{}^{2-}]}{[H_2PO_4{}^-]} = K_2 = 6.2\times10^{-8} \quad (41)$$

$$HPO_4{}^{2-} + H_2O \rightleftarrows H_3O^+ + PO_4{}^{3-} \quad (42)$$

$$\frac{[H_3O^+][PO_4{}^{3-}]}{[HPO_4{}^{2-}]} = K_3 = 2.1\times10^{-13} \quad (43)$$

어떠한 다양성자성 전해질이든지 제1차 양성자교환반응은 어느 주어진 산농도에서도 가장 크고, 다음 단계들은 조금 덜 완전하게 이루어진다. $HPO_4{}^{2-}$ 이온의 음전하는 작은 K_3 값이 반영하고 있는 바와 같이 물이 인산이온으로부터 양성자를 제거하기에 극히 어렵게 만든다. 따라서 인산은 제3단계 이온화가 대단히 약해서, 인산용액은 실제적으로는 $PO_4{}^{3-}$ 이온을 포함하고 있지 않다.

다양성자 산의 이온화에 의해서 형성되는 각각의 이온종은 역시 염기로서 작용할 수 있다. 인산계에 대해서는 다음과 같다.

$$PO_4^{3-} + H_2O \rightleftarrows HPO_4^{2-} + OH^- \quad (44)$$

$$K_{b1} = \frac{[HPO_4^{2-}][OH^-]}{[PO_4^{3-}]} = 4.8 \times 10^{-2} \quad (45)$$

$$HPO_4^{2-} + H_2O \rightleftarrows H_2PO_4^- + OH^- \quad (46)$$

$$K_{b2} = \frac{[H_2PO_4^-][OH^-]}{[HPO_4^{2-}]} = 1.6 \times 10^{-7} \quad (47)$$

$$H_2PO_4^- + H_2O \rightleftarrows H_3PO_4 + OH^- \quad (48)$$

$$K_{b3} = \frac{[H_3PO_4][OH^-]}{[H_2PO_4^-]} = 1.3 \times 10^{-12} \quad (49)$$

일반적으로 어미산(parent acid)이 H_nA인 다양성자성 산에 대해서는 용액 중에 $n+1$개의 가능한 이온종이 있다.

$$H_nA + H_{n-j}A^{-j} + \cdots + HA^{-(n-1)} + A^{n-} \quad (50)$$

여기서 j는 어미산으로부터 해리되는 양성자의 수를 표시하며, 0으로부터 n까지 간다. 모든 이온종에 대한 전체 농도는 C_a와 같아야 한다.

$$[H_nA] + [H_{n-j}A^{-j}] + \cdots + [HA^{-(n-1)}] + [A^{n-}] = C_a \quad (51)$$

j가 하나씩 틀리는 각각의 이온종의 쌍은 짝산-짝염기쌍을 이루며 일반적으로는 다음과 같다.

$$K_j K_{b(n+1-j)} = K_w \quad (52)$$

여기서 K_j는 계에 대한 여러 가지의 산도상수를 나타낸다. 인산계에 대해서는 다음과 같다.

$$K_1K_{b3} = K_2K_{b2} = K_3K_{b1} = K_w \quad (53)$$

6 양쪽 전해질

앞절에서 식 (39), (41), (45) 및 (47)은 인산계에 있어서 이온종 $H_2PO_4^-$과 HPO_4^{2-}은 산으로서나 염기로서 작용할 수 있음을 보여 주고 있다. 산 또는 염기로서 작용할 수 있는 이온종을 **양쪽 전해질**(ampholytes)이라 하고, 성질은 양쪽성이라고 말한다. 일반적으로 다양성자계에 대하여, H_nA와 A^{n-}을 제외한 모든 이온종은 양쪽성이다.

아미노산과 단백질은 약학에서 특별한 흥미를 가지고 있는 양쪽 전해질이다. 염산글리신을 물에 녹이면 다음과 같이 이온화한다.

$$^+NH_3CH_2COOH + H_2O \rightleftarrows {}^+NH_3CH_2COO^- + H_3O^+ \quad (54)$$

$$^{+}NH_3CH_2COO^- + H_2O \rightleftarrows NH_2CH_2COO^- + H_3O^+ \quad (55)$$

이온종 $^{+}NH_3CH_2COO^-$은 식 (55)에서 볼 수 있는 바와 같이 산으로서 작용하며, 또 염기로서는 물과 다음과 같이 작용할 수 있다는 의미에서 양쪽성이다.

$$^{+}NH_3CH_2COO^- + H_2O \rightleftarrows {}^{+}NH_3CH_2COOH + OH^- \quad (56)$$

양쪽성 이온종 $^{+}NH_3CH_2COO^-$은 **zwitter** 이온이라고 불리며, 인산에서 형성되는 양쪽성 이온종과는 다르게 양전하와 음전하를 모두 가지고 있어 분자 전체는 전기적으로 중성이다. 또한 용액에서 zwitter 이온으로 주로 존재하고 있는 까닭에 쌍극자모멘트의 값이 크고, 극성 용매에서의 용해도가 매우 높게 나타난다.

6-3 pH 척도

Sörensen은 수소이온의 퍼텐셜을 나타내는 데 pH라는 용어를 사용하여 수소이온 농도의 역수의 로그라고 정의하였다.

$$pH = \log \frac{1}{[H_3O^+]} \quad (57)$$

로그의 법칙에 따라서 이 식은 다음과 같이 쓸 수 있다.

$$pH = -\log[H_3O^+] \quad (58)$$

용액의 pH는 정량적으로 산도의 정도(7에서 0까지) 및 알칼리성의 정도(7에서 14까지)를 나타내는 0에서 14까지의 값을 가지는 숫자적인 척도로서 생각할 수 있다. 실온에서 수소이온의 농도와 수산이온의 농도가 같아지는 값 7은 **중성점**이라고 한다.

1 수소이온 농도의 pH에로의 변환

예제 5. 0.002 M HCl 용액의 pH는 얼마인가?

풀이 HCl은 강산이므로 $[H_3O^+] = 0.002\,M = 2 \times 10^{-3}\,M$

$$pH = -\log(2.0 \times 10^{-3}) = -\log 10^{-3} - \log 2.0$$
$$= 3 - 0.30 = 2.7$$

pH에 대한 보다 나은 정의에는 이온농도보다 활성도가 포함된다.

$$pH = -\log a_{H^+} \quad (59)$$

이온의 활성도는 활성도계수에 몰랄농도 또는 몰농도를 곱한 것과 같으므로, pH를 다음의 식을 써서 좀더 정확하게 계산할 수 있다.

$$pH = -\log(\gamma_{\pm} \times c) \quad (60)$$

예제 6. (a) 0.05M HCl 용액의 평균 몰이온 활성도계수는 25℃에서 0.83이다. 이 용액의 pH는 얼마인가? (b) 만일 HCl 용액에 충분한 양의 NaCl을 가해 전체 이온강도가 0.5가 되게 하였을 때 활성도계수가 0.77이었다. 이 용액의 pH는 얼마인가?

풀이 (a) $pH = -\log(0.83 \times 0.05) = 1.38$

(b) $pH = -\log(0.77 \times 0.05) = 1.41$

중성염을 가함으로써 용액의 수소이온 농도에 영향을 주었으므로, pH를 정밀하게 계산하기 위해서는 활성도계수를 사용해야 한다.

예제 7. 0.1M 바르비탈산용액의 히드로늄이온 농도가 $3.24\times10^{-3}M$이었다. 이 용액의 pH는 얼마인가?

풀이 $pH = -\log(3.24\times10^{-3})$

$pH = 3 - \log 3.24 = 2.49$

실제적인 면에서는, 염을 가하지 않은 약전해질 용액에서는 이온강도가 극히 작기 때문에 활성도와 농도는 같다.

pH를 $[H_3O^+]$으로 바꾸는 방법은 다음 예와 같다.

예제 8. 용액의 pH가 4.72라면, 히드로늄이온 농도는 얼마인가?

풀이 $pH = -\log[H_3O^+] = 4.72$

$\log[H_3O^+] = -4.72 = -5 + 0.28$

$[H_3O^+] = \text{antilog } 0.28 \times \text{antilog}(-5)$

$[H_3O^+] = 1.9 \times 10^{-5}$ moles/liter

2 pK와 pOH

히드로늄이온 농도의 부로그(negative logarithm)를 표시하는 데 pH를 사용하는 것이 대단히 편리하다. pOH는 $-\log[OH^-]$을 표시하는 데 사용되며, pK_a는 $-\log K_a$를, pK_w는 $-\log K_w$를 표시하는 데 사용된다.

$$pH + pOH = pK_w \tag{61}$$

$$pK_a + pK_b = pK_w \tag{62}$$

6-4 pH의 함수로서의 종의 농도

앞절에서 표시된 바와 같이 다양자산 H_nA는 용액 중에서 계속적인 단계로 이온화하여 $n+1$개의 가능한 종을 이룰 수 있다. 약학적으로 흥미가 있는 많은 연구에서, 용액 중의 모든 산성종이나 염기성종의 농도를 계산할 수 있다고 하는 것은 중요하다.

계속적인 **산-염기평형**이 이루어질 때의 모든 종의 농도는 pH에 따라 변하며, **평형상수**와 hydronium이온 농도항만으로 표시할 수 있다. 이러한 관계식은 계에 가해 준 전체의 산,

C_a에 대한 용액 중의 모든 종의 분률, α를 정의하면 구할 수 있다.

$$\alpha_0 = [H_nA]/C_a \tag{63}$$

$$\alpha_1 = [H_{n-1}A^{-1}]/C_a \tag{64}$$

이며, 일반적으로는

$$\alpha_j = [H_{n-j}A^{-j}]/C_a \tag{65}$$

이고,

$$\alpha_n = [A^{-n}]/C_a \tag{66}$$

이며, j는 어미산으로부터 이온화된 양자의 수를 나타낸다. 따라서, 식 [31]을 C_a로 나누어 식 (63)~(66)을 사용하여 다음과 같은 식을 얻게 된다.

$$\alpha_0 + \alpha_j + \cdots + \alpha_{n-1} + \alpha_n = 1 \tag{67}$$

모든 α값은 평형상수 α_0 및 H_3O^+으로서 다음과 같이 정의할 수 있다.

$$K_1 = \frac{[H_{n-1}A^{-1}][H_3O^+]}{[H_nA]} = \frac{\alpha_1 C_a[H_3O^+]}{\alpha_0 C_a} \tag{68}$$

따라서

$$\alpha_1 = K_1\alpha_0/[H_3O^+] \tag{69}$$

$$K_2 = \frac{[H_{n-2}A^{-2}][H_3O^+]}{[H_{n-1}A^{-1}]} = \frac{[H_{n-2}A^{-2}][H_3O^+]^2}{K_1[H_nA]} = \frac{\alpha_2 C_a[H_3O^+]^2}{\alpha_0 C_a K_1} \tag{70}$$

또는

$$\alpha_2 = \frac{K_1K_2\alpha_0}{[H_3O^+]^2} \tag{71}$$

이며, 일반적으로는

$$\alpha_j = (K_1K_2\cdots K_j)\alpha_0/[H_3O^+]^j \tag{72}$$

식 (72)를 적당한 형태로 하여 식 (67)에 대입하면 다음과 같이 되며

$$\alpha_0 + \frac{K_1\alpha_0}{[H_3O^+]} + \frac{K_1K_2\alpha_0}{[H_3O^+]^2} + \cdots + \frac{K_1K_2\cdots K_n\alpha_0}{[H_3O^+]^n} = 1 \tag{73}$$

α_0에 대하여 풀면

$$\alpha_0 = [H_3O^+]^n/[H_3O^+]^n + K_1[H_3O^+]^{n-1} + K_1K_2[H_3O^+]^{-2} + \cdots + K_1K_2\cdots K_n \tag{74}$$

또는

$$\alpha_0 = \frac{[H_3O^+]^n}{D} \tag{75}$$

이며, 여기에서 D는 식 (74)의 분모이다. 따라서, $[H_3O^+]$의 함수로서의 H_nA의 농도는 식

(63)을 식 (75)에 대입하면 다음과 같은 식으로 얻어진다.

$$[H_nA]=\frac{[H_3O^+]^nC_a}{D} \tag{76}$$

식 (64)를 식 (69)에 넣어서 얻어지는 식을 식 (75)에 대입하면,

$$[H_{n-1}A^{-1}]=\frac{K_1[H_3O^+]^{n-1}C_a}{D} \tag{77}$$

이며, 일반적으로

$$[H_{n-j}A^{-j}]=\frac{K_1\cdots K_j[H_3O^+]^{n-j}C_a}{D} \tag{78}$$

이고,

$$[A_{-n}]=\frac{K_1K_2\cdots K_nK_a}{D} \tag{79}$$

물론, 이들 식들은 복잡하게 보이지만 실제로는 아주 간단하다. 식 (75∼79)의 D항은 각 항을 평형상수로 곱한 $[H_3O^+]$의 멱(power) 계열이다. 이 계열은 $[H_3O^+]$로 시작하여 어미산인 H_nA에서 해리 가능한 수소의 총수인 n승까지 올려져 있다. 최종항은 모든 산도상수의 적이다. 중간의 항은 마지막 항에 K_n 대신에 $[H_3O^+]$을 대입함으로써 끝에서 둘째항을 얻을 수 있으며, 다음에 K_{n-1} 대신에 $[H_3O^+]$을 대입함으로써 그 다음 항을 얻고…… 이렇게 하여 첫째항까지 도달하게 된다. 다음의 방정식은 여러 형태의 다양자산에 대한 식들 (75∼79)에 사용되는 분모 D를 표시하고 있다.

$$H_4A: D=[H_3O^+]^4+K[H_3O^+]^3+K_1K_2[H_3O^+]^2+K_1K_2K_3[H_3O^+]+K_1K_2K_3K_4 \tag{80}$$

$$H_3A: D=[H_3O^+]^3+K_1[H_3O^+]^2+K_1K_2[H_3O^+]+K_1K_2K_3 \tag{81}$$

$$H_2A: D=[H_3O^+]^2+K_1[H_3O^+]+K_1K_2 \tag{82}$$

$$HA: D=[H_3O^+]+K_a \tag{83}$$

모든 예에 있어서 j개의 양자가 이온화된 이온종에 대하여 식 (75∼79)의 분자는 C_a에 분모의 항 D를 곱한 것으로서 $[H_3O^+]$가 $n-j$승까지 높여졌다. 따라서, 어미酸 H_2A에 대한 D의 적당한 식은 식 (82)가 된다. $H_nA(j=0)$, $HA^{-1}(j=1)$ 및 $A^{-2}(j=2)$인 이온종의 몰농도는 다음과 같은 값으로 주어진다.

$$[H_nA]=\frac{[H_3O^+]^2C_a}{[H_3O^+]^2+K_1[H_3O^+]+K_1K_2} \tag{84}$$

$$[HA^{-1}]=\frac{K_1[H_3O^+]C_a}{[H_3O^+]^2+K_1[H_3O^+]+K_1K_2} \tag{85}$$

$$[A^{-2}]=\frac{K_1K_2K_a}{[H_3O^+]^2+K_1[H_3O^+]+K_1K_2} \tag{86}$$

이들 식은 몰농도에 관한 문제를 푸는 데 직접 이용이 가능하다. 그러나 시트르산이나

ethylenediaminetetraacetic acid 같은 물질에 대해서는 긴 계산이 필요하므로, 합리적인 시간에 해답을 얻기 위해서는 디지탈계산기의 사용을 필요로 하게 된다.

위에 적은 식에 기초를 둔 그래프법(graphical method)을 사용하면 최소한의 노력으로 농도를 얻을 수 있으며, 더우기 그래프법은 각각의 이온종이 hydronium 이온의 농도의 변화에 따라서 어떻게 변화하며, 특정의 *p*H 에서 어떤 이온종이 다량 존재하는가와 특정한 *p*H 에서 어떤 이온종이 무시될 수 있는가를 보여 주고 있다.

6-5 pH의 계산

1 양성자 균형방정식

Brönsted-Lowry의 이론에 의하면, 산에 의하여 주어지는 모든 양성자는 염기에 의해서 받아들여져야만 한다. 따라서 계에 일어나는 양성자의 총이동을 고려하는 방식은 그 계의 산-염기평형을 기술하는 데 근본적인 중요성을 가지며, 각 계에 대한 **양성자 균형방정식**(proton balance equation ; PBE)을 만듦으로써 완성시킬 수 있다. PBE에서 양성자를 소비함으로써 형성되는 이온종에 대한 총 농도의 합은, 양성자를 방출함으로써 형성되는 이온종에 대한 농도항과 같게 된다.

예를 들면, HCl을 물에 가하면 H_3O^+ 이온과 Cl^- 이온으로 완전히 해리한다. H_3O^+은 물이 염기로 작용하여, 즉 양성자를 소비하여 형성되는 이온종이며, Cl^-은 HCl로부터 양성자를 방출하여 형성된다. 모든 수용액에서 H_3O^+과 OH^-은 두 개의 물분자가 해리된 결과로 생긴다. 따라서 OH^-은 양성자를 방출함으로써 형성되는 이온종이다. 물 중에 HCl이 들어 있는 계에 대한 PBE는 다음과 같다.

$$[H_3O^+] = [OH^-] + [Cl^-]$$

PBE를 얻는 일반적인 방법은 다음과 같다.

① 항상 물에 가하는 이온종으로부터 시작한다.

② 식의 왼쪽에는 출발 이온종에 의하여 양성자가 소비될 때 형성될 수 있는 모든 이온종을 놓는다.

③ 식의 오른쪽에는 출발 이온종으로부터 양성자를 방출할 때 형성될 수 있는 모든 이온종을 놓는다.

④ PBE에 있는 모든 이온종은 출발 이온종으로부터 형성될 때 방출되거나 얻어지는 양성자의 수로 곱한다.

⑤ $[H_3O^+]$을 식의 왼쪽에 추가하고 $[OH^-]$은 식의 오른쪽에 추가한다.

예제 9. H_3PO_4를 물에 가하였을 때의 PBE는 무엇인가?

풀이 양성자 한 개를 방출함으로써 이온종 $H_2PO_4^-$이 형성된다.
양성자 두 개를 방출함으로써 이온종 HPO_4^{2-}이 형성된다.

양성자 세 개를 방출함으로써 이온종 PO_4^{3-}이 형성된다.

$$[H_3O^+] = [OH^-] + [H_2PO_4^-] + 2[HPO_4^{2-}] + 3[PO_4^{3-}]$$

예제 10. Na_2HPO_4를 물에 가하였을 때의 PBE는 무엇인가?

풀이 이 염은 2 Na^+과 1개의 HPO_4^{2-}으로 해리되며, Na^+은 양성자를 방출하거나 소비하여 형성되는 것이 아니므로 PBE에서는 무시한다. 그러나 HPO_4^{2-}은 확실히 물과 작용하므로 출발 이온종으로 간주한다.

양성자 한 개를 소비한 결과로 이온종 $H_2PO_4^-$이 생긴다.

양성자 두 개를 소비하여 화학종 H_3PO_4가 생긴다.

양성자 한 개를 방출하여 이온종 PO_4^{3-}이 형성된다.

$$[H_3O^+] + [H_2PO_4^-] + 2[H_3PO_4] = [OH^-] + [PO_4^{3-}]$$

예제 11. 초산나트륨을 물에 가하였을 때의 PBE는 무엇인가?

풀이 이 염은 1 Na^+과 1 CH_3COO^- 이온으로 해리된다. 그리고 CH_3COO^-은 출발종으로 생각한다. CH_3COO^-이 양성자 한 개를 소비하여 CH_3COOH가 형성될 수 있다.

$$[H_3O^+] + [CH_3COOH] = [OH^-]$$

PBE는 계산하고자 하는 어떤 용액의 pH든지 계산하게 하여 준다.

① 문제가 되고 있는 용액의 PBE를 구한다.

② 모든 화학종의 농도를 평형상수와 $[H_3O^+]$의 함수로서 표시한다.

③ 그 계에 유용하다고 생각되는 어떤 가정을 이용하여 식을 $[H_3O^+]$에 대하여 푼다.

④ 모든 가정을 점검한다.

⑤ 모든 가정이 유효하다고 증명되면 $[H_3O^+]$을 pH로 변환한다.

만일 용액이 염기를 함유하고 있으면, $[OH^-]$에 대하여 얻은 식을 풀어서 이것을 pOH로 변환하여 마지막으로 pH로 바꾸면 더욱 편리한 경우가 있다.

2 강산과 강염기의 용액

강산 또는 강염기는 산도상수 또는 염기도상수가 약 10^{-2}보다 큰 것들이다. 따라서 물에 넣었을 때 100% 이온화하는 것으로 생각한다. HCl을 물에 넣었을 때의 이 계에 대한 PBE는 다음과 같이 주어진다.

$$[H_3O^+] = [OH^-] + [Cl^-] = \frac{K_w}{[H_3O^+]} + C_a \tag{87}$$

이것을 다시 정리하면

$$[H_3O^+]^2 - C_a[H_3O^+] - K_w = 0 \tag{88}$$

2차방정식을 풀면 두 개의 근이 나오지만 $[H_3O^+]$은 절대 음수가 될 수 없으므로

$$[H_3O^+] = \frac{C_a + \sqrt{C_a^2 + 4K_w}}{2} \tag{89}$$

가 된다.

산의 농도가 1×10^{-6}몰 또는 그 이상이면, $[Cl^-]$은 $[OH^-]$보다 훨씬 크며, 윗식에서 C_a^2은 $4K_w$보다 훨씬 크게 된다. 따라서 윗식은 다음과 같이 간단하게 된다.

$$[H_3O^+] \cong C_a \tag{90}$$

NaOH와 같은 강염기용액에 대하여 비슷한 처리를 하여 다음의 식을 얻는다.

$$[OH^-] = \frac{C_b + \sqrt{C_b^2 + 4K_w}}{2} \tag{91}$$

염기의 농도가 1×10^{-6}몰 또는 그 이상이면 다음과 같이 된다.

$$[OH^-] \cong C_b \tag{92}$$

3 짝산-염기쌍

약산, 약염기 또는 짝산-염기쌍의 혼합물로 구성되어 있는 용액의 pH를 푸는 데 사용할 수 있는 근간이 되는 식을 PBE를 사용하여 전개시킬 수 있다. 약산 HB와 그 짝염기 B^-을 모두 물에 용해시킨 용액의 평형은 다음과 같다.

$$HB + H_2O \rightleftarrows H_3O^+ + B^- \tag{93}$$

$$B^- + H_2O \rightleftarrows OH^- + HB \tag{94}$$

$$H_2O + H_2O \rightleftarrows H_3O^+ + OH^- \tag{95}$$

이 계에 대한 PBE는

$$[H_3O^+] + [HB] = [OH^-] + [B^-] \tag{96}$$

이고, 산과 짝염기의 농도는 다음과 같이 표현된다.

$$[HB] = \frac{[H_3O^+]\,C_b}{[H_3O^+] + K_a} \tag{97}$$

$$[B^-] = \frac{K_a C_a}{[H_3O^+] + K_a} \tag{98}$$

식 (97)에는 가해준 HB의 농도 C_a가 아니라 염으로서 가해 준 염기의 농도 C_b가 포함되어 있는데, PBE항에는 화학종 HA가 염의 형태로 가해 준 화학종 B^-으로부터 발생되기 때문이다. 따라서 식 (98)에는 PBE에 있는 화학종 B^-이 가해 준 HB로부터 생성되어 나오기 때문에 C_a가 포함되어 있다. 식 (97)과 (98)을 식 (96)에 대입하면 다음과 같이 되며,

$$[H_3O^+] + \frac{[H_3O^+]\,C_b}{[H_3O^+] + K_a} = [OH^-] + \frac{K_a C_a}{[H_3O^+] + K_a} \tag{99}$$

다시 정리하여 다음과 같은 식을 얻을 수 있다.

$$[H_3O^+] = K_a \frac{(C_a - [H_3O^+] + [OH^-])}{(C_b + [H_3O^+] - [OH^-])} \tag{100}$$

이 식은 정확하며 아무런 가정도 사용하지 않고 전개한 것이다.

(1) 약산만을 함유한 용액

용액이 약산만을 함유하고 있으면 C_b는 0이며, $[H_3O^+]$은 $[OH^-]$보다 일반적으로 훨씬 크다. 따라서 식 (100)은 다음과 같이 간단하게 되며,

$$[H_3O^+]^2 + K_a[H_3O^+] - K_aC_a = 0 \tag{101}$$

식 (102)의 답을 가지는 2차방정식이다.

$$[H_3O^+] = \frac{-K_a + \sqrt{K_a^2 + 4K_aC_a}}{2} \tag{102}$$

많은 경우에 $C_a \gg [H_3O^+]$ 이며, 식 (101)은 식 (103)과 같이 간단하게 된다.

$$[H_3O^+] = \sqrt{K_aC_a} \tag{103}$$

예제 12. 0.01 M의 살리실산 용액의 pH를 계산하라. 살리실산의 K_a는 25℃에서 1.06×10^{-3}이다.

풀이 (a) 식 (103)을 사용하여

$$[H_3O^+] = \sqrt{(1.06 \times 10^{-3}) \times (1.0 \times 10^{-2})} = 3.26 \times 10^{-3}\,M$$

$C_a \gg H_3O^+$이라는 근사는 타당하지 못하다.

(b) 식 (102)를 사용하여

$$[H_3O^+] = \frac{-1.06 \times 10^{-3} + \sqrt{(1.06 \times 10^{-3})^2 + 4(1.06 \times 10^{-3})(1.0 \times 10^{-2})}}{2}$$

$$= 2.77 \times 10^{-3}\,M$$

$$pH = -\log(2.77 \times 10^{-3}) = 2.56$$

위의 예는 $[H_3O^+]$을 계산하는 데 사용되는 식을 유도하는 데 세웠던 모든 가정의 타당성을 점검하는 것이 얼마나 중요한가를 예시하고 있다. 간단화한 식 (103)은 식 (102)에 의하여 주어지는 정확한 답과 비교하여 $[H_3O^+]$에 대하여 18%의 상대오차를 갖는 답을 준다.

예제 13. 용액 100 ml 중에 황산에페드린 1 g이 든 용액의 pH를 계산하라. 이 염의 분자량은 428.5이고 에페드린염기의 K_b는 2.3×10^{-5}이다.

풀이 이 염은 2개의 양이온과 1개의 음이온으로 완전히 해리된다.

약산의 농도는 가해 준 염의 농도의 2배이다.

$$C_a = 2C_s = \frac{2 \times 10\ g/l}{428.5\ g/mol} = 4.67 \times 10^{-2}\,M$$

$$K_a = \frac{1.00 \times 10^{-14}}{2.3 \times 10^{-5}} = 4.35 \times 10^{-10}$$

$$[H_3O^+] = \sqrt{(4.35\times10^{-10})\times(4.67\times10^{-2})} = 4.51\times10^{-6}\,M$$

모든 가정은 타당하다.

$$pH = -\log(4.51\times10^{-6}) = 5.35$$

(2) 약염기만을 함유한 용액

용액이 약염기만을 함유하게 되면 C_a는 0이 되고, $[OH^-]$은 $[H_3O^+]$보다 일반적으로 훨씬 크다. 따라서 식 (100)은 다음과 같이 간단하게 된다.

$$[H_3O^+] = \frac{K_a[OH^-]}{C_b - [OH^-]} = \frac{K_aK_w}{[H_3O^+]C_b - K_w} \tag{104}$$

식의 맨 왼쪽 부분과 오른쪽 부분을 써서 $[H_3O^+]$에 대하여 풀면

$$C_b[H_3O^+]^2 - K_w[H_3O^+] - K_aK_w = 0 \tag{105}$$

이 되며, 그 해는 다음과 같다.

$$[H_3O^+] = \frac{K_w + \sqrt{K_w^2 + 4K_aK_w}}{2C_b} \tag{106}$$

약염기에 대해서는 일반적으로 맞는 경우인 $K_a \gg [H_3O^+]$이면

$$[H_3O^+] = \sqrt{\frac{K_aK_w}{C_b}} \tag{107}$$

식 (104)의 왼쪽 부분과 중간 부분을 이용하여 $[OH^-]$에 대해서 풀면

$$[OH^-] = \frac{-K_b + \sqrt{K_b^2 + 4K_bC_b}}{2} \tag{108}$$

가 되고, $C_b \gg [OH^-]$이면 식 (109)로 간단하게 된다.

$$[OH^-] = \sqrt{K_bC_b} \tag{109}$$

예제 14. 염기도상수가 2.6×10^{-6}인 0.0033 M 코카인염기 용액의 pH는 얼마인가?

풀이 $[OH^-] = \sqrt{(2.6\times10^{-6})\times(3.3\times10^{-3})} = 9.26\times10^{-5}\,M$

모든 가정은 타당하다.

$$pOH = -\log(9.26\times10^{-5}) = 4.03$$

$$pH = 14.00 - 4.03 = 9.97$$

예제 15. 0.165 M sodium sulfathiazole 용액의 pH를 계산하라. sulfathiazole의 산도상수는 7.6×10^{-8}이다.

풀이 염 Na^+B^-은 1 Na^+과 1 B^-으로 해리한다. 따라서 $C_b = C_s = 0.165\,M$이다. sulfathiazole과 같은 약산에 대해서는, 그것의 짝염기에 대한 K_b보다는 K_a로 주는 것이 일반적이기 때문에, 식 (109) 보다는 식 (107)이 좋다.

$$[H_3O^+] = \sqrt{\frac{(7.6\times10^{-8})\times(1.00\times10^{-14})}{0.165}} = 6.79\times10^{-11}\,M$$

모든 가정은 타당하다.

$$pH = -\log(6.79\times10^{-11}) = 10.17$$

(3) 단일 짝산-염기쌍을 함유한 용액

약산과 그 산의 염, 즉 초산과 초산나트륨, 또는 약염기와 그 염기의 염, 즉 에페드린과 염산에페드린으로 구성되어 있는 용액에서는 C_a와 C_b는 일반적으로 $[H_3O^+]$이나 $[OH^-]$보다 훨씬 크다. 따라서 식 (100)은 다음과 같이 간단하게 된다.

$$[H_3O^+] = \frac{K_a C_a}{C_b} \tag{110}$$

예제 16. 초산 0.1 M과 초산나트륨 0.05 M을 함유하고 있는 용액의 pH는 얼마인가?

풀이 $$[H_3O^+] = \frac{(1.75\times10^{-5})\ (0.1)}{5.0\times10^{-2}} = 3.50\times10^{-5}\,M$$

모든 가정은 타당하다.

$$pH = -\log(3.50\times10^{-5}) = 4.46$$

예제 17. 에페드린 0.1 M과 염산에페드린 0.01 M을 함유하고 있는 용액의 pH는 얼마인가? 에페드린은 2.3×10^{-5}의 염기도상수를 가지며, 따라서 그 짝산에 대한 산도상수는 4.35×10^{-10}이다.

풀이 $$[H_3O^+] = \frac{(4.35\times10^{-10})\times(1.0\times10^{-2})}{1.0\times10^{-1}} = 4.35\times10^{-11}\,M$$

모든 가정은 타당하다.

$$pH = -\log(4.35\times10^{-11}) = 10.36$$

4 두 개의 짝산-염기쌍

Brönsted-Lowry의 이론과 PBE는 하나의 방정식을 전개시켜서 두 개의 서로 관계가 있는 산-염기쌍의 일부분을 만드는 양쪽 전해질을 함유하고 있는 용액에 대해서 타당한 식으로 만들 수 있게 해준다. 양쪽 전해질종은 직접 물에 가할 수도 있으며, 또한 2 양성자약산 H_2A나 2 양성자염기 A^{2-}과의 반응에 의해서 형성되기도 한다. 따라서 농도가 각각 C_a, C_{ab} 및 C_b인 2 양성자약산 H_2A와 그 양쪽 전해질의 염 HA^-과 그 2 양성자염기 A^{2-}을 함유하고 있는 용액으로 생각하는 것이 편리하다. 이 계에 대한 총 PBE는

$$\begin{aligned}&[H_3O^+] + [H_2A]_{ab} + [HA^-]_b + 2[H_2A]_b \\ &= [OH^-] + [HA]_a + 2[A^{2-}]_a + [A^{2-}]_{ab}\end{aligned} \tag{111}$$

이며, 아래 첨자는 화학종의 원천을 표시하는 것이다. 즉, $[H_2A]_{ab}$는 양쪽 전해질로부터 생성된 것임을 표시하며, $[H_2A]_b$는 2 양성자염기로부터 형성된 것임을 나타내고 있다. 이들 화학종의 농도를 $[H_3O^+]$의 함수로서 치환하면 다음과 같이 된다.

$$[H_3O^+] + \frac{[H_3O^+]^2 C_{ab}}{D} + \frac{K_1[H_3O^+]C_b}{D} + \frac{2[H_3O^+]^2 C_b}{D}$$

$$= \frac{K_w}{[H_3O^+]} + \frac{K_1[H_3O^+]C_a}{D} + \frac{2K_1K_2C_a}{D} + \frac{K_1K_2C_{ab}}{D} \qquad (112)$$

이 때 D는 다음 식으로 주어진다.

$$D = [H_3O^+]^2 + K_1[H_3O^+] + K_1K_2 \qquad (113)$$

$[H_3O^+]$과 D를 곱하면 다음과 같이 된다.

$$[H_3O^+]^4 + [H_3O^+]^3(K_1 + 2C_b + C_{ab}) + [H_3O^+]^2[K_1(C_b - C_a) + K_1K_2 - K_w]$$
$$- [H_3O^+][K_1K_2(2C_a + C_{ab}) + K_1K_w] - K_1K_2K_w = 0 \qquad (114)$$

이 식이 아무런 가정없이 전개한 일반적인 식이며, 2양성자산을 물에 가하여 만든 용액과, 양쪽 전해질을 물에 가하여 만든 용액, 또 2양성자염기를 물에 가하여 만든 용액 및 이들 물질을 조합하여 물에 가한 용액에 사용 가능하다.

(1) 2양성자산만을 함유한 용액

만일 2양성자 산 H_2A를 물에 가하여 농도가 C_a인 용액을 만들면, 식 (114)의 C_{ab}와 C_b 항은 0이다. K_w를 포함하는 항은 다른 항에 비해 작아서 무시되며, $[H_3O^+]$으로 나누면 다음과 같이 된다.

$$[H_3O^+]^3 + [H_3O^+]^2K_1 - [H_3O^+](K_1C_a - K_1K_2) - 2K_1K_2C_a = 0 \qquad (115)$$

만일 $C_a \gg K_2$이면

$$[H_3O^+]^3 + [H_3O^+]^2K_1 - [H_3O^+]K_1C_a - 2K_1K_2C_a = 0 \qquad (116)$$

이 되고, 만일 $[H_3O^+] \gg 2K_2$이면 $2K_1K_2C_a$항은 빠지고, $[H_3O^+]$으로 나누면

$$[H_3O^+]^2 + [H_3O^+]K_1 - K_1C_a = 0 \qquad (117)$$

이 된다. $K_2 \ll K_1$이면 항상 $C_a \gg K_2$ 및 $[H_3O^+] \gg 2K_2$라는 가정은 타당하다.

식 (117)은 1양성자산을 함유하고 있는 용액에 대해서 얻었던 식 (101)과 동일한 것이 된다. 따라서 만일 $C_a \gg [H_3O^+]$이면, 식 (117)은 식 (103)으로 된다.

예제 18. 숙신산 $1.0\times10^{-3}M$ 용액의 pH를 계산하라. $K_1 = 6.4\times10^{-5}$이고, $K_2 = 2.3\times10^{-6}$이다.

풀이 (a) K_1은 K_2의 대략 30배이므로 식 (103)을 쓴다.

$$[H_3O^+] = \sqrt{(6.4\times10^{-5})\times(1.0\times10^{-3})} = 2.72\times10^{-4}M$$

$C_a \gg [H_3O^+]$이라는 가정은 타당하지 못하다.

(b) 2차방정식 (117)을 써서,

$$[H_3O^+] = \frac{-6.4\times10^{-5} + \sqrt{(6.4\times10^{-5})^2 + 4\,(6.4\times10^{-5})\,(1.0\times10^{-3})}}{2}$$

$$= 2.23\times10^{-4}M$$

여기에서 C_a는 K_2보다 훨씬 크고, $[H_3O^+]$은 $2K_2$보다 훨씬 큼에 주의한다.

$$\mathrm{pH} = -\log(2.23\times10^{-4}) = 3.65$$

(2) 양쪽 전해질만을 함유한 용액

만일 양쪽 전해질 HA^-을 물에 녹여 농도가 C_{ab}인 용액으로 만들면 식 (114)의 C_a와 C_b 항은 0이다. 식 (114)의 첫째, 셋째 및 다섯째 항은 둘째와 넷째 항과 비교하면 무시되므로 식은 다음과 같이 된다.

$$[H_3O^+] = \sqrt{\frac{K_1K_2C_{ab}+K_1K_w}{K_1+C_{ab}}} \tag{118}$$

K_2C_{ab} 항은 K_w보다는 일반적으로 훨씬 크므로,

$$[H_3O^+] = \sqrt{\frac{K_1K_2C_{ab}}{K_1+C_{ab}}} \tag{119}$$

만일 용액이 $C_{ab} \gg K_1$으로 충분히 농후하다면

$$[H_3O^+] = \sqrt{K_1K_2} \tag{120}$$

예제 19. 25℃에서 중탄산나트륨의 $5.0\times10^{-3}M$ 용액의 pH를 계산하라. 카르본산의 산도상수는 $K_1 = 4.3\times10^{-7}$ 및 $K_2 = 4.7\times10^{-11}$이다.

풀이 $K_2C_{ab}(=23.5\times10^{-14})$는 K_w보다 훨씬 크고, $C_{ab} \gg K_2$이므로 식 (120)을 사용할 수 있다.

$$[H_3O^+] = \sqrt{(4.3\times10^{-7})\times(4.7\times10^{-11})} = 4.5\times10^{-9}M$$

$$\mathrm{pH} = -\log(4.5\times10^{-9}) = 8.35$$

양쪽성 이온종, 즉 zwitter 이온은 전체 전하가 0일 때 전기적으로 중성이다. 이 때의 분자를 **등전기적**(isoelectric)이라 하고, 전기장에서 움직이지 않는 pH를 **등전점**(isoelectric point)이라고 하며 pI로 표시한다. 예를 들어 글리신의 등전점은

$$\mathrm{pI} = \frac{pK_1 + pK_2}{2} = \frac{2.34 + 9.60}{2} = 5.97$$

이다.

여러 아미노산의 pI 값을 〈표 **6·5**〉에 수록한다.

(3) 2산성염기만을 함유한 용액

일반적으로 약염기를 함유하고 있는 용액의 계산은 $[H_3O^+]$에 대하여 푸는 것보다는 $[OH^-]$에 대하여 푸는 것이 취급하기가 쉽다. $[H_3O^+]$과 산도상수항으로 되어 있는 방정식은 어느 것이든지 $[H_3O^+]$ 대신에 $[OH^-]$, K_1 대신에 K_{b1}, K_2 대신에 K_{b2}, 그리고 C_a 대신에 C_b를 대입함으로써 $[OH^-]$과 염기도상수항으로 변환할 수 있다. 이렇게 대입하면 식 (114)가 된다. 더욱이 2산성염기만을 함유하고 있는 용액에 대해서는 C_a와 C_{ab}는 0이고 K_w를 포함하고 있는 모든항은 없어지며, $C_b \gg K_{b2}$이고 $[OH^-] \gg 2K_{b2}$이므로 다음과 같은 식이 된다.

〈표 6·5〉 여러 아미노산($RCHNH_3^+COOH$)의 pK값과 **pI**값

이 름	pK_1 (−COOH)	pK_2 ($-NH_3^+$)	pK_3 (−R)	pI
Alanine	2.35	9.69		6.02
Arginine	2.17	9.04	12.48	10.76
Asparagine	2.02	8.8		5.41
Aspartic acid	2.09	9.82	3.86	2.98
Cysteine	1.71	8.9	8.5	5.02
Cystine	1.65/2.26	7.86/9.85		5.06
Glycine	2.34	9.60		5.97
Glutamic acid	2.19	9.67	4.25	3.22
Glutamine	2.17	9.13		5.70
Histidine	1.82	9.17	6.00	7.59
Isoleucine	2.36	9.68		6.02
Leucine	2.36	9.60		5.98
Lysine	2.18	8.95	10.53	9.74
Methionine	2.28	9.21		5.75
Phenylalanine	1.83	9.13		5.48
Serine	2.21	9.15		5.68
Threonine	2.09	9.10		5.60
Tryptophan	2.38	9.39		5.88
Tyrosine	2.20	9.11	10.07	5.67
Valine	2.32	9.62		5.97

$$[OH^-]^2 + [OH^-]K_{b1} + K_{b1}C_b = 0 \qquad (121)$$

만일 $C_b \gg [OH^-]$이면 식은 다음과 같이 간단하게 된다.

$$[OH^-] = \sqrt{K_{b1}C_b} \qquad (122)$$

예제 20. $1.0\times10^{-3}M$ Na_2CO^3 용액의 pH를 계산하라. 탄산의 $K_1 = 4.31\times10^{-7}$이고, $K_2 = 4.7\times10^{-11}$이다.

풀이 식 (52)를 써서

(a) $K_{b1} = \dfrac{K_w}{K_2} = \dfrac{1.00\times10^{-14}}{4.7\times10^{-11}} = 2.1\times10^{-4}$

$K_{b2} = \dfrac{K_w}{K_1} = \dfrac{1.00\times10^{-14}}{4.31\times10^{-7}} = 2.32\times10^{-8}$

(b) $K_{b2} \ll K_{b1}$이므로 식 (122)를 써서

$$[OH^-] = \sqrt{(2.1\times10^{-4})\times(1.0\times10^{-3})} = 4.6\times10^{-4}M$$

$C_a \gg [OH^-]$이라는 가정은 타당하지 못하므로, 식 (121)을 써야 한다.

$$[OH^-] = \frac{-2.1\times10^{-4} + \sqrt{(2.1\times10^{-4})^2 + 4\,(2.1\times10^{-4})\,(1.0\times10^{-3})}}{2}$$

$$=3.7\times10^{-4}\,M$$

$$pOH = -\log(3.7\times10^{-4}) = 3.4$$
$$pH = 14.00-3.4 = 10.6$$

간단하게 만든 식 (122)를 사용하면 식 (121)을 써서 얻은 정확한 답과 비교하여 24%의 상대오차를 가지는 $[OH^-]$의 답이 나온다.

5 두 개의 독립적인 산-염기쌍

두 개의 독립적인 산-염기쌍을 함유하고 있는 용액을 생각해 보기로 하자.

$$HB_1 + H_2O \rightleftharpoons H_3O^+ + B_1^- \tag{123}$$

$$K_1 = \frac{[H_3O^+]\,[B_1^-]}{[HB_1]} \tag{124}$$

$$HB_2 + H_2O \rightleftharpoons H_3O^+ + B_2^- \tag{125}$$

$$K_2 = \frac{[H_3O^+]\,[B_2^-]}{[HB_2]} \tag{126}$$

이러한 형태의 용액의 pH를 계산하는 일반적인 방정식은, 농도가 C_{a1} 및 C_{a2}인 산 HB_1과 HB_2와 농도가 C_{b1} 및 C_{b2}인 염기 B_1^-과 B_2^-을 물에 가하여 만든 용액을 생각하여 전개시킬 수 있다. 이 계에 대한 PBE는 다음과 같이 될 것이다.

$$[H_3O^+] + [HB_1]_{B1} + [HB_2]_{B2} = [OH^-] + [B_1^-]_{A1} + [B_2^-]_{A2} \tag{127}$$

여기서 아래 첨자는 PBE에 있는 화학종의 근원을 표시하고 있다. 이들 화학종의 농도를 $[H_3O^+]$의 함수로서 치환하면 다음과 같이 되며,

$$[H_3O^+] + \frac{[H_3O^+]C_{b1}}{[H_3O^+]+K_1} + \frac{[H_3O^+]C_{b2}}{[H_3O^+]+K_2} = \frac{K_w}{[H_3O^+]} + \frac{K_1C_{a1}}{[H_3O^+]+K_1} + \frac{K_2C_{a2}}{[H_3O^+]+K_2} \tag{128}$$

재정리하면 다음과 같이 된다.

$$[H_3O^+]^4 + [H_3O^+]^3(K_1+K_2+C_{b1}+C_{b2}) + [H_3O^+]^2[K_1(C_{b2}-C_{a1})+K_2(C_{b1}-C_{a2}) + K_1K_2-K_w] - [H_3O^+][K_1K_2(C_{a1}+C_{a2})+K_w(K_1+K_2)] - K_1K_2K_w = 0 \tag{129}$$

(1) 2 약산만을 함유한 용액

이러한 계에서 C_{b1}과 C_{b2}는 0이고, 식 (129)의 K_w를 포함하고 있는 모든 항은 무시될 수 있다. C_{a1}과 C_{a2}는 K_1과 K_2보다 훨씬 커서 식은 다음과 같이 간단하게 된다.

$$[H_3O^+]^2 + [H_3O^+](K_1+K_2) - (K_1C_{a1}+K_2C_{a2}) = 0 \tag{130}$$

만일 C_{a1}과 C_{a2}가 모두 $[H_3O^+]$보다 크면, 식은 다음과 같이 간단하게 된다.

$$[H_3O^+] = \sqrt{K_1C_{a1}+K_2C_{a2}} \tag{131}$$

예제 21. 0.01 mol/l와 포름산 0.001 mol/l를 함유하고 있는 용액의 pH는 얼마인가?

풀이 $[H_3O^+] = \sqrt{(1.75\times10^{-5})(1.0\times10^{-2})+(1.77\times10^{-4})(1.0\times10^{-3})}$
$= 5.93\times10^{-4}\,M$

$pH = -\log(5.93\times10^{-4}) = 3.23$

(2) 약산과 약염기의 염을 함유한 용액

초산암모늄 같은 약산과 약염기의 염은, 수용액 중에서 거의 완전히 해리하여 NH_4^+과 Ac^-을 형성한다. 식 (124)와 식 (126)에서 NH_4^+은 산이므로 HB_1으로 표시할 수 있고, 염기 Ac^-은 B_2^-으로 표시할 수 있다. 농도가 각각 C_{a1}과 C_{b2}인 단일산 HB_1과 단일염기 B_2^-만을 물에 가하였으므로, 식 (129)의 모든 다른 화학양론적인 농도항은 0이다. 또 K_w를 포함하고 있는 항은 무시할 수 있을 정도로 작고, 없앨 수 있으므로 다음과 같이 식이 간단하게 된다.

$$[H_3O^+]^2(K_1+K_2+C_{b2}) + [H_3O^+][K_1(C_{b2}-C_{a1})+K_1K_2]-K_1K_2C_{a1} = 0 \tag{132}$$

초산암모늄과 같은 염을 함유하고 있는 용액에서는 $C_{a1} = C_{b2} = C_s$이다. C_s는 가해 준 염의 농도이다. $C_s \gg K_1$ 또는 K_2이고, 식 (132)는 다음과 같이 된다.

$$[H_3O^+]^2C_s+[H_3O^+]K_1K_2-K_1K_2C_s = 0 \tag{133}$$

대부분의 경우에 $C_s \gg [H_3O^+]$이고, 2차방정식은 다음과 같이 간단하게 된다.

$$[H_3O^+] = \sqrt{K_1K_2} \tag{134}$$

식 (124)와 식 (126)은 K_1과 K_2는 단일 2양성자산계에 대한 실제적인 산도상수가 아님을 예시하고 있고, 식 (134)는 식 (120)과 같은 것이 아니고, K_1은 HB_1(산$_1$)에 대한 산도상수이고, K_2는 염기 B_2^-의 짝산 HB_2(산$_2$)에 대한 산도상수임을 예시하고 있다. 산$_1$과 산$_2$의 측정은 초산암모늄을 써서 계에 가해 준 산과 염기가 다음과 같이 반응함을 고려해서 예시할 수 있다.

$$\underset{\text{산}_1}{NH_4^+} + \underset{\text{염기}_2}{Ac^-} \rightleftarrows \underset{\text{산}_2}{HAc} + \underset{\text{염기}_1}{NH_3} \tag{135}$$

따라서 이 계에 대해서는 K_1은 암모늄이온에 대한 산도상수이며, K_2는 초산에 대한 산도상수이다.

예제 22. 0.01 M 초산암모늄 용액의 pH를 계산하라. 초산에 대한 산도상수는 $K_2 = K_a = 1.75\times10^{-5}$이고, 암모니아에 대한 염기도상수는 $K_b = 1.74\times10^{-5}$이다.

풀이 $K_1 = \dfrac{1.00\times10^{-14}}{1.74\times10^{-5}} = 5.75\times10^{-10}$

$[H_3O^+] = \sqrt{(5.75\times10^{-10})\times(1.75\times10^{-5})} = 1.00\times10^{-17}\,M$

모든 가정은 타당하다.

$$pH = -\log(1.00\times10^{-7}) = 7.00$$

숙신산암모늄을 물에 용해시키면 해리하여 2 NH_4^+ 양이온과 1 숙신산(S^{2-}) 음이온으로 된다. 이들 이온은 다음의 산-염기평형에 관여하게 된다.

$$\underset{\text{산}_1}{NH_4^+} + \underset{\text{염기}_2}{S^{2-}} \rightleftarrows \underset{\text{산}_2}{HS^-} + \underset{\text{염기}_1}{NH_3} \tag{136}$$

이 계에서는 $C_{b2} = C_s$이고 $C_{a1} = 2\,C_s$인데, 이것은 가해 준 염의 농도이다. 만일 C_s가 K_1이나 K_2보다 훨씬 크면 식 (108)은 다음과 같이 간단하게 된다.

$$[H_3O^+]^2 - [H_3O^+]\,K_1 - 2\,K_1K_2 = 0 \tag{137}$$

그리고 만일 $2\,K_2 \gg [H_3O^+]$이면,

$$[H_3O^+] = \sqrt{2\,K_1K_2} \tag{138}$$

이 예에서 K_1은 암모늄이온에 대한 산도상수이고, 산$_2$를 가리키는 K_2는 숙신산염 화학종 HS^-에 대한 산도상수이거나 숙신산에 대한 2차적인 산도상수이어야 함을 식 (136)은 보여 주고 있다.

일반적으로 산$_2$가 다양성자산 H_nA로부터 형성되면, 식 (132)는 다음과 같이 간단하게 된다.

$$[H_3O^+]^2 - [H_3O^+]\,K_1(n-1) - nK_1K_2 = 0 \tag{139}$$

그리고
$$[H_3O^+] = \sqrt{nK_1K_2} \tag{140}$$

인데, 이것은 식 (137)과 식 (138)을 전개할 때 사용하였던 것과 똑같은 가정을 이용해서 간단하게 한 것이다.

식 (140)을 유도할 때에 염기는 1양성자산기로 가정하였음을 지적해야 하겠다. 따라서 이들 식은 숙신산암모늄이나 인산암모늄 같은 염에 대하여는 타당하지 못하다는 사실이 생긴다. 그러나 실제적으로 중요한 모든 계에 대해서는, 이 방정식의 풀이는 이 계에 대한 최종 pK_a 이상의 pH 값을 나타낸다. 따라서 다산성 염기에 1개 이상의 양성자를 가하여 형성되는 모든 화학종의 농도는 무시할 수 있을 정도로 작고, 단 한 개의 양성자가 부가된다는 가정은 아주 타당한 것이 된다.

예제 23. 0.01 M 숙신산암모늄 용액의 pH를 계산하라. K_1은 암모늄 양이온의 산도상수로서 5.75×10^{-10}이고, K_2는 숙신산염(HS^-) 또는 숙신산계에 대한 2차적인 산도상수를 가리키며 $K_2 = 2.3\times10^{-6}$이다.

풀이 $[H_3O^+] = \sqrt{2\,(5.75\times10^{-10})\times(2.3\times10^{-6})} = 5.14\times10^{-8}$

$$pH = -\log(5.14\times10^{-8}) = 7.29$$

(3) 약산과 약염기를 함유한 용액

앞의 절에서는 산과 염기는 단일 염의 형태로 가해졌었다. 그러나 이들 산과 염기는 식 (134)로서 pH를 구할 수 있는 완충용액을 형성하는, 두 개의 따로따로의 염 또는 산과 염으로서 가해 줄 수 있다. 예를 들어, 同몰의 산성 인산소다(NaH_2PO_4)와 2 염기성 시트르산소다 ($Na_2HC_6H_5O_7$)를 물에 용해시켜 만든 용액을 생각하기로 하자. 두 가지의 염은 모두 해리하여 양쪽성 화학종인 $H_2PO_4^-$과 $HC_6H_5O_7^{2-}$을 만드는데, 식 (124)와 식 (126)에서 어느 화학종을 HB_1으로 하고 어느 것을 B_2^-으로 표시할 것인가를 결정하는 데 문제를 일으키게 한다. 이 문제는 두 가지 화학종에 대한 산도상수를 생각하면 해결할 수 있다. $H_2PO_4^-$에 대한 산도상수는 7.2이고, 화학종 $HC_6H_5O_7^{2-}$에 대한 산도상수는 6.4이다. 시트르산염 화학종이 더 산성이므로, 다음의 평형에서 산으로서 작용한다. 즉,

$$\underset{산_1}{HC_6H_5O_7^{2-}} + \underset{염기_2}{H_2PO_4^-} \rightleftarrows \underset{산_2}{H_3PO_4} + \underset{염기_1}{C_6H_5O_7^{3-}} \qquad (141)$$

따라서 식 (134)의 K_1은 시트르산계에 대해서는 K_3이고, K_2는 인산계에 대해서는 K_1이다.

예제 24. 농도가 0.01 M인 NaH_2PO_4와 $Na_2HC_6H_5O_7$을 함유한 용액의 pH는 얼마인가? $HC_6H_5O_7^{2-}$에 대한 산도상수는 4.0×10^{-7}이며, 인산에 대한 제 1 산도상수는 7.5×10^{-3}이다.

풀이 $[H_3O^+] = \sqrt{(4.0\times10^{-7})\times(7.5\times10^{-3})} = 4.8\times10^{-5}\,M$

모든 가정은 타당하다.

$pH = -\log(4.8\times10^{-5}) = 4.26$

식 (141)에 표시한 평형은, NaH_2PO_4와 $Na_2HC_6H_5O_7$을 물에 용해시켜 만든 계는 H_3PO_4와 $Na_3C_6H_5O_7$을 물에 용해시켜 만든 것과 동일한 것이라는 사실을 예시하고 있다. 후자의 경우에, H_3PO_4는 HB_1이고 3시트르산염은 B_2^-이며, 이들 두 물질을 같은 몰로 용해시키면 식 (134)는 이 계에 타당하다.

숙신산($H_2C_4H_4O_4$)과 3 염기성 인산소다(Na_3PO_4) 같은 물질의 동몰 혼합물에 대해서는 약간 다르게 된다. 이 경우에는 숙신산은 염기에 양성자를 주어서 화학종 $HC_4H_4O_4^-$과 HPO_4^{2-}을 만드는 산임이 명백하다. 그러나 숙신산염(pK_a 5.63)은 HPO_4^{2-}(pK_a 12.0)보다 강산이고, 이들 화학종과 원래 물에 가해 준 화학종 사이에는 평형이 이루어질 수 없다. 그 대신에 숙신산염에 의해서 HPO_4^{2-}은 양성자화되어 $C_4H_4O_4^{2-}$과 $H_2PO_4^-$이 된다. 이러한 것을 다음과 같이 예시할 수 있다.

$$H_2C_4H_4O_4 + PO_4^{3-} \longrightarrow HC_4H_4O_4^- + HPO_4^{2-} \qquad (142)$$

$$\underset{산_1}{HC_4H_4O_4^-} + \underset{염기_2}{HPO_4^-} \rightleftarrows \underset{염기_1}{C_4H_4O_4^{2-}} + \underset{산_2}{H_2PO_4^-} \qquad (143)$$

따라서 식 (134)의 K_1은 숙신산계에 대해서는 K_2이고, K_2는 인산계로부터 나온 실제적인 K_2이다.

예제 25. 농도가 각각 0.01 M인 숙신산과 3 염기성 인산소다를 함유하고 있는 용액의 pH를 계산하라.

숙신산계에 대한 2차 산도상수는 2.3×10^{-6}이고, 인산계에 대한 2차 산도상수는 6.2×10^{-8}이다.

풀이 (a) $[H_3O^+] = \sqrt{(2.3\times10^{-6})(6.2\times10^{-8})} = 3.78\times10^{-7}M$

모든 가정은 타당하다.

$$pH = -\log(3.78\times10^{-7}) = 6.42$$

(b) 식 (110)을 양변에 로그를 취해서도 풀 수 있다.

$$pH = 1/2(pK_1 + pK_2) = 1/2\ (5.63 + 7.21) = 6.42$$

식 (142)와 식 (143)은 동몰의 $H_2C_4H_4O_4$와 Na_3PO_4, $NaHC_4H_4O_4$와 Na_2HPO_4, 또는 $Na_2C_4H_4O_4$와 NaH_2PO_4를 물에 용해시킨 용액은 모두 같은 pH를 갖게끔 평형을 시켜 주며, 동일한 것이라는 사실을 예시하여 주고 있다.

6-6 산 도 상 수

의약품 분자의 중요한 성질 중의 하나는 산도상수(acidity constant)인데, 이 산도상수는 의약품에 대하여 생리활성, 용해도, 용해속도, 결합의 범위 및 흡수속도와 연관시킬 수 있다.

1 산도상수에 미치는 이온강도의 효과

앞절에서는 용액은 산-염기평형에 미치는 효과를 무시할 수 있을 정도로 희박하다고 생각했었다. 약산의 이온화에 대한 좀더 정확한 처리는, 예를 들면 다음과 같으며

$$HB + H_2O \rightleftarrows H_3O^+ + B \tag{144}$$

$$K = \frac{a_{H_3O^+} + a_B}{a_{HB}} = \frac{[H_3O^+][B]}{[HB]} \cdot \frac{\gamma_{H_3O^+} + \gamma_B}{\gamma_{HB}} \tag{145}$$

여기서 K는 열역학적 산도상수이고, 화학종에 대한 전하는 식을 좀더 일반화하기 위하여 생략하였다. 식 (145)는 산도상수가 들어 있는 식을 풀 때에, 각각의 화학종에 대한 농도와 활성도계수를 모두 고려해야 함을 예시하고 있다. 문제를 간단하게 하는 한 가지 방법은 산도상수를 히드로늄이온 활성도로서 겉보기상수로, 또 화학종의 농도를 다음과 같이 정의하는 것이다.

$$K = a_{H_3O^+} + \frac{[B]}{[HB]}\frac{\gamma_B}{\gamma_{HB}} = K'\ \frac{\gamma_B}{\gamma_{HB}} \tag{146}$$

그리고

$$pK' = pK + \log\frac{\gamma_B}{\gamma_{HB}} \tag{147}$$

Debye-Hückel 식의 다음과 같은 형태는 약 $0.3M$까지의 이온강도에 대하여 사용할 수 있다.

$$-\log\ \gamma_i = \frac{0.51\ Z_i^2\sqrt{\mu}}{1+aB\sqrt{\mu}} - K_s\mu \tag{148}$$

여기서 Z_i는 화학종 i의 전하이며, 상수 $a \cdot B$의 값은 25℃에서 대략 1로 다룰 수 있고, K_s는 염석상수이다. 중 정도의 이온강도에서는, K_s는 산과 그 짝염기 모두에 대해서 대략 같다고 볼 수 있다. 따라서 전하가 Z이며 $Z-1$인 전하를 가지는 염기로 가는 산의 경우에 대해서는 다음과 같다.

$$pK' = pK + \frac{0.51\ (2Z - 1)\sqrt{\mu}}{1 + \sqrt{\mu}} \tag{149}$$

예제 26. 이온강도가 0.01 M인 시트르산에 대한 pK_2'를 계산하라. $pK_2 = 4.78$로 하고, 산성인 화학종의 전하는 -1이다.

풀이 $pK_2' = 4.78 + \dfrac{0.51\ (-3)\sqrt{0.01}}{1 + \sqrt{0.01}}$

$= 4.78 - 1.53(0.091) = 4.64$

만일 산 또는 그의 짝염기가 zwitter 이온이면 대단히 큰 쌍극자모멘트를 가질 것이며, 따라서 활성도계수를 표현하는 데는 염용상수(salting-in constant)인 K_r항이 포함되어야 한다. 따라서 zwitter 이온 $+-$에 대해서는 다음과 같이 된다.

$$-\log \gamma_{+-} = (K_r - K_s)\mu \tag{150}$$

염산글리신과 같은 아미노산의 제 1 이온화에는 zwitter 이온인 $+-$로 옮기는 전하가 $+1$인 산이 포함되어 있다. 식 (147)과 식 (148)을 식 (150)과 결합시키면 다음 식이 된다.

$$pK_1' = pK_1 + \frac{0.51\ \sqrt{\mu}}{1 + \sqrt{\mu}} - K_r\mu \tag{151}$$

제 2 이온화 단계에는 -1의 전하를 가지는 화학종으로 옮겨가는 zwitter 이온이 포함된다. 따라서 식 (147), (148) 및 (150)을 쓰면 다음의 식이 된다.

$$pK_2' = pK_2 + \frac{0.51\ \sqrt{\mu}}{1 + \sqrt{\mu}} + K_r\mu \tag{152}$$

염용상수 K_r는 물 속에 있는 α-아미노산에 대해서는 대략 0.32이며, dipeptide에 대해서는 대략 0.6이다. K_r에 대한 이들 값을 쓰면 이온강도가 약 0.3 M까지의 용액에 대해서 식 (151)과 식 (152)를 사용할 수 있다.

용액의 이온강도를 생각해야만 하는 pH 문제를 푸는 데는 다음과 같은 과정을 사용한다.

① 문제에 필요한 모든 pK 값을 pK'값으로 바꾼다.

② 적당한 방정식을 일반적인 방법으로 푼다.

예제 27. 25℃에서 이온강도가 0.1 M이 되도록 충분한 양의 KCl을 가한 0.01 M 초산용액의 pH를 계산하라. 초산에 대한 pK_a는 4.76이다.

풀이 (a) $pK_a' = 4.76 - \dfrac{0.51\ \sqrt{0.10}}{1 + \sqrt{0.10}} = 4.76 - 0.12 = 4.64$

(b) 식 (103)의 로그를 취하면 다음과 같이 된다.

$$\mathrm{pH} = 1/2(pK_a - \log\ C_a) = 1/2\,(4.64 + 2.00) = 3.32$$

예제 28. 25℃에서 이온강도가 0.10인 $10^{-3}M$ 글리신용액의 pH를 계산하라. 글리신에 대한 pK_a 값은 $pK_1 = 2.35$이고, $pK_2 = 9.78$이다.

풀이 (a) $pK_1' = 2.35 - \dfrac{0.51\sqrt{0.10}}{1+\sqrt{0.10}} - 0.32(0.12)$

$= 2.35 + 0.12 - 0.03 = 2.44$

(b) $pK_2' = 9.78 + \dfrac{0.51\sqrt{0.10}}{1+\sqrt{0.10}} + 0.32(0.12)$

$= 9.78 - 0.12 + 0.03 = 9.69$

(c) 식 (120)의 로그를 취하면 다음과 같이 된다.

$$\mathrm{pH} = 1/2(pK_1 + pK_2) = 1/2(2.44 + 9.69) = 6.07$$

열역학적인 산도상수 K 대신에 K'로 표시되는 겉보기 산도상수를 써서 계산한 pH값은 히드로늄이온 활성도의 부로그로서 정의된다. 따라서 부로그를 취하면 히드로늄이온의 활성도가 주어지는 것이지, 히드로늄이온의 농도가 주어지는 것은 아니다. 만일 히드로늄이온 농도가 필요하면, 전해질에 대한 평균이온활성도계수로 히드로늄이온 활성도를 나눔으로써 얻을 수 있다.

2 이온평형에 미치는 온도의 효과

가역과정이란 계가 본질적으로 평형을 유지하고 있다는 식으로든지, 또는 무한히 적은 양의 일을 가함으로써 과정을 역으로 할 수 있다는 방식으로 지칭될 수 있는 것이다. 이 조건하에서 한 일이 가능한 최대일이 된다. 자유에너지 감소 $-\Delta F$는 일정한 압력과 온도에서 그 과정으로부터 얻을 수 있는 최대일이다.

자유에너지의 변화는 반응의 평형상수로부터 계산할 수 있다. 임의의 활성도 a_{react}에서의 반응물과 임의의 활성도 a_{prod}에서의 생성물을 갖는, 반응에 대한 자유에너지의 감소는 다음과 같이 쓸 수 있다.

$$\begin{aligned}\Delta F &= F_{\mathrm{producs}} - F_{\mathrm{reactants}} \\ &= \Delta F^\circ + RT\ \ln\frac{a_{\mathrm{prod}}}{a_{\mathrm{react}}} \qquad (153)\end{aligned}$$

여기서 ΔF°는 표준자유에너지 변화(standard free energy change)이다. 비 $Q = a_{\mathrm{prod}}/a_{\mathrm{react}}$에 있는 활성도는 임의로 택한 상태에서의 활성도로서 여기에서의 상태란 활성도를 의미함을 명확히 이해해야 한다. 예를 들면, 과정이 한동안 진행한 후의 반응물의 활성도일 수도 있고 생성물의 활성도일 수도 있다. 또는 평형의 조건에 대응하는 반응물과 생성물의 활성도일 수도 있는데, 이 경우에 비율 $a_{\mathrm{prod}}/a_{\mathrm{react}}$는 평형상수 K와 같게 된다.

반응물이 일정한 온도와 압력에서 유용한 알짜일(net work)을 하면서 생성물로 자발적으로 변환될 때에는 ΔF는 부이다. ΔF가 양이면 외부로부터 알짜일을 공급하여 주지 않는 한 반응은 진행하지 않는다. 따라서 ΔF는 반응이 자발적으로 일어나는지를 알려 주는 표시가 된다. 물론 ΔF의 부호가 반응이 자발적으로 진행할 것인가 아닌가를 가리켜 주지만, 반응의 속도와 실행 가능성에 대해서는 아무것도 얘기하고 있지 않다. 예를 들면, 다음 반응에 대한

$$H_2 + \frac{1}{2} O_2 = H_2O$$

ΔF는 실온에서 $-54,638$ cal이지만, 용기 중에 있는 수소와 산소의 혼합물은 긴 기간 동안에도 수증기를 형성하지 않는다. 그러나 적당한 촉매를 가하면 반응은 폭발적으로 빠르게 일어난다. 표준자유에너지 변화 ΔF°는 어느 표준상태, 말하자면 1 mole/liter에 있는 반응물이 똑같은 표준상태인 1 mole/liter에 있는 생성물로 변화되는 반응에 대한 자유에너지의 변화를 나타내는 것이다. 엄밀히 말하자면, ΔF°는 보통 어느 농도에 대한 것이 아니라 단위활성도라고 하는 표준상태를 의미하는 것이다.

계가 평형에 있을 때는 ΔF는 물론 0이어야 한다. 더욱이 평형상태에서는 활성도계수의 비 a_{prod}/a_{react}를 평형상수 K와 같다고 놓을 수 있어서 식 (153)은 다음과 같이 된다.

$$\Delta F^\circ = -RT \ln K \qquad (154)$$

또는

$$\Delta F^\circ = 2.303\ RT\,pK \qquad (155)$$

예제 29. 다음 반응에 대한 평형상수는 25 ℃에서 4.00이다.

$$CH_3COOH + C_2H_5OH = CH_3COOC_2H_5 + H_2O$$

같은 온도에서의 이 반응에 대한 ΔF°를 계산하라.

풀이 $\Delta F^\circ = -RT \times 2.303 \log K$

$= -1.987 \times 298 \times 2.303 \times \log 4.00 = -821$ cal/mol

예제 30. Krahl에 의하면, 약산 amobarbital에 대한 pK_a값은 25 ℃에서 7.94이다. 이 barbiturate의 이온화에 대한 표준자유에너지 변화를 계산하라.

풀이 $\Delta F^\circ = 2.303 \times 1.987 \times 298 \times 7.94 = 10,827$ cal/mol

예제 31. 어떤 유기산이 다음 반응과 같이 해리한다.

$$HA + H_2O \rightleftarrows H_3O^+ + A^-$$

이 산의 해리지수(dissociation exponent)는 25 ℃에서 5.0이다. 반응은 어느 시간에서든지 농도를 측정할 수 있을 만큼 느린 속도로 진행한다고 가정하고 활성도와 농도와의 차이는 무시한다.

(a) 표준자유에너지 변화 ΔF° (b) 0.1 mol/l의 산이 충분히 해리하여 10^{-4} mol/l의 이온을 이루는 반응에 따르는 자유에너지변화 ΔF를 계산하라. (c) ΔF의 부호로써 반응의 자발성을 판단하라.

풀이 (a) $\Delta F^\circ = 2.303 \times 1.987 \times 298 \times 5.0 = 6818$ cal/mol

(b) 농도로 표시된 반응계수(reaction quotient)

$$Q = \frac{[H_3O^+][A^-]}{[HA]} = \frac{10^{-4} \times 10^{-4}}{10^{-1} - 10^{-4}} \cong 10^{-7}$$

이며, 물의 농도는 크므로 반응에 의해서 크게 변하지 않고 따라서 계수에 나타나지 않는다. 그 대신에 $[H_3O^+]$ 항은 물은 근본적으로 단위활성도로 존재하며, 1 기압, 25 ℃에서의 순수한 물을 H_2O의 표준상태로 취하기 때문에 나타나지 않는다고 말할 수 있다. Q를 평형상수 K와 혼동해서는 안 된다. 여기서의 K는 동적 평형하에서의 정반응과 역반응이 진행될 때의 반응물과 생성물의 농도의 비이기 때문이다.

$$\begin{aligned} \Delta F &= \Delta F^\circ + 2.303\ RT \log \frac{a_{\text{prod}}}{a_{\text{react}}} \\ &= 2.303\,RT\,pK + 2.303\,RT \log Q \\ &= 6818 + (2.303 \times 1.987 \times 2098 \times \log 10^{-7}) \\ &= 6818 - 9546 = -2728 \text{ cal/mol} \end{aligned}$$

(c) 0.1 mole/liter의 산을 10^{-4} mole/liter의 이온으로 변화시키는 것은 일정한 압력과 온도에서 ΔF의 부호가 −이므로 자발적 반응이다.

식 (153)을 다음과 같이 쓰면,

$$\Delta F = RT \ \ln \frac{Q}{K} \tag{156}$$

부호와 반응의 자발성이 Q와 K의 양의 상대적인 값에 의존한다는 것을 알 수 있을 것이다. K보다 Q가 작으면 생성물의 농도(활성도)가 아직도 평형에서의 값보다 낮음을 뜻하며, ΔF는 −의 부호를 가질 것이고, 과정은 평형상태를 향해서 자발적으로 이동할 것이다. Q가 K보다 크면 생성물의 농도가 평형값보다 크고, ΔF는 양의 부호를 가질 것이고, 그 과정은 자발적이 아닐 것이다. $K = Q$이면 $\Delta F = 0$이고 그 계는 평형상태에 있다.

표준자유에너지 변화 ΔF°는 반응물과 생성물이 단위활성도의 표준상태에 있을 때의 과정의 값이고, ΔF°의 부호는 이 조건하에서 반응이 가능한가 아닌가를 가리켜 주는 것이다. 수용액 중에서 모든 약전해질의 ΔF°는 K가 1 보다 작으므로 양의 부호가 될 것임에 주의하라. ΔF°가 양이라고 하는 것은, 단위활성도인 표준상태에 있는 전해질은 단위활성도를 가지는 이온으로 자발적으로 해리되지 못함을 나타낸다. 그럼에도 불구하고 ΔF°가 아닌 ΔF의 부호가 나타내는 가능성 때문에 이온화는 일어난다. 이러한 사실은 반응물이나 생성물이 모두 표준상태에 있지 않은 예제 **30**에 들어 놓았다.

표준자유에너지 변화는 해리할 때의 표준자유에너지 변화 ΔS°와 온도 T_0에서의 표준자유에너지 변화 $\Delta F^\circ_{T_0}$가 유용한 경우에 온도 T에서의 해리지수 pK_T를 구하는 데 이용될 수 있다. 표준자유엔트로피 변화는 ΔF°를 절대온도에 대하여 도표로 만들고 선의 기울기를 측정하여 구한다. 해리지수를 계산하는 식은 다음과 같다.

$$pK_T = \frac{\Delta F^\circ_{T_0} - \Delta S^\circ\ (T - T_0)}{2.303\ RT} \tag{157}$$

예제 32. amobarbital의 해리에 대한 표준자유엔트로피 변화 ΔS°는 −3.1 cal/deg이고, pK_a는 25 ℃

에서 7.94이다. Krahl이 유도한 것과 비슷한 식 (157)을 사용하여, 15℃(288°K)에서의 amobarbital에 대한 해리지수 pK_a를 계산하라.

풀이 $\Delta F^\circ_{T_0} = 2.303 \times 1.987 \times 298 \times 7.94 = 10,828$ cal/mol

$$pK_{288^\circ} = \frac{10,828 \times 3.1(298-288)}{2.303 \times 1.987 \times 298} = 8.24$$

25℃에서 Krahl이 측정한 몇 가지 barbituric acid의 치환체에 대한 pK_a와 ΔF°값을, 용액 중에서 이온이 가장 가깝게 접근하는 거리 a_i에 대한 값과 함께 〈표 6・6〉에 표시하였다.

〈표 6・6〉 25℃에서 **Barbituric acid** 치환체에 대한 pK_a 및 ΔF°값

화 합 물	pK_a	ΔF°	a_i
5,5-Diethylbarbituric acid(Barbital)	7.91	10,784	2.0
5-Ethy1-5-isopropylbarbituric acid(Probarbital)	8.01	10,920	2.5
5-Ethy1-5-butylbarbituric acid(Butethal)	7.92	10,797	2.0
5-Ethy1-5-(1-methylbutyl) barbituric acid(pentobarbital)	8.11	11,056	2.7
5-Ethy1-5-phenylbarbituric acid(Phenobarbital)	7.41	10,102	2.0
5-Allyl-5-isopropylbarbituric acid(Aprobarbital)	7.91	10,784	1.5
5-Allyl-5-isobutylbarbituric acid(Allyl Barbituric Acid)	7.68	10,470	2.7
5-Allyl-5-(1-methylbutyl) barbituric acid(Secobarbital)	8.08	11,015	1.5

Harned와 Owen은 이온화상수와 온도를 관련짓는 다음과 같은 실험식을 제안하였다.

$$\log K = -\frac{A}{T} - CT + D \tag{158}$$

여기서 A, C 및 D는 주의깊게 실험하여 얻은 상수이다.

많은 약전해질의 이온화상수는 0℃와 60℃ 사이에서 극대값을 가지고 있으며, 극대의 이온화가 일어나는 온도는 다음의 식으로 주어진다.

$$T_{\max} = \sqrt{\frac{A}{C}} \tag{159}$$

이 온도에서의 해리지수는 다음과 같다.

$$pK_{\max} = 2\sqrt{AC} - D \tag{160}$$

이온화에 대한 열역학적 양도 A, C 및 D 등의 상수를 사용하여 구할 수 있다.

$$\Delta F^\circ = 2.3026\,R(A - DT + CT^2) \tag{161}$$

$$\Delta H^\circ = 2.3026\,R(A - CT^2) \tag{162}$$

$$\Delta S^\circ = 2.3026\,R(D - 2CT) \tag{163}$$

몇 가지의 대표적인 약전해질에 대한 결과를 〈표 **6・7**〉에 기재하였다.

〈표 6·7〉 이온화의 열역학적 상수

전 해 질	A	C	D	T_{max}	pK_{max}	$\Delta F^{\circ}_{25^{\circ}}$	$\Delta H^{\circ}_{25^{\circ}}$	$\Delta S^{\circ}_{25^{\circ}}$
Formic acid	1342.85	0.015168	5.2743	297.5	3.7519	5117	−23	−17.6
Acetic acid	1170.48	0.013399	3.1649	295.6	4.7555	6486	−92	−22.1
Propionic acid	1213.26	0.014055	3.3860	293.8	4.8729	6647	−163	−22.8
Boric acid	2193.55	0.016499	3.0395	364.6	8.9923	12,596	3328	−31.1

3 공명(전자성)효과

산과 그 짝염기의 상대적인 공명안정도는 화합물의 산도에 영향을 준다. 페놀은 벤질알코올보다 강산인데,

$$C_6H_5OH + H_2O \rightleftarrows H_3O^+ + C_6H_5O^- \tag{164}$$

$$C_6H_5CH_2OH + H_2O \rightleftarrows H_3O^+ + C_6H_5CH_2O^- \tag{165}$$

페놀의 음이온형은 모두 같은 에너지를 가졌고, 따라서 이온화하지 않은 분자상의 페놀보다 더 안정되어 있기 때문이며,

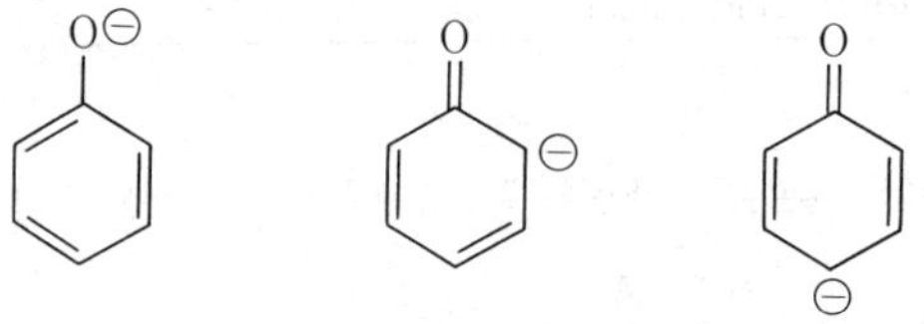

페놀 음이온의 공명형태

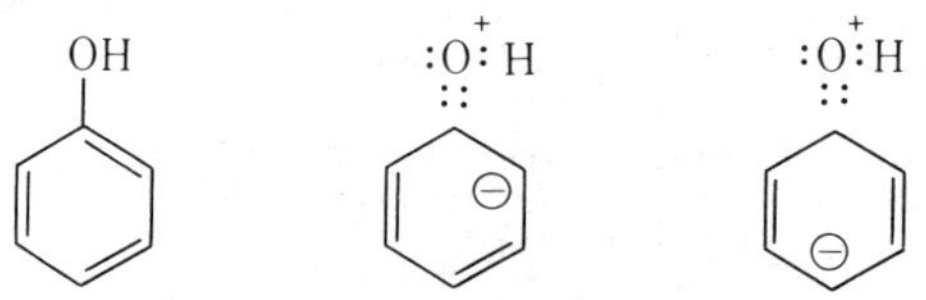

비해리된 페놀의 공명형태

반응식 (164)의 평형은 오른쪽으로 이동된다. 벤질알코올 음이온의 공명안정은 부가되어 있는 CH_2기 때문에 일어나지 못한다. 식 (165)의 평형은 압도적으로 왼쪽으로 향하게 된다.

아닐린과 다른 방향족 아민은 지방족 아민보다 약염기인데, 이는 유리염기는 공명에 의하여 안정되어 있으나 짝산은 그렇지 못하기 때문이며, 해리평형은 왼쪽으로 이동되고 있다. 지방족 아민의 유리염기나 짝산에 대해서는 공명은 아무런 효과도 없다.

$$RNH_2 + H_2O \rightleftarrows RNH_3^+ + OH^- \text{(공명 없음)} \tag{166}$$

$$C_6H_5NH_2 + H_2O \rightleftarrows C_6H_5NH_3^+ + OH^- \tag{167}$$

(유리염기가 공명에 의해 안정화)

방향족 유리염기의 공명형태는 다음과 같다.

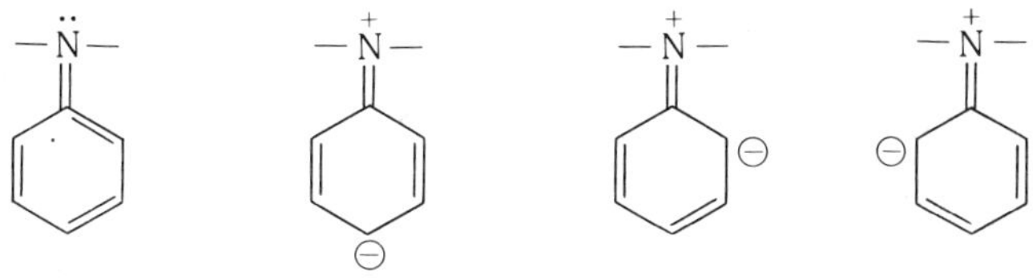

분자궤도함수이론에 의하면, 카르복시산이온의 산도에 대한 공명효과는, p궤도함수가 겹쳐져서 이동성이거나 또는 전자의 π 결합을 만든다고 설명하고 있다.

카르복시산의 탄소원자에 있는 3개의 전자는 R기와 2개의 산소원자의 각각 1개의 전자와 3개의 σ 결합을 만든다. 이들 분자궤도함수는 단일 평면에 놓이며 서로 120°의 각을 이루는데, 탄소원자의 원자궤도함수의 sp^2 혼성화의 결과이다. 탄소원자의 나머지 p 궤도함수는 〈그림 **6·1**〉의 (a)와 (b)에 표시한 바와 같이 산소 중에 하나의 산소에 있는 p 궤도함수와 겹쳐져서 π 결합궤도를 이룬다. 또 하나의 산소는 양성자의 이온화로 인해서 제공되는 여분의 p 전자를

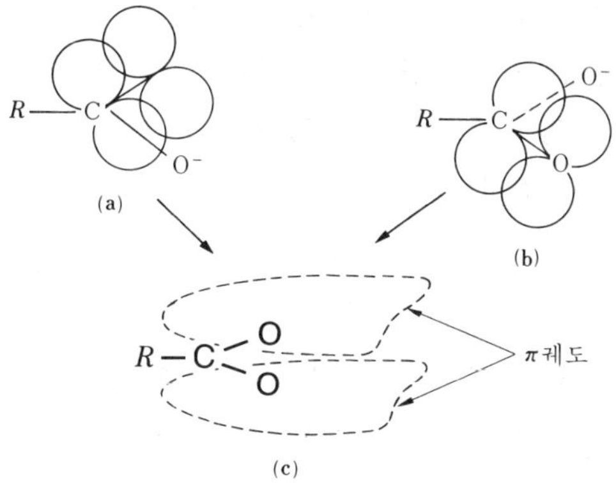

〈그림 6·*1*〉 카르복시산 음이온의 분자궤도함수적 표현

가지고 있어 이 전자가 이 산소원자의 고립 p 전자와 짝을 이룰 수 있다. 그렇게 되면 분자궤도함수는 (c)에서 표시한 바와 같이, 탄소와 산소핵들을 모두 포함하게 될 것이고, 따라서 이러한 배치가, 궤도함수가 2개인 산소원자 중에서 하나만을 둘러싸고 있는 상태보다 더 안정한 상태를 만든다고 보는 것이 더 타당하게 보일 것이다.

이것이 **공명**(resonance)에 대한 분자궤도함수적인 표현이다. 이것에 대응하는 원자가결합 표현은 〈그림 **6·2**〉에서와 같다.

해리하지 않은 산은 이온화된 형태보다 공명에 의해서 훨씬 덜 안정되어 있고, 이 사실은 카르복시산의 산성 성질을 설명해 주고 있다.

해리하지 않은 카르복시기의 수산기에 붙은 산소는 수소와 결합되어 있고, π 결합을 형성하기에 필요한 전자쌍보다 하나 적은 비공유전자쌍을 가지고 있다. 따라서 두 개의 공명형태는 同價가 아니며, 분자의 극성을 높여 주는 전하의 분리를 포함하고 있는 두 번째 형태가 첫 번째 형태보다 덜 안정하다. 분자형태의 산에 대한 원자가결합 구조는 〈그림 **6·2**〉의 (b)에서와 같이 표시된다. 공명은 카르복시산의 분자형태를 페놀의 분자형태보다 덜 안정화시키려고 하는

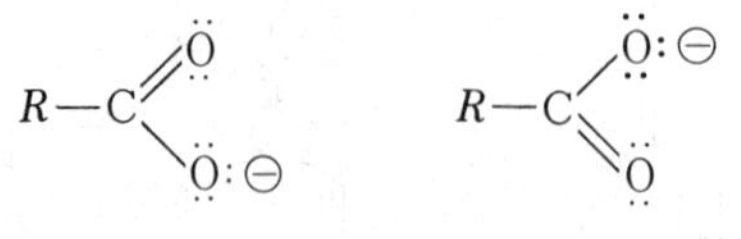

(a)

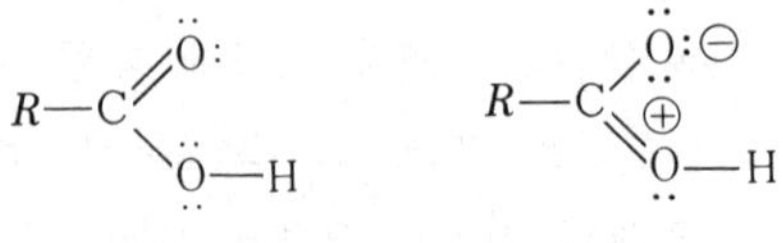

(b)

〈그림 6·2〉 카르복시산의 공명 형태. (a) 음이온, (b) 비해리형

경향이 있다. 따라서 그 화합물은 이온형태로 존재하려고 하는 경향이 크고, 따라서 카르복시산이 페놀보다 상당히 강한 산이다.

공명의 이러한 형태는 **전자성 효과**(electromeric effect) 또는 **전자성 토토메리성 편극**(electromeric tautomeric polarization)이라고 불리기도 하는데, 두 개의 구조가 동가가 아닌 경우를 말하는 것이다. 분자형태의 안정성은 이온화된 형태의 것만큼 크지 못하며, 따라서 산은 수소이온을 잃어서 안정성을 증가시킨다.

4 유발(극성)효과

개개의 원자처럼 화학적인 基도 전기음성도를 규정할 수 있다. 수소산의 산도는 수소가 첨가되는 기의 전기음성도가 커짐에 따라서 증가한다. 몇 가지 기의 상대적인 전기음성도는 다음과 같다.

$$-CH_3 < -NH_2 < -OH < I < Cl < F \ll -NH_3^+$$

이 계열의 마지막 기는 양으로 하전되어 있어 근처의 원자로부터 전자를 강하게 끌어당기므로 다른 것들보다 훨씬 전기음성적이다.

전기음성적인 원자나 기는 결합되어 있는 다른 원자에 양전하를 유발시킬 수 있다. 전기음성인 치환체는 전자쌍을 가까이 끌어당겨서 공유결합에 유발편극화를 일으키고 결과적으로 쌍극자성 분자로 만든다. 극성효과는 쌍극자모멘트를 측정할 때 일반적으로 사용되는 방법으로 측정할 수 있다. 염소와 같은 전기음성원자는 COOH 같은 산성기로부터 전자를 뺏을 수 있다. 따라서 O−H기의 산소는 쉽게 양성으로 되며 양성자는 쉽게 해리된다. 이와 반대로, NH_2 같은 염기성 기로부터의 전자의 유발적 철수는, 기가 양으로 하전되고 양성자를 쉽게 받을 수 없으므로 염기성의 세기가 감소된다. 이러한 효과는 두 탄소원자 주위의 거리에 영향이 크고 〈표 **6·8**〉에 나타낸 바와 같이 영향을 받는 기 근처에 있는 원자의 수와 전기음성인 원자의 접근에 따라서 증가한다.

〈표 6·8〉 K_a 값에 미치는 전기음성도의 영향

화 합 물	K_a
$I-CH_2-COOH$	70×10^{-5}
$F-CH_2-COOH$	340×10^{-5}
$Cl-CH_2-COOH$	140×10^{-5}
$Cl_2-CH-COOH$	5000×10^{-5}
$Cl_3-C-COOH$	$13,000\times10^{-5}$
$ClCH_2-CH_2-CH_2-COOH$	3×10^{-5}
$CH_3-CHCl-CH_2-COOH$	9×10^{-5}
$CH_3-CH_2-CHCl-COOH$	140×10^{-5}

barbital(I)과 phenobarbital(II)의 pK_a 값의 차이는 이 원리로써 설명이 가능하다. phenobarbital의 산강도는 barbital의 산강도보다 큰데(낮은 pK_a 값은 산강도가 큼을 의미한다), 좀더 전기음성인 페놀기가 에틸기 대신에 치환되었기 때문이다.

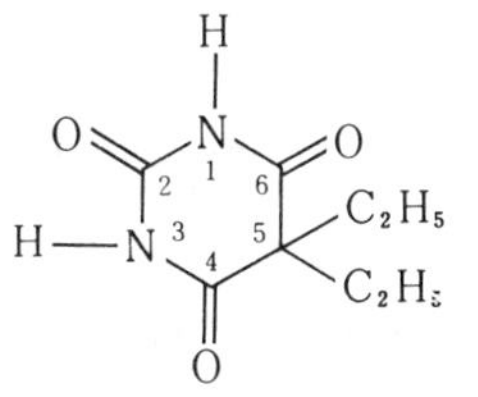

Barbital (I)
$pK_a=7.91$

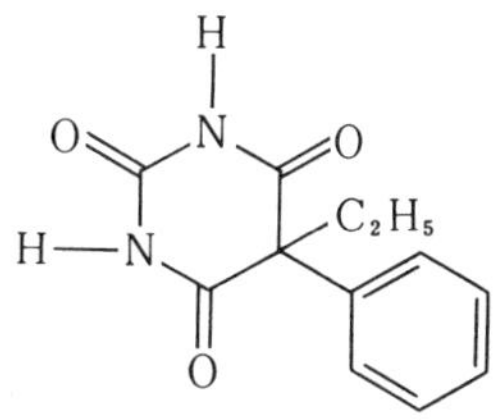

Phenobarbital (II)
$pK_a=7.41$

5 비수용액계에 있어서의 유전효과

비수용매에 있어서의 산-염기평형은 2가지의 효과, 즉 유전(dielectric) 및 화학적 효과의 관점에서 연구할 수 있다. 반응에 양성자의 이동이 포함되어 있으면 Brönsted-Lowry 의 표현은 비수계의 산-염기평형을 검토하는 데 특히 유용하다.

이온평형에 유전효과가 나타내는 역할을 연구하기 위해서는, 물 속에서의 초산의 이온화 ($\varepsilon_{H_2O}=80$, 20°에서)와 에탄올 속에서의 초산의 이온화 ($\varepsilon_{EtOH}=25$, 20°)를 생각하기로 하자.

$$\underset{\text{산}_1}{CH_3COOH} + \underset{\text{염기}_2}{H_2O} \rightleftarrows \underset{\text{산}_2}{H_3O^+} + \underset{\text{염기}_1}{CH_3COO^-} \qquad (168)$$

$$CH_3COOH + C_2H_5OH \rightleftarrows C_2H_5OH_2^+ + CH_3COO^- \qquad (169)$$

이 반응에서 하전되지 않은 분자에서 하전된 이온이 생성되는 것에 주의하라. 따라서 용매의 유전상수가 반응에 대해서 어떤 효과를 가질 수 있음을 예상할 수 있을 것이다.

물은 높은 유전상수를 가지기 때문에 반응 (168)이 반응 (169)보다 더욱 빨리 진행된다. 이러한 사실은 매체인 물과 알코올 중에서 서로 반대의 부호인 전하($e=4.8\times10^{-10}$정전기단

위)를 가지는 2개의 이온을 분리시키는 데 필요한 일로서 표시되는 기전력에 관한 Coulomb의 법칙을 적용시켜 보면 알 수 있다. 해리에 있어서 전하는 분자에 있어서의 약 2Å (2×10⁻⁸ cm)인 원래의 거리에서 무한대인 최종거리로 분리된다고 가정한다. 다음과 같이 계산된다.

$$일_{H_2O} = \frac{e^2}{\varepsilon_{H_2O}\, r} = \frac{(4.8\times10^{-10})^2}{80\times(2\times10^{-8})} = 1.4\times10^{-13}\ \text{erg}$$

$$일_{EtOH} = \frac{e^2}{\varepsilon_{EtOH}\, r} = \frac{(4.8\times10^{-10})^2}{25\times(2\times10^{-8})} = 4.6\times10^{-13}\ \text{erg}$$

따라서 알코올 중에서 이온을 형성하는 데 드는 일은 물 중에서의 것보다 큼을 볼 수 있고, 약산(또는 염기)은 물에서 더욱 완전히 해리한다고 결론을 내릴 수 있다. 다시 말해서 낮은 유전상수를 가지는 용매에서보다 물에서 더욱 강한 전해질이라고 결론지을 수 있다. 물론 화학적인 효과, 즉 용매의 염기(또는 산)강도, 또한 용매의 전체적인 작용을 판정하기 전에 고려해야 한다.

6 비수용계에 있어서의 화학적 효과

에틸알코올과 같은 염기성 용매 중에 있는 양이온산 NH_4^+의 평형은 다음과 같이 표시할 수 있다.

$$NH_4^+ + ROH \rightleftarrows C_2H_5OH_2^+ + NH_3 \tag{170}$$

알코올 중에서의 NH_4^+의 산해리상수 또는 산도상수는 짝염기 NH_3의 해리상수와 다음과 같은 식으로 관련되어 있다.

$$K_aK_b = K_{EtOH} \tag{171}$$

여기서 K_{EtOH}는 용매의 이온곱(또는 자동양성자 교환반응)이다. 에틸알코올에 대한 이온곱은 대략 10^{-17}인데, 이는 C_2H_5OH가 다음과 같은 자동양성자 교환반응에 의해서 극히 소량만이 이온화함을 가리키고 있다.

$$2\,C_2H_5OH \rightleftarrows C_2H_5OH_2^- + C_2H_5O^-$$

낮은 자동양성자 교환상수를 가지는 알코올은 수소이온에 대해서 큰 친화력을 가지며, 따라서 물보다 더 염기성인 용매일 것이라고 결론지을 수 있다. 이러한 사실은 틀림없음이 증명되었는데, 왜냐하면 암모늄이온의 산도상수가 물에서보다 알코올에서 약 6배 크다는 것이 발견되었기 때문이다.

식 (170)에 있는 반응은 이온의 수에는 아무런 변화가 없기 때문에, 이 반응에서의 여러 가지 용매의 작용에 미치는 유전상수의 효과는 보잘것 없는 것이고, 따라서 화학적인 효과를 정전기적인 복잡성을 떠나서 연구할 수 있다. 반응 (168)과 (169)의 경우처럼 유전상수가 포함되는 경우에는, 용매의 이온용매화 성질도 용매의 겉보기 염기도에 기여한다. 이러한 조건하에서는 물은 에틸알코올보다 약 15~20배 강한 염기임이 발견되었다.

액체암모니아는 자동양성자 교환상수가 −33 ℃에서 약 10^{-22}이며, 물이나 알코올보다 훨씬 더 염기성인 용매이며 유전상수는 22이다. 자주 연구된 산성 용매는 무수초산인데, 자동양성자교환상수는 대략 10^{-13}이고 유전상수는 6.3이다.

HCl, H_2SO_4 및 $HClO_4$ 같은 강산은 물과 거의 완전히 반응하여 히드로늄이온과 산 음이온(acid anion)을 형성하며, 물에서의 상대적인 강도는 평준화되어 있다. 즉, 그들의 산강도의 차이를 구별할 수 없게 만드는데, 이것을 물의 **평준화효과**(leveling effect)라고 한다. 강염기도 수소이온과 염기의 양이온으로 거의 완전히 변환된다.

물을 액체암모니아 같은 염기성 용매로, 또 물에서는 약산인 초산으로라도 치환하면 강산처럼 거동한다. 이러한 현상은 초산이 거의 완전하게 초산이온으로 변환되기 때문에 일어난다. 벤조산, 포름산, 요오드화수소 및 이에 유사한 산은 평준화되어 액체암모니아 중에서 강산처럼 작용한다.

그러나 물보다 덜 친양성자성인 무수초산을 강산의 용매로 사용하면, 평준화효과는 일어나지 않으며 산의 상대적 강도를 측정할 수 있다. 따라서 초산은 이들 산에 대한 평준화용매라기보다 **구별용매**(differentiating solvent)이다. 반응은 불완전하여 평형을 다음과 같이 쓸 수 있다.

$$HA + CH_3COOH \rightleftarrows CH_3COOH_2^+ + A^-$$

초산 중에서 측정한 몇 가지 강산의 강도를 감소하는 순서로 표시하면 다음과 같다.

$$HClO_4 > HBr > H_2SO_4 > HCl > HNO_3$$

이들 산은 초산 중에서는 완전히 이온화하지 않기 때문에 '약산'으로 거동한다. 그러나 acetonium 이온($CH_3COOH_2^+$)의 활성도는 크고, 용액은 이들 산에 대응하는 수용액보다 더욱 극렬한 산성이다.

이 원리는 非水滴定法의 기초가 된다. 어떤 산과 염기는 물에서 너무 약하기 때문에 수용액에서는 일반적인 적정법으로는 측정할 수 없다. 어떤 비수계에서는 이들 화합물의 강도는 크게 증가하며, 중화곡선의 당량점에서의 굴곡은, alkaloid 같은 약전해질 약품을 정확히 분석할 수 있을 정도로 뚜렷하다. 약염기를 초산 중에서 과염소산으로 중화하는 것은 당량점에 예민한 굴곡이 없기 때문에 물 속에서는 분석을 할 수 없는 경우에 사용된다.

7 산도상수의 측정

산도상수를 측정하는 데 가장 광범위하게 사용되는 방법은 전위차 pH 적정이다. 가장 신빙성이 있는 결과를 나타내는 비로그(nonlog) 선형적 적정곡선으로서 실험데이터를 평가하는 데 이용되어 왔고, 이러한 관계를 나타내는 가장 훌륭한 예는 Benet 과 Goyan 의 방법으로, 산도상수를 구하려는 1 양성자성 약산 일정량을 강염기로 적정해 가면서 수소이온농도를 측정하고, 이를 다음과 같이 처리하여 1 차직선을 얻어 그 기울기로부터 산도상수를 구하는 방법이다.

약산 HA 일정량을 강염기 MOH로 적정한 경우의 PBE는,

$$[M^+]+[H_3O^+]=[OH^-]+[A^-]$$

이므로, 해리평형 중의 $[A^-]$의 양을 Z라 하면,

$$Z=[A^-]=[H_3O^+]+[M^+]-[OH^-]$$

가 되며, 처음 넣어준 약산의 총량 C_a는,

$$\begin{aligned}C_a&=[HA]+[A^-]=[HA]+Z\\&=\frac{Z\cdot[H_3O^+]}{K}+Z \qquad \left(cf.\ [HA]=\frac{[H_3O^+][A^-]}{K_a}\right)\end{aligned}$$

이므로, 식을 다음과 같이 바꿔 쓸 수 있다.

$$Z=C_a-\frac{Z[H_3O^+]}{K} \tag{172}$$

$[M^+]$은 현재 적정에 소모되고 있는 강염기의 양이므로, 각 적정단계마다 $[H_3O^+]$을 측정하여 Z값들을 산출하고 이를 도표화한다. 만일, 약염기 AOH를 강산 HX로 적정할 때에는

$$Z=[OH^-]+[X^-]-[H_3O^+] \tag{173}$$

이며,

$$Z=C_b-\frac{KZ}{[H_3O^+]} \tag{174}$$

따라서 약산에 대해서 $Z[H_3O^+]$에 대해 Z를 도시하면, 식 (172)를 참조하여 알 수 있는 바와 같이, 기울기가 $1/K$이고 절편이 C_a인 직선을 얻는다. 약염기에 대응하는 도표화는 기울기가 K이고 절편이 C_b인, $Z/[H_3O^+]$에 대한 Z의 도표화일 것이다. 이들 방정식은 완전히 정제할 수 없는 물질이나 용매화도를 모르는 물질에는 특히 가치 있는 식이다. C_a나 C_b는 도표로부터 얻어지며, 광범위한 건조기술이나 원소분석은 필요하지 않다. 그러나 이들 방정식은 겹쳐지는 산도상수를 가진 물질에는 특히 이용할 수 없다. 이러한 난점은 변수 P를 산이나 2양성자산 H_2A의 몰당의 해리된 양성자의 평균수로 정의하면 극복할 수 있다.

$$P=\frac{[HA^-]+2[A^{2-}]}{C_a} \tag{175}$$

NaOH와 같은 강염기로 적정하려고 하는 물질에 대한 PBE는 다음과 같다.

$$Na^++[H_3O^+]=[OH^-]+[HA^-]+2[A^{2-}] \tag{176}$$

또는

$$Z=[HA^-]+2[A^{2-}]=Na^++[H_3O^+]-[OH^-] \tag{177}$$

식 (175)를 식 (177)에 대입하면

$$P=\frac{Z}{C_a} \tag{178}$$

식 (175)의 $[HA^-]$과 $[A^{2-}]$을 $[H_3O^+]$의 함수로 치환하면 다음과 같이 되는데,

$$P = \frac{K_1[H_3O^+] + 2K_1K_2}{[H_3O^+]^2 + K_1[H_3O^+] + K_1K_2} \tag{179}$$

재정리하면 다음과 같이 된다.

$$\frac{[H_3O^+]^2 P}{(2-P)} = K_1K_2 + \frac{K_1[H_3O^+](1-P)}{(2-P)} \tag{180}$$

식 (180)을 도표로 하면 기울기가 K_1이고 절편이 K_1K_2인 직선이 되며, 절편을 기울기로 나누면 K_2가 된다. $K_2 = 0$일 때는 식 (180)은 식 (172)와 동일한 것이 됨에 주의해야 한다. 물론 식 (157)을 쓰면 동일한 데이터로부터 K_1과 K_2를 모두 계산할 수 있게 되는 장점이 있으나, C_a를 알아야 하게 되는, 식 (172)의 장점 하나를 잃어버리게 된다. 대부분의 경우 C_a는 비교적 쉽게 구할 수 있으나, 그렇지 못한 경우에는 C_a를 측정하기 위한 하나의 노력으로서 K_2의 효과를 무시할 수 있다고 생각되는 pH 범위에서 식 (172)를 사용할 수 있다. 그 다음에 C_a를 식 (180)에 사용하여 K_1과 K_2를 측정할 수 있다.

8 미량산도상수

2양성자산의 전위차 적정에 의하여 구한 산도상수 K_1과 K_2는 보통 macro 적정상수 또는 적정상수라고 명명되었다. 하나의 예로서 염산글리신을 사용하면, K_1은 카르복시기가 zwitter 이온으로 되는 이온화와 관계가 있으며, K_2는 양이온인 아미노기가 glycinate 음이온으로 되는 양성자의 손실과 관련되어 있다. 이러한 사실은 카르복시기가 양이온인 아미노기보다 강한 산이라는 사실을 경험적으로 알기 때문에 비롯된다. 그러나 양이온인 아미노기로부터 첫 번째 양성자를 잃어버리고, 카르복시기로부터 두 번째 양성자를 잃어버린다는 것은 이론적으로 가능한 것이다. 따라서 첫 번째 양성자를 잃어버리는 2 가지 방법과 두 번째 양성자를 잃어버리는 방법 2 가지가 있어, 용액에 4 가지의 가능한 이온종이 생기는 결과가 된다. 이것을 염산글리신을 +O로, zwitter 이온을 + −, 완전히 하전되지 않은 형태인 NH_3CH_2COOH를 OO, 그리고 glycinate 음이온을 O−로 표시함으로써 염산글리신에 대하여 다음과 같은 도식으로 예시할 수 있다.

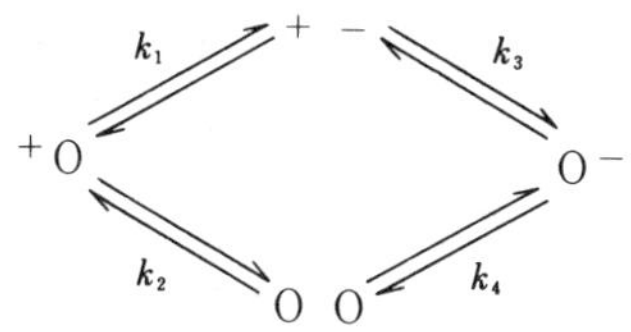

상수 k_1, k_2, k_3 및 k_4는 **미량산도상수**(micro acidity constant) 또는 해리상수로 명명된다. K_1은 이온종 +O로부터 잃어버린 양성자의 총수를 적정함으로써 구할 수 있으므로,

$$K_1 = \frac{[H_3O^+][+-] + [H_3O^+][OO]}{[+O]} \tag{181}$$

미량산도상수 k_1과 k_2는 다음과 같은 일반적인 방법으로 정의할 수 있다.

$$k_1 = \frac{[H_3O^+][+-]}{[+O]} \tag{182}$$

그리고
$$k_2 = \frac{[H_3O^+][OO]}{[+O]} \tag{183}$$

식 (182)와 식 (183)을 식 (181)에 대입하면

$$K_1 = k_1 + k_2 \tag{184}$$

가 되며, 비슷한 방법으로 다음과 같음을 보여 줄 수 있고,

$$\frac{1}{K_2} = \frac{1}{k_3} + \frac{1}{k_4} \tag{185}$$

그리고
$$K_1K_2 = k_1k_3 = k_2k_4 \tag{186}$$

글리신의 메틸 및 에틸에스테르는 평균 pK 값이 7.70임을 보여 주고 있다. 이들 분자는 이온화할 수 있는 카르복시산기를 가지고 있지 않기 때문에, 적정데이터로부터 얻은 pK 값은 위의 도식에서처럼 k_2와 같다고 가정할 수 있다. 이 사실은 에스테르와 카르복시기가 모두 인접한 산기의 산도에 본질적으로 같은 효과를 가진다는 것이 나타내어져 있기 때문이다. 따라서 〈표 **6·2**〉로부터 K_1이 4.5×10^{-3}임을 알면, 식 (184)로부터 모든 실제적인 목적에 대해서는 K_1과 k_1이 같은 것임을 알게 된다. 이들 두 상수는 본질적으로 같으므로, 식 (186)은 K_2와 k_2 또한 같아야 함을 가리키고 있다. 따라서 명백하게 카르복시기의 이온화에는 K_1을, 그리고 zwitter 이온으로부터 한 개의 양성자를 잃어버리는 단계에 대해서는 K_2로 지정할 수 있다.

양성자 첨가가 가장 고도로 되어 있는 상태에서 양이온성 아미노기와 페놀성 기를 모두 가지고 있는 phenylalkanolamine, 즉 phenylephedrine의 이온화 도식도 염산글리신의 경우에 주어졌던 이온화 도식으로 표시할 수 있다. 이 경우의 +O, +−, OO 및 O−는 각각 phenylalkanolammonium 이온, 쌍극자이온, 하전되지 않은 분자 및 phenolate 이온을 나타낸다. 이 계는 4급으로 된 phenylalkanolamine을 써서, pH 적정데이터를 써서 얻은 상수는 본질적으로 k_2와 같다고 가정하여, 염산글리신에 대해서 했던 똑같은 과정을 따라서 연구할 수 있다. 그러나 페놀성 기는 대략 300 mμ 근처의 자외선 범위에서 흡광도에 변화를 일으키면서 이온화한다는 사실을 이용하여 좀더 나은 근사를 얻을 수 있다. 이러한 흡광도의 변화는 NH_4^+기가 존재하거나 이온화에 의하여 영향을 받지 않는다.

phenylalkanolamine을 함유하고 있는 용액의 pH를 높여줌에 따라서 300 mμ에서의 흡광도는 증가하여 100% 이온화가 일어났다고 생각되는 pH 12.5에서 극대값에 도달하게 된다. 따라서 주어진 pH에서의 용액의 흡광도와 pH 12.5에서의 흡광도의 비는 이온화한 페놀기의 총 분율 α_t가 된다.

$$\alpha_t = \frac{[+-]+[O-]}{C_a} \tag{187}$$

일반적인 기술을 이용하면 다음과 같이 된다.

$$\alpha_t = \frac{K_1[H_3O^+] + K_1K_2}{[H_3O^+]^2 + K_1[H_3O^+] + K_1K_2} \tag{188}$$

또는

$$\alpha_t([H_3O^+] + K_1) = k_1 + \frac{K_1K_2(1-\alpha_t)}{[H_3O^+]} \tag{189}$$

K_1과 K_2는 모두 따로따로의 적정데이터로부터 구할 수 있으며, α_t는 흡광도 데이터를 써서 각각의 $[H_3O^+]$의 값에 대하여 얻을 수 있다. 이렇게 하면 식 (189)는 절편이 k_1인 직선으로 도시할 수 있다. 일단 k_1을 알면, 다른 모든 미세이온화상수는 식 (184)~(186)을 써서 구할 수 있다. Riegelman은 여러 가지의 phenylalkanolamine에 대한 이온화상수를 측정하는 비슷한 방법을 이용하였다. $pk_1 = 9.14$이고 $pk_2 = 9.02$라는 값은, K_1은 혼성상수(hybrid constant)이며 양이온성인 암모늄이나 또는 페놀성 기의 것이라고 명확히 지정할 수 없다. 비슷한 방법으로 $pk_3 = 9.47$이고 $pk_4 = 9.59$는 K_2도 역시 혼성상수라는 것을 명백하게 한다.

식 (184)~(186)을 구하는 방법과 상기한 바와 같은 염산글리신이나 phenylalkanolamine에 대한 이온화상수를 계산하는 방법은 3개의 산성기를 가지고 있는 분자에로 확장할 수 있다. 그러나 이온화 도식은 매우 복잡하게 되어, 글루타민산 같은 물질에 대해서는 8개의 화학종과 12개의 미세이온화상수를 고려해야 한다. 이것보다 더 복잡한 계는 보통 현명한 가정을 사용하여 좀더 작은 몇 개의 계로 쪼갠다.

연 습 문 제

1. (a) pH 8.00에서의 용액 중의 유리 phenobarbital의 몰%는 얼마인가?
(b) pH 8.00에서의 용액 중의 유리 cocaine의 몰%는 얼마인가?

답 (a) 20%, (b) 28%

2. (a) 염화암모늄용액에 대한 PBE는 무엇인가? (b) 同몰의 Na_2HPO_4와 염화암모늄을 함유하고 있는 용액에 대한 PBE는 무엇인가?

답 (a) $[H_3O^+] = [OH^-] + [NH_3]$
(b) $[H_3O^+] + 2[H_3PO_4] + [H_2PO_4^-] = [OH^-] + [NH_3] + [PO_4^{3-}]$

3. 25℃에서 5×10^{-8}몰의 HCl 용액의 pH는 얼마인가?

답 6.89

4. 100 ml의 용액 중에 5 g의 페놀이 든 용액의 pH는 얼마인가? 이 용액의 수산이온 농도는 얼마인가?

답 pH = 5.1, $[OH^-] = 1.38\times10^{-9}$

5. 0.001 M 초산용액의 히드로늄이온 농도와 pH를 근사식과 좀더 정확한 2차방정식을 모두 써서 계산하라.

답 근사 $[H_3O^+] = 1.32\times10^{-4}$, pH = 3.88
정확한 $[H_3O^+] = 1.23\times10^{-4}$, pH = 3.91

6. 1%(w/v)의 황산에페드린용액의 pH를 계산하라. 이 염의 분자량은 418.6이다.

답 5.50

7. 용액 100 ml 중에 0.5몰의 sulfadiazine sodium을 함유하는 용액의 pH는 얼마인가?

답 10.1

8. 1 : 200의 에페드린용액의 pH는 얼마인가?

답 10.92

9. 초산나트륨 0.10*M*을 함유하는 용액의 pH는 얼마인가?

답 8.9

10. $Ba(OH)_2$ 0.306*M* 용액의 pH를 계산하라.

답 13.788

11. 2개의 산도상수 $pK_1 = 2.3$이고, $pK_2 = 4.9$인 p-aminobenzoic acid($^+NH_3C_6H_4COO^-$)의 양쪽 전해질의 등이온 pH는 얼마인가?

답 3.6

12. sulfonamide는 수용액에서 양쪽 전해질의 형태 $^+NH_3C_6H_4SO_2NR^-$으로 존재할 수 있다. sulfadiazine의 두 산도상수는 $pK_1 = 2.1$이고 $pK_2 = 6.5$이다. 이 약의 등이온점을 계산하라.

답 4.3

13. 25℃에서 0.01*M* physostigmine 용액의 pH를 계산하라.

답 9.94

14. 0.1*M*의 초산과 0.1*M*의 포름산을 함유하고 있는 용액의 pH를 계산하라.

답 2.36

15. (a) 0.1*M* ammonium benzoate 용액의 pH를 계산하라.
(b) 0.1*M* ammonium propionate 용액의 pH를 계산하라.

답 (a) 6.72, (b) 7.06

16. 0.01*M*$(NH_3^+)_3PO_4$ 용액의 pH는 얼마인가?

답 8.94

17. 동몰의 숙신산과 3염기성 시트르산소다를 함유하고 있는 용액의 pH는 얼마인가?

답 5.21

18. 충분한 양의 KCl을 가하여 총 이온강도가 0.3*M*이 되도록 만든 0.50% w/v codeine 용액의 (a) 히드로늄이온 농도와 (b) 히드로늄이온 활성도는 얼마인가?

답 (a) 1.31×10^{-10}, (b) 8.71×10^{-11}

19. 이온강도가 0.2*M*이 되도록 충분한 양의 KBr를 가한 0.004*M* 페노바르비탈용액의 (a) 히드로늄이온 농도와, (b) 히드로늄이온 활성도는 얼마인가?

답 (a) 1.78×10^{-5}, (b) 1.48×10^{-5}

20. (a) 20℃에서 amobarbital의 pK_a는 8.06이다. 20℃에서 이 barbiturate의 해리에 대한 표준자유 에너지 변화는 얼마인가? (b) 이 반응에 대한 표준엔트로피변화 $\Delta S°$가 −3.1 cal/deg 라면, 이 온도에서의 엔탈피 변화 $\Delta H°$는 얼마인가?

답 (a) 10,812 cal/mol, (b) 9,900 cal/mol

21. 25℃에서의 초산의 해리상수로부터 식 $\Delta F^\circ = -RT \ln K$를 써서 이온화에 대한 표준자유 에너지 변화를 계산하라. 만일 25℃에서 이 해리에 대한 ΔH°가 -92 cal/mol이라면 ΔS° 값은 얼마인가?

답 $\Delta F^\circ = 6494$ cal/mole, $\Delta S^\circ = -22.1$ cal/deg

22. 식 (158)에서 볼 수 있는 젖산(lactic acid)에 대한 상수는 $A = 1304.72$, $C = 0.014926$이고, $D = 4.9639$이다. 25℃에서의 T_{max}, pK_{max} 및 ΔF°, ΔH° 및 ΔS°를 계산하라.

답 $T_{max} = 295.7°K$, $pK_{max} = 3.862$, $\Delta F^\circ = 5269$ cal/mol, $\Delta H^\circ = 102$ cal/mole, $\Delta S^\circ = -18$ cal/deg

제 7 장

완충 및 등장용액

Fernbach와 Hubert는 아밀라아제 효소의 연구에서 부분적으로 중화된 인산이 산이나 알칼리의 급격한 pH 변화를 막는 역할을 한다는 것을 발견하여 이것을 완충능이라고 기술하였다. 이 관찰 이후 일수소인산/이수소인산, 암모니아/염화암모늄, 초산염/초산 등의 혼합물이 이러한 작용을 한다고 잇달아 보고되었다. Lowry-Brönsted 개념에 따르면, 이러한 혼합물의 공통 특징은 산과 그 짝염기, 또는 염기와 그 짝산으로 이루어져 있다는 점이다. 이와 같이 약산이나 약염기가 수용액에 존재할 때 소량의 산이나 알칼리를 가하더라도 pH의 변화는 아주 적게 일어나고, 이러한 수소이온농도의 변화에 대한 저항을 **완충작용**이라고 하며 이러한 화합물 또는 화합물의 혼합물을 **완충제**(buffer)라고 한다. 예를 들면, 0.1 N HCl 용액 1 m*l*를 100 m*l*의 순수한 물에 가하면 pH는 7 에서 3 으로 감소하지만, 동량의 초산과 초산나트륨을 함유하고 있는 0.01 몰 용액에 강산을 가하면 pH는 0.09 pH 단위밖에 변화하지 않는다. 이것은 첨가된 산을 완충혼합물 내의 Ac^-이 염기로 작용하여 다음과 같이 수소이온과 결합하기 때문이다.

$$Ac^- + H_3O^+ \rightleftarrows HAc + H_2O \qquad (1)$$

만일 강염기인 수산화나트륨을 완충혼합물에 가하면 혼합물 내의 초산이 수산이온을 중화한다.

$$HAc + OH^- \rightleftarrows H_2O + Ac^- \qquad (2)$$

7-1 완충용액 및 완충방정식

1 약산과 그 염에 대한 완충방정식

완충용액의 pH를 구하려고 할 때나 산이나 염기를 가하여 일어나는 pH의 변화는 완충방정식을 써서 계산할 수 있다. 이 식은 산과 염이 하나의 이온을 공유하고 있을 때, 약산의 이온화에 미치는 염의 효과를 고려하여 구한다.

초산에 대한 해리상수는 다음과 같고,

$$K_a = \frac{[H_3O^+][Ac^-]}{[HAc]} = 1.75 \times 10^{-5} \tag{3}$$

초산에 초산나트륨을 가하게 되면 분자에 있는 $[Ac^-]$항이 증가되기 때문에 상수 K_a를 1.75×10^{-5}으로 다시 만들어 주기 위해서는 수소이온항 $[H_3O^+]$은 순간적으로 감소된다. 따라서 상수 K_a는 불변으로 남고 평형은 반응물쪽으로 이동된다. 결과적으로 초산의 이온화는

$$HAc + H_2O \rightleftarrows H_3O^+ + Ac^- \tag{4}$$

공통이온 $[Ac^-]$을 가함으로써 진정된다. 이것이 **공통이온효과**의 한 예이다. 최종용액의 pH는 초산에 대한 평형식을 다시 정리하면 구할 수 있다.

$$[H_3O^+] = K_a \frac{[HAc]}{[Ac^-]} \tag{5}$$

만일 산이 약산이고 아주 적게 이온화되면, [HAc]는 산의 총농도를 나타내는 것으로 생각할 수 있으며 간단히 [산]으로 쓰게 된다. 미량 이온화된 산성용액에서는 초산염 농도 $[Ac^-]$은 순전히 염, 즉 초산나트륨으로부터 오는 것으로 생각할 수 있다. 초산나트륨 1몰이 초산이온 1몰을 만들므로 $[Ac^-]$은 전체의 염농도와 같고, [염]항으로 바꾸어 놓을 수 있다. 따라서 식 (5)는 다음과 같이 쓰여진다.

$$[H_3O^+] = K_a \frac{[\text{산}]}{[\text{염}]} \tag{6}$$

이 식으로부터 **완충방정식**(buffer equation) 또는 **Henderson-Hasselbalch 방정식**이라고 불리는 약산과 그 염에 대한 표현식을 얻을 수 있다.

$$\text{pH} = pK_a + \log \frac{[\text{염}]}{[\text{산}]} \tag{7}$$

완충방정식은 완충약품용액의 제조에 중요하며, pH 범위가 4에서 10까지 잘 적용된다.

예제 1. 0.1 M 초산용액의 pH는 얼마인가? $pK_a = 4.76$이다. 충분한 양의 초산나트륨을 가하여 이 염으로써 0.1몰 용액이 되게 한 후의 pH는 얼마인가?

풀이 초산용액의 pH는 다음의 식을 써서 구한다.

$$\text{pH} = \frac{1}{2}pK_a - \frac{1}{2}\log c$$

$$\text{pH} = 2.38 + 0.50 = 2.88$$

초산과 초산나트륨을 함유하고 있는 완충용액의 pH는 완충방정식을 써서 결정한다.

$$\text{pH} = 4.76 + \log\frac{0.1}{0.1} = 4.76$$

예제 1로부터 초산용액의 pH는 거의 2 pH 단위가 증가하였음을 알 수가 있다. 즉, 산도는

공통이온을 가진 같은 농도의 염을 가함으로써 원래의 값의 약 1/100로 줄어들었다. 예제 **1**은 공통이온을 가함으로써 이온화가 진정된다고 하는 사실을 나타내는 한 예라고 할 수 있다.

때로는 일정한 pH의 완충제를 제조하기 위해서는 산에 대한 염의 비율을 알아야 할 때가 있다. 예제 **2**에서 이러한 문제에 대한 계산법을 보여 주고 있다.

예제 2. pH 5.2의 초산완충제를 만드는 데 필요한 [염]/[산]의 몰비율은 얼마인가? 또한 초산 0.1 mol/*l* 100 m*l*에 가해 주어야 할 초산나트륨의 양을 계산하라.

풀이 $5.2 = 4.76 + \log \dfrac{[\text{염}]}{[\text{산}]}$

$$\log \frac{[\text{염}]}{[\text{산}]} = 5.2 - 4.76 = 0.44$$

$$\frac{[\text{염}]}{[\text{산}]} = \text{antilog } 0.44 = 2.754$$

따라서 산에 대한 염의 몰비율은 2.754/1이다. 초산 0.1 mol/*l* 100 m*l*에는 0.01 mol이 들어 있으므로 초산나트륨은 0.02754 mol, 즉 2.258 g이 들어 있어야 한다.

2 약염기와 그 염에 대한 완충방정식

약염기와 그 염으로는 완충용액을 만들지 않는 것이 보통인데, 그 이유는 염기의 휘발성과 불안정성 때문이며 또 pH가 온도의 변화에 크게 영향을 받는 pK_w에 의존하고 있기 때문이다. 그러나 약품으로 사용하는 용액은, 예를 들면 에페드린염기와 염산에페드린용액, 약염기와 그 염의 조합으로 되어 있는 수가 많다.

$$[\text{OH}^-] = K_b \frac{[\text{염기}]}{[\text{염}]} \tag{8}$$

이고, $[\text{OH}^-] = K_w/[\text{H}_3\text{O}^+]$의 관계식을 쓰면 완충방정식은 다음과 같이 된다.

$$\text{pH} = pK_w - pK_b + \log \frac{[\text{염기}]}{[\text{염}]} \tag{9}$$

예제 3. 용액 1*l* 중에 0.1몰의 에페드린과 0.01몰의 염산에페드린을 함유하고 있는 용액의 pH는 얼마인가? 에페드린의 pK_b는 4.64이다.

풀이 $\text{pH} = 14.00 - 4.64 + \log \dfrac{0.10}{0.01}$

$$\text{pH} = 9.36 + \log 10 = 10.36$$

3 활성도계수와 완충방정식

약산의 평형에서는 농도를 활성도로 대체함으로써 좀더 정확하게 완충제를 취급하게 된다. 즉,

$$K_a = \frac{a_{\text{H}_3\text{O}} \cdot a_{\text{Ac}^-}}{a_{\text{HAc}}} = \frac{(\gamma_{\text{H}_3\text{O}^+} C_{\text{H}_3\text{O}^+}) \times (\gamma_{\text{Ac}^-} C_{\text{Ac}^-})}{\gamma_{\text{HAc}} C_{\text{HAc}}} \tag{10}$$

각각의 화학종의 활성도는 활성도계수에 몰농도를 곱한 것으로 기록되어 있다. 이온화하지 않은 산 γ_{HAc}의 활성도계수는 본질적으로 1이므로 생략된다. 수소이온활성도와 $-\log a_{H_3O^+}$로서 정의된 pH를 풀면 다음과 같은 방정식이 이루어진다.

$$a_{H_3O^+} = \gamma_{H_3O^+} \times C_{H_3O^+} = K_a \frac{C_{HAc}}{\gamma_{Ac^-} C_{Ac^-}} \tag{11}$$

$$pH = -\log a_{H_3O^+} = pK_a + \log \frac{[\text{염}]}{[\text{산}]} + \log \gamma_{Ac^-} \tag{12}$$

이온강도가 25 ℃에서 약 0.1 또는 0.2 보다 크지 않은 1 가이온의 수용액의 경우 Debye-Hückel 방정식으로부터 활성도계수를 다음과 같이 쓸 수 있고,

$$\log \gamma_{Ac^-} = -\frac{0.5\sqrt{\mu}}{1+\sqrt{\mu}} \tag{13}$$

식 (12)는 다음과 같이 된다.

$$pH = pK_a + \log \frac{[\text{염}]}{[\text{산}]} - \frac{0.5\sqrt{\mu}}{1+\sqrt{\mu}} \tag{14}$$

다염기성 산완충제에 대한 일반적인 식은 다음과 같으며,

$$pH = pK_n + \log \frac{[\text{염}]}{[\text{산}]} - \frac{A(2n-1)\sqrt{\mu}}{1+\sqrt{\mu}} \tag{15}$$

여기서 n은 이온화 단계이다.

예제 4. 완충제가 0.05 mole/liter의 포름산과 0.10 mole/liter의 포름산소다를 함유하고 있고, 완충용액의 이온강도는 0.10이다. 활성도계수의 보정을 (a) 고려한 pH와, (b) 고려하지 않은 pH를 계산하라.

풀이 (a) $pH = 3.75 + \log \frac{0.10}{0.05} - \frac{0.5\sqrt{0.10}}{1+\sqrt{0.10}} = 3.93$

(b) $pH = 3.75 + \log \frac{0.10}{0.05} = 4.05$

약염기의 경우에도 활성도를 도입하여 식을 전개할 수 있다.
염기의 해리평형은 다음과 같이 쓸 수 있다.

$$\underset{(\text{염기})}{R_3N} + H_2O \rightleftharpoons \underset{(\text{짝산})}{R_3NH^+} + OH^- \tag{16}$$

R_3NH^+에 대한 해리평형으로 바꾸면

$$R_3NH^+ + H_2O \rightleftharpoons R_3N + H_3O^+ \tag{17}$$

따라서

$$K_a = \frac{[R_3N][H_3O^+]}{[R_3NH^+]} \tag{18}$$

또는
$$K_a = \frac{C \cdot a_{H_3O^+}}{\gamma_+ \cdot C_+} \tag{19}$$

윗식을 정리하면 다음과 같이 표현된다.

$$a_{H_3O^+} = \frac{C_+ \gamma_+ K_a}{C} \tag{20}$$

윗식에 상용대수를 취하면

$$-\log a_{H_3O^+} = -\log K_a + \log \frac{C}{C_+} - \log \gamma_+ \tag{21}$$

이 되고, 따라서

$$\text{pH} = pK_a + \log \frac{[\text{염기}]}{[\text{염}]} - \log \gamma_+ \tag{22}$$

pK_a를 pK_b로 바꾸면 다음 식으로 된다.

$$\text{pH} = pK_w - pK_b + \log \frac{[\text{염기}]}{[\text{염}]} - \log \gamma_+ \tag{23}$$

윗식은 활성도계수에 관한 Debye-Hückel 식으로부터 다음과 같이 변형된다.

$$\text{pH} = pK_w - pK_b + \log \frac{[\text{염기}]}{[\text{염}]} + \frac{AZ_+Z_-\sqrt{\mu}}{1+\sqrt{\mu}} \tag{24}$$

4 완충용액의 pH에 영향을 주는 인자

완충용액에 중성염을 가하면 이온강도가 변화되므로 용액의 pH가 변화한다. pH의 변화는 물에 의한 희석에 의해서도 일어난다. 중 정도의 양의 물을 가하면 pH를 크게 변화시키지는 않지만, 농도의 변화로 활성도계수를 변화시키고 또 물 자체가 약산이나 약염기로 작용하기 때문에 조금 양성 또는 음성의 차이를 일으키는 원인이 된다. 이것을 **희석가** 또는 **희석값**(dilution value)이라고 말하고, 좀더 정확히 표현하면 완충용액의 본래의 강도를 반으로 희석시킬 때 일어나는 pH의 변화이다. 미국 국립표준국(National Bureau of Standards)의 완충제에 대한 희석값의 몇 가지를 **8**장의 〈표 **8 · 2**〉에서 찾을 수 있을 것이다. 양성의 희석값은 희석함으로써 pH가 상승함을 의미하며, 음성의 희석값은 완충액을 희석함에 따라서 pH가 감소함을 의미하고 있다.

온도 역시 완충액에 영향을 준다. 초산완충액의 pH는 온도와 함께 증가함이 발견된 한편 붕산-붕산소다 완충액의 pH는 온도와 함께 감소된다. 물론 완충액의 온도계수는 비교적 작지만, 대부분 염기성 완충액의 pH는 온도에 따라서 크게 변화하는 K_w 때문에 온도에 따라서 더욱 현저하게 변화됨이 발견되었다. 미국 국립표준국의 완충제의 온도계수를 **8**장의 〈표 **8 · 2**〉에 수록하였다.

5 완충제로서의 약물

약전해질인 약물용액도 완충작용이 있음을 인식해야 할 것이다. 연질 유리병 속에 들어 있는 살리실산용액은 유리의 알칼리성에 의해서 영향을 받는다. 연질 유리의 Na^+이온이 살리실이온과 결합하여 살리실산나트륨이 만들어지게 되고, 따라서 살리실산과 살리실산나트륨의 용액이 이루어져서 pH의 변화에 적응하는 완충용액이 된다. 이와 비슷하게 에페드린염기용액은 pH의 변화에 대한 자연적인 완충 보호작용이 있다. 이 용액에 염산을 가하면 염산에페드린이 형성되며, 에페드린 + 염산에페드린의 완충계를 형성하여 산과의 반응으로 에페드린이 고갈될 때까지 pH의 큰 변화에 저항한다. 따라서 용액 중의 약물은 일정한 pH 범위에 걸쳐서 약물이 가지고 있는 완충제로서 작용하기도 한다. 그러나 이러한 완충작용은 공기 중의 이산화탄소나 병의 알칼리성 때문에 생기는 pH 변화를 보완하기에는 너무 약한 경우가 있다. 따라서 그 계를 일정한 pH 범위에 유지시키기 위하여 추가로 완충제를 가하는 경우가 자주 있다.

6 pH 지시약

지시약이란 완충제처럼 작용하며, 또한 해리의 정도가 pH와 함께 변화됨에 따라서 색의 변화를 나타내는 약산 또는 약염기라고 생각할 수 있다. 예를 들면, 메틸레드는 pH 약 6에서 알칼리성인 황색을 나타내며, pH 약 4 에서는 산성색인 적색을 나타낸다. 따라서 지시약은 용액의 pH를 측정하는 데 사용되는 편리한 방법이다.

지시약의 해리를 다음과 같은 간단한 형태로 나타낸다면,

$$\underset{\substack{\text{산}_1 \\ (\text{산성색})}}{HIn} + \underset{\text{염기}_2}{H_2O} \rightleftarrows \underset{\text{산}_2}{H_3O^+} + \underset{\substack{\text{염기}_1 \\ (\text{알칼리성색})}}{In^-} \tag{25}$$

평형식은 다음과 같다.

$$\frac{[H_3O^+][In^-]}{[HIn]} = K_{In} \tag{26}$$

HIn은 산성색을 나타내는 지시약의 이온화하지 않은 형태이며, In^-은 염기성색을 나타내는 이온화한 형태이다. K_{In}은 **지시약상수**(indicator constant)이다. 지시약에 산을 가하면 식 (25)의 오른쪽에 있는 수소이온 농도항은 증가되고 이온화는 공통이온효과에 의하여 다시 진정된다. 그러면 지시약은 HIn 형태가 우세하고 산성색을 나타낸다. 염기를 가하면 $[H_3O^+]$은 산과 염기와의 반응에 의하여 감소되어, 반응식 (25)는 이온화된 지시약 In^-을 생성하면서 오른쪽으로 진행하여 염기성색이 우세하게 된다. 따라서 지시약의 색은 용액의 pH의 함수이다. 여러 가지 지시약을 사용되는 pH 범위와 함께 〈표 **7 · 1**〉에 수록하였다.

〈표 7·1〉 상용되는 몇 가지 지시약의 색과 pH

지 시 약	색		pH 범위	pK_{In}
	산	염 기		
Thymol blue(acid range)	red	yellow	1.2~2.8	1.5
Methyl violet	blue	violet	1.5~3.2	—
Methyl orange	red	yellow	3.1~4.4	3.7
Bromcresol green	yellow	blue	3.8~5.4	4.7
Methyl red	red	yellow	4.2~6.2	5.1
Bromcrersol purple	yellow	purple	5.2~6.8	6.3
Bromthymol blue	yellow	blue	6.0~7.6	7.0
Phenol red	yellow	red	6.8~8.4	7.9
Cresol red	yellow	red	7.2~8.8	8.3
Thymol blue(alkaline range)	yellow	blue	8.0~9.6	8.9
Phenolphthalein	colorless	red	8.3~10.0	9.4
Alizarin yellow	yellow	lilac	10.0~12.0	—
Indigo carmine	blue	yellow	11.6~14	—

평형식 (26)은 약산과 그 염 또는 짝염기를 함유하고 있는 완충제에 대해서 했던 같은 방법으로 처리할 수 있다.

$$[H_3O^+] = K_{In}\frac{[HIn]}{[In^-]} \tag{27}$$

[HIn]은 지시약의 산성 색을 나타내며, 짝염기 $[In^-]$은 염기성 색을 나타내므로 이들 항은 농도를 표시하는 [산]과 [염기]로 대체할 수 있다. 식 (27)로부터 유도한 pH에 대한 식은 다음과 같이 된다.

$$\text{pH} = pK_{In} + \log\frac{[\text{염기}]}{[\text{산}]} \tag{28}$$

완충액이 $\text{pH} = pK_a$일 때 가장 큰 효력을 나타내는 것처럼, 지시약은 [염기]/[산] = 1이고 $\text{pH} = pK_{In}$일 때 **중간색**(middle tint)을 나타내게 된다.

가장 효율적인 지시약의 범위는 약 2 pH 단위, 다시 말해서 $\text{pH} = pK_{In} \pm 1$ 이다. 이 색 범위의 폭에 대한 이유는 다음과 같이 설명된다.

산성색에서 염 또는 짝염기의 색으로의 변화를, [산]에 대한 [염기]의 비율이 약 1 에서 10 까지이기 전에는 구별할 수 없음을 경험으로 알고 있다. 다시 말하면 눈이 산성에서 알칼리성으로의 색의 변화를 구별할 수 있으려면 적어도 10부의 산성색에 1부의 염기성색이 있어야만 한다. 이 변화를 감지할 수 있는 pH 값은 다음 식으로 주어진다.

$$\text{pH} = pK_{In} + \log\frac{1}{10} = pK_{In} - 1 \tag{29}$$

역으로 [산]에 대한 [염기]의 비율이 약 10 대 1이 되기 전에는, 눈은 알칼리성색으로부터 산성색으로의 변화를 구별할 수 없다. 이것은 다음 식으로 표시된다.

$$pH = pK_{In} + \log \frac{10}{1} = pK_{In} + 1 \tag{30}$$

따라서 염기를 산성 형태로 되어 있는 완충용액에 가하면, 눈은 처음에는 $pK_{In}-1$에서 색의 변화를 볼 수 있게 되고, 색은 $pK_{In}+1$ 에서는 더 이상의 변화가 끝난다. 절정에 달한 산성색과 염기성색 사이의 지시약의 유효한 범위는 다음과 같이 표시된다.

$$pH = pK_{In} \pm 1 \tag{31}$$

완충액을 광범위한 pH 범위에 걸치도록 혼합할 수 있는 것처럼, 몇 가지 지시약을 혼합하여 이른바 **만능지시약**(universal indicator)을 만들 수도 있다. Merck Index에는 methyl yellow, methyl red, bromthymol blue, thymol blue 및 phenolphthalein의 혼합물로 구성되어 있는 pH 1에서 11까지의 범위에 걸쳐서 사용할 수 있는 만능지시약을 제시하고 있다.

7-2 완 충 용 량

지금까지는 완충액은 강산, 강염기 또는 기타 시약을 가함으로써 일어나는 용액의 pH 변화를 방해한다고 언급하여 왔다. 또 약산과 약염기가 그들의 염과 결합하여 어떻게 이러한 완충작용을 나타내는가를 비교적 정성적으로 표시하였다. 이제는 pH의 변화에 대한 저항을 좀 더 정량적으로 검토해 보자.

pH 변화에 대한 완충제의 저항의 크기는 완충용량(buffer capacity) β라고 하며, **완충효율**(buffer efficiency), **완충지수**(buffer index) 또는 **완충값**(buffer value)이라고 알려져 있다. Van Slyke는 완충용량이란 강염기나 강산을 가하여 일어나는 pH의 작은 변화에 대한 강산(또는 염기)의 증가의 비율이라고 정의하였다. 완충용량에 대한 근사식

$$\beta = \frac{\Delta B}{\Delta pH} \tag{32}$$

를 사용할 수 있으며, 여기서 Δ는 보통 의미인 유효변화(finite change)이며, ΔB는 ΔpH 만큼의 pH 변화를 일으키기 위해서 완충용액에 가한 g 당량 /l 로서의 강염기의 작은 증가량이다. 식 (32)에 따라서 1 l의 완충용액에 1 g 당량의 염기(또는 산)를 가하여 1 pH 단위의 변화가 생겼을 때의 이 용액의 완충용량은 1의 값을 가진다. 이 값에 대한 유효성은 완충용액의 용량을 계산하는 데에 적용해 보면 좀더 잘 이해하게 될 것이다.

1 완충용량의 근사적 계산

용액 1 l 중에 초산과 초산나트륨 각각 0.1 몰을 함유하고 있는 초산완충액을 생각해 보기로 하자. 여기에 0.01 몰의 수산화나트륨을 가하면, 완충방정식의 [염] 항인 초산나트륨농도는 0.

01 mole/liter만큼 증가하며 초산농도인 [산]은 비례해서 감소되는데, 염기의 증가분이 0.01 몰의 초산을 0.01 몰의 초산나트륨으로 변환시키기 때문이다.

$$\underset{0.1-0.01}{HAc} + \underset{0.01}{NaOH} \rightleftarrows \underset{0.1+0.01}{NaAc} + H_2O$$

염기를 가함으로써 일어나는 염과 산의 농도의 변화는 다음과 같은 변형된 형태인 완충방정식 (33)으로 표시할 수 있다.

$$pH = pK_a + \log \frac{[\text{염}] + [\text{염기}]}{[\text{산}] - [\text{염기}]} \tag{33}$$

수산화나트륨을 가하기 전의 완충용액의 pH는 다음과 같다.

$$pH = 4.76 + \log \frac{0.1 + 0}{0.1 - 0} = 4.76$$

수산화나트륨을 0.01 몰 가한 후의 pH는 다음과 같다.

$$pH = 4.76 + \log \frac{0.1 + 0.01}{0.1 - 0.01} = 4.85$$

따라서 완충용량은 다음과 같이 계산된다.

$$\beta = \frac{\Delta B}{\Delta pH} = \frac{0.01}{0.09} = 0.11$$

수산화나트륨을 계속해서 가함으로써 일어나는 결과를 〈표 **7·2**〉에 표시하였다.

〈표 **7·2**〉 같은 몰(0.1M)의 초산과 초산나트륨을 함유하고 있는 용액의 완충용량

가해준 NaOH의 몰수	pH	β
0	4.76	
0.01	4.94	0.11
0.02	4.85	0.11
0.03	5.03	0.11
0.04	5.13	0.10
0.05	5.24	0.09
0.06	5.36	0.08

〈표 **7·2**〉에서 알 수 있는 바와 같이, 완충용량은 어느 주어진 완충계에 대해서 고정된 값이 아니라, 오히려 가해준 염기의 양에 의존하는 것이다. log [염]/[산]의 비로서 표시되는 완충용량의 변화는 가해준 염기에 따라서 증가한다. 수산화나트륨을 더 가하면 완충용량은 급격히 감소되며, 충분한 염기를 가하여 산을 완전히 나트륨 이온과 초산이온으로 바꾸게 되면 이 용액은 더 이상 산의 예비가 없다. 완충제는 [염]/[산] = 1 인 어떠한 염기도 가하기 전에, 예컨대 식 (7)에 의하면 $pH = pK_a$인 때에 가장 큰 완충용량을 가진다. 완충용량은 또한 완

충제의 구성성분의 총농도의 증가에도 영향을 받는데, 염과 산의 농도가 좀더 커지면 좀더 알칼리를 제공하게 되고 산의 예비가 확실히 커지기 때문이다. 완충용량에 미치는 농도의 영향에 대해서는 다음과 같이 Van Slyke의 식을 처리하게 된다.

2 완충용량에 대한 Van Slyke의 식

식 (32)에 의하여 계산된 완충용량은 단지 근사값에 지나지 않으며, 가해 준 염기의 증가분에 대한 평균완충용량이다. Van Slyke 는 좀더 정확한 식을 전개하였는데,

$$\beta = 2.3\,C\frac{K_a[H_3O^+]}{(K_a + [H_3O^+])^2} \tag{34}$$

여기서 C는 전체 완충제의 농도, 즉 산과 염의 몰농도의 합이다. 이 식은 다음과 같이 증명된다. 완충방정식 (7)의 산의 농도항에 (C_o-C)를, 염의 농도항에 C를 대입하면

$$\text{pH} = pK_a + \frac{1}{2.303}\ln\left(\frac{C}{C_0-C}\right) \tag{35}$$

가 되고, C에 대해 정리하면 다음과 같다.

$$C = \frac{C_0}{1+\exp\left[-2.303(\text{pH} - pK_a)\right]} \tag{36}$$

완충용량의 정의인 식 (32)에서 Δ 대신 미분을 쓰면,

$$\beta = \frac{dC}{d\,\text{pH}} \tag{37}$$

가 되고, C에 식 (36)을 대입하고 pH에 대해 미분하면 다음과 같이 된다.

$$\beta = \frac{2.303\ C_0[(C_0 - C)\ /C]}{(C_0\,/C)^2} \tag{38}$$

$K_a = \dfrac{[H_3O^+]C}{C_0 - C}$ 이므로, $C = \dfrac{K_a}{K_a + [H_3O^+]}$ 로 대체된다.

윗식에 대입하면,

$$\beta = \frac{2.303\,C_0K_a\,[H_3O^+]}{(K_a + [H_3O^+])^2}$$

으로 식 (34)가 유도된다.

식 (34)로 어느 수소이온 농도에서나, 예를 들면 완충제에 산이나 염기를 가하지 않았을 때에도 완충용량을 계산할 수 있다.

예제 5. 예제 2의 초산/초산염 완충제가 pH 4.0에서의 완충용량은 얼마인가? 해리상수는 1.75×10^{-5}이다.

풀이 $\beta = \dfrac{2.3 \times 0.3754 \times (10^{-4}) \times (1.75 \times 10^{-5})}{[(10^{-4}) + (1.75 \times 10^{-5})]^2} = 0.1096$

예제 6. 완충용량 0.02를 가지는 pH 5.00인 완충용액을 만들어라.

풀이 (a) pK_a가 요구되는 pH에 인접한 값을 갖는 약산을 선택한다. 초산($pK_a = 4.76$)은 이 경우에 적합하다.

(b) 5.00의 pH를 만드는 데 요구되는 염과 산의 비율은 예제 **2** 에서와 같은 방법으로 구하면 [염]/[산] = 1.74/1이 된다.

(c) 전체 완충제의 농도 C = [염] + [산]을 구하기 위하여 완충용량 식 (34)를 사용한다.

$$0.02 = 2.3\,C\frac{(1.75 \times 10^{-5})\ (1 \times 10^{-5})}{[(1.75 \times 10^{-5}) + (1 \times 10^{-5})]^2}$$

$$C = 3.75 \times 10^{-2}\ \text{mole/liter}$$

(d) (b)로부터 [염] = 1.74 × [산]이고, (c)로부터

$$C = (1.74 \times [\text{산}]) + [\text{산}] = 3.75 \times 10^{-2}\ \text{mole/liter}$$

따라서 [산] = 1.37×10^{-2} mole/liter

이고,

$$[\text{염}] = 1.74 \times [\text{산}] = 2.38 \times 10^{-2}\ \text{mole/liter}$$

3 완충용량에 미치는 농도의 영향

완충용량은 [염]/[산]의 비율에만 영향을 받는 것이 아니라, 산과 염의 전체 농도에도 영향을 받는다. 앞의 〈표 **7·2**〉에서 본 바와 같이, 0.01몰의 염기를 0.1몰 초산 완충액에 가하면 pH는 4.76에서 4.85로, 다시 말해서 ΔpH가 0.09 증가하였다.

만일에 초산과 초산나트륨의 농도를 1몰까지 올리면, 원래의 완충용액의 pH는 약 4.76에 유지되나, 0.01몰의 염기를 가함으로써 pH는 4.77이 되며 ΔpH는 단지 0.01뿐이다. 활성도 계수를 무시하고 계산하면 다음과 같다.

$$\text{pH} = 4.76 + \log\frac{(1.0 + 0.01)}{(1.0 - 0.01)} = 4.77$$

따라서 완충제의 구성성분의 농도가 증가하면 결과는 완충용량이 커지고 따라서 완충효율이 좋다. 이러한 결론은 식 (34)에서 보면 분명하게 되는데, 전체 완충제의 농도 C = [염] + [산]이 증가하면 결과는 β가 큰 값이 된다.

요약하면, ① 완충용량은 [염]/[산]의 비율에 의존하며 그 비가 1이 됨에 따라 완충용량은 증가한다. ② 완충용량은 완충제 구성성분의 개개의 농도의 크기에 의존하며, 산과 염의 농도가 증가함에 따라서 완충제는 더욱 효율적이다.

4 최대완충용량

완충용량을 표현하는 식은 Van Slyke의 완충용량식으로부터 유도된다. Van Slyke 식 (34)는 다음 형태로 간단히 변환될 수 있다.

$$y = \frac{ax}{(1 + x)^2} \tag{39}$$

이 때 $x = [H_3O^+]/K_a$이고, a는 $2.3\,C$이다. 임의의 x에 대해 최대가 되기 위하여는 그 미분

형이 0이 되어야 한다.

$$\frac{dy}{dx} = \frac{(1+x) - 2x}{(1+x)^3} = \frac{1-x}{(1+x)^3} = 0 \tag{40}$$

이 조건을 만족하는 x의 값은 1 이다. 따라서

$$\frac{[H_3O^+]}{K_a} = 1 \tag{41}$$

최대완충용량은 $[H_3O^+] = K_a$, 또는 같은 표현으로 $pH = pK_a$일 때 일어난다.

식 (34)의 분자와 분모 모두에 있는 $[H_3O^+]$을 K_a로 치환하면 다음과 같이 된다.

$$\beta_{max} = 2.303\ C\ \frac{[H_3O^+]^2}{(2[H_3O^+])^2} = \frac{2.303}{4} C \tag{42}$$

$$\beta_{max} = 0.576\ C \tag{43}$$

여기서 C는 전체 완충제의 농도이다.

예제 7. 전체 농도가 0.020 mole/liter인 초산완충제의 최대완충용량은 얼마인가?

풀이 $\beta_{max} = 0.576 \times 0.020 = 0.01152$

5 중화곡선과 완충용량

완충용량에 대하여 좀더 잘 이해하려면 알칼리의 양을 증가시켜 가면서 혼합할 때의 강산과 약산의 적정곡선을 고찰해 보면 알 수 있다. 당량의 산과 당량의 염기와의 반응을 중화라고 하며, Brönsted-Lowry의 방법에 따라서 표시할 수 있다. 강염기에 의한 강산의 중화와 강염기에 의한 약산의 중화는 다음과 같이 쓸 수 있다.

$$\underset{\text{산}_1}{[H_3O^+](Cl^-)} + \underset{\text{염기}_2}{(Na^+)OH^-} = \underset{\text{산}_2}{H_2O} + \underset{\text{염기}_1}{H_2O} + Na^+ + Cl^- \tag{44}$$

$$HAc + (Na^+)OH^- = H_2O + (Na^+)Ac^- \tag{45}$$

여기서 $(H_3O^+)(Cl^-)$은 HCl이 물에서 수화된 형태이다. 강염기에 의한 강산의 중화반응에는 단지 히드로늄 이온과 수산이온 사이의 반응만이 포함되며, 따라서 보통 다음과 같이 표현된다.

$$H_3O^+ + OH^- = 2\,H_2O \tag{46}$$

(Cl^-)과 (Na^+)은 윗식에서 양변에 모두 나타나므로 결과에 아무런 영향을 주지 않아 무시할 수 있다. 강산과 강염기 사이의 반응은 거의 완결하게 진행되지만, 약산-강염기의 반응은 Ac^-이 일부분은 물과 반응하기 때문에, 즉 가수분해되어 유리산을 발생시키므로 불완전하다.

10 m*l*의 0.1 *N* HCl(곡선 I)과 10 m*l*의 0.1 *N* 초산(곡선 II)의 0.1 *N* NaOH에 의한 중화를 〈그림 **7·1**〉에 표시하였다. 가해 준 NaOH의 m*l*에 대한 pH를 그리면 적정곡선이 생긴다. HCl에 대해서는 다음과 같이 계산한다. 첫 번째 NaOH의 증가분을 가하기 전에는, 0.1 *N* HCl 용액의 수소이온농도는 활성도를 무시하고 HCl이 완전히 이온화한다고 가정하면 10^{-1} mole/

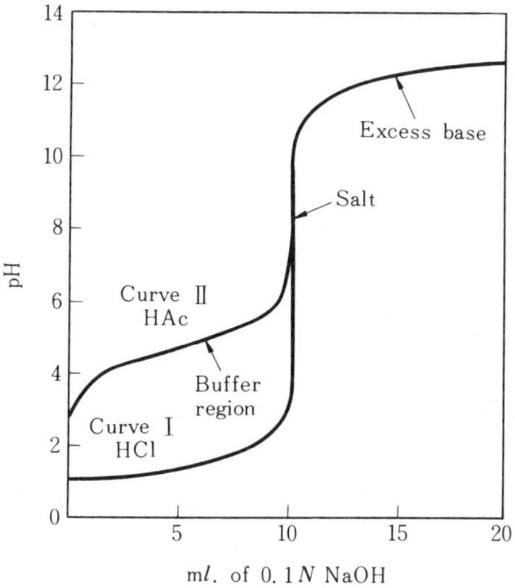

〈그림 7·1〉 강염기에 의한 강산과 약산의 중화반응

liter이고 pH = 1 이다. 0.1 N NaOH 5 ml를 가하면 0.1 N HCl 5 ml를 중화하고, 10 + 5 = 15 ml의 용액 중에는 5 ml의 원래의 HCl을 남기게 되어, $[H_3O^+] = (5/15) \times 0.1 = 3.3 \times 10^{-2}$ mole/liter 또는 pH = 1.48이 된다. 10 ml의 염기를 가하면 염산은 모두 NaCl로 전환되며, NaCl의 이온강도로부터 생기는 활성도와 농도 사이의 차이를 무시하면 pH는 7 이다. 이 pH가 적정의 당량점으로 알려져 있다.

〈그림 **7·1**〉의 곡선 I 은 이러한 결과를 그려 얻은 결과이다. 염산이 거의 중화될 때까지 pH는 크게 변화하지 않음을 알 수 있고, 따라서 강산용액은 pH가 2 이하에서 높은 완충용량을 가지며, 이와 비슷하게 강염기는 pH 12 이상에서 높은 완충용량을 가진다.

지금까지 생각하여 본 완충용량식은 오로지 약전해질과 그 염에 관한 것이었다. 강산용액의 완충용량은 Van Slyke에 의하면 수소이온 농도에 직접 비례한다고 하였다.

$$\beta = 2.303\ [H_3O^+] \tag{47}$$

강염기용액의 완충용량은 이와 비슷하게 수산이온 농도에 비례한다.

$$\beta = 2.303\ [OH^-] \tag{48}$$

어느 pH에서의 강산이나 강염기의 수용액의 전체 완충용량은 각각의 완충용량〔식 (47)과 (48)로 표시〕의 합이다.

$$\beta = 2.303\ ([H_3O^+] + [OH^-]) \tag{49}$$

예제 8. 수소이온 농도가 10^{-2} mole/liter인 염산용액의 완충용량은 얼마인가?

풀이 이러한 용액의 수산이온 농도는 10^{-12}이고, 전체 완충용량은 다음과 같다.

$$\beta = 2.303(10^{-2} + 10^{-12}) = 0.023$$

이 경우에 OH^- 농도는 확실히 너무 낮기 때문에 계산에서 무시될 수 있다.

약산의 적정곡선(그림 **7·1**의 곡선 Ⅱ)에 대한 결과를 얻는 데는 약간 복잡한 한 개의 식을 사용할 수도 있지만, 정상적으로는 3개의 식을 사용한다. 가령 10 m*l*의 0.1 *N* HAc 용액에 0.1 *N* NaOH를 가했다고 가정하자.

① NaOH를 가하기 전의 용액의 pH는 약산에 대한 식으로부터 구할 수 있다.

$$pH = \frac{1}{2} pK_a - \frac{1}{2} \log C \tag{50}$$

$$= \frac{4.76}{2} - \frac{1}{2} \log 0.1 = 2.88$$

② 산이 나트륨이온과 초산이온으로 완전 전환되는 당량점에서는, pH는 약산의 염과 강염기에 대한 식으로 계산한다.

$$pH = \frac{1}{2} pK_w + \frac{1}{2} pK_a + \frac{1}{2} \log C \tag{51}$$

$$= 7.00 + 2.38 + \frac{1}{2} \log (5 \times 10^{-2}) = 8.73$$

산의 농도가 이 식의 마지막 항에 0.05로 주어졌는데, 이것은 당량점에서 같은 용적의 염기와 혼합함으로써 용액이 원래의 값보다 반으로 줄어들었기 때문이다.

③ 중화곡선에 있는 이들 점 사이에는 NaOH의 증가분은 얼마간의 산을 그의 짝염기 Ac^-으로 전환시켜서 완충혼합물을 형성하고, 따라서 이 계의 pH는 완충방정식으로부터 계산된다. 5 m*l*의 염기를 가하였을 때 당량인 5 m*l*의 0.1 *N* 산이 남고, 0.1 *N* Ac^- 5 m*l*가 형성된다.

$$pH = pK_a + \log \frac{[염]}{[산]}$$

$$= 4.76 = \log \frac{5}{5} = 4.76$$

용액이 가해 준 염기의 g 당량에 대하여 가장 작은 pH 변화를 나타내는 점에서 곡선의 기울기는 최소이고 완충용량은 가장 크다. 용액의 완충용량은 완충용액의 조성에 해당하는 점에서의 곡선의 기울기의 역수이다. 〈그림 **7·1**〉에서 보는 바와 같이 선의 기울기는 pH = pK_a인 반중화(half-neutralization)점에서 최소이고 완충용량은 가장 크다.

H_3PO_4 같은 3 염기성 산에 대한 적정곡선은 〈그림 **7·2**〉에서 보는 바와 같이 3단계로 되어 있는데, 곡선이 겹치지 않을 만큼 강도가 충분히 틀리는 세 가지 분리된 산(H_3PO_4, pK_1 = 2.21 ; $H_2PO_4^-$, pK_2 = 7.21 및 $H_2PO_4^{2-}$, pK_3 = 12.32)에 의해서 이루어지는 것으로 생각할 수 있다.

완충방정식을 써서 도표화하여 곡선을 만들고, 그 끝을 원만한 선으로 연결시켜서 〈그림 **7·2**〉의 연속적인 곡선을 만들 수 있다.

pK_a 값이 대단히 비슷하여(약 2 pH 단위 이상 틀리지 않는) 완충범위가 겹쳐지는 약산의

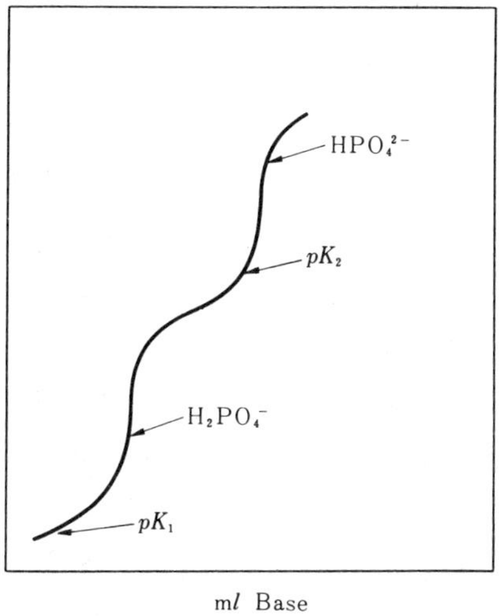

〈그림 7·2〉 3염기성 산의 중화곡선

혼합물은 광범위한 pH에 걸쳐서 만능완충제(universal buffer)로 사용할 수 있다. 시트르산의 3가지 단계 $pK_1 = 3.06$, $pK_2 = 4.78$, $pK_3 = 5.40$은 중화곡선이 겹치며, 이 범위에 걸쳐서 효율적인 완충작용을 하기에 충분할 정도로 밀접하다. 짝산 $H_2PO_4^-$의 pK_2가 7.2인 Na_2HPO_4, $pK_1 = 7.43$인 diethylbarbituric acid 및 $pK_1 = 9.24$인 붕산을 가하면 pH 범위 약 2.4에서 12까지에 걸쳐서 사용할 수 있는 만능완충제가 된다. 이 만능완충제에 대한 중화곡선은 〈그림 **7·3**〉에서 보는 바와 같이 pH 4와 8 사이에서 직선인데, 계속되는 해리상수가 매우 작은 값만큼 틀리기 때문이다.

적정곡선은 계속되는 해리상수의 비에 의존한다. 이론적으로는 하나의 K가 앞의 K의 16배와 같거나 또는 적을 때, 즉 연속되는 pK가 1.2 pH 단위 이상 틀리지 않을 때는 첫 번째 이

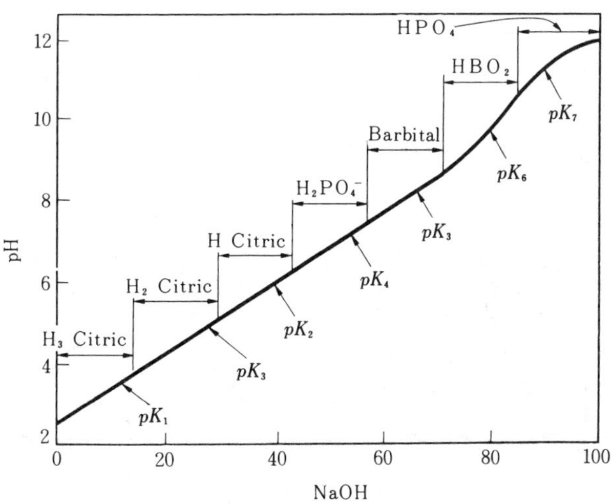

〈그림 7·3〉 만능완충액에 대한 중화곡선

온화가 완성되기 전에 두 번째 이온화가 시작되며, 따라서 적정곡선은 굴곡점이 없는 직선이 된다. 실제로는 하나의 K가 앞의 K 값의 약 50 내지 100 배가 되지 않으면 이 굴곡에는 주의할 필요가 없다.

〈그림 **7 · 4**〉에 몇 가지 산-염혼합물의 완충용량을 pH에 대해서 도표화하여 놓았다. 〈그림 **7 · 4**〉에서 보는 바와 같이, 완충용량이 0.01이나 0.02보다 개략적으로 큰 경우에는, 완충용액은 그 산의 pK_a 근처 약 ±1 pH 단위의 범위에서 사용할 수 있다. 따라서 초산완충제는 약 3.8에서 5.8까지의 pH 범위에 걸쳐 유효하게 이용될 수 있으며, 붕산완충제는 8.2에서 10.2의 범위에 걸쳐서 유용할 것이다. 이온간에 일어나는 효과 때문에 완충용량은 일반적으로 0.2의 값을 초과하지 못한다. 강산 HCl 용액의 완충용량은 pH 2 이하에서 현저히 낮게 되고, 강염기 NaOH의 완충용량은 pH 12 이상에서 현저히 높게 된다.

pK_a 값이 겹쳐져서 만능완충제를 만드는 혼합완충제의 완충용량을 〈그림 **7 · 5**〉에 도시하였다. 전체 완충용량 $\Sigma\beta$는 각각의 완충제의 β 값의 합임을 알 수 있다. 이 그림에서는 이 계열에 있는 모든 완충제의 최대완충용량 β는 같다고 가정하였다.

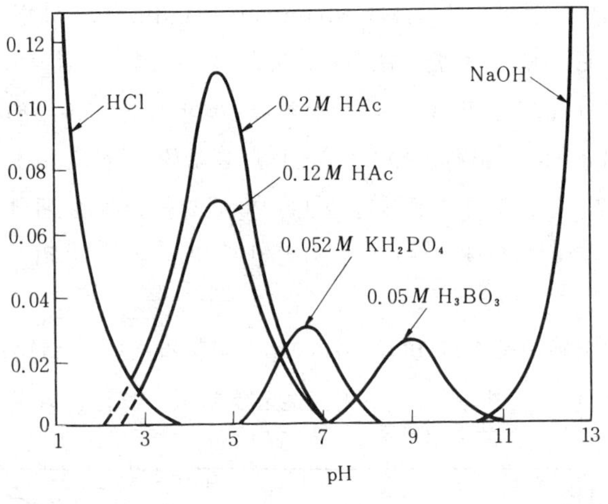

〈그림 7 · 4〉 여러 가지 완충계의 pH 함수로서의 완충용량

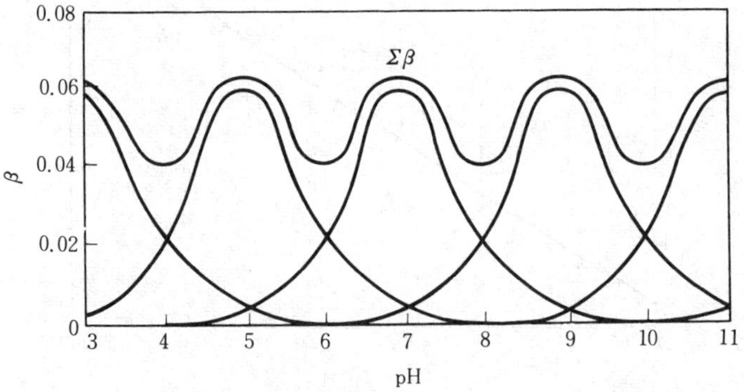

〈그림 7 · 5〉 만능완충제에 대한 pH 함수로서의 전체 완충용량

7-3 약학 및 생물학계에 있어서의 완충제

1 생체 내에서의 생물학적 완충계

혈액(blood)은 혈장(plasma)에서 이른바 1차완충액으로, 그리고 적혈구에서 2차완충액에 의하여 약 7.4의 pH를 유지하고 있다. 혈장은 완충제로서 탄산/탄산염(H_2CO_3/HCO_3^-)과 인산의 산/알칼리나트륨염을 함유하고 있다. 혈액 중에서 산처럼 행동하는 혈장단백질은 염기와 결합할 수 있으며 완충제로서 작용할 수 있다. 적혈구에서 2가지의 완충계는 헤모글로빈/옥시헤모글로빈과 인산의 산/알칼리칼륨염으로 구성되어 있다.

혈장 중에서의 탄산의 첫 번째 이온화 단계에 대한 해리지수 pK_1은 체온에서 이온강도가 0.16일 때 6.1이다. 혈액의 탄산/중탄산염 완충액에 대한 완충식은 다음과 같고,

$$pH = 6.1 + \log \frac{[HCO_3^-]}{[H_2CO_3]} \tag{52}$$

여기서 $[H_2CO_3]$는 혈액 중에 녹아 H_2CO_3로 존재하는 CO_2의 농도이다. 정상 혈장 중에 있는 탄산에 대한 중탄산염의 비율은 다음과 같다.

$$\log \frac{[HCO_3^-]}{[H_2CO_3]} = 7.4 - 6.1 = 1.3$$

또는

$$\frac{[HCO_3^-]}{[H_2CO_3]} = \frac{20}{1}$$

이 결과는 실험적인 결과와 합치되는데, 혈장 중에 있는 중탄산염과 탄산의 실제농도는 각각 약 0.025 M과 0.00125 M이다.

생리적으로 활성 범위인 7.0에서 7.8까지에서의 혈액의 완충용량은 다음과 같이 구한다. 중탄산염을 제외하고 헤모글로빈과 기타 성분에 의한 혈액의 완충용량은 단위 pH당 약 0.025 g당량/l이다. 중탄산염 완충제는 최대완충용량을 나타내는 pH 6.1에서 비교적 거리가 멀며, 따라서 그 완충작용은 다른 혈액성분의 완충작용에 비하면 비교적 작다. 상기의 계산에 의하면, 비율 $[NaHCO_3]/[H_2CO_3]$는 pH 7.4에서 20 : 1이다. 앞의 식 (34)를 사용하면 pH 7.4($[H_3O^+] = 4 \times 10^{-8}$)에서 중탄산염계($K_1 = 8 \times 10^{-7}$)에 대한 완충용량은 대략 0.003임을 알 수 있다. 따라서 생리적으로 활성인 범위에서의 혈액의 전체 완충용량은 여러 성분의 완충용량의 합이며, 0.025 + 0.003 = 0.028이다. Salenius는 전체 혈액에 대하여 0.0318 ± 0.0035의 값이라고 보고하였으며, 한편 Ellison은 전체 혈액에 대하여 단위 pH당 약 0.039 g당량/l의 완충용량을 얻었는데, 그 중 0.031은 세포에 의한 것이고 0.008은 혈장에 의한 것이다. 혈액내 완충성분이 pH가 다른 약물용액을 적절한 pH 범위로 바꾸어 주기 때문에 주사제 용액은 보통 완충되지 않거나 낮은 완충용량을 갖도록 완충된다.

일반적으로 혈액의 pH가 7.0 이하로 내려가거나 7.8 이상 되면 생명은 극히 위험해진다. 당뇨병성 혼수상태(diabetic coma)에 있는 혈액의 pH는 약 6.8까지 낮아진다.

눈물(lacrimal fluid 또는 tears)은 대단히 큰 완충용량을 가지고 있어 중성의 증류수로 1：15까지 희석하여도 pH의 변화가 관찰될 수 없음이 발견되었다. 투여된 약물용액의 완충성분에 따라 약간의 자극 차이는 있지만 완충용량이 낮으면 눈은 넓은 범위의 pH에도 어느 정도 견딜 수 있게 된다. 눈물의 pH는 약 7.4이며 7~8의 범위이거나 또는 약간 높다. 순수한 결막액(conjunctival fluid)은 pH를 측정하는 데 자주 사용되는 눈물보다 약간 더 산성이다. 그 이유는 검체를 분석하기 위하여 취하면 눈물로부터의 CO_2의 손실이 생기기 때문에 pH가 급히 증가하기 때문이다.

여러 생체 내에서와 다른 재료에서의 pH 값을 〈표 7·3〉에 수록한다.

〈표 7·3〉 여러 물질의 pH 값

물 질	pH 값
체액과 그 조직	
Blood serum	7.35~7.45
Cerebrospinal fluid	7.35~7.45
Aqueous humor of eye	7.4
Saliva	6.35~6.85
Pure gastric juice	약 0.9
Pancreatic juice	7.5~8.0
Intestinal juice	7.0~8.0
Hepatic duct bile	7.4~8.5
Gallbladder bile	5.4~6.9
Urine	4.8~7.5
Feces	7.0~7.5
Tears	7.4
Milk	6.6~6.9
Skin (intracellular, various layers)	6.2~7.5
Liver(intracelluar)	
Kupffer cells	6.4~6.5
Peripheral cells	7.1~7.4
Central cells	6.7~6.9
기 타	
Distilled water, exposed to air from which it absorbs some CO_2	약 5.5
Sea water	8.0
Vinegar	3.0
Orange juice	2.5~4.4
Grapefruit juice	3.2
Tomatoes(ripe)	4.3
Egg white	8.0

2 제약용 완충제

완충용액은 실제실습에 자주 쓰이는데 특히 안과용 용액의 조제에 자주 쓰이며, 또한 비색법(colorimetry)에 의한 pH의 측정에도 응용되며, pH를 일정하게 유지하여야 하는 연구에도 이용된다.

Gifford는 두 가지의 저장용액(stock solution)을 제안하였는데 그 하나는 붕산을 함유하는 용액이고, 다른 하나는 탄산나트륨 1수화물로서 여러 비율로 혼합하면 약 5~9의 pH 값을 가지는 완충용액을 만든다.

Sörensen은 pH 6~8의 완충용액으로서 인산나트륨염의 혼합물을 제안하였다. 염화나트륨을 각각의 완충제에 가하여 체액과 등장으로 만들었다.

Palitzsch에 의하여 제안되고 Hind와 Goyan에 의하여 변형된 완충계는 붕산, 붕산나트륨 및 혼합물을 등장액으로 만들기에 충분한 양의 염화나트륨으로 되어 있으며, pH 범위 7~9에서 안과용 용액으로 사용된다.

Bower와 Bates가 Sörensen의 원래의 pH 척도에 근거를 두어, Clark와 Lubs의 완충제를 현재의 pH에 대한 정의에 따르게 하기 위하여 25℃에서 다시 측정하였다. 이들 완충제는 U.S.P. XVII에서 찾을 수 있다. pH 3과 11 사이에서는 예전의 값은 현재의 값보다 약 0.04 단위 낮았으며, 척도의 끝에서는 그 차이는 더 컸다. 원래의 값은 20℃에서 측정되었으나, 현재 대부분의 실험은 25℃에서 실시된다.

Clark-Lubs 혼합물과 pH 범위는 다음과 같다.

(a) HCl과 KCl, pH 1.2~2.2

(b) HCl과 potassium hydrogen phthalate, pH 2.2~4.0

(c) NaOH와 potassium hydrogen phthalate, pH 4.2~5.8

(d) NaOH와 KH_2PO_4, pH 5.8~8.0

(e) H_3BO_3, NaOH와 KCl, pH 8.0~10.0

HCl과 KCl로 구성되어 있고 1.0~2.0의 pH 범위에 대하여 사용되는 혼합물 (a)에 대해서는, 〈그림 **7·1**〉의 중화곡선 (I)에 대한 검토로부터 HCl 단독으로는 pH 2 이하에서 상당한 완충효율을 가진다는 사실을 상기할 수 있을 것이다. KCl은 중성염이며 완충용액의 이온강도를 일정한 값 0.10으로 조절하기 위하여 가한 것이며, $-\log a_{H^+} = -\log(\gamma_i c)$ 식으로 계산한 pH는 실험적으로 측정한 pH에 아주 밀접하게 대응된다. Clark-Lubs 완충제에서의 KCl의 역할은 약완충산 HAc의 염으로서의 초산나트륨이 하는 부분에 해당하는, 완충액 HCl의 염의 역할로 가끔 잘못 해석하는 경우가 있다.

염화칼륨은 2개의 완충 계열의 pH가 겹쳐지는, 인산완충액 (d)의 이온강도와 비교할 수 있는 이온강도를 만들기 위하여 붕산염 완충제 (e)에 가한 것이다. 그렇게 함으로써 이들 두 개의 완충제를 사용하여 pH 값을 비교할 수 있다.

3 제약용 완충용액의 제조

약학도는 때로는 처방이 문헌에 나타나 있지 않은 완충제를 조제하게 되는 경우가 있다. 이러한 경우 새로운 완충제를 개발하는 데는 다음과 같은 단계가 도움이 될 것이다.

① 완충제가 사용되어질 pH와 비슷한 pK_a를 갖는 약산을 선택한다. 이렇게 하면 최대완충용량은 보장된다.

② 완충식으로부터, 원하는 pH를 얻는 데 필요한 염과 약산의 비를 계산한다. 완충식은 4~10의 pH 범위 내에서의 근사 계산에 만족할 만하다.

③ 적절한 완충용량을 얻는 데 필요한 완충액의 산과 염의 각각의 농도를 고려한다. 0.05~0.5 몰농도이면 보통 충분하며, 0.01~0.1의 완충용량이면 적당하다.

④ 제약용 완충제를 선택하는 데 있어서 중요한 몇 가지의 기타 인자로서는 화학약품의 유용성, 최종용액의 멸균도, 노화(aging)에 대한 의약품과 완충제의 안정성, 원료의 가격 및 무독성이 포함된다. 예를 들면 붕산염 완충액은 독성 때문에 경구적으로나 비경구적으로 투여하는 용액의 완충제로는 확실히 사용할 수 없다.

⑤ 끝으로 완성된 완충용액의 pH와 완충용량을 믿을 수 있는 pH-메타 를 사용하여 측정해야 한다. pH지를 써서도 충분한 정확도를 얻는 경우도 있다. 특히 전해질의 농도가 높은 경우에는, 완충방정식을 사용하여 계산한 pH가 실험적으로 얻은 값과 약간 다른 것을 발견할 것이다. 이것은 활성도계수를 고려하지 않았기 때문이라고 예상되며, 따라서 실제로 측정하여 볼 필요가 있음을 강조하는 것이다.

4 조직의 자극에 대한 완충능과 pH의 영향

조직에 사용하거나 비경구적으로 투여하는 용액은 그 pH가 대상이 되는 체액의 정상적인 pH와 크게 틀리면 자극을 일으키는 원인이 되는 수가 있다. 따라서 약학도는 안과용 용액, 비경구용 물질 및 벗겨진 피부에 사용하는 액체를 처방할 때에는 이 점에 항상 유의해야 한다. 용액의 실제 pH보다 더 큰 의미를 갖는 것은 완충용량과 완충용액이 접촉하게 되는 체액의 부피를 고려하여 사용해야 할 완충액의 부피이며, 체액의 완충용량도 고려해야 한다. 투여되는 용액과 생리적인 환경 사이의 큰 pH의 차이 때문에 생기는 조직의 자극은 ① 용액의 완충용량이 작으면 작을수록, ② 주어진 농도에서 사용되는 양이 작으면 작을수록, 그리고 ③ 생리액의 양과 완충용량이 크면 클수록 최소로 될 것이다.

완충용량이 낮게 유지되는 경우에는 눈에 넣는 용액의 pH가 4.5~11.5 사이에서 큰 아픔이나 상처를 주지 않고 변화시킬 수가 있다. Sörensen의 인산염 완충액은 6.5~8.0까지의 좁은 pH 범위 이외에서는 여러 대상의 눈에 사용한 결과 자극을 일으킨 반면, pH 5의 붕산용액은 똑같은 대상의 눈에 아무런 불편을 일으키지 않는다. Martin과 Mims는 자극을 일으키지 않는 pH 범위를 완전하게 정할 수는 없고 오히려 사용되는 완충제에 따른 것이라고 결론을 내렸다.

이러한 분명한 예외는 인산염 완충제에 비하여 붕산의 완충용량이 대단히 낮다고 하는 얘기로서 부분적으로는 설명이 되고, 또 부분적으로는 이온종에 대한 생리적인 반응의 차이로서 설명이 될 수 있다.

Riegelman과 Vaughn은 1%의 약물용액 0.1 ml를 눈에 떨어뜨렸을 때, 눈물이 산을 중화시키는 능력은 0.01 N 강염기 10 μl와 비슷하다고 가정하였다. 그들은 눈의 자극은 생리학적 pH에서 약물의 유리염기 형태가 있기 때문에 일어날 수도 있으나, 안약의 산도(acidity) 때문인 경우가 더 많음을 지적하였다. 예를 들면, epinephrine bitartrate 중에 있는 tartaric acid는 epinephrine 염기에 의해서 한 개의 카르복시기만이 중화되기 때문에, 이 약의 0.06 M 용액의 pH는 약 3.5이다. 이 용액 2 방울을 눈에 넣었을 때에 생기는 지속적인 동통은 bitartrate 중의 중화되지 못한 산 때문이 아닌가 하고 생각되는데, 염산 ephedrine 2 방울에 의해서 일어나는 결과와 비교하면 눈의 정상적인 pH를 회복시키는 데 10 배의 눈물을 필요로 하기 때문이라고 생각된다. pilocarpine염 용액도 눈에 넣었을 때 산반응에 의하여 동통이나 자극을 일으키기에 충분한 완충용량을 가지고 있다.

혈류 중에 주사용으로 사용되는 비경구용 용액은 보통은 완충되어 있지 않거나, 또는 혈액 중에 있는 완충제가 생리적인 pH 범위로 변화시키기 용이하도록 대단히 낮은 완충용량으로 완충된다. 만일 약을 소량만을 매우 느린 속도로 주사하려면, 그 용액은 대략 중성을 유지할 정도로 약하게 완충시킬 수 있다.

5 안정도와 최적 치료반응

용액으로 사용되는 약물의 안정성과 치료반응에 대한 완충용량과 pH의 효과에 대한 설명은 다음과 같이 할 수 있다. 약한 산성 또는 염기성 약물은 해리하지 않은 형태가 해리된 염 형태보다 높은 치료능력을 가진다. 이 까닭은 전자는 지용성이므로 생체막을 쉽게 침투하나, 이온형태는 지용성이 아니기 때문에 막을 침투하기도 대단히 곤란하다. 예를 들면, 해리되지 않은 염기의 농도가 증가함에 따라서 안약으로 사용되는 약염기성 알칼로이드의 치료반응이 증가된다. pH가 약 4 에서 이들 약물은 이온형태로 존재하는 것이 우세하고 침투현상은 느리거나 아주 무시할 정도이다. 눈물의 pH가 약 7.4가 되면, 약물의 해리상수에 의존해서 유리염기의 형태로 상당히 존재한다.

예제 9. pilocarpine의 pK_b는 25℃에서 7.15이다. 25℃, pH 7.4에서 존재하는 유리염기의 mole %를 계산하라.

풀이 $C_{11}H_{16}N_2O_2 + H_2O \rightleftarrows C_{11}H_{16}N_2O_2H^+ + OH^+$

pilocarpine 염기 pilocarpine 이온

$$pH = pK_w - pK_b + \log \frac{[\text{염기}]}{[\text{염}]}$$

$$7.4 = 14.00 - 7.15 + \log \frac{[\text{염기}]}{[\text{염}]}$$

$$\log \frac{[\text{염기}]}{[\text{염}]} = 7.40 - 14.00 + 7.15 = 0.55$$

$$\frac{[\text{염기}]}{[\text{염}]} = \frac{3.56}{1}$$

$$\text{염기의 몰 \%} = \frac{[\text{염기}]}{[\text{염}] + [\text{염기}]} \times 100 = \frac{3.56}{1 + 3.56} \times 100 = 78\%$$

Hind와 Goyan은 안과용 약물이 최대안정성을 가지는 pH는 최적의 생리적 효과를 내는 pH보다 훨씬 낮을 수 있다고 지적하였다. 이러한 조건하에서는 약물용액은 낮은 완충용량을 가지며, 최적의 안정성을 가지는 pH와 최대의 치료작용을 할 수 있는 pH의 사이에서 절충될 수 있는 pH에서 완충을 시킬 수 있다. 유리에서 용출되어 나오는 물질의 알칼리성이나, 용해된 공기로부터의 CO_2의 산성 때문에 생기는 pH의 변화를 방지하는 데 적합하다. 또 용액을 눈에 넣으면 눈물은 용액을 차츰 중화시키는 데 관여하며, 또 약물을 생리불활성인 형태로부터 해리되지 않은 염기의 형태로 바꾸는 데도 관여한다. 이렇게 되면 염기는 지질막을 쉽게 침투할 수 있게 된다. 염기가 눈의 pH에서 흡수될수록 염은 더욱더 pK_b를 일정하게 유지하기 위하여 염기로 전환되며, 따라서 알칼로이드약물은 서서히 흡수된다.

6 pH와 용해도

약전해질의 pH와 용해도의 관계는 **9**장에서 어느 정도 상세히 취급될 것인데, 여기서는 알칼로이드염기의 용해도에 미치는 완충작용의 영향에 대하여 간단히 지적할 필요가 있다.

낮은 pH에서는, 염기는 일반적으로 수용매에 대단히 잘 용해하는 이온형태가 더 지배적으로 존재한다. pH가 상승됨에 따라서 해리되지 않은 염기가 더 많이 형성된다. 염기의 양이 이 형태의 물에 대한 용해도의 한계를 초과하면 유리염기는 용액으로부터 침전된다. 따라서 용액은 충분히 낮은 pH에서 완충시켜야 그 염과 평형을 이루고 있는 알칼로이드기염의 농도를 저장온도에서의 유리염기의 용해도보다 작게 되며, 침전이 되지 않고 안정하게 유지될 수 있다.

7-4 완충등장용액

혈액이나 눈물과 같은 생체내 완충계와 일정한 조건하에서 제약용 용액을 완충시켜야 하는 필요성에 관하여는 이미 언급하였다. pH를 조절하는 데에 첨가해서, 생체의 정교한 막에 적용되는 것을 의미하는 제약용 용액은 체액과 대략 같은 삼투압으로 조절해야 한다. 등장액은 조직과 접촉시켰을 때 그 조직이 불어나거나 오그라드는 원인이 되지 않고, 또 눈, 비관, 혈류 또는 다른 생체조직에 넣었을 때 아무런 불편도 일으키지 않는다. 등장염화나트륨용액은 이러한 제제 중에서 잘 알려져 있는 약학적인 한 예이다.

미묘한 막에 적용할 용액을 등장상태로 얻는 필요성에 대해서는 소량의 혈액을 삼투성이 다른 여러 가지의 염화나트륨 수용액과 혼합함으로써 극적으로 예시될 수 있다. 예를 들면, 응혈을 방지하기 위하여 섬유소를 제거한 소량의 혈액을 100 ml당 0.9 g의 NaCl을 함유하고 있는 용액과 혼합하면 세포는 그 정상적인 크기를 그대로 유지하고 있다. 이 용액은 본질적으로 적혈구의 내용물과 똑같은 삼투압을 가지며, 이 용액은 혈액과 **등장**(isotonic)이라고 한다. 만일 적혈구를 2% NaCl 용액에 현탁시키면, 세포 속에 있는 물은 적혈구의 세포막 양쪽의 염의 농도가 같아질 때까지 주위의 염용액을 희석시키려고 세포막을 통과한다. 이러한 외부로 향하는 물의 통과는 세포가 오그라져서 주름이 지거나 무딘 톱날 모양으로 된다. 이 경우에 염용액은 혈구의 내용물에 비하여 **고장**(hypertonic)이라고 한다. 끝으로 혈액을 0.2% NaCl 용액 또는 증류수와 혼합하면, 물은 혈구 속으로 들어가서 혈구를 부풀게 하여 결국에는 헤모글로빈을 유리시키면서 파열된다. 이러한 현상을 **용혈**(hemolysis)이라 하며, 약한 염용액이나 물은 혈액에 대하여 **저장**(hypotonic)이라고 한다.

적혈구막이 모든 약물에 대하여 완전한 반투막은 아니다. 즉, 적혈구막은 물분자만을 통과시키는 것이 아니라 요소, NH_4Cl, 알코올 및 붕산과 같은 용질도 통과시킨다. 2%의 붕산용액은 빙점법에 의하여 삼투압을 측정하였을 때 혈구 내용물과 같은 삼투압을 가지며, 따라서 혈액과 **등삼투성**(isosmotic)이라고 한다. 그러나 붕산분자는 농도에 관계 없이 적혈구막을 자유로이 통과한다. 결과적으로 이 용액은 혈구와 접촉되면 본질적으로 물처럼 작용한다. 붕산용액은 혈구에 비하여 극히 고장성이므로 급격한 용혈을 일으킨다. 따라서 혈액과 등삼투성이 되도록 계산한 양의 약물을 함유하고 있는 용액은 혈구가 용질분자에 대해서는 불투과성이고, 용매인 물에는 투과성인 경우에만 등장이다. 눈에 도포되어 있는 점액질이 용액 중에 있는 붕산에 대해서는 진정한 반투막처럼 작용한다는 점에 주목해야 한다. 따라서 2% 붕산용액은 등장성의 안과용 제제로 이용된다.

이러한 난점을 극복하기 위하여, Husa는 등장이라는 용어를 어느 특정한 막에 대하여 같은 삼투압을 가지는 용액으로 제한하여야 한다고 제안하였다. Goyan과 Reck는 이러한 식으로 용어의 사용에 제한을 가하기 보다는 오히려 NaCl 농도에 기초를 두고 정의되는 새로운 용어를 도입하여야 하겠다고 느끼고 **등장도값**(isotonic value)이라는 용어를, 문제가 되고 있는 용액과 같은 총괄성을 가지는 NaCl 수용액의 농도라고 정의하였다. 물론 용액 100 ml 당 0.9 g의 NaCl의 등장도값을 가지는 모든 용액을 생체막과 등장으로 할 필요가 있는 것은 아니지만, 그럼에도 불구하고 대다수가 이러한 의미로서는 대략 등장이며 모두 이상적인 막에 걸쳐서 등장이라고 생각할 수 있다. 따라서 등장이라는 용어는 이 장 전체를 통해서 이러한 뜻으로 사용된다. 극히 몇 개의 물질——동물의 막을 상당한 속도로 침투하는 물질——만이 이러한 부류에서 예외를 나타내고 있다.

이 장의 나머지 부분은 등장용액에 대한 검토와 완충을 시키는 방법에 관련된 것이다.

1　삼투성의 측정

용액의 삼투압은 다음 2가지 방법 중 한 가지 방법으로 측정할 수 있다. 첫 번째 방법인 **용혈법**에서는 적혈구를 여러 가지의 약물용액에 현탁시켰을 때에 일어나는 적혈구의 외관에 대한 약물용액의 효과를 관찰하는 방법이다. 이렇게 하여 나타나는 효과는 앞의 절에서 설명하였다. Husa와 그 동료들이 이 방법을 사용하였으며, Hunter가 개발한 정량적인 방법, 즉 고장액이 용혈된 세포의 수에 비례하여 oxyhemoglobin을 방출한다고 하는 사실에 기초를 둔 방법을 채택하였다. 이러한 방법으로 van't Hoff의 i 인자를 측정할 수 있으며 빙결법의 자료, 삼투계수 및 활성도계수로써 계산된 값과 비교할 수 있는 값을 측정할 수 있다.

Husa는 빙점강하법으로 측정하거나 이론인 방법식으로써 계산한 적당한 i 값을 가지는 약물임에도 불구하고 사람의 적혈구를 용혈시킬 수 있음을 발견하였는데, 이것은 등장이라는 용어는 특정한 막에 대하여 같은 삼투압을 갖는 용액에 한정시켜야 한다고 한 그의 주장에 근거를 두고 있다.

삼투성을 측정하는 두 번째 시도는 총괄성을 측정하는 방법에 기초를 두고 있다. Goyan과 Reck는 Hill-Baldes의 삼투성 측정의 여러 가지의 변형된 기술을 연구하였다. 이 방법은 습도가 일정한 상자 속에 들어 있는 열이 차단된 검체의 증기압의 차이 때문에 생기는 작은 온도의 변화를 측정하는 데에 그 기초를 두고 있다.

용액을 체액과 등장으로 하는 데 필요한 혈액과 눈물의 빙점은 −0.52℃로 설정되었다. 이 온도는 0.90%의 NaCl 용액에 상당하며, 따라서 혈액과 눈물 모두가 등장이라고 생각된다.

2　L_{iso}값을 이용한 삼투성의 계산

약전해질과 강전해질용액에 대한 빙점강하는 항상 식 $\Delta T_f = K_f C$로 계산한 값보다 크기 때문에 이러한 어려운 점을 극복하기 위하여 새로운 인자인 $L = iK_f$를 도입한다.

$$\Delta T_f = LC \tag{53}$$

L 값은 체액과 등장인 농도 C에서 주어진 이온형태의 대표적인 화합물용액의 빙점강하도로부터 구할 수 있다. 이 특별한 값 L은 L_{iso}라는 기호로 표시한다.

빙점강하도가 0.52℃ 이고 따라서 체액과 등장인 0.9% NaCl 용액(0.154 M)의 L_{iso}값은 3.4이다.

$$L_{iso} = \frac{\Delta T_f}{C} \tag{54}$$

$$L_{iso} = \frac{0.52}{0.154} = 3.4 \tag{55}$$

너무 진하지 않은 용액에서의 이온간의 인력은 1가-1가전해질에 속하는 여러 가지의 화합물의 화학적 성질에 관계 없이 모두 1가-1가전해질에 대하여 대략 같아서 모두 대개 비슷한

L_{iso} 값, 즉 3.4이다. 주어진 이온형태의 화합물 사이에 이러한 유사성이 있는 결과로, 체액과 등장인 농도에서의 각각의 전해질의 부류에 대한 L 값을 나열하는 표를 정리할 수 있다. 이렇게 하여 얻은 L_{iso} 값은 〈표 **7·4**〉에서 찾을 수 있다.

비전해질의 희박한 용액에 대해서는, L_{iso}는 대략 K_f와 같다는 것을 볼 수 있을 것이다. 〈표 **7·4**〉는 이온형태를 올바르게 확인할 수 있다면, 약물용액에 대한 개략적인 T_f 값을 구하는 데 사용할 수 있다. L_{iso} 값을 읽을 수 있는 여러 가지 형태의 전해질의 몰농도에 대한 iK_f의 도표를 **5**장의 〈그림 **5·7**〉에 표시하였다.

〈표 **7·4**〉 여러 이온형태에 대한 평균 L_{iso} 값

형	L_{iso}	예
비 전 해 질	1.9	sucrose, glycerin, urea, camphor
약 전 해 질	2.0	boric acid, cocaine, phenobarbital
2-2가 전해질	2.0	magnesium sulfate, zinc sulfate
1-1가 전해질	3.4	sodium chloride, cocaine hydrochloride, sodium phenobarbital
1-2가 전해질	4.3	sodium sulfate, atropine sulfate
2-1가 전해질	4.8	zinc chloride, calcium bromide
1-3가 전해질	5.2	sodium citrate, sodium phosphate
3-1가 전해질	6.0	aluminum chloride, ferric iodide
사 붕 산 염	7.6	sodium borate, potassium borate

예제 10. 1% 프로피온산나트륨(분자량 96) 용액의 빙점강하도는 얼마인가? 프로피온산나트륨은 1가-1가 전해질이므로 L_{iso} 값은 3.4이다. 이 화합물의 1% 용액의 몰농도는 0.104이다.

풀이 $\Delta T_f = 3.4 \times 0.104 = 0.35°$

물론 100 ml당 1 g의 프로피온산나트륨은 등장농도는 아니지만, 완성된 용액에 대하여 기대할 수 있는 범위의 농도와 잘 일치하는 간단한 평균값으로서, L_{iso}를 사용하는 것은 아직도 적합한 것이다. 이 농도 범위에서 L 값을 선택한다고 해서 농도의 작은 변화에 예민하게 변하지 않으며, 이러한 계산에 약 10% 이상의 정확도를 나타낸다거나 또는 필요로 한다고 해도 틀린 것은 아니다.

예제 **10**의 계산은 몰농도 C를 일정용적의 용액 중에 함유되어 있는 약물의 g 수로서 표시하여 간단하게 할 수 있다. 따라서

$$\text{몰농도} = \frac{\text{moles}}{\text{liter}}$$

$$= \frac{\text{g 으로서의 중량}}{\text{분자량(g/mol)}} \div \frac{\text{m}l\text{ 로서의 용적}}{1000\text{ m}l/l}$$

또는

$$C = \frac{w}{M} \times \frac{1000}{v} \tag{56}$$

이며, 여기서 w는 용질의 g 수, M은 용질의 분자량이고, v는 ml로서 표시되는 용액의 용적이다. 식 (53)에 대입하면 다음과 같이 된다.

$$\Delta T_f = L_{iso} \frac{w \times 1000}{M \times v} \tag{57}$$

예제 **10**의 문제는 식 (57)을 써서 몰농도를 구하는 데 필요한 계산을 추가로 하지 않고서 한 조작으로써 풀 수 있다.

$$\Delta T_f = 3.4 \times \frac{1 \times 1000}{96 \times 100} = 3.4 \times 0.104 = 0.35°$$

7-5 삼투성과 pH를 조절하는 방법

염화나트륨과 포도당 및 약물용액을 등장으로 해주기 위해서 가해 주어야 하는 기타 다른 물질의 양을 계산하는 데 여러 방법 중에서 한 가지 방법을 사용할 수 있다.

검토해 보기 위해서 방법을 2가지 부류로 나눈다. I 부류 방법에서는, 염화나트륨이나 기타 물질을 약물용액에 가하여 용액의 빙점을 −0.52℃ 까지 강하시키고, 다음에 체액과 등장으로 만든다. 이 부류에는 빙결법 및 염화나트륨 당량법이 포함된다. II 부류 방법에서는, 등장액으로 만들기에 충분한 양의 물을 약물에 가한 다음, 등장액이나 완충등장 희석용액을 가하여 최종 용적으로 한다. 이 부류에 속하는 것은 White-Vincent 법과 Sprowls 법이다.

1 빙결법 또는 빙점강하도법

실험적으로나 이론적으로 측정한 여러 가지 약물용액의 빙점강하도를 〈표 **7·5**〉에서 찾을 수 있다. 앞절에 의하면, 실험적으로 측정되어 있지 않은 약물용액의 빙점강하도는 이온 종류의 L_{iso} 값과 약물의 분자량만을 알면 이론적으로 계산할 수 있다.

빙결법에 포함된 계산은 하나의 예를 들어서 아주 잘 설명할 수 있다.

예제 11. 염산 apomorphine 1% 용액 100 ml를 혈청과 등장으로 해주는 데 얼마만큼의 염화나트륨이 필요하겠는가?

풀이 〈표 **7·5**〉로부터 1% 약물용액은 0.08°의 빙점강하도를 가짐을 찾을 수 있다. 이 용액을 혈액과 등장으로 만들기 위해서는, 충분한 염화나트륨을 가하여 빙점을 0.44°(= 0.52 − 0.08)로 감소시켜야 한다. 빙점표를 보면 1%의 염화나트륨용액은 0.58°의 빙점강하도를 갖고 있음을 알 수 있다.

비례법을 써서 계산하면 다음과 같다.

$$\frac{1\%}{X} = \frac{0.58}{0.44} \qquad X = 0.76\%$$

따라서 0.76% 염화나트륨을 가하여 요구하는 빙점 0.44°로 강하시킬 것이고 또 등장액으로 하여 줄 것이다. 염산 apomorphine 1 g과 0.76 g NaCl을 물에 용해시켜 100 ml로 해서 용액을 조제할 수 있다.

예 제 12. 적당한 염류를 사용하여 눈물과 등장인 1% $AgNO_3$ 점안액을 100 m*l* 조제하라.

풀 이 예를 들어 $NaNO_3$를 가한다고 하자.

눈물의 빙점강하도는 0.52°, 1% $AgNO_3$의 빙점강하도는 0.19°이고, 1% $NaNO_3$의 빙점강하도는 0.40°이다. 따라서 1% $NaNO_3$로 보정하기 위한 빙점강하도는 0.52 − 0.19 = 0.33°이다.

$$NaNO_3\text{의 무게} = \frac{0.52 - 0.19}{0.4} = 0.825$$

즉, $AgNO_3$ 1 g과 $NaNO_3$ 0.825 g을 멸균정제수에 넣어 100 m*l*로 한다.

〈표 7·5〉 등장값의 요약표*

물 질	M	E	V	$\Delta T_f^{1\%}$	L_{iso}
Alcohol, dehydrated	46.07	0.70	23.3	0.41	1.9
Aminophylline	456.46	0.17	5.7	0.10	4.6
Ammonium chloride	53.50	1.08	36	0.64	3.4
Amphetamine sulfate (Benzedrine sulfate)	368.49	0.22	7.3	0.13	4.8
Antipyrine	188.22	0.17	5.7	0.10	1.9
Antistine hydrochloride (Antazoline hydrochloride)	301.81	0.18	6.0	0.11	3.2
Apomorphine hydrochloride	312.79	0.14	4.7	0.08	2.6
Apothesine hydrochloride	297.66	0.18	6.0	0.11	3.2
Ascorbic acid	176.12	0.18	6.0	0.11	1.9
Atropine sulfate	694.82	0.13	4.3	0.07	5.3
Aureomycin hydrochloride	544	0.11	3.7	0.06	3.5
Barbital sodium	206.18	0.29	10.0	0.29	3.5
Benadryl hydrochloride (Diphenhydramine hydrochloride)	291.81	0.20	6.6	0.12	3.4
Boric acid	61.84	0.50	16.7	0.29	1.8
Butacaine sulfate(Butyn sulfate)	710.95	0.20	6.7	0.12	8.4
Caffeine	194.19	0.08	2.7	0.05	0.9
Caffeine and sodium benzoate	—	0.25	8.7	0.15	—
Calcium chloride · $2H_2O$(U.S.P.)	147.03	0.51	17.0	0.30	4.4
Calcium gluconate	448.39	0.16	5.3	0.09	4.2
Calcium lactate	308.30	0.23	7.7	0.14	4.2
Camphor	152.23	0.20	6.7	0.12	1.8
Chloramphenicol(Chlormycetin)	323.14	0.10	3.3	0.06	1.9
Chlorbutanol(Chloretone)	177.47	0.24	8.0	0.14	2.5
Cocaine hydrochloride	339.81	0.16	5.3	0.09	3.2
Cupric sulfate · $5H_2O$	249.69	0.18	6.0	0.11	2.6
Dextrose · H_2O	198.17	0.16	5.3	0.09	1.9
Dibucaine hydrochloride (Nupercaine hydrochloride)	379.92	0.13	4.3	0.08	2.9
Emetine hydrochloride	553.56	0.10	3.3	0.06	3.3
Ephedrine hydrochloride	201.69	0.30	10.0	0.18	3.6
Ephedrine sulfate	428.54	0.23	7.7	0.14	5.8
Epine phrine bitartrate	333.29	0.18	6.0	0.11	3.5

물 질	M	E	V	$\Delta T_f^{1\%}$	L_{iso}
Epinephrine hydrochloride	219.66	0.29	9.7	0.17	3.7
Ethylhydrocupreine hydrochloride (Optochin)	376.92	0.17	5.7	0.10	3.8
Ethylmorphine hydrochloride (Dionin)	385.88	0.16	5.3	0.09	3.6
Eucatropine hydrochloride (Euphthalmine hydrochloride)	327.84	0.18	6.0	0.11	3.5
Fluorescein sodium	376	0.31	10.3	0.18	6.9
Glycerin	92.09	0.34	11.3	0.20	1.8
Homatropine hydrochloride	356.26	0.17	5.7	0.10	3.6
Lactose	360.31	0.07	2.3	0.04	1.7
Magnesium sulfate · $7H_2O$	246.50	0.17	5.7	0.10	2.5
Menthol	156.26	0.20	6.7	0.12	1.8
Meperidine hydrochloride (Demerol hydrochloride)	283.79	0.22	7.3	0.08	3.7
Mercuric chloride (Mercury bichloride)	271.52	0.13	4.3	0.08	2.1
Mercuric cyanide	252.65	0.15	5.0	0.09	2.2
Mercuric succinimide	396.77	0.14	4.8	0.08	3.3
Methacholine chloride (Mecholyl chloride)	195.69	0.32	10.7	0.19	3.7
Methamphetamine hydrochloride (Desoxyephedrine hydrochloride)	185.69	0.37	12.3	0.22	4.0
Metycaine hydrochloride	292.82	0.20	6.7	0.12	3.4
Mild silver protein	–	0.18	6.0	0.11	–
Morphine hydrochloride	375.84	0.15	5.0	0.09	3.3
Morphine sulfate	758.82	0.14	4.8	0.08	6.2
Naphazoline hydrochloride (privine hydrochloride)	246.73	0.23	7.7	0.14	3.3
Neomycin sulfate	–	0.11	3.7	0.06	–
Neostigmine bromide (Prostigmine bromide)	303.20	0.18	6.0	0.11	3.2
Nicotinamide	122.13	0.26	8.7	0.15	1.9
Paradrin hydrochloride (Hydroxyamphetamine hydrobromide)	232.13	0.25	8.3	0.15	3.4
Penicillin G potassium	372.47	0.18	6.0	0.11	3.9
Penicillin G Procaine	588.71	0.10	3.3	0.06	3.5
Penicillin G sodium	356.38	0.18	6.0	0.11	3.8
Phenacaine hydrochloride (Holocaine hydrochloride)	352.85	0.16	5.3	0.09	3.3
Phenobarbital sodium	254.22	0.24	8.0	0.14	3.6
Phenol	94.11	0.35	11.7	0.20	1.9
Phenylephrine hydrochloride (Neosynephrine hydrochloride)	203.67	0.29	9.7	0.17	3.5
Physostigmine salicylate	413.46	0.16	5.3	0.09	3.9

물 질	M	E	V	$\Delta T_f^{1\%}$	L_{iso}
Physostigmine sulfate	648.45	0.13	4.3	0.08	5.0
Pilocarpine nitrate	271.27	0.23	7.7	0.14	3.7
Potassium acid phosphate(KH_2PO_4)	136.13	0.43	14.2	0.25	3.4
Potassium chloride	74.55	0.76	25.3	0.45	3.3
Potassium iodide	166.02	0.34	11.3	0.20	3.3
Procaine hydrochloride	272.77	0.21	7.0	0.12	3.4
Quinine hydrochloride	396.91	0.14	4.7	0.08	3.3
Quinine and urea hydrochloride	547.48	0.23	7.7	0.14	7.4
Scopolamine hydrobromide					
(Hyoscine hydrobromide)	438.32	0.12	4.0	0.07	3.1
Silver nitrate	169.89	0.33	11.0	0.19	3.3
Sodium acid phosphate($NaH_2PO_4 \cdot H_2O$)	138.00	0.40	13.3	0.24	3.2
Sodium benzoate	144.11	0.40	13.3	0.24	3.4
Sodium bicarbonate	84.00	0.65	21.7	0.38	3.2
Sodium bisulfite	104.07	0.61	20.3	0.36	3.7
Sodium borate · $10H_2O$	381.43	0.42	14.0	0.25	9.4
Sodium chloride	58.45	1.00	33.3	0.58	3.4
Sodium iodide	149.92	0.39	13.0	0.23	3.4
Sodium nitrate	85.01	0.68	22.7	0.39	3.4
Sodium phosphate, anhydrous	141.98	0.53	17.7	0.31	4.4
Sodium phosphate · $2H_2O$	173.05	0.42	14.0	0.25	4.4
Sodium phosphate · $7H_2O$	268.08	0.29	9.7	0.17	4.6
Sodium phosphate · $12H_2O$	358.21	0.22	7.3	0.13	4.6
Sodium propionate	96.07	0.61	20.3	0.36	3.4
Sodium sulfite, exsiccated	126.06	0.65	21.7	0.38	4.8
Streptomycin sulfate	1457.44	0.07	2.3	0.04	6.0
Strong silver protein	—	0.08	2.7	0.05	—
Sucrose	342.30	0.08	2.7	0.05	1.6
Sulfacetamide sodium	254.25	0.23	7.7	0.14	3.4
Sulfdiazine sodium	272.27	0.24	8.0	0.14	3.8
Sulfamerazine sodium	286.29	0.23	7.7	0.14	3.9
Sulfanilamide	172.21	0.22	7.3	0.13	2.2
Sulfathiazole sodium	304.33	0.22	7.3	0.13	3.9
Syntropan	405.42	0.14	4.6	0.08	3.3
Tannic acid	—	0.03	1.0	0.02	—
Tetracaine hydrochloride					
(Pontocaine hydrochloride)	300.82	0.18	6.0	0.11	3.2
Tetracycline hydrochloride	480.92	0.14	4.7	0.08	4.0
Trimetone maleate					
(Prophenpyridamine maleate N.N.R.)	356.41	0.16	5.3	0.09	3.4
Tripelennamine hydrochloride					
(Pyribenzamine hydrochloride)	291.83	0.22	7.3	0.13	3.8
Urea	60.06	0.59	19.7	0.35	2.1
Zinc chloride	139.29	0.62	20.3	0.37	5.1
Zinc phenolsulfonate	555.84	0.18	6.0	0.11	5.9
Zinc sulfate · $7H_2O$	287.56	0.15	5.0	0.09	2.5

* M은 약물의 분자량, E는 약물의 염화나트륨 당량, V는 0.3 g의 약물에 물을 가하여 만들 수 있는 등장액을 ml로 표시한 용적이다(1% 용액 1 fluid ounce 중에 들어 있는 약물의 중량). $\Delta T_f^{1\%}$는 1% 약물 용액의 빙점강하도, L_{iso}는 혈액과 눈물과 대략 등장인 농도에서의 약물의 분자 빙점강하도이다.

예제 **13.** 1% 붕산용액이 눈물과 등장을 이루기 위하여 가해져야 할 소금의 양은?

풀이 눈물의 빙점은 0.52°이고 1% 붕산용액의 빙점은 0.29°이다. 따라서 소금에 의해서 낮추어져야 할 빙점은 0.23°이므로, 가해 주어야 할 소금의 양은 $0.23 \times 0.9 / 0.52 = 0.4\%$이다.

2 염화나트륨당량법 또는 식염가법

제약용 용액의 삼투성을 조절하는 두 번째 방법은 **염화나트륨당량**(sodium chloride equivalent)법이 있고, 염화나트륨당량 또는 약물의 삼투성당량(tonic equivalent)이란 약물 1 g 또는 다른 중량단위와 당량인(즉, 약물 1 g 또는 다른 중량단위와 같은 삼투효과를 가지는) 염화나트륨의 양이다. 여러 가지 약물에 대한 염화나트륨당량 E를 〈표 **7 · 5**〉에 수록하였다.

새로운 약물에 대한 E값을 〈표 **7 · 5**〉에 포함시키고 싶을 때는, 약물의 L_{iso}값이나 빙점강하도를 써서 유도된 식에 따라서 계산할 수 있다. 용액 1000 ml 중에 약물 1 g을 함유하고 있는 용액에 대한 l당의 몰수로 표시되는 농도 C는 다음과 같이 쓸 수 있다.

$$C = \frac{1\,\text{g}}{\text{분자량}} \tag{58}$$

그리고 식 (53)으로부터

$$\Delta T_f = L_{iso} \frac{1\,\text{g}}{M} \tag{59}$$

여기서 E는 1 g의 약물과 같은 빙점강하도를 가지는 NaCl의 중량이고, 또 1000 ml당 E g의 약물을 함유하고 있는 NaCl 용액에 대해서는

$$\Delta T_f = 3.4 \frac{E}{58.45} \tag{60}$$

인데, 3.4는 NaCl의 L_{iso} 값이고, 58.45는 그 분자량이다. ΔT_f에 대한 이들 두 값을 등식으로 놓으면 다음과 같이 된다.

$$\frac{L_{iso}}{M} = 3.4 \frac{E}{58.45}$$

$$E \cong 17 \frac{L_{iso}}{M} \tag{61}$$

예제 **14.** R. 염산에피네프린 0.5%

황산아연 0.3%

멸균 정제수 적당량을 가하여 30 ml

위의 처방에 따라 등장용액으로 조제하기 위하여 가해 주어야 할 붕산의 양을 계산하라. 염산에피네프린, 황산아연, 붕산의 E 값은 각각 0.29, 0.15, 0.5이다.

풀이 150 mg의 epinephrine HCl은 43.5 mg의 NaCl에 해당되고, 90 mg의 황산아연은 13.5 mg의

NaCl에 해당된다. 전체 양은 57 mg의 NaCl에 해당되고 30 ml에는 0.9%, 즉 270 mg의 NaCl이 들어 있어야 되므로 213 mg에 해당되는 NaCl을 가해야 등장용액이 된다. 붕산으로 대체하기 위해서는 213 /0.5 = 426 mg의 붕산을 가해야 한다.

예제 15. 분자량이 187인 새로운 염산 amphetamine 유도체에 대한 근사적인 E 값을 계산하라.

풀이 이 약물은 1가-1가염이므로 L_{iso} 값은 3.4이다. E 값은 식 (61)로부터 계산된다.

$$E = 17 \frac{3.4}{187} = 0.31$$

용액을 등장으로 해주는 데 필요한 염화나트륨이나 다른 불활성 물질의 양을 측정하는 계산에는 처방에 들어 있는 각 약물의 양을 염화나트륨당량으로 곱해 주고, 이 값을 체액과 등장인 염화나트륨의 농도, 즉 100 ml당 0.9 g으로부터 빼주는 간단한 계산이다.

예제 16. 100 ml의 용적 중에 황산에페드린 1.0 g을 함유하고 있는 용액이 있다. 이 용액을 등장으로 만드는 데 가하여 주어야 할 염화나트륨의 양은 얼마인가? 이렇게 만들기 위하여 필요한 포도당의 양은 얼마이겠는가?

풀이 약물의 양을 삼투압과 같게 만들어 주는 염화나트륨의 중량을 나타내 주는 염화나트륨당량 E를 약물의 양에 곱하여 준다.

$$\text{황산에페드린} : 1.0\,\text{g} \times 0.23 = 0.23\,\text{g}$$

황산에페드린은 0.23 g의 염화나트륨과 삼투압이 당량관계에 있는 물질의 중량이 된다. 등장으로 하기 위하여는 전부 0.9 g의 염화나트륨이 필요하므로, 0.67 g(= 0.90 − 0.23)의 NaCl을 가해 주어야 한다.

등장으로 조절하는 데 염화나트륨 대신에 포도당을 사용하려고 한다면, 다음과 같은 비례식을 만들어서 양을 계산할 수 있다. 포도당의 염화나트륨당량은 0.16이므로

$$\frac{1\,\text{g의 포도당}}{0.16\,\text{g의 염화나트륨}} = \frac{X}{0.67\,\text{g의 염화나트륨}}$$

$$X = 4.2\,\text{g의 포도당}$$

3 White-Vincent 법

삼투성을 계산하는 II 부류 방법에는 물을 가하여 약물을 등장액으로 만들고, 다음에 용액을 최종용적으로 만들기 위하여 등장액이나 등장완충 희석용액을 가하는 조작이 포함된다. 안과용 용액의 등장성에다가 pH를 조절해야 하는 필요성에 자극되어, White와 Vincent는 이러한 계산을 하는 간단한 방법을 개발하였는데, 이 식을 유도하는 법은 다음과 같이 하여 잘 표시하게 된다.

가령 1%의 염산코카인용액 30 ml를 체액과 등장으로 만들려고 한다고 가정하자. 우선 약물의 중량 w를 염화나트륨 당량 E로 곱한다.

$$0.3\,\text{g} \times 0.16 = 0.048\,\text{g} \tag{62}$$

이것이 3 g의 염산코카인과 삼투압이 당량인 염화나트륨의 양이다.

둘째로 0.9 g의 염화나트륨을 충분한 물에 용해시켜 100 ml로 만들면, 그 용액은 등장액이 된다는 것을 알고 있다. 0.048 g의 NaCl로서 만들 수 있는 등장액의 용적 V는 다음의 비례식을 풀면 구해진다.

$$\frac{0.9\ \text{g}}{100\ \text{m}l} = \frac{0.048\ \text{g}}{V} \tag{63}$$

$$V = 0.048 \times \frac{100}{0.9} \tag{64}$$

$$V = 5.3\ \text{m}l \tag{65}$$

식 (64)에 0.048이라는 양은 식 (62)에서 본 바와 같이 약물의 중량 w에 염화나트륨당량 E를 곱한 것과 같다. 비율 100/0.9의 값은 111.1이며, 따라서 식 (64)는 다음과 같이 쓸 수 있다.

$$V = w \times E \times 111.1 \tag{66}$$

여기서 V는 약물을 물과 혼합하여 만들 수 있는 등장용액의 ml로서의 용적이다. w는 문제에서 주어진 약물의 g으로서의 중량이며, E는 〈표 **7·5**〉에서 얻을 수 있는 염화나트륨당량이며, 상수 111.1은 1 g의 염화나트륨을 물에 용해시켜서 얻은 등장용액의 ml로서의 용적을 나타낸다.

이 문제는 식 (66)을 사용하여 하나의 단계로 풀 수 있다.

$$V = 0.3 \times 0.16 \times 111.1$$
$$V = 5.3\ \text{m}l$$

등장용액을 완성시키기 위해서는, 충분한 양의 등장용액 또는 등장완충 희석용액을 가해 최종 용적을 30 ml로 하면 된다. 몇 가지의 등장액과 등장완충희석용액은 〈표 **7·6**〉에서 찾을 수 있다. 이들 용액은 모두 0.9% NaCl이라고 하는 등장도값을 가지고 있다.

등장제제 중에 한 가지 이상의 성분이 함유되어 있을 때는, 각각의 약물을 물과 혼합해서 얻은 등장액의 용적은 가성성이다.

예제 17. 다음 용액을 이상막에 대하여 등장으로 만들어라.

phenacaine HCl------------0.06 g
붕 산--------------------0.30 g
멸균수를 충분히 가하여 100.00 ml로 한다.

풀이 $V = [(0.06 \times 0.16) + (0.3 \times 0.50)] \times 111.1 = 17.7\ \text{m}l$

약물을 물과 혼합하여 17.7 ml의 등장액을 만들고, 등장희석용액을 가하여 용적이 100 ml가 되게 한다.

4 Sprowls 법

White와 Vincent 법을 좀더 간단하게 한 것은 Sprowls에 의하여 소개되었다. 그는 약물의 중량 w를 임의로 고정시켰을 때는, 식 (66)을 써서 V의 값을 표로 작성할 수 있음을 알아내어 약물의 중량으로서는 0.3 g을, 그리고 양으로서는 1% 용액(1 fluid ounce 용액)을 택하였다. 약물 0.3 g을 충분한 양의 물과 혼합하여 만들 수 있는 등장용액의 용적 V는 안과용 용액이나

〈표 7·6〉 등장 및 등장완충 희석용액

등장 희석용액

Isotonic Sodium Chloride Solution	U.S.P.
Dextrose Solution	5.6%
Sodium Nitrate Solution	1.3%
Ringer's Solution	U.S.P.

등장 완충 희석용액

희석용액 I, pH 4.7

Used for salts such as those of epinephrine, dionin, metycaine, nupercaine, optochin, phenacaine, pontocaine, procaine, physostigmine, syntropan and zinc. For dispensing salts of physostigmine and epinephrine, 2 grams of sodium bisulfite may be added to the solution to minimize discoloration.

Boric acid c.p. (H_3BO_3)	20.0 g
Suitable preservative, q.s.	
Sterile distilled water, q.s. ad	1000 ml

희석용액 II, pH 6.8

Primarily used for salts of pilocarpine, which are stable for about a month in this buffer

Sodium acid phosphate($NaH_2PO_4 \cdot H_2O$) monohydrate	4.60 g
Disodium phosphate(Na_2HPO_4) anhydrous	4.73 g
Sodium chloride, c.p.	4.80 g
Suitable preservative, q.s.	
Sterile distilled water, q.s. ad	1000 ml

희석용액 III, pH 7.4

May be used as a neutral collyrium or as a solvent for drugs which are suitable in a neutral solution.

Potassium acid phosphate(KH_2PO_4) anhydrous	1.90 g
Disodium phosphate(Na_2HPO_4) anhydrous	8.10 g
Sodium chloride, c.p.	4.11 g
Suitable preservative, q.s.	
Sterile distilled water, q.s. ad	1000 ml

희석용액 IV, pH 9

Used where an alkaline buffer is desired for ophthamic drugs

Boric acid	0.43 g
Sodium borate	4.20 g
Suitable preservative, q.s.	
Sterile distilled water, q.s. ad	1000 ml

비경구용 용액에 상용되는 약물에 대해서 계산할 수 있다.

〈표 7·5〉의 4 번째 칸에 1%의 약물용액 1 fluidounce의 양인, 0.3 g의 약물에 대한 등장용액의 ml로의 용적이 수록되어 있다. 1차로 얻은 등장용액은 최종적으로 요구되는 등장액이나 등장완충 희석용액으로 특정한 용적으로 만든다.

연 습 문 제

1. 0.2 N 초산 50 ml로부터 시작하여 0.2 N NaOH를 (a) 10 ml, (b) 25 ml, (c) 50 ml 및 (d) 50.1 ml를 가하여 측정하였다. 염기를 각각 증가시켜서 가한 다음의 pH는 얼마인가?

답 (a) 4.16, (b) 4.76, (c) 8.88, (d) 10.3

2. 붕산-붕산소다 완충액을 사용하여 용액을 pH 8.8로 조절하려고 한다. 필요한 산과 염의 개략적인 비율은 얼마인가?

답 1 : 0.363

3. 0.1 N Barbituric acid를 0.1 N NaOH로 중화하는 pH 적정곡선을 그려라. 당량점에서 이 용액의 pH는 얼마인가?

답 pH = 8.34

4. 총 농도가 0.2 M인 barbituric acid-sodium barbiturate 완충액에 대한 pH 1에서 7까지에 걸치는 범위에 대하여 완충용량-pH 곡선을 만들어라. β_{max}이 일어나는 pH는 얼마인가?

답 pH = 3.98

5. 0.01 M의 초산과 0.02 M의 초산나트륨으로 이루어진 완충용액의 pH는 얼마인가? 이 완충용액 100 ml에 1 M HCl 1 ml가 첨가되면 pH는 얼마나 감소하는가?

답 pH = 5.0, ΔpH = − 0.3

6. Tris 완충제는 생물계를 연구하는 데 많이 사용되는 완충제이다. 0.10 M HCl 용액 15 ml와 0.10 M Tris 용액 25 ml를 혼합하면 이 완충제의 pH는 얼마이겠는가? 단, Tris의 pK_a는 8.06이다.

답 pH = 7.9

7. 당신의 상사인 생산개발이사가 0.10의 완충용량을 갖는 pH 6.5의 완충용액을 조제하라고 지시하였다. 완충제 종의 적당한 조합을 고르고 필요한 농도를 계산하라.

답 하나의 가능한 답 Na_2HPO_4(염) = 0.052 M, NaH_2PO_4(산) = 0.265 M

8. 포름산나트륨과 포름산을 각각 0.1 mole/l씩 함유하고 있는 완충제에 0.01 g 당량 /l의 수산화나트륨을 가하였다. 이 pH 범위에 걸치는 용액의 평균 완충용량은 얼마인가?

답 β = 0.115

9. pH 5.0에서 0.36 M의 붕산을 함유하고 있는 용액의 완충용량은 얼마인가? 이 완충제의 pH는 체액의 pH인 7.4에서는 얼마인가? 그리고 pH = pK_a이고, β가 최대인 pH 9.24에서의 완충용량은 얼마인가?

답 pH 5에서의 $\beta = 4.8 \times 10^{-5}$, pH 7.4에서의 β = 0.012, pH 9.24에서의 β = 0.21

10. Sörensen 인산완충제에 대한 완충용량은 (a) pH 5.0에서, (b) pH 7.2에서 각각 얼마인가? 총 완충농도는 0.067 M이고, 해리상수 $K_2 = 6.2 \times 10^{-8}$ 이다.

답 (a) $\beta \cong 0.001$, (b) $\beta \cong 0.04$

11. (a) $0.12\,M$ NaH_2PO_4와 $0.08\,M$ Na_2HPO_4로 되어 있는 완충액의 pH는 얼마인가? 전자는 산으로 작용하고, 후자는 염 또는 짝염기로 작용한다. (b) Debye-Hückel의 법칙을 사용하여 이온강도 보정을 하였을 때의 값은 얼마인가? 다염기성 산의 두 단계의 연속적인 이온화 단계로서 표현되는 완충제의 완충방정식은,

$$pH = pK_n + \log\frac{[\text{염}]}{[\text{산}]} - \frac{(2n-1)\,A\sqrt{\mu}}{1+\sqrt{\mu}}$$

이다. pK_n과 $(2n-1)$ 항에서의 n 값은 인산의 이온화의 두 번째 단계가 포함되어 있기 때문에 이 문제에서는 2이다. 따라서 방정식은 다음과 같이 된다.

$$pH = 7.21 + \log\frac{[Na_2HPO_4]}{[NaH_2PO_4]} - \frac{3\times 0.51\sqrt{\mu}}{1+\sqrt{\mu}}$$

답 (a) pH = 7.03, (b) pH = 6.46

12. 0.002 mole/liter의 sulfisoxazole 유리산과 0.2 mole/liter의 sulfisoxazole diethanolamine 1 : 1 염을 함유하고 있는 elixir의 pH는 얼마인가? 산의 pK_a는 5.30이다. 이 용액의 pH는 얼마인가? 활성도 계수 γ_{sulf^-}는 이 이온강도에 대한 근사적 Debye-Hückel 방정식으로부터 구할 수 있다. elixir 중에 있는 알코올이 해리상수에 미치는 효과는 무시할 수 있다.

답 pH = 7.14

13. 1 fluidounce의 용액 내에 질산은 4.5 그램이 함유되어 있다. 이 용액을 콧 속의 액체와 등장으로 하는 데 가하여 주어야 할 질산나트륨은 얼마인가? 콧 속의 액체는 0.9% NaCl의 등장도값을 가진다고 가정한다.

답 3.83 grains

14. 1% 염산디펜히드라민 용액의 Sprowls V 값, E 값 및 빙점강하도를 계산하라.

답 $V = 6.6$, $E = 0.20$, $\Delta T_f = 0.12$

15. 2.5%의 염산 phenylpropanolamine 용액을 제조하였다. 내과의사가 이 용액 0.25 fluidounce를 등장으로 하여 pH 6.8로 조절하여 주기를 바란다. Sprowls V 값은 12.7이다. 내과의사의 요구를 충족시켜 주는 데 고려하여야 할 난점에 대하여 검토하라. 이 난점은 어떻게 극복할 수 있겠는가?

16. 분자량이 300인 신약이 $0.145\,M$ 용액에서 0.52℃의 빙점강하를 일으켰다. 이 약에 대한 계산된 L_{iso} 값, E 값 및 V 값은 얼마인가?

답 $L_{iso} = 3.6$, $E = 0.20$, $V = 6.8$

17. 1 ml에 니코틴산아미드 10 mg을 함유하고 있는 앰플주사제를 1000개 조제하기 위하여 1100 ml의 니코틴산 아미드용액을 만들었다. 이 용액에 NaCl을 가하여 등장용액으로 만들려고 하는 경우 몇 g의 NaCl을 가해야 하는가? 1% 니코틴산 아미드용액의 빙점강하도는 0.15°이다.

답 7.04 g

18. 정상 혈액 중의 총 중탄산염 완충제의 농도를 약 0.026 mole/liter이라고 가정하면, 이 완충제의 최대 완충용량은 얼마이며, 어느 pH에서 β_{max}이 일어나겠는가?

답 pH 6.1에서 $\beta_{max} = 0.015$

19. 탄산에 대한 열역학적 해리지수 pK_1은 30℃에서 6.33이다. Van Slyke 등에 의하면 혈액의 이온강도는 대략 0.16이다. 30℃에서 혈액 중의 탄산에 사용될 겉보기 해리지수 pK_1'를 계산하라. pH 또는 $-\log a_{H^+}$는 다음 식으로 주어지는 것에 주의하라.

$$pH = pK_1' + \log\frac{[HCO_3^-]}{[H_2CO_3]}$$

$$= 20pK_1 + \log\frac{[HCO_3^-]}{[H_2CO_3]} + \log\ \gamma_{HCO_3^-}$$

따라서

$$pK_1' = pK_1 + \log\gamma_{HCO_3^-} \cong pK_1 - 0.51\ \sqrt{\mu}$$

답 $pK_1' = 6.13$

20. 혈액과 거의 같은 pH, 이온강도 및 완충용량을 가지는 완충제를 어떻게 만들겠는가를 자세히 기술하라. 혈장의 이온강도는 약 0.16이고 생리적인 pH 범위에서의 완충용량은 0.03이다. 활성도계수를 고려해야 하며 답을 얻기 위해서는 열열학적 pK_2가 사용되어야 한다.

답 0.010 M NaH_2PO_4가 0.044 M Na_2HPO_4의 혼합물은 0.03의 완충용량을 가지며, pH는 7.4가 된다. 이 혼합물의 이온강도는 0.14이며, 이온강도는 0.02 M NaCl 또는 KCl을 가함으로써 0.16으로 높일 수 있다.

제 8 장

용해도와 분배현상

용액(solution)이라 함은 2종 또는 그 이상의 물질들의 화학적, 물리적으로 균일한 배합이라고 정의할 수 있다. 용액이란 용어는 일반적으로 분산매가 액체인 균일한 혼합물을 가리킨다. 그러나 약학에서의 용액은 주로 액체, 고체 또는 기체가 액체에 균일하게 분산된 것을 다루는 경우가 많다.

용액인 형태의 제형은 극히 종류가 많아서 K. P. Ⅸ의 제제 총칙에 수재된 제형 가운데 엘릭실제 · 주정제 · 시럽제 · 침제 · 전제 · 주사제 · 점안제 · 틴크제 · 방향수제 · 리모나아데제 · 유동액스제 등은 거의 이에 속한다.

분산된 입자의 크기에 따라 용액을 참용액, 콜로이드용액, 조대분산으로 분류할 수 있다.

① 첫째 유형의 참용액(true solution)에서는 용질-용매간의 물리적 상호작용, 예컨대 용매화(solvation)가 일어날 수는 있지만 용질이 용해과정에서 불변한 상태로 남아 있게 된다. 염화나트륨의 수용액이 그 예이다.

② 둘째 유형의 참용액에서는 용질이 경미한 화학적 변화를 받음으로써 용해한다. 그 한 가지 예는 불용성인 유기산용액을 알칼리성이 되게 함으로써 가용화시키는 일이다.

8-1 용 해 도

용해도(solubility)는 특정한 온도와 압력의 조건하에서 포화용액 중의 용질의 농도라고 정의된다. 이는 용질분자들이 고체(비용해된 상)를 떠나는 정도와 용질분자들이 그것으로 되돌아가는 정도가 똑같은 평형조건이라고 볼 수 있다.

1 포화용액

포화용액(saturated solution)은 용질이 고체상(용질)과 평형에 있는 용액이며, 과포화용액(supersaturated solution)은 용해되지 않은 용질이 공존할 때 일정한 온도에서 보통 함유하는 용질의 양보다도 더 많은 용질을 함유하는 용액이다. 티오황산나트륨이나 아세트산나트륨과 같은 염은 온도를 상승시킴으로써 다량으로 용해시킬 수 있는데, 이것을 냉각시키면 여분의 용질은 보다 낮은 온도에서 결정화되지 않고 과포화된다.

어느 일정한 온도에서 완전한 포화에 필요한 농도 이하의 농도로 용해된 용질을 함유하고 있는 용액을 **불포화용액**(unsaturated solution)이라고 한다.

2 용해도의 표시법

용해도는 다음과 같이 정량적인 용어를 써서 표시할 수 있다.

① 용질 1 g을 용해시키는 데 필요한 용매의 ml 수

② 용매 100 ml에 용해되는 용질의 g 수

③ 포화용액의 몰농도

④ 포화용액의 몰랄농도

3 해설서에서 쓰이는 대략적인 용해도의 표시법

약학해설서에서는 용해도가 명확하게 알려지지 않은 물질의 용해도를 〈표 **8 · 1**〉에 나타낸 바와 같이 일반적인 용어를 사용하여 표시한다.

〈표 **8 · 1**〉 해설서에서 쓰이는 대략적인 용해도의 표시법

용 어	용질 1 g 또는 1 ml를 녹이는 용매량	
썩 잘 녹는다(very soluble)		1 ml 미만
잘 녹는다(freely soluble)	1 ml 이상	10 ml 미만
녹는다(soluble)	10 ml 이상	30 ml 미만
조금 녹는다(sparingly soluble)	30 ml 이상	100 ml 미만
녹기 어렵다(slightly soluble)	100 ml 이상	1000 ml 미만
매우 녹기 어렵다(very slightly soluble)	1000 ml 이상	10,000 ml 미만
거의 녹지 않는다(practically insoluble)		10,000 ml 이상

8-2 용질-용매의 상호작용

1 용매의 종류

(1) 극성 용매(polar solvents)

이들 용매는 높은 유전상수를 가지고 있는 쌍극성이 큰 분자들로 이루어져 있다. 그 예는 물(유전상수 78.5), 글리세롤(유전상수 42.5), 메틸알코올(유전상수 32.6) 등이다. 이들 용매는 고도의 수소결합을 나타낸다. 극성 용매는 이온성 용질과 기타의 극성 물질들을 쉽게 녹인다. 극성 용매는 분자와 이온을 용매화시킬 수 있으므로 이들로 하여금 가용성이 되게 하는데, 이 때 용질은 필연적으로 극성이어야 한다(표 **8 · 2**).

〈표 8·2〉 25℃에서의 몇 가지 액체의 유전상수

물 질	유전상수(ε)	물 질	유전상수(ε)
N-Methylformamide	182	thyl acetate	6.02
Hydrogen cyanide	114	Chloroform	4.80
Formamide	110	Hydrochloric acid	4.60
Water	78.5	Diethyl ether	4.34(20℃)
Glycerol	42.5	Acetonitrile	3.92
Methanol	32.6	Carbon disulfide	2.64
Tetramethylurea	23.1	Triethylamine	2.42
Acetone	20.7	Toluene	2.38
n-Propanol	20.1	Beeswax(solide)	2.8
Isopropanol	18.3	Benzene	2.27
Isopentanol	14.7	Carbon tetrachloride	2.23
1-Pentanol	13.9	1, 4-Dioxane	2.21
Benzyl alcohol	13.1	Pentane	1.84(20℃)
Phenol	9.8(60℃)		

(2) 반극성 용매(semipolar solvents)

이들 용매는 쌍극성이 큰 분자들이지만 수소결합을 형성하지는 않는다. 그 예는 아세톤과 n-프로판올 등의 알코올류이다. 반극성 용매는 무극성 용매분자 내에 어느 정도의 극성을 유발시킴으로써 극성 액체와 무극성 액체를 섞이게끔 하는 물과의 공동용매(cosolvents)로서 작용한다.

예를 들면, 물에 대한 무극성 액체인 디에틸에테르(유전상수 4.34)의 용해도는 중간값의 유전상수를 가지고 있는 아세톤을 첨가함으로써 증대된다. 이 때 물과 아세톤은 공동으로 작용하여 디에틸에테르의 용해도를 증가시키므로, 디에틸에테르에 대한 공동용매라고 한다.

(3) 무극성 용매(nonpolar solvents)

이들 용매는 쌍극성이 없거나 약간의 쌍극성을 가지고 있으며, 그 예는 탄화수소, 비휘발성 식물유, 광유, 석유에테르, 디에틸에테르 등이다. 무극성 용매는 유전상수가 아주 낮기 때문에 강전해질과 약전해질의 이온간 인력을 감소시킬 수 없다. 무극성 용매는 공유결합을 절단하거나 약전해질을 이온화시킬 수 없다. 이온성 및 극성 용질은 일반적으로 무극성 용매에 녹지 않는다. 무극성 용매는 유발쌍극자 상호작용을 통하여 무극성 용질을 용해시키는데, 이 때 약한 van der Waals-London 형의 인력이 작용한다. 사염화탄소와 벤젠은 지방, 기름 및 기타의 지질물질을 녹인다. 알칼로이드염기와 지방산도 또한 무극성 용매에 녹는다.

2 용해작용의 메커니즘

용질이 용매에 녹는 용해현상에 대한 여러 가지 경험적인 지식은 "닮은 것은 닮은 것을 녹인다."는 표현 속에 요약되어 있다. 극성 용매는 극성 또는 이온성 물질을 녹이는 경향이 있는 반면에, 무극성 용매는 무극성 또는 비이온성 화합물을 녹이는 경향이 있다. 요약하면, 용해도는 용질-용매의 상호작용이 관여하는 화학적·전기적·구조적 효과에 의존한다.

(1) 용매화(수화) [solvation(hydration)]

물은 수화과정에 의해서 이온성 화합물을 녹일 수 있다. 물은 음이온과 양이온을 분리시켜 용매인 물분자들을 각 이온의 주위로 배향시킨다. 이것이 물과 같은 극성 용매 중의 이온성 화합물의 용해에 영향을 미치는데, 이 때 물의 높은 유전상수가 큰 역할을 한다.

(2) 공유결합이 관여하는 이온화(ionization involving covalent bonds)

물과 같은 극성 용매는 공유결합을 이온결합으로 변화시킴으로써 어떤 분자들의 이온화를 유발시킨다. HCl과 같은 무기산을 물에 녹이면 이와 같은 메커니즘을 통해서 고도로 이온화된다.

(3) 수소결합 형성(hydrogen bond formation)

물은 히드록시기, 아미노기, 카르보닐기 및 포르밀기, 어떤 경우에는 에스테르 및 에테르 결합을 가지고 있는 수많은 유기화합물들을 용해시키는 능력을 가지고 있다. 이 같은 용해현상의 메커니즘은 유기분자 내에 들어 있는 전기음성도가 큰 산소나 질소의 작용으로 수소결합이 형성되기 때문이라고 생각된다. 물론, 분자의 극성 부분에 대한 무극성 부분의 비율이 증가함에 따라 물이 유기화합물을 용해시키는 능력이 감소하게 된다. 에틸알코올과 메틸알코올은 물과 완전히 섞이지만, 노르말알코올 사슬이 5개의 탄소에 이르면 물에 대한 용해도가 크게 감소한다.

무극성인 분자에 $-OH$ 기를 첨가하면 물에 대한 용해도가 증가하게 된다. 예를 들어, 프로판과 글리세롤의 물에 대한 용해도를 비교해 보라. 이 같은 이유로 당류, 고무류, 글리코시드(배당체), 폴리에틸렌, 글리콜 등은 물에 대한 용해도가 크다. 에테르류, 알데히드류, 케톤류, 유기산류, 아민류나 기타 산소나 질소를 함유하는 유기화합물들의 물에 대한 용해도는 이들 화합물의 가용성인 정도까지 수소결합의 형성에 기인한다.

(4) 무극성 액체의 용매작용(solvent action of nonpolar liquids)

무극성 용매는 위에 열거한 (1), (2), (3)과 같이 작용할 능력이 없기 때문에 극성 화합물을 녹일 수 없다. 일반적으로 무극성 용매는 오직 무극성 화합물들만을 녹일 수 있으며 이에는 유발쌍극자-유발쌍극자형의 힘이 작용한다. 앞에서 언급했지만 이 같은 힘은 탄화수소용매가 다른 탄화수소를 녹일 때 일어난다.

8-3 기체의 액체로의 용해도

액체에 녹은 기체용액의 예로는 염산, 암모니아수용액, CO_2를 함유하는 발포성 용액을 들 수 있다. 또한, 추진제로 쓰이는 이산화탄소나 질소가 압력하에 녹아 있는 에어로솔 제품의 용액도 한 예가 될 수 있다. 액체로의 기체의 용해도는 용액 위의 순수기체와 평형상태에서 액체 중에 녹아 있는 기체의 농도를 말한다. 용해도는 압력, 온도, 염의 존재, 기체가 액체와 일으키는 화학반응 등에 의해 영향을 받는다.

1 압력의 영향

기체의 압력에 의한 용해도 변화는 Henry의 법칙으로 표시되는데, 이는 일정온도의 매우 희박한 용액에서 녹아 있는 기체의 농도는 평형상태에서 용액 위의 기체의 부분압에 비례함을 나타낸다. 기체의 부분압은 용액 위의 전체 증기압에서 용매의 증기압을 뺀 값이다. C_2가 용매 중에 녹아 있는 기체의 농도(g/l)라 하고 p가 부분압(mmHg), σ를 Henry의 법칙상수의 역수라 한다면 Henry의 법칙은 다음과 같이 나타낼 수 있다.

$$C_2 = \sigma p \qquad (1)$$

σ는 용해도계수(solubility coefficient)라고도 불린다. Henry의 법칙의 중요성은 기체의 용해도는 기체에 가해진 압력에 직접 비례한다는 것이다. 즉, 기체 위의 압력이 증가하면 용해도가 증가하고 반대로 기체 위의 압력이 감소하면 용해도는 감소하여 발포성 용액이 들어 있는 용기의 뚜껑를 열 때처럼 녹아 있던 기체는 격렬히 탈출하게 된다.

2 온도의 영향

대부분의 기체의 용해도는 온도가 증가할수록 감소하는데, 이는 온도상승에 따라 기체가 더욱 팽창하려는 성질 때문이다. 약사는 이러한 기체용액의 성질을 잘 파악하여 높은 온도의 조건에서 용기를 열 때 주의할 수 있어야 한다. 기체용액이나 증기압이 매우 큰 용액이 담겨있는 용기를 열 때에 미리 얼음이나 찬물에 담가 온도를 낮추어야 할 것이다.

3 염석(salting out)

기체용액에 염화나트륨 같은 전해질이나 수크로스 같은 비전해질을 넣어 주면, 기체는 종종 그 녹아 있는 용액으로부터 축출되어 나오게 되는데 이런 현상을 **염석**이라 한다. 이 효과는 탄산화된 용액에 염을 넣어 주면 이산화탄소가 축출되는 것으로 쉽게 관찰할 수 있다.

이같은 기체의 방출은 물분자들이 넣어준 염의 이온을 수화하기 때문에, 기체분자들을 둘러싸고 있는 물분자의 밀도를 낮추게 되며 따라서 쉽게 방출하게 된다.

4 화학반응의 영향

Henry의 법칙은 용매와 화학반응을 일으키지 않으며, 매우 소량이 녹는 경우에만 적용된다. 염화수소, 암모니아, 이산화탄소 같은 기체는 Henry의 법칙으로부터 편차를 나타내는데, 이들은 용매와 화학반응을 일으키며 용해도가 증가하기 때문이다. 염화수소의 경우 산소에 비해 약 10000배 정도 더 잘 녹는다.

5 용해도 계산

기체의 액체로의 용해도는 Henry의 법칙상수(σ) 또는 Bunsen 흡수계수(α)로 표현된다. Bunsen 계수는 일정온도에서 기체의 분압이 1기압일 때 1 l의 용매에 녹는 기체의 부피(0℃ 및 760 mmHg의 표준조건으로 환산된 값)로 정의된다.

$$V_{\mathrm{gas,\ STP}} / V_{\mathrm{soln}} = \alpha p \qquad (2)$$

이 식에서 $V_{\mathrm{gas,\ STP}}$는 표준온도 및 압력에서 기체의 부분압이 p이고, 부피가 V_{soln}인 용액에 녹아 있는 기체의 부피이다. 몇 가지 기체에 대한 Bunsen 계수가 〈표 **8 · 3**〉에 나타나 있다.

〈표 **8 · 3**〉 여러 기체의 0℃ 및 25℃ 물에서의 Bunsen 계수

가 스	α	
	0 ℃	25 ℃
H_2	0.0215	0.0175
N_2	0.0235	0.0143
O_2	0.0478	0.0284
CO_2	1.713	0.759

예제 1. 0.016 g의 산소가 산소분압 300 mmHg, 25℃의 물 1 l에 녹는다고 할 때 (a) σ 및 (b) Bunsen 계수(α)를 계산하라.

풀이 (a) $\sigma = \dfrac{C_2(\mathrm{g}/l)}{p(\mathrm{mm\ Hg})} = \dfrac{0.0160}{300} = 5.33 \times 10^{-5}$

(b) Bunsen 계수를 계산하기 위해서 먼저 STP에서의 기체의 부피를 계산해야 한다. 이상기체의 법칙에 의하면 $V = nRT/p$이므로

$$V_{\mathrm{gas,\ STP}} = \frac{\frac{0.0160}{32} \times 0.08205 \times 273.15}{1\ \mathrm{atm}} = 0.0112\ \mathrm{at\ STP}, \qquad \alpha = \frac{V_{\mathrm{gas}}}{V_{\mathrm{soln}}\, p} = \frac{0.0112}{1 \times \frac{300}{760}} = 0.0284$$

(c) 산소분압이 0.263atm이고 온도가 25℃이며, 용액 위의 전체 압력이 760mmHg일 때 250ml의 물에는 산소가 몇 g 녹는지 계산하라.

$$\sigma = 5.33 \times 10^{-5} = \frac{C_2(\mathrm{g}/l)}{(0.263 \times 760)\mathrm{mm}}$$

$$C_2 = 0.0107\,\mathrm{g}/l \text{ 또는 } 0.0027\,\mathrm{g}/250\,\mathrm{m}l$$

〈표 **8 · 4**〉와 〈표 **8 · 5**〉는 여러 기체의 물 및 벤젠에서의 Henry의 법칙상수를 보여 준다. 기체용액은 매우 희박한 농도에서만 Henry의 법칙를 따르기 때문에 몰농도와 몰랄농도는 거의 같은 값을 갖는다. 〈표 **8 · 4**〉의 세 번째 열의 k값은

$$k = p_2 / X_2 = \text{기체의 압력(torr 또는 atm)} / \text{기체의 몰분율}$$

로 나타낼 수 있으며, 5번째 및 6번째 열의 k값은

$$k = p_2 / (c \text{ 또는 } m) = \text{기체의 압력(torr)} / (\text{기체의 몰, 몰랄농도 또는 } g/l \text{ 농도})$$

로 표시할 수 있다. CO_2의 k값이 〈표 **8 · 4**〉에 있는데 실제로 이 기체는 물에 잘 녹아 Henry의 법칙이 잘 적용되지 않는다. Henry의 법칙상수의 역수 σ는 〈표 **8 · 4**〉에 나타내지 않았는데, 이는 표에 나와 있는 k값의 역수를 취해 계산된다. 물 이외의 용매에서의 기체의 k값은 문헌에서 찾을 수 있으며, 〈표 **8 · 5**〉에 벤젠에서의 k값이 나타나 있다.

〈표 **8 · 4**〉 25℃ 물에서의 기체의 Henry의 법칙상수

가스	분자량	기체의 몰분율당 압력 (mmHg, torrs)	기체의 몰분율당 압력 (atm)	기체의 몰랄농도당 압력(mmHg)	용액 $1l$ 또는 물 1kg에 녹아 있는 기체 g당 압력(mmHg)
H_2	2.02	5.34×10^7	7.03×10^4	9.62×10^5	4.76×10^5
He	4.00	1.10×10^8	1.45×10^5	1.99×10^6	4.98×10^5
N_2	28.01	6.51×10^7	8.57×10^4	1.17×10^6	4.18×10^4
O_2	32.00	3.30×10^7	4.34×10^4	5.94×10^5	1.86×10^4
CO	28.01	4.34×10^7	5.71×10^4	7.82×10^5	2.79×10^4
CO_2	44.01	1.25×10^6	1.64×10^3	2.24×10^4	5.09×10^2
CH_4	16.04	31.4×10^6	4.13×10^4	5.65×10^5	3.52×10^4
C_2H_6	30.07	23.0×10^6	3.03×10^4	4.15×10^5	1.38×10^4

〈표 **8 · 5**〉 25℃ 벤젠에서의 기체의 Henry의 법칙상수

가 스	기체의 몰분율당 압력 (mmHg, torrs)
H_2	2.75×10^6
N_2	1.79×10^6
CO	1.22×10^6
CO_2	8.57×10^4
CH_4	4.27×10^5

예제 2. (a) 1기압, 25℃에서 산소의 물에 대한 용해도는 얼마인지 몰랄농도 및 몰농도로 나타내라.

풀이 (a) 다음의 두 식은 몰농도 및 몰랄농도를 나타내는 유용한 식이다.

$$m = \frac{1000\,X_2}{M_1(1-X_2)}, \qquad c = \frac{1000\,\rho\,X_2}{M_1(1-X_2)+M_2X_2}$$

이 식에서 M_1, M_2는 각각 용매 및 용질의 분자량을 나타내며, ρ는 용액의 밀도를 나타낸다. Henry의 법칙이 적용될 만큼 충분히 희박한 용액에서 ρ는 1로 볼 수 있으며 M_2X_2는 무시할 수 있다. 그러므로 두 식은 같은 형태로 표시되며, 몰농도와 몰랄농도는 희박한 용액에서 거의 같은 값을 갖는다는 것을 알 수 있다. 〈표 **8·4**〉의 k값을 이용하여 1기압, 25℃에서 산소의 물에 대한 용해도를 다음과 같이 계산할 수 있다.

$$4.34\times10^4\text{atm}/\text{몰분율} = \frac{1\,\text{atm}}{X_2}\ ;\ X_2 = 2.30\times10^{-5}$$

몰랄농도는

$$m = \frac{1000(2.30\times10^{-5})}{18.015(1-2.30\times10^{-5})} = 0.00128\,\text{mole}/\text{kg H}_2\text{O}$$

몰랄농도 ≃ 몰농도, 또는 $c \simeq 0.00128$몰/용액 $1\,l$

(b) Henry의 법칙상수 k가 4.13×10^4atm/(기체의 몰분율)인 것을 이용하여 1기압, 25℃에서 k를 torr/(mole/kg H_2O)로 나타내라.

$$k_{(CH_4)} = 4.13\times10^4\,\text{atm}/\text{몰분율} = \frac{1\,\text{atm}}{X_2}$$

$$X_2 = 1\,\text{atm}/(4.13\times10^4\,\text{atm}/\text{몰분율})$$
$$= 2.42\times10^{-5}\,\text{몰분율}$$

메탄의 몰분율식을 이용하여 몰랄농도를 표시하면

$$m = \frac{1000(2.42\times10^{-5})}{18.015(1-2.42\times10^{-5})} = 1.344\times10^{-3}\,\text{mole}/\text{kg H}_2\text{O}$$

그러므로 k는

$$k = \frac{1\,\text{atm}\times760\,\text{torr}/\text{atm}}{1.344\times10^{-3}\,\text{mole}/\text{kg H}_2\text{O}} = \frac{760}{1.344\times10^{-3}}$$
$$= 5.65\times10^5\,\text{torr}/(\text{mole}/\text{kg H}_2\text{O})$$

8-4 액체의 액체로의 용해도

액상제형의 제조시 둘 또는 그 이상의 액체를 섞는 경우가 종종 있는데, 그 예로는 알코올을 물에 넣어 제조하는 알코올수, 휘발성 기름류를 물과 섞어 제조하는 방향수(aromatic waters), 휘발성 기름류를 알코올에 넣어 제조하는 주정제(spirits) 또는 엘릭실제(elixirs), 에테르와 알코올이 합쳐진 콜로디온제(collodions), 여러 오일류를 섞어 제조하는 로션, 스프레이, 오일류 제형 등을 들 수 있다.

1 이상용액과 실제용액

Raoult 의 법칙에 의하면 액체의 혼합물의 한 성분의 증기압은 그 성분의 순수한 상태에서의 증기압에 그 성분의 몰분율을 곱해준 값이다. 이 성분용액(binary solution)에서 두 성분 모두가 Raoult 의 법칙에 따를 때 이러한 용액을 **이상용액**이라 부른다. 만약, 용액 중의 한 성분이 부(정)편차를 보이면 다른 한 성분도 반드시 부(정)편차를 보여야 하며, 이는 열역학적으로 증명될 수 있다. 이러한 용액을 **실제용액**이라고 한다.

부편차를 일으키는 경우 용해도는 증가하며, 종종 극성물질간의 수소결합이 관련되어 있다. 용매의 용질과의 작용을 **용매화**(solvation)라고 한다. 정편차를 나타내는 경우 용해도는 감소하는데 이는 같은 분자끼리 이중체(dimer)를 만들거나 여러 분자의 회합체를 만들기 때문이다. Hildebrand 는 대부분의 경우에 정편차는 각 성분의 응집력(cohesive force)의 차이로 설명할 수 있다고 제안하였다. 이러한 응집력은 기체, 액체, 고체 모두에 존재할 수 있으며 **내부압력**(internal pressure)이라고 불린다.

증기가 거의 이상적 거동을 한다고 할 때 내부압력은 다음과 같은 식으로 나타낼 수 있는데, ΔH_v 는 증발열, V 는 몰부피, T 는 온도를 나타낸다.

$$P_i = \frac{\Delta H_v - RT}{V} \tag{3}$$

예제 3. 25 ℃에서 물의 몰증발열은 10,500 cal 이고 부피는 약 18.01 cm³이다. 기체상수 R 은 1.987 cal/mole deg 이다. 물의 내부압력을 계산하라.

풀이 $P_i = \dfrac{10{,}500 - (1.987 \times 298.2)}{18.01} = 550\,\text{cal/cm}^3$ or 22,700 atm

헥산-물 용액의 경우처럼 용액 내의 각 성분의 내부압력이 크게 다를 때 두 성분은 서로 잘 섞이지 못하며 부분 섞임성을 보일 것이다. 낮은 내부압력을 가진 비극성 분자들은 극성액체 분자들간의 강한 응집력에 의해 섞여있지 못하고 밀려나오게 되어 Raoult 의 법칙으로부터 정편차를 보이게 된다. 비극성 용질이 매우 극성이 큰 용매, 특히 용매분자간의 수소결합이 작용하고 있는 용매 중에 용해도가 매우 낮은데, 이 경우 내부압력의 차이만으로 설명할 수는 없으며 다른 요인도 고려해야 한다.

액체-액체계는 용질의 용해도에 따라 i) 완전 섞임성 및 ii) 부분 섞임성의 두 가지로 구분할 수 있다.

2 완전 섞임성

물-알코올, 글리세린-알코올, 알코올-아세톤 같은 극성, 반극성 용매들은 어떤 비율로 섞든 잘 섞이므로 완전 섞임성을 보인다. 벤젠-사염화탄소 같은 비극성 용매도 완전 섞임성을 보인다.

3 부분 섞임성

일정한 양의 물과 에테르, 물과 페놀을 섞을 때 두 층이 생긴다. 물-페놀계에 대해서는 제1장(40페이지)에 자세히 설명되어 있다. 이 부분 섞임성을 보이는 계에서 중요한 점 두 가지는 i) 부분 섞임성을 보이는 용액의 경우 상호 용해도는 온도에 의존한다는 것과, ii) 상평형 그림의 결선(tie line)으로부터 각 상의 무게 및 그 안에 들어 있는 각 성분의 양을 계산할 수 있다는 것이다.

물-페놀계에서 상호 용해도는 온도가 올라갈수록 증가하며, 위쪽 혼화온도(upper consolute temperature)를 지나서는 모든 비율로 섞인다. 한편 용해도는 온도가 내려갈수록 증가하는 경우도 있는데, 이런 계는 아래쪽 혼화온도(lower consolute temperature)를 보이며 이 온도이하에서 용액 내의 성분은 모든 비율로 섞임을 나타낸다(43페이지 참조). 어떤 용매-용질계에서는 위쪽 혼화온도 및 아래쪽 혼화온도 모두를 보인다(43페이지 참조). 에틸에테르-물계처럼 임계용액온도(critical solution temperature)를 전혀 보이지 않는 경우도 있는데, 이 경우 모든 온도에서 부분 섞임성만을 보인다.

4 첨가물질의 영향

이성분계에 첨가물을 넣으면 3성분계가 된다. 이 때 넣어준 물질이 두 성분 중 한 가지에만 용해하거나 두 성분에 대해 크게 다른 용해도를 가졌을 경우, 원래의 두 성분간의 용해도는 감소하게 된다. 만약, 원래의 이성분계가 위쪽 혼화온도나 아래쪽 혼화온도를 가졌을 경우, 첨가된 물질은 위쪽 혼화온도를 높이며 아래쪽 혼화온도는 낮춘다.

예를 들면 물-페놀 용액(위쪽 혼화온도를 가지고 있음)에 0.1 *M*의 나프탈렌을 첨가했을 경우, 나프탈렌은 페놀에만 녹으며 위쪽 혼화온도를 약 20도 증가시킨다. 나프탈렌 대신 1 *M*의 염화칼륨을 첨가하면 염화칼륨은 물에만 녹으며, 위쪽 혼화온도를 약 8도 증가시킨다. 이 경우는 앞에서 논의되었던 염석효과를 나타낸다.

첨가물이 두 성분계의 두 성분 모두에 용해될 경우에는 원래의 두 성분간의 상호 용해도는 증가하며 위쪽 혼화온도는 낮아지고 아래쪽 혼화온도는 높아진다. 이와 같은 결과를 보이는 계의 예로는 물-페놀 용액에 호박산이나 올레인산나트륨을 넣는 경우를 들 수 있다.

5 유전상수와 용해도

Paruta 등은 바르바탈, 파라벤, 산틴, 기타 다른 약물들의 유전상수가 다른 여러 용매로의 용해도를 연구하였다. 〈그림 **8·1**〉에 여러 가지 유전상수를 갖는 다이옥산-물 용액에 대한 카페인의 용해도가 나타나 있다. 여러 용해도상수(solubility parameter, δ)를 갖는 다이옥산-물 용액에 대한 카페인의 용해도도 같이 나타나 있다. Gorman 등은 이소프로판올-물

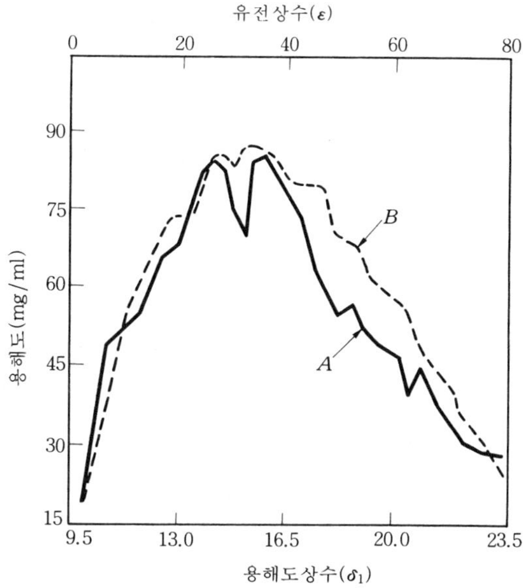

〈그림 *8·1*〉 25℃에서 여러 유전상수를 가진 다이옥산-물 용액에 대한 카페인의 용해도

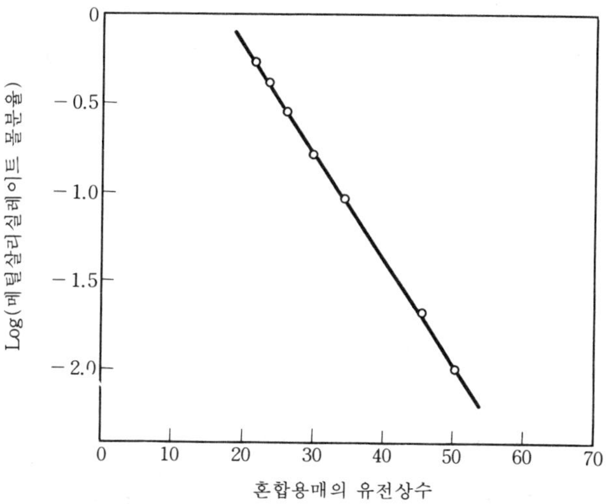

〈그림 *8·2*〉 여러 유전상수를 가진 이소프로판올-물 용액에 대한 메틸살리실레이트의 용해도

용액에 녹아 있는 살리실산메틸의 몰분율을 계산하여 그 로그값을 유전상수에 대해 그래프를 그렸을 때, 〈그림 **8·2**〉에서 보듯 직선이 됨을 관찰하였다.

6 분자연결도(molecular connectivity)

Kier 등은 액체탄화수소, 알코올, 에테르, 에스테르의 물에 대한 용해도를 조사하였다. 이들은 용해도의 예측에 각 분자의 구조적 모양과 관능기를 고려한 구조적 계수(topologic or structural index, χ)를 도입하였는데 이런 방법을 **분자연결도**라고 한다. 0차 χ(chi) 계수 $^0\chi$, 1차 chi 계수 $^1\chi$, 더 높은 차수의 chi 계수가 정의되어 분자를 묘사하는 데 사용되었다. $^1\chi$ 계수는 분자내 각 결합에 대해 계산하게 되는데, 그 방법은 각 탄소가 가진 결합의 개수를 각각 곱하고 그 제곱근을 취한 다음 그 역수를 계산하면 된다. 예를 들면 프로판의 경우

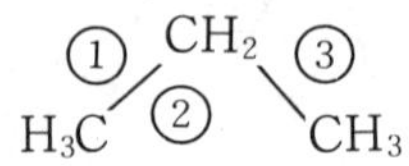

왼쪽 결합에 대해 생각해 보면 탄소 ①은 탄소 ②에 1개의 결합에 의해 연결되어 있고, 탄소 ②는 2개의 결합에 의해 연결되어 있다. 그러므로 왼쪽 결합의 $^1\chi$ 계수는 $(1 \times 2)^{-0.5} = 0.707$이 된다. 오른쪽 결합의 경우도 마찬가지이므로 전체 $^1\chi$ 계수는

$$^1\chi = 0.707 + 0.707 = 1.414$$

가 된다. 노르말 부탄의 경우

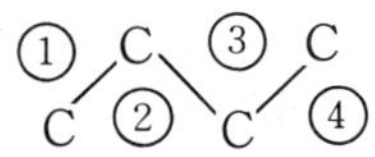

$$^1\chi = (1 \times 2)^{-0.5} + (2 \times 2)^{-0.5} + (1 \times 2)^{-0.5} = 1.914$$

가 되며, 이소부탄의 경우에는 가지(branch) 구조로 되어 있기 때문에 노르말 부탄과는 다른 값을 갖게 된다.

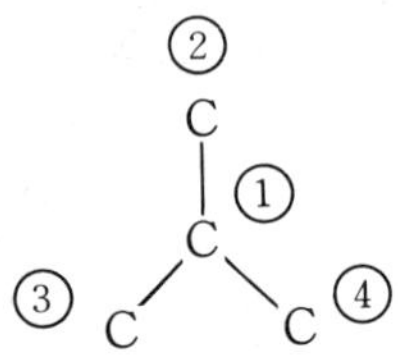

$$^1\chi = (1 \times 3)^{-0.5} + (1 \times 3)^{-0.5} + (1 \times 3)^{-0.5} = 1.732$$

$^1\chi$은 회귀분석을 이용하여 지방족탄화수소, 알코올, 에스테르 등의 물에 대한 용해도를 예측하는 데 이용된다. 25℃에서 알칸의 용해도는

$$\ln S = -1.505 - 2.533\,^1\chi \qquad (4)$$

식에 근접됨을 알았다. 이소부탄의 경우 $^1\chi$ 값이 1.732이므로 윗식을 이용하면 용해도를 계산할 수 있다.

$$\ln S = -5.8922\ ;\ S = 2.76 \times 10^{-3}\,\text{molal}$$

25℃에서 이소부탄의 물에 대한 용해도의 실험치는 2.83×10^{-3} molal이며, 위의 계산값과 잘 일치됨을 보여 준다.

7 분자표면 면적과 용해도

Amidon 등은 탄화수소, 알코올, 에스테르, 에테르, 카르복실산의 액체상태 비전해질의 물로의 용해도를 조사하여 회귀분석에 의해 용질의 용해도와 표면면적(total surface area, TSA)과의 상관관계를 조사하였다. 올레핀을 제외하고 158개의 화합물에 대해 가장 좋은 상관관계를 나타낸 식은 다음과 같다.

$$\log(\text{solubility}) = 0.0168(\text{TSA}) + 4.44 \quad (5)$$

각 화합물의 TSA는 Hermann이 개발한 컴퓨터 프로그램에 의해 계산하였으며, TSA는 탄화수소표면적(HYSA)과 관능기표면적(FGSA)으로 더 세분화 되었다. 다음의 식은 Amidon 등에 의해 개발된 식으로 25℃에서 탄화수소와 알코올의 물로의 용해도를 예측하는 데 사용되었다.

$$\ln(\text{solubility}) = -0.0430(\text{HYSA}) - 0.0586(\text{FGSA}) + 8.003(\text{I}) + 4.420 \quad (6)$$

FGSA는 하이드록실기의 표면적을 나타내며, I는 알코올임을 구분하기 위해 사용되는데, 알코올이면 그 값이 1로 주어지고 탄화수소이면 0으로 주어진다.

예제 4. 윗식을 이용하여 노르말부탄올 및 사이클로헥산의 25℃에서 물에 대한 몰용해도를 계산하라. 실험적으로 관찰된 값과의 % 차이도 계산하라. 실험적 측정치 및 표면적은 〈표 **8·6**〉에 나타나 있다.

풀이 노르말부탄올의 경우 :

$$\ln(\text{용해도}) = -0.0430(212.9) - 0.0586(59.2) + 8.003(1) + 4.420$$
$$= -0.20082$$

몰용해도 = 0.818(실험치로부터의 오차 = 18%)

사이클로헥산의 경우 :

$$\ln(\text{용해도}) = -0.0430(279.1) - 0.0586(0) + 8.003(0) + 4.420$$
$$= -7.5813$$

몰용해도 = 5.1×10^{-4}(실험치로부터의 오차 = 22.8%)

〈표 **8·6**〉 알코올 및 탄화수소물의 분자표면적

	HYSA (angstroms)^2	FGSA (angstroms)^2	용해도(실험치) (molal)
n-butanol	212.9	59.2	1.006
Cyclohexanol	240.9	49.6	3.8×10^{-1}
Cyclohexane	279.1	–	6.61×10^{-4}
n-Octane	383	–	5.80×10^{-6}

8-5 고체의 액체로의 용해도

고체가 액체에 녹아 있는 용액은 아마도 가장 흔히 접하는 경우이며, 약용 용액 중에서 가장 중요하다고 볼 수 있다. 고체의 액체에 대한 용해도는 아직 이상용액의 경우를 제외하고는 만족할 만한 수준으로 예측되지 못하고 있다. 약용용액은 매우 다양한 종류의 용질, 용매를 포함하고 있기 때문에 여기에서는 먼저 이상용액의 경우를 논의하고 그 다음에 비극성이나 약한 극성의 실제용액에 대해 논의할 것이다. 마지막으로 용매화 또는 회합(association)에 의해 이상용액의 경우와 큰 차이를 보이는 매우 극성이 높은 경우를 논할 것이다.

1 이상용액

고체의 이상용액으로의 용해도는 온도, 고체의 융점, 융해열 ΔH_f에 의존한다. 이상용액에서 용해열(heat of solution)은 융해열과 같으며, 그 크기는 온도에 의존하지 않는다고 가정한다. 이상용액에서의 용해도는 용매의 성질과 무관하다. 열역학적 유도에 의한 용해도는 다음과 같은 식으로 표시된다.

$$-\log X_2^i = \frac{\Delta H_f}{2.303R}\left(\frac{T_0 - T}{TT_0}\right) \tag{7}$$

이 식에서 X_2^i는 이상용해도를 몰분율로 나타낸 것이며, T 및 T_0는 절대온도로 나타낸 용액의 온도 및 고체의 융점이다. 위첨자 i는 이상용액의 경우를 나타내며, 아래첨자 2는 용질을 의미한다. 융점 이상의 온도에서 고체는 액체상태이며 이상용액의 경우 액체용질은 용매와 모든 비율에서 섞인다. 그러므로 식 (7)은 $T > T_0$일 때는 성립하지 않는다. 윗식은 또한 온도가 너무 낮아 융점과 큰 차이를 보일 경우에도 사용할 수 없다.

예제 5. 이상용액을 가정할 때 20℃에서 나프탈렌의 용해도를 계산하라. 나프탈렌의 융점은 20℃이며 몰융해열은 4500 cal/mole이다.

풀이 $\log X_2^i = -\dfrac{4500}{2.303 \times 1.987}\ \dfrac{(353 - 293)}{293 \times 353}$

$X_2^i = 0.27$

몰분율 용해도는 몰랄용해도로 다음의 식을 이용하여 바꿀 수 있다.

$$m = \frac{1000\,X_2}{M_1(1 - X_2)}$$

위의 예제에서 얻은 값 0.27은 20℃의 여러 용매에서 얻은 실험치인 0.24(벤젠), 0.23(톨루엔), 0.21(사염화탄소)과 매우 유사하다.

식 (7)은 다음과 같이 쓰여질 수 있다.

$$\log X_2^i = -\frac{\Delta H_f}{2.303R}\frac{1}{T} + 상수$$

그러므로 이상용액의 경우, 몰분율 용해도의 로그치를 온도의 역수로 플롯하면 직선이 되고, 그 기울기는 $-\Delta H_f/2.303R$이 되며 몰융해열을 구할 수 있게 된다. 몰융해열은 미분열량 측정기(differential scanning calorimeter)를 이용하여 간편하게 구할 수 있으며, 여러 약물에 대한 값이 〈표 **8 · 7**〉에 나타나 있다.

〈표 **8 · 7**〉 약물 및 다른 분자들의 몰융해열

	ΔH_f (callmole)
Anthracene	6897
Benzoic acid	4302
Butyl *p*-hydroxybenzoate	6410
Brompheniramine maleate	11,200
Caffeine	5044
Cannabidiol	4660
Cetyl alcohol	8194
Chlorpromazine hydrochloride	6730
Estradiol cypionate	7030
Iodine	3740
Meprobamate	9340
Methoxyphenamine hydrochloride	6960
Methyl *p*-aminobenzoate	5850
Methyl *p*-hydroxybenzoate	5400
Methyltestosterone	6140
Myristic acid	10,846
Naphthalene	4440
Phenanthrene	4456
Phenylephrine hydrochloride	6800
Phenytoin	11,300
p-Aminobenzoic acid	5000
p-Hydroxybenzoic acid	7510
Protriptyline hydrochloride	6140
Stearic acid	13,524
Sulfadiazine	9740
Sulfamethoxazole	7396
Sulfapyridine	8930
Sulfisomidine	10,780
Sulfur	4020
Testolactone	6760
Testosterone	6190
Testosterone enanthate	5260
Testosterone propionate	5290
Theobromine	9818
Theophylline	7097
Thiopental	7010
Tolbutamide	6122

2 비이상용액

용질의 활성도는 농도에 활성도계수를 곱한 것이므로, 농도가 몰분율로 주어졌을 경우에는 다음과 같이 쓸 수 있다.

$$a_2 = X_2\gamma_2 \tag{8}$$

양변을 log로 취하면

$$\log a_2 = \log X_2 + \log \gamma_2 \tag{9}$$

이상용액에서는 $\gamma_2 = 1$ 이므로 $a_2 = X_2$가 되며, 따라서 식 (7) 및 식 (9)로부터 다음과 같이 쓸 수 있다.

$$-\log X_2 = \frac{\Delta H_f}{2.303R}\left(\frac{T_0 - T}{T_0 T}\right) + \log \gamma_2 \tag{10}$$

그러므로 몰분율 용해도는 이상용액에서의 용해도값과 용질의 활성도계수의 로그를 취한 값의 합이 된다. 식 (10)의 $\log \gamma_2$ 항은 용질분자간에 작용하는 인력을 극복하고 용질분자를 분리해내어 용매로 집어넣는 과정에 관여된 에너지를 고려해 봄으로써 설명이 가능하다. 이 과정은 세 가지로 구성되어 있다.

첫 번째 과정 : 이 과정은 일정온도에서 용질분자 하나를 용질상으로부터 분리하는 것으로, 이 때 들어가는 일은 분리하려는 용질분자 양옆의 용질분자와의 결합력을 끊는 데 필요한 에너지로 $2w_{22}$로 쓸 수 있다(하첨자 22는 용질을 의미). 하지만, 용질 한 분자를 분리해내면 결합이 끊어졌던 양옆의 두 용질분자간에 다시 결합을 형성하게 되므로, 실제분리에 들어간 일은 w_{22}이 된다. 그림으로 이 과정을 나타내면 다음과 같다.

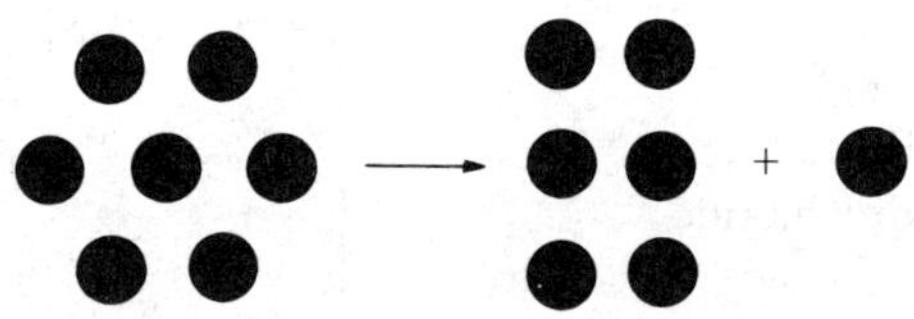

용질 용질로부터의 분자이탈

두 번째 과정 : 이 과정은 용매 내에 용질이 들어올 공간을 만드는 것으로 요구되는 일은 w_{11}로 쓸 수 있으며(하첨자 11은 용매를 의미), 이 과정을 그림으로 나타내면 다음과 같다.

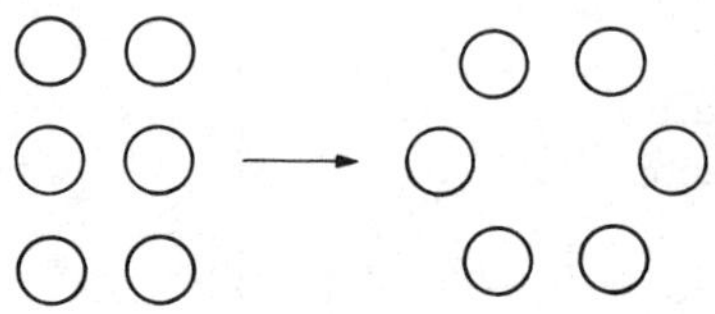

용매 용매 내의 공간형성

세 번째 과정 : 이 과정은 용질을 용매에 생성된 공간에 넣는 과정으로서 잃거나 얻는 일은 $-w_{12}$로 표시할 수 있는데, 하첨자 12는 용질과 용매간의 상호작용에너지(interaction energy)를 나타낸다. 이 과정에서는 2개의 용질-용매결합이 생기므로 관여된 일은 $-2w_{12}$이며, 이 과정을 그림으로 나타내면 다음과 같다.

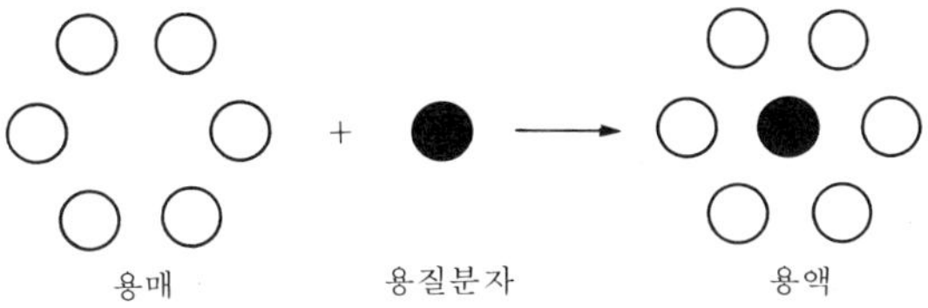

이와 같은 극히 단순화된 과정을 통해 계산된 총일은 $(w_{11}+w_{22}-2w_{12})$가 된다. Scatchard 및 Hildebrand에 의하면 용해도 식의 활성도계수는 용질의 부피 및 용매의 부피분율에 비례하며, $\ln\gamma_2$는 다음과 같이 나타낼 수 있다.

$$\ln\gamma_2=(w_{22}+w_{11}-2w_{12})\ \frac{V_2\phi_1^{\,2}}{RT} \tag{11}$$

이 식에서 V_2는 용질의 몰부피이며, ϕ_1은 용매의 부피분율$(X_1V_1/(X_1V_1+X_2V_2))$을 나타내며 R은 기체상수(1.987 cal/mole), T는 용액의 절대온도이다.

식 (11)의 w항들은 서로 잡아당기는 인력을 나타내는 퍼텐셜 에너지이다. 분자간의 van der Waals 힘은 기하평균법칙을 따르므로 w_{12}는 용매 및 용질항의 기하평균값과 같다고 보면 다음과 같이 된다.

$$w_{12}=\sqrt{w_{11}w_{22}} \tag{12}$$

이 식을 식 (11)에 대입하면

$$\ln\gamma_2=[w_{11}-2(w_{11}w_{22})^{1/2}+w_{22}]\frac{V_2\phi_1^{\,2}}{RT} \tag{13}$$

이 되며, 이 식은 다시 다음과 같이 쓸 수 있다.

$$\ln\gamma_2=[(w_{11})^{1/2}-(w_{22})^{1/2}]^2\,\frac{V_2\phi_1^{\,2}}{RT} \tag{14}$$

이 식의 w항은 비이상기체나 액체의 van der Waals 식에 나타나는 a/V^2 항과 거의 같으며, 비극성 또는 약간의 극성을 가진 용액 내에서의 각각의 내부압력의 크기를 나타낸다. $(w)^{1/2}$항을 **용해도상수**(solubility parameter)라 부르며, 용질과 용매에 대해 각각 δ_2, δ_1으로 표시한다. 식 (14)은 다시 아래와 같이 쓸 수 있다.

$$\log\gamma_2=(\delta_1-\delta_2)^2\ \frac{V_2\phi_1^{\,2}}{2.303RT} \tag{15}$$

식 (15)를 식 (10)에 대입하면 비극성이거나 약한 극성용질의 몰분율 용해도는 다음과 같이 쓸 수 있다.

$$-\log X_2 = \frac{\Delta H_f}{2.303RT}\left(\frac{T_0 - T}{T_0}\right) + \frac{V_2 \phi_1^{\,2}}{2.303RT}(\delta_1 - \delta_2)^2 \qquad (16)$$

같은 분자끼리의 인력을 나타내는 용해도상수는 증발열, 내부압력, 표면장력 등으로부터 계산될 수 있는데, 몰부피 및 증발열을 이용하여 계산하는 것이 가장 좋은 방법이다. 내부압력을 나타내는 식은 몰부피 및 증발열 항이 포함되어 있는데, 이 내부압력의 제곱근이 용해도상수이다.

$$\delta = \left(\frac{\Delta H_v - RT}{V_l}\right)^{1/2} \qquad (17)$$

이 식에서 ΔH_v는 증발열이며, V_l은 원하는 온도에서 액체의 몰부피를 나타낸다. 이 온도에서 용질이 고체이면 그 몰부피는 액체가 되는 융점 이상의 온도에서 얻은 후 원하는 온도로 외삽하여 구한다.

예제 6. (a) 요오드의 용해도상수를 계산하고 (b) 25℃에서 요오드의 이황화탄소의 몰분율 용해도 및 몰랄용해도를 계산하라. (c) 이 용액에서 용질의 활동도계수는 얼마인가? 25℃로 외삽하여 구한 액체 요오드의 증발열은 11,493 cal/mole, 평균 융해열(ΔH_f)은 25℃에서 약 3600 cal, 요오드의 융점은 113℃, 요오드의 몰부피(V_2)는 59 cm³이다. 이황화탄소의 용해도상수는 10이다.

풀이 (a) $\delta = \left(\frac{11{,}493 - 1.987 \times 298.2}{59}\right)^{1/2} = 13.6$

(b) 먼저, $\phi_1^{\,2}$이 1이라 가정하고 X_2를 계산한다.

$$-\log X_2 = \frac{3600}{1364}\left(\frac{386 - 298}{386}\right) + \frac{59}{1364}(10.0 - 13.6)^2$$

$$X_2 = 0.0689$$

ϕ_1은 $X_1V_1/(X_1V_1 + X_2V_2) = (1 - X_2)V_1/((1 - X_2)V_1 + X_2V_2)$이므로 요오드가 녹아 있는 이황화탄소($V_1 = 60\,\text{cm}^3$)의 경우 ϕ_1은 0.9322가 된다. 이 값을 다시 윗식에 넣어 X_2를 계산하면 0.0815가 된다. 이 값으로 다시 ϕ_1을 계산하고 X_2를 계산하는 과정을 X_2가 어떤 값에 접근할 때까지 반복하여 계산하는데(이런 반복계산을 iteration이라고 함) 6번 반복계산을 한 후의 X_2는 0.0845이다. Hildebrand 등이 25℃에서 얻은 실험값은 0.0546이며 이상용액을 가정했을 때의 X_2^i는 25℃에서 0.250이다.

(c) $a_2 = X_2^i = X_2\gamma_2$ 이므로

$$\gamma_2 = X_2/X_2 = 0.25/0.0546 = 4.55$$

〈표 8·8〉 및 〈표 8·9〉에 여러 약학에서 자주 접하는 화합물에 대한 용해도상수가 나타나 있다. 〈표 8·8〉에서 $\delta_{(\text{total})}$은 윗부분에서 유도되었던 용해도상수를 나타내며, δ_D, δ_P, δ_H는 용해도에 대한 더 복잡한 이론에 이용하기 위해 Hansen에 의해 도입된 부분용해도상수를 나타낸다. δ_D는 비극성 효과를, δ_P는 극성효과를, 그리고 δ_H는 용매나 용질의 수소결합 성질을 고려하는 항이다. 각 부분용해도상수를 제곱하여 더하면 전체 응집에너지밀도(total cohesive energy density, $\delta_{(\text{total})}^2$)가 되며, 다음과 같이 나타낼 수 있다.

$$\delta_{(\text{total})}^2 = \delta_D^2 + \delta_P^2 + \delta_H^2$$

〈표 8·8〉 액체화합물의 몰부피 및 용해도상수

액 체	용해도상수$(cal/cm^3)^{1/2}$				
	$V(cm^3/mole)$	δ_D	δ_P	δ_H	$\delta_{(total)}$
n-Butane	101.4	6.9	0	0	6.9
n-Hexane	131.6	7.3	0	0	7.3
n-Octane	163.5	7.6	0	0	7.6
Diethyl ether	104.8	7.1	1.4	2.5	7.7
Cyclohexane	108.7	8.2	0	0.1	8.2
n-Butyl acetate	132.5	7.7	1.8	3.1	8.5
Carbon tetrachloride	97.1	8.7	0	0.3	8.7
Toluene	106.8	8.8	0.7	1.0	8.9
Ethyl acetate	98.5	7.7	2.6	3.5	8.9
Benzene	89.4	9.0	0	1.0	9.1
Chloroform	80.7	8.7	1.5	2.8	9.3
Acetone	74.0	7.6	5.1	3.4	9.8
Acetaldehyde	57.1	7.2	3.9	5.5	9.9
Carbon disulfide	60.0	10.0	0	0.3	10.0
Dioxane	85.7	9.3	0.9	3.6	10.0
1-Octanol	157.7	8.3	1.6	5.8	10.3
Nitrobenzene	102.7	9.8	4.2	2.0	10.9
1-Butanol	91.5	7.8	2.8	7.7	11.3
1-Propanol	75.2	7.8	3.3	8.5	12.0
Dimethylformamide	77.0	8.5	6.7	5.5	12.1
Ethanol	58.5	7.7	4.3	9.5	13.0
Dimethyl sulfoxide	71.3	9.0	8.0	5.0	13.0
Methanol	40.7	7.4	6.0	10.9	14.5
Propylene glycol	73.6	8.2	4.6	11.4	14.8
Ethylene glycol	55.8	8.3	5.4	12.7	16.1
Glycerin	73.3	8.5	5.9	14.3	17.7
Formamide	39.8	8.4	12.8	9.3	17.9
Water	18.0	7.6	7.8	20.7	23.4

〈표 8·9〉 결정구조화합물의 몰부피 및 용해도상수

액 체	용해도상수$(cal/cm^3)^{1/2}$				
	$V(cm^3/mole)$	δ_D	δ_P	δ_H	$\delta_{(total)}$
Benzoic acid	104	8.9	3.4	4.8	10.7
Caffeine	144	10.1	3.5	9.1	14.1
Methyl paraben	145	9.3	4.4	6.0	11.8
Naphthalene	123	9.4	1.0	1.9	9.6
Phenobarbital	137	10.3	4.8	5.3	12.6
Sulfadiazine	182	9.5	4.8	6.6	12.5
Testosterone propionate	294	9.2	2.9	2.8	10.0
Tolbutamide	229	9.7	2.9	4.1	10.9

섞으려는 두 성분의 δ 값이 비슷할수록 용해도는 증가한다. 예를 들면, 페난트렌(phenanthrene), 이황화탄소, 헥산의 δ 값은 각각 9.8, 10, 7.3이며, 따라서 페난트렌은 이황화탄소에 더 잘 녹는다. 용매와 용질의 용해도상수가 같을 때는 용매 및 용질의 응집력(cohesive force)은 수소결합이나 다른 상호작용이 없다면 같을 것이다. 즉, $\delta_D - \delta_P = 0$이며, 식 (16)의 마지막 항은 0이 되며 용질의 용해도는 이상용액인 경우의 용해도 항만 남게 된다.

James 등은 테스토스테론에스테르들의 여러 알칸, 방향족 용매로의 용해도를 조사하였으며, Hildebrand 용해도 이론이 잘 적용될 수 있음을 보였다.

용해도상수를 이용함에 있어 수소결합을 형성하는 화합물과 그렇지 않은 화합물의 경우는 구분해야 한다. 즉, 수소결합을 형성하는 용매끼리의 섞임이나 형성치 않는 용매끼리의 섞임에는 잘 적용될 수 있으나, 형성하는 것과 그렇지 않은 용매간의 섞임에는 항상 잘 적용되지는 않는다.

3 극성화합물 용액에서의 용매화 및 회합

비이상용액으로 Hildebrand-Scatchard 식 (11)을 적용할 수 있는 용액을 **실제용액**이라고 한다. 실제용액의 경우 용질분자간 및 용매분자간에 응집력이 있으므로 이 둘을 섞었을 때 열을 흡수하여야 한다. 열역학적 유도에 의하면 용질 1몰을 과량의 실제용액에 넣었을 때 흡수열($\overline{\varDelta H_2}$)은 $RT\ln\gamma_2$이며, 식 (15)로부터 다음과 같이 쓸 수 있다.

$$\overline{\varDelta H_2} = RT\ln\gamma_2 = V_2\phi_1^2(\delta_1 - \delta_2)^2 \tag{18}$$

$(\delta_1 - \delta_2)^2$은 항상 양수 또는 0이기 때문에 용질이 용매에 녹을 때는 열의 흡수가 필요하다. 용매분자와 용질분자간의 상호작용을 나타내는 ω_{12} 식 (8)이 식 (12)처럼 기하학적 평균으로 표시되지 않는다면 $2\omega_{12} > \omega_{11} + \omega_{22}$가 될 수 있으며, $\varDelta H$는 음수가 된다. 이 경우 Raoult의 법칙으로부터 부편차를 나타내며 용매, 용질간에 수소결합과 같은 상호작용이 존재할 경우에 해당한다. 이런 용매, 용질간의 특이한 반응을 **용매화**라고 한다.

반면, 용액에서 하나의 구성성분이 그와 비슷한 분자들과 상호작용을 하는 것을 **회합**이라고 한다. 벤조산(benzoic acid)의 비극성 용매에서의 이량체 형성 또는 수소결합에 의한 물분자와 결합이 이에 해당한다. 이 경우 용액에 녹을 때 열이 흡수되며 Raoult의 법칙으로부터 정편차가 나타난다. 물분자들이 회합하게 되면 식 (11)의 ω_{11}은 큰 값을 보인다. 비극성 용질이 물과 섞일 때 ω_{11}은 ω_{22}보다 훨씬 크고 ω_{12}은 작아 용해도가 낮게 된다.

4 용해도와 용해열

보통용액에서 비전해질, 약전해질, 강전해질의 용해도(온도의 함수임)는 식 (7)의 융해열 대신 용해열, $\varDelta H_{soln.}$을 사용하여 계산할 수 있다. 비전해질과 약전해질의 경우 식 (19)가 적용되며,

$$\ln(c''/c') = \frac{\Delta H_{soln.}}{R} \frac{(T'' - T')}{(T''T')} \quad (19)$$

강전해질의 경우에는 R 대신 υR (υ : 전해질의 해리에 의해 생성되는 이온의 수)가 사용된다. c', c''는 몰농도, 몰랄농도, 몰분율, g/l, %농도와 같은 농도이며, 식 (19)에서 농도비로 표시되기 때문에 두 농도의 단위가 같으면 단위는 없어진다. c', c''는 각각 켈빈온도 T', T''일 때의 농도이고 $\Delta H_{soln.}$(cal/mole)은 용해열이며, R는 $1.9872\,cal \cdot mole^{-1} \cdot deg^{-1}$로 표시되는 기체상수이다. 특정용매에서의 $\Delta H_{soln.}$과 다른 온도에서의 용해도를 알면 식 (19)에 의해 한 온도에서의 용해도를 계산할 수 있다.

예제 7. 분자량 60.06 g/mole인 요소의 용해도는 298°K의 물에 대하여 1.20 g/g H_2O이며, 25℃ 물에서의 $\Delta H_{soln.}$은 2820 cal/mole이다. 5℃에서의 요소의 몰랄용해도는 얼마인가?

풀이 $\ln(1.20) - \ln c' = \frac{2820}{1.9872}\left(\frac{298 - 278}{298 \cdot 278}\right)$

$\ln c' = -0.16$이며 $c' = 0.85\,g/g\ H_2O$(또는 850 g/kg H_2O)

$850\,g/kg\ H_2O \div 60.06\,g/mole = 14.2\,mole/kg\ H_2O$

5 강전해질의 용해도

염의 물에 대한 용해도에 미치는 온도의 영향이 〈그림 **8 · 3**〉에 나타나 있다. 용해과정에서 열을 흡수하는(흡열반응) 고체는 온도상승에 따라 용해도가 증가하며, 이는 Le Chatelier 법칙(외부에서 화학평형에 관계가 있는 인자가 가해질 경우, 그 인자를 없애려는 방향으로 화학평형이 진행한다는 법칙)과 일치한다. 반대로 용해과정이 발열반응인 경우에는 온도상승에 따라 용해도가 감소하는데, 이것 역시 Le Chatelier 법칙과 일치한다.

대부분의 화합물은 용해될 때 열을 흡수한다. 황화나트륨은 32° 이전의 온도에서는 수화

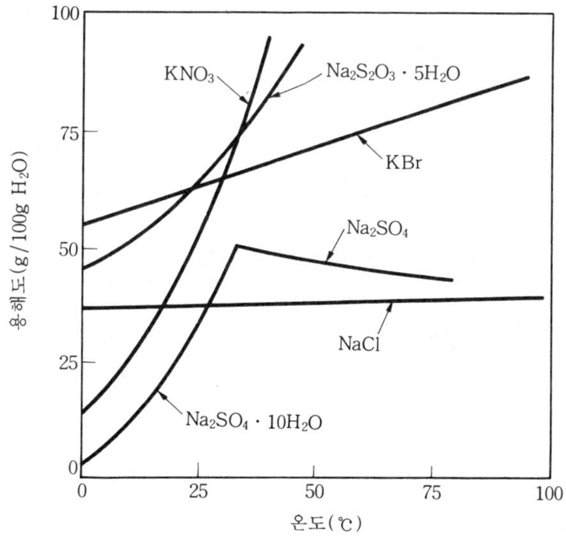

〈그림 *8 · 3*〉 여러 염의 용해도에 미치는 온도의 영향

물($Na_2SO_4 \cdot 10H_2O$)로 존재하며 용해과정이 흡열반응이기 때문에 온도상승에 따라 용해도가 증가한다. 그러나 32° 이상의 온도에서는 용해과정이 발열반응인 무수물로 존재한다. 따라서, 온도가 증가함에 따라 용해도가 감소한다. 염화나트륨은 물에 용해될 때 열을 흡수하지도 방출하지도 않기 때문에 용해열이 거의 0이다.

이런 현상들은 용해열(ΔH)로 설명되어진다. ΔH은 크기에 따라 미분(partial 또는 differential) 용해열과 적분(integral) 용해열이 있다. 전자는 소량의 용질이 다량의 용액에 첨가될 때 흡수되는 몰당 열량, 또는 어떤 특정농도의 용액에서 용질의 몰당 용해열이 변화하는 속도로 정의되며, 후자는 특정농도의 용액이 되기 위해 용질 1 mole이 충분량의 용매에 용해될 때 흡수되는 열량으로 정의된다. 결정체의 용해열은 승화열(결정격자에너지로 주어짐)과 수화열의 합에 해당한다(표 **8 · 10**).

$$\Delta H(\text{solution}) = \Delta H_{\text{subl}} + \Delta H_{\text{hyd}} \tag{20}$$

격자에너지는 결정한 몰을 기체상태의 이온으로 분리하거나 고체를 기화시키는 데 필요한 에너지이다.

$$NaCl_{solid} \longrightarrow Na^+{}_{gas} + Cl^-{}_{gas}$$

수화열은 기체상태의 이온이 수화될 때 방출되는 열량이며, 이온의 지름에 영향을 받는다. 즉, 같은 원자가의 이온의 경우 이온의 지름이 작을수록, 이온을 둘러싼 정전기장의 세기가 클수록 수화열은 더 커진다. 수화과정은 다음과 같이 표현된다.

$$Na^+{}_{gas} + Cl^-{}_{gas} \xrightarrow{H_2O} Na^+{}_{aq} + Cl^-{}_{aq}$$

격자에너지(lattice force)를 극복하는 데 필요한 에너지보다 큰 충분한 양의 수화열이 제공될 경우에는 결정에서 이온들이 나와 염은 녹게 된다. 이상용액에서는 수화가 일어나지 않으므로 결정을 액체상태로 바꾸는 데 필요한 열량의 흡수만이 일어난다. 따라서, 식 (7)처럼 융해열(ΔH_f)이 이상적인 용해도의 표현에 사용되어진다.

염의 용해도와 용해열이 〈표 **8 · 10**〉에 열거되어 있다. 양의 값의 ΔH는 열의 흡수를, 음의 값은 열의 방출을 의미한다. 염화나트륨의 수화열과 격자에너지는 비슷하므로 용해될 때 약간의 흡열만 일어나며, 온도는 용해도에 큰 영향을 미치지 않는다. 염화은의 큰 용해열

〈표 **8 · 10**〉 **염소화물의 용해도 및 용해열**

화 합 물	결정에너지 (kcal/mole)	수 화 열 (kcal/mole)	ΔH_{soln}* (kcal/mole)(25℃)	용 해 도 (g/100g H_2O(20℃))
AgCl	207	−192	+15.0	1.5×10^{-1}
LiCl	199	−209	−10.0	78.5
NaCl	184	−183	+1.0	36.0
CsCl	152	−147	+5.0	186.5
KCl	167	−164	+3.0	23.8
KBr	161	−156	+5.0	65.0

(많은 열량을 흡수함)은 물에 대한 낮은 용해도를 설명해 준다. 이것은 Ag^+의 분극률(polarizability)이 커서 염화은이 큰 격자에너지를 갖는 데 기인한다.

Gibbs의 상률(페이지 36)은 다음 방법으로 액체에 대한 고체의 용해도에 적용된다. 압력은 보통 1atm으로 고정되어 있기 때문에 규정하지 않아도 되며, 규칙은 다음과 같다.

$$F = C - P + 1$$

예를 들어, 염화나트륨의 불포화수용액에는 한 가지 상과 두 가지 구성성분(물, 염)이 존재하므로 자유도, $F = 2 - 1 + 1 = 2$이다. 이것은 이 계를 완전히 정의하기 위해서는 온도와 조성의 두 변수가 필요하다는 것을 의미한다. 과량의 용질이 존재하는 포화용액인 경우에는 두 상이 존재하므로 $F = 2 - 2 + 1 = 1$이며, 이것은 염화나트륨의 물에서의 용해도는 온도와 상관없이 일정한 값을 갖는다는 것을 의미한다.

6 난용성 전해질의 용해도

난용성 전해질(예 : 염화은)을 녹여 포화용액을 만들었을 경우, 용해도는 용해적(K_{sp})이라는 상수로 표현된다. 약학에서 많이 사용되는 물질의 용해적이 〈표 **8 · 11**〉에 명시되어 있다. 특정온도의 포화용액에서 이온과 평형을 이루고 있는 과량의 고체는 다음 식과 같이 표현된다.

$$AgCl_{solid} \rightleftharpoons Ag^+ + Cl^-$$

〈표 8 · 11〉 난용성 전해질의 물에서의 용해도적

Substance	용해도적 K_{sp}	온도 (℃)
Aluminum hydroxide	7.7×10^{-13}	25
Barium carbonate	8.1×10^{-9}	25
Barium sulfate	1×10^{-10}	25
Calcium carbonate	9×10^{-9}	25
Calcium sulfate	6.1×10^{-5}	20
Ferric hydroxide	1×10^{-36}	18
Ferrous hydroxide	1.6×10^{-14}	18
Lead carbonate	3.3×10^{-14}	18
Lead sulfate	1.1×10^{-8}	18
Magnesium carbonate	2.6×10^{-5}	12
Magnesium hydroxide	1.4×10^{-11}	18
Mercurous chloride	2×10^{-18}	25
Mercurous iodide	1.2×10^{-28}	25
Potassium acid tartrate	3.8×10^{-4}	18
Silver bromide	7.7×10^{-13}	25
Silver chloride	1.25×10^{-10}	25
Silver iodide	1.5×10^{-16}	25
Zinc hydroxide	1.8×10^{-14}	18
Zinc sulfide	1.2×10^{-23}	18

이 경우 난용성이고, 따라서 이온강도가 낮기 때문에 활성도 대신 농도를 사용할 수 있다.

$$\frac{[Ag^+][Cl^-]}{[AgCl_{solid}]} = K \tag{21}$$

한편, 고체상의 농도는 거의 일정하므로,

$$[Ag^+][Cl^-] = K_{sp} \tag{22}$$

이다. 이 식은 난용성 염의 경우에만 적용되며, 다른 염이 존재할 경우에는 농도 대신 활성도를 사용해야 한다. 다음 평형식에서 알 수 있듯이, 각 이온의 농도는 식에 나타난 이온의 수만큼 멱수를 취한다. 즉, $Al(OH)_3$의 경우

$$Al(OH)_{3solid} \rightleftharpoons Al^{3+} + 3OH^-$$
$$[Al^{3+}][OH^-]^3 = K_{sp} \tag{23}$$

예제 8. 20℃ 물에서의 염화은의 용해도는 1.12×10^{-5}mole/l이다. 염화은은 거의 완전히 해리되는 강전해질이기 때문에 이 농도는 또한 Ag^+와 Cl^-의 농도이기도 하다. 이 염의 용해적을 계산하라.

풀이 $K_{sp} = (1.12\times10^{-5})\times(1.12\times10^{-5})$
$= 1.25\times10^{-10}$

염화은 용액에 Ag^+ 이온 또는 Cl^- 이온이 첨가될 경우, 평형은 변한다. 즉, 염화나트륨이 첨가되었다면 Cl^- 이온의 농도가 증가하기 때문에

$$[Ag^+][Cl^-] > K_{sp}$$

가 되며, $[Ag^+][Cl^-] = K_{sp}$이 될 때까지 AgCl의 침전이 생성된다. 따라서, 공통이온의 첨가는 염과 복합체를 형성하여 순용해도(net solubility)를 증가시킬 수도 있지만, 일반적으로 난용성 전해질의 용해도를 감소시킨다.

예제 9. 0.04M의 질산은을 함유한 수용액에서의 크롬산은염(Ag_2CrO_4)의 용해도(x, mole/l)를 구하라. 크롬산은염의 물에서의 용해도는 8×10^{-5}이며, 용해적은 2.0×10^{-12}이다.

풀이 크롬산은염의 해리는 다음과 같이 표현된다.

$$Ag_2CrO_4 \rightleftharpoons 2Ag^+ + CrO_4^-$$
$$K_{sp} = 2.0\times10^{-12} = (2x+0.04)^2x = 4x^3 + 0.16x^2 + 0.0016x$$

x^3, x^2 수는 매우 작기 때문에 무시한다면

$$x = [Ag_2CrO_4] = \frac{2.0\times10^{-12}}{1.6\times10^{-3}} = 1.25\times10^{-9}\text{mole}/l$$

난용성 전해질 용액에 이 전해질과 공통인 이온을 함유하지 않은 염의 첨가는, 공통이온의 효과와 반대의 효과를 가져온다. 즉, 적당량의 농도에서는 활성계수를 낮추는 작용을 하기 때문에 전해질의 용해도가 증가한다. 앞서 언급했듯이 정확한 평형식에는 활성도가 포함

되어 있다. 염화은의 경우,

$$K_{sp} = \alpha_{Ag^+} \alpha_{Cl^-} \tag{24}$$

이며, 활성도는 농도와 활성계수로 치환이 가능하기 때문에

$$K_{sp} = [Ag^+] [Cl^-] \gamma_{Ag^+} \gamma_{Cl^-} = [Ag^+] [Cl^-] \gamma^{2\pm}$$

$$\frac{K_{sp}}{\gamma^{2\pm}} = [Ag^+] [Cl^-]$$

이며,

$$용해도 = [Ag^+] = [Cl^-] = \frac{\sqrt{K_{sp}}}{\gamma^{2\pm}} \tag{25}$$

예제 10. 0.1 M의 황화암모늄 용액에서의 염화은의 용해도를 계산하라. 0.1 $M(NH_4)_2SO_4$의 이온강도는 0.3이며 염화은과 같은 1 : 1 전해질의 활성계수가 0.70이다.

풀이
$$용해도 = \frac{\sqrt{1.2 \times 10^{-10}}}{0.70}$$
$$= 1.6 \times 10^{-5} \text{mole} / l$$

따라서, 염화은과 공통이온을 가지지 않는 염의 첨가는 염화은의 용해도를 증가시킨다.

용해적 원리를 이용하여 난용성 전해질의 용해도를 증가시킬 수도 있다. 즉, 어떤 물질을 첨가하여 이온들 중의 한 가지 이온과 결합하게 되면, 그 이온의 농도는 감소하게 된다. 따라서, 이온농도의 곱이 용해적에 도달하고 새로운 평형이 이루어질 때까지 용해되어 있지 않던 염들이 용액에 더 많이 녹아 들어가게 된다. 예를 들면, $Fe(OH)_3$의 용액의 Fe^{3+} 이온은 구연산나트륨과 복합체를 형성함으로써 Fe^{3+} 이온의 농도가 감소하게 되고 $Fe(OH)_3$의 용해도는 증가한다.

7 약전해질의 용해도

많은 약물은 약산과 약염기에 해당한다. 이들은 강산, 강염기와 반응하며, 일정한 pH에서 이온으로 존재한다. 탄소수가 5 이상인 carboxylic acid는 물에 난용성이나 d-NaOH, 탄산염, 중탄산염과 반응하여 수용성의 염을 형성한다. 탄소수 10 이상의 지방산은 알칼리금속이온과는 반응하여 용성의 비누를, 다른 금속이온과는 불용성의 비누를 형성한다. 이들은 투전상수가 낮은 용매에는 불용성이다. 예를 들면, oleic acid는 물에는 용해하지 않으나 에탄올이나 에테르에는 용해한다.

주석산, 구연산 같은 hydroxy acid는 수화되기 때문에(OH기의 존재에 기인) 물에 잘 녹으며, 주석산의 대부분의 알칼리염은 수용성이나 K^+, NH^{4+} 염은 난용성이다. 구연산나트륨은 물에 불용성인 acetylsalicylic acid과 반응하여 용성의 acetylsalicylate 이온을 형성시키기 때문에 aspirin의 용해에 사용되어지며, 이 반응에서 생성된 구연산 역시 수용성이다. 그러나 생성된 acetylsalicylate 이온 역시 빠른 속도로 가수분해되기 때문에 이 방법에 의

한 아스피린의 용해는 의문의 여지가 있다.

방향산은 묽은 알칼리와 반응하여 수용성의 염이 형성되나, 이 용액에 강산이 첨가되면 산으로 침전된다. 안식향산은 수산화나트륨용액, 알코올, 비휘발성 기름에 용성이며, 살리실산은 알칼리와 알코올에 용성이다. 살리실산의 OH기는 분자간 수소결합에 사용되어지므로 용해도에는 영향을 미치지 않는다.

페놀은 약산이며, 물에 약간 녹으나 묽은 수산화나트륨용액에는 잘 녹는다.

$$C_6H_5OH + NaOH \rightarrow C_6H_5O^- + Na^+ + H_2O$$

페놀은 탄산보다 약산이므로 이산화탄소에 의해 묽은 알칼리용액으로부터 침전으로 떨어진다. 이런 이유에 기인하여 탄산이온과 중탄산이온은 페놀의 물에 대한 용해도를 증가시킨다.

분자내 염기성 원소인 질소를 함유한 많은 유기 화합물들은 약학에서 중요한 물질이며, 알칼로이드, 교감신경흥분성 아민, 항히스타민, 국소마취제 등에 속한다. 이들 약전해질 대부분은 물에 잘 녹지 않으나 묽은 산에는 녹는다. 예를 들어, atropine sulfate, tetracaine · HCl과 같은 물질은 염기성 화합물이 산과의 반응에 의해 생성된 것이다. 이들 화합물의 염에 알칼리를 첨가하게 되면 염기로 침전하게 된다.

Sulfonamide의 지방족 질소는 음성을 띠고 있기 때문에, 이들 약물은 염기가 아닌 수용성의 약산으로 작용하여 알칼리성 용액에서 수용성의 염을 형성한다. 즉, sulfonyl 기($-SO_2-$)의 O가 전자를 끌어당겨 S는 전자고갈의 상태를 만들고, 따라서 N : H 결합의 전자도 거의 N에 가까이 존재하게 된다. 따라서, N : H의 결합은 매우 약하여 알칼리성 용액에서 sulfonamide 음이온을 형성한다.

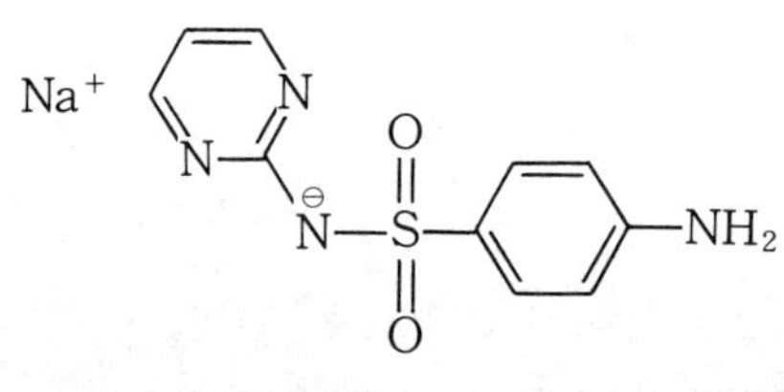

Sulfonamide의 Na염은 강산, 강산의 염, ephedrine · HCl과 같은 약염기의 첨가에 의해 침전을 형성한다.

Barbiturate계 화합물 역시 sulfonamide와 같이 약산으로 작용한다. 왜냐하면, carbonyl 기의 O가 결합전자를 끌어당겨 C의 전자는 고갈되고, 다시 이 C가 N의 전자를 끌어당겨 N : H의 결합은 수산화나트륨용액에서 약산으로 작용할 만큼 약해진다.

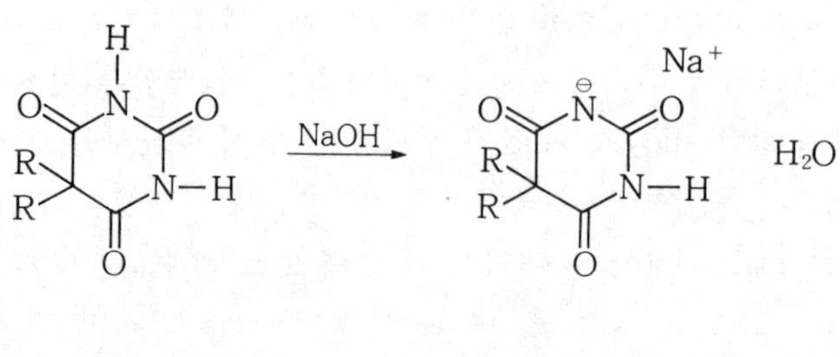

Butler 등에 의하면 강염기에서는 barbiturate의 두 번째 수소 또한 이온화 한다고 한다. 즉, phenobarbital의 경우 pK_1은 7.41이며 pK_2는 11.77이다. 비록 barbiturate가 알칼리에 용성이기는 하지만 강산이 첨가되어 용액의 pH가 낮아지게 되면 침전을 형성한다.

8-6 용해도에 영향을 미치는 요인들

1 온도의 영향

고체의 물에 대한 용해도는 기체의 경우와는 달리 압력의 영향은 거의 받지 않으나, 온도가 상승함에 따라 용해도가 증가하는 것이 많다. 그러나 염화나트륨과 같이 용해도가 온도에 의해서 거의 영향을 받지 않는 것과 크롬산칼슘이나 수산화칼슘과 같이 온도가 상승하면 반대로 용해도가 감소하는 것도 있다. 〈그림 **8 · 4**〉과 같이 용해도와 온도의 관계를 나타낸 그래프를 용해도곡선이라고 한다.

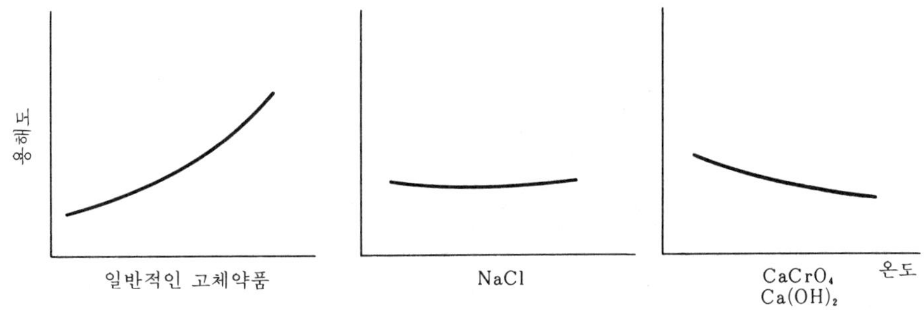

〈그림 *8 · 4*〉 용해도곡선

고체의 용해도의 온도의존성은 다음 식으로 나타낼 수 있다.

$$\frac{d \ln S}{dT} = \frac{\Delta H_{sol}}{RT^2} \qquad (9)$$

여기서 S는 몰농도로 나타낸 고체의 용해도이고, ΔH_{sol}은 고체가 포화되어 있을 때의 미분용해열로서 온도에 따라 다른 값을 갖지만 온도범위가 좁은 경우에는 일정하다고 볼 수 있다.

식 (9)로부터

$$\frac{d \ln S}{dT} = \frac{1}{S}\frac{dS}{dT} = \frac{\Delta H_{sol}}{RT^2} \qquad (10)$$

식 (10)으로부터 온도가 상승함에 따라 용해도가 증가하는 경우에는 $dS/dT = +$이므로, 식 (10)에서

$$\frac{d \ln S}{dT} = \frac{\Delta H_{sol}}{RT^2} > 0$$

의 식과 $\Delta H_{sol} > 0$의 식이 성립하며, 따라서 용해할 때 열의 흡수를 수반한다.

이와 반대로 온도가 상승함에 따라 용해도가 감소하는 경우에는 $dS/dT = -$이므로, Δ

$H_{sol} < 0$이 성립되어 용해할 때에 열을 발산한다.

ΔH_{sol}이 온도에 의존하지 않는 상수라고 가정하고 식 (9)를 변수 분리한 후 부정적분하면 다음 식을 얻는다.

$$\log S = -\frac{\Delta H_{sol}}{2.303R}\frac{1}{T} + \frac{C}{2.303} \quad (11)$$

따라서 $1/T$에 대해서 $\log S$를 도시하면 직선이 얻어지며, 이 식에서 C는 적분상수이다.

그 기울기 $= -\dfrac{\Delta H_{sol}}{2.303R}$ 로부터 ΔH_{sol} 값을 구할 수 있다(그림 **8·5**).

식 (9)를 변수 분리한 후 정적분하면 다음 식이 얻어진다.

$$\log\left(\frac{S_2}{S_1}\right) = \frac{\Delta H_{sol}}{2.303R}\left(\frac{T_2 - T_1}{T_1 T_2}\right) \quad (12)$$

여기서 S_1과 S_2는 온도 T_1과 T_2에 있어서의 고체의 용해도이다.

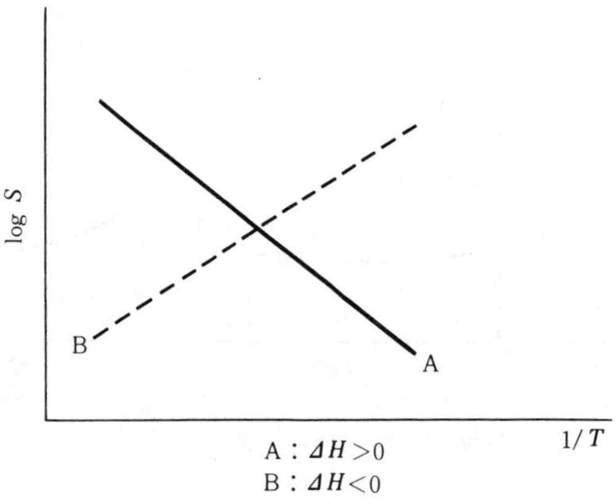

〈그림 *8·5*〉 온도와 용해도

2 pH의 영향

의약품에는 약산 또는 약염기에 속하는 것이 많고 이들의 용해도는 용액의 pH에 좌우된다. 약전해질은 용액 중에서 부분적인 이온해리를 일으켜 분자형과 이온형으로 공존한다.

(1) 약산성 약물

예를 들어, 벤조산은 수용액 중에서 이온해리하여 분자형과 이온형은 〈그림 **8·6**〉 (a)와 같은 평형상태에 있다.

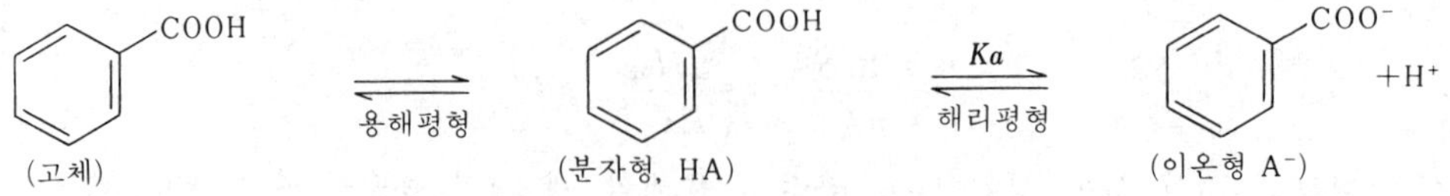

〈그림 *8·6*〉 (a) 약산(벤조산)의 해리

약산성 약물의 수용액 중에서의 해리는 다음과 같은 일반식으로 표시된다.

$$\underset{\text{분자형}}{HA + H_2O} \rightleftharpoons \underset{\text{이온형}}{H_3O^+ + A^-}$$

약산의 총 용해도 S는 녹아 있는 분자형 농도 [HA]와 이온형 농도 $[A^-]$의 합과 같으므로 다음 식으로 표시된다.

$$S = [HA] + [A^-] \tag{13}$$

$$K_a = \frac{[H_3O^+][A^-]}{[HA]} \tag{14}$$

$$[A^-] = K_a \cdot \frac{[HA]}{[H_3O^+]} \tag{15}$$

식 (15)를 식 (13)에 대입하면

$$S = [HA] + K_a \frac{[HA]}{[H_3O^+]} = [HA]\left(1 + \frac{K_a}{[H_3O^+]}\right) \tag{16}$$

약전해질의 물에 대한 포화용해도 S_0는 포화용액의 농도이며, 포화용액 중에서 약전해질은 대부분이 분자형으로 존재하므로 $[HA] \simeq S_0$이다.

따라서 식 (16)은 다음 식으로 고쳐 쓸 수 있다.

$$S = S_0\left(1 + \frac{K_a}{[H_3O^+]}\right) \tag{17}$$

지금 $\dfrac{K_a}{[H_3O^+]} = x$ 라 놓고 양변의 대수를 취하면

$$\log K_a - \log [H_3O^+] = \log x$$

$$-pK_a + pH = \log x$$

$$x = 10^{pH - pKa} \tag{18}$$

따라서 약산성 약물의 주어진 pH에서의 총 용해도 S는 다음 식으로 표시된다.

$$S = S_0(1 + 10^{pH - pKa}) \tag{19}$$

이 식은 약산성 약물의 물에 대한 포화용해도 S_0와 그 pK_a 값을 알 때 주어진 pH에서의 총 용해도 S를 계산할 수 있는 유용한 식이다.

용해도 식은 식 (17)에서 출발하여 대수형으로 쓸 수 있다. 식 (17)을 고쳐 쓰면

$$S = S_0 + S_0 \frac{K_a}{[H_3O^+]}$$

$$(S - S_0) = S_0 \frac{K_a}{[H_3O^+]}$$

$$\log (S - S_0) = \log K_a + \log S_0 - \log [H_3O^+]$$

$$pH = pK_a + \log \frac{S - S_0}{S_0} \tag{20}$$

이 식으로 계산되는 pH 이하에서 약산성 약물은 비해리된 분자형으로서 용액으로부터 분리되기 시작한다. 식 (16)과 식 (19)는 제제에 있어서 용해도를 구하거나 용액제제를 조제하는 경우에 유용하다.

(2) 약염기성 약물

예를 들어, aminopyrine은 수용액 중에서 이온해리하여 분자형과 이온형으로 〈그림 8·6〉(b)에서와 같은 평형상태에 있다. 약염기성 약물의 분쟈형을 B, 이혼화형을 BH^+으로 나타내면 이들간에는 해리상수 K_a에 의해서 다음의 관계가 있다.

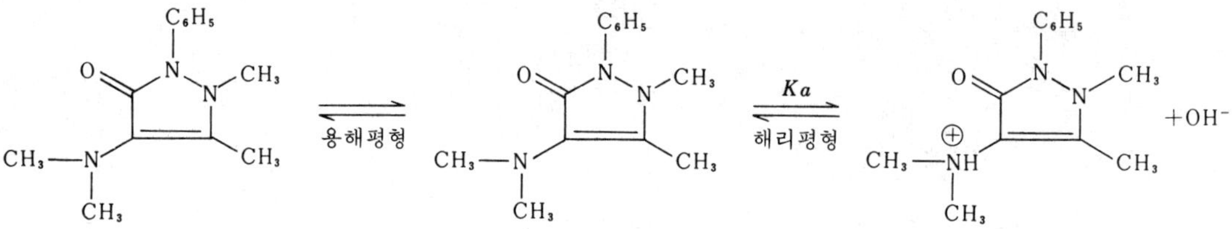

〈그림 8·6〉 약염기(aminopyrine)의 해리

약염기성 약물의 수용액 중에서의 해리는 다음과 같은 일반식으로 표시된다.

$$BH^+ + H_2O \rightleftarrows H_3O^+ + B$$

이온형 분자형

약염기의 총 용해도 S는 녹아 있는 분자형 농도 [B]와 이온형 농도 $[BH^+]$의 합과 같으므로 다음 식으로 표시된다.

$$S = [B] + [BH^+] \tag{21}$$

$$K_a = \frac{[H_3O^+]\,[B]}{[BH^+]} \tag{22}$$

$$[BH^+] = \frac{[H_3O^+]\,[B]}{K_a} \tag{23}$$

식 (23)을 식 (21)에 대입하면

$$S = [B] + \frac{[H_3O^+]\,[B]}{K_a} \tag{24}$$

그런데 앞서 언급했듯이 $[B] \simeq S_0$이다.
따라서 식 (24)는 다음 식으로 고쳐 쓸 수 있다.

$$S = S_0\left(1 + \frac{[H_3O^+]}{K_a}\right) \tag{25}$$

지금 $\frac{[H_3O^+]}{K_a} = x$ 라 놓고 양변의 대수를 취하면

$$\log\,[H_3O^+] - \log K_a = \log x$$

$$-\mathrm{pH}+pK_a = \log x$$

$$x = 10^{pKa-\mathrm{pH}} \tag{26}$$

따라서 약염기성 약물의 총 용해도 S는 다음 식으로 주어진다.

$$S = S_0(1+10^{pKa-\mathrm{pH}}) \tag{27}$$

이 식은 약염기성 약물의 물에 대한 용해도 S_0와 그 pK_a 값을 알 때 주어진 pH에서의 총 용해도 S를 계산할 수 있는 유용한 식이다.

용해도 식은 식 (25)에서 출발하여 대수형으로 쓸 수 있다. 식 (25)를 고쳐 쓰면

$$S = S_0 + S_0\frac{[\mathrm{H_3O^+}]}{K_a}$$

$$S-S_0 = S_0\frac{[\mathrm{H_3O^+}]}{K_a}$$

$$\log(S-S_0) = -\log K_a+\log S_0+\log[\mathrm{H_3O^+}]$$

$$\mathrm{pH} = pK_a+\log\frac{S_0}{S-S_0}$$

이 식으로 계산되는 pH 이상에서는 약염기성 약물은 분자형의 유리염기로서 용액으로부터 침전하기 시작한다.

일반적으로 약산성 약물은 pH가 증가함에 따라 용해도가 증가하는 반면에 약염기성 약물은 pH가 감소함에 따라 용해도가 증가한다(그림 **8 · 7**).

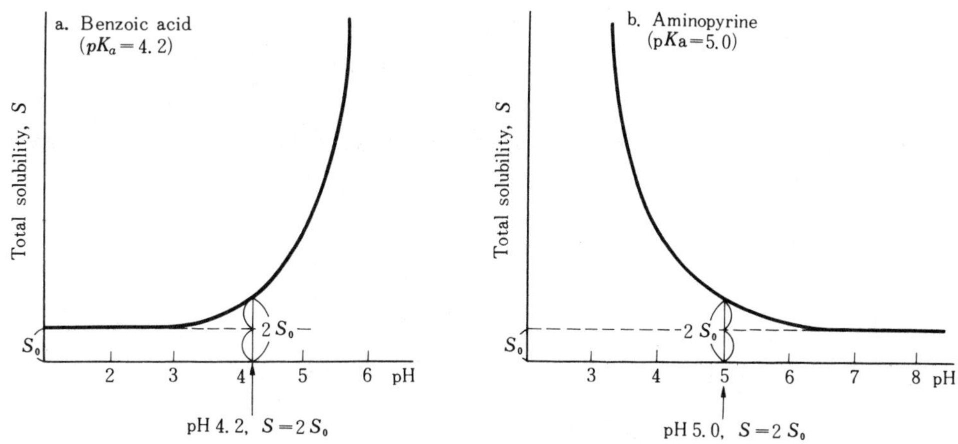

〈그림 *8 · 7*〉 용해도의 pH profile

3 착물형성의 영향

착이온의 형성은 난용성인 분자 또는 화합물의 물에 대한 용해도를 흔히 증대시킨다. 착이온은 하나의 이온화된 단위로서 거동하는 여러 개의 원자들의 결합이라고 정의된다.

착이온의 한 가지 예는 황산이온(SO_4^{2-})이다. 착물형성이 물에 대한 용해도를 증가시키는 몇 가지 예는 다음과 같다.

① $I_2 + KI \longrightarrow KI_3 \longrightarrow K^+ + I_3^-$

$I_2 + NaI \longrightarrow NaI_3 \longrightarrow Na^+ + I_3^-$

② $HgI_2 + 2\,KI \longrightarrow K_2[HgI_4] \longrightarrow 2\,K^+ + [HgI_4]^{2-}$

③ $AgCl + 2\,NH_4OH \longrightarrow Ag(NH_3)_2{}^+Cl^- \longrightarrow Ag(NH_3)_2{}^+ + Cl^-$

첫째 예에서, 물에 불용성인 요오드는 KI나 NaI를 첨가해 주면 가용성인 요오드의 착물을 형성함으로써 쉽게 가용화된다. 둘째 예에서, 불용성인 요오드화 제이수은은 KI와 가용성인 착물을 형성함으로써 쉽게 가용화된다. 셋째 예에서, 난용성인 염화은은 암모니아수를 첨가함으로써 은암모니아 착물의 형성에 의해서 가용화된다.

이상은 KI나 NH_4OH가 용해보조제(solubilizers)로서 사용된 예이다.

〈표 8 · 12〉에 나타낸 조합은 가용성 착물의 형성에 의해 물에 대한 용해도를 증가시키는 하나의 수단으로 이용되어 왔는데 그 메커니즘이나 착물의 성질에 대해서는 아직 불투명한 것도 있다.

〈표 8 · 12〉 난용성 약물과 그 용해보조제

약 물	용해 보조제	제 제 명
Caffeine	Sodium benzoate	Sodium benzoate-caffeine
Caffeine	Sodium salicylate	Sodium salicylate-caffeine
Theobromine	Sodium salicylate	Sodium salicylate-theobromine
Riboflavine	Nicotinamide	
Quinine hydrochloride	Urethane, Urea	
Iodine	Potassium iodide	Iodine tincture

〈그림 8 · 8〉은 살리실산나트륨과 가용성인 착물을 형성함으로써 카페인의 물에 대한 용해도를 증가시키는 예를 들었다.

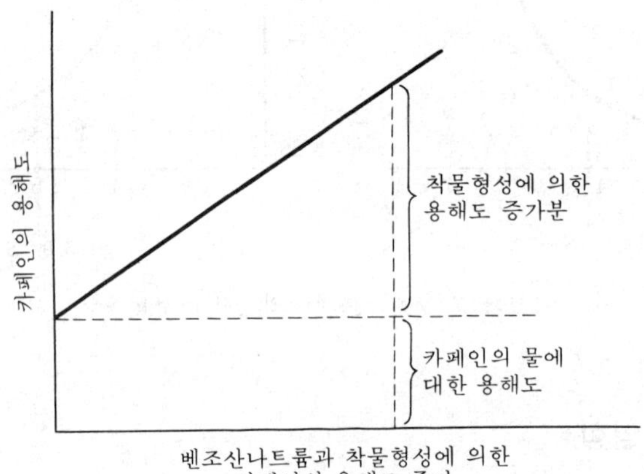

〈그림 8 · 8〉 sodium salicylate의 착물형성에 의한 caffeine의 용해도 증가

난용성 약물 A와 용해보조제 B가 용액 중에서 반응하여 가용성인 1 : 1 착물, A-B가 형성되는 경우에 약물 A의 용해도 상평형 그림(solubility phase diagram)은 다음과 같았다고 가정하자.

이 그림에서 S_0는 A 성분의 물에 대한 포화용해도(saturation solubility)이고, S_A는 용해보조제 B를 $1M$ 첨가했을 때의 A 성분의 포화농도이다.

$$A+B \rightleftarrows A-B \tag{28}$$

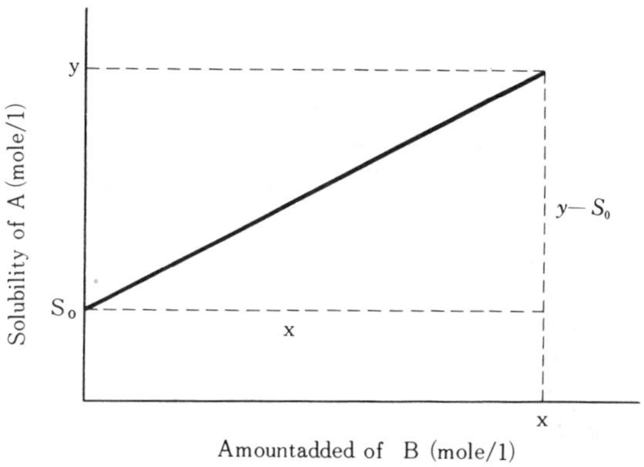

〈그림 8·9〉 용해보조제 B첨가시의 난용성 약물 A의 용해도 증가

착물의 안정도상수 K는 다음 식으로 주어진다.

$$K = \frac{[AB]}{[A][B]} \tag{29}$$

B 성분 $1M$을 첨가한 경우의 $[AB] = S_A - S_0$, $[A] = S_0$가 되며 반응에 관여하지 않은 용해보조제 B의 농도 [B]는 B 성분의 첨가농도 1에서 A-B 착물형성에 사용된 농도, [AB]를 뺀 값과 같으므로 $[B] = 1 - [AB] = 1 - (S_A - S_0)$가 된다. 이들 [AB], [A], [B]의 값을 각각 식 (29)에 대입하면 다음 식을 얻는다.

$$K = \frac{S_A - S_0}{S_0[1-(S_A - S_0)]} \tag{30}$$

그림에서 곡선의 기울기는 다음 식으로 주어진다.

$$\text{slope} = \frac{S_A - S_0}{1} \tag{31}$$

식 (31)을 식 (30)에 대입하면 다음의 관계식이 얻어진다.

$$K = \frac{\text{slope}}{S_0[1-\text{slope}]} = \frac{\text{slope}}{\text{intercept}(1-\text{slope})} \tag{32}$$

4 결정형 대 비결정형

비결정형은 결정형과 달리 결정 내의 원자나 분자의 배열이 마구잡이로서 불규칙적이다. 따라서 비결정형은 대응하는 결정형에 비해서 에너지준위가 높으며 녹는점이 일정하지 않고 더 잘 녹는다.

예를 들어 0.1 *N* HCl 중에서 novobiocin의 비결정형은 결정형에 비해서 10배나 더 잘 녹으며, 또한 비결정형은 경구투여한 후 쉽게 흡수되지만 결정형은 생체내 이용이 되지 않는다(그림 **8 · 10**).

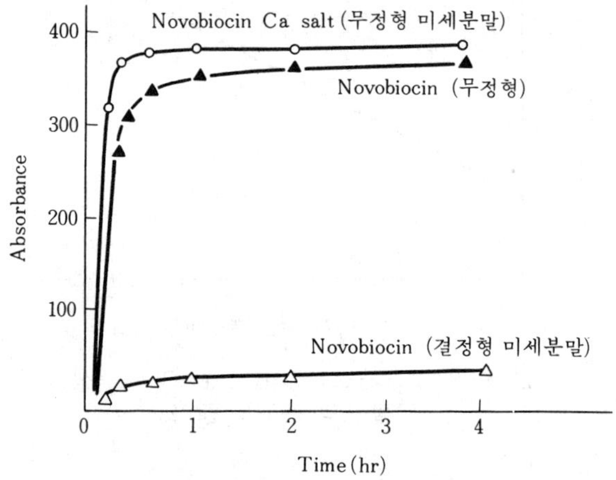

〈그림 *8 · 10*〉 0.1 *N* HCl 중에서의 결정형 및 비결정형 novobiocin의 용해곡선

5 공동용매와 용해도

약전해질과 무극성 분자는 흔히 물에 대한 용해도가 낮다. 물에 대한 용해도는 이들 물질을 잘 녹이면서 동시에 물과 섞이는 용매를 첨가함으로써 크게 증대될 수 있다. 이와 같이 물과 혼합함으로써 용질의 물에 대한 용해도가 증대되는 현상을 **코솔벤시**(공동용매작용, cosolvency)라 하며, 용질의 물에 대한 용해도를 증가시킬 목적으로 사용되는 용매를 **코솔벤트**(공동용매, cosolvent)라고 한다. 코솔벤트로서 흔히 사용되는 것으로는 ethanol, glycerol, propylene glycol, sorbitol 및 polyethylene glycol 등이 있다.

〈표 **8 · 13**〉에는 코솔벤트를 함유하는 몇 가지 주사제를 예로 들었다.

코솔벤트는 비단 약물의 물에 대한 용해도를 증가시키기 위해서뿐만 아니라 약제에 바람직한 향미와 색상을 부여할 목적으로도 사용된다.

6 입자크기와 용해도

입자크기(particle size)와 용해도 사이에는 다음의 Ostwald-Freundlich 관계식이 있다.

〈표 8·13〉 코솔벤트를 함유하는 몇 가지 주사제

상 품 명	제 조 회 사	일 반 명	공동용매의 조성
Dramamine	Searle	Dimenhydrinate	50%-PPG
Apresoline	Ciba	Hydralazine-HCl	10%-PPG
MVI	USV	Multivitamin infusion	30%-PPG
Nembutal	Abbott	Phenobarbital sodium	10%-EtOH, 40%-PPG
Luminal	Winthrop	Phenobarbital sodium	67.8%-PPG
Dilatin	Parke-Davis	Phenytoin sodium	10%-EtOH, 40%-PPG
DHE 45	Sandoz	Dihydroergotamine mesylate	6.1%-EtOH, 15%-glycerin
Cediland	Sandoz	Deslanoside	9.8%-EtOH, 15%-glycerin
Robaxin	Robbins	Methcarbamol	50%-PPG
Serpasil	Ciba	Reserpine	10%-Dimethylacetamide 5%-PEG
Ativan	Wyeth	Lorazepam	80%-PPG, 20%-PEG
Librium	Roche	Chlordiazepoxid	20%-PPG
Valium	Roche	Diazepam	10%-EtOH, 40%-PPG
Lanoxin	Burroughs Wellcome	Digoxin	10%-EtOH, 40%-PPG

※ PPG : propylene glycol

$$\text{Ostwald-Freundlich 식 : } \ln\frac{S}{S_0} = \frac{4\gamma_{SL}M}{RT\rho}\left(\frac{1}{d} - \frac{1}{d_0}\right) \quad (33\text{ a})$$

여기서 S는 미세입자들의 용해도이고, S_0는 비교적 큰 입자들로 이루어져 있는 고체의 용해도이다. 또한 d는 미세입자의 지름이며, d_0는 비교적 큰 입자의 지름이다. ρ와 M은 입자의 밀도와 분자량, γ_{SL}은 입자와 액체간의 계면장력을 각각 나타낸다.

$d_0 \gg d$인 경우에는 $1/d_0 \simeq 0$ 이므로 식 (33 a)는 다음과 같이 된다.

$$\text{Kelvin 식 : } \ln\frac{S}{S_0} = \frac{4\gamma_{SL}M}{RT\rho}\frac{1}{d} \quad (33\text{ b})$$

이 식은 미세입자들의 지름이 똑같은 구형입자들로 이루어져 있다고 가정할 때 성립한다. 구형입자의 지름 d를 부피-표면 평균지름(volume-surface mean diameter) d_{vs}로 대치하면

$$\ln\frac{S}{S_0} = \frac{4\gamma_{SL}M}{RT\rho}\frac{1}{d_{vs}} \quad (33\text{ c})$$

d_{vs}와 단위그램당의 비표면적(specific surface) S_w간에는 다음의 식이 성립한다.

$$S_w = \frac{6}{\rho d_{vs}} \quad (33\text{ d})$$

식 (33 d)를 식 (33 c)에 대입하면 :

$$\ln\frac{S}{S_0} = \frac{4\gamma_{SL}M}{RT\rho}\frac{\rho S_w}{6} = \frac{2\gamma_{SL}S_wM}{3RT} \quad (33\text{ e})$$

여기서 $S_w M$은 1그램분자당의 전체 표면적이고, $\gamma_{SL} S_w M$은 1그램분자당의 전체 계면장력이다. 한편, 식 (33 b) 중의 $d = 2r$(반지름)이고 $M/\rho = V$(몰부피 즉, 입자 1몰당의 cm^3로 나타낸 부피)이므로 식 (33 e)는 다음과 같이 고쳐 쓸 수 있다.

$$\ln \frac{S}{S_0} = \frac{4\gamma_{SL} M}{RT\rho} \frac{1}{2\gamma} = \frac{2\gamma_{SL} V}{RT\rho}$$

식 (33 d)는 부피-표면 평균지름 d_{vs}가 짧을수록 비표면적 S_w가 넓어지고, 식 (33 e)는 비표면적 S_w가 넓을수록 미세입자들의 용해도 S가 증대하는 것을 나타낸다.

8-7 섞이지 않는 액체들간의 용질분배

약물은 흡수부위의 pH에서 비해리형(분자형)으로 존재하는 비율이 높을수록 흡수되기 쉬운데, 해리상수가 거의 같은 약물들의 경우에는 약물간의 흡수율의 차이는 그 약물의 지용성에 크게 의존하며, 약물의 지용성이 클수록 흡수되기 쉽다. 〈표 **8 · 14**〉에는 거의 동일한 pK_a 값을 갖는 바르비탈산염류 지용성과 흡수율과의 관계를 나타내었다. 약물의 지용성의 지표로는 기름-물 분배계수가 이용되었다.

〈표 **8 · 14**〉 흰쥐의 위로부터 **Barbituric Acid** 유도체의 흡수

(Kakemi 등, 1967)

바르비탈산 유도체	pK_a	분자량	분배계수	흡수율(%, (pH 1.1))
Barbital	7.91	184.19	0.72	5.2
Allobarbital	7.79	208.21	2.13	8.8
Phenbarbital	7.41	232.23	4.44	12.6
Cyclobarbital	7.50	236.26	3.80	13.2
Pentobarbital	8.11	226.27	24.1	17.6
Amobarbital	7.94	226.27	33.8	17.7
Hexobarbital	8.34	236.26	129	24.1
Thiopental	7.45	242.34	321	37.8

* 분배계수 : 37℃ $CHCl_3$/pH 1.1

분배법칙(partition law, distribution law)에 의하면 일정한 온도와 압력에서 한 용질이 섞이지 않는 두 액체에 녹아 평형에 도달하였을 때, 각 용액 중의 농도의 비는 묽은 용액의 범위에서는 용질의 절대량에 무관하게 일정하다.

즉, 섞이지 않는 두 액체 중의 용질의 농도를 각각 C_0, C_W라고 하면 평형식은 다음과 같이 된다.

$$K = \frac{C_0}{C_W} \tag{35}$$

여기서 C_0는 기름상 중의 용질의 농도이고, C_W는 물상 중의 용질의 농도이다. 이 평형상수 K는 **분배계수**(partition coefficient)라고 알려져 있다. 분배법칙에서 기름상은 흔히 n-octanol, chloroform, cyclohexane, isopropyl myristate 등이고 물상은 특정한 pH의 완충용액이다.

이 분배법칙은 다음 조건하에 이상용액에 대해서만 정확히 성립한다.

① 두 액체상이 전혀 섞이지 않을 때

② 용질이 어느 상에서나 회합하거나 해리하지 않을 때

③ 용질의 농도가 비교적 낮을 때

④ 용질이 어느 상에서나 다만 소량 녹을 때

이상의 네 가지 조건을 완전히 충족시키는 경우의 분배계수를 **참 기름/물 분배계수**(true oil/water partition coefficient)라고 한다.

(1) 용질이 물상에서는 해리하지만 기름상에서는 단일분자들로 존재하는 경우를 생각해 보기로 하자.

그와 같은 경우로서 땅콩기름과 물간의 벤조산의 분배를 예로 들 수 있다. 기름상과 물상의 공통적인 분자종은 비해리형 벤조산이므로, 그 분배는 다음 식으로 표시된다.

$$K = \frac{[\mathrm{HA}]_0}{[\mathrm{HA}]_\mathrm{W}} = \frac{C_0}{[\mathrm{HA}]_\mathrm{W}} \tag{36}$$

여기서 $[\mathrm{HA}]_0 = C_0$는 기름상에서의 벤조산의 단일분자들의 몰농도이고, $[\mathrm{HA}]_\mathrm{W}$는 물상에서의 비해리형 벤조산의 몰농도이다. 따라서 물상의 분석에 의해서 얻어진 총 산농도는 다음 식으로 주어진다.

$$C_\mathrm{W} = [\mathrm{HA}]_\mathrm{W} + [\mathrm{A}^-]_\mathrm{W} \tag{37}$$

이같이 실험적으로 측정된 겉보기 분배계수 K'는 다음 식으로 표시된다.

$$K' = \frac{C_0}{C_\mathrm{W}} = \frac{[\mathrm{HA}]_0}{[\mathrm{HA}]_\mathrm{W} + [\mathrm{A}^-]_\mathrm{W}} \tag{38}$$

한편 약산인 벤조산의 물상에서의 해리상수 K_a는 다음 식으로 주어진다.

$$K_a = \frac{[\mathrm{H_3O^+}]\,[\mathrm{A}^-]_\mathrm{W}}{[\mathrm{HA}]_\mathrm{W}} \tag{39}$$

식 (39)의 $[\mathrm{A}^-]$을 식 (38)에 대입하면

$$K' = \frac{[\mathrm{HA}]_0}{[\mathrm{HA}]_\mathrm{W} + \dfrac{K_a[\mathrm{HA}]_\mathrm{W}}{[\mathrm{H_3O^+}]}} = \frac{[\mathrm{HA}]_0}{\dfrac{[\mathrm{H_3O^+}]\,[\mathrm{HA}]_\mathrm{W}}{[\mathrm{H_3O^+}]} + \dfrac{K_a[\mathrm{HA}]_\mathrm{W}}{[\mathrm{H_3O^+}]}}$$

$$= \frac{[\mathrm{HA}]_0\,[\mathrm{H_3O^+}]}{[\mathrm{HA}]_\mathrm{W}(K_a + [\mathrm{H_3O^+}])} \tag{40}$$

식 (36)의 $[\mathrm{HA}]_\mathrm{W}$를 식 (40)에 대입한 후 $[\mathrm{HA}]_0$를 소거하면

$$K' = \frac{[\mathrm{HA}]_0[\mathrm{H_3O^+}]}{\dfrac{[\mathrm{HA}]_\mathrm{W}}{K}(K_a + [\mathrm{H_3O^+}])} = \frac{K\,[\mathrm{H_3O^+}]}{K_a + [\mathrm{H_3O^+}]} \tag{41}$$

이 식을 고쳐 쓰면 :

$$K' = \frac{K}{1+K_a/[H_3O^+]} \tag{42}$$

한편, 기름상과 물상의 공통적인 분자종은 비해리형 벤조산이므로

$$[HA]_W = C_W(1-\alpha) \tag{43}$$

여기서 α는 주어진 pH에서의 벤조산의 해리도이다.

식 (43)을 식 (36)에 대입하면

$$K = \frac{C_0}{C_W(1-\alpha)} \tag{44}$$

(2) 용질이 물상에서는 단일분자들로 존재하지만 기름상에서는 회합하는 경우를 생각해 보기로 하자. 그와 같은 경우로서 벤젠과 산성화된 물간의 벤조산의 분배를 예로 들 수 있다.

기름상 중에서 단일분자 HA와 회합된 분자 $(HA)n$간에 존재하는 평형은 다음 식으로 주어진다.

$$\underset{\text{회합분자}}{(HA)n} \rightleftarrows \underset{\text{단일분자}}{n(HA)}$$

기름상 중에서 회합분자가 단일분자로 해리되는 것을 나타내는 평형상수는 다음 식으로 주어진다.

$$K_d = \frac{[HA]_0^n}{[(HA)n]} \tag{45}$$

단, 기름상 중에서의 HA의 총 농도 C_0는 $C_0 = [HA]_0 + n[(HA)n] \fallingdotseq n[(HA)n]_0$

식 (45)를 고쳐 쓰면 :

$$[HA]_0 = \sqrt[n]{K_d[(HA)_n]_0} \cong \text{상수} \times \sqrt[n]{C_0} \tag{46}$$

벤조산은 벤젠 중에서 주로 이합체(dimer)형으로 존재하므로 유기층의 용질의 총 몰농도를 나타내는 C_0, 즉 $[(HA)_n]_0$를 $[(HA)_2]_0$로 대치할 수 있다. 따라서 이 경우에는 식 (46)을 다음과 같이 쓸 수 있다.

$$[HA]_0 = \sqrt{K_d[(HA)_2]_0} \cong \text{상수} \times \sqrt{C_0} \tag{47}$$

식 (36)으로 나타낸 분배법칙에 따르도록 참 분배계수는 항상 두 상에 공통된 단일종의 농도의 항으로, 즉 $[HA]_w$와 $[HA]_0$의 항으로 표시한다. 벤젠-물계에 있어서는 $[HA]_0$는 식 (47)로 주어지므로 변형된 분배계수 K''는 다음 식으로 주어진다.

$$K'' = \frac{[HA]_0}{[HA]_W} = \frac{\sqrt{C_0}}{[HA]_W} \tag{48}$$

〈표 8 · 15〉에서는 벤젠-물간의 벤조산의 분배에 대한 결과를 나타내었다.

〈표 8 · 15〉 6℃에서 벤젠-산성화된 물간의 벤조산의 분배(mol/l)

$[HA]_W$	C_0	$K'' = \frac{\sqrt{C_0}}{[HA]_W}$
0.00329	0.0156	38.0
0.00579	0.0495	38.2
0.00749	0.0835	38.6
0.0114	0.195	38.8

1 추 출

어떤 한 용매가 다른 용매에 녹아 있는 용질을 추출해내는 과정의 효율을 결정하기 위해 사용되는 Glasstone 방법을 생각해 보자. 용질 wg이 녹아 있는 부피 V_1ml 의 한 용매로부터 이 용매와는 섞이지 않는 다른 용매 V_2ml를 사용해 연속적으로 추출한다고 하자. 또, 1회 추출 후에 w_1g의 용질이 원래의 용매층에 남아 있다고 하자. 첫 번째 추출 후 원래의 용액 내의 용질의 농도는 w_1/V_1이고, 추출용매 내의 용질의 농도는$(w-w_1)/V_2$g/ml 이다. 분배계수는 다음과 같이 쓸 수 있다.

K = (원래의 용매 중의 용질의 농도) / (추출용매 중의 용질의 농도)

$$K = \frac{w_1/V_1}{(w-w_1)/V_2} \tag{26}$$

또는

$$w_1 = w\frac{KV_1}{KV_1+V_2} \tag{27}$$

추출과정을 반복하여 n번 추출하면

$$w_n = w\left(\frac{KV_1}{KV_1+V_2}\right)^n \tag{28}$$

이 식을 살펴보면, 추출용매의 양이 일정하다고 할 때 n이 클수록 또 V_2가 작을수록 추출효율은 커진다는 것을 알 수 있다. 즉, 소량의 용매로 여러 번 추출하는 것이 효과적임을 알 수 있다.

예제 11. 25℃에서 요오드의 물과 사염화탄소에서의 분배계수는 $K = C_{H_2O}/C_{CCl_4} = 0.012$이다. 1g의 요오드를 함유하고 있는 50ml의 수용액으로부터 사염화탄소 10ml를 사용해 한번 추출했을 때 몇 g의 요오드를 추출할 수 있는지 계산하고, 또한 5ml로 두 번 추출했을 때는 몇 g의 요오드를 추출하는지 계산하라.

풀이 $w_1 = 0.10 \times \frac{0.012 \times 50}{(0.012\times 50)+10} = 0.0057$g 남아 있음(0.0943g 추출되었음)

$w_2 = 0.10 \times \left(\frac{0.012\times 50}{(0.012\times 50)+5}\right)^2 = 0.0011$g 남아 있음(0.0989g 추출되었음)

2 용해도와 분배계수

Hansch 등은 비전해질의 물로의 용해도와 분배현상간의 상관관계를 관찰했다. Yalkowsky와 Valvani는 액체 또는 결정형 유기물질의 물에 대한 용해도를 결정하는 식을 얻어냈다.

$$\log S = -\log K - 1.11 \frac{\Delta S_f(\text{mp} - 25)}{1364} + 0.54 \tag{29}$$

이 식에서 S는 물에 대한 용해도(mole/l), K는 옥탄올-물 분배계수, ΔS_f는 용융몰엔트로피, mp는 고체물질의 융점이다. 액체물질에서 mp는 우변의 두 번째 식이 0이 되도록 25로 한다.

용융엔트로피와 분배계수는 물질의 화학적 구조로부터 평가될 수 있다. 유연하지 못한 분자에서 ΔS_f는 13.5 엔트로피 단위(eu)이다. 유연한 사슬구조에 수소가 아닌 원자가 n개(n = 5 이상) 있을 때 ΔS_f는 다음과 같은 식을 이용해 계산할 수 있다.

$$\Delta S_f = 13.5 + 2.5(n-5)\ \text{eu} \tag{30}$$

Leo 등은 여러 화합물에 대한 분배계수를 보고하였다. 실험값이 없을 경우에는 Leo나 Rekker 등의 분자 내의 각 그룹에 의한 기여를 더하는 방법(group contribution method)을 이용해 예측값을 계산할 수 있다.

예제 12. mp가 75℃인 heptyl p-aminobenzoate의 25℃ 물에 대한 용해도를 계산하라.

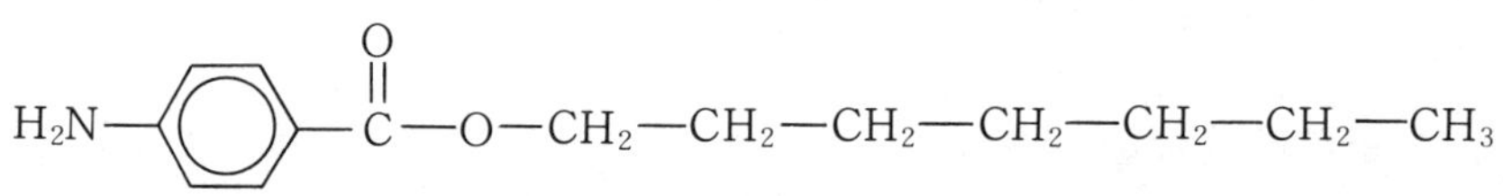

풀이 먼저, ΔS_f 및 $\log K$를 계산해야 한다. 유연한 사슬구조에 9개의 수소가 아닌 원자가 있으므로

$$\Delta S_f = 13.5 + 2.5(9-5) = 23.5\,\text{eu}$$

Leo 등에 의하면 $\log K$에 대한 벤조산, NH_2, CH_2의 기여는 각각 1.87, −1.16, 0.50이므로

$$\log K = 1.87 - 1.16 + 7 \times 0.50 = 4.21$$

그러므로 윗식으로부터

$$\log S = -4.21 - 1.11(23.5(75-25)/1364) + 0.54 = -4.63$$

S(계산값) $= 2.36 \times 10^{-5}\,M$

S(측정값) $= 2.51 \times 10^{-5}\,M$

8-8 기름-물계에서의 약산의 방부작용

기름-물 혼합액을 보존하기 위해서 첨가해야 하는 벤조산의 총 농도를 계산하기 위하여 다음 방법에 따르기로 한다. Garrett와 Woods가 사용한 땅콩기름-물 혼합액을 예로 들어 다음 식을 이용함으로써 논의해 보기로 한다.

$$C = qC_0 + C_W = q\,[HA]_0 + [HA]_W + [A^-]_W \tag{49}$$

여기서 $q = V_0/V_W$는 두 상의 부피비(volume ratio)이며, 이 값은 두 상의 부피가 같지 않을 때에 필요하다. C는 수용액이 땅콩기름과 평형에 도달하기 전에 물상 중에 존재하는 벤조산의 원래 농도이다. C_0는 기름상 중에 존재하는 벤조산의 몰농도이며, 벤조산은 기름상 중에서 이합체화하거나 해리하지 않기 때문에 C_0는 기름상 중의 해리되지 않는 단일 HA 분자들의 농도 $[HA]_0$와 같다. C_W는 물층에서의 벤조산의 몰농도로서 이 이온화용매(ionizing solvent)인 물 속에서는 $[HA]_W$와 $[A^-]_W$ 두 항의 합과 같다. 여기에서는 농도는 거의 활성도와 같다.

이 같은 계에서의 총 벤조산의 여러 가지 종간의 분배는 분배계수 K, 물상 중의 벤조산의 해리상수 K_a, 상부피비 q 및 물상의 수소이온농도 $[H_3O^+]$에 의존한다. 초기의 효과를 설명하기 위해서 식 (49)에 $K = [HA]_0/[HA]_W$ 또는 $[HA]_0 = K[HA]_W$의 항을 도입한다.

또한 K_a와 $[H_3O^+]$의 영향을 설명하기 위하여 해리상수 $K_a = [H_3O^+]\,[A^-]_W/[HA]_W$ 또는 이온종의 농도 $[A^-]_W = K_a[HA]_W/[H_3O^+]$을 식 (49)에 대입한다. 그러면 식 (49)는 다음과 같이 된다.

$$C = Kq\,[HA]_W + [HA]_W + K_a[HA]_W/[H_3O^+] \tag{50}$$

공통인수 $[HA]_W$를 괄호 밖으로 꺼내면

$$C = (Kq + 1 + K_a/[H_3O^+])\,[HA]_W \tag{51}$$

또는

$$[HA]_W = \frac{C}{Kq + 1 + K_a/[H_3O^+]} \tag{52}$$

식 (51)과 식 (52)를 이용하면, 어떤 일정한 pH 또는 $[H_3O^+]$으로 완충시킨 물상 중의 비해리된 산의 최종적인 일정한 농도 $[HA]_W$를 구하기 위해서 전체적인 2상계에 첨가해야 하는 벤조산의 총 농도 C를 계산할 수 있다.

벤조산의 기름상 중에서 이합체로 존재하는 경우에는 변형된 분배계수 K''는

$$K'' = \frac{\sqrt{C_0}}{[HA]_W}$$

가 되므로, 식 (50)은 다음과 같이 된다.

$$C = K''^2 q\,[HA]_W^2 + [HA]_W + K_a[HA]_W/[H_3O^+] \tag{53}$$

또는

$$C = (K''^2 q\,[HA]_W + 1 + K_a/[H_3O^+])\,[HA]_W \tag{54}$$

연 습 문 제

1. 어떤 물질이 30 mg/ml의 정도까지 녹는다. 이는 용해도의 정도에 대한 해설서의 표시법의 어느 것에 해당하는가?

(가) 잘 녹는다. (나) 녹는다.

(다) 조금 녹는다. (라) 녹기 어렵다.

2. 다음 용매들 중의 어느 것이 반극성 용매라고 생각되는가?

(가) 물 (나) 메틸알코올

(다) 아세톤 (라) 사염화탄소

3. 아세톤과 물과의 섞임성은 주로 어떤 요인에 기인하는가?

(가) 수화 (나) 수소결합 형성

(다) 공유결합이 관여하는 이온화 (라) van der Waals의 힘

4. 용액에 요오드화칼륨을 첨가함으로써 요오드화제이수은이 용해화되는 것은 다음의 어느 인자에 기인하는가?

(가) 염 형성 (나) 유발쌍극자-유발쌍극자 상호작용

(다) 착물 형성 (라) 염용효과

5. 용해도에 관한 다음 설명 중 옳은 것과 틀린 것에 대한 올바른 조합은 어느 것인가?

(가) 고체약품의 용해도는 고체상과 액체상이 공존하고 있는 평형상태에서의 용해농도로서 공존하는 고체상의 양과는 무관하다.

(나) 이상용액에서 어떤 온도에서의 용해도는 용질의 녹는점과 용해열로부터 이론적으로 계산함으로써 구할 수 있다.

(다) Theophylline의 물에 대한 용해도는 ethylenediamine과의 공존하에서 증가한다.

	a	b	c
1	틀림	옳음	틀림
2	옳음	틀림	옳음
3	옳음	틀림	틀림
4	옳음	옳음	옳음
5	틀림	옳음	옳음

6. 약산의 임의의 수소이온농도에서의 총 용해도 S를 나타내는 식으로서 바른 것은 어느 것인가? 단, S_0 = 비해리형의 용해도 $\simeq$ 물에 대한 용해도 K_a = 해리상수, $[H^+]$ = 수소이온농도

(가) $S = S_0\left(1+\dfrac{[H^+]}{K_a}\right)$ (나) $S = S_0\left(1-\dfrac{K_a}{[H^+]}\right)$

(다) $S = S_0\left(1+\dfrac{K_a}{K_a+[H^+]}\right)$ (라) $S = S_0\left(1-\dfrac{K_a+[H^+]}{K_a}\right)$

(마) $S = S_0\left(1+\dfrac{K_a}{[H^+]}\right)$

7. 어떤 약산은 20 mg/10 ml의 물에 대한 용해도를 가지고 있다. 이 약산의 pK_a가 3.5라면 이 약산의 pH 5.5에서의 용해도에 해당하는 것은?

(가) 2 mg/10 ml　　(나) 20 mg/10 ml
(다) 200 mg/10 ml　　(라) 2 g/10 ml
(마) 0.2 mg/ml

8. 약물 A에 대한 용해보조제를 B라고 하자. 용해 보조작용이 1 : 1 착물(AB)의 형성에 의해서 생긴다고 할 때, 다음의 용해도 상평형 그림으로부터 착물 안정도상수(K)를 산출하는 식으로서 바른 것은 어느 것인가?

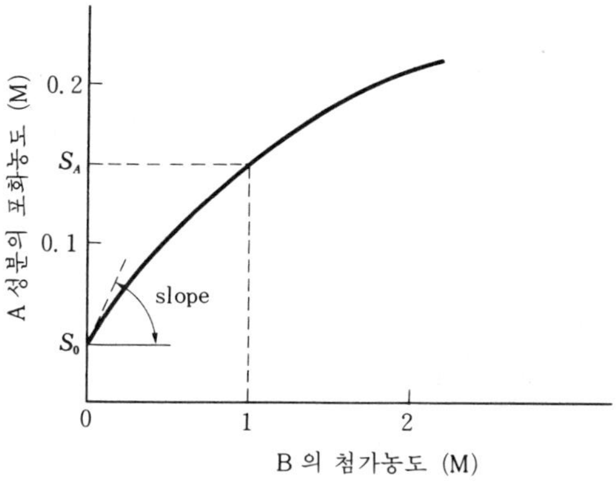

(가) $K = \dfrac{\text{slope}}{S_0(1-\text{slope})}$　　(나) $K = \dfrac{\text{slope}}{1-\text{slope}}$

(다) $K = \dfrac{S_A}{S_0}$　　(라) $K = \dfrac{1}{S_A - S_0}$

(마) $K = S_A - S_0$

9. 고체약품 A의 용해도에 대한 용해보조제 B의 효과는 아래의 그림에 나타낸 바와 같이 직선이었다. B의 첨가농도의 증가에 따른 A의 용해도의 증가는 가용성 착물의 생성에 기인한다고 보고 착물의 안정도상수(K)를 다음 식으로부터 구하였다. 그 바른 값($1\ \text{mol}^{-1}$)은 어느 것인가?

$$K = \frac{(A-B)}{(A)\ (B)}$$

단, (A), (B), (A-B)는 A, B 및 착물 A-B의 농도($1\ \text{mol}^{-1}$)이다.

(가) 4.3　　(나) 13.3　　(다) 40.5　　(라) 67.0　　(마) 134

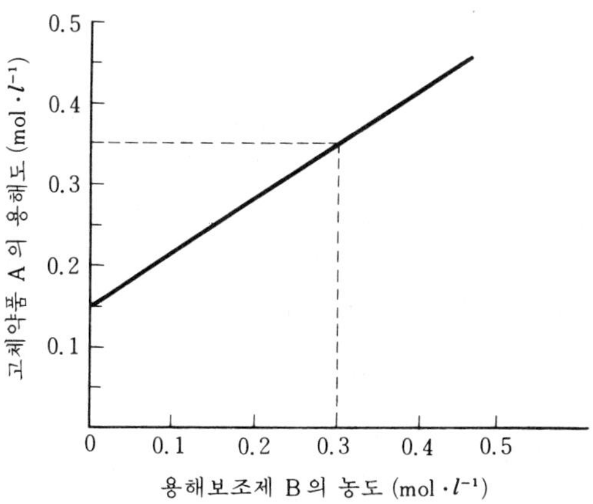

10. 비해리형만이 기름상에 분배한다고 가정했을 때 산성화합물의 참 기름/물 분배계수(P), 화합물의 pK_a, 물상의 pH 및 겉보기 기름/물 분배계수(P_{obs})간에는 다음 식의 관계가 성립한다.

$$P_{obs} = \frac{P}{1 + K_a/[H^+]}$$

산성 화합물(pK_a 5)의 n-octanol과 완충용액(pH 7)간의 겉보기 기름/물 분배계수가 0.01일 때 이 화합물의 참 기름/물 분배계수로서 산출되는 값은 어느 것인가?

(가) 0.85 (나) 1.01 (다) 1.15
(라) 1.30 (마) 1.50

11. Chloroform/물의 기름/물 분배계수가 2인 중성약물 300 mg을 물에 용해시켜 50 ml가 되게 하였다. Chloroform 50 ml를 써서 2회 추출하였을 때 물층에 잔존하는 약물량(mg)으로서 가장 가까운 값은 어느 것인가?

(가) 13.3 (나) 23.3 (다) 33.3
(라) 43.3 (마) 53.3

12. 벤조산의 물에 대한 용해도는 2.3×10^{-2}mol/l이고, pK_a는 4.1이다. pH 6.1에 있어서의 벤조산의 용해도 (mol/l)값에 가장 가까운 것은 어느 것인가?

(가) 2.32×10^{-3} (나) 4.85×10^{-3} (다) 6.95×10^{-3}
(라) 8.75×10^{-3} (마) 10.45×10^{-3}

13. 무정형에 관한 다음의 설명 중 바른 것은?

(가) 무정형은 고체상태로는 존재하지 않는다.
(나) 무정형은 결정 내의 약물분자의 배열이 규칙적이다.
(다) 무정형은 결정형의 경우처럼 녹는점이 일정하다.
(마) 무정형은 대응하는 결정형보다 잘 녹기 때문에 약효에 영향을 미칠 가능성이 있다.
(마) Novobiocin의 무정형은 결정형에 비해서 용해도와 혈중농도가 모두 낮다.

14. 다음 중 분배법칙이 엄격히 적용되는 조건으로서 옳지 않은 것은?

(가) 두 액상이 전혀 섞이지 않을 때
(나) 용질이 어느 액체상에서나 회합하거나 해리하지 않을 때
(다) 용질의 농도가 비교적 낮을 때
(라) 용질이 어느 액체상에서나 조금만 녹을 때
(마) 두 액체상이 부분적으로 섞일 때

15. 다음 중 약물의 기름/물 분배계수의 측정시에 사용되는 기름상으로 부적합한 것은?

(가) acetone (나) n-octanol
(다) isopropyl myristate (라) chloroform
(마) cyclohexane

16. 벤조산이 벤젠과 산성화된 물간에 분배되는 경우에는 벤젠층에서는 이합체로서 또한 물층에서는 비해리형 분자로서 존재한다. 이 계에서 벤조산의 분배계수로서 옳게 나타낸 식은? 단, C_0는 벤젠층의 벤조산의 농도이고 C_W는 물층의 벤조산의 농도이다.

(가) $K = C_0/C_W$ (나) $K = C_0^2/C_W$
(다) $K = C_0/C_W^2$ (라) $K = C_0^{1\ 2}/C_W$
(마) $K = C_0/C_W^{1\ 2}$

17. 어떤 약알칼리성 약물이 물층에서는 해리하며(해리도 : α), 지질층에서는 비해리형 분자로서 존재한다. 이 계에서의 이 약알칼리성 약물의 분배계수로서 바르게 나타낸 식은?

(가) $K = C_0(1-\alpha)/C_W$
(나) $K = C_0/C_W\,\alpha$
(다) $K = C_0/C_W(1-\alpha)$
(라) $K = C_0\,\alpha/C_W$
(라) $K = C_0/C_W(1-\alpha)^2$

18. 약전해질의 기름-물 분배현상에 관한 다음 설명 중 바른 것은?

(가) 물층의 pH가 변하더라도 C_0/C_W 분배계수의 값은 변하지 않는다.
(나) 염류를 다량 첨가하더라도 C_0/C_W 분배계수에는 아무런 영향을 끼치지 않는다.
(다) 약물의 극성을 증가시키면 C_0/C_W 분배계수가 증가한다.
(라) C_0/C_W 분배계수는 약물의 흡수 가능성에 대한 유용한 in vitro 실험의 지표가 될 수 있다.
(마) C_0/C_W 분배계수의 측정에서 흔히 쓰이는 기름층은 acetone이다.

19. 물 200 m*l* 중에 150 mg의 어떤 약물이 녹아 있다. 여기에 벤젠 50 m*l*를 가하고서 충분히 진탕한 결과 벤젠층의 이 약물의 농도는 2 mg/m*l*이었다. 이 약물의 분배계수(벤젠층의 농도/물층의 농도)는?

(가) 8　(나) 16　(다) 21
(라) 30　(마) 52

20. 문제 **19**에서 벤젠층만을 제거한 후, 여기에다 다시 벤젠 50 m*l*를 가하고서 충분히 진탕했을 때, 새로운 벤젠층으로 옮겨간 약물의 mg 수는?

(가) 8　(나) 16　(다) 21
(라) 30　(마) 52

21. 어떤 약물의 물-벤젠간의 분배계수의 값에 영향을 미치지 않는 것으로 짝지어진 것은?

ⓐ 온도　ⓑ 진탕시간　ⓒ 약물이 약전해질인 경우 물층의 pH
ⓓ 물층에 공존하는 중성염의 농도　ⓔ 물층과 벤젠층의 용매량의 비

(가) (ⓐ, ⓑ)　(나) (ⓒ, ⓓ)　(다) (ⓓ, ⓔ)
(라) (ⓐ, ⓒ)　(마) (ⓑ, ⓔ)

제 9 장

착물의 형성과 단백질결합

고전적인 정의에 따른 착물 또는 배위화합물이란 둘 또는 그 이상의 상이한 화학적 성분 사이의 공여-수용메커니즘 또는 루이스의 산-염기작용에 의해서 생긴 것이다. 유리되었거나 중성인 분자에 포함되어 있거나 또는 이온성 화합물 중에 있거나 전자쌍을 줄 수 있는 비금속원자 또는 이온은 공여체로 될 수 있다. 수용체 또는 전자쌍을 나누어 가질 수 있는 성분은 중성인 원자도 물론 가능하지만 대개는 금속이온이다.

착물은 수용체 성분이 금속이온인가 아닌가 또는 유기분자인가 아닌가에 따라서 크게 세 가지로 나눌 수 있으나, 이 분류 방법은 착물을 형성하는 데 관여되는 메커니즘이나 화학결합의 형태를 기술하려는 것이 아니다. 다만, 문헌에 기술되는 착물을 여러 가지 형태로 나누어 놓은 것에 지나지 않을 뿐이다.

〈표 9·1〉 착물의 분류

I. 금속이온착물	II. 유기분자착물
A. 무기화합물형	A. Quinhydrone형
B. 킬레이트	B. 피크린산형
C. 올레핀형	C. 카페인형
D. 방향족형	D. 중합체형
1. Pi(π) 착물	III. 내포화합물
2. Sigma(σ) 착물	A. 채널격자형
3. 샌드위치착물	B. 층형
	C. 클라트레이트류
	D. 단분자 내포화합물
	E. 분자체

즉, 〈표 9·1〉에서와 같은 분류방법에 의해서 분류할 수 있다. 세 번째 부류는 하나의 분자가 다른 분자의 분자골격에 붙잡혀 있는 내포화합물(occlusion compound)로서 역시 표에 포함되어 있다. 착물을 형성하는 데 관여하는 분자간의 힘은 van der Walls 힘, 쌍극자, 유도

쌍극자 등이다. 수소결합은 어떤 분자착물에서는 큰 힘을 제공하며, 배위공유결합은 금속착물에서 중요하다. 전하 이전과 소수성 결합은 이 장의 끝부분에서 언급될 것이다.

9-1 금속착물

1 금속-리간드결합

금속이온의 착물형성에 대하여 충분히 이해하려면 원자구조와 분자적인 힘에 익숙해야 한다. 무기착물류에 대해서는 1891년에 Werner에 의하여 간단한 무기착물에 대하여 처음으로 기술되었다. 예를 들어, 염화헥사아민코발트(Ⅲ)라고 불리는 $[C_o(NH_3)_6]^{3+}\cdot Cl_3^-$ 중의 암모니아를 리간드(ligand)라고 하며 코발트이온에 **배위되었다**(coordinated)라고 한다. 코발트이온의 배위수(coordination), 또는 금속이온에 배위된 암모니아기의 수는 6이다. 각 리간드는 한 쌍의 전자를 내놓아서 완성되지 않은 전자껍질을 가진 중심이온과 자신 사이에 배위공유결합을 형성한다. 예를 들면,

$$Co^{3+} + 6 : NH_3 = [Co(NH_3)_6]^{3+}$$

Werner 이론은 배위결합물의 구조에 대해서 기술하였고, 또 이성질체의 여러 가지 형태를 설명하였지만 배위권 내의 결합의 본질은 밝히지 못하였다. 중심원자와 리간드 사이의 상호작용이 Lewis 개념에 따라 단순히 산-염기의 상호작용과 같은 것이라고 인정하더라도 배위결합물이 특이한 배위수를 가지며 여러 가지 입체구조를 가지는 까닭은 분명하지 않다. 예를 들면, 팔면체로 배위되는 전이금속이온의 착물이 그토록 많은 이유는 무엇이며, 4-배위착물에 사면체도 있고 평면사각형도 있는 이유는 무엇인지 많은 의문점을 제시해 준다.

2 원자가결합법

원자가결합법은 배위권의 기하학적 형태를 예측하는 데 도움이 된다. 리간드는 Lewis 염기인 분자 또는 이온이다. 이들은 비공유전자쌍을 가지는데 이 전자쌍은 배위공유결합을 이루게 할 수 있다. 배위화합물에서 Lewis 산으로 작용하는 중심금속이온(원자)은 리간드로부터 금속의 빈 궤도함수로 전자쌍을 받아들인다. 뿐만 아니라 금속과 리간드 사이의 상호작용은 금속이온 궤도함수의 **혼성화**(hybridization)에 의하여 더욱 증대되고, 혼성궤도함수는 특정한 공간배향을 하므로 배위권은 특정한 기하학적 형태를 나타내게 될 것이다.

어떤 지정된 금속이온에 대하여 혼성궤도함수를 형성하는 데 이용되는 궤도함수는 다음과 같은 방법으로 결정할 수 있다. 즉, 먼저 유리금속이온에 대하여 원자가전자를 보유할 수 있는 궤도함수가 어떻게 전자에 의하여 점유되는지를 나타내기 위하여 바깥껍질 전자배치를 적는다. 예컨대 Cr의 전자배치는 $1s^2 2s^2 2p^6 3s^2 3p^6 3d^5 4s^1$이다. 그러므로 Cr(Ⅲ)이온의 바깥껍질 전자배치는 $3d^3 4s^0$이다. 따라서 이 이온의 전자배치는 다음과 같이 표시될 수 있다.

	↑ ↑ ↑ — —	—	— — —
Cr^{3+}	3d	4s	4p

이 그림을 보면 Cr^{3+}에는 2개의 3d, 1개의 4s 및 3개의 4p 궤도함수가 비어 있고 이들을 이용하여 다음과 같이 리간드로부터 전자쌍 여섯을 받아들일 수 있는 6개의 d^2sp^3 혼성궤도함수를 생성한다는 것을 알 수 있다(∞ 표는 리간드 L과 공유된 전자쌍을 나타냄).

	↑ ↑ ↑ ∞ ∞	∞	∞ ∞ ∞
$[CrL_6]^{3+}$	3d	4s	4p

(d^2sp^3: 3d의 ∞ ∞, 4s의 ∞, 4p의 ∞ ∞ ∞)

따라서 배위권의 기하학적 형태는 팔면체이다.

많은 전이금속이온은 常磁性이다. 이와 같은 성질은 금속이온 내의 짝짓지 않은 전자와 관계가 있다. 착이온이 생성되면 중심 금속이온의 자기화율(magnetic susceptibility)이 현저히 변하는 일이 자주 있다.

금속이온착물 중의 짝지어지지 않은 전자의 존재는 **전자스핀 공명분광법** 또는 Guouy balance(electron spin resonance spectroscopy)로 검출할 수 있다. 이 기술에서는 착물 검체를 강한 전자기의 극 사이에 놓는데, 이렇게 되면 짝지어지지 않은 전자 또는 전자들이 자기장에 늘어서게 된다. 외부의 힘은 이렇게 늘어서는 것에 대항하여 작용하며, 따라서 짝지어지지 않은 전자들은 **세차운동**(precession)을 하든지 또는 아이들의 팽이처럼 비틀거리게 된다. 세차운동의 진동수와 같은 진동수를 가진 극초단파선을 가해준 장에 수직인 방향으로 검체에 통과시키면, 전자에 의하여 흡수되며, 그 흡수 정도를 극초단파선의 반대쪽에 놓인 검출기로 측정한다. 복사선이 흡수된다는 사실은 짝지어지지 않은 전자가 있음이 성립되는 것이 된다. 짝지어진 전자들은 자기장에서 늘어서지 않는다. 오히려, 장에 의해서 반발된다. 짝지어지지 않은 전자를 가진 물질을 **상자성**(paramagnetic)이라고 하며, 짝지어진 전자를 가진 물질을 **반자성**(diamagnetic)이라고 한다.

Guouy Balance는 이온과 분자의 자기화율을 측정하는 데 사용된다. 이 장치를 사용하여 짝지어지지 않는 전자에 대해 측정한 자기모멘트는 Bohr magneton이라고 알려진 단위로 표시된다. 자기화율 측정법에 의하여 결정된 원자 중의 짝지어지지 않은 전자의 수를 〈표 **9 · 2**〉에 수록하였다. 전자스핀 공명분광법 역시 화합물 중의 짝지어지지 않은 전자의 수를 측정하는 데 이용될 수 있다. 정밀한 연구를 하는 데는 이들 두 방법이 서로 보충적으로 사용된다.

Co^{3+}에는 6개의 바깥전자가 있는데 이들은 Hund 규칙에 따라 다음과 같이 3d 궤도함수를 차지하고 있다.

	⇅ ↑ ↑ ↑ ↑	—	— — —
Co^{3+}			

d^2sp^3 혼성궤도함수를 써서 $[Co(NH_3)_6]^{3+}$과 같은 Co(Ⅲ)의 정팔면체 착물을 만들기 위해서

〈표 9·2〉 짝지어지지 않은 전자의 수와 자기화율과의 관계

짝짓지 않은 전자쌍	자 기 화 율 (Bohr Magneton units)
0	0
1	1.73
2	2.83
3	3.87
4	4.90
5	5.92
6	6.93

는 3d의 두 궤도함수를 비우도록 전자를 재배치해야 한다. 이와 같은 배열 결과를 보면 다음과 같이 모든 전자는 쌍을 이루고 있다.

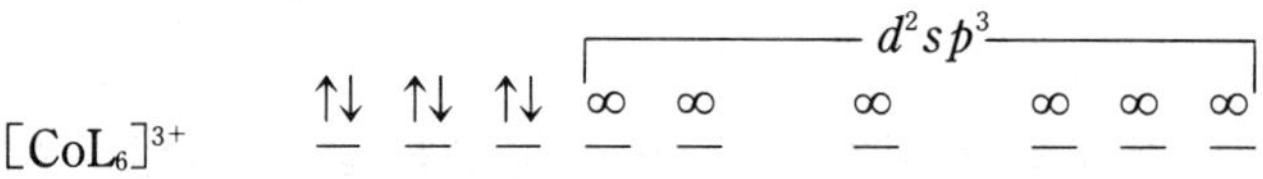

d^2sp^3 혼성궤도함수는 더 센 결합을 형성하여 전자를 짝짓게 하는 데 필요한 에너지를 공급한다고 생각된다. 이 착물은 짝짓지 않은 전자를 갖지 않으므로 반자성이며 상자성인 유리금속이온과는 대조적이다.

4-배위착물은 그들의 전자배치에 따라 사면체 또는 평면사각형 구조를 가진다. 다음에 유리 Ni(II)이온의 전자배치와 Ni의 2개의 착이온의 전자배치를 표시한다.

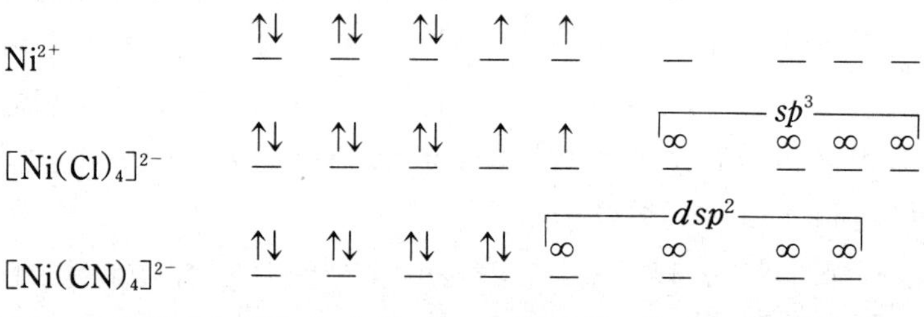

사클로로니켈 착이온, $[Ni(Cl)_4]^{2-}$은 sp^3 혼성궤도함수를 형성하므로 정사면체 구조를 가지며 Ni^{2+}과 같이 2개의 짝짓지 않은 전자로 인하여 상자성이다. 그러나 $[Ni(CN)_4]^{2-}$ 착이온은 dsp^2 혼성궤도함수를 형성하므로 평면사각형이고 반자성이다. 이 착이온에서 dsp^2 혼성궤도함수는 리간드 궤도함수와 더 많이 겹칠 수 있으므로 대단히 센 결합을 형성할 수 있고, 따라서 전자쌍을 이루는 데 충분한 에너지가 공급된다고 생각된다.

예제 **1.** $[Mn(CN)_6]^{3-}$의 자기모멘트는 2.8 B.M.이고, $[MnBr_4]^{2-}$은 5.9 B.M.이다. 이들 착이온의 기하학적 형태는?

풀이 스핀식으로부터 $[Mn(CN)_6]^{3-}$에는 2개의 짝짓지 않은 전자가, $[MnBr_4]^{2-}$에는 5개의 짝짓지 않은 전자가 있다는 것을 알 수 있다(망간은 여러 가지 산화상태를 가질 수 있는 점에 유의한다). 짝짓지 않은 전자를 고려하여 유리금속이온과 착물의 전자배치를 그려 보라.

$[Mn(CN)_6]^{3-}$은 팔면체이고, $[MnBr]^{2-}$은 정사면체이다.

원자가결합론에도 몇 가지 결점이 있다. 예컨대 이 이론으로는 착이온의 색깔을 설명할 수도 없으며, 결합에너지 또는 평형상수와 같은 파라미터에 대하여 정량적인 결론을 내릴 수도 없다. 이 원자가결합론에 의하여 착물의 자기적 성질을 알면 그 착물의 기하학적 형태를 예측할 수 있다. 그러나 반대로 예측하는 것은 반드시 가능하지 않다. 예컨대 Fe(Ⅲ)의 모든 정팔면체 착물은 1개의 짝짓지 않은 전자에 기인하는 자기모멘트를 가지며, Co(Ⅲ)의 모든 정팔면체 착물은 반자성일 것이라고 예측할 수 있을 것이다. 그러나 $[FeF_6]^{3-}$ 및 $[CoF_6]^{3-}$과 같은 정팔면체 착이온은 각각 5개 및 4개의 짝짓지 않은 전자를 가지고 있음이 실험으로 밝혀졌다. 이들의 정팔면체 구조를 설명하기 위해서는 전자배치를 다음과 같이 쓸 수밖에 없다.

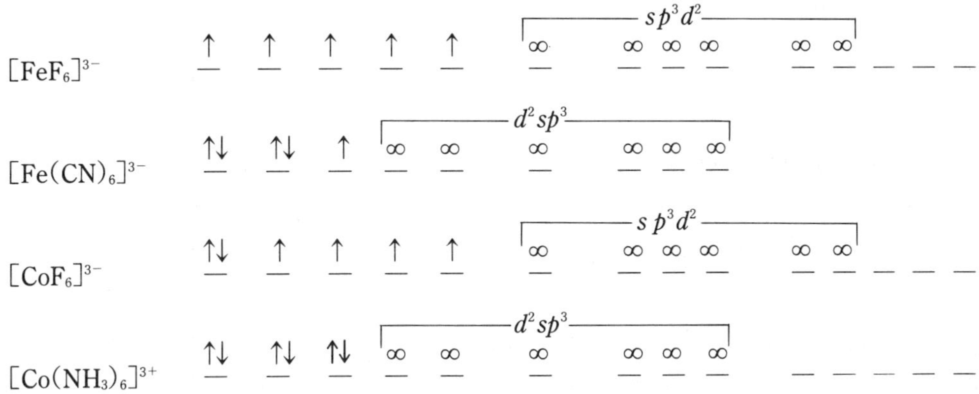

이 예에서 보는 바와 같이 바깥껍질의 d 궤도함수를 사용할 수밖에 없으므로 이같은 착물을 **바깥궤도함수착물**(outer orbital complex)이라고 한다. 이들은 유리금속이온과 같은 자기모멘트를 가지므로 높은 스핀착물(high spin complex)이라고도 한다. 이와는 달리 $[Fe(CN)_6]^{3-}$과 $[Co(NH_3)_6]^{3+}$은 **속궤도함수착물**(inner orbital complex)이라고 하는데, 이들은 대체로 유리금속이온보다 짝짓지 않은 전자수가 적으므로 낮은 스핀착물(low spin complex)이라고도 한다.

예제 2. Ni(Ⅱ)의 모든 정팔면체 착물은 바깥궤도함수착물이라는 것을 증명하라.

풀이 Ni^{2+}의 전자배치는 다음과 같다.

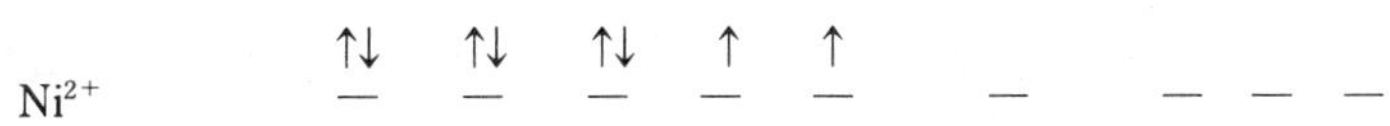

전자를 짝짓게 함으로써 사용될 수 있는 것은 1개의 $3d$ 궤도함수뿐이므로 속궤도함수인 d^2sp^3 혼성궤도함수를 형성할 수 없다는 것을 알 수 있다. 따라서 가능한 정팔면체 혼성은 바깥궤도함수 d를 사용한 sp^3d^2뿐이다.

Co(Ⅱ)의 정팔면체 착물의 전자배치를 표시하려고 할 때 원자가결합론을 적용하면 더욱 복잡해진다. 예를 들면, 1개의 짝짓지 않은 전자만을 가지는 $[Co(NO_2)_6]^{4-}$의 d^2sp^3 전자배치를 표시하는 유일한 방법은 다음과 같다.

$[Co(NO_2)_6]^{4-}$

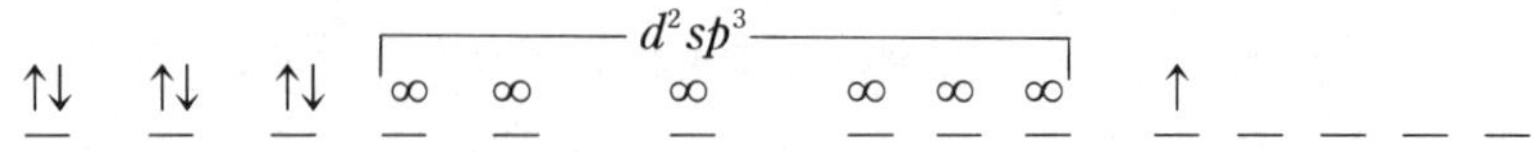

마찬가지로 실험적으로 측정된 평면사각형의 Cu(II)착물을 설명하기 위해서는 다음 그림과 같이 보다 낮은 에너지의 $4d$ 궤도함수가 비어 있을 때는, $4d$ 궤도함수를 결합에 쓸 필요가 있거나 리간드에서 오는 한 쌍의 결합전자를 받아들일 자리를 마련하기 위하여 $3d$ 궤도함수의 전자 1개를 들뜨게 할 필요가 있다. 그 전자배치를 다음과 같이 나타낼 수 있다.

$[Cu(acac)_2]$

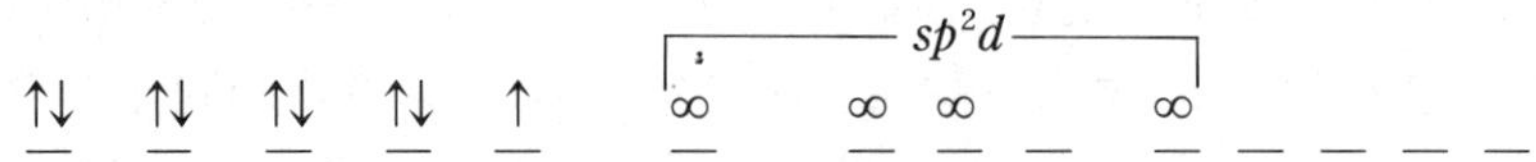

$[Cu(acac)_2]$

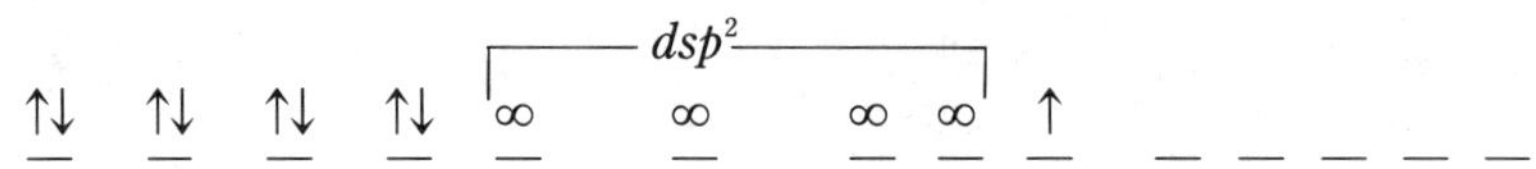

$[Cu(acac)_2]$

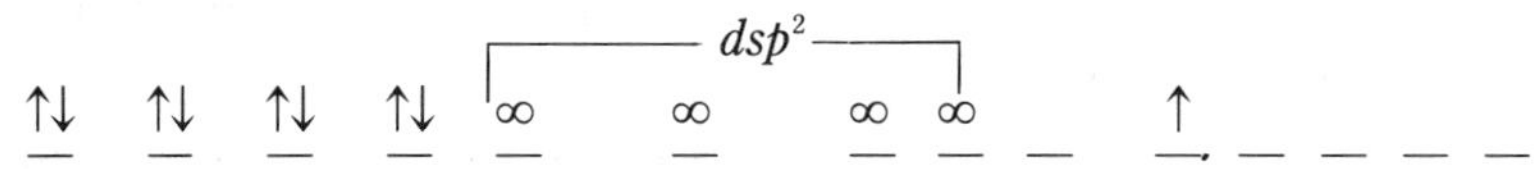

이들 중에서 완전히 그럴듯한 것은 하나도 없다. 오직 중심원자의 궤도함수에만 중점을 두고 있는 원자가결합론의 근본 결점이다. 비록 리간드가 중심원자에 공유결합으로 결합되어 있다는 것을 인정할 수 있더라도 착물의 성질에 미치는 리간드들의 영향에 대해서는 더 이상 고려하지 않고 있다.

궤도함수의 혼성화는 금속이온에 있는 궤도함수가 결합궤도함수로 이용되기에 부족한 배위결합에 중요한 역할을 하고 있다. 4가의 탄소에 대하여 발전된 토론을 간단히 복습하여 봄으로써 혼성화에 대한 독자의 이해를 새삼 느끼게 하려고 한다. 탄소의 바닥상태에서의 중요한 전자배치가 다음과 같음을 다시 기억하게 될 것이다.

그러나 이것은, 탄소는 정상적으로는 2개의 원자가전자를 갖기보다는 4개의 원자가전자를 가지고 있기 때문에 탄소의 결합성 전자배치가 될 수 없다.

Pauling이 4가라는 것을 설명하기 위하여 혼성화(hybridization)의 가능성을 제안하였다. 이 혼합과정에 의하면, $2s$의 전자 하나가 사용 가능한 $2p$ 궤도로 올라가서 4개의 동등한 결합성 궤도함수를 만든다.

이들 궤도함수는 사면체의 꼭지점을 향하고 있고, 따라서 한 개의 s 궤도함수와 3개의 p 궤도함수를 포함하고 있기 때문에 그 구조를 sp^3 혼성궤도함수라고 한다. 2중결합에서의 탄소원소자는 sp^2 혼성화되었다고 생각되며 결합은 삼각형의 꼭지점을 향하고 있다.

$2s$ 및 $2p$ 궤도함수 이외의 다른 궤도함수가 혼성화에 포함될 수 있다. 철, 구리, 니켈, 코발트 및 아연과 같은 전이원소들은 혼성궤도함수를 형성하는데 그들은 $3d$, $4s$ 및 $4p$ 궤도함수를 사용하는 것 같다. 이들 혼성궤도함수 때문에 전이금속이온의 착화합물에서 가끔 발견되는 기하학적인 차이가 생긴다고 생각된다. 〈표 **9·3**〉에 중심원자 또는 금속이온이 서로 다르게 혼성화되는 몇 가지 화합물과 그 결과로 생기는 기하학적 모양을 표시하였다.

〈표 9·3〉 여러 가지 대표적인 화합물의 결합형

배 위 수	궤 도 배 열	결 합 형	예	
			분 자 식	구 조
2	*sp*	선 형 (linear)	O_2	O—O
3	sp^2	삼방형 (trigonal)	BCl_3	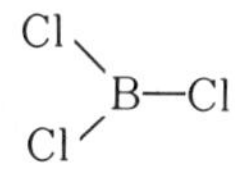
4	sp^3	정사면체 (tetrahedral)	CH_4	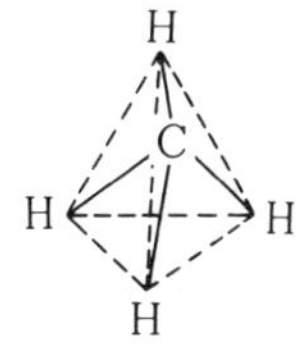
4	dsp^2	평면사각형 (square planar)	$Cu(NH_3)_4^{2+}$	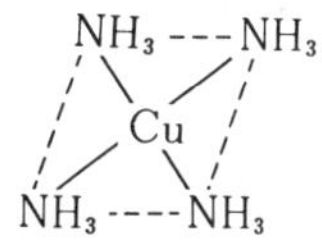
5	dsp^3	육각쌍뿔 (bipyramidal)	PF_5	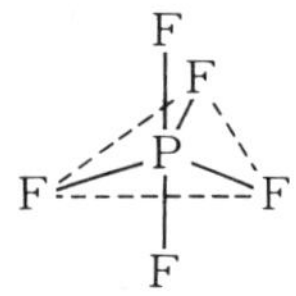
6	d^2sp^3	정팔면체 (octahedral)	$Co(NH_3)_6^{3+}$	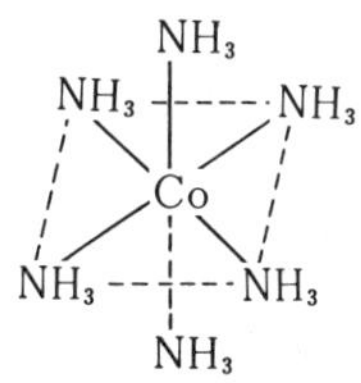

3 킬레이트(chelates)

둘 또는 그 이상의 공여기를 포함하고 있는 물질은 금속과 결합하여 **킬레이트**(chelate ; 그리스어로 kelos, claw)라고 알려진 착물의 한 특별한 형태를 형성할 수 있다. 킬레이트 중의 결합 중에서 몇 개는, 다른 결합은 배위공유결합이지만 이온성이거나 일차적인 공유형태일 수도 있다. 리간드가 중심이온에 붙는데 2개의 기를 제공하는 경우, 이 킬레이트를 **두 자리(bidentate) 킬레이트**라 하며, 3개의 공여기를 가진 분자를 **세 자리(tridendate) 킬레이트**라고 한다. 에칠렌디아민4초산(EDTA)은 금속이온에 붙을 수 있는 6개의 자리를 가지고 있어 6자리(hexadentate) 킬레이트이다. 그러나 어느 착물에는 단지 4 또는 5개의 기만이 배위된다.

킬레이트화에는 금속이나 리간드 모두에 매우 엄격한 입체적인 조건이 요구된다. 평면 사각형의 착화합물을 형성하는 Cu(II)와 Ni(II), 8면체 착물을 형성하는 Fe(III)과 Co(III) 같은 이온은 두 가지의 기하학적 형태 중의 어느 것으로도 존재할 수 있다. 이러한 이성질체 현상 때문에, **시스**-배위 리간드만이 킬레이트화제와의 반응에 의하여 쉽게 치환될 수 있다. 비타민 B_{12}와 hemoprotein은 킬레이트화제와 반응할 수 없는데, 그 이유는 이들 화합물 중의 금속은 이미 이러한 식으로 배위되어 있어서 **트랜스**-배위 위치만이 착물형성에 유용하기 때문이다. 이와 반대로, 아연을 포함하는 알코올 dehydrogenase와 같은 산소 중에 있는 금속이온은 킬레이트화를 일으킬 수 있는데, 이 사실은 금속이 두 개의 시스 위치가 킬레이트화에 이용될 수 있게끔 남겨지는 식으로 결합되어 있음을 암시한다.

대단히 중요한 화합물인 chlorophyll과 hemoglobin은 식물과 동물의 생명과정에 포함되고 있는 자연계에 나타나는 킬레이트이다. 합성 킬레이트화제인 EDTA는 철이온 또는 구리이온과 결합시키거나 은폐(sequester)시켜 과일주스와 의약품 중의 ascorbic acid의 산화파괴를 촉매시키지 못하게 하는 데 사용되어 왔다. 은폐 과정 중에, 킬레이트화제와 금속이온은 가용성 물질을 형성한다. EDTA는 경수로부터 칼슘이온을 제거하는 데 널리 이용된다. 금속착물과 킬레이트화제가 사용될 수 있는 많은 용도에 대하여 Martell과 Calvin이 검토하였다.

4 결정장 이론

결정장 이론에서는 금속이온과 리간드 사이의 상호작용은 순수한 정전기적 문제로 다루어지며 공여원자는 점전하로 취급된다. 결정장 이론은 배위화합물에서의 실질적 결합상태를 나타내지 않는다는 것을 먼저 알아야 한다. 중심금속이온과 리간드 사이의 결합이 적어도 어느 정도 공유결합을 하고 있다는 것은 여러 가지 실험적 방법으로 밝혀졌으나, 결정장 이론에서는 이 공유결합을 무시하고 생각한다. 이 이론은 리간드의 음전하나 쌍극자가 중심금속이온의 *d* 궤도함수에 있는 전자의 에너지에 미치는 효과만을 다루고 있다. 금속이온과 리간드 사이의 상호작용을 1930년대의 물리학자들이 발전시킨 결정의 정전기이론과 유사하게 다루므로 이것을 **결정장 이론**(crystal field theory)이라고 한다. 이와 같은 관점에서 결정장 이론은 오직 하나의 형식론에 불과하지만, 배위결합물의 전자배치에 관한 여러 가지 면을 정량적으로 다룰 수 있는 매우 간단한 방법을 제공해 준다.

이 결정장 이론을 적용하기 위해서는 *d* 궤도함수의 공간배향을 알아야 한다. 〈그림 **9·1**〉에 이것을 다시 그려 둔다. 한 유리금속이온에서는 *d* 궤도함수 5개가 모두 축퇴(degenerate)되어 있다. 즉, 5개의 *d* 궤도함수의 에너지는 모두 같다. 이것들은 음전하의 가상적인 球形場에 의하여 둘러싸이게 되면 5개의 *d* 궤도함수의 에너지는 똑같이 증가한다. 그러나 이 음전하가 정팔면체나 정사면체의 꼭지점에 있는 경우와 같이, 중심원자 가까이에 구형이 아닌 상태로 분포되면 *d* 궤도함수의 전자들은 작용하는 전하의 배향에 따라 각각 다른 영향을 받게 될 것이다.

예컨대 〈그림 **9·1**〉과 같이 $d_{x^2-y^2}$및 d_{z^2} 궤도함수에서는 직교좌표축 방향의 전자확률밀도가 가장 크므로 정팔면체에서와 같이 6개의 리간드가 좌표축을 따라 중심이온에 가까이 오게 되면 이 궤도함수에 있는 전자는 d_{xy}, d_{xz} 및 d_{yz} 궤도함수에 있는 전자보다 리간드의 전자쌍에 의하여 더 세게 반발한다. 이렇게 하여 정팔면체 장에 있는 *d* 궤도함수는 에너지준위가 높은 궤

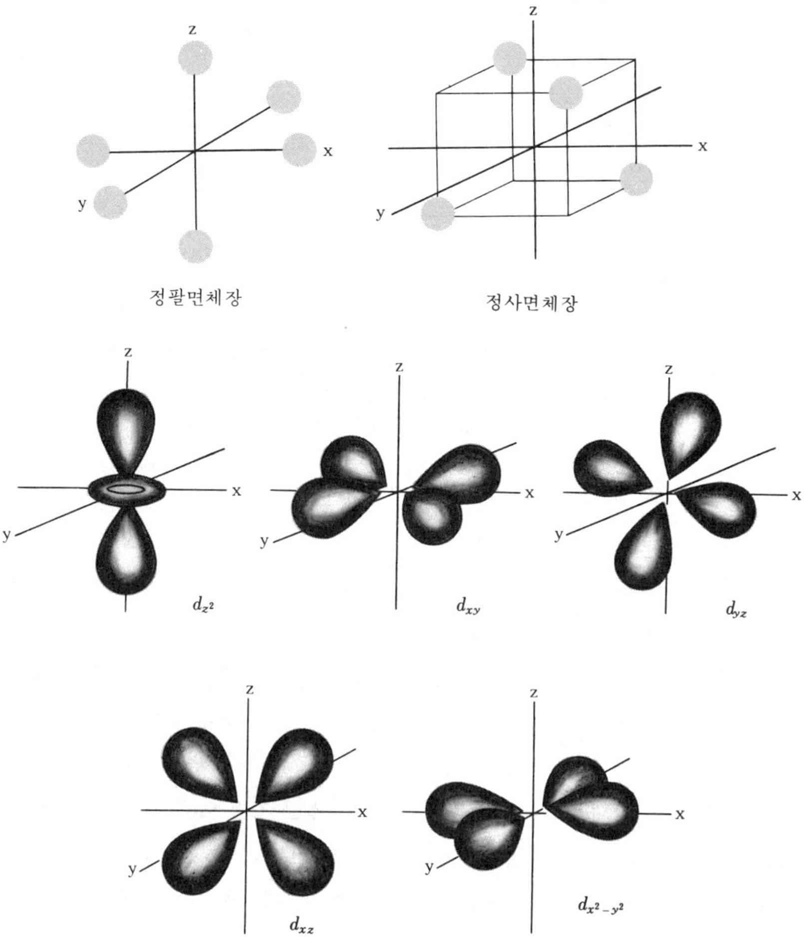

〈그림 9 · 1〉 정팔면체장과 정사면체장에서의 d 궤도함수의 배향

도함수족과 에너지준위가 낮은 궤도함수족으로 갈라지게 된다(그림 **9 · 2**). d_{x2-y2} 및 d_{z2}궤도함수는 흔히 e_g족으로 표시하며, d_{xy}, d_{yz} 및 d_{xz} 궤도함수는 t_{2g}족이라고 표시하였다(이 용어는 이들 궤도함수를 수학적으로 표현하는 데 쓰이지만 여기서는 단순히 부호로만 간주한다).

정팔면체장에서의 이들 두 궤도함수족 사이의 에너지차의 크기를 보통 Δ로 표시한다. Δ값은 중심금속이온의 종류, 그 금속이온의 산화상태, 리간드의 전하 또는 쌍극자모멘트 및 금속-리간드결합 길이에 의하여 결정된다. 일반적으로 Δ는 이론적으로보다는 실험적으로 더 쉽게 결정된다. 몇 개의 전이금속이온과 여러 가지 리간드와의 정팔면체장에서의 Δ값을 〈표 **9 · 3**〉에 나타내었다. 또 각 금속이온의 d 궤도함수의 전자수도 함께 나타내었다.

결정장 이론의 중요한 성과 중의 하나는 착이온이 관찰된 색깔을 띤 까닭을 밝힌 점이다. 한 물질의 색깔은 백색광으로부터 어떤 특정파장의 빛을 흡수하는 데 기인하며, 이는 투과광이나 반사광은 빛이 흡수되지 않기 때문에 생긴다. 가장 간단한 경우에 착이온이 빛을 흡수한다면 낮은 에너지상태의 궤도함수(t_{2g})에 있던 전자 하나가 높은 에너지상태의 궤도함수(e_g)

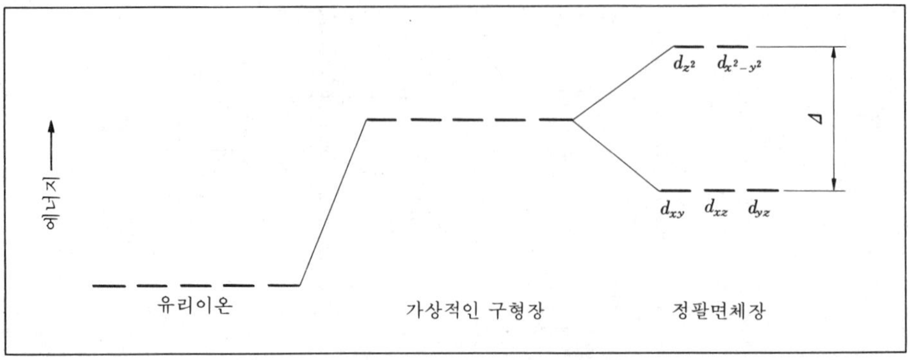

〈그림 9·2〉 구형장과 정팔면체장에서의 d 궤도함수의 상대적 에너지

로 들뜨게 될 것이다. 이 때 흡수된 빛의 진동수에 해당하는 에너지가 바로 Δ이다. 예컨대 $[Ti(H_2O)_6]^{3+}$ 이온은 약 5000 Å의 파장의 빛을 흡수한다. 이와 같은 흡수는 〈그림 **9·3**〉과 같이 Ti^{3+}의 1개의 *d* 전자가 t_{2g}궤도함수로부터 e_g 궤도함수까지 들뜨게 되기 때문에 생긴다. 파수로 계산해 보면 이 전이는 20,400 cm^{-1}의 Δ값에 해당한다.

$[Ti(H_2O)_6]^{3+}$의 흡수는 5000～6000 Å 범위에서 일어나므로, 결국 이 이온은 백색광으로부터 녹색-노란색 성분의 빛을 제거한 셈이 되고 우리의 눈에는 자주색으로 나타내게 될 것이다. 그러나 *d* 궤도함수에 2개 이상의 전자가 있는 이온의 색깔을 예측할 때는 흡수스펙트럼의 그림을 조심해서 사용해야 한다. 그것은 전자 사이의 상호작용으로 또 다른 전자전이를 일으킬 수 있어, 실제의 색깔이 둘 이상의 흡수과정의 결과로 나타나기 때문이다.

이와 같은 에너지들은 관습적으로 파수로 표시하는데 이 파수는 다음과 같이 에너지에 비례한다. 즉, $\nu = 1/\lambda = E/hc$이다. 예컨대 350개의 파수 = 350 cm^{-} = 1.0 kcal/mol이다.

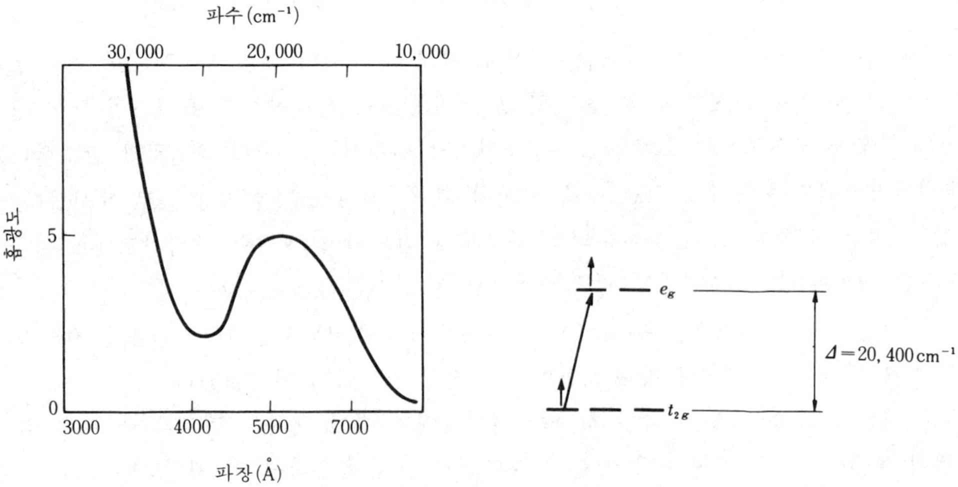

〈그림 9·3〉 $[Ti(H_2O)_6]^{3+}$의 흡수스펙트럼과 Ti(Ⅲ)에서의 *d* 전자의 전위

예제 **3.** 〈표 9·4〉를 이용하여 $[Co(NH_3)_6]^{3+}$과 $[Cr(NH_3)_6]^{3+}$의 색깔을 예측하라.

풀이 $[Co(NH_3)_6]^{3+}$에서 그 d 준위 사이의 에너지차 Δ는 22,900 cm⁻이다.

$$\lambda = 1/\nu = 1/22,900\ cm^{-1} = 4.37\times10^{-5}cm = 4370\ \mathring{A}$$

따라서 약 4400 Å에서 흡수띠가 나타나며 푸른색 빛을 흡수하게 된다. 이 착물의 실제의 색깔은 예상대로 오렌지색이다. $[Cr(H_2O)_6]^{3+}$의 Δ값은 17,400 cm⁻이며 약 5750 Å의 빛을 흡수하게 된다. 따라서 예상되는 이 착물의 색은 자주색이지만 실제로는 녹색이다. 이 경우에는 4050 Å에서 또 하나의 흡수가 일어나기 때문에 Δ만으로는 색깔을 예측할 수 없게 된다.

〈표 9·4〉 몇 가지 정팔면체 착물의 결정장 분획 Δ(cm⁻¹)

금속이온	d 궤도함수의 전자수	리간드			
		H_2O	Cl^-	NH_3	CN^-
Tr^{3+}	1	20,400			
Cr^{3+}	3	17,400	13,800	21,600	26,100
Mn^{3+}	4	20,900			
Mn^{2+}	5	15,900			
Co^{3+}	6	18,200		22,900	33,800
Ni^{2+}	8	8,500	7200	10,800	

5 분광화학계열

한 산화상태에서 어떤 지정된 금속이온이 만드는 여러 가지 착물의 흡수스펙트럼을 측정하면 여러 값의 결정장 분할을 알 수 있다. 예컨대 $[Ni(NH_3)_6]^{2+}$에서의 Δ값은 10,800 cm⁻¹이며, $[NiCl_6]^{4-}$에서의 Δ값은 7200 cm⁻¹이 된다. 어떤 지정된 금속이온에 대하여 관측된 Δ값이 커지는 순서에 따라 리간드를 배열하여 보면 다음과 같다.

$$I^- < Br^- < Cl^- < F^- < OH^- < C_2O_4^{2-} < H_2O < NH_3 < en < NO_2^- < CN^- < CO$$

이 배열은 **분광화학계열**(spectrochemical series)로 알려져 있다. 이 순서는 고정된 것이 아니며, 금속이온의 종류에 따라 이 계열의 순서가 인정한 리간드끼리는 서로 바뀔 수도 있다.

6 결정장 분할의 자기효과

결정장 이론에 의하면 전이금속착물의 자기적 성질을 보다 합리적으로 설명할 수 있다. 어떤 대칭음전하장에 있는 5개의 궤도함수의 평균에너지는 球形場에 있을 때와 똑같을 것이다. 예컨대 정팔면체장에서 낮은 에너지상태의 3개의 궤도함수의 안정성의 증가는 2개의 높은 에너지상태에 있는 궤도함수의 안정성의 감소와 똑같지 않으면 안 된다. 2개의 e_g궤도함수는 각각 에너지 0.6Δ만큼 불안정하게 되고, t_{2g}궤도함수들은 각각 에너지 0.4Δ만큼 안정하게 된다. 그러므로 t_{2g}에 있는 각 전자는 구형장에 있을 때에 비하여 에너지가 0.4Δ만큼 감소하고, e_g궤도함수에 있는 각 전자는 에너지가 0.6Δ만큼 증가한다. d 궤도함수의 전자들이 구형장에 있을 때보다도 더 안정화된 정도를 나타내는 에너지를 **결정장 안정화에너지**(crystal field stabilization energy, CFSE)라고 한다.

예제 4. 안정화된 궤도함수들의 에너지내림이 0.4Δ이고, 불안정화된 궤도함수들의 에너지오름이 0.6Δ가 됨을 증명하라.

풀이 전체 에너지분할을 Δ라 하고, 안정화 및 불안정화에너지를 각각 x 및 y라고 하면 $y-x=\Delta$이다. 궤도함수가 있는 전자의 수가 똑같으면 에너지의 알짜증가는 없게 된다. 따라서 다음과 같이 된다.

$$3x+2y=0$$
$$3x+2(\Delta+x)=0$$
$$5x=-2\Delta$$
$$x=-0.4\Delta$$

결정장에서 중심이온의 d 궤도함수에 있는 전자들은 CFSE를 가장 크게 할 수 있도록 배치된다. 정팔면체장에 있는 d^1, d^2 및 d^3 이온에서 전자들은 각각 t_{2g} 궤도함수들을 하나씩 차지할 것이다. 따라서 CFSE는 -0.4Δ, -0.8Δ 및 -1.2Δ로 된다. 정팔면체장에 있는 d^4 이온에 대해서는 두 가지 가능성, 즉 높은 스핀상태와 낮은 스핀상태가 있다. 낮은 스핀상태에서는 4개의 전자가 모두 t_{2g} 궤도함수에 있고 이들 궤도함수 중의 하나는 전자쌍으로 채워진다. 전자쌍을 이룰 때에는 전자와 전자 사이의 반발력을 이겨내기 위하여 에너지가 필요하므로 CFSE는 $-1.6\Delta+P$가 된다. 여기서 P는 전자쌍을 이룰 때의 에너지이다. 높은 스핀상태에서는 전자가 3개의 t_{2g} 궤도함수에 각각 하나씩 배치되고 나머지 1개는 e_g 궤도함수에 배치된다. 따라서 CFSE는 -0.6Δ이다.

한 착물이 높은 스핀상태에 있게 되는가 또는 낮은 스핀상태에 있게 되는가 하는 것은 Δ와 P의 상대적 크기에 달려 있다. Δ가 P보다 크면 낮은 스핀상태가 유리하고, Δ가 P보다 작으면 높은 스핀상태가 유리하다. 낮은 스핀착물이 생기게 하는 결정장을 **센장**(strong field) 이라 하며, 높은 스핀착물을 생기게 하는 결정장을 **약한장**(weak field)이라 한다. 분광학 계열에서 NO_2^-이나 CN^-과 같은 높은 자리에 있는 리간드는 일반적으로 센 場착물을 생성한다. 그것은 이와 같은 리간드가 보통 큰 결정장 분할을 일으키기 때문이다.

예제 5. $[Cr(H_2O)_6]^{2+}$에서 전자쌍을 이룰 때의 평균에너지 P는 23,500 cm^{-1}이며, Δ값은 13,900cm^{-1}이다. 이 착이온이 높은 스핀상태와 낮은 스핀상태에 있을 때의 CFSE를 각각 계산하라. 어느 쪽이 더 안정한가?

풀이 높은 스핀상태에서의 d^4 이온에 대하여

$$\text{CFSE}=-0.6\Delta=-0.6(13,900\text{cm}^{-1})=-8340\text{ cm}^{-1}$$

낮은 스핀상태에서의 d^4 이온에 대하여

$$\text{CFSE}=-0.6\Delta+P=-0.6(13,900\text{ cm}^{-1})+23,500\text{ cm}^{-1}=+1260\text{ cm}^{-1}$$

일반적으로 낮은 에너지상태가 더 안정할 것이다. 리간드 H_2O는 낮은 스핀의 Co(II)착이온을 형성할 수 있을 정도로 센장을 만들 수 없다. $\Delta<P$이므로 높은 스핀상태가 더 안정하다는 것은 처음부터 명백하다.

5개, 6개 및 7개의 d 전자를 가진 이온이 센장 및 약한장에 있을 때의 전자배치를 〈그림 **9·4**〉에 표시하였다. 또, 정팔면체장에서의 모든 d^n 전자배치에 대한 CFSE를 〈표 **9·5**〉에 나타내었다.

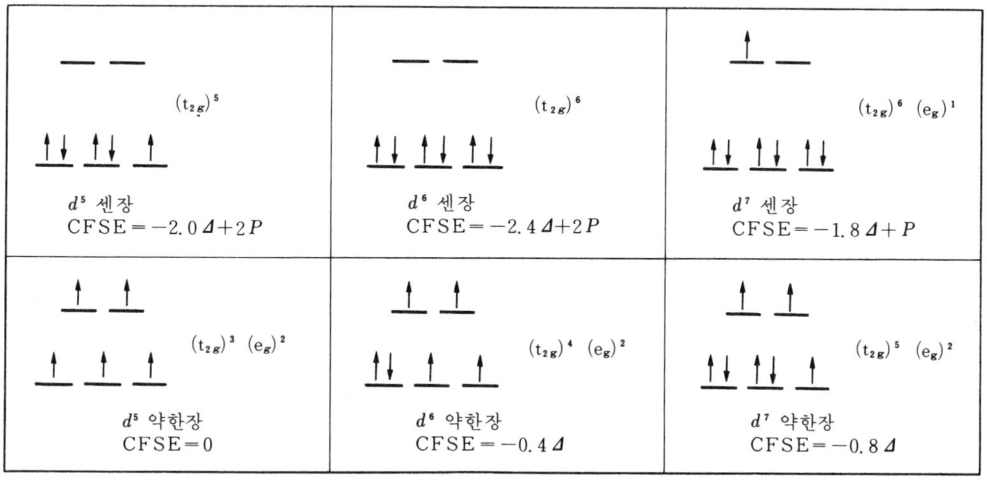

〈그림 9·4〉 d^5, d^6, d^7의 정팔면체 모양의 센장과 약한장에서의 전자배치

〈표 9·5〉 정팔면체장에서의 CFSE

d 전자수	약 한 장	센 장
1	-0.4Δ	-0.4Δ
2	-0.8Δ	-0.8Δ
3	-1.2Δ	-1.2Δ
4	-0.6Δ	$-0.6\Delta + P$
5	-0.0Δ	$-2.0\Delta + 2P$
6	-0.4Δ	$-2.4\Delta + 2P$
7	-0.8Δ	$-1.8\Delta + P$
8	-1.2Δ	-1.2Δ
9	-0.6Δ	-0.6Δ
10	0.0Δ	0.0Δ

d^1, d^2 및 d^3 이온의 경우와 같이 d^8, d^9 및 d^{10} 이온은 결정장의 크기에 관계 없이 오직 한 가지 스핀상태만을 가진다. 따라서 자기적 성질에 관한 실험값을 CFSE를 바탕으로 이론적으로 설명할 수 있다. 예를 들면, $[Fe(H_2O)_6]^{3+}$에서 Fe^{3+}의 전자배치는 약한장(높은 스핀상태)의 착이온에 해당하는 $(t_{2g})^3(e_g)^{2-}$이 된다. $[Fe(CN)_6]^{3-}$에서는 Δ가 크므로 Fe^{3+}의 전자배치는 $(t_{2g})^5$이며, 이 착이온은 낮은 스핀상태에 있다.

7 4 배위착물

정사면체장과 평면사각형장에서의 d 궤도함수의 결정장 분할은 〈그림 **9·5**〉와 같다. 정팔면체장과는 달리 정사면체장에서는 d_{z^2} 및 $d_{x^2-y^2}$ 궤도함수가 d_{xy}, d_{xz} 및 d_{yz} 궤도함수보다 에너지가 낮다는 것을 증명할 수 있다. 뿐만 아니라 어떤 특정의 이온과 지정된 리간드에 대하여 정사면체장에서의 높은 에너지준위와 낮은 에너지준위 사이의 에너지차는 정팔면체장에서 보

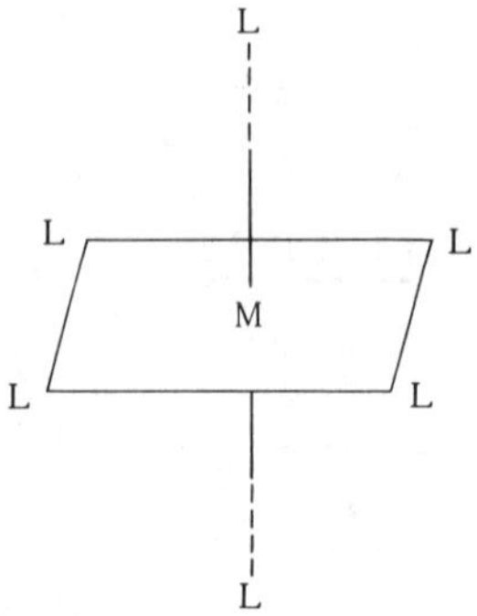

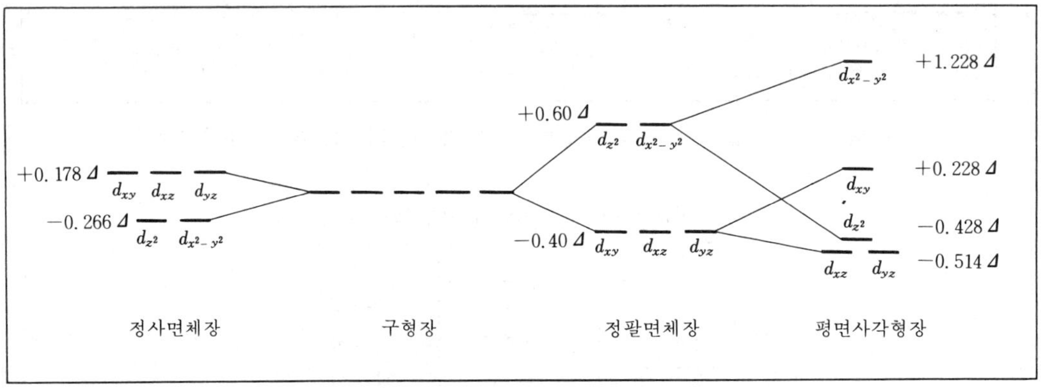

〈그림 9·5〉 여러 가지 장에서의 d 궤도함수 분열

다 훨씬 작다.

평면사각형장(x 축과 y 축 방향에 리간드가 있음)은 정팔면체장으로부터 착이온의 z 축방향에 있는 전자쌍을 없애므로 유도된다고 생각할 수 있다. 따라서 2 개의 e_g 도함수는 이제 똑같은 에너지를 갖지 않는다. 이 때에는 d_{z^2} 궤도함수의 전자가 $d_{x^2-y^2}$ 궤도함수의 전자보다 더 안정화된다(모든 궤도함수의 평균에너지는 같아야 하므로 $d_{x^2-y^2}$ 궤도함수는 불안정하다). d_{xy} 궤도함수의 전자는 리간드의 평면사각형장에 의하여 d_{xz} 및 d_{yz} 전자보다는 더 많이 반발을 받게 된다. 그러므로 t_{2g} 궤도함수족도 분할된다.

몇 가지 착물의 관찰된 기하학적 형태를 그들의 CFSE를 바탕으로 이론적으로 설명할 수 있다. 평면사각형장에 있는 d^8 이온에서는 두 개의 가장 높은 에너지상태의 궤도함수 사이에서 큰 결정장 분할이 일어나므로 CFSE 값이 커진다. d^8 이온에 대하여 이같이 큰 CFSE 값을 얻을 수 있는 기하학적 형태는 평면사각형뿐이므로 d^8 이온은 평면사각형 구조를 가지기 쉽다. 이와 반대로 똑같이 점유된 d 궤도함수를 가진 전이금속이온은 정사면체 착이온을 생성한다. 예로서 $[Zn(NH_3)_4]^{2+}(d^{10})$, $[MnCl_4]^{2-}(d)^5$ 및 $[FeCl_4]^-(d)^5$을 들 수 있다. 정사면체장은 비교적 작게 결정장 분할을 일으키며 금속이온의 전자배치는 착이온을 생성한 후에도 변하지 않는다. 이런 경우에 모든 궤도함수들이 동등하게 점유되어 있기 때문에 CFSE는 0이 된다.

8 열역학적 성질과 열

결정장이론의 가장 만족스러운 응용의 하나는 배위화합물들의 어떤 열역학적 성질의 경향을 설명할 수 있다는 것이다. 예컨대 몇 개의 +2가의 전이금속이온들의 수화엔탈피를 원자번호에 대하여 도시하면 〈그림 **9 · 6**〉과 같다. 그 실험값은 다음과 같은 과정에 대한 엔탈피변화를 나타낸다.

$$M^{2+}(s) + nH_2O(l) \longrightarrow [M(H_2O)_6]^{2+}(aq)$$

전하가 같은 몇 개의 양이온들의 경우, 양이온의 크기가 작아짐에 따라 수화엔탈피는 규칙적으로 커질 것으로 기대된다. 예를 들면, Ca^{2+}으로부터 Zn^{2+}까지의 양이온에 대하여 그들의 수화엔탈피를 원자번호에 대하여 도시하면 하나의 직선을 얻을 수 있으리라고 기대된다. 그러나 실재로는 〈그림 **9 · 6**〉과 같은 두 개의 봉우리를 가진 곡선이 된다. 이 봉우리는 결정장 안정화에너지에 기인하는 생성이온의 부가적 안정도를 나타낸다.

생성이온 $[M(H_2O)_6]^{2+}(aq)$는 결정장 안정화에너지가 없다고 가정할 때보다 더 안정하므로 이 반응과정에서는 더 많은 에너지가 발생한다. 그러므로 각 이온에 대하여 반응엔탈피로부터 결정장 안정화에너지를 빼고 그 결과를 원자번호에 대하여 도시하면 〈그림 **9 · 6**〉과 같은 직선을 얻게 된다. Ca^{2+}, Mn^{2+} 및 Zn^{2+}은 결정장 안정화에너지를 가지고 있지 않으므로, 이들에 대한 수화엔탈피의 측정값은 직선 위에 놓이게 된다. 따라서 Δ값은 열역학적 실험값이나 전자스펙트럼으로부터 산출될 수 있다.

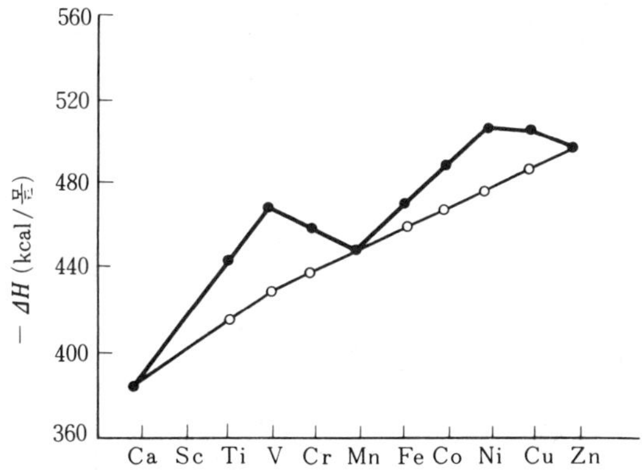

〈그림 *9 · 6*〉

예제 6. Cr^{2+}의 수화엔탈피는 −460 kcal/mol이다. 〈그림 **9 · 6**〉에서 산출한 바와 같이 결정장 안정화에너지가 없을 때의 ΔH의 값은 −435 kcal/mol이 된다. $[Cr(H_2O)_6]^{2+}$의 Δ값을 계산하라.

풀이 Cr^{2+}은 약한장의 d^4 이온이므로 그 수화엔탈피는 CFSE가 없을 때보다 0.6Δ만큼 크다. 그러므로

$$-0.6\Delta = -460\ \text{kcal/mol} - (-435\ \text{kcal/mol}) = -25\ \text{Kcal/mol}$$

$$\Delta = [(-25\ \text{kcal/mol}) \div (-0.6)]\ [(350\ \text{cm}^{-1}) \div (1\ \text{kcal/mol})] = 14,600\ \text{cm}^{-1}$$

Δ의 실제값은 13,900 cm^{-1}이다.

9 리간드장 이론(ligand field theory)

결정장 이론의 주요한 한계는 실제의 분자모양과 일치하지 않는 데에서 생긴다. 첫째로, 이 이론에서는 중심원자와 리간드 사이의 정전기적 상호작용만을 고려하고 있으므로 리간드와의 공유결합에서 오는 모든 성질은 적절히 다룰 수가 없다. 둘째로, 분광화학계열은 결정장 이론에 의하여 정의되지만, 이 이론은 이 계열에서의 리간드의 관측된 순서를 설명할 수 없다. 뿐만 아니라 이 이론은 리간드와 중심원자 사이에 형성되는 π 결합의 중요한 현상을 설명할 수 없다. 따라서, 이와 같은 현상을 좀더 효과적으로 다루는 리간드장 이론과 같은 다른 이론적 방법이 나오게 된다.

리간드장 이론은 결정장 이론에서 얻은 결과를 이용하여 금속과 리간드의 화합물에서의 분자궤도함수에너지의 대략적 크기를 정할 수 있다. 결합에 대한 모든 이론적 연구방법 중에서 분자궤도함수법이 가장 논리정연하므로 흔히 쓰인다. 분자궤도함수는 결합성, 반결합성 또는 비결합성을 띠고 있다. 배위화합물에서 분자궤도함수의 총 수와 상대적 에너지는 적당한 에너지와 배향을 가진 금속이온의 궤도함수와 리간드궤도함수의 수에 의해서 정해진다. 정팔면체 착이온에 대한 분자궤도함수의 에너지준위가 〈그림 9·7〉에 그려져 있다. 그림에서 에너지가 가장 낮은 6개의 분자궤도함수는 결합성 σ 궤도함수이다.

이것들은 리간드궤도함수와 금속의 ns, np 및 2개의 $(n-1)d$ 궤도함수가 적절히 결합되어 형성된 것이다. 또한 이들 궤도함수의 결합으로 반결합성 σ^* 궤도함수도 형성된다. 여기서 한 가지 중요한 것은 특히 d_{z^2} 및 $d_{x^2-y^2}$ 궤도함수가 가장 높은 에너지준위의 결합성 궤도함수와 가장 낮은 에너지준위의 반결합성 궤도함수를 형성한다는 것이다. d_{xy}, d_{xz} 및 d_{yz} 궤도함수는

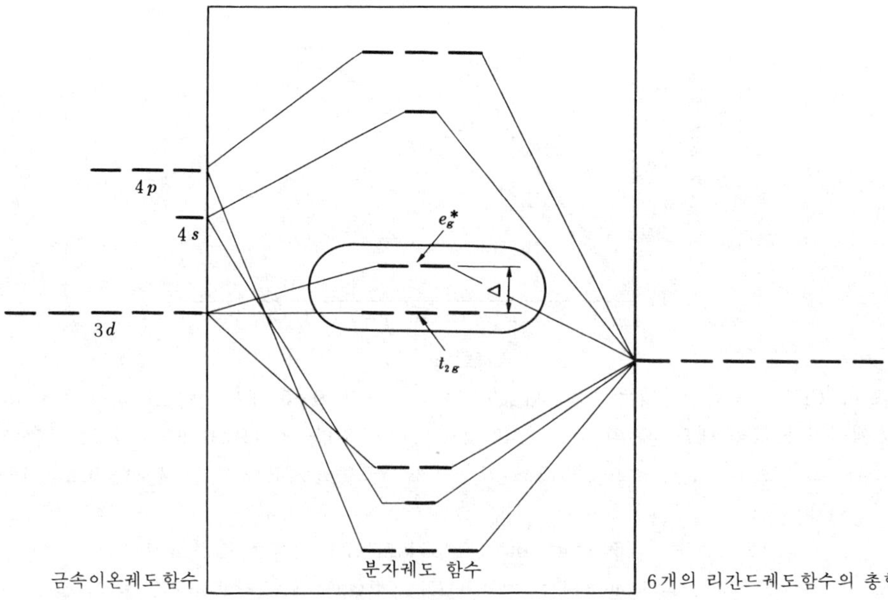

〈그림 9·7〉 정팔면체 착이온의 분자궤도함수

리간드궤도함수와는 결합하지 않으므로 σ 분자궤도함수를 형성하지 않는다. 그 대신 금속이온만의 t_{2g} 궤도함수로 되어 있고 삼중으로 축퇴된 비결합궤도함수를 형성한다. 이 비결합궤도함수족과 부분적으로 금속의 e_g궤도함수족으로부터 유도된 가장 낮은 에너지준위의 반결합성궤도함수족과의 에너지차가 결정장 이론의 Δ에 해당한다. 즉, 6개의 가장 낮은 에너지궤도함수 위쪽에 있는 궤도함수의 상대적 에너지(그림 **9·7**에서 타원형 선으로 둘러싸인 부분)는, 결정장 이론에서 이미 설명한 바와 같이 정팔면체장에서의 t_{2g} 및 e_g 궤도함수의 상대적 에너지와 비슷하다.

6개의 가장 낮은 에너지의 궤도함수에는 6개의 리간드와 공유된 짝지은 12개의 전자가 들어간다. 유리금속이온의 d 궤도함수로부터 나온 전자는 〈그림 **9·7**〉의 타원형 선으로 둘러싸인 궤도함수에 들어가는데, 이 때 들어가는 방식은 에너지차 Δ와 전자쌍을 이루는 데 필요한 에너지 P에 의하여 정해진다. 그러므로 결정장 이론의 개념은 모두 분자궤도함수법에서 이용될 수 있지만, 다음에 설명하는 바와 같이 분자궤도함수법은 훨씬 많은 것을 설명할 수 있다.

분광화학계열은 분자궤도함수 이론에 의하여 잘 설명된다. 특정의 결합성 분자궤도함수의 에너지가 이것을 형성한 원자궤도함수들에 비하여 낮을수록, 대응하는 반결합성 분자궤도함수의 에너지는 점점 높아질 것이다. 따라서 금속이온의 e_g궤도함수와 적당한 리간드궤도함수로부터 형성된 결합성 분자궤도함수가 t_{2g} 비결합성 분자궤도함수족에 비하여 그 안정성이 대단히 크면 대응하는 반결합성 궤도함수는 대단히 불안정하게 될 것이다. 따라서 Δ의 크기는 커질 것이다.

이와는 반대로 결합성 궤도함수가 조금밖에 안정화되지 않으면 대응하는 반결합성 궤도함수는 크게 불안정하게 되지는 않을 것이다. 따라서, Δ값은 작을 것이다. 물론, 이 두 가지 경우는 결정장 이론으로 설명한 센장과 약한장의 효과와 비슷하다. 그러므로 중심금속이온과 센 공유결합을 형성하는 리간드는 대단히 안정한 결합성 궤도함수와 대단히 불안정한 반결합성 궤도함수를 가지게 될 것이므로, 이러한 리간드의 착물은 Δ값이 클 것이다. 그러므로 분광화학계열의 순서는 금속과 리간드 사이의 공유결합의 상대적 세기를 반영한다.

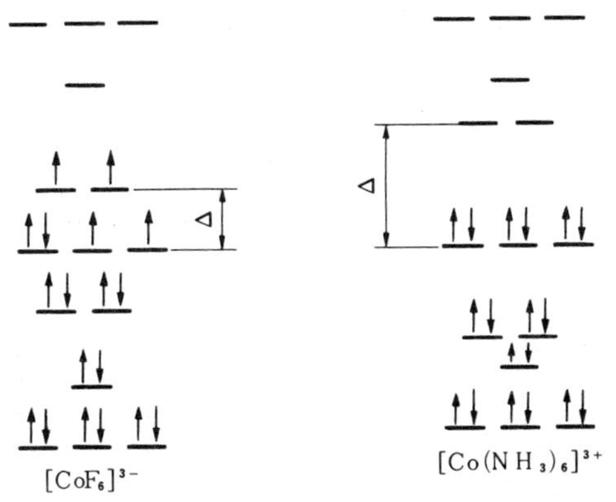

〈그림 *9·8*〉 Co(Ⅲ) 착이온의 분자궤도함수

착물의 자기적 성질도 결정장 이론과 비슷한 방법으로 설명할 수 있다(그림 **9·8**).

10 팔면체착물의 π 결합

팔면체착물에서 금속이온의 궤도함수 d_{xy}, d_{xz} 및 d_{yz}는 π 결합에 쓰일 수도 있다. 이러한 경우에 Δ값은 그 금속이 π 결합을 형성하지 않았을 때보다도 더 커지거나 작아지게 된다. 6개의 염소이온 리간드를 포함하는 착물을 생각해 보자. 〈그림 **9·9**〉에 나타낸 바와 같이 각 t_{2g}형 d 궤도함수들은 리간드의 P 궤도함수 4개와 겹쳐서 π 궤도함수를 형성한다. 이와 같이 결합된 분자궤도함수들에서도 약간의 전자전하가 금속쪽으로 이동된다. 이러한 전자전하의 이동을 리간드-금속(L-M) π 결합이라고 한다. t_{2g} 궤도함수들은 결합과정에서 불안정하게 되어 에너지가 높아지나 e_g궤도함수들은 영향을 받지 않는다. 따라서 Δ 값의 크기는 순전히 σ 결합만으로 된 착물에서보다 작아진다(그림 **9·10** a).

한편, CN^- 또는 CO에서와 같이 리간드 그 자체가 비어 있는 π^*분자궤도함수들을 가지고

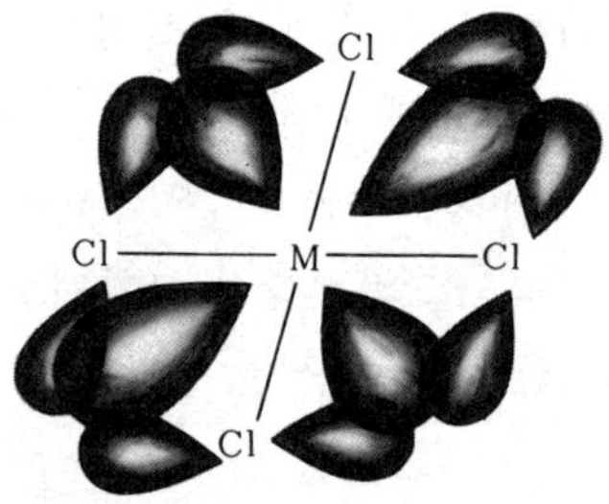

〈그림 *9·9*〉 금속 d_{xy}궤도함수가 염소이온의 p 궤도함수와 겹쳐 리간드-금속 π결합을 형성하는 모양

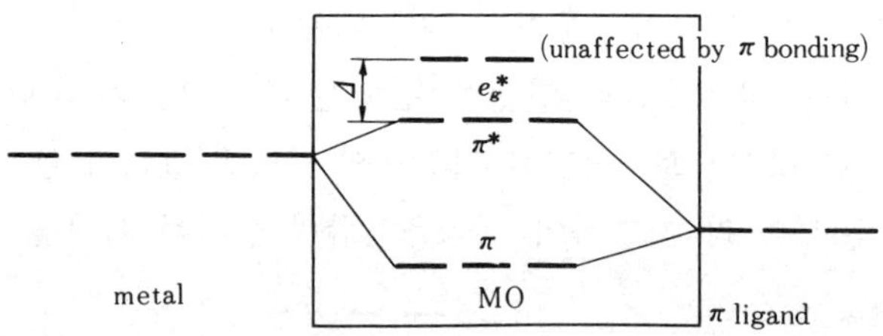

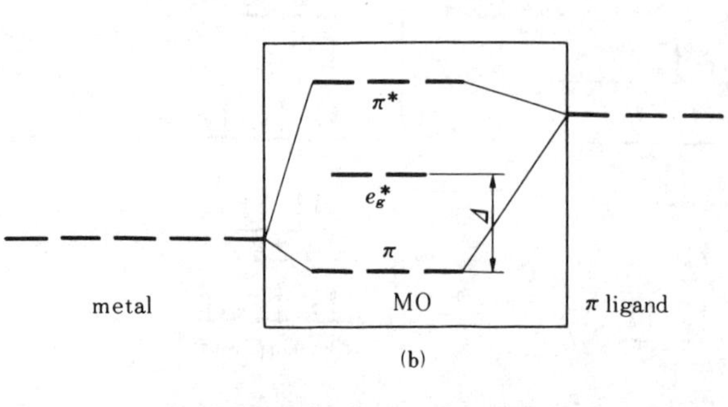

〈그림 *9·10*〉 Δ의 크기에 미치는 π 결합의 영향

있는 경우에는 두 가지 형태의 π 결합이 가능하다. 리간드의 결합성 궤도함수와 금속이온의 t_{2g} 궤도함수에 있는 전자들 사이에는 (L-M) π 결합이 이루어질 수 있다. 또한 금속의 t_{2g} 궤도함수에 있는 전자들 사이에는 전자들은 리간드의 빈 반결합성 π^* 궤도함수 속으로 비편재화될 수 있다. 후자의 결합형태는 금속에서 전자밀도를 떼어내므로 이것을 **금속-리간드**(M-L) π **결합**이라고 한다. 이것을 뒤쪽공여(back donation) 또는 뒤쪽결합(back bonding)이라고도 한다. 뒤쪽결합은 π 결합을 하지 않았을 때보다 t_{2g} 궤도함수의 에너지를 낮추므로 Δ 값은 순전히 σ 결합만을 한 착물에서보다 훨씬 커진다(그림 **9·10** b).

분자궤도함수법은 분광화학계열의 순서를 더 잘 설명해 준다. 금속궤도함수들에게 전자를 내어 주는 리간드(센 L-M π 결합)는 서열이 낮으며, 반결합성 π^* 궤도함수가 금속의 전자를 받아들이는 리간드(센 M-L π 결합)는 서열이 높다. π 결합 능력이 약하거나 전혀 없는 리간드는 서열이 중간이다. L-M 형태의 π 결합을 한 착물 중에는 시클로펜타디엔 리간드로부터 유도된 시클로펜타디에닐 화합물이 있다. 이들 중 가장 잘 알려진 것은 비스(시클로펜타디에닐)철(II)로 페로센(ferrocene)이라 한다.

11 금속-올레핀착물

백금과 같은 어떤 금속이온의 수용액은 ethylene과 같은 올레핀을 흡수시켜 수용체 착물이 되게끔 만들 수 있다. 이들 착물은 불포화탄화수소의 중합과 기타 산업과정에 촉매로 사용한다.

은-올레핀착물은 더 좋은 표현 방법이 없는 관계로 공명혼성의 형태로 쓸 수 있다. 올레핀성의 2중결합은 다음과 같다.

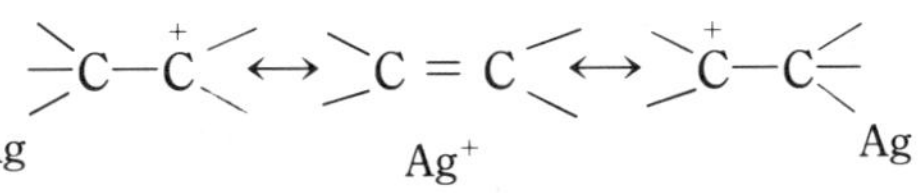

이들 착물에 의하여 크게 영향을 받지 않으며, 따라서 'feedback' 형태의 결합이 이 착물을 기술하는 데 자주 이용된다. 이 기술에서 올레핀은 전자쌍을 결합성 분자궤도를 통해서 은이온의 $4s$ 궤도에 준다고 말한다. 이와 반대로 $3d$ 궤도함수가 채워진 은이온은 이들 궤도를 이용하여 올레핀의 반결합성 궤도에 전자쌍을 준다. 이러한 기술방법은 매력적이다. 왜냐하면 이러한 형태의 착물을 만드는 Pt^{2+}과 Pd^{2+} 같은 다른 금속이온도 채워지거나 또는 거의 채워진 $3d$ 궤도함수를 가지고 있기 때문이다.

12 방향족 π 결합착물

Keefer와 그의 공동 연구자들은 많은 방향족 화합물이 질산은 수용액에 녹아서 수용성 착물을 만듦을 보여 주었다. 은-벤젠 착물에서 은이온은 π 전자들의 도넛의 환 위에 있는 것으로 가정되며, 2 은착물$(Ag_2B)^{2+}$에서는 하나의 은이온은 환의 아래에, 그리고 또 하나는 위에 있어서 π 결합에 의하여 안정화된다고 가정된다.

벤젠, 톨루엔 및 크실렌은 염기이고, Ag^+과 할로겐은 Lewis의 의미에서 보면 산이며, 따라서 이들 화학종간에 산-염기반응이 일어나서 π 결합착물을 형성한다. 일반적으로 방향족 탄화수소의 염기강도가 크면 클수록 착물은 더욱 안정하다.

요오드가 벤젠에 녹은 붉은 용액은 아마 π 결합착물일 것이나, 클로로포름과 4염화탄소에 녹은 보라색 용액은 착물이 아니라 오히려 제 **8** 장에서 검토한 **정규용액**(regular solution)의 부류에 속한다.

Brown과 Brady가 기술한 착물 형성은 다음과 같은 식으로 표시할 수 있다.

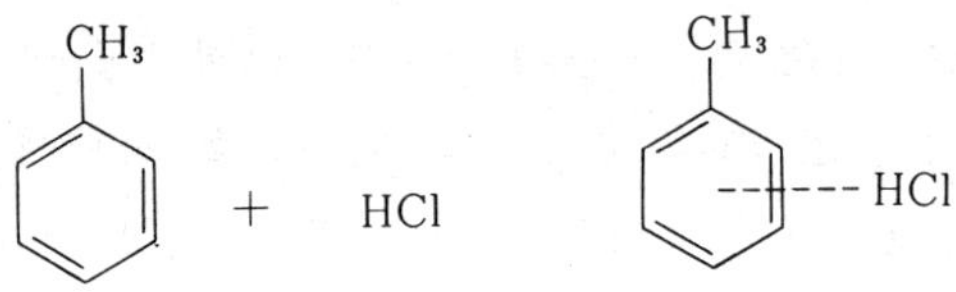

13 방향족 σ 결합착물

이 배위산화물들은 반응성이 매우 커서 분리하기가 어렵다. 이 착물에는 이온과 방향족 고리의 탄소 사이에 하나의 σ 결합이 포함되어 있다. 촉매적인 $HCl \cdot AlCl_3$가 톨루엔과 반응하여 생성된 착물은 다음과 같이 표시할 수 있다.

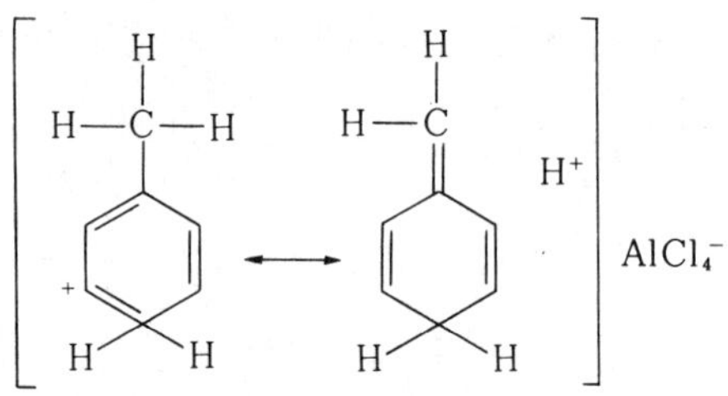

시그마 착물은 Friedel-Crafts 반응에서 일어나지만 실제로 약학에 응용되지는 않았다.

14 샌드위치(sandwich)화합물

이들 화합물은 비교적 안정하며 전이금속의 d 궤도함수와 방향족 고리의 분자궤도함수 사이에 비편재된 공유결합을 포함하고 있는 것으로 생각된다. 이 부류의 화합물로서 최초로 알려진, Ferrocene 또는 bisdicyclopentadienyl iron II 를 〈그림 **9 · 11**〉에 나타내었다.

여러 가지의 전이금속과 희토류금속과의 cyclopentadienyl 착물이 만들어졌다. 1957년에 Coffield 등에 의한 보고는 다음과 같이 표시하였다.

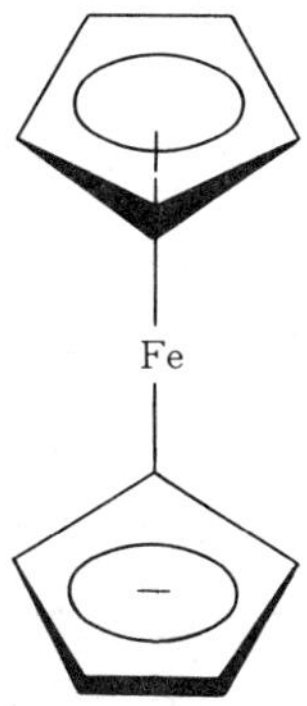

〈그림 9 · 11〉 Ferrocene 샌드위치화합물

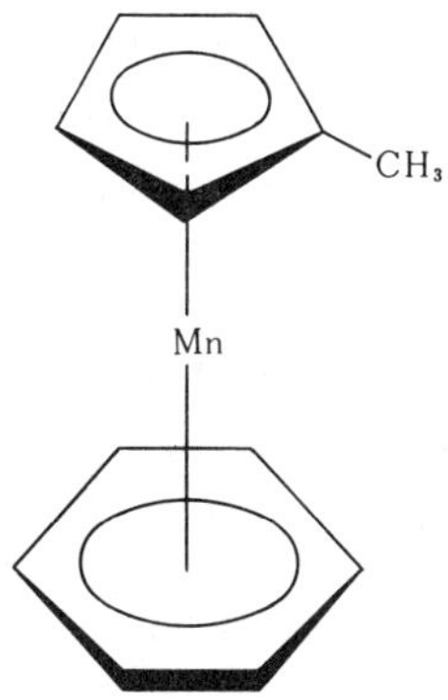

〈〈그림 9 · 12〉 혼성 샌드위치화합물

9-2 유기분자착물

유기배위화합물 또는 분자착화합물은 공여-수용 형태의 약한 힘이나 또는 수소결합에 의하여 서로 붙잡혀 있는 성분으로서 구성되어 있다.

화합물과 착물이 형성되는 것과의 차이에 대하여 Clapp는 다음과 같이 표시하였다. dimethylaniline과 2, 4, 6-trinitroanisole을 冷時에 반응하여 분자착물을 만든다.

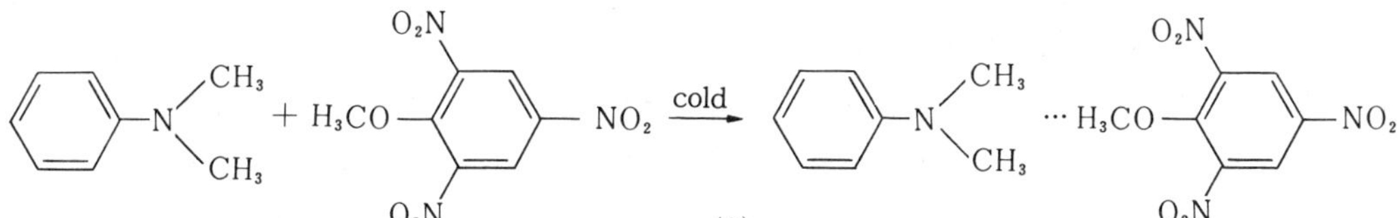

(1)

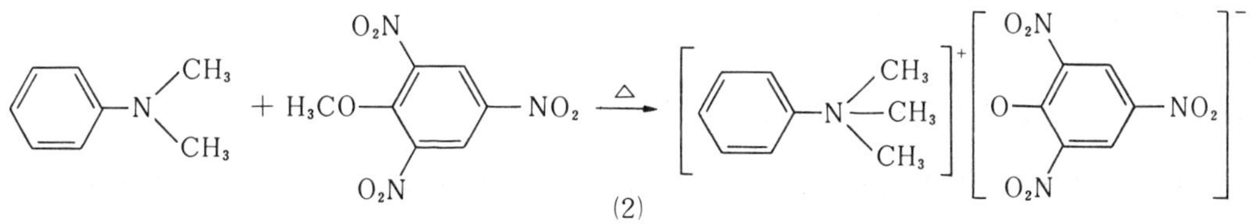

(2)

한편, 이들 두 화합물은 상승된 온도에서 반응하여 구성성분들이 1차원자가결합에 의해서 서로 붙잡혀 있는 염을 이룬다.

식 (1)의 착물에서 점선은 두 분자가 약한 2차 원자가결합에 의하여 서로 붙잡혀 있음을 가리킨다. 그것은 명백하게 정의되는 결합이라고 생각할 것이 아니라 두 개의 방향족 분자들 사이의 전체적인 인력이다.

수소결합이 아무런 역할도 하지 않는 분자착물에 존재하는 결합의 형태에 대해서는 완전히 알려져 있지 않지만, 현재 금속착물의 경우보다는 일반적으로 훨씬 약하기는 해도 그 경우에 상당하는 전자의 공여-수용 메커니즘이 관여되어 있다고 생각되고 있다.

많은 유기착물은 너무 약해서 용액으로부터 일정한 화합물로 분리시킬 수가 없고, 더욱이 화학적 또는 물리적 수단으로 검출하기가 어려운 경우도 있다. 구성성분 사이에 잡아당기는 에너지는 대부분의 유기착물에 대해서 약 5 kcal/mol 이하이다. 착물의 구성성분 사이의 결합거리는 보통 3Å 이상이므로 공유결합은 포함되어 있지 않다. 그 대신에, 하나의 분자가 다른 분자를 편극시켜 이온간의 인력형태 또는 전하이동형태가 된다. 따라서 이러한 분자착물을 종종 전하이동착물이라 일컫는다. 예를 들면 trinitrobenzene의 극성 니트로기는 편극되기 쉬운 벤젠분자에 쌍극자를 유도하고, 그 결과로 생긴 정전기적 상호작용은 착물을 만들게 한다.

trinitrobenzene과 아닐린 유도체 사이에 형성된 착물의 X선회절 연구에 의하면, trinitrobenzene의 하나의 nitro기가 아닐린분자의 벤젠고리 위에 놓여 있고, 두 분자 사이의 거리는 약 3.3Å임이 밝혀졌다. 이 결과는, 상호작용에는 벤젠고리의 π전자와 전자 수용성인 니트로

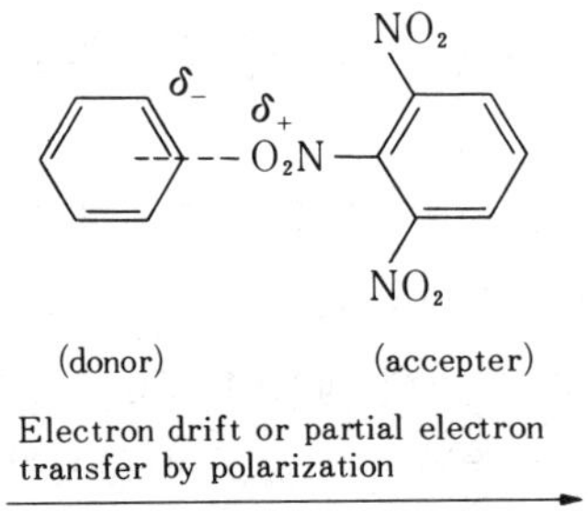

기 사이에 π결합이 관여하고 있음을 강력하게 암시하고 있다.[13)]

분자착물을 형성함에 있어서 중요한 인자는 공간적인 조건이다. 만일에 공여분자와 수용분자가 접근되거나, 또는 밀집하여 회합되는 것이 공간적인 인자에 의하여 장애를 받는다면 착물은 형성될 수가 없을 것이다. 수소결합과 기타 다른 효과 역시 고려해야 하는데, 이들에 대해서는 다음에 고려하는 특수한 착물과 관련시켜 검토될 것이다.

1 퀸히드론(quinhydrone)착물

앞의 장에서 말한 분자착물로서 quinhydrone을 들 수 있는데 이것은 같은 mole수의 benzoquinone과 hydroquinone을 알코올용액에 혼합하면 형성된다. 이 착물은 녹색결정으로 침전되며, 수용액을 quinhydrone으로 포화시킬 때 같은 양의 benzoquinone과 hydroquinone으로 분리되며 pH 측정시의 전극으로 사용된다.

benzoquinone과 hydroquinone 사이에 형성된 1 : 1 착물은 전자 부족인 quinone 분자의 π골격과 전자가 풍부한 hydroquinone 분자의 π골격이 겹친 결과라고 할 수 있다. π골격 사이의 최대 겹침은 방향족 고리들이 평행이고, 방향족 고리의 중심들이 서로 다른 중심의 바로 위에 오도록 배향되어 있을 때 기대할 수 있다. 수소결합이 이 착물의 안정화에 기여할 수도 있으나 수소결합이 회합에 대한 유일한 수단은 아닌데, 그 이유는 hydroquinone dimethyl ether 역시 quinone과 착색된 부가물을 형성하기 때문이다. 살리실산으로부터 흥미있는 quinone이 얻어

진다. 이 화합물은 쉽게 산화되어 다음과 같은 형태의 청흑색의 quinhydrone 화합물이 된다.

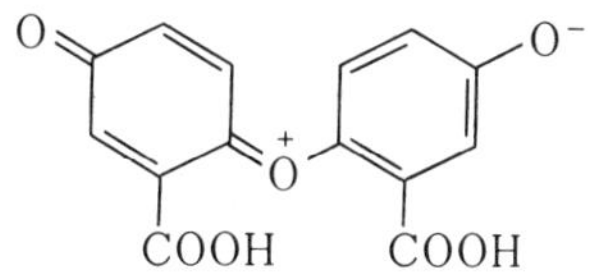

Quinhydrone of salicylic acid[15]

2 피크르산(picric acid) 착물

피크르산, 2, 4, 6-trinitrophenol, $pK_a = 0.38$은 강한 염기와 반응하여 염을 형성하며 약한 염기와는 분자착물을 형성한다. 피크린산부테신(Abbott Laboratories)은 아마도 2 : 1 착물인 것 같은데 다음과 같은 식으로 표시할 수 있다.

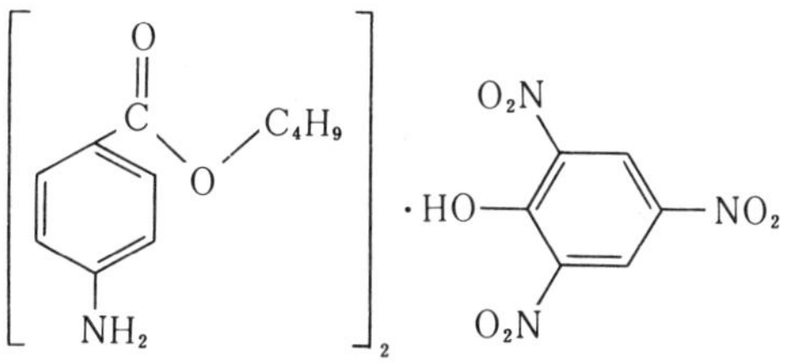

Butesin picrate

피크린산부테신은 황색분말이고 물에는 녹지 않으나 유기용매에는 녹는다. 1% 연고를 화상이나 찰상에 사용하는데, 피크르산의 방부성질과 butestin 의 마취성질을 연합시킨 것이다.

Greensteine 은 발암물질과 피크르산 사이에 형성된 착물의 안정도는 발암작용의 활성과 관련이 있으며, 피크린산염 착물의 형성을 방해하는 발암물질 분자의 어떤 치환도 역시 발암성을 감소시킨다고 제안하였다. Andrews는 대칭적인 trinitrobenzene 은 피크르산보다 더 많은 착화합물을 만들며, 또 발암성 검사를 하는 데 사용될 수 있을지도 모른다고 주의를 환기시켰다.

3 약물 착물

1991년에 Emery 와 Wright 는 카페인과 안식향산나트륨, 살리실산나트륨과 같은 많은 화합물과의 착물형성 작용에 관하여 연구하였다. 1930년에 Labes 는 카페인과 salicylate 이온간의 평형상수를 측정하였으며, 1937년에 Chambon 은 분배방법을 이용하여 카페인 안식향산나트륨 착물을 연구하였다.

Higuchi와 그 공동 연구자들은 카페인과 여러 가지의 산성 약물과의 착물형성에 대해 연구하여 카페인과 sulfonamide나 barbiturate 같은 약물과의 상호작용은 쌍극자-쌍극자힘이나 카페인의 카르보닐기와 산의 수소원자 사이의 수소결합이라고 하였다. 아마도 분자들의 비극성 부분 사이에는 2차적인 상호작용이 일어나서 생긴 착물은 물의 내부압력이 상당히 크기 때문에 수상으로부터 억지로 짜내지게 되는 것 같다. 이 두 가지 효과가 고도의 상호작용을 하게 해준다.

에스테르의 착물화는 약사에게 관계가 깊은데, 그 이유는 중요한 많은 의약품이 이 부류에 속하기 때문이다. Arshid 등은 에스테르와 아민, 페놀, 에테르 및 케톤 사이에 형성된 착물에 대하여 연구하였으며, Searles 등은 이러한 상호작용이 친핵성인 카르보닐기의 산소와 활성수소 사이의 수소결합 때문이라고 하였다. 그러나 이러한 사실은 Higuchi 등이 보고한 바와 같이 benzocaine, procaine 및 tetracaine 같은 에스테르의 카페인과의 착물형성을 설명하지는 않았다.

카페인에는 활성화된 수소들이 없다. 즉, 8번 위치(Ⅰ)에 있는 수소는 대단히 약해서($K_a = 1 \times 10^{-14}$) 착물형성에 관여할 것같지 않다. 카페인분자에는 비교적 양성인 중심이 있어 착물형성 부위로 된다는 제안을 할 수도 있을 것 같다. 토론하는 데 편리하게 하기 위해서 카페인 분자인 Ⅰ에 번호를 붙였다. Ⅱ에서 보는 바와 같이 3위치의 질소는 2위치와 4위치에 있는 산소에 의하여 전자들을 빼앗기게 되기 때문에 아미드에서와 똑같이 강한 친전자 또는 산성이 될 수 있을 것이다.

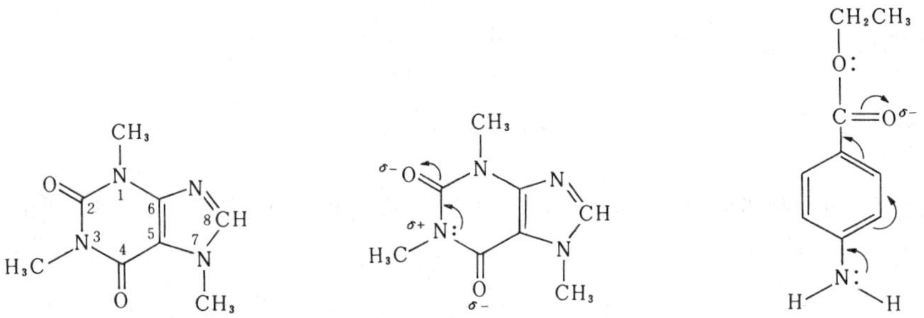

Ⅰ　　Ⅱ　　Ⅲ

〈그림 9·13〉

benzocaine과 같은 에스테르도 역시 그러한 식으로 편극되어(Ⅲ) 카르복시 산소가 친핵적 또는 염기성이 된다. 이리하여 benzocaine의 친핵적인 카르복시 산소와 카페인의 친전자 질소 사이에 쌍극자-쌍극자 상호작용의 결과로 착물형성이 일어난다. Neish는 카페인이 여러 가지의 방향족 아민의 용해도를 증가시킴을 보여 주었다. 이러한 지견은 같은 형태의 상호작용이라고 볼 수 있다. 앞서 말한 바와 잘 일치되는 상호작용 메커니즘은 분자궤도함수 계산의 결과로 지지를 받고 있다. 지금까지 기술한 상호작용은 적어도 착물의 안정화에 기여하고 있는 인자이다.

카페인은 순수한 xanthine보다 더 잘 녹는 유기산 음이온과 착화합물을 형성하나, gentisic 산과 같은 유기산과 형성된 착물은 카페인보다 덜 녹는다. 이와 같은 불용성 착물은 카페인의 쓴맛을 차폐시키며 씹을 수 있는 정제로 사용된다. Higuchi와 Pitman은 1：1과 1：2 caffeine-gentisic 산 착물을 만들어 이들의 평형용해도와 용해속도를 측정하였다. 1：1과 1：2 착물 모두가 카페인보다 물에서 덜 용해되며 이들의 용해속도는 카페인의 용해속도보다 작았다. 이들 착물로 만든 씹을 수 있는 정제는 향상된 맛을 가진 서방출형 약물로 사용될 수 있다.

Kreilgard 등은 세포독성 인자인 hexamethylmelamine의 용해도를 gentisic 산과의 착물형성에 의해 증가시켰다. 여기서 사용된 방법은 Higuchi 등이 히드로안식향산과 유사약물에 사용한 기술이다. Yolk 와 Saleh 는 국소 부형제로부터 benzocaine 의 유리에 대한 살리실산나트륨의 효과를 연구했으며, 살리실산염이 benzocaine 과 분자착물을 형성하는 사실을 알았다. 약물과 착물형성 인자 사이의 착물형성은 약물의 흡수 또는 생물학적 이용도를 향상 또는 저해시킨다. 즉 산나트륨의 존재는, 사용되는 부형제의 종류에 따라 benzocaine 의 방출에 영향을 준다. 물과 섞일 수 있는 polyetylene glycol 기제에 있어 흡수의 큰 증가가 나타난다.

4 중합체착물

polyetylene glycol 류, polystyrene, carboxymethylcellulose 와 친핵산소를 포함하고 있는 비슷한 중합체는 여러 가지의 의약품과 착물을 만들 수 있다.

carbowax 류, 플루로닌산, 투인류 같은 어떤 폴리에테르와 타닌산, 살리실산 및 페놀과의 배합금기는 이러한 상호작용 때문이라고 볼 수 있다. Marcus 는 현탁액, 유탁액, 연고 및 좌약 속에서 일어날지도 모르는 상호작용에 대한 몇 가지를 검토하였다. 배합금기에 의하여 침전, 응결, 생화학적 흡수의 지연, 방부작용의 감소 또는 바람직하지 못한 물리적, 화학적 및 약리학적 효과를 나타내게 된다.

Nakano 등은 β-cyclodextrin과 povidone(PVP)과 같은 여러 착물형성 인자를 함유하는 포화용액으로부터 silicone 막을 통한 butamben의 조절방출을 조사했다. 이들 연구자들은 형성된 유기분자착물이 안정하면 안정할수록 방출에 사용 가능한 약물의 저장 능력이 크다는 것을 알아냈다. 안정한 착물은 초기에 방출속도가 늦으며 완전한 방출에는 긴 기간을 필요로 한다.

〈표 9·6〉 흥미 있는 분자유기착물(약물)

물 질	왼쪽 물질과 착물형성하는 화합물
Polyethylene glycols	*m*-Hydroxybenzoic acid, *p*-hydroxybenzoic acid, salicylic acid, *o*-phthalic acid, acetylsalicylic acid, resorcinol, catechol, phenol, phenobarbital, iodine(in I_2·KI solutions), bromine (in presence of HBr)
Povidone(polyvinyl-pyrrolidone, PVP)	Benzoic acid, *m*-hydroxybenzoic acid, *p*-hydroxybenzoic acid, salicylic acid, sodium salicylate, *p*-aminobenzoic aicd, mandelic acid, sulfathiazole, chloramphenicol, phenobarbital
Sodium caroboxymethylcellulose	Quinine, benadryl, procaine, pyribenzamine
Oxytetracycline and tetracycline	*N*-methylpyrrolidone, *N*, *N*-dimethylacetamide, γ-valerolactone, γ-butyrolactone, sodium *p*-aminobenzoate, sodium salicylate, sodium *p*-hydroxybenzoate, sodium saccharin, caffeine

착물형성을 통해 막으로 capsule화된 것으로부터 약물의 서방출을 만들 수 있다.

약사에게 홍미 있는 분자유기착물 몇 개를 〈표 9·6〉에 수록하였다.

9-3 내포화합물

폐쇄(occlusion) 또는 내포, 포접화합물(inclusion)이라고 알려진 부가화합물 부류는 화학적 친화력 때문이라고 하기보다는 분자의 골격 때문에 생긴 결과이다. 착물의 구성성분 중의 한 성분이 다른 성분의 열려진 격자나 새장과 같은 결정격자에 붙잡혀서 안정한 배치를 이루고 있다.

1 채널격자형(channel lattice type)

콜레인산(choleic acid)은 주로 데옥시콜린산이 파라핀, 유기산, 에스테르, 케톤, 방향족 화합물과 또 에테르, 알코올 및 디옥산과 같은 용매와 혼합되어 있는 착물의 부류이다. 데옥시콜린산과의 결정은 착물을 형성하는 분자가 붙을 수 있도록 채널을 형성하게끔 배열되어 있다(그림 9·14). 이러한 입체적인 특성은 광학이성질체의 분리를 하게 하여 준다. 실제로 캠퍼는 데옥시콜린산과의 착물형성에 의하여 부분적으로 분리되었고, dl-terpinol은 데옥시콜린산의 경우와 비슷한 방법으로 어떤 분자를 폐쇄시키는 디기토닌을 사용하여 분리해 왔다.

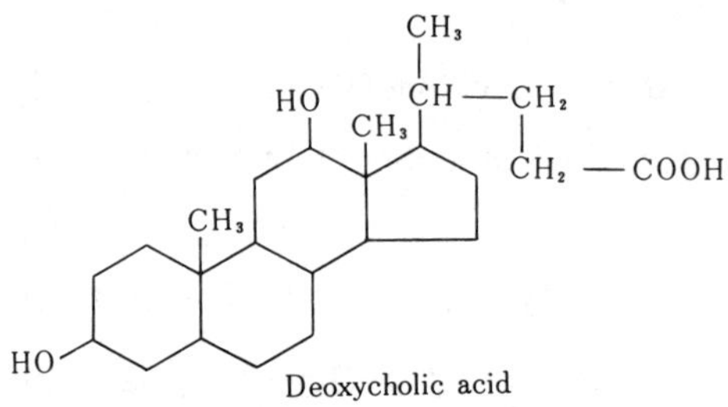

〈그림 9·14〉

요소와 tiourea 역시 채널 모양의 구조로 결정화되는데, 가지가 없는 파라핀, 알코올, 케톤, 유기산 및 다른 화합물을 〈그림 9·15〉의 (a)와 (b)처럼 둘러싸게 한다. 잘 알려진 전분-요오드용액은 글루코오스 잔기의 나선에 붙잡힌 요오드분자로 구성된 채널형 착물이다.

Forman과 Grady는 dienestrol의 분석에서 방해물질인 monostearin이 요소에 채널격자형으로 내포되어 피부용 크림으로부터 용이하게 추출되는 사실을 알아 요소내포화합물은 장쇄화합물의 분리에도 유용하다고 생각했다. Martin 등은 직쇄탄화수소와 지방산의 요소내포에 관한 초기문헌을 총설로 정리했다.

2 층형(layer type)

벤토나이트의 주성분인 백토, montmorillonite 같은 화합물은 그들 격자층 사이에 탄화수소,

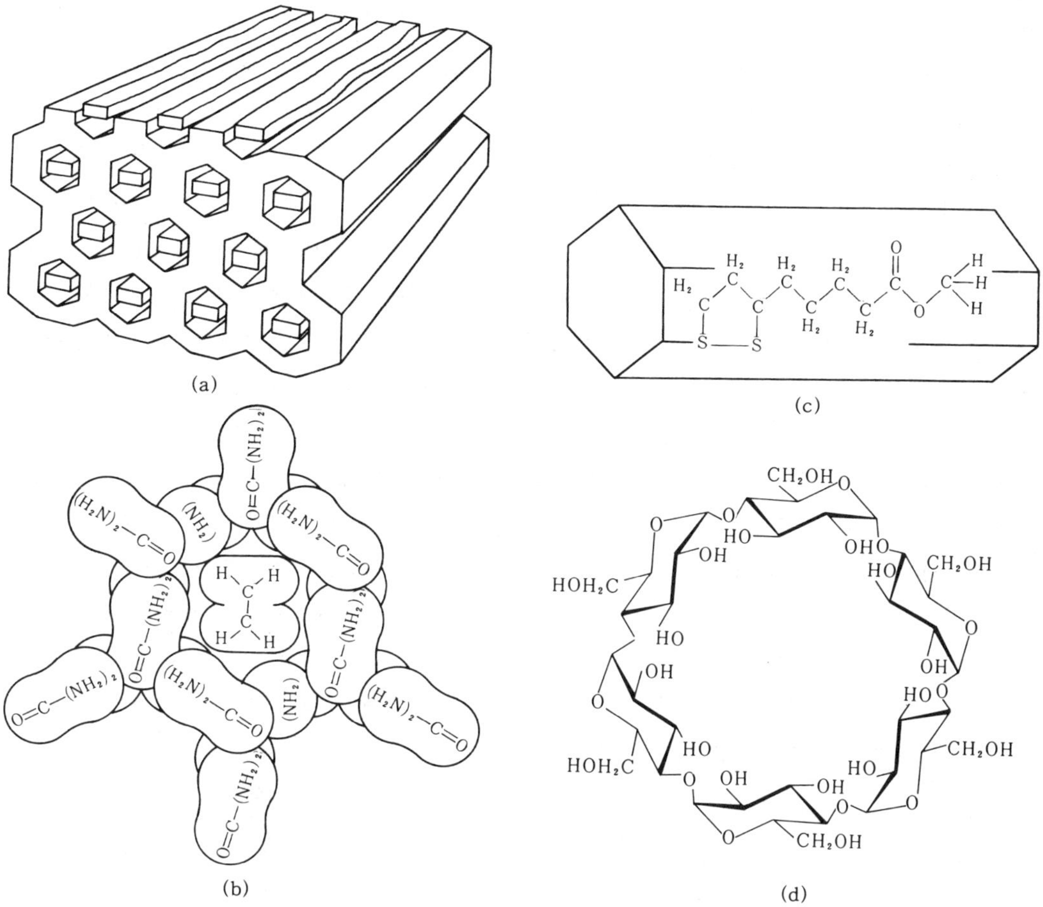

〈그림 9·15〉
(a),(b) 요소를 host로 하는 채널형 착물(이들 분자들은 N-O원자간의 수소결합을 통해 규칙적으로 배열하고 있다. 지름 약 5Å의 6각형의 채널이 장쇄탄화수소와 같은 guest 분자에 공간을 제공한다)
(c) α-lipoate와 요소로부터 얻어진 6각형의 채널형 착물(63℃에서 분해가 시작되어 163℃에서 용해. thiourea 역시 채널형 착물형성에 사용된다)
(d) cyclodextrin acid (πbonding)

알코올 및 glycol을 붙잡을 수 있다. graphite의 층 사이에도 guest 분자가 들어갈 수 있다.

3 클라드레트(clathrates)

클라드레트는 배위하는 화합물이 그 속에 붙잡히는 새장 모양의 격자형태로 결정화된다. 이 착물에는 화학결합은 포함되어 있지 않고 새장 속에 들어가는 성분의 분자 크기만이 중요하다. Ketelaar는, 클라드레트의 안정성은 갇히는 성분의 자리잡음과 관련이 있음을 관찰하였다. 클라드레트가 안정한 것은 죄수가 도망하지 못하도록 담으로 둘러쌓는 것과 똑같이 화합물을 분해하는 데 들어야 하는 에너지가 높기 때문이다.

Powell은 클라드레트에 대하여 상세한 연구를 하여, 독성이 큰 물질인 hydroquinone(quinol)은 〈그림 9 · 16〉 (a)에서 보는 바와 같이, 새장 모양의 수소결합구조로 결정화됨을 보여 주었다. 지름이 4.2Å 이고 각각 2개의 quinol 분자 주위에 1 개의 작은 분자가 붙잡히도록 되어 있다. 메틸알코올, CO 및 HCl 같은 분자는 이들 새장에 붙잡힐 수 있으나, H_2와 같은 더 작은 분자나 에탄올 같은 좀 큰 분자는 수용될 수 없다. 클라드레트는 광학이성질체를 분리하는 데 사용될 수도 있으며 분자를 분리하는 다른 과정에도 사용할 수 있는 가능성이 있다.

비전해질의 수화물도 역시 클라드레트이다. 이 부류의 대표적인 화합물은 $CHCl_3 \cdot 17\,H_2O$, $3\,CHF_2CH \cdot 23\,H_2O$, $4\,Xe \cdot 23\,H_2O$ 및 $4\,CH_4 \cdot 23\,H_2O$이다. 이들 클라드레트의 형성과 안정화를 다음과 같이 합리적으로 설명할 수 있다. 즉, 비극성 분자는 구조적인 면에서 얼음과 같은 물 사이에서 자리를 찾아 차지하는 경향이 있다. 이 자리들은 분자가 들어갈 수 있는 개방된 구조를 가지고 있다. 비극성 분자가 관여하는 상호작용은 약하기 때문에 분자 주위의 얼음과 같은 구조는 비극성 분자의 존재에 크게 영향을 받지 않는다. 그러나 만일에 극성 분자를 얼음과 같은 구조에 도입시키면, 주위의 물분자와 분명히 작용할 수 있어서 주위의 물껍질을 파괴시키게 된다. 따라서 비극성 분자는 그들 주위의 얼음 모양의 구조를 안정화시키고 더 큰 얼음 모양의 구조를 만들게 하여 준다. 극성 분자는 이와 반대의 효과를 나타낸다.

한때에는 비극성 마취성 기체에 의하여 형성된 물-클라드레트는 마취작용을 일으키는 데 역할을 한다고 생각하였다. 그러나 최근의 연구는 이 가정을 수정하였고, 현재에는 비극성 물

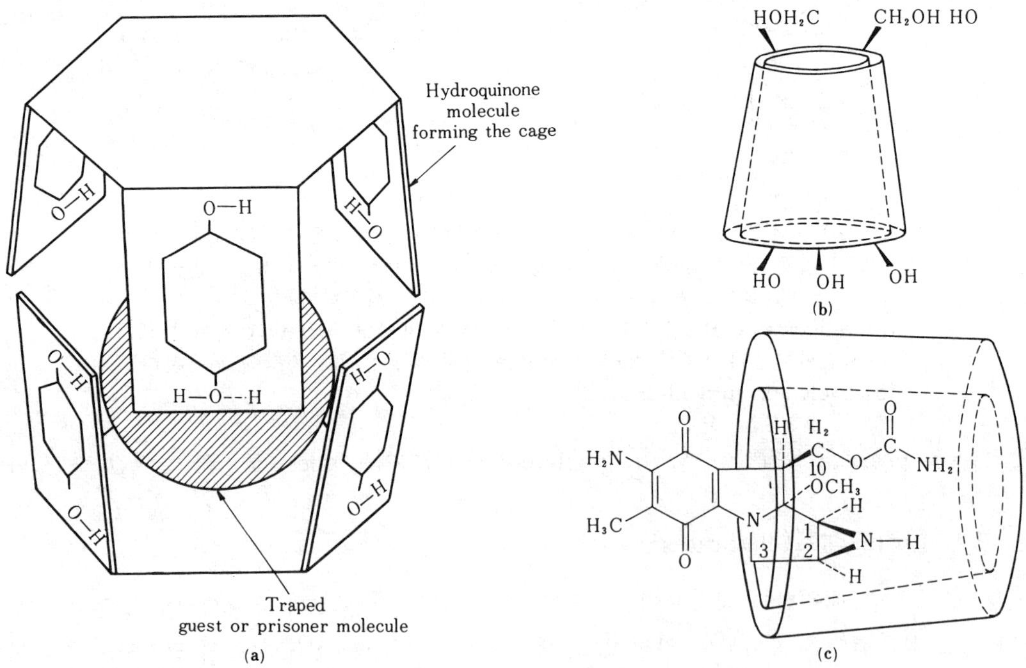

〈그림 9 · 16〉

(a) hydroquinone 분자의 수소결합에 의해 형성된 새장 모양의 구조(메탄올과 같은 작은 분자가 새장에 붙잡혀 클라드레트를 형성)

(b) 양끝이 절단된 원추형으로 나타낸 cyclodextrin

(c) 부분적으로 cyclodextrin으로 둘러싸여 포접 복합체를 형성하고 있는 mitomycin C

질의 주위에 있는 몇 개의 분자층에 있는 물분자들이 느슨하게 회합하여 생긴 하나의 '빙산'이 마취를 일으키는 데 포함되는 생체상(biophase)의 비극성인 영역과 이들 물질들과의 상호 작용을 일으키게 하는 원동력이라고 제안되었다.

USP 의 warfarin 나트륨이라는 약물은 물과 이소프로필 알코올을 함유하는 백색결정의 클라드레트이다.

4 단분자 내포화합물(monomolecular inclusion compounds)

Haleblian은 클라드레트에 대하여, Frank는 내포화합물에 대하여 총설을 썼다. Frank는 채널형과 새장형(클라드레트) 화합물 외에 단분자적 그리고 단분자적 내포화합물을 새로운 부류로 추가하였다. 단분자적 내포화합물이란 것은 1 개의 host 분자에 1 개의 guest 분자가 끼어 들어가 있는 것을 뜻한다. 단분자적 host 분자의 대표로서 cycloamyloses 또는 schardinger destrin을 들 수 있다. 이들은 수용성 polymer로 ring 또는 cyclic 배열형태에 glucose 단위가 지름 6∼10Å 의 빈 공간을 형성하고 있다.

cyclodextrin 분자는 자기의 빈 공간에 benzene 또는 antracene 1 분자를 수용할 수 있다. 즉, 비타민 A는 cyclodextrin 안에 내포되면 산소로부터 보호되어 안정화된다. Lach 등은 cyclodextrin 을 sulfonamide, tetracycline, morphine, aspirin, benzocaine, ephedrine, reserpine, testosterone 을 수용하여 안정화시켜 용해시키는 데 사용했다. 그러나 약물이 너무 커서 빈 공간에 완전히 수용되지 못하고 대신에 수소결합과 같은 인력을 통해 착물을 형성하는 경우도 있다. prostaglandin 류는 불용성 내포화합물을 형성한다. 형성된 물질은 건조 후 현탁제, capsule, 정제, 좌제 등에 이용된다.

5 분자체(molecular sieves)

거대다분자 내포화합물은 보통 분자체(sieve)로 불리며 zeolites, dextrins, silica gel 등이 여기에 속한다. 원자가 3차원적으로 배열해 새장형 그리고 채널형 공간을 만들어 낸다. 합성 zeolite 는 일정한 크기의 작은 공극을 갖도록 만들 수 있으며, 이것은 이온교환능을 갖는다. 또한, 이들은 이온교환능을 갖고 있다.

9-4 착물의 분석방법

금속에 대한 리간드 또는 수용체에 대한 공여체의 화학양론적 비율(stoichiometric ratio)을 측정하는 것과 착물형성에 대한 안정도상수(stability constant)의 정량적인 표현은 배위화합물을 연구하고 응용하는 데 중요하다. 이들 두 가지 양을 얻는 많은 중요한 방법이 있는데, 그 중에서 제한된 몇 가지 방법만을 여기에 기술하겠다.

1 연속변화법

Job는 착물을 측정하는 데 분광학적인 흡광계수(유전상수나 굴절률의 제곱)와 같은 가성성을 사용할 것을 제안하였다. 만일에 두 종의 성질이 충분히 다르고 두 성분을 혼합하였을 때 상호작용이 일어나지 않는다면, 그 성질의 값은 혼합물 중에서의 분리된 두 화학종의 값의 가중평균이 된다. 이것은 만일에 가성성(말하자면 유전상수)을 착물화가 일어나지 않은 혼합물의 한 가지 성분에 대하여 0부터 1까지의 몰분율에 대하여 도표로 하였을 때, 〈그림 9·17〉에 점선으로 표시해서 나타낸 것과 같은 직선적인 몰농도의 A와 B, 두 화학종으로 된 용액(따라서 화학종들의 총 농도는 고정된 것임)을 혼합한다면, 또 두 화학종 사이에 착물이 형성될 때 가성성의 값은 〈그림 9·17〉에서 윗곡선으로 표시한 바와 같이 극대(또는 극소)를 통과할 것이다. A와 B의 총 농도가 일정한 경우에는, 착물은 착물이 만들어지는 비율로 화학종 A와 B가 결합된 점에서 가장 큰 농도가 될 것이다. 따라서 착물에 해당하는 몰분율에서 선은 끊어지거나 기울기가 변화될 것이다. 기울기의 변화는 〈그림 9·17〉에서 몰분율이 0.5에서 일어나는데 이것은 1：1 형의 착물임을 나타낸다.

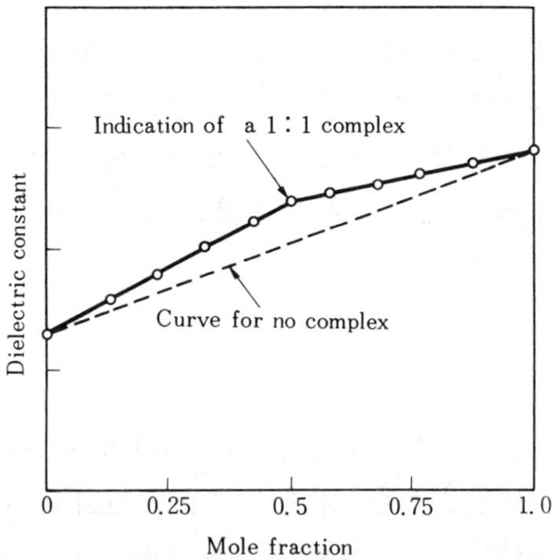

〈그림 9·17〉 화학종간에 착물화가 일어난 하나의 화학종의 몰분율에 대한가성성의 도표화(점선은 착물을 형성하지 않았을 때 기대되던 것)

분광학적 흡광도를 물리적인 성질로 사용한다면, 착물화가 일어날 때 여러 가지의 몰분율에서 얻은 관찰값을, 아무런 착물이 생기지 않았을 때 예상되는 값에서 빼 주는 것이 보통이다. 이 차이 D를 〈그림 9·18〉에서 보는 바와 같이 몰분율에 대하여 도표로 한다. 이 곡선으로부터 착물의 몰비율을 쉽게 구하게 된다. 농도를 포함하는 계산에 의하여 성질은 측정할 수 있기 때문에, 생성에 대한 안정도상수는 Martell과 Calvin이 기술한 방법으로 측정할 수 있다. Bent와 French가 제안한 또 다른 방법을 여기에 기술하였다.

만일에 흡광도와 같은, 측정된 성질의 크기가 착물 MA_n의 농도에만 비례한다면, 금속 M에

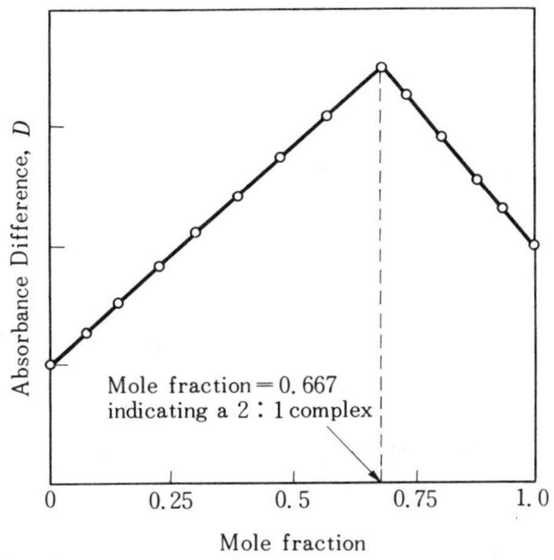

〈그림 9 · 18〉 착물화의 결과를 나타내는 몰분율에 대한 흡광도 차이의 도표화

대한 리간드 A의 몰비율과 안정도상수는 쉽게 결정할 수 있다. 착물이 일어나는 반응은 다음과 같이 쓸 수 있으며

$$M+nA = MA_n \tag{3}$$

안정도상수는

$$K = \frac{[MA_n]}{[M][A]^n} \tag{4}$$

또는 대수형으로 다음과 같이 쓸 수 있다.

$$\log [MA_n] = \log K + \log [M] + n \log [A] \tag{5}$$

여기서 $[MA_n]$은 착물의 농도이고, $[M]$은 착물을 이루지 않은 금속의 농도, $[A]$는 착물을 이루지 않은 리간드의 농도, n은 1몰의 금속이온과 결합한 리간드의 몰수, 그리고 K는 착물에 대한 평형상수 또는 안정도상수이다. 리간드의 농도가 변화되는 동안 금속이온의 농도는 일정하게 유지되고, 형성된 착물의 대응하는 농도 $[MA_n]$은 분광학적 분석법으로 구할 수 있다. 그렇게 되면 식 (5)에 의하여 $\log[MA_n]$을 $\log[A]$에 대하여 도표로 하면, 직선의 기울기는 금속이온에 배위하는 리간드 분자의 수 n 또는 양론적인 비율을 가리킨다. 그리고 수직축상의 절편은 $[M]$이 아는 양이기 때문에 안정도상수 K를 구할 수 있게 하여 준다.

Job는 이 방법을 단일착물을 형성하는 것만으로 제안하였으나 Vosburgh 등은 용액에서 고차의 착물을 형성하는 것도 취급하게끔 수정하였다.

2 pH 분배설(pH titration method)

이 방법이 가장 믿을 만한 방법 중의 하나이고, 착물화가 pH의 변화에 영향을 받을 때도 사용될 수 있는 방법이다. 예를 들면, glycine에 의한 제 2 구리이온의 킬레이트화는 다음과 같이 표시할 수 있다.

$$Cu^{2+} + 2NH_3^+CH_2COO^- = Cu(NH_2CH_2COO)_2 + 2H^+ \quad (6)$$

식 (6)의 반응에서 두 개의 양성자가 형성되므로 제 2 구리이온을 포함하는 용액에 glycine을 가함으로써 pH의 감소가 일어날 것이다.

적정곡선은 glycine 용액에 강염기를, 그리고 glycine과 구리염을 포함하고 있는 또 다른 용액에 강염기를 가하여 가해 준 염기의 당량에 대하여 pH를 도표로 함으로써 구할 수 있다. 이러한 전위차 적정의 결과를 〈그림 **9 · 19**〉에 표시하였다. 금속-glycine 혼합물에 대한 곡선은 glycine만의 것보다 상당히 아래에 있고, pH의 감소는 착물화가 거의 대부분의 중화범위에 걸쳐서 일어나고 있음을 보여 주고 있다. 이와 비슷한 결과가 다른 츠비터이온과, 구리 및 칼슘이온과의 착물형성 작용에 대하여 연구되어 온 *N, N′*-diacetylethylenediamine diacetic acid 같은 약산(또는 약염기)에 대해서도 얻어진다.

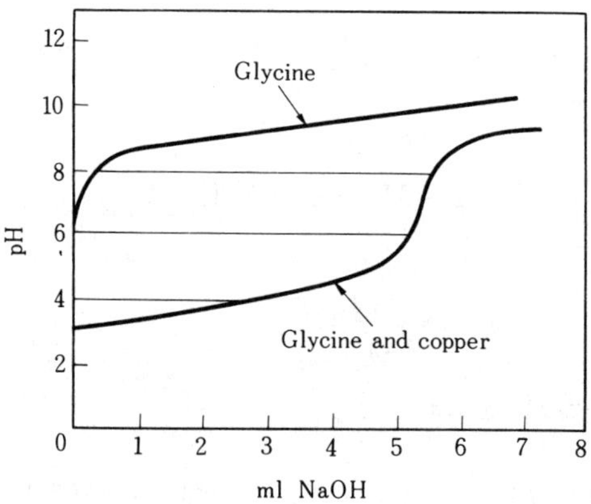

〈그림 *9 · 19*〉 glycine과 (제 2 구리이온 존재하) glycine 적정
(가해 준 염기의 일정량에 대한 pH의 차이는 착물이 있음을 의미함)

착물에 대한 안정도상수를 구하기 위해서는 다음과 같은 방법으로 그 결과를 정량적으로 취급한다. 구리이온 또는 금속 M과 glycine 또는 리간드 A 사이의 두 개의 연속적 또는 단계적인 평형은 일반적으로 다음과 같이 쓸 수 있다.

$$M + A = MA\,; \quad K_1 = \frac{[MA]}{[M][A]} \quad (7)$$

$$MA + A = MA_2\,; \quad K_2 = \frac{[MA_2]}{[MA][A]} \quad (8)$$

그리고 전체 반응(식 7과 8)은 다음과 같다

$$M + 2A = MA_2\,; \quad \beta = K_1K_2 = \frac{[MA_2]}{[M][A]^2} \quad (9)$$

Bjerrum은 K_1과 K_2를 **생성상수**(formation constant)라고 불렀으며, 한편 전체 반응에 대한 평형상수 β는 **안정도상수**(stability constant)라고 알려져 있다. 이제는 양 n을 정의할 수 있을 것이다. n이라는 것은 금속이온에 결합한 리간드분자의 수이다. 존재하는 금속이온마다에 결합된 리간드기의 평균수를 $\bar{n}$라고 표시하여 다음과 같이 쓴다.

$$\bar{n}=\frac{(\text{결합된 리간드의 총농도})}{(\text{금속이온의 총농도})} \tag{10}$$

또는

$$\bar{n}=\frac{[MA]+2[MA_2]}{[M]+[MA]+[MA_2]} \tag{11}$$

n은 착물의 각 화학종에 대하여 일정한 값(1 또는 이 경우에는 2)을 갖는 한편, $\bar{n}$은 0과 결합한 리간드분자의 최대수(이 경우에는 2) 사이의 어떤 값도 가질 수 있다. 식 (11)의 분자는 결합한 리간드화학종의 총농도이다. 분자의 두 번째 항은 2로 곱해져 있는데, 리간드 두 분자가 화학종 MA_2 각 분자에 포함되어 있기 때문이다. 분모는 결합되어 있거나 유리되어 있거나 간에 모든 형태로 존재하는 금속의 총농도이다. $\bar{n}=1$인 특별한 경우에 대해서 식 (11)은 다음과 같이 된다.

$$[MA]+2[MA_2] = [M]+[MA]+[MA_2]$$

$$[MA_2] = [M] \tag{12}$$

식 (9)와 (12)의 결과를 사용하면 다음과 같은 관계를 얻는다.

$$\beta = K_1K_2 = \frac{1}{[A]^2}, \qquad \log\ \beta = -2\log[A]$$

그리고 결과적으로

$$p[A] = 1/2(\log\beta) \quad (\bar{n}=1\text{일 때}) \tag{13}$$

가 된다. Bjerrum은 첫 번째 근사식으로서 다음과 같음도 보여 주었다.

$$p[A] = \log K_1 \quad (\bar{n} = 1/2\text{일 때}) \tag{14}$$

$$p[A] = \log K_2 \quad (\bar{n} = 3/2\text{일 때}) \tag{15}$$

이제 두 개의 값 $\bar{n}$과 $p[A]$를 안다면, 개개의 착물 생성상수 K_1과 K_2 및 전체 안정도상수 β를 구할 수 있게 된 것이다.

식 (10)은 결합한 리간드의 농도는 $\bar{n}$가 평가되기 전에 측정되어야 함을 보여 주고 있다. glycine만에 대한 적정곡선과 Cu^{2+} 존재하의 glycine에 대한 적정곡선 사이의 수평거리는 다음의 반응에서 소비된 알칼리의 양이 된다.

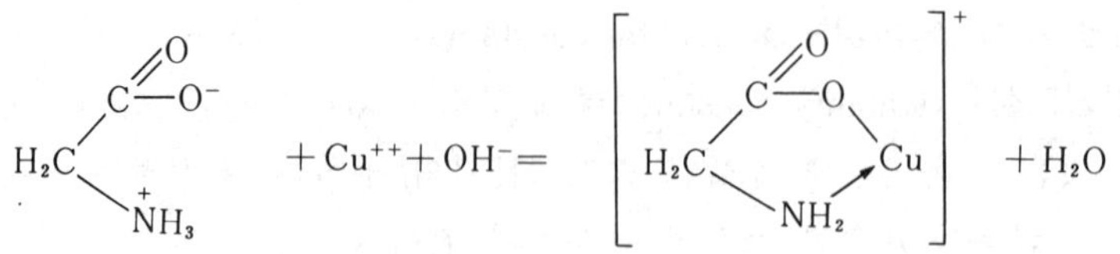

(16)

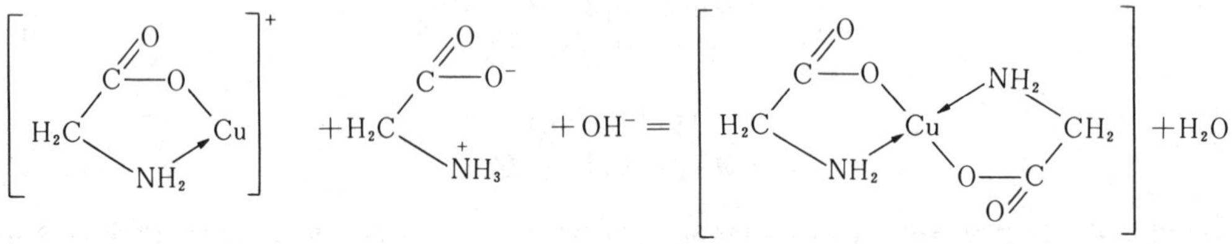

이 알칼리의 양은 어떠한 pH에서든지 결합한 리간드의 농도와 정확히 같고, 식 (10)에 금속이온의 총농도로 나누면 $\bar{n}$ 값이 구해진다.

어느 pH에서든지 '염기'로서의 유리 glycine, $NH_2CH_2COO^-$의 농도 $[A]$는 glycine에 대한 산해리식으로부터 구한다.

$$NH_3^+CH_2COO^- + H_2O = H_3O^+ + NH_2CH_2COO^-$$

$$K = \frac{[H_3O^+][NH_2CH_2COO^-]}{[NH_3^+CH_2COO^-]} \tag{18}$$

또는

$$[NH_2CH_2COO^-] = [A] = \frac{K_a[HA]}{[H_3O^+]} \tag{19}$$

어떤 pH에서든지 $[NH_3^+CH_2COO^-]$ 또는 산종의 $[HA]$ 농도는 glycine의 초농도 $[HA]_{init}$와 가해 준 알칼리의 농도 [NaOH]와의 차이를 취한다. 그러면

$$[A] = K_a\frac{([HA]_{init} - [NaOH])}{[H_3O^+]} \tag{20}$$

$$-\log[A] = p[A] = pK_a - pH - \log([HA]_{init} - [NaOH]) \tag{21}$$

여기서 $[A]$는 리간드인 glycine의 농도이다.

예제 7. 염산 glycine만을 3.34×10^{-2} mole/liter 포함하는 검체 75 ml과 9.45×10^{-2} mole/liter의 제 2 구리이온과 결합되어 있는 염산 glycine 검체 75ml를 0.259 *N* NaOH로 적정한다면 〈그림 9·19〉의 I 과 II의 두 곡선을 각각 얻는다. pH 3.50과 8.00에서의 $\bar{n}$과 $p[A]$를 계산하라. glycine의 pK_a는 30℃에서 9.69이다.

풀이 (a) 〈그림 **9·19**〉에서 75ml의 검체에 대한 pH 3.50에서의 수평거리는 1.60ml NaOH 또는 2.59×10^{-4} mole/liter$\times 1.60 = 4.15 \times 10^{-4}$ mole이다. 검체 1 *l*에 대해서는 그 값은 5.54×10^{-3} mole이 될 것이다. 1 *l* 중에 들어 있는 구리이온의 총 농도는 9.45×10^{-3} mole이고 식 (10)으로부터 $\bar{n}$은

$$\bar{n} = \frac{5.54 \times 10^{-3}}{9.45 \times 10^{-3}} = 0.59$$

식 (21)로부터

$$p[A] = 9.69 - 3.50 - \log[(3.34\times10^{-2}) - (5.54\times10^{-3})] = 7.74$$

(b) pH 8.00에서 곡선 I과 II사이의 수평거리는 75ml의 검체 속에 5.50ml의 NaOH 또는 $2.59\times10^{-4}\times5.50\times1000/75 = 19.0\times10^{-2}$ mole/에 상당한다.

$$\bar{n} = \frac{19.0\times10^{-3}}{9.45\times10^{-3}} = 2.03$$

$$p[A] = 9.69\times8.00 - \log[(3.34\times10^{-2}) - (1.90\times10^{-2})] = 3.53$$

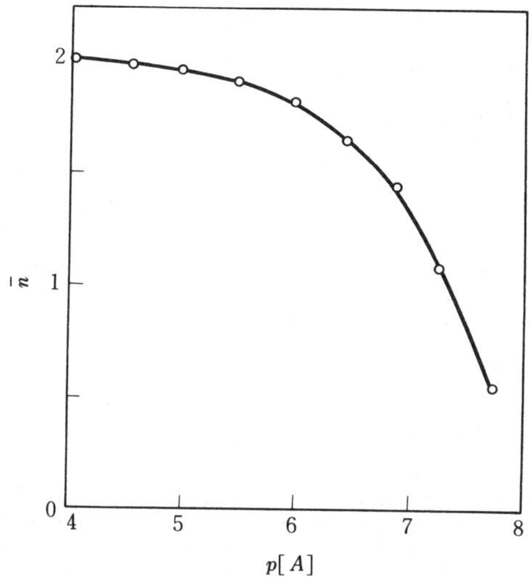

〈그림 9·20〉 구리-착물의 생성곡선

〈표 9·7〉 염산 **glycine**(3.34×10^{-2}mol/l, pK_a 9.69)과 염화제 2 구리(9.45×10^{-3}mol/l)가 **75ml** 의 검체 중에 들어 있는 용액을 **0.259** N **NaOH**를 사용, **30**℃에서 전위차법으로 적정한 것

pH	Δml NaOH (per 75-ml sample)	Moles OH^-, MA Complexed mole/liter	n	p[A]
3.50	1.60	5.54×10^{-3}	0.59	7.75
4.00	2.90	10.1×10^{-3}	1.07	7.32
4.50	3.80	13.1×10^{-3}	1.39	6.85
5.00	4.50	15.5×10^{-3}	1.64	6.44
5.50	5.00	17.3×10^{-3}	1.83	5.98
6.00	5.20	18.0×10^{-3}	1.91	5.50
6.50	5.35	18.5×10^{-3}	1.96	5.02
7.00	5.45	18.8×10^{-3}	1.99	4.53
7.50	5.50	19.0×10^{-3}	2.03	4.03
8.00	5.50	19.0×10^{-3}	2.03	3.53

〈표 9·7〉의 마지막 2개의 난의 데이터를 사용하여 〈그림 9·20〉의 生成曲線을 도표로 하였으며, 이 곡선으로부터 다음과 같은 결과를 얻었다. $\log K_1 = 7.9$, $\log K_2 = 6.9$ 및 $\log\beta = 14.8$(25℃에서 문헌에 나와 있는 평균 $\log\beta$는 약 15.3이다.)

다음에 여러 pH 에서의 $\bar{n}$ 과 $p[A]$값을 〈그림 **9 · 20**〉에서 보는 바와 같이 도표로 한다. 이렇게 하여 얻은 곡선을 생성곡선(formation curve)이라고 한다. $\bar{n}=2$에서 극한에 도달함을 볼 수 있는데, 이것은 구리원자 하나에 대하여 결합할 수 있는 glycine 분자의 최대수가 2 임을 나타내고 있다. 이 곡선으로부터 $\bar{n}=0.5$, $\bar{n}=3/2$ 및 $\bar{n}=1.0$에서의 $\log K_1$, $\log K_2$ 및 $\log\beta$ 에 대한 각각의 근사값을 구한다. 구리에 의하여 glycine 이 착물을 형성하는 데 대한 전형적인 데이터를 〈표 **9 · 7**〉에 표시하였다.

약학적으로 흥미가 있는 몇 가지 금속착물에 대한 $\log K_1$, $\log K_2$ 및 $\log\beta$ 값을 〈표 **9 · 8**〉에 수록하였다. Pirca 등은 prolidone 5-hydroxamic acid가 ferric ion과 결합하여 *mono, bis, tri* 킬레이트를 형성하는 경향이 있다고 보고했다. 더욱이 이들 연구자들은 전위차적정법에 의해 안정도상수를 결정형, 킬레이트 형성에 열역학적 성질을 조사했다. Pirca 등이 적용한 방법은 Schwarzenbach 방법이라고 불리는 착물형성이 불안정될 때 전위차적정법 대신에 사용된다.

Garrett와 Weber는 alkyl치환 thiouracil의 납, 카드뮴, 니켈, 아연착물의 안정도상수를 전위차적정법에 의해 결정했다. 1 : 1 착물은 양이온 Pb^{2+}, Cd^{2+}, Ni^{2+}, Zn^{2+}과 thiouracil의 음으로 하전된 황이온과의 공유결합에 의해 형성된다. 1 : 2 착물은 2가 금속이온과 2분자의 치환된 thiouracil의 황이온과의 사이에 형성된다.

〈표 **9 · 8**〉 금속이온과 유기리간드 사이의 착물에 대한 몇 가지 상수값들

유기리간드	금속이온	$\log K_1$	$\log K_2$	$\log\beta = \log K_1K_2$
Ascorbic acid	Ca^{2+}	0.19	—	—
Nicotinamide	Ag^{+}	—	—	3.2
Glycine (aminoacetic acid)	Cu^{2+}	8.3	7.0	15.3
Salicylaldehyde	Fe^{2+}	4.2	3.4	7.6
Salicylic acid	Cu^{2+}	10.6	6.3	16.9
p-Hydroxybenzoic acid	Fe^{3+}	15.2	—	—
Methyl salicylate	Fe^{3+}	9.7	—	—
Diethylbarbituric acid(barbital)	Ca^{2+}	0.66	—	—
8-Hydroxyquinoline	Cu^{2+}	15	14	29
Pteroylgultamic acid(folic acid)	Cu^{2+}	—	—	7.8
Oxytetracycline	Ni^{2+}	5.8	4.8	10.6
Chlortetracycline	Fe^{3+}	8.8	7.2	16.0

3 분배법(distribution method)

두 가지의 서로 섞이지 않는 용매 사이에 용질을 분배시키는 방법을 어떤 착물에 대한 안정도상수를 결정하는 데 이용할 수 있다. 요오드화칼륨에 의한 요오드의 착물화를 이 방법을 예시하는 예로서 사용할 수 있을 것이다. 가장 간단한 형태로 표시되는 평형반응식은 다음과 같다.

$$I_2 + I^- = I_3^- \tag{22}$$

다요오드화물을 형성함에 있어서 추가의 단계도 일어난다. 예를 들면, $2I^- + 2I_2 = I_6^{2-}$의 반응이 더 높은 농도에서 일어날 수도 있지만 여기에서는 고려할 필요가 없다.

요오드를 물(w)과 유기상(o)인 2황화탄소 사이에 〈그림 **9·21**〉에 표시한 바와 같이 분배시킬 때의 분배상수 $K(o/w) = C_o/C_w$가 625임이 알려졌다. 요오드를 0.125몰의 요오드화칼륨용액과 2황화탄소 사이에 분배시켰을 때, 유기용매 중의 요오드 농도는 0.1896 mol/l임이 밝혀졌고 KI 수용액을 분석하여 요오드 농도는 0.02832 mol/l임이 밝혀졌다.

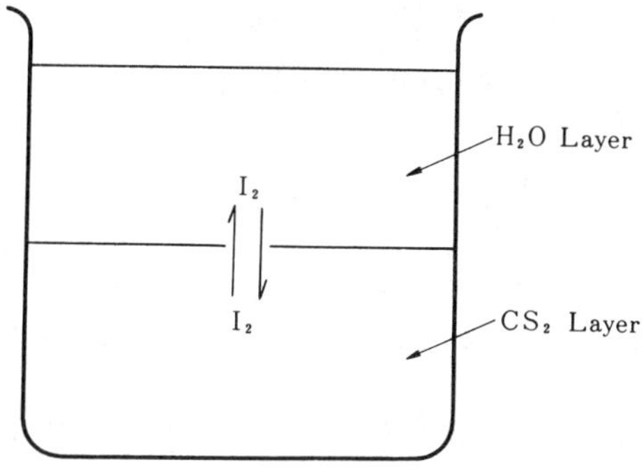

〈그림 *9·21*〉 물과 2황화질소 사이의 요오드의 분배

〈표 **9·7**〉의 마지막 2개란의 데이터를 사용하여 〈그림 **9·20**〉의 생성곡선을 도표로 하였으며 이 곡선으로부터 다음과 같은 결과를 얻었다. $\log K_1 = 7.9$, $\log K_2 = 6.9$ 및 $\log \beta = 14.8$(25 ℃에서 문헌에 나와 있는 평균 $\log \beta$는 약 15.3이다).

종합하면 결과는 다음과 같다.

물층에 있는 I_2의 총농도(유리 요오드+착물화된 요오드) : 0.02832 mol/l

물층에 있는 KI의 총농도(유리 KI+착물화된 KI) : 0.125 mol/l

CS_2층에 있는 I_2의 농도(유리) : 0.1896 mol/l

분배계수, $K(w/o) = [I_2]_o/[I_2]_w = 625$

두 상에 공통인 화학종은 유리 또는 착물화되지 않은 요오드이다. 분배의 법칙은 유리된 요오드의 농도만을 표시하고 있는 데 반하여, 화학적인 분석은 수상에 있는 요오드의 총농도를 나타내고 있다. 수상에 있는 유리의 요오드의 농도는 다음과 같이 하여 구한다.

$$[I_2]_w = \frac{[I_2]_o}{K(o/w)} = \frac{0.1896}{625} = 3.034 \times 10^{-4}\ \text{mole/liter}$$

착물에 있는 요오드의 농도, 즉 착물의 농도 $[I_3^-]$을 구하기 위해서 수상에 있는 총 요오드로부터 유리의 요오드를 뺀다.

$$\begin{aligned}[I_2]_{\text{complexed}} &= [I_2]_{w,\text{total}} - [I_2]_{w,\text{free}} \\ &= 0.02832 - 0.000303 \\ &= 0.02802\ \text{mole/liter}\end{aligned}$$

식 (22)에 의하면, I_2와 KI는 같은 몰농도로 결합하여 착물을 형성한다. 따라서

$$[KI]_{complexed} = [I_2]_{complexed} = 0.02802 \text{ mole/liter}$$

KI는 2황화질소에 불용이고 따라서 물층에 전부 남아 있다. 따라서 유리 KI의 농도는 다음과 같다.

$$\begin{aligned}[KI]_{free} &= [KI]_{total} - [KI]_{complexed}\\ &= 0.125 - 0.02802\\ &= 0.09698 \text{ mole/liter}\end{aligned}$$

그리고 끝으로 다음과 같이 된다.

$$K = \frac{[\text{complex}]}{[I_2]_{free}[KI]_{free}} = \frac{0.02802}{0.000303 \times 0.09698} = 953$$

Higuchi와 공동 연구자들은 분배방법을 이용하여 몇 가지의 산성약물에 대한·카페인, polyvinylpyrrolidone과 polyethylene glycol의 착물화 작용을 연구하였다. Higuchi와 Zuck에 의하면, 카페인과 벤조산 사이에 벤조산-카페인착물을 형성하는 반응은 다음과 같고,

$$\text{벤조산} + \text{카페인} = (\text{벤조산} - \text{카페인}) \tag{23}$$

그리고 이 반응에 대한 안정도상수는 0°에서 다음과 같다.

$$K = \frac{[\text{벤조산} - \text{카페인}]}{[\text{벤조산}]\,[\text{카페인}]} = 37.5 \tag{24}$$

결과는 약간 변화되는데 37.5라는 값은 평균안정도상수이다. 후에 Guttman과 Higuchi는 카페인은 수용액에서 일차적으로는 1량체, 2량체, 4량체로 존재하는데, Higuchi와 Zuck에 의하여 관찰된 바와 같이 이것은 부분적으로 K의 변화를 뜻하고 있다고 추정했다.

4 용해도법(solubility method)

이 방법에 의하면, 과량의 약물을 여러 가지 농도의 착물형성 시약용액과 함께 마개를 꼭 막은 용기에 넣고 항온조에서 평형이 될 때까지 용기를 진탕한다. 그리고 적당량의 상등액을 취하여 분석한다.

Higuchi와 Lach는 카페인에 의한 파라아미노벤조산(PABA)의 착물형성을 연구하는 데 용해도법을 사용하였다. 그 결과를 〈그림 9·22〉에 표시한 바와 같이 도표로 하였으며, 이 그래프의 설명을 다음과 같이 하였다. 선이 수직축과 교차하는 점 A는 물에 대한 약물의 용해도이다. 카페인을 첨가함에 따라 파라아미노벤조산의 용해도는 착물형성 때문에 직선적으로 증가한다. B점에서는 용액은 착물과 약물 그 자체로 포화된다. 착물이 계속 형성되어 더 많은

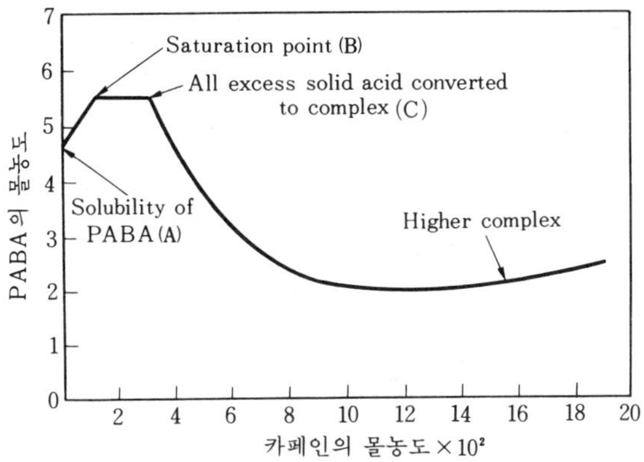

〈그림 9·22〉 카페인 존재하의 파라아미노벤조산의 용해도

양의 카페인이 가해짐에 따라서 포화된 계로부터 침전된다. C점에서는 과량의 고체 PABA는 용액 중으로 녹아 들어가서 착물로 전환되었다. 고체약물이 다 소비되어 용액이 더 이상 포화되지 않더라도, PABA는 용액 중에 착물이 형성되지 않은 채 남아 있고, 계속해서 카페인과 결합하여 도표의 오른쪽에 있는 곡선으로 표시한 바와 같이 (PABA)-2 카페인 같은 고차의 착물을 형성한다.

착물의 양론적 비율을 구하기 위해서 다음과 같은 계산을 한다. plateau BC에 상당하는 카페인의 농도는 이 범위에 걸쳐서 착물로 들어가는 카페인의 농도와 같고, 착물 속으로 들어가는 파라아미노벤조산의 양은 B점에서 남아 있는 용해되지 않은 고체로부터 구한다. 포화점 B에서 용액 중에 있는 산을 처음에 혼합물에 가한 총 산으로부터 빼서 계산하는데, 처음에 혼합물에 가해 준 총 산이라고 하는 것은 아직 용해되지 않고 착물을 형성할 수 있는 양이기 때문이다.

plateau 범위에 있어서의 카페인 농도는 〈그림 **9·22**〉에서 1.8×10^{-2} mol/l임이 발견된다. 용해되지 않은 고체 PABA는 B점에서 용액 중에 있는 산을 총 산으로부터 뺀 것, 즉 $7.3\times10^{-2}-5.5\times10^{-2}$ 또는 1.8×10^{-2} mol/l이며 화학양론적 비율은 다음과 같다.

$$\frac{\text{착물 중의 카페인}}{\text{착물 중의 PABA}}=\frac{1.8\times10^{-2}}{1.8\times10^{-2}}=1$$

따라서 착물형성을 다음과 같이 쓸 수 있으며,

$$\text{PABA}+\text{카페인}\rightleftharpoons\text{PABA}-\text{카페인} \tag{25}$$

그리고 이 1∶1 착물에 대한 안정도상수는 다음과 같다.

$$K=\frac{[\text{PABA}-\text{카페인}]}{[\text{PABA}][\text{카페인}]} \tag{26}$$

K는 다음과 같이 계산하게 된다. 착물의 농도 [PABA−카페인]은 카페인 포화시의 총 산의 농도에서 물 속에 있는 산의 농도 [PABA]를 뺀 것과 같다. 평형상태에서 용액 중의 카페인의

농도 [카페인]은, 계에 가하여 준 카페인에서 착물로 변환된 농도를 뺀 것과 같다. 포화되었을 때의 총 산의 농도는 카페인을 가하지 않았을 때 4.58×10^{-2} mol/l(PABA의 용해도)이고, 1.00 $\times10^{-2}$ mol/l의 카페인을 가하였을 때 5.321×10^{-2} mol/l이다.

$$[\text{PABA}-\text{카페인}] = (5.31\times10^{-2})-(4.58\times10^{-2}) = 0.73\times10^{-2}$$

$$[\text{PABA}] = 4.58\times10^{-2}$$

$$[\text{카페인}] = (1.00\times10^{-2})-(0.73\times10^{-2}) = 0.27\times10^{-2}$$

따라서

$$K = \frac{[\text{PABA}-\text{카페인}]}{[\text{PABA}][\text{카페인}]} = \frac{0.73\times10^{-2}}{(4.58\times10^{-2})(0.27\times10^{-2})} = 59$$

주로 분배법과 용해도법으로 구한 여러 가지의 카페인 착물에 대한 안정도상수를 〈표 **9·9**〉에서 찾을 수 있다.

여러 다른 약물성 착물은 Higuchi와 Conners에 의해 편집되어 있다.

〈표 **9·9**〉 **30**℃에서 몇 가지 카페인착물의 물에서의 근사적 안정도상수

카 페 인 착 물	안정도 상수
Suberic acid	3
Sulfadiazine	7
Picric acid	8
Sulfathiazole	11
o-Phthalic acid	14
Acetylsalicylic acid	15
Benzoic acid(monomer)	18
Salicylic acid	40
p-Aminobenzoic acid	48
Butylparaben	50
Benzocaine	59
p-Hydroxybenzoic acid	>100

5 분광광도법(spectroscopy)

자외 및 가시영역을 대상으로 하는 흡수스펙트럼은 보통 공여-수용형 또는 전하이동형 착물 형성연구에 이용된다. 요오드를 CCl_4와 같은 착물을 형성하지 않는 용매에서 분석하면 520 nm에 단일의 극대를 갖는 스펙트럼이 얻어진다. 용액은 보라색을 띤다. 벤젠의 요오드 용액은 극대 파장이 475nm로 shift한 형태를 나타내며, 더욱이 300nm에 전하 shift에 기인하는 큰 강도의 새로운 peak가 나타난다. 에테르에 녹인 요오드 용액은 저파장쪽으로 더욱 큰 shift를 나타내며 새로운 극대값이 나타난다.

이들 용액들은 적-갈색을 나타낸다. 이들의 곡선은 〈그림 **9 · 23**〉에 나타난다. 벤젠과 에테르 용액 중에서 요오드는 전자수용체가 되며 유기용매는 전자공여체가 된다. CCl_4 용액 중에서는 어떠한 착물도 형성되지 않는다. 용매의 전자공여성이 크면 클수록 요오드의 단파장으로 shift 는 크다. 이들 스펙트러 변화는 공여체로부터 수용체로의 전자의 이동에 유래하는 것으로, 착물의 여기상태(exclited state)에서는 두 성분이 상당히 접근한 구조를 취하고 있다. 이온화 전위로 측정된 것처럼 벤젠 또는 에테르와 같은 공여체가 전자를 쉽게 방출하면 할수록 공여체로서는 더욱 강하다. 일련의 공여체의 이온화 전위를 극대 주파수 또는 전하 이동에너지(1nm＝18.63 cal/mol)에 대하여 도시하면 직선관계가 얻어진다. 이것은 공여체 용매 속의 요오드 용액에 대한 값이다.

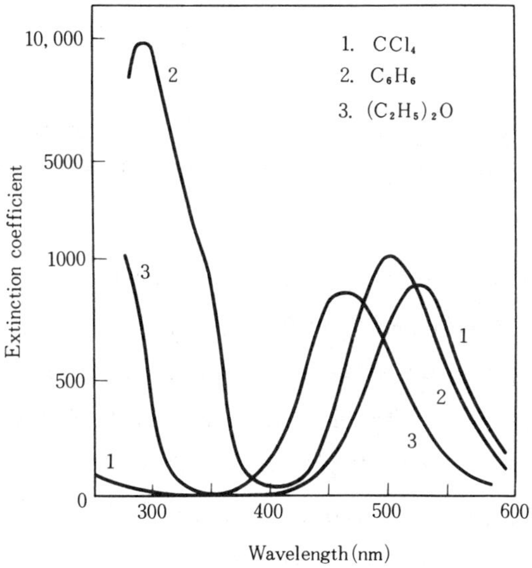

〈그림 *9 · 23*〉 각종 용매 중의 요오드의 흡수곡선. 불착물형성 용매 (1) CCl_4 착물형성 용매, (2) 벤젠 및 (3) 에테르

착물형성상수 K 는 가시와 자외스펙트로스코피를 이용하여 구할 수 있고, 공여체 D와 수용체 A 사이의 화합은 다음과 같이 표현된다.

$$D+A = DA \tag{27}$$

여기서 $K=k_1/k_{-1}$은 착물형성에 대한 평형상수(안정도상수)이고, k_1 과 k_{-1} 은 상호작용속도상수이다. 2 개의 분자가 이러한 개요에 따라 회합하고 전하이동흡수대의 흡광도 A 가 일정파장에서 측정될 때, K 는 Benesi-Hildebrand 식으로부터 산출된다.

$$A_0/A = 1/\varepsilon + 1/K\varepsilon \cdot 1/D_0 \tag{28}$$

A와 D_0는 각각 수용체와 공여체의 농도(mole 농도단위)이고, ε 은 어떤 파장에 있어서 전하이동 착물의 몰흡광계수이며, K 는 안정도상수(M^{-1} 단위)이다. A_0/A를 $1/D_0$에 대하여 plot하면 기울기 $1/K\varepsilon$ 과 절편 $1/\varepsilon$ 을 갖는 직선이 얻어진다(그림 **9 · 24**).

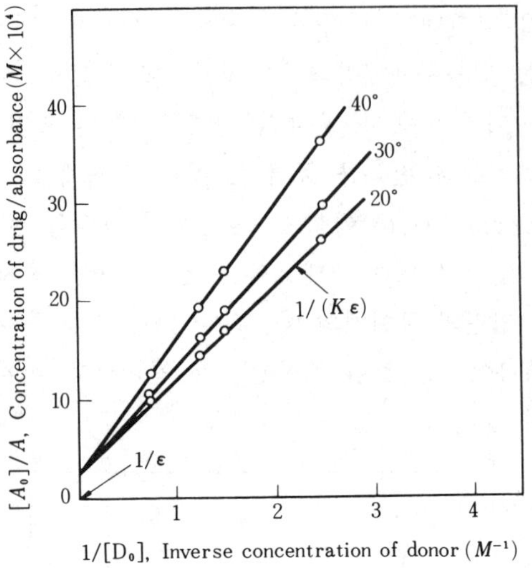

〈그림 *9·24*〉 식 (28)에 의해 전하이동 착물형성에 대한 안정도상수 K를 구한 Benesi-Hildebrand plot (M.A.Slifkin, Biochem. Biophys. Acta 109, 617. 1965.)

Borazan 등은 핵산염기(전자수용체)와 catechol, epinephrine 그리고 isoproterenol(전자공여체)과의 상호작용을 검토했다. catechol은 이온화 전위가 낮아 전자를 방출하기 쉬운 약물이다. 전하이동 착물형성은 UV 흡수스펙트럼 측정으로부터 명백해졌다. 1∶1 착물형성을 가정하여, Benesi-Hildebrand 도시한 〈그림 **9·24**〉로부터 3~4 개의 온도에서 전하이동 상호결합에 대해 평형상수 K를 구했다. 〈그림 **9·25**〉의 직선의 기울기로부터 이들 동일 온도에서의 $\Delta H°$를 구했다. 그리고 열역학상수인 $\Delta H°$, $\Delta F°$, $\Delta S°$ 값을 〈표 **9·10**〉에 정리했다.

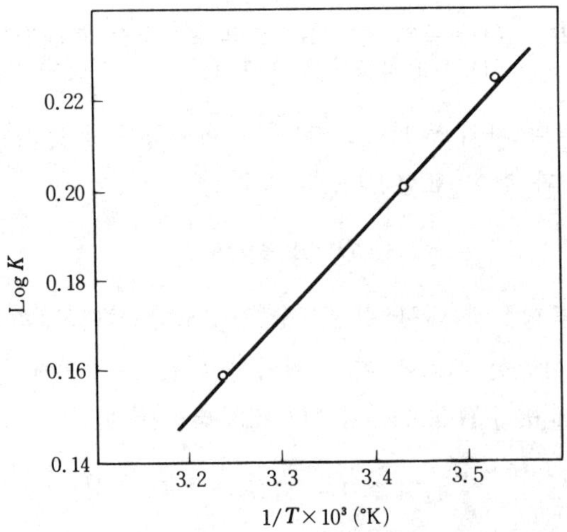

〈그림 *9·25*〉 파장 340 nm, 각종 온도에서 측정한 adenine-catechol 전하이동 착물형성에 대한 안정도상수

〈표 9·10〉 수용액 중 핵산염기와 **catechol**의 전하이동 상호작용에 관한 안정도상수 K와 열역학적 파라미터

온 도 (℃)	K (M^{-1})	$\Delta F°$ (cal/mol)	$\Delta H°$ (cal/mol)	$\Delta S°$ (cal/deg mol)
		Adenine-Catechol		
9	1.69	−294		
18	1.59	−264	−1015	−2.6
37	1.44	−226		
		Uracil-Catechol		
6	0.49	394		
18	0.38	533	−3564	−14
25	0.32	625		
37	0.26	745		

예제 8. catechol(전자공여체)과 uracil(전자수용체)을 0.1 N HCl 중에서 혼합하여 6℃, 18℃, 25℃, 37℃에서 온도에 대하여 plot 했을 때 0.01041의 세로축 절편값을 가지는 4개의 직선이 얻어졌다. uracil의 총 농도를 $2\times10^{-2}M$으로 고정하고 catechol의 농도 D_0는 0.3−0.8 M까지 변화시켰다. 최소자승법에 의한 각 직선의 기울기는 다음과 같다.

6℃	18℃	25℃	37℃
0.02125	0.02738	0.03252	0.04002

몰흡광도계수와 안정도상수 K를 계산하라. 이들 4개의 온도에서 구한 K값으로부터 $\Delta H°$, $\Delta F°$, $\Delta S°$를 결정하는 과정을 기술하라.

풀이 Benesi-Hildebrand 식으로부터 절편은 분자흡광계수의 역수 1/0.01041 = 96.1이다. 분자흡광계수 ε은 어떤 화합물 또는 착물에 대한 온도 또는 농도에 무관하다. K는 4개의 곡선의 기울기로부터 구한다.

(a) $0.02125 = 1/(K\times96.1)$: $K = 0.49\ M^{-1}$
(b) $0.02738 = 1/(K\times96.1)$: $K = 0.38\ M^{-1}$
(c) $0.03252 = 1/(K\times96.1)$: $K = 0.32\ M^{-1}$
(d) $0.04002 = 1/(K\times96.1)$: $K = 0.26\ M^{-1}$

이들 K의 log값을 4개의 온도(Kelvin 단위로 환산)의 역수에 대해 플롯한다. 식 (51)의 plot이며 직선의 기울기로부터 $\Delta H°$값을 알 수 있다. $\Delta F°$는, 식 (50)을 사용하여 각 4개의 온도에서 $\log K$로부터 구해진다. 식 (50)에서 온도 T는 Kelvin 단위로 표시되었다. $\Delta S°$는 식 (53)의 $\Delta F° = \Delta H° - T\Delta S°$식을 사용하여 구할 수 있다. 이 예제에 대한 해답은 〈표 **9·10**〉에 정리했다.

Webb와 Thompson은 전자공여체 모델에 quinoline과 napthalene 유도체를, 그리고 전자수용체 모델에 trinitrofluorene 유도체를 선택하여 약물의 수용체 결합에 있어서 전자공여-수용착물의 역할을 연구했고, 공여체 δ-aminoquinoline(굵은 선)과 수용체 9-dicyanomethylene trinitrofluorene(가는 선)의 가장 안정한 배치를 양자화학적 방법으로 계산했다. 검은 원은 질소

이고 흰 원은 산소이다. 공여체가 3.35Å의 거리로 수용체 분자 위에 놓여 있으며 −5.7 kcal/mol의 결합에너지로 부착해 있다. 음의 부호는 정의 결합력을 나타낸다.

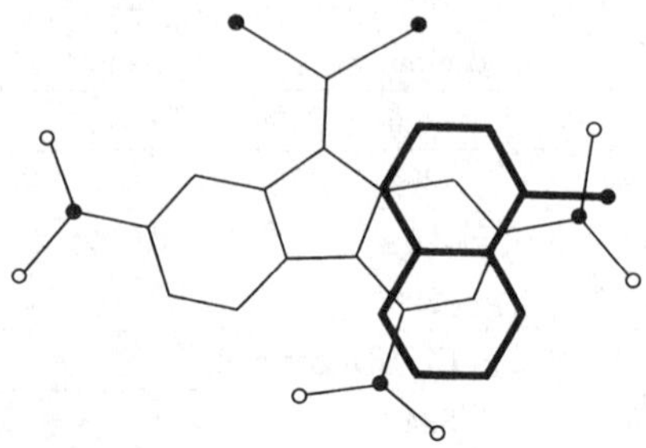

6 다른 측정법

금속과 유기분자 착물형성 연구에 여러 다른 방법을 이용할 수도 있다. 즉 NMR, IR, polarography 법, 편광측정법(circular dichroism), 반응속도법(kinetic), X-선회절분석법, 전자회절분석법 등이 있다. 이들 중 일부를 간단히 설명하자. Chang 등은 polyethylene glycol 4000 과 다수의 바르비탈염류 사이의 착물형성을 적외분광광도계(IR)를 사용하여 연구했다. 착물형성에 관여된 힘은 바르비탈염류의 N_1 과 N_3 수소와 polyethylene glycol 의 ether oxygen 인 ($-O-CH_2-O$)사이의 수소결합이다. 바르비탈염의 화학구조는 착물형성에 영향을 주는 것으로 밝혀졌다.

phenobarbital, butabarbital, cyclobarbital은 물 속에서 polyethlene glycol 4000과 안정한 착물을 형성한다. 반면에 butethal, cyclopentenyl-allyl-barbituric acid, pentobarbital, probarbital은 형성하지 않는다.

수용액 중에서 theophylline 과 안식향산나트륨 사이의 착물형성은 Thakkar 와 Tensmeyer 가 NMR를 사용하여 연구했다. 착물은 분자들의 면과 면이 수직적으로 staking 되어 있는 형태이었다. 첫째, 관여된 힘은 소수성 결합(hydrophobic interaction)으로서 물에 표면의 노출은 최소한으로 억제하는 형태를 취하게 한다. 둘째, π 전자공여체-수용체결합은 면 대 면(plane to plane)결합을 더욱 강하게 만들었다. 셋째, 안식향산염의 carboxyl 이온과 theophylline 의 아미노기 사이의 결합이 분자를 특정위치에 고정시켜 자유롭게 회전하는 것을 방지했다.

Chow와 Repta는 methyl xanthines와 acetaminophen 사이의 착물형성을 용해도법으로 연구했다. caffeine과 theophylline은 acetamonophen과 1 : 1 착물(분리될 수 있는 결정상태)을 형성하나 theobromine은 형성하지 못한다. 적외분광광도계를 사용하여 Dearden은 acetaminophen 역시 antipyrine과 1 : 1 착물을 형성한다는 것을 보여 주었다.

다른 방법들 역시 착물형성 연구에 이용될 수 있다. Jacksberges 등은 tetracycline, minocycline, demeclocycline과 칼슘, 마그네슘, 아연, 철과 같은 금속이온이 착물을 형성하는 경향이 있다는 것을 적하 수은 polarography 를 사용하여 연구했다.

Newman과 Franck는 편광측정법(circular dichroism)을 사용하여 tetracycline과 Mg^{2+}, Ca^{2+}

ion과의 착물형성을 연구했다. 2개의 칼슘이온은 각 약물분자와 착물을 형성하였으나 마그네슘은 1：1 착물을 형성했다. 첫 번째 칼슘이온은 tetracycline의 C_{10}과 C_{11}원자의 위치에서 킬레이트를 형성하고 두 번째 칼슘이온은 C_{12}-C_1 지역에서 킬레이트를 형성한다. 마그네슘은 C_{11}-C_{12} 위치에서 킬레이트를 형성한다. 일부 tetracycline은 Fe^{3+}, Al^{3+}, Cu^{3+}, Co^{3+}, Zn^{2+}, Mn^{2+}과 같은 중금속 양이온에 대해 강한 친화력을 가진다. El-Said 등은 초산우라닐과 tetracycline 사이에 1：1 착물을 만들었다. uranyl-tetracycline 착물에 대한 구조는 다음과 같다.

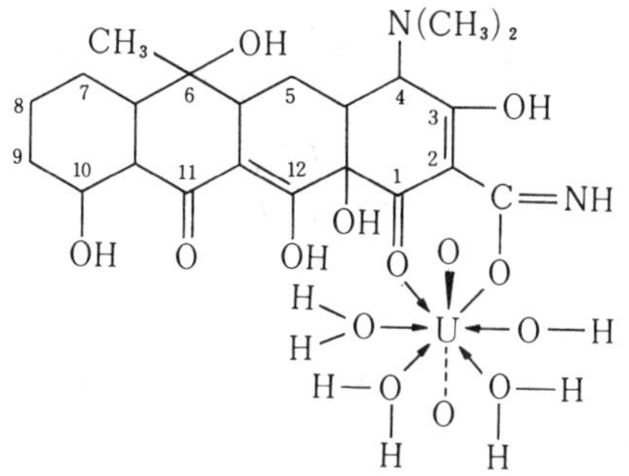

Fazakerley와 Jackson은 penicillin과 nickel(III) 사이의 착물을 반응속도법으로 연구했다. 연구 결과 Cressman 등이 예측한 바와 같이 금속이온은 페니실린의 환질소와 carboxyl기에 결합되어 있었다. Crossley와 Slifkin은 반응속도법에 의한 착물형성을 상세히 검토했다.

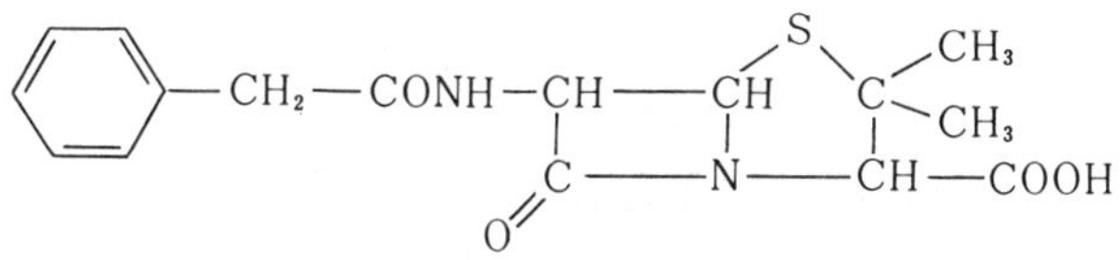

Benzyl penicillin

9-5 단백질결합(protein binding)

약물과 체내에 있는 단백질과의 결합은 약물의 작용에 몇 가지 방법으로 영향을 미칠 수 있다. 단백질은 i) 체내에 퍼지는 약물의 분배를 촉진시키고, ii) 받아들이는 부위에 있어서 약효를 나타내는 데 필요한 유리약물의 농도를 충분하지 못하게 함으로써 약물을 불활성화시키고, iii) 약물의 배설을 지연시킨다.

단백질과 약물의 상호작용은 다음과 같은 것의 원인이 될 수도 있다. i) 생체호르몬 또는 공여투여제의 변위, ii) 단백질 중에서의 배치변화인데, 구조적으로 변화된 형태는 공동투여제와 결합할 수 있다. iii) 그 자체가 생물학적으로 활성인 약물-단백질착물의 형성이다. 이러한 논제들에 대해서는 여러 가지의 최근의 종설에서 검토하였다.

단백질결합에 포함되어 있는 복합적인 평형을 포함해서, 단백질결합을 완전히 분석한다는 것은 우리에게 직접적인 필요는 없다. 따라서 간략하게 만든 취급법만을 여기에 기술한다. 이전의 분석은 Edsall과 Wyman 및 Klotz에 의해서 잘 취급되어 왔고, 근래의 정밀한 방법은 Hart, Krüger-Thiemer 등, Sandberg 및 Rosenthal에 의하여 검토되었다.

결합평형 단백질 속에 있는 기 또는 수용체 P와 약물분자 D와의 상호작용은 다음과 ㄴ 쓴다.

$$P+D = PD \tag{29}$$

평형상수는 활성도와 농도와의 차이를 무시하면 다음과 같으며,

$$K = \frac{[PD]}{[P]\,[D]} \tag{30 a}$$

또는
$$K[P]\,[D] = [PD] \tag{30 b}$$

여기서 K는 회합상수, $[P]$는 유리결합 부위로서의 단백질의 농도, $[D]$는 약물의 농도, 그리고 $[PD]$는 단백질-약물착물의 농도이다.

총 단백질의 농도를 $[P_t]$로 표시하면 다음과 같이 쓸 수 있다.

$$[P_t] = [P]+[PD]$$

또는
$$[P] = [P_t]-[PD] \tag{31}$$

식 (31)의 $[P]$에 대한 식을 식 (30 b)에 대입하면 다음과 같이 된다.

$$[PD] = K[D]\,([P_t]-[PD]) \tag{32}$$

$$[PD]+K[D]\,[PD] = K[D]\,[P_t] \tag{33}$$

$$\frac{[PD]}{[P_t]} = \frac{K[D]}{1+K[D]} \tag{34}$$

γ를 총 단백질의 몰수 $[P_t]$당 결합한 약물의 몰수 $[PD]$에 대한 비라고 하면 $\gamma = [PD]/[P_t]$ 또는

$$\gamma = \frac{K[D]}{1+K[D]} \tag{35}$$

비율 γ를 단백질 m 그램당의 결합한 약물의 x 밀리그램 같은, 다른 차원으로도 표시할 수 있다. 식 (35)는 Langmuir의 등온흡착식의 한 형태이다. 물론 단백질결합 데이터를 표시하는 데는 아주 유용하지만, 이 식에 따른다고 하는 것이 반드시 단백질결합이 흡착현상이라고 결론지어서는 안 된다. 식 (35)는 역으로 해서 도표로 하기에 편리한 직선형으로 변환시킬 수 있다.

$$\frac{1}{\gamma} = \frac{1}{K[D]}+1 \tag{36}$$

만일, ν개의 독립적인 결합부위가 있다면 γ는 단일부위에 해당하는 값의 ν배로 생각하여 표현할 수 있을 것이다. 또는

$$\gamma = \nu \frac{K[D]}{1+K[D]} \tag{37}$$

그러면 식 (36)은 다음과 같이 된다.

$$\frac{1}{\gamma} = \frac{1}{\nu K}\frac{1}{[D]} + \frac{1}{\nu} \tag{38}$$

식 (37)을 쓰는 또 다른 방법은 우선 다음과 같이 재정리하면

$$\gamma + \gamma K[D] = \nu K[D] \tag{39}$$

다시 정리하면 다음과 같이 된다.

$$\frac{\gamma}{[D]} = \nu K - \gamma K \tag{40}$$

식 (40)에 의해서 주어지는 데이터를 Scatchard 곡선이라고 한다.

인간 혈청알부민에 대한 hydroxycoumarin의 결합을 〈그림 **9 · 26**〉에 Scatchard 곡선으로 나타냈다. 더욱이 그림 안에는 Langmuir 식 (35)로 처리한 bishydroxy coumarin의 데이터가 삽입되어 있다. Langmuir 곡선에 비해 Scatchard 곡선에는 상당히 명확한 직선부분이 존재하는 것이 관찰된다.

식 (38)을 사용해서 데이터를 그래프적으로 취급하면 유리약물 $[D]$의 농도가 낮은 점에서 얻은 실험값에 크게 가중되기 때문에, 높은 유리약물 농도에서의 단백질결합 행동에 관해서

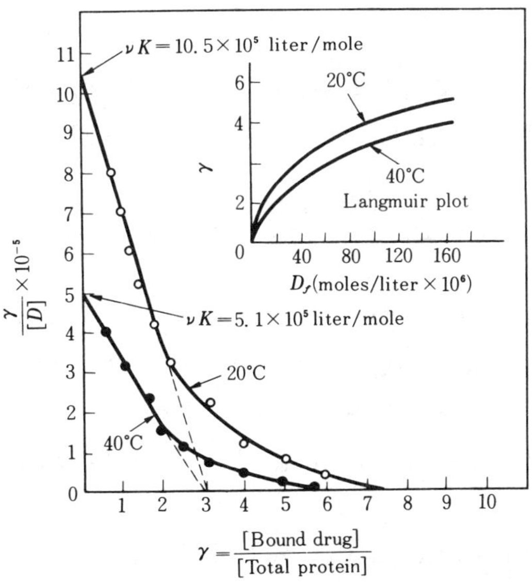

〈그림 *9 · 26*〉 20℃ 및 40℃에 있어서 bishydroxycoumarin의 인간혈청 albumine에 대한 결합을 식 (40)에 의한 처리에서 얻어진 Scatchard plot

잘못 해석할 수가 있다. 한편, 식 (40)은 이러한 단점이 없어서 자료를 도표로 하는 데 선택할 만한 방법이다. 이들 도시중에 굴곡이 있는 것은 일반적으로 한 형태 이상의 결합부위가 존재함을 가리키고 있다.

만일에 실험계에 있는 단백질의 성질과 양을 모른다면 식 (38)과 식 (40)은 데이터를 분석하는 데 사용될 수 없다. 이러한 관계로 Sandberg와 Rosenthal은 식 (40)을 약간 변형한 형태를 사용할 것을 추천하고 있다.

$$\frac{[D_b]}{[D]} = -K[D_b] + \nu K[P_t] \tag{41}$$

여기서 $[D_b]$는 결합한 약물의 농도이다. 식 (41)을 $[D_b]$에 대해서 비율 $[D_b]/[D]$를 도표로 해서 기울기로부터는 K를 결정하고 절편으로부터는 $\nu K[P_t]$를 결정한다.

Scatchard 도시는 결합부위가 1개인 경우에서 직선을 나타낸다. 보통의 단백질결합에는 n 종류의 결합부위가 존재하여 각 종류 i는 회합상수 K_i를 갖는 ν_i 부위를 가진다. 그러한 경우에 γ에 대한 $\gamma/[D]$의 plot은 직선이 아니라 한 개 이상의 결합부위의 존재를 나타내는 곡선을 나타낸다. 〈그림 **9·26**〉의 데이터를 간단히 하기 위해 한 종류의 부위에 대해 분석했다. 20℃와 40℃에서의 도시는 명백히 다수의 부위가 포함되는 것을 나타낸다. Blanchard 등은 다중 결합 부위에 관한 연구를 총설로 정리했다.

식 (37)은 다음과 같이 쓰여질 수 있다.

$$\gamma = \frac{\nu_1 K_1}{1+K_1[D]} + \frac{\nu_2 K_2[D]}{1+K_2[D]} + \cdots\cdots + \frac{\nu_n K_n[D]}{1+K_n[D]} \tag{42 a}$$

또는

$$\gamma = \sum_{i=1}^{n} \frac{\nu_i K_i[D]}{1+K_i[D]} \tag{42 b}$$

전술한 바와 같이 부위가 모두 단일결합 부위일 때는 ν와 K만이 논의되어야 할 필요가 있다. n 종류의 부위가 존재할 때는 식 (42)는 다음과 같이 쓸 수 있다.

$$\gamma = \sum_{i=1}^{n-1} \frac{\nu_i K_i[D]}{1+K_i[D]} + \nu_n K_n[D] \tag{43}$$

오른쪽 항의 결합상수 K_n이 작은 경우는 부위에 대한 약물의 친화성이 지극히 약한 것을 가리키나, 이러한 경우는 너무 많은 부위를 갖고 있어 다포화될 수 없다. 이러한 종류의 부위는 〈그림 **9·27**〉에 나타내는 약물과 고분자와의 복합체 형성에서 나타나는 Scatchard 도시(γ에 대한 $\gamma/[D]$의 도시)에서 거의 평행축에 접근값을 나타내는 것을 설명한다. 식 (43)에서 $n=3$ 이상을 고려하는 것은 극히 드물다.

여기서 최종항 $\nu_3 K_3$을 조정 parameter C로 보통 표현한다.

$$\frac{\gamma}{[D]} = \frac{\nu_1 K_1}{1+K_1[D]} + \frac{\nu_2 K_2}{1+K_2[D]} + \nu_3 K_3 \tag{44}$$

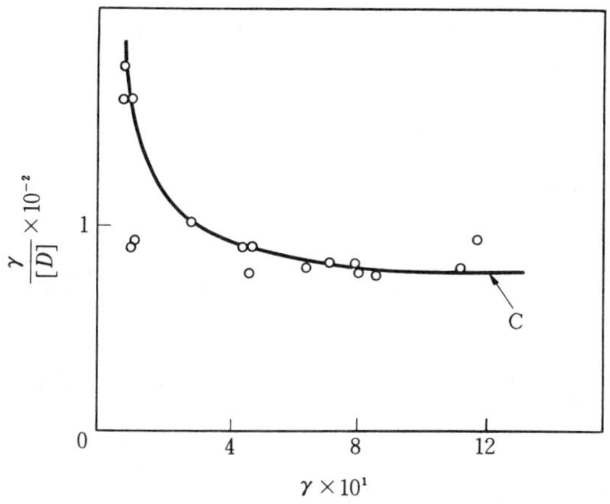

〈그림 9 · 27〉 polysorbate 80 미셀 위의 한 종류 이상 부위에서의 methylparaben의 결합에 대한 Scatchard plot

$$C = \nu_3 K_3 \tag{45}$$

따라서 γ는 다섯 개의 parameter인 ν_1, ν_2, K_1, K_2, C로 표현된다. 최종항 C는 Scatchard 도시에서 수평축으로의 접근값으로서 결합부위에 있어 미포화현상을 나타낸다. 어떤 경우는 데이터가 다음 식의 3개의 parameter로부터 된 식에 잘 적합해 비선형 최소자승 컴퓨터 프로그램에 의한 전산기 처리가 이루어진다.

$$\frac{\gamma}{[D]} = \frac{\nu_1 K_1}{1+K_1[D]} + C \tag{46}$$

〈그림 **9 · 27**〉에 나타내는 methylparaben과 polysorbate 80(10% w/v 용액) 결합에 관한 Scatchard 도시는 곡선을 나타내어 수평접근값 C를 가진다. 식 (44) 또는 식 (46)은 데이터를 적절히 처리하는 데 요구된다. Blanchard 등의 결과를 통해, 방부제 methyl paraben은 계면활성제 미셀(micelle)의 2 영역에 결합하는 것을 알았다. 이 중 첫 번째 영역은 큰 K값(높은 친화성)과 작은 ν값(낮은 수용량)을 가지며, 두 번째 영역은 낮은 친화성과 극히 큰 또는 미포화상태의 결합 수용량을 가진다. 첫 번째 영역은 아마도 계면활성제의 탄화수소 핵(core)과 polyethylene 사슬의 특정부위이다. 두 번째 영역은 계면활성제 미셀의 polyoxyethylene 지역으로 methylparaben이 비특이적으로 결합하고 있는 것이라고 추정했다.

1 평형투석(equilibrium dialysis)

여러 가지 방법이 단백질에 결합된 약량을 측정하는 데 사용되어 왔다. 평형투석, 한외여과 및 전기영동은 지금까지 사용되어 왔던 고전적인 기술이고, 최근에는 겔여과 및 핵자기공명 같은 다른 방법이 만족스러운 결과를 내면서 이용되어 왔다. 여기서 평형투석법과 새로운 동역학적 방법을 검토하기로 한다.

평형투석과정을 Klotz 등이 금속이온 또는 작은 분자와 반투막을 통과할 수 없는 거대분자 사이의 착물형성을 연구하기 위하여 개량하였다.

평형투석에 의하면, 혈청알부민(또는 연구 중에 있는 다른 단백질)을 Visking 셀룰로오스 튜브(Visking Corporation, Chicago) 또는 이와 비슷한 투석막에 놓는다. 이들 튜브를 안전하게 붙잡아 매어서 여러 가지 농도의 약물이 들어 있는 용기에서 현탁시킨다. 이온강도와 경우에 따라서는 수소이온농도를 일정한 값으로 조정하고, 대조실험과 공실험을 실시하여 막에서의 약물과 단백질의 흡수를 계산한다.

만일에 결합이 일어나면, 평형상태에서 단백질이 들어 있는 주머니의 약물농도는 주머니 밖에 있는 용기 중의 약물의 농도보다 크다. 검체를 꺼내어 유리 및 착물된 약물의 농도를 구하기 위해 분석한다. 식 (35)로 표시되는 **Langmuir** 형태의 등온식이 〈그림 **9 · 28**〉에서 보는 바와 같이 이루어지는데, 여기서는 x/m를 유리약물의 평형농도에 대해서 도표로 한 것이다. 이 그림은 결정성 알부민에 의한 아릴아민(arylamine)의 결합을 나타내고 있다. 결합된

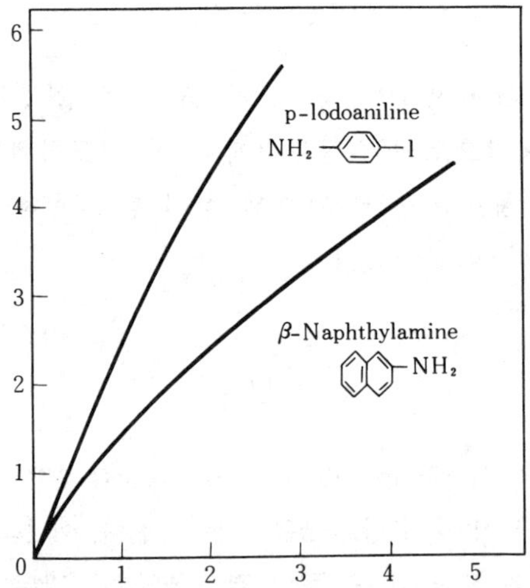

〈그림 *9 · 28*〉 결정성 알부민에 의한 두 화합물의 결합을 보여 주는 Langmuir 형태의 등온도

〈표 **9 · 11**〉 **37**℃, **pH 7.4**에서 알부민에 의한 약물의 결합

화 합 물	x/m at $[D]=1$ mg	$\gamma = \frac{\text{약물 몰수}}{\text{알부민 몰수}}$
Suifanilamide	0.04	0.02
Sulfadiazine	0.18	0.05
Suifathiazole	0.74	0.20
Chloramphenicol	0.36	0.08
Benzoic acid	0.92	0.53
Diphenhydramine hydrochloride	0.8	0.2

약물의 양 x는 밀리그램으로 표시되었고, 단백질의 양 m은 그램으로 표시하였다. 유리약물의 평형농도는 100ml 당의 밀리그램으로 표시되어 있다. 평형투석법을 사용한 Vandenbelt의 결과 몇 가지를 〈표 **9 · 11**〉에 표시하였다.

이 방법을 사용하여 Klotz와 그 공동 연구자들은 소의 혈청알부민에 의한 메틸오렌지와 아조술파티아졸(azosulfathiazole)의 결합을 연구하였다. 단백질분자는 여러 개의 활성인 결합부위를 갖고 있고 유기음이온과는 쉽게 결합하지만 양이온과는 쉽게 결합할 수 없다. 후에 Klotz와 Loh Ming은, 작은 유기분자들은 보통은 단백질에 의하여 결합되지 않지만, 적당한 금속이온이 존재하면 단백질과 강한 착화합물을 형성한다는 것을 관찰하였다. 아마도 금속은 작은 유기분자와 단백질 사이에 모체 또는 다리의 역할을 하는 것이 아닌가 한다. 이들 연구자들은 또한 glycine의 에틸에스테르는 제 2 구리이온과 착화합물을 형성할 수 없지만, glycine을 추가하여 주면 아마도 카르복시기가 필요한 추가적인 인력을 제공하여, 구리와 쉽게 착화합물을 형성한다는 것을 밝혔다.

Kostenbauder 등도 방부제와 계면활성제와의 상호작용을 연구하는 데 투석방법을 사용하였다.

2 동적투석(dynamic dialysis)

Meyer와 Guttman은 단백질용액 중의 결합형 약물농도를 측정하기 위한 동역학적 방법을 개발했다. 이 방법은 측정이 신속하고, 단백질 사용량이 적어 경제적이다. 또한 단백질결합의 경합저해(competitive inhibition)의 연구에도 적용 가능하기 때문에 최근 잘 사용되었다. 이 방법을 자세히 논의해 보자. 동적투석이라 알려진 이 방법은 투석 셀(cell)로부터 소실하는 약물농도, 즉 비결합성 약물농도에 비례하는 이 농도를 측정하는 방법이다. 400ml의 jacketed (온도 조절된) 비커에 200ml의 완충액을 넣은 기구를 사용한다. 약물 단독 또는 단백질을 가한 약물용액 7ml를 셀로판 투석 가방(bag)에 넣어 이것을 완충액 속에 매단다. 두 용액을 일정 속도로 교반한다. 정기적으로 투석 주머니의 외측용액을 취해 분광학적으로 분석하고 시료채취 후 외액에 동량의 완충액을 가한다. 투석과정은 다음과 같은 속도법칙을 따른다.

$$\frac{-d(D_t)}{d_t} = k(D_f) \tag{47}$$

여기서 D_t는 전체 약물농도이고, D_f는 투석 주머니 안의 자유 또는 비결합 약물농도, $-d(D_t)/dt$는 주머니로부터의 약물소실농도, k는 확산에 의한 1차 속도상수이다(제**10**장 참조). k는 주머니로부터 소실하는 약물의 막투과 속도상수에 상당한다. 전체 약물농도를 D_t라 할 때, 주머니(단백질 컴파트먼트)에 있는 비결합 약물의 농도 D_f는, k와 속도 $-d(D_t)/dt$를 알면 식 (47)을 사용하여 계산된다.

속도상수 k는 단백질 비존재하에서 측정을 행하였을 때 시간에 대한 D_t의 편대수 플롯의 기울기로부터 구해진다.

〈그림 **9 · 29**〉는 이러한 계로 얻어질 수 있는 동적투석 실험의 플롯을 나타내고 있다.

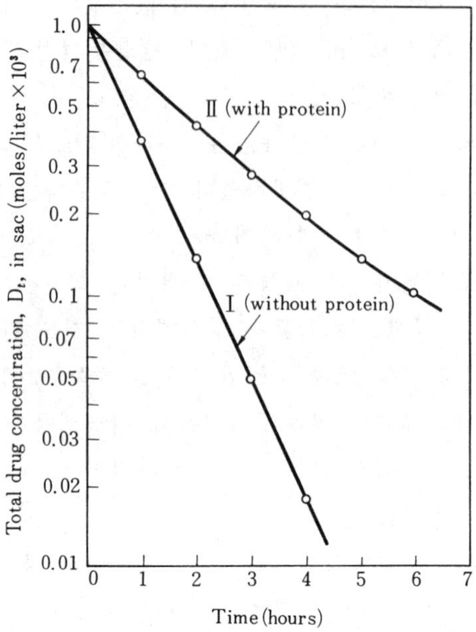

〈그림 9·29〉 단백질용액 속의 결합형 약물농도를 결정하기 위한 Meyer와 Guttman에 의한 동적투석 플롯

$$(D_f) = C_1e^{-c2t} + C_3e^{-c4t} + C_5e^{-c6t} \tag{48}$$

단백질 존재하에서 투석 주머니로부터 약물의 소실속도(곡선 II)는 약물 단독의 소실속도(곡선 I)보다 느리다는 것을 알 수 있다. 자유약물농도(D_f)에 대한 식을 풀기 위해 여러 절에서 곡선 II의 기울기를 결정할 필요가 있다. 이것은 그래프로부터 직접 행하지 않고 오히려 시간 경과 데이터 식 (48)과 같은 실험식에 적용하여 컴퓨터 처리로 정확히 행한다.

컴퓨터 처리는 C_1-C_6의 근사값을 제공한다. $d(D_t)/dt$ 값은 식 (49)로부터 계산될 수 있다. 여기서 식 (49)는 식 (48)의 첫 번째 유도식을 나타낸다.

$$-\frac{d(D_t)}{d_t} = C_1C_2e^{-C2t} + C_3C_4e^{-C4t} + C_5C_6e^{-C6t} \tag{49}$$

식 (47), (49)로부터 각 시간 t의 실측값(D_t)에 대한 일련의 (D_f)값이 산출되면, 이들 값을 이용하여 Scatchard plot을 작성해 여러 파라미터를 구할 수 있다.

예제 9. 〈그림 9·29〉의 동적투석 데이터는 다음과 같은 측정조건하에서 측정된 것으로 한다. 약물의 초농도 (D_{t0}) = 1×10⁻³ M, 단백질농도 1×10⁻³M, 대조시료(곡선 I)의 1차속도상수(k)는 1.0×hr⁻¹, 곡선 II의 식 (48)의 적합처리로부터 얻은 각 파라미터는 다음과 같다.

$C_1 = 5\times10^{-4}\,M$,　　$C_2 = 0.6\,\text{hr}^{-1}$,　　$C_3 = 3\times10^{-4}\,M$

$C_4 = 0.4\,\text{hr}^{-1}$,　　$C_5 = 2\times10^{-4}\,M$,　　$C_6 = 0.2\,\text{hr}^{-1}$

Scatchard의 γ 및 $\gamma/(D_f)$를 계산하라. 단, 단백질 존재하의 투석하는 동안 (D_t)의 실측값은 4.2×10^{-4} M(2시간째)이다. 또한 $\gamma = (D_b)/P_t$에 있어 D_b는 결합형 약물농도, P_t는 단백질의 총농도이다.

풀 이 식 (49)에 의하여

$$-\frac{d(D_t)}{d_t} = k(D_f)$$
$$= (5\times10^{-4})(0.6)e^{-0.6(2)} + (3\times10^{-4})(0.4)e^{-0.4(2)} + (2\times10^{-4})(0.2)e^{-0.2(2)}$$

따라서

$$(D_f)_{2\,\text{hr}} = \frac{1.7\times10^{-4}\ \text{mole/liter hr}^{-1}}{1.0\ \text{hr}^{-1}} = 1.7\times10^{-4}\ \text{mole/liter}$$

2 시간째 값은

$$(D_b) = (D_t) - (D_f)$$
$$= 4.2\times10^{-4}\,\text{mole/liter} - 1.7\times10^{-4}\,\text{mole/liter}$$
$$= 2.5\times10^{-4}\,\text{mole/liter}$$
$$\gamma = (D_b)/(P_t) = (2.5\times10^{-4})/(1\times10^{-3}) = 0.25$$
$$(\gamma)/(D_f) = (0.25)\,/\,(1.7\times10^{-4}) = 1.47\times10^{3}\,\text{liter/mole}$$

투석을 통해 여러 점에서 얻어진 데이터를 사용하여 비슷한 방법으로 Scatchard 도시에 대한 추가적인 점도 얻어질 수 있다. 따라서 이러한 일련의 계산을 통해 Scatchard 도시를 작성할 수 있다.

Craze와 Meyer는 살리실레이트와 sulfathiazole의 결합을 동역학적 투석기술을 사용하여, 전체 혈액 성분으로부터 조사해서 Scatchard 도시형태의 결과를 제시했다.

3 소수성 상호작용(hydrophobic interaction)

Kauzmann에 의해 최초로 제안된 소수결합은 실질적으로 결합의 형성이 아니다. 오히려 소수성 분자 또는 소수성 부분이 물의 수소결합 구조에 수용되지 않아 물을 피하는 경향을 나타낸다. 단백질과 같은 큰 소수성 부분을 갖는 것은 수용액 중에 있어서 물분자를 피하는 것처럼 회합한다. 이 때 단백질의 소수성 부분은 내측을 향하고, 친수성 말단은 물과 접하도록 외측을 향하여 미셀형의 구조를 취한다. 이와 같은 소수성 물질간의 인력은 주로 물로부터 멀리해지는 것에 의한 것으로 소수결합보다는 소수상호작용이라고 부르는 것이 적당하다. 여기에는 van der Walls 힘, 3 차원 구조상에서 물과의 수소결합, 그리고 그 밖의 상호작용이 관여한다. 소수성 상호작용은 비극성 분자들이 회합해 물분자를 밖으로 내보내기 때문에 물분자의 무질서, 곧 엔트로피의 증가가 일어나 열역학적으로 좋은 상태를 만들어 낸다. 구상 단백질은 소수성 효과 때문에 물 속에서 공 모양의 구조를 유지한다고 생각된다. 소수성 상호작용은 〈그림 **9 · 30**〉에 나타냈다.

Nagwekar 와 Kostenbauder는 단백질의 모델로서 vinyl pyridine 과 vinyl pyrolidine 의 혼성 종합체를 사용해 약물결합에 있어 소수성 효과를 연구했다. Lien 등은 여러 약물들로 효소저해에 있어 소수결합의 역할을 조사했다. sulfonamide에 의한 탄산탈수소효소(carbonic anhydrase)의 저해는, 약물의 octanol-물 분배계수와 Hammet의 상수를 지표로 한 전자적 성질에 밀접히 관련하고 있는 것이 명백해졌다. Kristiansen 등은 수용액 중의 작은 유기분자들 사이의

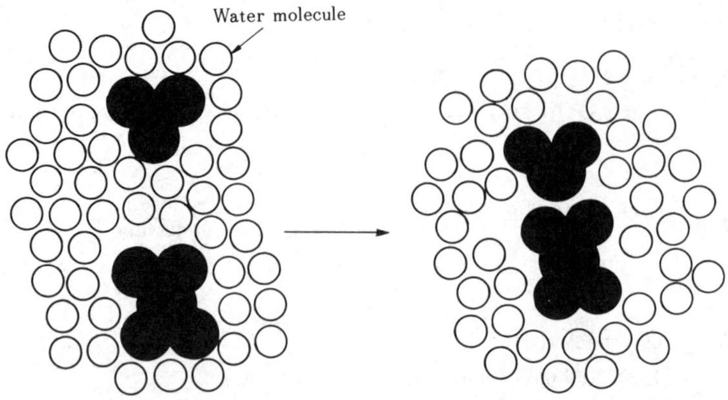

(a) ordered water structure surrouding two large nonpolar molecules

(b) Hydrophobic interaction of the nonpolar molecules with the "squeezing out" of water molecules into a more rondomized structure

〈그림 *9 · 30*〉 **소수결합의 모식도** (a) 수소결합한 물분자(*o*)가 규칙적으로 둘러싼 형태의 상자에 2개의 소수성 분자가 갇혀 있는 상태. (b) 물 상자가 파괴되어 덜 규칙적인 배열이 되고 엔트로피의 증가로 (a)보다 유리한 상태가 된다. 소수성 상호작용 과정에는 2 개의 소수성 분자간의 van der Walls인력도 관여한다.

착화합물 형성을 유기용매가 감소시키는 효과를 연구했다. 이들은 유기분자의 상호작용에 소수결합과 물구조의 특이한 효과가 크게 영향을 미친다고 보고한다. 이들은 또한 일부 비고전적인 '공여체-수용체' 메커니즘은 형성된 착화합물의 안정화에 기여한다는 것을 밝혔다.

Feldman과 Gibaldi는 수용액상에서 안식향산과 살리실산의 용해도에 대한 요소, 메틸요소 그리고 1, 3-디메틸요소의 효과를 연구했다. 이들은 요소와 그 유도체에 의한 용해도 증가는 착화합물 형성보다는 소수성 결합의 결과라고 결론지었다. 요소는 비극성 용질분자를 둘러싼 수소결합한 물구조를 파괴하여 계의 엔트로피를 증가시켜 안식향산과 살리실산이 가용화될 수 있는 추진력을 제공한다. 〈그림 **9 · 30**〉의 (a), (b)와 같이 요소는 이들 방향족 산과 채널형 착화합물을 형성하는 것 같다.

체내에 있어 약물과 단백질의 상호작용은 적어도 소수결합이 일부 작용하여 약물의 대사, 배설, 생물활성들에 영향을 미치는 것으로 생각된다. Vallner 등은 근육이완제인 dantrolene 나트륨과 인간혈장알부민의 결합효과를 보고했다. dantrolene 은 $pK_a=7.5$ 의 수용성이 낮은, 그리고 알부민에 대한 친화도가 큰(큰 K 값) 물질로 산성 hydantoin 유도체이다. 알부민에 대한 약물의 결합은 알부민용액의 형광강도를 측정함으로써 결정할 수 있다. 수 마이크로미터의 dantrolene 을 넣었을 때 단백질의 형광의 감소 또는 quenching 을 기록하여 결합 정도를 알 수 있다. 회합상수 K는 $4.34\times10^4 M$ 정도로 추정된다.

tryptophan 잔기를 함유하는 인간혈청알부민의 소수성 부분은 dantrolene 과 같은 음이온성 약물에 대한 높은 친화도를 갖는 것으로 보고되어 있다. 알부민의 형광은 tryptophan 으로부터 오며, 이 부위에 dantrolene 이 결합하면 형광을 야기시키는 것 같다. Valler 등은 UV 분광학 기술을 사용하여, dantrolene 에 대한 혈청알부민의 결합부위가 적어도 한 종류 이상 존재하는 것을 밝혔다.

tryptophan 잔기를 함유하는 인간혈청알부민의 소수성 부분은 dantrolene과 같은 음이온성 약물에 대한 높은 친화도를 갖는 것으로 보고되어 있다. 알부민의 fluorescence는 tryptophan으로부터 오며, 이 부위에 dantrolene이 결합하면 fluorescence를 야기시키는 것 같다. Valler 등은 UV 분광학 기술을 사용하여, dantrolene에 대한 혈청알부민의 결합부위가 적어도 한 종류 이상 존재하는 것을 밝혔다.

단백질에 단단히 결합하는 약물인 warfarin과 clofibrate를 공존시키면 dantrolene의 단백질 결합은 현저히 감소한다. 알부민에 대한 tolbutamide의 결합상수는 4-7×10^4 M 이고 tolbutamide를 공존시키면 dantrolene은 결합치환된다고 여겨진다. 그러나 tolbutamide는 dantrolene의 단백질을 증강시킨다. 이것은 tolbutamide가 알부민분자의 구조를 변형시켜 dantrolene이 회합되기 쉽게 되기 때문인 것 같다.

Solomon 등은 여러 지방산이 인간 albumin으로부터 phenylbutazone이나 warfarin을 치환하는 것을 보고했다. Nilsen 등은 혈장단백질의 quinidine과 warfarin 결합에 대한 헤파린 지방산의 효과를 보고했다.

Weder와 Bickel은 소의 알부민에 대한 bromcresol green, eosin, imipramine, desipramine의 결합을 연구했다. 사용된 실험방법은 평형투석법, 초원심법, 차스펙트럼법 등이다. 4개의 화합물에 대해 결합부위수, 회합상수, 결합력의 종류를 알아냈다. 예를 들면, eosin은 van der Walls와 전자 공여-수용체 힘에 의해 결합되어 있다. imipramine은 소수성, 쌍극자 힘에 의해 6개의 결합부위에 5×10^3 M^{-1}의 회합상수로 결합되어 있다. 여러 착화합물에 대한 엔트로피와 엔탈피 변화를 결정했다.

4 단백질결합과 약물동역학(protein binding and pharmacodynamics)

Valler는 알부민과 혈장단백질에 의한 약물결합을 약물동역학과 임상적 중요성의 견지에서 총설을 썼다. 이것은 Goldstein과 Meyer 그리고 Guttman의 앞서의 총설에 이어 나온 것이다. Steinhardt와 Reynold의 책에도 단백질결합의 다단평형법이 정리되었다.

Martin은 약리작용의 관점으로부터 단백질에 대한 약물결합의 총설을 썼다. 그는 관여된 결합힘에 대해 논의했으며, 회합상수와 채워진 결합부위를 구하는 분석적, 수학적 기술에 대해 논의했다. 그는 또한 유사약물의 경합적 결합, 치환에 의해 혈중의 유리약물농도가 증가해 독성을 발현하는 가능성을 지적했다.

단백질과 단백질결합의 존재를 고려하지 않는 경우는 약물동역학 연구가 용이해진다. Mikkilson 등은 눈이 격리된 기관이고 단백질 양이 적기 때문에 눈을 경합저해제의 상승효과의 검토에 사용했다. 저자 등은 토끼의 in vitro, in vivo 연구를 통해 동공축소약(miotic drug)인 질산 pilocarpine 의 단백질결합이 염화cetylpyridium 에 의해 경합적으로 저해되어 약물의 생물학적 활성도가 증가하는 것을 보였다. 다른 연구자들도 염화cetylpyridium 또는 benzalkonium을 눈에 사용하면 색소 형광의 투과성이 증가하는 것을 보고했다. 고농도의 염화 cetylpyridium 사용은 현저한 막 변화(단백질 구조변화)를 일으킬지 모른다. 그러나 Mikkelson의 pilocarpine 투여의 실험 예로부터 명백한 것처럼, 주로 경합저해의 효과가 생물학적 활성도를 향상시키는 것으로 여겨지고 있다.

9-6 착물의 형성과 약작용

금속이온과 단백질이 결합함으로써 의약품의 생물학적 작용에 현저한 영향을 미치기도 한다. 약학과 의학에서 특히 중요한 것은 체내에서의 의약품의 흡수와 분배와 착화합물 형성과의 관계, 그리고 착화합물의 형성이 약작용의 발효 및 지속에 영향을 미치는 방법이다.

1 생물계에 있어 금속착물 형성

Albert는 여러 가지 약물의 금속착화합물을 연구하였다. 그는 화학치료작용을 나타내는 금속결합제를 두 가지 부류로 분류하였다. 즉, i) 조직으로부터 금속이온을 제거함으로써 금속중독의 해독제로 사용될 수 있는 것과, ii) 미생물의 대사를 교란시키기에 충분한 양의 금속을 도입시킴으로써 살균작용을 할 수 있는 것이다.

첫째, dimercaprol 또는 BAL(British Anti-Lewisite)을 근육주사하면, 비소, 수은, 안티몬 및 금과 같은 중금속이온과 결합한다. 이렇게 하여 여러 가지 효소의 -SH기와 결합하여 정상적인 효소활동을 방해하는 독성인 금속이온을 조직으로부터 제거한다.

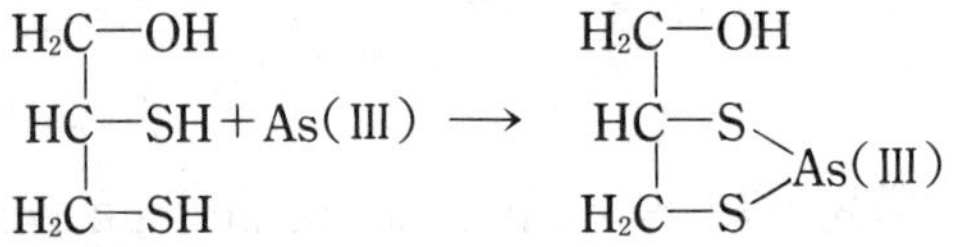

BAL

BAL-금속착화합물은 신속히 배설된다. 살리실산은 베릴륨중독에 사용되어 왔으며 EDTA는 납중독의 해독제로 사용되어 왔다.

둘째, 금속은 선택성이 없고 숙주에 대한 독성이 있기 때문에 살균제로 사용하기 위하여 혈류에 직접 주사할 수는 없다. 더욱이 Fe^{+3} 같은 가용성 금속이온은 그 작용을 나타내기 위해서 박테리아의 세포막을 통과할 수 없다. 그러나 8-hydroxyquinoline(oxine)은 숙주 중에 정상적으로 존재하는 철과 착화합물을 형성하여 박테리아와 곰팡이의 세포막으로 운반될 수 있다. 이렇게 해서 착화합물은 항균 및 곰팡이제로서 작용할 수 있다.

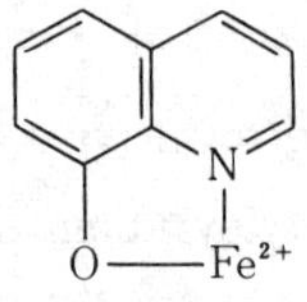

1 : 1 Ferric complex of oxine

8-hydroxyquinoline의 항균작용에 대하여 제안된 다른 설명은, 코발트는 비타민 B_{12}를 생산하는 기관의 대사에 꼭 필요하며, 또 8-hydroxyquinoline은 이 금속과 착화합물을 형성해서 코발트가 기관에 무용하게 한다는 것이다. 그러나 Albert는 8-hydroxyquinoline의 작용은 금속이온을 제거하는 데 근거를 둔 것이 아니라, 기관에 대하여 독성인 이온을 과량 공급하는 데 근거를 두고 있다고 결론지었다. 따라서 그 작용은 기관은 대사계통으로부터 필수적인 미량금속을 제거하는 것이 아니라 금속중독이다. isoniazid와 tetracycline 같은 기타 약물의 작용도 역시 부분적으로는 착화합물 형성 때문일 것이다.

Foye와 Duvall은 파라아미노살리실산의 금속착화합물과 킬레이트의 항결핵작용을 연구하였다. 구리착화합물은 다음과 같은 구조를 가진 열린 페놀성 화합물이다.

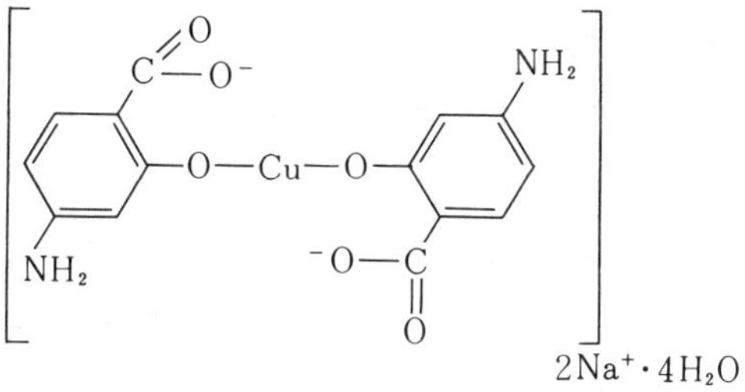

한편, 킬레이트에 대한 식은 다음과 같이 가정하였다.

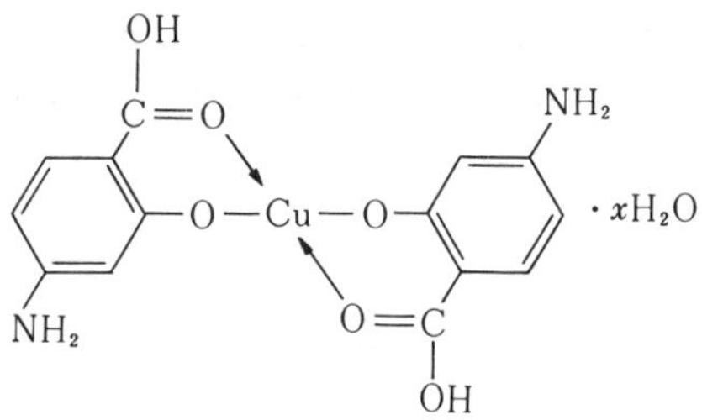

제 2 구리킬레이트는 제 2 구리착화합물보다 생쥐에 대한 생체내 항결핵작용이 더 큼을 나타냈다. 시험관 내와 생체내 실험 모두가 두 자리 리간드 착화합물로서 PAS와 동등하거나 또는 PAS 이상의 작용을 나타내었으며, 이들 연구자들은 PAS는 아마도 제 2 구리킬레이트로서 항결핵작용을 나타내는 것이라고 결론지었다. 비이온성 킬레이트는 이온성 착화합물보다 약 30배 이상 지용성이며 결핵균의 세포를 착화합물보다 더 쉽게 통과할 수 있다. 킬레이트가 더 큰 친유성이라는 것이 아마도 더 높은 항결핵작용을 나타내는 이유가 될 것이다.

Lange와 Foye는 alloxan이 코발트, 니켈 및 구리이온과 수용액 중에서 킬레이트화를 일으킴을 보여 주었으며 그들이 제안한 구조를 〈그림 **9 · 31**〉에 표시하였다.

Alloxan은 실험동물에 주사하였을 경우 당뇨병과 비슷한 효과를 나타낸다고 알려졌으며, Lange와 Foye의 결과들은 금속킬레이트가 이 혈당상승을 일으키는 활성물질일 가능성이 있음을 제시하고 있다. alloxan은 필수효소의 sulfahydryl 기와 결합함으로써 당뇨병을 일으키는 작용을 한다는 증거가 있으며, 그 증거는 alloxan의 킬레이트가 금속이온을 통해서 sulfahydryl기와

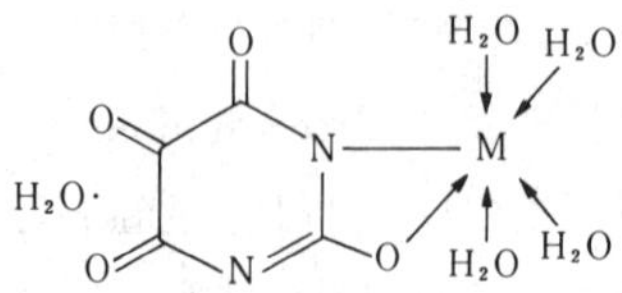

〈그림 9·31〉 Alloxan의 2가 6배위 금속킬레이트

결합하여 결합을 안정화시키는 것일 수도 있다.

cis-dichlorociammine 백금(II)와 같은 정사각형 평면구조를 갖는 백금 착화합물은 새로운 형태의 항암제로서 주목받고 있다. 이 백금 착화합물은 많은 화학요법제에 보이는 바와 같이, 독성이 강하기 때문에, 최근에는 보다 항암 활성이 강하고 독성이 작은 백금 착화합물의 개발이 행해지고 있다.

William 등은 구리-아스피린 킬레이트를 합성하여 래트(rat)에 투여했을 때 아스피린보다도 항염증작용이 강하고 adjuvant 관절염의 병변을 경험하는 것을 관찰했다. 아스피린 착화합물은 래트에서 1200 mg/kg 양까지 투여해도 위장관의 장애는 나타나지 않았다. 구조는 4분자의 아스피린과 2분자의 구리이온으로 구성되어, 구리이온이 비뚤어진 8면체 배열을 취하고 있었다. 저자 등은 이 구리 착화합물을 아스피린이나 다른 항염증약의 활성대사물로 생각했다.

Wilson병의 치료와 납, 수은중독의 해독제로 사용되는 penicillamine은 in vivo에서 강한 금속킬레이트형 성능을 이용하여 작용한다. 이를 류머티즘성 관절염에도 사용되어 왔다. Zucconi 등은 칼슘(II), 철(III), 금(I) 중에서 철(III)만이 *D*-penicillamine과 1:1, 그리고 1:2 킬레이트를 형성한다고 발표했다. 칼슘은 약한 1:1 착화합물을 형성하며, 금은 강한 1:1 착화합물을 형성했다.

2 착물의 결정구조(crystalline structure of complexes)

Shefter는 5-chloro 살리실산과 theophylline 사이의 1:1 고체 착화합물의 구조분석을 행하였다. 주된 상호작용은 수소결합이었으며, 5-chloro 살리실산의 carboxyl 기와 theophylline의 N_9 사이의 수소결합 길이는 2.68Å 이었다. 착화합물 성분 사이의 소수결합 역시 중요한 역할을 한다고 여겨진다. 여기서 간단히 설명하기 위해 5-chloro 살리실산이라고 말했지만 이 물질은 실제로 5-chloro, 3-chloro, 3,5-dichloro 유도체의 혼합물이다. 고체상태에서 5-chloro 살리실산과 theophylline이 stacking 배열을 하고 있는 것을 〈그림 9·32〉에 나타냈다. theophylline의 N_9 위치는 그림 오른쪽 위편에 9로 표시해 있다. Shefter와 Sackman은 sulfathiazole-theophylline과 sulfathiazole-sulfanilamide 착화합물에 대한 결정구조 연구를 행하였다. 이들 착화합물은 주로 수소결합으로 안정화하고 있다는 것을 밝혔다.

barbiturates는 수소공여능은 크나 수소수용능은 작다. barbital과 다른 작은 분자 사이의 착화합물의 결정구조에서 원자간 거리 측정을 통해 Wang과 Craven은 barbiturate의 생체 수용체에 강한 수소결합 수용그룹, 즉 histidine의 imidazole 환 또는 phospholipid의 phosphoryl 산소원자가 존재하는 것을 예측했다. 그들은 barbital과 1-methylimidazole 사이의 1:1 착화

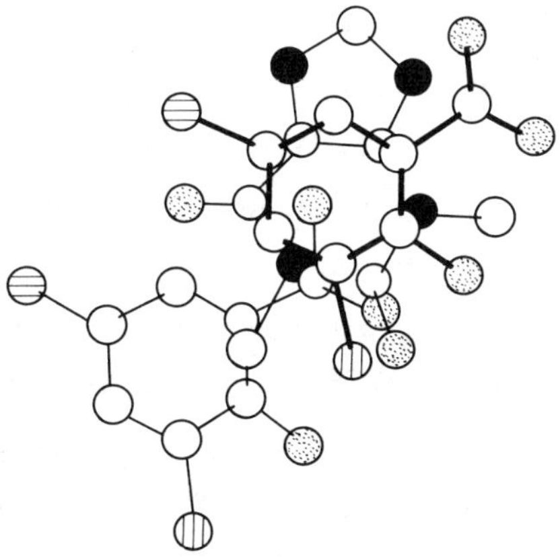

〈그림 9·32〉 Theophylline 분자 주위에 겹친 배열(stacked)을 취하고 있는 5-chloro 살리실산 분자

합물에 대한 x-ray 구조를 결정했으며, 수용체 부위에 존재하는 생화학적인 관능기에 대한 모델로서 사용한다. 2.82Å 의 거리를 둔 NH…N의 강한 수소결합이 존재하며 바르비탈염이 NH 수소공여체로서 작용하는 것을 증명했다.

9-7 안정도상수의 열역학적 고찰

착물화의 표준자유에너지 변화는 전체 안정도상수 K(또는 어떤 생성상수)와 다음과 같은 관계식으로 관계가 있다.

$$\Delta F^\circ = -2.303\ RT\ \log K \tag{50}$$

표준엔탈피 변화 ΔH°는 다음과 같은 식에 의해 $\log K$와 $1/T$을 도표로 만든 것의 기울기로부터 구할 수 있다.

$$\log K = -\frac{\Delta H^\circ}{2.303\,RT}\frac{1}{T} + \text{constant} \tag{51}$$

만일에 두 온도에서의 K값을 알면, 다음 식을 사용할 수도 있다.

$$\log K_2/K_1 = \frac{\Delta H^\circ}{2.303\,R}\frac{T_2-T_1}{T_1T_2} \tag{52}$$

표준엔트로피 변화 ΔS°는 다음 식으로 구한다.

$$\Delta F^\circ = \Delta H^\circ - T\Delta S^\circ \tag{53}$$

Anderew와 Keefer는 분자 착화합물 형성에 대한 안정도상수가 증가할수록 ΔH°와 ΔS°는 더욱더 음성으로(negative) 된다는 것을 보였다. 공여체와 수용체간의 결합이 강해지면 ΔH°는 더 큰 부의 값을 가진다. 상호작용 부위의 특수성 또는 구조적 제한이 크면 클수록 더 큰 부의값 $\Delta H°$ 를 가진다. Borazan 등에 대한 핵산염기와 catechol 사이의 전하이동 착화합물 형성 결과를 〈표 **9·10**〉에 제시했다. 이러한 결과는 위에서 제시한 일반론과 배치된다. uracil 착화합물은 큰 부의 값 $\Delta H°$ 와 $\Delta S°$ 값을 나타냈다. uracil-catechol 착화합물의 착화합물 형성 상수는 adenine-catechol 경우보다 매우 작다.

Nagwekar와 Kostenbauder는 모델약물인 *p*-toluene sulfonic acid sodium(PTSAS)에 대한 결합의 세기를 측정하고 열역학적 상수를 계산하기 위해 alkyl vinylpyridine-vinylpyrrolidone 혼성체를 사용했다. PTSAS 와 여러 알킬공중합체의 상호작용에 대한 결합상수 $K(M^{-1})$과 열역학적 상수는 15℃~37℃에서 구하였다. 이것은 〈표 **9·12**〉에 나타나 있다.

알킬공중합체의 크기가 증가할수록 결합상수는 들쑥날쑥 또는 지그재그 형태로 커진다. 홀수의 알킬탄소쇄의 공중합체의 K 값은 그 다음 크기의 짝수의 탄소수 것보다 크다. 그러나 K 값과 열역학적 함수($-\Delta F°$, $+\Delta H°$, $+\Delta S°$)는 홀수건 짝수건 간에 알킬쇄의 길이가 증가함에 따라 증가한다. 결합과정은 흡열($+\Delta H°$)반응이나 착화합물 형성시 엔트로피 증가가 크기 때문에 자유에너지는 마이너스 값을 갖게 된다. 이들 분자 착화합물의 결합은 일련의 소수성 상호작용으로 여겨진다. *p*-톨루엔 술폰산 음이온은 양으로 하전된 vinyl pyridine 과 상호작용하여 소수성 화합물을 형성하여 규칙적인 빙산구조 형태로 공중합체와 PTSAS 에 의해 둘러싸인 물분자를 밖으로 밀어낸다(그림 **9·33**). 공중합체와 PTSAS 사이에 결합이 일어났을 때 물의 빙산구조는 부분적으로 파괴되어 덜 규칙적으로 된다. 〈표 **9·12**〉에서 나타난 바와 같이, 이것이 착화합물 형성시 엔트로피 증가가($+\Delta S°$) 일어나는 이유이다.

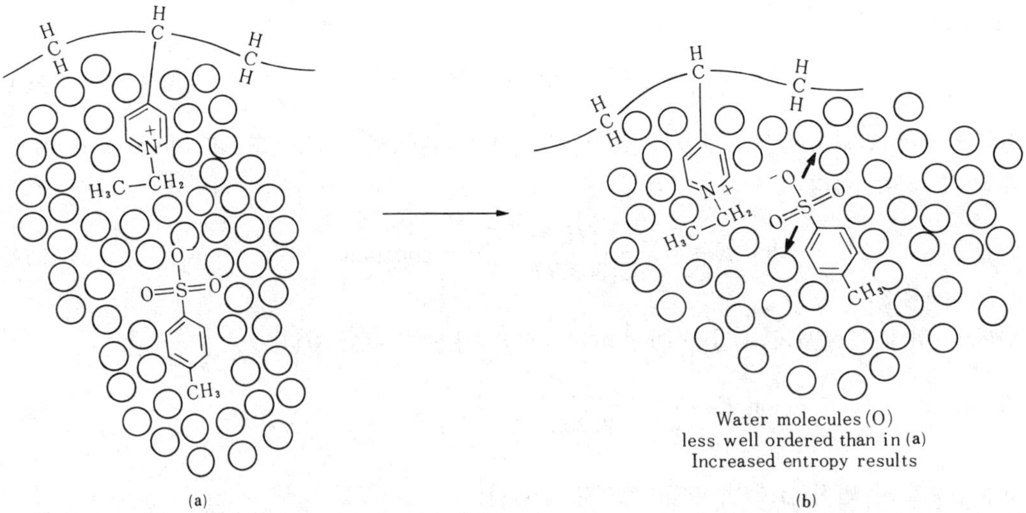

〈그림 *9·33*〉 물분자를 밖으로 밀어내는 *p*-toluene sulfonic acid의 음이온과 공중합쇄의 +로 하전된 vinyl pyridine과의 상호작용
2종의 이온을 둘러싼 물분자의 얼음상자 구조(a)는 +, − 이온간의 착화합물 형성에 의해 파괴(b)된다. 그 결과 엔트로피는 증대해 반응은 유리한 방향으로 유도된다.

〈표 9·12〉 15～－37℃에 있어서 여러 알킬공중합체와 PTSAS의 상호작용에 관한 결합상수와 열역학적 파라미터

온 도 (℃)	K (liter/mol)	$\varDelta F^\circ$ (cal/mol)	$\varDelta H^\circ$ (cal/mol)	$\varDelta S^\circ$ (cal/mol deg)
		Ethyl Copolymer-PTSAS		
15	46.00	−2193		
30	46.66	−2316	458	9.21
37	50.00	−2414		
		Propyl Copolymer-PTSAS		
15	61.00	−2354		
30	85.70	−2683	4068	22.32
37	102.14	−2853		
		Butyl Copolymer-PTSAS		
15	52.84	−2272		
30	55.00	−2430	1373	12.64
37	63.28	−2558		
		Pentyl Copolymer-PTSAS		
15	62.80	−2372		
30	111.00	−2837	5611	27.77
37	127.20	−2987		
		Hexyl Copolymer-PTSAS		
15	63.36	−2377		
30	94.80	−2743	4728	24.41
37	108.08	−2888		

예제 10. Basolo는 ethylenediammine과 제 2 구리이온과의 착화합물 형성에 대하여 다음과 같은 결과를 얻었다. 0℃에서 $\log K = 21.3$, 그리고 25℃에서 $\log K = 20.1$이다. 25℃에서의 $\varDelta F^\circ$, $\varDelta H^\circ$ 및 $\varDelta S^\circ$를 계산하라.

풀이 $\varDelta F^\circ = -2.303RT \log K = -2.303 \times 1.987 \times 298 \times 20.1 = -27.4$ kcal

$$\log K_2 - K_1 = \frac{\varDelta H^\circ(298-273)}{2.303R(298 \times 273)}$$

$$\varDelta H^\circ = \frac{(20.1-21.3)2.303 \times 1.987 \times 298 \times 273}{25} = -17.9 \text{ kcal}$$

$$\varDelta S^\circ = \frac{\varDelta H^\circ - \varDelta F^\circ}{T} = \frac{-17.9+27.4}{298} = +32 \text{ cal/deg}$$

예제 **10**에서 양의 엔트로피 변화는 킬레이트화의 특징인데, 리간드와 금속이온의 주위에 질서있게 배열되어 있는 물분자들이 킬레이트가 형성된 결과로서, 좀더 무질서한 배치상태가 되었기 때문에 일어난 것이다. 따라서 이것은 배치엔트로피를 얻은 것이라고 볼 수 있다. 이 효과는 Calvin과 Melchior가 명료하게 증명하였는데, 그들은 제 2 구리이온으로 salicyl adehyde-5-sulfonate 이온(A)을 착화합물화시켰다. 이들 이온은 정상적으로 수용액 중에서 일정한

수의 물분자로 수화되어 있으며, 착화합물이 형성될 때 이들 물분자들이 밀려나게 된다. 따라서 이온들 주위의 용매들의 질서있는 배열은 없어지고 계의 엔트로피는 증가한다. 이 과정은 다음과 같이 표시하게 된다.

$$Cu^{2+}\cdot(H_2O)_x+2A\cdot(H_2O)_y = CuA_2+z(H_2O)\ ;\quad \Delta S \cong +100\ \text{cal/deg}$$

여기서 x와 y는 결합한 물분자의 수이고, z는 유리된 상태의 물분자의 수이다.

일반적으로 여러 자리 리간드의 착화합물 형성(킬레이트화)에 수반되는 정전기적 하전의 감소 역시 수화시키는 가능성을 감소시켜 추가적인 엔트로피의 증가를 나타내게 된다. 한편, 한 자리 리간드의 착화합물 형성에 포함된 엔트로피의 변화와 전자공여-수용체 상호작용(분자 착화합물)은 음의 ΔS로 표시하는 경우가 자주 있다. 이 효과는 착화합물이 형성됨으로써 화학종의 질서가 증가된 때문이다. 이러한 착화합물은 킬레이트만큼 안정하지 못한 것이 보통이며, 이러한 형성은 이온 주위에 있는 똑같은 양의 용매가 감소됨으로써 일어난다고는 할 수 없다. $\Delta H°$는 식 (51)을 사용하여 $1/T$에 대해 $\log K$를 플롯하여 구한다. 기울기는 $-\Delta H°/(2.303R)$이고 2점식을 사용하여 분석 기하학적으로 계산한다.

$$\text{기울기} = (Y_2-Y_1)/(X_2-X_1)$$

최소자승법을 사용하여 $1/T$에 대한 $\log K$를 회귀시키면 더욱 정확한 $\Delta H°$가 얻어진다. 최근에는 싼 계산기가 보급되어 최소자승법에 의한 직선의 기울기, 절편 및 직선상한계수 R 등의 통계적 계산이 용이하게 되었다.

예제 11. uracil과 catechol의 상호작용에 대한 회합상수를 6℃, 18℃, 25℃, 37℃에서 얻어 〈표 **9·10**〉에 제시했다. 6～37℃의 온도에 걸친 착화합물 형성반응에 대한 $\Delta H°$, $\Delta F°$, $\Delta S°$를 계산하라.

4개의 $\log K$값을 $1/T$(Kelvin 단위)에 대해 플롯하여, 식 (51)과 직선회귀 프로그램을 사용하여 계산기로 처리한 기울기는 -776.65, $\Delta H° = -776.65\times1.987\times2.303 = -3554$ cal/mol을 얻었다.

$\Delta H°$는 이 착화합물 형성반응에서 6℃～37℃ 온도범위에 걸쳐 일정하다. 반면에 $\Delta F°(= -2.303RT\log K)$는 각 온도에서 서로 다른 값을 가진다. $\Delta S° = -(\Delta F°-\Delta H°)/T$에 의해 $\Delta S°$는 온도에 의존한다고 생각된다. 이들 식을 사용하여 $\Delta F°$와 $\Delta S°$를 계산하여 다음과 같은 값을 얻었다.

풀이

열 역 학	온	도(℃)		
함 수	6	18	25	37
$\Delta F°$ cal/mol	396	560	675	830
$\Delta S°$ cal/mol deg	−14	−14	−14	−14

얻어진 이들 값으로부터 $\Delta F°$는 4 온도에 있어 상당히 변화가 심하고 $\Delta S°$는 $\Delta H°$와 마찬가지로 일정의 값을 나타내고 있다. 사실 식 (51)의 상수는 다음과 같이 $\Delta S°/2.303R$로 쓰여질 수 있다.

$$\log K = -\frac{\Delta H°}{2.303\ R}\frac{1}{T} + \text{constant}$$

다른 표현으로

$$\log K = -\frac{\Delta H^\circ}{2.303R}\frac{1}{T} + \frac{\Delta S^\circ}{2.303R} \qquad (54)$$

이 식을 식 (50), 식 (53)과 비교하면 식 (51)의 상수는 $\Delta S^\circ/2.303R$가 된다. 따라서 ΔS°는 이 온도 범위에서는 약 -14 cal/mol deg의 일정값을 나타낸다. 식 (54)로부터, $1/T$에 대해 $\log K$를 플롯하여 세로축의 절편으로부터 ΔS°를 계산하는 것이 가능하다. 단, 이 방법은 실온으로부터 $1/T = 0(T = \infty)$까지의 외삽을 행하므로 최소자승법 분석과 컴퓨터 계산에 의해 행해질 수 있다. 점들을 눈대중으로 판단하여 그은 직선을 통해 구한 절편은 큰 오차가 생기기 쉽다. 식 (54)로부터 구한 최소자승값은 $\Delta S^\circ = -14.4$ cal/mol deg로서 예제 **11**의 답(평균값 -14)과 잘 일치한다.

연 습 문 제

1. Albert(Biochem. J. 47, 531, 1950)는 $0.1N$ NaOH을 연속적으로 가해서 50ml 검체 중의 아스파라긴 $pK_a = 8.85$와 $0.005M$ 황산카드뮴을 전위차적정으로 실시하였다. n_{mean}의 데이터를 $p[A]$에 대하여 도표로 하고 $\log K_1$, $\log K_2$ 및 $\log \beta$를 계산하라.

ml of 0.1N NaOH	pH	n_{mean}	$p[A]$
0	4.81	—	—
0.25	6.12	0.10	4.75
0.50	6.50	0.20	4.40
1.0	6.85	0.40	4.10
1.5	7.20	0.57	3.80
2.0	7.45	0.74	3.62
2.5	7.70	0.93	3.45
3.0	7.95	1.11	3.30
3.5	8.21	1.26	3.16
4.0	8.50	1.42	3.05
4.5	8.93	1.56	2.92

답 $\log K_1 = 3.9$, $\log K_2 = 2.97$, $\log \beta = 6.87$

2. 카페인과 벤조산 사이에 형성된 착화합물에 대하여 Higuchi와 Zuck는 다음과 같은 결과를 얻었다. 분석과정에서 벤조산을 물과 탄산수소용매인 Skellysolve-C에 분배시켰다.

(a) 분배법에 의하여 구한 카페인 수용액 중의 유리벤조산의 몰농도…11.94×10^{-2} mole/liter, 수상에 있는 총 미해리벤조산의 몰농도를 실험적으로 측정한 것을 부분해리에 대하여 보정한 것(유리+착화합물을 형성한 벤조산)…20.4×10^{-3} mole/liter

(b) 가해 준 카페인의 원래 몰농도(유리+착화합물을 형성한 카페인)…2.69×10^{-2} mole/liter, 착화합물 중의 두 화학종의 화학양론적인 비율을 1 : 1이라고 가정하고 해리상수 K를 계산하라.

답 $K = 38.4$

3. 용해도법을 사용하여, Higuchi 와 Lach(J. Am. Pharm. Assoc., Sci. Ed. 43, 465, 1954)는 polyethylene glycol 과 phenobarbital 사이의 착화합물 형성을 연구하였다. 30 ℃에서 얻은 결과는 다음과 같다.

(a) 용해도 도표의 plateau 범위에서 형성된 착화합물의 polyethylene glycol 함량…
30×10^{-5} equiv/liter

(b) 착화합물의 페노바르비탈 함량(가해 준 원래의 페노바르비탈 빼기 〈그림 **9 · 22**〉에 있는 용해도 도표의 B점에서 용해된 페노바르비탈)

$(21.5 \times 10^{-3}) - (6.5 \times 10^{-3}) = 15 \times 10^{-3}$ mole/liter

[PEG]/[Phenob]의 화학량론적 비율을 계산하라.

답 2 : 1

4. Higuchi 와 Lach에 의하면, 30 ℃에서 카페인과 술파티아졸의 상호작용에 대해서 다음과 같은 결과를 얻었다.

(a) 카페인이 존재하지 않을 때 포화상태에서의 총 술파티아졸의 농도…2.27×10^{-3} mole/liter

(b) 계에 3.944×10^{-2} mole/liter 의 카페인을 가하였을 때 포화상태에서의 총 술파티아졸의 농도…
3.27×10^{-3} mole/liter

1 : 1 착화합물이라고 가정하고 안정도상수를 계산하라.

답 11.5

5. Higuchi와 Zuck는 용해도법에 의하여 카페인과 butyl paraben 사이의 착화합물 형성을 연구하였다. 15 ℃에서의 결과는 다음과 같다.

(a) 카페인이 없을 때 butyl paraben의 용해도…$0.58 \times 10^{-3} M$

(b) 가해 준 카페인의 농도 … $6.25 \times 10^{-2} M$

(c) 상기의 카페인 양이 존재할 때의 butyl paraben의 용해도 … $3.27 \times 10^{-3} M$

이 착화합물은 화학양론적인 비율이 1 : 1이라고 가정하고 안정도상수를 계산하라.

답 $K = 91$

6. Calvin과 Melchior 는 5-salicylaldehydesulfonate 이온과 제 2 구리이온 사이의 킬레이트화를 연구하여 다음과 같은 결과를 얻었다.

$$\log K = 9.79 (40\ ℃에서)$$
$$\log K = 9.27 (25\ ℃에서)$$

40 ℃에서의 킬레이트화 과정에 대한 $\Delta H°$ $\Delta F°$ 및 $\Delta S°$를 계산하라. 이들 연구자들이 얻은 엔트로피 변화에 대하여 가능한 이유를 밝혀라.

답 $\Delta H° = 14.8$ kcal, $\Delta F° = -14.01$ kcal, $\Delta S° = +92.1$ cal/deg

7. Higuchi 와 Zuck는 카페인과 벤조산 사이에 형성된 착화합물을 연구하여 0 ℃에서의 $K = 29$, 30 ℃에서의 $K = 18$ 과 같은 결과를 얻었다. 30 ℃에서의 $\Delta H°$, $\Delta F°$ 및 $\Delta S°$를 계산하라. 이들 각각의 값으로 무엇을 말할 수 있겠는가?

답 $\Delta H° = -2.62$ kcal, $\Delta F° = -1.74$ kcal, $\Delta S° = -2.89$ cal/deg

8. Meyer와 Guttman(J. Pharm. Sci. 57, 895, 1968)이 평형투석방법에 의하여 bovine 혈청단백질에 의한 카페인의 결합을 연구함에 있어서, $2.8 \times 10^{-4} M$ 의 알부민이 1×10^{-4} M의 카페인과 평형을 이루었다. 평형이 이루어진 후 $0.7 \times 10^{-4} M$ 의 카페인이 투석주머니 속에 있었고, $0.3 \times 10^{-4} M$ 의 카페인이 외부용액에 있었다. 총단백질에 대한 결합단백질의 비율을 계산하라. 카페인의 '결합된 분율'은 얼마인가?

답 $\gamma = 0.143$, $\beta = 0.4$

9. pH 8.0에서의 sulfamethoxypyridazine의 알부민에 대한 결합에 대해서 결합부위의 수와 회합상수를 개산하라. 이러한 목적에 사용될 수 있는 데이터가 다음과 같이 주어졌다.

$\gamma = [D_t]/[P_t]$:	0.23	0.46	0.66	0.78
$[D] \times 10^4$:	0.10	0.29	0.56	1.00

결합부위의 수와 회합상수의 값은 얼마이겠는가?

답 $\nu = 1,\ K = 26,800$

10. Al-Obeidi와 Borazan은 epinephrine과 핵산염기 adenine, thymine, uracil 사이의 전하이동 착화합물 형성을 UV 흡수분광학으로 조사했다. epinephrine은 전자공여체, 핵산염기들은 전자수용체로 작용한다고 하자. 1 : 1 착화합물이 형성되었다고 가정하고, Benesi-Hildebrand의 식을 사용하여, 이들 연구자는 4개의 온도에서(파장 326 nm) adenine-epinephrine에 대한 다음과 같은 안정도상수 K(1/molarity)를 얻었다.

온도(℃)	2	18	25	37
$K(M^{-1})$	0.79	0.52	0.45	0.35

착화합물 형성시의 표준자유에너지($\Delta F°$), 표준엔탈피($\Delta H°$), 표준엔트로피($\Delta S°$) 변화들을 계산하라.

답 계산값과 문헌값(J. Pharm. Sci. 65, 983, 1976)을 비교하라.

11. Meyer와 Guttman의 동력투석방법을 사용한 단백질결합 연구에서, 약물 $2 \times 10^{-3} M$을 투석 sac에 넣었다 하자. 단백질의 비존재하에서 (D_t)에 대한 다음 값이 결정되었다. (힌트 : 이들 값을 semilog 종이에 플롯하고 직선의 기울기로부터 속도상수를 결정한다.)

시간(hr)	$(D_t)M$
2.0	0.74×10^{-3}
4.0	0.27×10^{-3}

투석연구를 $5 \times 10^{-4} M$ 단백질 존재하에서 똑같이 행하여 투석 sac로부터 약물소실속도를 결정하였다. 실험데이터를 식 (48)에 의해 컴퓨터 계산한 결과, 다음과 같은 같은 실험상수가 얻어졌다.

$C_1 = 1 \times 10^{-3}$ mole/liter, $C_2 = 0.2\ \text{hr}^{-1}$
$C_3 = 6 \times 10^{-4}$ mole/liter, $C_4 = 0.1\ \text{hr}^{-1}$
$C_5 = 4 \times 10^{-4}$ mole/liter, $C_6 = 0.05\ \text{hr}^{-1}$

단백질 존재하에서 (D_t)에 대해 실험적으로 결정된 값은 1, 3, 5 시간에서 다음과 같다.

시간(hr)	(D_t) mole/liter
1	1.74×10^{-3}
3	1.34×10^{-3}
5	1.04×10^{-3}

위 3개의 값을 사용하여 Scatchard 파라미터인 γ와 $\gamma/[D]$를 계산하라. 만족스런 Scatchard plot을 만드는 데는 3개 이상의 데이터점이 필요하지만 대략적 곡선을 얻기 위해 γ에 대해 $\gamma/[D]$의 plot에 3개의 데이터점을 사용한다. Scatchard plot의 일반적 모양은 〈그림 **9·28**〉을 참조하라.

답 1시간 $\gamma = 2.53$ $\gamma/[D] = 5.35 \times 10^3$ mole/liter
2시간 $\gamma = 1.99$ $\gamma/[D] = 5.80 \times 10^3$ mole/liter

3시간 $\gamma = 1.58$ $\gamma/[D] = 6.31 \times 10^3$ mole/liter

12. 〈표 **9·13**〉의 데이터는 Cho 등에 의한 데이터, 즉 인간혈청알부민에 대한 bishydroxycoumarin의 결합을 평형투석에 의해 연구한 데이터와 비슷하다. 인간혈청알부민의 농도는 0.20%(2.90×10^{-5} mol/liter)이다. pH는 *tris*(hydroxymethyl) aminomethane-hydrochloric acid를 사용하여 7.4로 맞추었으며 이온강도는 0.15로 유지시켰다. 실험온도는 20℃이다. 〈표 **9·13**〉의 데이터를 사용하여

(a) 자유약물농도(D)에 대하여 γ = [결합된 약물]/[전체 혈청알부민]을 플롯하여 Langmuir 등온선을 만들어라. 혈청농도는 2.9×10^{-5} mole/liter 이다.

(b) 그래프의 수직축에 $\gamma/[D]$를, 수평축에 γ를 놓아 플롯하여 식 (40)으로 표시되는 Scatchard plot 을 얻는다. Scatchard plot으로부터 결합부위의 평균수 ν를 결정한다. 40℃에서 bishydroxycoumarin

〈표 **9·13**〉 **혈청알부민과 bishydroxycoumarin의 상호작용(20℃와 40℃) 속도-pH 관계**

D_b	D	20℃		40℃	
mole/liter×10^6	mole/liter×10^6	γt	$\frac{\gamma}{(D)} \times 10^{-5}$	γ	$\frac{\gamma}{(D)} \times 10^{-5}$
23.20	1.000	0.8	8.0	0.6	4.0
29.00	1.430	1.0	7.0	1.1	3.1
34.80	2.000	1.2	6.0	1.7	2.3
40.60	2.690	1.4	5.2	1.9	1.5
52.20	4.290	1.8	4.2	2.5	1.1
63.80	6.880	2.2	3.2	3.1	0.7
92.80	14.55	3.2	2.2	3.9	0.5
116.0	33.33	4.0	1.2	4.9	0.3
145.0	62.50	5.0	0.8	5.7	0.1
174.0	150.0	6.0	0.4		

결합 실험에 관한 데이터는 〈표 **9·13**〉에 있다. . 이들 데이터를 플롯하고 20℃에서 얻은 ν값과 비교하라. ν값은 그 온도에서 일치하는가?

(c) 20℃와 40℃에서 인간혈청알부민에 대한 bishydroxycoumarin의 회합상수 k를 계산하라. 세로축의 절편은 νk이며 이것으로부터 그 온도에서의 k가 구해질 수 있다.

(d) 식 $\Delta F° = -RT \ln K$ 식을 사용하여 20℃와 40℃에서 상호작용에 대한 표준자유에너지 변화 $\Delta F°$를 계산하라.

(e) 그 온도에서의 회합상수와 식 $\ln K_{20}/K_{40} = -\Delta H°(1/293 - 1/313)/R$를 사용하여 표준엔탈피 변화 $\Delta H°$를 계산하라.

(f) $\Delta F° = \Delta H° - T\Delta S°$를 사용하여 착화합물 형성에 대한 표준엔트로피 변화 $\Delta S°$를 계산하라.

(g) 얻어진 열역학적 양의 크기와 부호에 대하여 적절히 설명하라.

답 〈표 **9·1**〉과 비교하라.

13. 전하가 (2^+, 1^-)인 전해질이 (1^+, 1^-)인 전해질보다 몰전도도가 더 클 것이라고 예상되는 까닭을 설명하라.

14. 새로 만든 $Pd(NH_3)_2Cl_2$ 수용액은 전기를 통하지 않는다. 이 화합물은 센 전해질인가 또는 약한 전해질인가? 그 구조를 바탕으로 설명하라.

15. 칼륨백반, $KAl(SO_4)_2 12H_2O$는 K_2SO_4 용액 및 $Al_2(SO_4)_3$ 용액을 함께 증발, 농축시킬 때 정팔면체 형태의 결정으로 얻어진다. 이 염이 배위화합물인지를 결정할 수 있는 실험법을 고안하라. 이것이 배위결합이거나 또는 아니라고 가정하였을 때 각각 어떤 결과를 나타내리라고 생각하는가?

16. 질량분석법으로는 광학이성질체와 기하이성질체를 구별할 수 없다. 그 이유를 설명하라.

17. $Co(NH_3)_4CO_3Br$는 세 가지 이성질체가 가능하다. 그 가능한 구조를 적어라. 이것들을 (a) 어떤 화학적 방법과, (b) 어떤 기기분석적 방법으로 구별할 수 있는지를 말하라.

18. 염화카르본아토아쿠오사암민코발트(Ⅲ)일수화물의 이성질체를 설명하라.

19. 금속 M은 리간드 A와 매우 진한 색깔의 착이온을 만들며, 리간드 B와는 색깔이 없는 착이온을 만드는데 이 착이온은 M과 A의 착이온보다는 훨씬 더 안정하다. 시약 A와 B를 이용하여 적정법으로 용액 속의 M이온의 농도를 결정하는 방법을 제시하라.

20. 실험식이 $Cr(NH_3)_3(NO_2)_3$인 두 화합물이 있다. 이 중 하나는 수용액에서 비전해질이고 다른 하나는 전해질이다. 전기전도성인 물질의 가장 낮은 화학식량은 얼마인가? 또 비전도성 물질의 가장 큰 화학식량은 얼마인가?

21. 철(II)의 페로인 착이온, $[Fe(o\text{-phen})_3]^{2+}$은 진한 색깔을 띤다. 그러나 철(Ⅲ)의 대응하는 착이온의 색깔은 매우 엷다. 산화-환원적정법에 어떻게 페로인을 이용할 수 있는지를 설명하라.

22. 〈표 **9·4**〉에서 정팔면체 착이온에 대하여 나타낸 바와 같이, 평면사각형 착이온에 대한 CFSE의 표를 만들어라. $d_{x^2-y^2}$과 d_{xy} 사이의 에너지차만이 전자쌍을 이루게 할 정도로 크다고 한다.

23. 결정장 이론은 왜 주기율표의 주족금속의 착물에는 적용되지 못하는가?

24. d^8 착이온이 다른 착이온보다 평면사각형 구조를 가지기 쉬운 까닭을 설명하라.

25. 결정장 이론을 이용하여 다음 각 착이온의 중심금속의 전자배치를 그려라.
(a) $[Pt(NH_3)_4]^{2+}$ (b) $[Cu(NH_3)_4]^{2+}$ (c) $[Cr(NH_3)_6]^{3+}$

26. 원자가결합법을 써서 내부궤도함수라는 말이 낮은 스핀상태를 뜻하지 않는 예를 밝혀라.

27. $[Ni(H_2O)_6]^{2+}$의 수용액은 녹색이지만, $[Ni(CN)_4]^{2-}$의 수용액은 무색이다. 이러한 관찰 결과를 설명하라.

28. 어떤 이온 M^{2+}은 착이온 $[M(H_2O)_6]^{2+}$, $[MBr_6]^{4-}$ 및 $[M(en)_3]^{2+}$을 생성하며, 그들의 색깔은 각각 녹색, 붉은색 및 푸른색 중의 하나이다. 각 착이온의 색깔을 맞추어 보라.

29. d^9 중심이온의 전자배치는 그 d 궤도함수에 1개의 음전하(e^+)를 가진 가상적인 이온(d^+)의 전자배치와 비슷하다. (a) d^+이온의 바닥상태가 축퇴되어 있는가? (b) 정팔면체장에서 d^+이온이 들뜬상태에 있을 때에 몇 중으로 축퇴되어 있는가? (c) 정팔면체장에서 d^1이온이 바닥상태에 있을 때 몇 중으로 축퇴되어 있는가? (d) 정팔면체장에서 d^9배치가 d^1배치의 역으로 볼 수 있는 까닭을 설명하라.

30. 정팔면체 착이온에서 결정장 분할에너지의 크기와 전자쌍을 이루는 데 필요한 에너지 사이에
i) $\varDelta > P$ 및 ii) $\varDelta < P$의 관계가 있을 때, 다음의 이온형태에 대하여 그 스핀상태를 예측하라.
(a) d^9 (b) d^3 (c) d^4 (d) d^5

31. 평면사각형 장에서 d^8이온이 센장과 약한장에서의 CFSE를 계산하라. 평면사각형장은 약한장을 만드는 리간드의 착물에 적합한가?

32. 많은 정팔면체 착물에서의 $\varDelta$의 크기는 수소원자에서 $1s$ 및 $2s$ 궤도함수의 에너지 차보다 작다고 하는 것을 증명하는 실험적 증거를 들어라. 정팔면체 착물에서의 값의 크기는 수소원자에서 어떤 궤도

함수들의 에너지차에 필적하는가?

33. 선형장에서의 착물에 대하여 〈그림 9·5〉와 같은 모양으로 결정장 분할그림을 그려라(리간드는 z 축상에 있다고 가정한다).

34. 평면사각형장에서의 $d_{x^2-y^2}$및 d_{xy} 궤도함수 사이의 에너지차가 정팔면체장에서의 이들 두 궤도함수의 에너지차와 같은 까닭을 설명하라.

35. 다음 각 카르보닐 물질에서 x 값을 예측하라.

(a) $Co_2(CO)_x$ (b) $H_xCr(CO)_5$ (C) $H_xCo(CO)_4$

36. Fe^{2+} 이온의 수화엔탈피는 이 이온이 CFSE를 가지지 않는다고 가정할 때보다 11.4 kcal/mol만큼 더 크다. $[Fe(H_2O)_6]^{2+}$이 높은 스핀상태라고 가정하고 이 이온의 Δ를 산출하라.

제 10 장

반응속도론

반응속도과정은 의약품 제조자로부터 환자에 이르기까지 약학에 관련이 있는 누구에게나 기본적인 관심사이다. 의약품 제조자는 그가 만든 의약품이나 제형이 충분히 안정하여 불활성화되거나 독성이 있는 형태로 변화되지 않고 상당한 기간 동안 저장할 수 있음을 명확히 증명해야 한다. 또한 약사는 자신이 취급하는 약물의 잠재적인 안정성에 주의를 기울여야 하며, 의사와 환자는 처방된 의약품이 바라는 효과를 나타낼 수 있는 충분한 농도로서 작용부위에 도달한다는 것을 확증하여야 한다. 이와 같은 일련의 사항 중에는 몇 가지 반응속도론의 원리와 반응속도과정이 포함되어 있다. 즉,

① 의약품의 안정성과 배합금기 : 약물이 분해되거나 또는 물리적·화학적으로 바람직하지 못한 형태로 변화됨으로써 약물의 손실을 가져오므로, 반응속도가 약물을 불활성화되게 하는 요인이 된다.

② 용해 : 용해에서의 일차적인 관심은 고형제제가 약물의 분자용액으로 변화되는 속도에 있다.

③ 흡수, 분포 및 소실 : 약물의 체내로의 흡수속도, 이어서 체내에서의 분포속도 및 대사, 체내기관 또는 체내지방에의 저장 및 배설경로 등의 인자에 의한 분포상태로부터의 이동속도와 관련이 있다.

④ 약물에 의한 반응의 발생은 일종의 반응속도과정이라고 가정하고, 분자수준에서의 약물작용에 관한 모델을 구상할 수 있다.

따라서, 이 장에서는 약물의 적당한 제형, 안정화 및 투여와 관련이 있는 여러 가지 인자를 취급하고, 농도, 온도 및 촉매가 반응의 속도와 메커니즘에 미치는 영향을 살펴보기로 한다.

10-1 반응속도와 반응차수

1 반응속도(rate)

반응속도는 Wilhelmy가 편광계를 사용하여 포도당의 전화속도를 측정하였으며, van't Hoff는 비가역반응에 대하여 처음으로 1차·2차·3차 반응을 구별하고, 온도 10℃ 상승함에 따라 반응속도가 2~3배 증가함을 발견하였으며, Arrhenius는 온도의 효과를 설명하기 위하여 반응분자의 활성화의 개념을 도입하여 활성화에너지의 이론을 도입하였다.

반응속도는 화학반응이 진행하는 경우, 반응하는 물질의 농도는 시간이 경과함에 따라 감소하고 생성물의 농도는 증가한다. 이와 같이 반응물 중 한 가지의 농도가 시간에 따라 감소하는 변화율, 또는 생성물 중 한 가지의 농도가 시간이 경과함에 따라 증가하는 변화율로써 반응속도를 정량적으로 표시할 수 있다. 이를 일반적인 화학반응의 예로 들면

$$aA+bB+\cdots = cC+dD+\cdots \tag{1}$$

윗식에서 t 시간 후에 반응물의 농도를 C_A, C_B,…라 하고 생성물의 농도를 C_C, C_D,…라고 하면 반응속도는

$$-\frac{dC_A}{dT}, \quad -\frac{dC_B}{dT}, \quad \cdots, \quad +\frac{dC_C}{dT}, \quad +\frac{dC_D}{dT} \tag{2}$$

와 같이 표시하며 이 중 한 개를 측정하여 얻을 수 있다.

(1)의 반응물에서 질량작용의 법칙(law of mass action)에 의하면, 화학반응의 속도는 반응에 관여하는 물질의 분자수와 같은 멱으로 한, 각각의 반응물의 몰농도의 곱에 비례하며 반응속도는

$$\begin{aligned} \text{속도} &= -\frac{1}{a}\frac{d(A)}{dt} = -\frac{1}{b}\frac{d(B)}{dt} = \cdots \\ &= k(A)^a(B)^b \end{aligned} \tag{4}$$

이며, k는 반응속도상수(rate constant)이다. 각각의 반응성분의 감소속도는 반응에 관여하는 각각의 화학종의 몰당량으로 주어진다.

2 반응차수(order of reaction)

질량작용의 법칙으로부터 반응속도를 정당한 멱으로 곱한 반응물의 농도의 함수로서 도표에 나타내면 직선이 얻어짐을 알 수 있다. 반응의 전체 차수는 직선도표를 주는 농도항의 지수의 합이다. 각각의 반응물에 대한 차수는 개개의 농도항의 지수이다.

초산과 에탄올의 반응에서 반응속도는 다음의 식으로 주어진다.

$$-\frac{d(CH_3COOH)}{dt} = -\frac{d(C_2H_5OH)}{dt} = k(CH_3COOH)(C_2H_5OH) \qquad (5)$$

따라서 반응은 초산에 대해서는 1차, 에탄올에 대해서도 1차반응이고, 전체 반응은 2차반응이다.

만일 이 반응에서 초산을 용매로 사용하고 있는 용질로서는 비교적 작은 농도의 에탄올을 사용하였다고 하자. 용질과 용매와의 사이에 반응이 일어남에 따라서 에탄올(용질)의 농도는 최초의 농도로부터 상당히 변화되나, 그 반면에 초산(용매)의 농도는 대단히 과량으로 존재하기 때문에 본질적으로 불변이다. 이 경우에 속도식에 대한 초산의 기여는 일정하다고 생각할 수 있고, 반응속도는 다음과 같은 식으로 주어진다.

$$-\frac{d(C_2H_5OH)}{dt} = k'(C_2H_5OH) \qquad (6)$$

여기서 $k' = k(CH_3COOH)$

이다. 이 반응을 유사-1차반응(pseudo-first order)이라고 한다. 일반적으로, 어느 반응물의 하나가 대단히 과량으로 존재하여 농도가 일정하거나 거의 일정하다고 생각할 수 있을 때에는 그 반응은 전체가 유사-차수(pseudo-order)가 될 것이다.

3 분자도(molecularity)

반응의 전체 차수가 측정된 반응은 몇 단계를 통하여 일어난다고 생각할 수 있다. 에탄올과 초산의 에스테르화에 대해서 생각할 수 있는 두 가지 경로 또는 메커니즘은 다음과 같다.

도식 I :

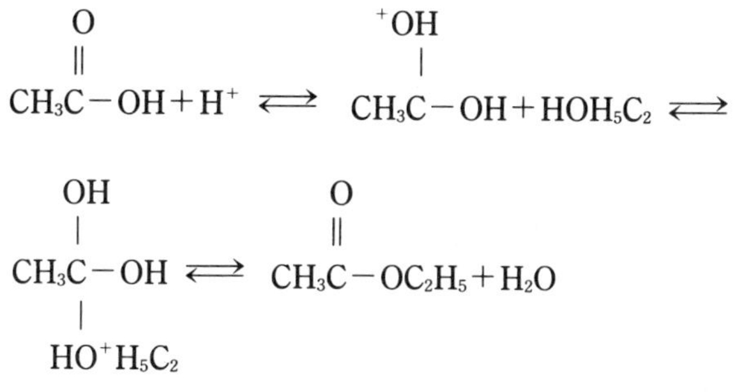

도식 II :

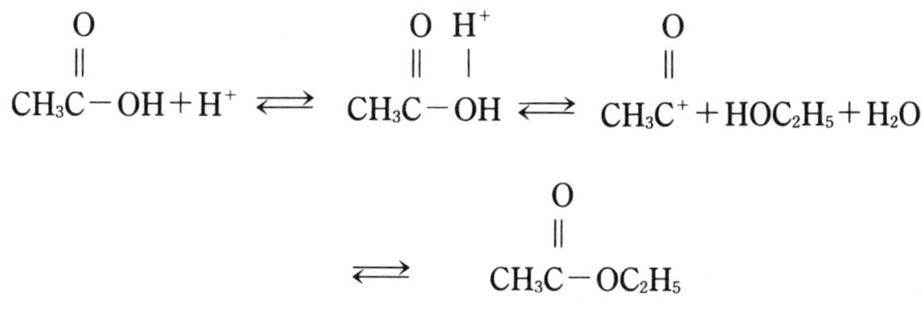

에스테르화 반응은 가역반응으로 관찰되므로 두 가지의 가정된 메커니즘에서의 각 단계는 가역적이라고 취급된다. 반응경로의 각각에서 어느 주어진 단계는 별개의 반응에 해당된다고 생각할 수 있으며, 이 별개의 반응의 생성물은 다음 반응의 출발물질의 원천이 되므로 분리하는 경우가 가끔 있다. 끝으로 전체 반응의 생성물을 구성하는 비교적 비반응성인 물질을 얻는다.

어느 주어진 반응 메커니즘에서, 반응의 각 단계에는 그 반응에 관여하는 분자의 수를 지정하는 화학양론적인 관계가 있다. 각각 단계의 하나하나를 **단일단계반응**(elimentary reaction)이라고 한다. 도식 I과 II로 표시한 바와 같은 복잡한 반응은 단일단계반응의 연속으로 이루어져 있다. 단일단계반응의 차수는 그 단계에서 반응하는 분자의 수를 주게 되므로 이 차수를 보통 단일단계반응의 **분자도**(molecularity)라고 한다.

한편, 반응이 여러 단계를 거쳐서 진행한다면 분자도는 관측된 속도법칙에 참고로 사용되지 않는데, 그 이유는 한 단계에 두 분자가 포함될 수도 있고, 두 번째 단계에서는 단 하나의 분자, 그리고 그 다음 단계에는 하나 또는 둘 또는 그 이상의 분자가 포함될 수도 있기 때문이다. 그러므로 차수와 분자도는 단일단계반응에 대해서만 같다. 이 동일성은 일반적으로는 주장되지 못하는데, 어떤 개체반응에서는 차수와 분자도가 단일단계반응 단계에서까지도 다르기 때문이다.

trans-stilbene이 *cis*-stilbene으로 되는 이성질체화 현상(isomerization reaction)과 같은 1분자반응(unimolecular reaction)은

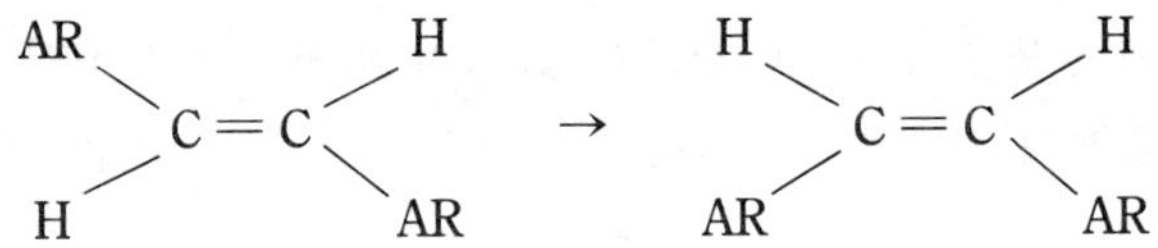

일반적인 반응처럼 다음과 같이 쓸 수 있고

$$A \longrightarrow \text{생성물} \tag{7}$$

이 식에 대하여 반응속도법칙은 다음과 같이 표현할 수 있다.

$$-\frac{dA}{dt} = kA \tag{8}$$

2분자반응(bimolecular reaction)에는 반응에 관여하는 두 개의 분자가 같은 것인가 또는 다른 것인가에 의해 두가지의 형태가 있다. 예를 들면, 반응

$$2\,NO_2 \longrightarrow N_2O_4$$

는 다음과 같이 쓸 수 있고

$$2A \longrightarrow \text{생성물} \tag{9}$$

다음과 같은 반응속도법칙을 가진다.

$$-\frac{dA}{dt} = kA^2 \tag{10}$$

한편, 반응

$$CH_3Cl + NH_3 \longrightarrow CH_3NH_3^+Cl^-$$

은 다음과 같이 쓸 수 있으며

$$A + B \longrightarrow \text{생성물} \tag{11}$$

반응속도법칙은 다음과 같다.

$$-\frac{dA}{dt} = -\frac{dB}{dt} = kAB \tag{12}$$

여기서 A와 B는 두 반응물, CH_3Cl과 NH_3를 각각 표시한다.

3분자반응 및 그 이상의 분자도인 반응은 극히 드물다. 왜냐하면 이러한 반응은 반응을 하는데 충분한 에너지를 가진 셋 또는 그 이상의 분자가 동일 공간에서 동시에 만나야 하기 때문인데, 이렇게 만난다는 것은 그다지 있음직한 일이 아니며, 따라서 이러한 반응은 대부분이 2분자 단계의 연속으로 이루어진 3분자반응인 것 같다.

4 비반응속도상수

단일단계반응에 관계되는 반응속도법칙에 나타나는 상수 k를 **비반응속도상수**(specific rate constant)라고 한다. 온도, 용매와 같은 반응조건에 어떠한 변화가 생기거나, 또는 반응종의 한 가지 종에 약간의 변화가 생기면 반응속도법칙에서 비반응속도상수는 다른 값을 갖게 된다. 실험적으로는 비반응속도상수의 변화는 단순히 반응속도식으로 주어지는 직선의 기울기의 변화에 대응한다. 비반응속도상수에 변화가 생긴다고 하는 것은 물리적으로 큰 의미를 가진다. 왜냐하면 이 상수의 변화는 반응조건의 변화의 결과로서 분자수준의 변화가 일어났음을 반드시 나타내기 때문이다. 이것에 대해서는 다음에 다시 검토하기로 한다.

서로 다른 분자도를 갖는 몇 단계로 구성되어 있는 반응으로부터 얻어진 반응속도상수는 여러 단계의 비반응속도상수의 함수이다. 이 단계에 관여하는 분자의 성질이나 반응조건의 변화에 기인되는 반응단계의 성질에 어떠한 변화가 일어나면 전체 반응속도상수의 변화는 반응에 대하여 유익한 정보를 제공하기도 하지만, 하나의 비반응속도상수에 영향을 주는 것이 다른 것에도 영향을 끼친다는 것은 극히 일반적인 것이다. 따라서 이러한 반응에 대한 전체 반응속도상수의 변화에 유의성을 부여한다는 것은 대단히 어렵다.

기본적인 속도상수의 단위(units of the basic rate constants) : 0차, 1차 및 3차반응속도법칙에 나타나는 속도상수의 단위를 구하기 위하여 속도법칙을 나타내는 식을 재정리하여 식의 변수로서 대표되는 상수를 얻는다. 따라서 0차반응에 대해서는

$$k = -\frac{dA}{dt} = \frac{\text{moles/liter}}{\text{second}} = \frac{\text{moles}}{\text{liter} \cdot \text{second}}$$

$$= \text{moles} \cdot \text{liter}^{-1} \cdot \text{second}^{-1}$$

1차반응에 대해서는

$$k = -\frac{dA}{dt} \cdot \frac{1}{A} = \frac{\text{moles/liter}}{\text{second} \cdot \text{moles/liter}}$$

$$= \frac{1}{\text{second}} = \text{second}^{-1}$$

2차반응에 대해서는

$$k = -\frac{dA}{dt} \cdot \frac{1}{A^2} = \frac{\text{moles/liter}}{\text{second} \cdot (\text{moles/liter})^2}$$

$$= \frac{\text{liter}}{\text{second} \cdot \text{mols}} = \text{liter} \cdot \text{second}^{-1} \cdot \text{moles}^{-1}$$

만약 농도가 아닌 다른 양으로 측정된다면 반응속도상수에 대한 적당한 단위를 얻기 위하여 moles/liter 단위를, 예를 들면 기압에서의 압력과 같은 다른 어떤 단위로 바꾸는 것은 어려운 것이 아니다.

5 0차반응(zero-order reaction)

반응속도가 반응물질의 농도에 의하여 변화하지 않는 반응을 **0**차반응이라 한다. 특히 표면반응에서의 확산속도, 광화학반응에서의 빛의 흡수와 같은 것이 이 반응에 속한다. 이 반응에서 반응속도는 반응물질 A의 농도에 무관하므로 반응속도식은

$$-\frac{dC_A}{dt} = k_0 \tag{13}$$

즉,
$$C_A = -k_0 t + \text{const.} \; (\text{단 } C_{A0}\text{는 } A\text{의 초농도}) \tag{14}$$

t시간 후의 A의 변화량을 x라 하면 $x = C_{A0} - C_A$이므로

$$k_0 = \frac{x}{t} \tag{15}$$

여기서 k_0는 0차반응의 속도상수이다.

반감기라 함은 A의 최초농도가 절반으로 감소하는 데 소요되는 시간으로, 반감기 $t_{1/2}$은

$$t_{1/2} = \frac{C_{A0}}{2k_0} \tag{16}$$

6 현탁제, 겉보기 1차반응속도론

현탁액은 0차반응의 또 다른 경우로서 용액의 농도가 약물의 용해도에 의존한다. 약물이 용액 중에서 분해되면, 약물이 현탁된 입자로부터 유리되므로 그 농도는 일정하게 유지된다. 물론, 이 농도는 특정농도와 특정온도에서의 약물의 평형용해도이다. 중요한 점은 시간이 지

남에 따른 용액 중의 약물의 분해에도 불구하고, 용액에서의 약물량은 일정하게 유지되고 있다는 것이다. 이런 불변성은 현탁제에 고형약물의 저장(즉, 존재)에 기인한다. 분해된 그것을 대치할 약물이 없는 보통의 용액에 대한 식은 1차이며, 식은 다음과 같이 된다.

$$-\frac{d[A]}{dt} = k[A]$$

여기서 A는 시간 t일 때 분해되지 않고 남아 있는 약물의 농도이며, k는 1차반응상수이다. 농도 $[A]$가 일정할 때, 현탁제의 경우에는 다음과 같이 나타낼 수 있다.

$$k[A] = k_0 \tag{17}$$

따라서 1차반응속도법칙은 다음과 같이 된다.

$$-\frac{d[A]}{dt} = k_0 \tag{18}$$

식 (18)은 명백히 0차반응식이다. 이것을 단지 현탁된 약물저장이 일정한 농도를 유지하기 때문에 겉보기 0차식이 된다. 모든 현탁된 입자가 용액에 녹아 있는 약물로 전환되면 이 계는 1차반응으로 된다.

예제 1. 액체 아스피린을 조제하는 처방에서 아스피린이 325 mg/5 ml 또는 6.5 g/100 ml를 함유할 때 25℃에서 아스피린의 용해도는 0.33 g/100 ml이다. 따라서 이 조제는 명확히 현탁액이 될 것이다. 이 처방에서 다른 성분들은 pH 6을 갖는 생성물이 된다. 이 용액에서 아스피린 분해의 1차반응속도상수는 4.5×10^{-6} sec^{-1}이다. 0차반응속도상수를 구하라. 또는 약물이 25℃에서 원래 농도의 90%가 남을 때까지(즉, 10% 분해)의 액상약물의 보존기간을 결정하라.

풀이 $k_0 = k\times$[용액 중의 아스피린]

$k_0 = (4.5\times10^{-6}\ \text{sec}^{-1})\times(0.33\ \text{g}/100\ \text{m}l)$

$k_0 = 1.5\times10^{-6}\ \text{g}/(100\,\text{m}l\cdot\text{sec})$

* t_{90}에 대한 식은 0차방정식 $[A]=[A_0]-kt$에 $[A]$ 대신 $0.9[A]_0$를 대입함으로써 얻어진다.

7 1차반응(first-order reaction)

$$A \longrightarrow B+C \tag{19}$$

위의 반응식에 있어서 A의 초기농도를 a mol/l라 하고 시간이 t 사이에 A가 x mol/l 분해되었다면, A의 남은 농도는 $a-x$이고, B 및 C가 x mol/l 생성된다. 따라서 B 또는 C의 생성속도는 $-d(a-x)/dt$이고 1차반응에 있어서는 A의 순간농도에 비례한다. 즉,

$$\frac{-d(a-x)}{dt} \propto (a-x)$$

$$\frac{dx}{dt} = k_1(a-x) \tag{20}$$

변수를 분리하고 적분하면

$$-\ln(a-x) = k_1t + \text{const.} \tag{21}$$

최초조건으로서 $t=0$일 때 $x=0$ 이므로 const. $=-\ln a$로 되고, 적분된 식은

$$-\ln\frac{a-x}{a}=k_1t \tag{22}$$

또는

$$x=a(1-e^{-k_1t}) \tag{23}$$

$\ln[a/(a-x)]$를 t에 대해서 도시하면 원점을 지나는 직선이 되며, 그 기울기는 1차반응속도상수 k_1이 된다.

반감기(half-life)라 함은 A의 최초농도가 절반으로 감소하는 데 소요되는 시간이다.

식 (22)에서 $x=a/2$일 때 $t=t_{1/2}$이고, 따라서

$$t_{1/2}=(\ln 2)/k_1 \tag{24}$$

그러므로 반감기는 반응물질의 최초농도에는 무관하다.

8 2차반응(second-order reaction)

$$A+B \longrightarrow C+D \tag{25}$$

위의 반응에서 $t=0$ 일 때 A의 초기농도를 a mol/l, B를 b mol/l라고 하면 시간 t 후에는 A 및 B의 x mol/l가 반응하여 C와 D가 각각 x mol/l씩 생기게 된다. 이 반응이 2차속도법칙에 따른다면

$$\frac{dx}{dt}=k_2(a-x)\ (b-x) \tag{26}$$

변수를 분리하여 적분하면

$$\frac{[\ln(a-x)-\ln(b-x)]}{a-b}=k_2t+\text{const.} \tag{27}$$

$t=0$ 일 때 $x=0$이므로, const. $=\ln(a/b)/(a-b)$이다. 따라서 적분형 2차반응속도식은

$$\frac{1}{a-b}\ln\frac{b(a-x)}{a(b-x)}=k_2t \tag{28}$$

일반적인 2차반응식 (26)의 특별한 경우는 두 반응물질의 최초농도가 같을 때, 즉 $a=b$일 때이다. 이 조건은 어떠한 2차반응의 경우에서도 마음대로 만족시킬 수 있지만 2차반응에 단지 한 물질만이 관여되어 있다면 언제나 이 조건이 성립된다. 즉, 예로는 기체옥화수소의 분해 $2\,HI \longrightarrow H_2+I_2$이며, 속도식 $-d(HI)/dt=k_2(HI)^2$에 따른다.

이러한 경우에는 적분된 식 (28)을 사용할 수가 없다. 그것은 $a=b$일 때 이 식은 $k_2t=0/0$으로 되어 부정이 되기 때문이다. 이 때는 미분식으로 돌아가서

$$dx/dt=k_2(a-x)^2$$

이 된다. 이것을 적분하면

$$1/(a-x) = k_2 t + \text{const.} \tag{29}$$

$t = 0$ 일 때 $x = 0$ 이므로, const. $= 1/a$이다. 따라서 적분된 속도식은

$$\frac{x}{a(a-x)} = k_2 t \tag{30}$$

2 차분해반응의 반감기는 $x = a/2$로 놓고 구한다. 그러면

$$t_{1/2} = 1/k_2 a \tag{31}$$

반감기는 최초농도에 반비례한다.

9 3 차반응(third-order reaction)

3 차반응은 극히 드물고 연구된 3 차반응은 모두 다음 형에 속한다.

$$A+B+C \longrightarrow \text{생성물} \tag{32}$$

이 경우의 반응속도가 A, B, C의 농도의 상적분에 비례할 때 이 반응은 3 차이고, 그 속도식은

$$\frac{dx}{dt} = k_3(a-x)(b-x)(c-x) \tag{33}$$

로 된다. 여기서 a, b, c 는 각각 물질의 최초농도이다. 이것을 풀면

$$\frac{(b-c)\ln\dfrac{a-x}{a} + (c-a)\ln\dfrac{b-x}{b} + (a-b)\ln\dfrac{c-x}{c}}{(a-b)(b-c)(c-a)} = k_3 t \tag{34}$$

$$\begin{array}{ccccc} 2A & + & B & \longrightarrow & \text{생성물} \\ a-2x & & b-x & & x \end{array}$$

따라서 속도식은

$$dx/dt = k_3(a-2x)^2(b-x) \tag{35}$$

이 방정식은 부분분수로 나누어서 적분할 수가 있다. $t = 0$ 일 때 $x = 0$ 이라는 반응 최초 조건을 적용하면 그 결과는

$$\frac{1}{(2b-a)^2}\left[\frac{2(b-a)2x}{a(a-2x)} + \ln\frac{b(a-2x)}{a(b-x)}\right] = k_3 t \tag{36}$$

식 (33)에서 $a = b = c$인 경우 또는 반응이

$$3A \longrightarrow \text{생성물}$$

일 때 속도식은

$$dx/dt = k_3(a-x)^3 \tag{37}$$

이 식을 적분하면

$$\frac{1}{2}\left[\frac{1}{(a-x)^2} - \frac{1}{a^2}\right] = k_3 t \tag{38}$$

식 (38)에서 $t = t_{1/2}$일 때 $x = a/2$로 두면, 반감기는

$$t_{1/2} = \frac{3}{2k_3a^2} \tag{39}$$

즉, 최초농도의 자승에 반비례한다.

10 반응차수의 결정(determination of order)

반응의 차수는 몇 가지 방법으로 결정할 수 있다.

(1) 대입법(substitution method)

반응속도 연구에서 모은 자료를 여러 가지의 차수로 표시하는 식의 적분형태에 대입할 수 있다. 어떤 방정식에서 계산한 k 값이 실험편차 한계 내에서 일정하다는 것이 판명되었을 때, 그 반응은 그 방정식에 해당하는 반응차수라고 생각할 수 있다.

(2) 그래프법(graphical method)

〈그림 **10 · 3**〉에 표시한 바와 같이 그래프형태로 자료를 도표로 하는 것도 그 반응차수를 결정하는 데 사용할 수 있다. t에 대하여 농도를 그래프로 그렸을 때 직선이 되면, 그 반응은 0 차반응이다. $\log(a-x)$에 대한 t가 직선이면 1 차반응이고, $1/(a-x)$에 대한 t가 직선이면(이 경우에 두 물질의 초기농도가 같을 때) 2 차반응이다. 초기농도가 모두 같은 경우에는, t에 대하여 $1/(a-x)^2$을 그래프로 표시하여 얻어지면 그 반응은 3 차반응이다.

(3) 반감기법(half-life method)

〈표 **10 · 1**〉에서 보는 바와 같이 0 차반응에서의 반감기는 초기농도 a에 비례한다. 1 차반응의 반감기는 a와 무관하며, $a = b$인 2 차반응에 대한 반감기($t_{1/2}$)는 $1/a$에 비례하고, $a = b = c$인 반응에서는 $1/a^2$에 비례한다. 이러한 결과에 대한 관계식은 모든 반응물의 농도가 같은 반응의 반감기는 일반적으로 다음과 같음을 보여 주고 있다.

$$t_{1/2} \propto \frac{1}{a^{n-1}} \tag{40}$$

여기서 n은 반응의 차수이다. 따라서 두 반응을 초기농도가 a_1과 a_2로 다르게 반응시켰을 때, 반감기 $t_{1/2(1)}$과 $t_{1/2(2)}$는 다음과 같은 관계가 있다.

$$\frac{t_{1/2(1)}}{t_{1\ 2(2)}} = \frac{(a_2)^{n-1}}{(a_1)^{n-1}} = \left(\frac{a_2}{a_1}\right)^{n-1}$$

〈표 10·1〉 반응속도식과 반감기식

차 수	미분속도 공식	반감기 공식
0	$x = kt$	$t_{1/2} = \dfrac{a}{2k}$
1	$\log \dfrac{a}{(a-x)} = \dfrac{k}{2.303} t$	$t_{1/2} = \dfrac{0.693}{k}$
2	$\dfrac{x}{a(a-x)} = kt$	$t_{1/2} = \dfrac{1}{ak}$
3	$\dfrac{2ax-x^2}{a^2(a-x)^2} = 2kt$	$t_{1/2} = \dfrac{3}{2} \dfrac{1}{a^2 k}$

또는 대수형으로

$$\log \frac{t_{1/2(1)}}{t_{1/2(2)}} = (n-1) \log \frac{a_2}{a_1}$$

결과적으로

$$n = \frac{\log (t_{1/2(1)}/t_{1/2(2)})}{\log (a_2/a_1)} + 1 \tag{41}$$

반감기들은 두 개의 다른 초기농도에서 t 에 대하여 a 를 도표로 나타내어 $a_1/2$에서의 시간을 읽음으로써 그래프를 써서 구한다. 반감기의 초기농도의 값을 식 (41)에 대입하여 차수 n을 직접 구한다. 다른 초기농도를 사용하기보다는 한 가지를 가지고 하는 실험 중에서의 두 농도 a_1과 a_2를 취하고, 이 때에 측정되는 반감기 $t_{1/2(1)}$과 $t_{1/2(2)}$를 취하여 구한다. 만약 반응이 1차 반응이라면, 1차반응의 반감기는 농도와는 무관하므로 $t_{1/2(1)} = t_{1/2(2)}$이다. 그러면 $\log(t_{1/2(1)}/t_{1/2(2)}) = \log 1 = 0$ 이고, 식 (41)로부터 다음과 같이 됨을 알 수 있을 것이다.

$$n = 0+1 = 1$$

11 복합반응(complex reactions)

많은 반응들은 간단히 0차, 1차, 2차 또는 3차식으로 표시할 수 없는 경우가 있다. 그러한 반응들은 1단계 또는 단일계반응보다 많은 단계를 포함하고 있으므로 복합반응(complex reaction)이라고 알려져 있다. 이들 과정에는 가역반응과 평행반응 및 연속반응이 포함되어 있다. 즉,

① 가역반응

$$A+B \underset{k_2}{\overset{k_1}{\rightleftarrows}} C+D \tag{42}$$

② 평행 또는 부반응

$$A \xrightarrow{k_1} B, \qquad A \xrightarrow[k_2]{} C \tag{43}$$

③ 연속 또는 계열반응 $A \xrightarrow[k_1]{} B \xrightarrow[k_2]{} C$ (44)

(1) 가역반응(reversible reactions)

가장 간단한 가역반응은 정반응과 역반응이 모두 1차반응이다.

$$A \underset{k_r}{\overset{k_f}{\rightleftarrows}} B \tag{45}$$

언뜻 보기에는 이 식은 A와 B 사이에 평형이 되어 있는 것처럼 보이나, 평형상태라고 하는 것은 A와 B의 농도가 시간에 따라서 변화되지 않아야 한다는 것을 지적하여 둔다. 이 표현은 반응속도과정을 기술하기 위한 것이기 때문에 반응식은 평형에의 접근을 기술하고 있음을 이해해야 한다. 즉 여기서 표현하고 있는 것은, A가 B의 형태로 감소되며 얼마간의 생성물 B가 A로 되돌아간다는 것이다. 이러한 기술에 의하면 , 알짜반응속도(net rate)는 A가 역단계(reverse step)로 증가되는 속도가 아니라 정반응단계에서 A가 감소되는 속도로서 주어진다.

$$-dA/dt = k_f A - k_r B \tag{46}$$

이 반응속도법칙은 다음과 같은 사실에 주의하면서 적분할 수 있다.

$$A_0 - A = B \tag{47}$$

식 (47)을 식 (46)에 대입하여 적분하면 다음 식과 같이 된다.

$$\ln \frac{k_f A}{(k_f + k_r)A - k_r A_0} = (k_f + k_r)\, t \tag{48}$$

식 (48)은 다음의 평형조건을 도입하여 간단하게 할 수 있다.

$$k_f A_{eq} = k_r B_{eq} \tag{49}$$

여기서 $$A_0 - A_{eq} = B_{eq} \tag{50}$$

식 (49)와 식 (50)을 사용하면 초기농도의 항을 이용하여 평형상태에서의 농도를 풀 수 있다.

$$A_{eq} = \frac{k_r}{k_f + k_f} A_0 \tag{51}$$

식 (48)에 식 (51)을 이용하면 다음과 같이 주어지는 간단한 형태의 속도법칙을 얻게 된다.

$$\ln \frac{A_0 - A_{eq}}{A - A_{eq}} = (k_f + k_r)t \tag{52}$$

또는 $$\log \frac{A_0 - A_{eq}}{A - A_{eq}} = \frac{(k_f + k_r)}{2.303} t \tag{53}$$

식 (53)은 $B \approx 0$ 인 경우의 반응의 초기단계에서의 1차반응속도상수 k_f를 구하려고 할 때의 농도보다 더 광범위한 농도범위에 걸쳐서, 평형으로 향한 A의 접근을 알 수 있다는 이점이 있다. 이 식은 절편이 0이고 기울기가 $(k_f+k_r)/2.303$인 직선에 해당한다. 이 반응의 평형상수는 다음과 같은 식으로 주어지므로

$$K=\frac{k_f}{k_r}=\frac{B_{eq}}{A_{eq}} \tag{54}$$

선의 기울기와 평형상수가 일단 측정되었으므로 정반응속도상수와 역반응속도상수를 구할 수 있다. 테트라시클린 및 그 유도체 중에서 어떤 것은 pH 2~6 의 범위에서 가역적인 이성질체화가 일어난다. 이 이성질체화(isomarization)는 에피머화(epimerization)임이 알려졌다. 테트라시클린 분자의 변화가 일어나는 부분만을 생각한다면, 변환을 다음과 같은 식으로 표현할 수 있다.

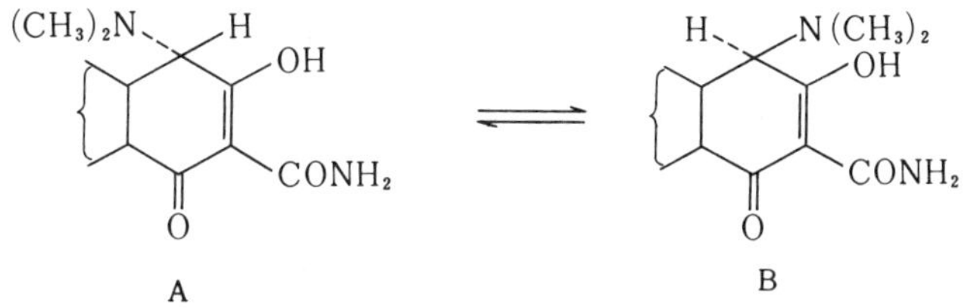

테트라시클린의 원래의 원자배열은 $N(CH_3)_2$는 페이지면의 아래에, 그리고 H 기는 면의 위쪽에 있다. 산성 조건하에서 원래의 화합물 A 는 *epi*-isomer B 로 가역적으로 전환된다. McCormick 등은 *iso*-7-chlorotetracycline 및 그 *epi*-isomer의 에피머화를 연구하여 각각의 이성체가 같은 평형분포로 되는 것을 알았다(그림 **10 · 1**). 25℃에서 $1M$의 NaH_2PO_4 수용액을 함유하고 있는 dimethylformamide 의 용매 중에서, 32% 의 *iso*-7-chlorotetracycline 과 68% *iso*-7-chloro-4-*epi*-tetracycline 으로 구성되어 있는 평형분포는 다음과 같은 평형상수가 된다.

$$K=\frac{B_{eq}}{A_{eq}}=\frac{68}{32}=2.1$$

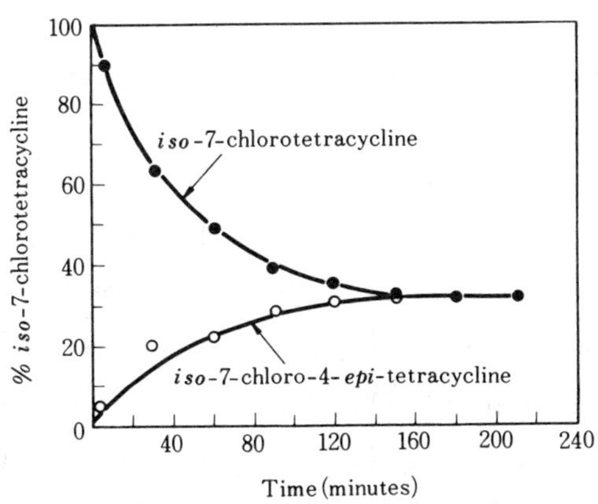

〈그림 *10 · 1*〉 *iso*-7-chloro-*epi*-tetracycline(○—○—○)과 *iso*-7-chlorotetracycline(●—●—●)의 가역적 에머화에 있어서의 평형에로의 접근(J.D. McCormick. J.Am. Chem. Soc. 79, 2849, 1957에 의함)

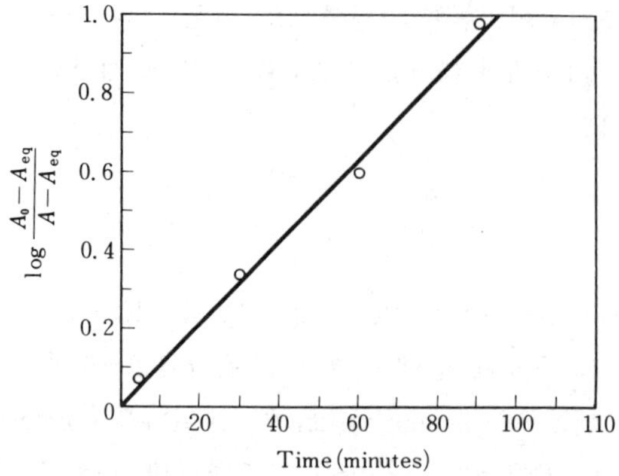

〈그림 10·2〉 25℃에서 1 M NaH_2PO_4 수용액을 포함하고 있는 2 : 1 dimethylformamide 중의 *iso*-7-chlorotetracycline의 가속도 에피머화

〈그림 **10 · 1**〉을 얻기 위하여 사용한 자료를 식 (53)에 의하여 도표로 하면, 〈그림 **10 · 2**〉에서 보는 바와 같이 직선이 된다. 이 직선의 기울기는 0.010 min^{-1}이다.

식 (53)으로부터 기울기 S가

$$S = (k_f + k_f)/2.30 = 0.010\ min^{-1} \tag{55}$$

이고, 식 (54)로부터

$$k = (B_{eq}/A_{eq}) = k_f/k_r = 2.1$$

이 식으로부터 k_f를 제거하면 k_r에 대한 값이 얻어진다. 이렇게 하여 다음과 같음을 알았다.

$$(2.1\ k_r + k_r)/2.30 = 0.010\ min^{-1}$$

또는

$$k_r = (0.010)(2.30)/(2.1+1) = 0.007\ min^{-1}$$

이 값으로부터 k_f는 다음과 같음을 알았다.

$$k_f = 2.30\,S - k_r = (2.30)(0.010) - 0.007 = 0.016\ min^{-1}$$

(2) 평행 또는 부반응(parallel or side reaction)

약물계에서 일반적이며, 특히 유기화합물이 포함되어 있을 때 보편적이다. 나중에 검토하겠지만 일반적인 산-염기촉매반응이 이러한 부류의 반응에 속한다.

평행형과정을 설명하기 위해서 여기에서는 prednisolone의 염기에 의한 촉매분해를 들겠다. Guttman과 Meister는 촉매로서 수산화나트륨을 포함하는 스테로이드, prednisolone 수용액의 분해를 연구하였다. 실험은 35℃에서 실시하였으며 dihydroxyacetone의 측쇄가 없어지는 반응속도는 적당한 분석기술을 사용하여 측정하였다. prednisolone의 분해에는 산성과 중성의 스테로이드성 생성물이 나타내는 평행 유사 1차반응이 포함되어 있음을 알았다.

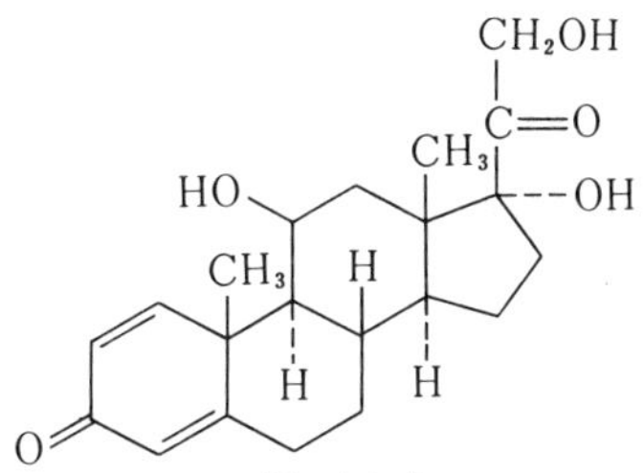

Prednisolone

따라서, 이 반응의 메커니즘은 다음과 같이 표시할 수 있는데

$$P \xrightarrow{k_1} A, \quad P \xrightarrow{k_2} B \tag{56}$$

여기서 P, A 및 N은 각각 prednisolone의 농도, 산성 생성물의 농도 및 중성 생성물의 농도이다. 해당하는 반응속도식은 다음과 같다.

$$dP/dT = k_1P + k_2P = kP \tag{57}$$

여기서 $k = k_1 + k_2$이다. 이 1차반응식을 적분하면 다음과 같이 된다.

$$\ln(P_0/P) = kt \tag{58}$$

또는

$$P = P_0e^{-kt} \tag{59}$$

산성 생성물의 생성반응속도는 다음과 같이 표시할 수 있으며

$$dA/dT = k_1P = k_1P_0e^{-kt} \tag{60}$$

식 (60)을 적분하면 다음과 같이 되는데

$$A = A_0 + \frac{k_1}{k} P_0(1 - e^{-kt}) \tag{61}$$

여기서 A는 시간 t에서의 산성 생성물의 농도이고, A_0와 P_0는 각각 산과 prednisolone의 초기농도이다. 실제로 A_0는 prednisolone이 분해를 시작하기 전에는 산이 생성되지 않으므로 0이다. 따라서

$$A = \frac{k_1}{k} P_0(1 - e^{-kt}) \tag{62}$$

중성 생성물에 대해서도 비슷하게 다음과 같다.

$$N = \frac{k_2}{k} P_0(1 - e^{-kt}) \tag{63}$$

식 (62)와 식 (63)은 prednisolone의 염기촉매분해에 있어서 $(1-e^{-kt})$에 대하여 농도 A 또는 N을 도표로 하면 직선이 됨을 제시하고 있다. $t = 0$에서 곡선은 원점을 지나고, $t = \infty$에서 이

함수는 1의 값을 가져야 한다. 전체 1차반응속도 k값은 수산화나트륨의 여러 가지 농도에서 시간에 대하여 log[prednisolone]을 도표로 하여 얻는다. 수산화이온농도의 각 수준에 대한 k값을 알았으므로 식 (62)의 타당성을 검사할 수 있다. $(1-e^{-kt})$에 대하여 생성된 산성 물질을 도표로 하면, 식 (62)에서 예견되는 바와 같이 원점을 지나는 직선이 된다. 산성 생성물 형성에 대한 반응속도상수 k_1값을 이 직선의 기울기로부터 계산한다.

$$k_1 = \text{slope} \times k/P_o \tag{64}$$

중성의 분해생성물의 형성에 대한 반속도상수 k_2값은 k로부터 k_1 값을 빼서 만든다. Guttman과 Meister가 표로 만든 자료를 〈표 10·2〉에 실었다.

〈표 10·2〉 **35℃에서 염기촉매에 의한 prednisolone의 공기 중에서의 분해에 대한 속도반응상수**

NaOH (normality)	k (hr^{-1})	k_1 (hr^{-1})	k_2 (hr^{-1})
0.01	0.108	0.090	0.018
0.02	0.171	0.137	0.034
0.03	0.233	0.181	0.052
0.04	0.258	0.200	0.058
0.05	0.293	0.230	0.063

hydrocortisone의 안정성은 Allen과 Gupta에 의해서 수용성 및 유성 부형제(높은 온도 및 여러 정도의 산도와 염기도에서 수세 가능한 연고기제, 다른 성분이 존재하는 유화된 부형제) 속에서 조사되었다. hydrocortisone은 실온에서 중성의 수용성 부형제에서는 불안정했다. 그런데 알코올과 글리세린은 안정성을 증가시키는 것으로 알려졌다. 물과 propyleneglycol에서의 분해는 유사 1차반응이었다. 상승된 온도와 많은 산, 염기매체(acidic and basic madia)에서 hydrocortisone의 분해는 평행반응에 따른 복잡한 특성을 가진다.

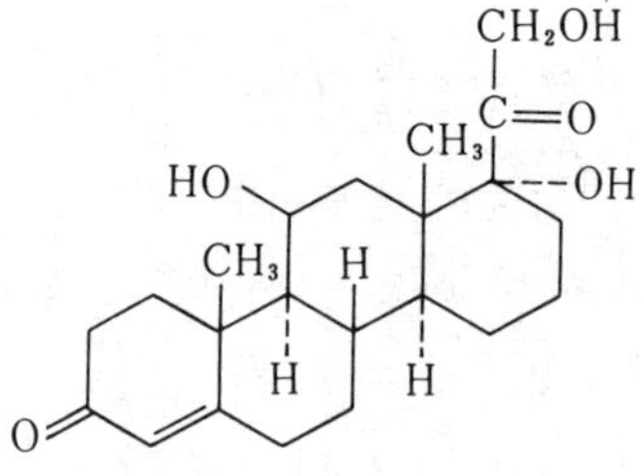

Hydrocortisone

(3) 연속 또는 계열반응(consecutive or series reaction)

어미동위원소(parent isotope)가 1차과정에 의하여 딸동위원소(daughter isotope)로 붕괴되고, 이러한 붕괴고리를 거쳐서 계속해서 붕괴되는 방사능계열에 흔하다. 연속형반응을 설명하기 위한 예로서 포도당의 분해도표의 간단한 설명을 하기로 한다. 산성 용액에서의 포도당의 분해는 다음과 같은 도표로 표시할 수 있다.

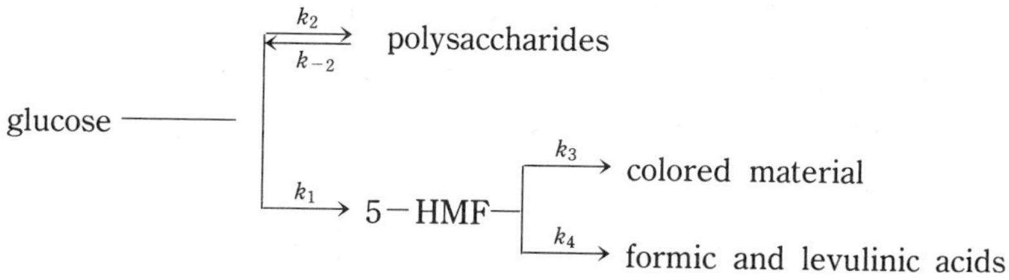

여기서 가역과정, 평행 및 연쇄과정의 모든 복합반응이 포함되어 있음을 알 수 있다. 포도당과 산촉매의 낮은 농도에서는 다당류의 형성을 무시할 수 있다. 더욱이 5-HMF의 분해생성물의 명확하지 않은 성질 때문에 한 묶에 묶어서 간단히 성분 C라고 하자. 따라서 간단하게 만든 메커니즘을 다음과 같이 연속으로 쓸 수 있다.

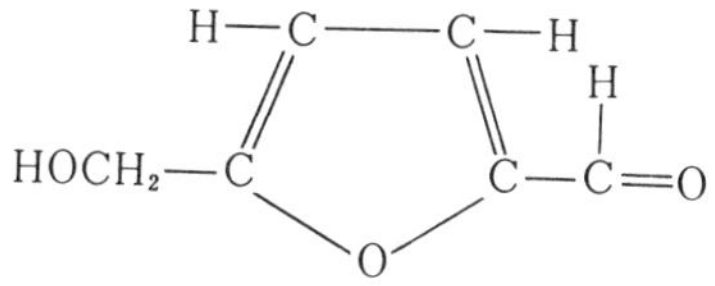

5-Hydroxymethylfurfural
(5-HMF)

$$A \xrightarrow{k_1} B \xrightarrow{k_2} C$$

여기서 A는 포도당이고, B는 5-HMF, C는 최종 분해생성물이다. glucose의 분해속도는 다음 식으로 주어진다.

$$-dA/dt = k_1 A \tag{65}$$

5-HMF의 농도변화는

$$dB/dt = k_1 A - k_2 B \tag{66}$$

이고, 분해생성물의 농도의 변화는 다음과 같다.

$$dC/dt = k_2 B \tag{67}$$

이들 식을 적분하여 적당한 치환을 하면 다음과 같은 식을 얻을 수 있다.

$$A = A_0 e^{-k_1 t} \tag{68}$$

$$B = \frac{A_0 k_1}{k_2 - k_1}(e^{-k_1 t} - e^{-k_2 t}) \tag{69}$$

그리고

$$C = A_0\left[1 + \frac{1}{k_1 - k_2}(k_2 e^{-k_1 t} - k_1 e^{-k_2 t})\right] \tag{70}$$

식 (68), (69) 및 식 (70)을 응용하여 반응상수 k_1 및 k_2 그리고 분해생성물의 농도 C를 결정할 수 있다. 포도당은 1 차반응에 의하여 분해됨이 발견되었다. 포도당이 분해됨에 따라서

5-HMF의 농도는 반응초기에는 급격히 증가하나, 그 다음에 시간이 지남에 따라 좀더 낮은 속도로 증가한다. 5-HMF의 분해생성물은 처음에는 대단히 천천히 증가되는데 이것은 유도기간 또는 지연기간(induction or lag period)이라 하며, 그 다음에는 빠른 속도로 증가한다. glucose 용액을 높은 온도에서 멸균시킬 때 일어나는 변색은 이들 나중의 생성물 때문이다.

이러한 반응속도에 관한 연구는 약학에 실제적으로 많이 응용된다. 비경구용 용액의 분해 메커니즘을 잘 이용하면 제조에 종사하는 약사들은 긴 저장시간을 갖는 안정한 제품을 만들 수 있게 된다. 이렇게 함으로써 glucose 주사액이나 이에 비슷한 제품을 비상시에 사용하기 위하여 다량으로 비축할 수 있다.

Mauger 등은 좁은 pH 범위와 70 ℃에서 hydrocortisone 호박산염의 분해를 연구하였는데, 반응은 1차형태의 다른 보기임을 발견하였다. pH 6. 9 에서 반응속도상수 k_1 은 $0.023 hr^{-1}$이었다.

12 정류상태 근사법(steady-state approximation)

많은 반응속도과정이 정확하게 적분된 반응속도법칙을 갖지 못한다. 이러한 경우에는 합리적인 반응순서를 가정한 다음, 반응순서 단계에 적용되는 속도법칙을 유도하면 편리하다. 만약, 가정이 상당이 정확하고 반응에 포함되어 있는 실제적인 단계를 포함하고 있다면, 관찰한 반응속도론은 도출한 속도법칙으로써 얻은 곡선과 일치되어야 한다.

정류상태근사법은 속도법칙의 형태를 논리적으로 추측하는 수고를 더는 데 일반적으로 이용된다. 우리는 Michaelis-Menten의 식을 유도하는 것으로 이 근사법을 설명한다.

Michaelis와 Menten은 기질 S와 효소 E가 작용하여 생성물 P를 형성하는 반응은 다음의 식으로 주어지는 반응순서에 따른다고 가정하였다.

$$E+S \underset{k_2}{\overset{k_1}{\rightleftarrows}} (E \cdot S) \xrightarrow{k_3} P$$

이 도식에 의하면, 생성물 형성 반응속도는 다음과 같다.

$$\frac{dP}{dt} = k_3(E \cdot S) \tag{71}$$

우리는 효소-기질복합체의 농도를 구하는 식은 방법이 없기 때문에, 이 농도를 측정하기 위하여 섞은 양으로써 표시할 필요가 있다. 효소연구에서 보통 S, P 및 효소의 총 농도 E_0를 측정할 수 있다. $(E \cdot S)$의 생성속도는 다음과 같다.

$$\frac{d(E \cdot S)}{dt} = k_1(E)(S) - k_2(E \cdot S) - k_3(E \cdot S) \tag{72}$$

또는

$$\frac{d(E \cdot S)}{dt} = k_1(E)(S) - (k_2 + k_3)(E \cdot S) \tag{73}$$

만약 $E \cdot S$의 농도가 반응의 대부분에 걸쳐서 일정하고, 또 S와 P의 농도보다 언제나 훨씬 작다면, 다음과 같이 쓸 수 있다.

$$\frac{d(E \cdot S)}{dt} = 0 \tag{74}$$

식 (73)과 식 (74)로부터 다음과 같이 되는데

$$(E \cdot S)_{ss} = \frac{k_1(E)(S)}{k_2 + k_3} \tag{75}$$

여기서 아래첨자 ss는 정류상태에서의 값으로서의 농도를 표시하기 위하여 사용되었다. 효소의 총 농도 E_0는 유리효소 E와 결합한 효소 $E \cdot S$의 농도의 합이다.

$$E_0 = E + (E \cdot S)_{ss} \tag{76}$$

식 (75)와 식 (76)으로부터 E를 소거하면 다음과 같이 된다.

$$(E \cdot S)_{ss} = \frac{k_1 S E_0}{(k_2 + k_3) + k_1 S} \tag{77}$$

또는

$$(E \cdot S)_{ss} = \frac{S E_0}{K_m + S} \tag{78}$$

여기서 K_m은 다음과 같다.

$$K_m = \frac{k_2 + k_3}{k_1} \tag{79}$$

따라서 정류상태 조건하에서는 생성물 형성속도는 다음 식으로 주어진다.

$$\frac{dP}{dt} = \frac{k_3 S E_0}{K_m + S} \tag{80}$$

이 식은 **Michaelis-Menten** 식이라고 한다. Michaelis-Menten 상수 K_m은 효소-기질혼합물을 만드는 경향에 비하여 출발기질로 분해되려는 경향과 생성물로 진행하려는 경향을 나타낸다.

13 속도결정단계

생성물로 가는 반응단계순서에 있어서 한 단계가 모든 후속단계보다 훨씬 더 느리다면, 생성물이 형성되는 반응속도는, 그 다음에 뒤따르는 어떤 단계에도 의존하는 것이 아니라 모든 단계 중에서 앞서 말한 그 느린 반응속도단계에만 의존한다. 반응순서에서 가장 느린 단계를 오해하기 쉽지만, 그 반응의 **속도결정단계**(rate determining step)라고 한다.

다음과 같은 메커니즘의 경로를 생각하면

$$A \underset{k_2}{\overset{k_1}{\rightleftarrows}} B \quad (\text{단계 1과 단계 2})$$

$$B+C \xrightarrow{k_3} D \text{ (단계 3)}$$

$$D \xrightarrow{k_4} P \text{ (단계 4)}$$

인데, 관찰된 전체 반응에 대하여 다음과 같이 가정할 수 있다.

$$A+C \longrightarrow P$$

만약 중간생성물 B와 D의 농도가 작다면, 정류상태의 농도를 알기 위하여 정류상태 근사법을 적용할 수 있다. 이 값들은 다음과 같이 주어진다.

$$B_{ss} = \frac{k_1 A}{k_2 + k_3 C} \qquad \text{및} \qquad D_{ss} = \frac{k_1 k_3 AC}{k_4 (k_2 + k_3 C)}$$

생성물의 생성속도에 대해서는 다음과 같이 쓸 수 있다.

$$\frac{dP}{dt} = k_4 D_{ss}$$

또는

$$\frac{dP}{dt} = \frac{k_1 k_3 AC}{(k_2 + k_3 C)} \tag{81}$$

만일 메커니즘의 순서에서 단계 3이 느린 단계라면, $k_2 \gg k_3 C$라고 할 수 있고 식 (81)은 2차반응식으로 간략하게 나타낼 수 있다.

$$\frac{dP}{dt} = \frac{k_1 k_3 AC}{k_2} = k_0 AC \tag{82}$$

한편, 역반응인 단계 2가 느린 단계라면, $k_2 \ll k_3 C$라고 할 수 있고 식 (81)은 1차반응식으로 된다.

$$\frac{dP}{dt} = \frac{k_1 k_3 AC}{k_3 C} = k_1 A \tag{83}$$

따라서 이러한 상세한 메커니즘은 아주 복잡하지만 간단한 1차 또는 2차반응의 행동을 나타냄을 알 수 있다.

14 0차, 1차, 2차반응의 비교

앞에서 0차, 1차 및 2차반응속도론에 따르는 반응식에 적절한 관계식을 전개하였다. 이제 우리는 일정한 시간이 지난 후에 남아 있는 농도가 0차, 1차 및 2차반응과 비교함으로써 상대적인 속도의 개념을 얻을 수 있다.

가령, 어떤 물질이 1년 후에 초기농도의 75%가 분해되었다고, 즉 25%의 미분해물질이 남아 있다고 가정하자. 0차반응에 대해서 이 반응속도는 다음과 같은 식으로 주어지는 속도상수를 주게 된다.

$$A - A_0 = -kt$$

또는
$$k = \frac{A_0 - A}{t} = \frac{100 - 25}{1} = 75\%/\text{년}$$

이 반응의 반감기($A = A_0/2$)는 다음과 같다.

$$t_{1/2} = \frac{A_0}{2k} = \frac{100}{2(75)} = 0.667\text{년}$$

1차반응의 경우에 반응속도상수는 다음 식으로 주어지며

$$2.3 \log(A/A_0) = -kt$$

또는
$$k = \frac{2.3}{t}\log\frac{A_0}{A} = \frac{2.3}{1}\log\frac{100}{25} = 1.38\%/\text{년}$$

반감기는 다음과 같다.

$$t_{1/2} = 0.693/k = 0.693/1.38 = 0.50\text{년}$$

2차반응을 고려하면, 반응상수는 다음과 같으며

$$1/A - 1/A_0 = kt$$

또는
$$k = \frac{1}{t}\frac{A_0 - A}{A_0 A} = \frac{1}{1}\frac{100-25}{(100)(25)} = 0.03\%/\text{년}$$

반감기는 다음과 같이 된다.

$$t_{1/2} = 1/(A_0 t) = 1/(100)(0.03) = 0.33\text{년}$$

각각의 반응속도차수를 계산한 반감기와 비교해 보면, 2차반응은 1차반응보다 빠르고 1차반응은 0차반응보다 빠름을 알 수 있다. 단일단계반응에 대해서는 직선적인 0차반응에 대한 에너지를 제공함을 의미하고 있다고 인정된 적이 있다. 이러한 점에서 보면, 직선적인 0차반응속도를 도표로 하였을 때의 편차는 충돌이론과정으로 설명할 수 있는 한계라고 할 수 있다. 따라서 빠른 1차 및 2차반응속도는 분자의 충돌이 반응에 대하여 분자충돌을 허용하지 않는 과정보다 더욱 효과적으로 분자를 활성화시킬 수 있음을 암시한다. 즉, 0차의 단일단계 반응은 비효과적인 반응임을 의미한다. 또한, 2차반응은 1차반응보다 빠르다.

2차반응은 두 개의 반응물 분자가 한 분자의 생성물을 만드는 한편, 후자의 경우에는 한 분자의 반응물이 한 분자의 생성물을 만들기 때문에 1차반응보다 2배 빠르게 될 것이다. 이것은 우리의 예에 있어서는, 1차반응의 반감기가 2차반응의 반감기의 2배가 아닌 것처럼 확실한 사실이 아니다. 따라서 그 차이를 분자간의 모든 충돌이 전부 반응으로 되는 것은 아니라는 것으로 해석할 수 있다. 그러면 2 년 후에 남아 있는 물질의 양을 알아보기로 하자. 이 답을 얻기 위해서는 반응속도법칙을 적분한 형태로 다시 정리해야 한다. 따라서 2 차반응에 대해서는 다음과 같은 결과를 얻는다.

$$A = \frac{A_0}{A_0kt+1} = \frac{100}{(100)(0.33)(2)+1} = 14.3\%$$

그리고 1 차반응에 대해서는

$$A = A_0 10^{-kt/2.3} = (100)10^{-(1.38)(2)/2.3} = 6.332$$

그러나 0 차반응의 경우에는 다음과 같다.

$$A = A_0 - kt = 100-(75)(2) = -50\%$$

A가 음(−)의 값이라고 하는 것은 2 년이 되기 전에 물질 전부가 반응하였음을 의미한다. A가 모두 반응하는 데 걸리는 시간은 이 경우에는 다음과 같다.

$$t = A_0/k = 100/75 = 1.33\text{년}$$

따라서 반응의 첫해에는 2 차반응이 1 차반응보다 빠르며 1 차반응은 0 차반응보다 빠른 반면, 2 년 후의 출발물질의 농도는 2 차반응의 농도가 1 차반응의 농도보다 많이 남아 있고, 0 차반응에 대해서는 모든 물질이 2 년이 경과되기 전에 사용되었음을 알 수 있다. 2 년째의 반응에서는 0 차반응은 1 차반응보다 빠르며 1 차반응은 2 차반응보다 빠르다고 결론지을 수 있다. 2 년에 걸친 각 반응의 행동을 〈그림 **10 · 3**〉에 표시하였다.

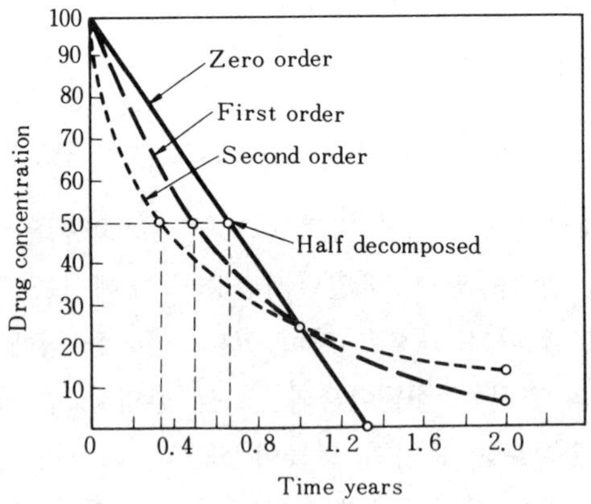

〈그림 *10 · 3*〉 0차(——), 1차(— —) 및 2차(-----) 반응

이들 반응의 상대적인 속도가 거꾸로 되었다고 하는 것은 유효한 반응물이 분해되었다고 해석할 수 있다. 0 차반응은 농도에 의존하지 않기 때문에 그 속도가 반응물질의 손실에 영향을 받지 않았으며, 반응의 두 번째 해에도 반응의 속도는 첫 번째 해와 같지만 1 차 및 2 차반응의 속도는 두 번째 해에는 낮아지지 않으면 안 되었다. 1 차반응의 속도가 낮은 것은 반응의 나중

단계에서 충돌에 의하여 들뜬분자의 분율이 감소되었기 때문에 일어난다고 해석할 수 있다. 즉, 반응의 초기에는 반응물의 농도가 크기 때문에 반응물의 큰 분율이 생성물로 가기에 충분한 에너지를 갖고 있었지만, 반응물이 분해됨에 따라서 높은 에너지를 갖는 분자의 분율도 따라서 없어지며 주어진 시간 간격에 생성되는 생성물도 작아진다.

비슷한 이론적 근거를 2차반응의 속도가 감소되는 데에 사용할 수 있지만, 여기서 생성물을 형성하기 위해서는 두 분자가 만나야만 한다는 조건은 2차반응의 속도가 1차반응보다는 느려야만 한다는 것을 의미하고 있다. 반응에 유효한 좀더 작은 반응물 분자로서는 반응하기에 충분한 에너지를 가져 두 분자가 만나서 생성물을 만든다고 하는 가능성은 상당히 감소한다.

15 반응속도 조절에 대한 열역학

열역학(제 **2** 장)을 공부할 때, 반응물과 생성물의 자유에너지의 차이는 주어진 반응의 가능성을 확립하는 수단이 됨을 눈여겨보았다. 요약하면, 3가지 중요한 반응의 범주가 있음에 관심을 가졌다.

$$\begin{array}{llll} (\mathrm{I}) & A+B \longrightarrow & C+D, & F \ll 0 \text{ 일 때} \\ (\mathrm{II}) & A+B \rightleftarrows & C+D, & F = 0 \text{ 일 때} \\ (\mathrm{II}) & A+B \longleftarrow & C+D, & F \gg 0 \text{ 일 때} \end{array}$$

이들 범주 중 첫 번째의 경우에는, 만일 반응의 자유에너지의 차이가 상당히 큰 음이면 반응은 아주 잘 진행된다고 가정되었고, 세 번째 범주에서, 만일에 반응이 상당히 양(+)인 자유에너지 차이를 갖는다면 반응이 일어날 가능성은 극히 미약하다. 이들 두 가지의 극단의 경우의 중간인 (II)의 경우는 자유에너지의 차이가 0에 가까운 반응이다. 이러한 경우에는 평형이라고 볼 수 있으며 평형상태에 있는 모든 물질을 분리할 수 있다.

그러나 반응이 높은 음(−)의 자유에너지를 갖고 있다는 사실이 반드시 그 반응이 일어날 것을 의미하는 것은 아니다. 예를 들면, 수소기체와 산소기체의 혼합물이 그 반응에 대한 자유에너지 차이가 반응이 상당히 잘 진행될 것이라고 가리키고 있지만, 실온에서 측정할 만큼의 액체상태의 물을 만들기 위하여 자발적으로 반응하지는 않는다. 즉,

$$H_2(g)+\frac{1}{2}O_2(g) = H_2O(aq)(l)\ ; \qquad \Delta F^\circ = -57 \text{ kcal/mol}$$

비슷하게 formaldehyde는 탄소와 물로 분해되는 것에 대하여 불안정하나, 이 반응이 일어날 증거는 없다.

$$H-CH = O(aq) = C(s)+H_2O(aq)\ ; \qquad \Delta F^\circ = -25 \text{ kal/mol}$$

이러한 관찰결과를 가지고 열역학이론이 틀렸다고 해석해서는 안 되며, 오히려 반응과정에 대하여 현재 우리가 이해하고 있는 바를 복습할 필요가 있다고 본다. 열역학이라고 하는 것은 반응이 완결되었을 때의 반응물과 생성물의 상대적인 양을, 다음과 같은 식으로 측정할 수

있게 해준다.

$$\Delta F^\circ = -RT\ln K \tag{84}$$

그러나 우리는 반응물이 생성물로 진행될 때의 반응속도를 지배하는 기준은 아직 고려하지 않았다. 이 기준의 최종 형태가 어떻든(**10 · 2**절의 [2] 에서 고찰) 반응이 열역학적으로 타당한 상태를 얻기 위하여 가해야 할 추가적인 에너지를 필요로 한다는 것은 명백하다.

우리는 〈그림 **10 · 4**〉에 주어진 도표를 사용하여 반응에 필요한 전체 에너지를 편리하게 검토할 수 있다. 이 도표에서 반응물 A와 B는 반응좌표라고 표시한 어떠한 경로를 따라 서로 접근한다. 이 경로 중의 어떤 점에서 A와 B는 결합하여 활성화된 복합체는 분해되어 출발물질로 되돌아갈 수도 있고, 또 생성물 $(C+D)$쪽으로 통과할 수도 있다. 열역학적인 도표로 그린 과정은 다음과 같으며

$$\begin{array}{l} A + B = (A \cdot B) \\ (A \cdot B) = C + D \\ \hline A + B = C + D \end{array}$$

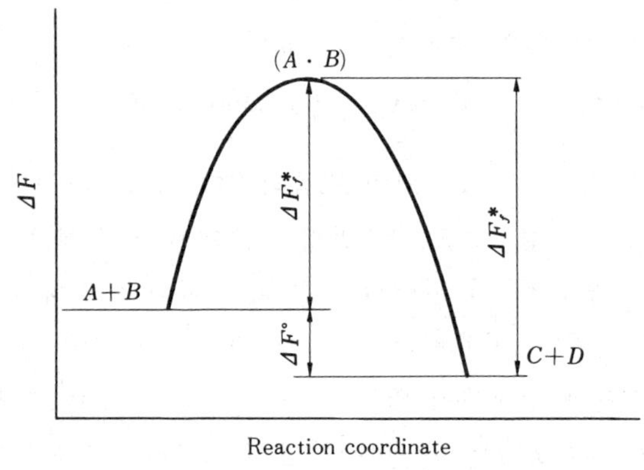

〈그림 *10 · 4*〉 A 와 B 가 C 와 D 로 되는 반응에 포함된 자유에너지 변화

그 각각에 대해서는 다음과 같다.

$$\begin{array}{c} \Delta F_f^* = \Delta F_{(A\cdot B)}{}^\circ - (\Delta F_A{}^\circ + \Delta F_B{}^\circ) - \Delta F_r^* = (\Delta F_C{}^\circ + \Delta F_D{}^\circ) - \Delta F_{(A\cdot B)}{}^\circ \\ \hline \Delta F^\circ = \Delta F_f^* - \Delta F_r^* = (\Delta F_C{}^\circ + \Delta F_D{}^\circ) - (\Delta F_A{}^\circ + \Delta F_B{}^\circ) \end{array}$$

반응물 A와 B가 결합하여 활성화된 복합체가 되는 것은 에너지를 필요로 하는 과정이라고 생각되므로, ΔF_f^*로 표시되는 결합에 대한 자유에너지 차이는 그 부호가 항상 +일 것이다. 만일 ΔF_f^*가 0에 가까우면 활성화된 복합체를 만드는 결합은 열역학적 견지에서 가능하나 아주 작은 농도의 활성화된 복합체가 존재할 것이다. ΔF_f^*가 상당히 크게 양(+)이면 생성물과 반응물 사이의 자유에너지 차이가 아무리 음(−)일지라도 활성화된 복합체는 쉽게 형성되지 않을 것이다. 촉매는 활성화된 복합체의 성질을 변화시키기 때문에, 촉매존재하에서는 나중의 예에서 생성물에 도달하기 위한 ΔF_f^*의 값을 낮출 수 있음에 주의한다.

정성적인 면에서 보면 열역학적인 고려는 반응속도론과 관련된 활성화에너지가 있다고 하는 개념을 만들게 하여 준다. 즉, 주어진 자유에너지를 얻어야만 한다. 열역학적인 고찰로는 보통 틀림없는 일인데, 반응물이 어떠한 방법으로 전이상태에너지를 얻는가에 대한 방법은 확실하지 않다. 그 이유는 고전 열역학은 정지된 상태, 즉 평형상수가 정지된 상태를 특성짓는 것과 비슷하게 동적 상태를 특성짓는다. 게다가 비반응속도상수는 분자적인 과정에 관한 것이기 때문에 원칙적으로 분자운동과 관련된 성질에 대한 고찰을 함으로써 어느 반응에 대한 비반응속도상수를 계산할 수 있게 해준다.

어느 반응의 비반응속도상수의 계산값과 측정값이 일치된다고 하는 것은 활성화의 메커니즘이 속도상수를 계산하는 데 사용된 모형으로 의미가 있다고 생각할 수 있다. 실제로는, 간단한 분자나 원자들간의 몇 가지 반응만이 이 모델을 근거로 계산된 비반응속도상수를 가진다. 수학적인 어려움은 좀더 큰 분자에 대한 계산을 불가능하게 한다. 그러나 검토하고 있는 간단한 반응에 대하여 얻은 것이 잘 일치된다고 하는 것은 모형이 적절함을 표시하는 것이고, 이 모형을 이용하는 정성적인 논의는 정당함을 표시하게 된다.

10-2 반응속도에 미치는 온도의 영향과 다른 인자들

1 온도(temperature)

농도 이외의 많은 인자들이 반응속도에 영향을 미칠 수도 있다. 이 인자들 중에는 온도, 용매, 촉매 및 빛이 있다. 많은 반응의 속도는 온도가 각각 10℃ 상승됨에 따라 약 2~3배가 증가

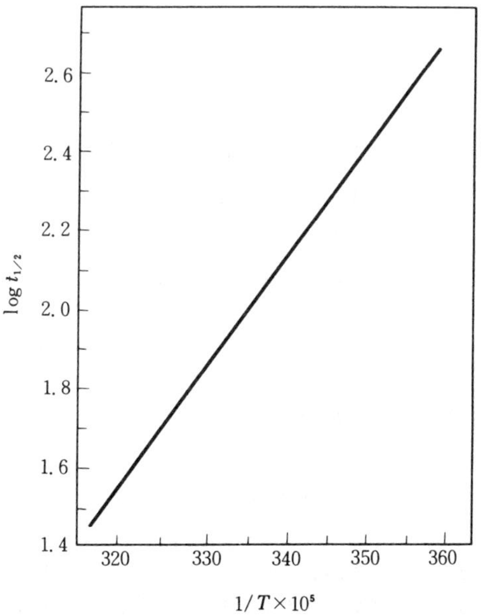

〈그림 10·5〉 glucose의 열분해에 대한 $1/T$에 대한 log k 의 도표

한다. 반응속도에 미치는 온도의 영향을 Arrhenius가 처음으로 제안한 식은 다음과 같다.

$$k = Ae^{-Ea/RT} \tag{85}$$

또는

$$\log k = \log A - \frac{E_a}{2.303}\frac{1}{RT} \tag{86}$$

여기서 k는 비반응속도상수이며, A는 빈도인자라고 알려진 상수, E_a는 활성에너지 R는 기체상수로서 1.987cal/deg mol이며, T는 절대온도이다. 상수 A와 E_a는 다음 절에서 좀더 고찰하기로 한다. 이 값들은 여러 온도에서 k를 측정하여 $\log k$에 대하여 $1/T$을 도표로 하여 구할 수 있다. 식 (86)에서 보는 바와 같이, 도표로 하여 얻은 직선의 기울기는 $-E_a/2.303R$이고 수직축에서의 절편은 $\log A$인데 이것으로부터 E_a 및 A를 구할 수 있다.

0.35 N 염산 존재하에서의 100℃와 140℃ 사이에서의 glucose 용액의 분해연구에서 얻은 자료를 〈그림 **10 · 5**〉*에 표시한 바와 같이 이러한 방법으로 도표로 나타내었다. 여기서 주의해야 할 것은 절대온도의 역수(reciprocal)로 수평축에 도표로 하였으므로, 실제로는 그래프의 왼쪽에서 오른쪽으로 감소하고 있다는 점에 있다. 수직축에 $\log k$ 대신에 $\log t_{1/2}$을 도표로 하는 것이 편리한 때가 많다. 1차반응에 대한 반감기는 수직축에 $\log k$ 대신에 $\log t_{1/2}$이다. 1차반응에 대한 반감기는 $t_{1/2} = 0.693/k$인 k와 관련되어 있으며 대수형으로는 다음과 같이 된다.

$$\log k = \log 0.693 - \log t_{1/2} \tag{87}$$

식 (87)을 식 (86)에 대입하면

$$\log t_{1/2} = \log 0.693 - \log A + \frac{E_a}{2.303R}\frac{1}{T}$$

또는

$$\log t_{1/2} = \frac{E_a}{2.303R}\frac{1}{T} + \text{constant}$$

$E_a/2.303R$는 $1/T$에 대하여 $\log t$를 도표로 하여 생기는 직선의 기울기로서 얻어진다. Higuchi, Havinga 및 Busse는 이러한 방법으로 procaine의 알칼리성 가수분해의 결과를 〈그림 **10 · 6**〉에 보는 바와 같이 도표로 나타내었다.

E_a는 다른 온도에 대하여 식 (86)을 각각 다음과 같이 씀으로써 구할 수 있다.

온도 T에 대하여

$$\log k_2 = \log A - \frac{E_a}{2.303R}\frac{1}{T_2}$$

그리고 또 다른 온도 T_1에 대해서는 다음과 같다.

---

* 〈그림 **10 · 5**〉의 수직축에 ($\log k+2$)를 도표로 하였음에 주의하라. 이것은 축의 (−)값을 없애는 편리한 방법이다. 예를 들면, 만일 $k = 1.0\times10^{-2}$, 2.0×10^{-2} 등등이라면 대수적인 표시는 $\log 1.0 + \log 10^{-2}$, $\log 2.0 + \log 10^{-2}, \cdots$, 또는 $0.0-2 = -2$, $0.3-2 = -1.7$ 등등이다. 여기서 수직축의 각각의 값에 2를 더하면 (−)부호가 없어진다. 따라서 표시한 식은 $\log k+2$이다.

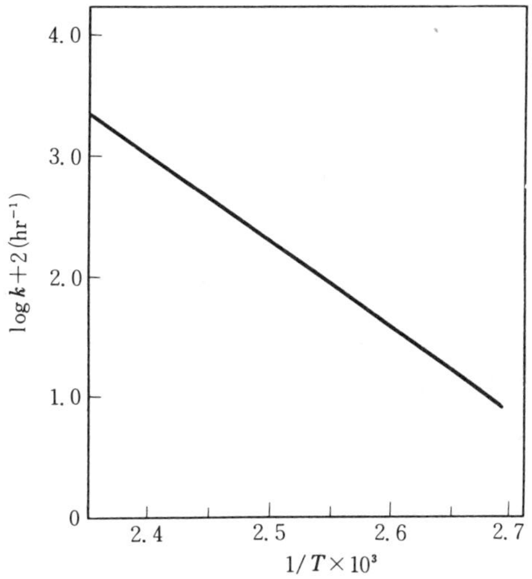

〈그림 *10·6*〉 procaine의 알칼리성 가수분해에 대한 $1/T$에 대한 log $t^{1/2}$의 도표

$$\log k_1 = \log A - \frac{E_a}{2.303R}\frac{1}{T_1}$$

이들 두 식을 빼면 다음과 같이 된다.

$$\log \frac{k_2}{k_1} = \frac{E_a}{2.303R}\frac{(T_2-T_1)}{T_1T_2}$$

예제 2. 5-hydroxymethylfurfural의 분해에 대한 반응속도상수 k는 120℃(393°K)에서 1.173 hr^{-1} 또는 3.258×10^{-4} sec^{-1}이고, 140℃(413°K)에서의 k_2는 4.860 hr^{-1}이다. 이 온도범위에서의 5-HMF의 분해에 대한 활성화에너지 E_a는 몇 kcal/mol이며 sec^{-1}으로서의 빈도인자 A는 얼마인가?

풀이 $\log \dfrac{4.860}{1.173} = \dfrac{E_a}{2.303\times1.987}\dfrac{(413-393)}{413\times393}$

$E_a = 23$ kcal/mol

120℃에서 식 (86)을 사용하여 다음과 같이 얻는다.

$$\log(3.258\times10^{-4}\ \text{sec}^{-1}) = \log A - \frac{23{,}000\ \text{cal}}{2.303\times1.987}\frac{1}{393}$$

$A = 2\times10^{9}$ sec^{-1}

2 반응속도에 대한 고전적인 충돌이론

Arrheniuus 식은 관찰한 반응속도상수에 미치는 온도의 효과를 표시하는 실험식이다. 이러한 형태의 관계는 1분자반응 또는 2분자반응에 대해서 관찰되며, 때로는 몇 개의 2분자반응과 1분자반응 단계가 포함되는 복합반응에서도 관찰된다. 대부분의 경우, 복합반응의 온도의존성에 유효성을 부여한다고 하는 것은 극히 어려운 일이지만, 1분자반응 및 2분자반응의 온도의존성은 반응이 일어나기 위하여 겪어야 할 기본적인 물리적 요구이다. 온도가 분자운동에 영향을 주는 방법에 대해서는 물질의 모든 분자가 똑같은 속도로 같은 방향으로 움직이고 있다고 하는 가정적인 경우를 생각하여 보면 이해할 수 있다.

만일 하나의 분자가 그 진행방향에서 벗어나면, 다른 분자와 충돌하여 두 분자가 모두 다른 속도와 다른 방향으로 움직이게 된다. 그렇게 되면 분자간에는 연속적인 충돌이 일어나게 되어, 결국은 모든 분자가 **임의운동**(random motion)을 하게 된다. 이 경우에 분자들의 어느 부분만이 질서있는 계에서의 최초속도와 같은 속도를 가진다. 알짜결과(net result)는 주어진 온도, 따라서 일정한 총 에너지에 있는 고정된 수의 분자들에 대해서는 0 이상으로 틀리는 분포가 얻어진다는 것이다. 운동에너지는 속도의 제곱에 비례하므로 분자속도의 분포는 분자에너지의 분포에 대응하며, 따라서 주어진 운동에너지를 갖는 분자의 부분은 Boltzmann 분포법칙에 의하여 다음과 같이 표시할 수 있다.

$$f_i = \frac{N_i}{N_T} = e^{-E_i/RT} \tag{88}$$

Boltzmann 분포법칙에서, 반응물의 총 몰수 N_T 중에서 N_i몰이 E_i라고 하는 운동에너지를 갖는 것에 주의한다. 반응속도의 충돌이론은, 반응이 일어나기 위해서는 분자간에 충돌이 일어나야만 하고, 더욱이 분자가 어떤 에너지를 갖고 있지 않으면 분자간의 반응이 일어나지 않는다고 가정하고 있다. 이 가정에 의하여 반응속도는 반응하기에 충분한 에너지를 갖는 반응물의 몰수에 비례한다고 생각할 수 있다. 즉,

$$\text{반응속도} = PZN_i \tag{89}$$

이 관계식에서 비례상수는 두 개의 항으로 나뉘어진다. 즉, 두 분자간의 반응에 대한 충돌수 Z는 cm^3당 초당의 충돌수이며, 분자간의 모든 충돌이 반드시 전부 반응으로 이르는 것은 아니라는 사실을 고려하기 위한 입체(steric) 또는 확률인자(probability factor) P가 포함되어 있다. 즉, P는 분자간의 충돌이 생성물로 변할 수 있는 확률을 나타낸다.

식 (89)의 N_i 대신에 대입하면 다음과 같이 되는데,

$$\text{반응속도} = (PZe^{-E_i/RT})\ N_T \tag{90}$$

이것을 일반적인 반응속도법칙

$$\text{반응속도} = k(\text{반응물의 농도}) \tag{91}$$

와 비교하여 보면 다음과 같은 결론에 이르게 된다.

$$k = (PZ)e^{-E_i/RT} \tag{92}$$

따라서 충돌상태이론은 Arrhenius 인자 A를 분자간의 충돌의 빈도로서 해석하고 있으며

$$A = PZ \tag{93}$$

Arrhenius의 활성화에너지 E_a를 반응이 일어나기 위해서 분자가 가져야 할 최소운동에너지로 해석하고 있다.

$$E_a = E_i \tag{94}$$

3 전이상태이론(transition state theory)

충돌이론을 설명할 수 있는 또 하나의 이론은 **전이상태이론** 또는 **절대반응속도론**(absolute rate theory)이다. 이 이론에 의하면, 정상적인 반응물 분자와 이들 분자의 활성화된 복합체 사이에는 평형이 존재한다고 생각한다. 활성화된 복합체의 분해는 생성물이 되게 한다. 기본적인 2분자과정에 대한 반응은 다음과 같이 쓸 수 있다.

$$A + B \rightleftharpoons (A \cdots B)^* \longrightarrow P \tag{95}$$

정상적인 반응물 분자	전이상태에 있는 활성화된 반응물 분자(활성화된 복합체)	생성물 분자

*는 활성화된 상태, 즉 $(A \cdots B)^*$를 표시하기 위하여 사용된다.

이 이론에서 생성물 형성 반응속도는 다음과 같이 주어지며,

$$\text{반응속도} = v(A \cdots B)^* \tag{96}$$

여기서 v는 활성화된 복합체가 생성물로 가는 빈도이다. 반응물과 활성화된 복합체 사이에는 평형이 존재하기 때문에,

$$K^* = \frac{(A \cdots B)^*}{(A)(B)} \tag{97}$$

그리고 이 표현은 다음과 같이 재정리할 수 있다.

$$(A \cdots B)^* = K^*(A)(B) \tag{98}$$

따라서

$$\text{반응속도} = (vK^*)(A)(B) \tag{99}$$

2분자반응에 대한 일반적인 반응속도법칙은

$$\text{반응속도} = k(A)(B) \tag{100}$$

이며, 따라서 다음과 같이 된다.

$$k = vK^* \tag{101}$$

앞에서 열역학적 논의는 다음과 같은 것을 기억할 것이며,

$$\Delta F^\circ = -RT \ln K \tag{102}$$

또는

$$K = e^{-\Delta F^\circ / RT} \tag{103}$$

그리고

$$\Delta F^\circ = \Delta H^\circ - T\Delta S^\circ \tag{104}$$

당연한 목적을 위하여 보통의 K 대신에 K^*로 대체하고, 열역학적인 양을 취급할 때 하였던 바와 비슷한 대입을 하면 다음과 같이 되며,

$$k = ve^{-\Delta F^*/RT} \tag{105}$$

그리고
$$k = (ve^{\Delta S^*/R})\ e^{-\Delta H^*/RT} \tag{106}$$

여기서 ΔF^*, ΔS^* 및 ΔH^*는 각각 전이상태와 정상적인 반응물상태에 있어서의 표준자유에너지, 엔트로피 및 엔탈피의 차이이다.

이 이론에서 Arrhenius 인자 A는 전이상태의 활성화엔트로피와 다음과 같은 관계가 있다.

$$A = ve^{\Delta S^*/R} \tag{107}$$

그리고 Arrhenius 활성화에너지 E_a는 전이상태의 활성화엔탈피와 다음과 같은 관계가 있다.

$$E_a = \Delta H^* = \Delta E^* + P\Delta V^* \tag{108}$$

대부분의 실제적인 목적을 위해서는 $\Delta V^* = 0$이며, 따라서

$$E_a = \Delta E^* \tag{109}$$

원칙적으로 전이상태이론은 반응속도에 미치는 온도의 영향이 다음과 같은 일반적인 식으로 주어지게 되는데,

$$k = (ve^{\Delta S^*/R})\ e^{-\Delta E^*/RT} \tag{110}$$

여기서 전이상태 복합체의 분해빈도 v는 반응물의 성질에 따라 변한다. Eyring[9]은 v라는 양을 온도에만 의존하는, 반응에 대한 보편인자(universal factor)라고 생각해도 상당히 접근함을 보여 주었고, 다음과 같이 쓸 수 있음을 보여 주었다.

$$v = \left(\frac{RT}{Nh}\right) \tag{111}$$

여기서 R는 몰기체상수이며, T는 절대온도, N은 아보가드로의 수, h는 플랑크상수이다. 인자(RT/Nh)는 상온($\fallingdotseq 2\times10^{10}T$)에서 약 $10^{12}\sim10^{13}\ \mathrm{sec}^{-1}$의 값을 가진다. ΔS^*가 0이고 따라서 $e^{\Delta S^*/R}) = 1$인 많은 1분자기체반응에서, 반응속도상수는 보통 약 $10^3e^{-Ea/RT}$의 값을 가진다.

$$k \fallingdotseq \frac{RT}{Nh}e^{-\Delta H^*/RT} \fallingdotseq 10^{13}\ e^{-E_a/RT} \tag{112}$$

반응속도가 이 값에서 벗어나면, $e^{\Delta S^*/R}$ 인자 때문이라고 생각할 수 있다. 활성화된 복합체가 정상적인 반응물에서 볼 수 있는 것보다 더 가능한 분자배열을 나타내는 경우에는 ΔS^*는 양(+)이고 반응속도는 정상보다 더 클 것이다. 반대로 가능성이 작은 구조의 복합체를 만드는, 반응물 분자의 구조에 상당한 재배열이 있는 후에만 활성화된 복합체가 생길 때에는 ΔS^*는 음(−)이고 그 반응식은 식 (112)로 예견되는 것보다 느리게 될 것이다.

충돌이론과 전이상태이론을 식 (93), 식 (107) 및 식 (111)을 비교하여 봄으로써 다음과

같은 관계가 있음을 알게 된다.

$$PZ = \frac{RT}{Nh} e^{\Delta S^*/R} \tag{113}$$

충돌수 Z는 RT/Nh와 같고, 확률인자 P는 엔트로피항 $e^{\Delta S^*/R}$와 같다.

예제 3. 산을 촉매로 하는 procaine의 가수분해 연구에서, Marcus와 Baron은 t에 대하여 $\log C$를 도표로 하여 1차반응속도 k를 구하였고, $1/T$에 대하여 $\log k$를 Arrhenius 도표로 하여 활성화에너지 E_a를 구하였다. 그 값은 97.37℃에서 $k = 33.5\times10^{-6}\text{sec}^{-1}$이고, $E_a = 16.8$ kcal/mol이었다. 식 (106)과 식 (107)을 사용하여 ΔS^*와 빈도인자 A를 계산하고 확률인자 P를 계산하라.

풀이 우선 97.30℃ 또는 약 371°K에서의 RT/Nh를 구할 필요가 있다.

$$v = \frac{RT}{Nh} = \frac{8.31\times10^{7}\ \text{erg/mol deg}\times371\ \text{deg}}{6.62\times10^{-27}\ \text{erg sec/molcule}\times6.02\times10^{23}\ \text{molcule/mol}}$$
$$= 7.74\times10^{12}\ \text{sec}^{-1}$$

식 (106)으로부터 $\Delta H^* \cong E_a$인 경우

$$33.5\times10^{-6} = 7.74\times10^{12}\, e^{\Delta S^*/1.987} e^{-16,800/(1.987\times37)}$$
$$\Delta S^* = -33.9\ \text{cal/mol deg}$$

그리고 식 (107)로부터

$$A = 7.74\times10^{22}\ e^{-33.9/1.987} = 3.02\times10^{5}\ \text{sec}^{-1}$$

끝으로, 식 (113)으로부터

$$P = e^{-33.9/1.987} = 3.9\times10^{-8}$$

화학과 물리학 편람에서 찾을 수 있는 값에 대한 표는 이와 같은 계산을 하는 데 편리한데, 계산표는 직접적으로 결과를 알 수 있다.

Marcus와 Baron은 procainamide, procaine 및 benzocaine의 산촉매 가수분해에 대한 반응속도론을 비교하였다. 그들은 procainamide와 procaine의 빈도인자는 이러한 형태의 화합물에 대해서 예기하였던 값보다 상당히 낮음을 알아냈다. procainamide와 procaine은 산성 용액에서는 2양성자화된 물질이다. 즉 두 개의 양성자를 받았으며, 산 존재하에서의 가수분해에는 양으로 하전된 이온, 즉 2양성화된 procaine 분자와 hydronium 이온과의 상호작용이 존재한다.

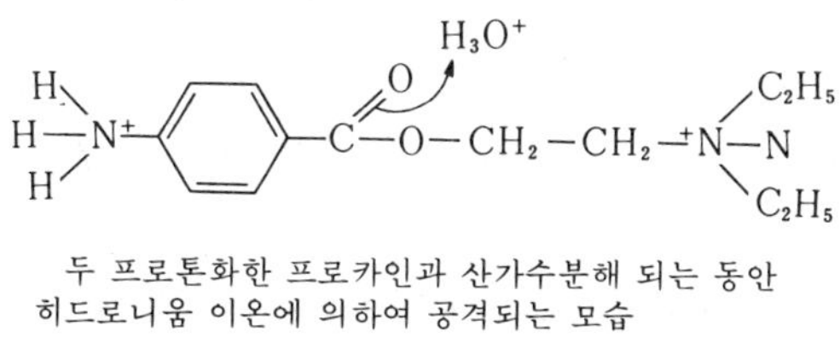

두 프로톤화한 프로카인과 산가수분해 되는 동안
히드로니움 이온에 의하여 공격되는 모습

즉, 저자들에 따르면 procaine 분자의 두 양성자는 공격해 오는 hydronium 이온에 대하여 상당한 반발효과를 나타낸다. 이 반발은 낮은 빈도인자를 나타낸다. 아마도 이러한 이유 때문에 ΔS^*는 보통과는 달리 음(−)이다(예제 **3** 참조). 세 번째 양성자가 마지막으로 공격하였을 때,

그 결과로 생긴 활성화된 복합체는 높게 하전된 이온이다. 활성화된 분자는 현저하게 용매화되어 있어서 용매의 자유도를 감소시키며 활성 엔트로피를 감소시킨다. 또한 이러한 효과는 빈도인자를 낮게 해주는 경향이 있다.

4 용매의 효과(effect of the solvent)

용매가 약물의 분해반응속도에 미치는 영향은 약학도에게는 매우 중요한 이야기이다. 물론 그 효과는 복잡하여 보통 일반성을 만들어낼 수는 없지만, 비전해질반응은 용매와 용질의 상대적인 내부압력이나 용해도 파라미터와 관련되어 있다는 것이 알려져 있다. 매체의 이온강도와 유전상수가 이온성 반응의 속도에 미치는 영향 또한 무시할 수 없으며 다음 절에서 검토하기로 한다.

용액은 일반적으로 비이상적이며, 식 (97)은 활성도계수를 포함시켜 수정하여야 한다. 2분자반응에 대해서는

$$A + B \rightleftarrows (A\cdots B)^* \longrightarrow \text{생성물}$$

이며, 열역학적 평형상수는 다음과 같이 활성도의 항으로 기술되어야 한다.

$$K^* = \frac{a^*}{a_A a_B} \cdot \frac{C^*}{C_A C_B} \cdot \frac{\gamma^*}{\gamma_A \gamma_B} \tag{114}$$

여기서 a^*는 전이상태에 있는 복합체의 활성도이며, a_A와 a_B는 정상상태에 있어서의 반응물의 활성도이다. 이렇게 하면 식 (96)이나 식 (99)와 비슷한 다음 식을 얻는다.

$$\text{속도} = \frac{RT}{Nh} C^* = \frac{RT}{Nh} K^* C_A C_B \frac{\gamma^*}{\gamma_A \gamma_B} \tag{115}$$

그리고

$$k = \frac{\text{rate}}{C_A C_B} = \frac{RT}{Nh} K^* \frac{\gamma_A \gamma_B}{\gamma^*}$$

또는

$$k = k_0 \frac{\gamma_A \gamma_B}{\gamma^*} \tag{116}$$

여기서 $k_0 = RTK^*/Nh$ 는 이상적으로 행동하는 무한히 희석된 용액에 있어서의 반응속도상수이다. 활성도계수는 고려하고 있는 용액 중의 용질의 행동을 무한히 희박한 용액에 있어서의 용질의 행동에 관련시킨다는 것을 앞장에서 얻은 지식으로부터 생각해 낼 수 있을 것이다. 용액이 이상적일 때 활성도계수는 1이 되고, 식 (116)에서 $k_0 = k$이다. 이 조건은 식 (99)에서 가정되었다.

이제 희박한 용액 중에 있는 극성이 너무 높지 않은 비전해질 용질의 활성도계수 γ는 다음 식으로 나타내어진다.

$$\log \gamma_2 = \frac{V_2}{2.303\ RT} (\delta_1 - \delta_2)^2 \tag{117}$$

여기서 V_2는 용질의 몰부피이며, δ_1과 δ_2는 각각 용질과 용매의 용해도 파라미터이다. 식 (116)을 대수형으로 쓰면

$$\log k = \log k_0 + \log \gamma_A + \log \gamma_B - \log \gamma^* \tag{118}$$

이며, 식 (117)로부터 활성도계수에 대하여 치환하면

$$\log k = \log k_0 + \frac{V_A}{2.303\,RT}(\delta_1 - \delta_A)^2 + \frac{V_B}{2.303\,RT}(\delta_1 - \delta_B)^2 - \frac{V^*}{2.303\,RT}(\delta_1 - \delta^*)^2 \tag{119}$$

이며, 여기서 V_A, V_B, V^* 및 이에 대응하는 δ_A, δ_B, δ^*는 각각의 반응물 A, B 및 활성화된 복합체 $(A \cdots B)^*$의 몰부피와 용해도 파라미터이다. δ_1이라고 하는 양은 용매의 용해도 파라미터이다. 따라서 반응속도상수는 몰부피와 용해도 파라미터 항에 의존함을 알 수 있다. 이러한 세 가지 제곱항 $(\delta_1 - \delta_A)^2$, $(\delta_1 - \delta_B)^2$, $(\delta_1 - \delta^*)^2$은 용매의 용해도 파라미터 또는 내부압력과 반응물 및 용매와 활성화된 복합체와의 차이를 나타내므로, 각각 $\Delta\delta_A$, $\Delta\delta_B$, $\Delta\delta^*$라고 기호로 쓸 수 있다. 몰부피는 크게 변하지 않으므로, 반응속도상수는 첫째로 $(\Delta\delta_A + \Delta\delta_B)$와 $\Delta\delta^*$의 차이에 의존하는 것이 된다. 이것은 식 (119)와 같이 써서 쉽게 알 수 있다.

$$\log k = \log k_0 + \frac{V}{2.303\,RT}(\Delta\delta_A - \Delta\delta_B - \Delta\delta^*)$$

활성화된 복합체의 성질은 생성물의 성질과 아주 유사하므로 $\Delta\delta^*$를 용매와 생성물 사이의 내부압력 차이를 나타내는 제곱항으로 취할 수 있다고 생각된다. 이 식이 가리키고 있는 것은 만약에 생성물의 내부압력 또는 '극성'이 용매의 그것과 비슷하면 $\Delta\delta^* = 0$이며, 반응물의 내부압력이 용매의 내부압력과 같지 않으면 $\Delta\delta_A$와 $\Delta\delta_B$는 0보다 크며, 따라서 이상용액에서의 속도에 비하여 이 용매에서의 반응속도가 클 것이라는 것을 가리키고 있다.

반대로, 만약 반응물의 '극성'이 용매의 것과 비슷하면 $\Delta\delta_A$와 $\Delta\delta_B$는 0과 거의 같으며, 한편 생성물의 극성이 용매의 극성과 비슷하지 않으면 $\Delta\delta > 0$이고 그렇게 되면 $(\Delta\delta_A + \Delta\delta_B) - \Delta\delta^*$는 꽤 큰 음(−)의 값을 가질 것이고 반응속도는 이 용매에서 작아질 것이다.

이 분석의 결과로서 말할 수 있는 것은, 내부압력이 높은 극성 용매는 반응물보다 높은 내부압력을 갖는 생성물을 만드는 반응을 가속시키는 경향이 있는 것이다. 한편으로는, 만일 생성물이 반응물보다 극성이 작다면 낮은 극성 또는 내부압력을 갖는 용매에 의하여 가속될 것이며, 높은 내부압력을 갖는 용매에 의해서는 지연될 것이다. 이 원리를 설명하기 위하여 에탄올과 초산무수물의 반응을 이용하자.

$$C_2H_5OH + (CH_3CO)_2O = CH_3COOC_2H_5 + CH_3COOH$$

초산에틸과 비슷한 활성화된 복합체는 반응물보다 극성이 작고, 따라서 반응은 비교적 낮은 용해도 파라미터를 갖는 용매에서 잘 진행되어야 할 것이다. 여러 용매 중에서의 반응속도상

수를 그 용매의 용해도 파라미터와 함께 〈표 10 · 3〉에 나타내었다. 반응은 예견된 대로 보다 극성인 용매에서 정상보다 더 천천히 진행될 것이다.

〈표 10 · 3〉 속도상수에 미치는 용매의 영향

용 매	용 해 도 파라미터 δ	k at 50℃
Hexane	7.3	0.0119
Carbon tetrachloride	8.6	0.0113
Chlorobenzene	9.5	0.0053
Benzene	9.2	0.0046
Chloroform	9.3	0.0040
Nitrobenzene	10.0	0.0024

5 이온강도의 영향(influence of ionic strength)

이온간의 반응에서 반응물 A와 B는 z_A와 z_B의 하전을 띠고, 활성화된 복합체 $(A \cdots B)^*$는 (z_A+z_B)의 하전을 띤다. 이온을 포함하고 있는 반응은 다음과 같이 표시된다.

$$A^{z_A}+B^{z_B} \rightleftarrows (A \cdots B)^{*(z_A+z_B)} \longrightarrow \text{생성물}$$

25℃에서 희박한 수용액($<0.01M$) 중에 있는 이온의 활성계수 γ는 Debye-Hückel의 식에 의하여 다음과 같이 주어진다.

$$\log \gamma_i = -0.51 z_i^2 \sqrt{\mu} \tag{120}$$

여기서 μ는 이온강도이다. 따라서 다음과 같이 쓸 수 있다.

$$\begin{aligned} \log \gamma_A + \log \gamma_B - \log \gamma^* &= -0.51 z_A^2\sqrt{\mu} - 0.51 z_B^2\sqrt{\mu} + 0.51(z_A+z_B)^2\sqrt{\mu} \\ &= -0.51\sqrt{\mu}[z_A^2+z_B^2-(z_A^2+2z_Az_B+z_B^2)] \\ &= -0.51\times 2z_Az_B\sqrt{\mu} = 1.02z_Az_B\sqrt{\mu} \end{aligned} \tag{121}$$

식 (118)에 대입하면 25℃에서 다음과 같이 된다.

$$\log k = \log k_0 + 1.02 z_A z_B \sqrt{\mu} \tag{122}$$

여기서 k_0는 $\mu=0$인 무한히 희박한 용액에서의 반응속도상수이다. 식 (122)로부터 $\sqrt{\mu}$에 대한 $\log k$의 도표는 기울기가 $1.02 z_A z_B$인 직선이 되어야 한다. 만일 반응물의 하나가 중성분자이면 $z_A z_B = 0$이며, 반응속도상수는 식 (122)에서 볼 수 있는 것과 같이 희박한 용액에서는 이온강도와는 무관해야 한다. 식 (122)로 표시되는 실험과 이론이 잘 일치됨을 얻었다.

만약 반응하는 분자가 적당한 이온강도를 갖는 용액에서 하전을 띠지 않는다면, 반응속도식은

$$\log k = \log k_0 + b\mu \tag{123}$$

이며, 여기서 b는 실험적 데이터로부터 얻은 상수이다. Carstenen은 조제용액에서의 다양한 이온강도에 대해 고려해 왔다.

6 유전상수(dielectric constant)의 영향

이온반응의 반응속도에 미치는 유전상수의 효과는 이온강도의 효과가 0인 상태가 되도록 무한히 희박하게 외삽되면, 신약개발에 필요한 정보를 얻는 데 종종 필요하다. 이 효과를 측정할 수 있는 식의 하나는

$$\ln k = \ln k_{\varepsilon=\infty} - \frac{Nz_A z_B e^2}{RTr^*}\frac{1}{\gamma} \tag{124}$$

인데, 여기서 $k_{\varepsilon=\infty}$는 무한대의 유전상수를 갖는 매체에서의 반응속도상수이고, N은 아보가드로의 수이며, z_A와 z_B는 두 이온의 하전, e는 전기하전의 단위, γ^*는 활성화된 복합체에 있는 이온간의 거리, ε은 용액의 유전상수로서 희박한 용액에서 용매의 유전상수와 거의 같다. $\ln k_{\varepsilon=\infty}$항은 $\ln k$를 $1/\varepsilon$에 대해 도표로 하여 $1/\varepsilon = 0$, 즉 $\varepsilon = \infty$로 외삽하여 얻는다. 식 (124)에 의하면, 이러한 도표화는 반대되는 부호를 가진 반응물 이온에 대해서는 (+)기울기를 가진 직선이 되어야 하며, 같은 부호를 가진 반응물에 대해서는 (−)의 기울기를 가진 직선이 되어야 한다. 반대되는 부호를 가진 이온간의 반응에 대해서는, 용매의 유전상수가 증가하면 반응속도상수가 감소한다. 다른 한편으로는, 같은 하전을 가진 이온에 대해서 유전상수가 증가하면 반응속도가 증가하게 된다. 반응이 쌍극자분자와 이온 A 사이에서 일어난다면, 식은

$$\ln k = \ln k_{\varepsilon=\infty} + \frac{Nz_A^2 \varepsilon^2}{2RT}\left(\frac{1}{\gamma_A} - \frac{1}{\gamma^*}\right)\frac{1}{\varepsilon} \tag{125}$$

이 되며, 여기서 z_A는 이온 A의 하전이고, γ_A는 이온반지름이며, 그리고 γ^*는 활성화된 복합체의 반지름이다. 식 (125)는 $\ln k$를 유전상수의 역수인 $1/\varepsilon$에 대하여 도표로 하면 직선이 얻어져야 한다고 예언하고 있다. 전이상태에 있는 결합한 이온과 중성 분자간의 거리인 γ^*는 이온의 반지름인 γ_A보다 클 것이기 때문에, 식의 오른쪽에 있는 두 번째 항은 항상 (+)일 것이고 직선의 기울기도 양일 것이다. 따라서 $\ln k$는 $1/\varepsilon$의 값이 증가함에 따라 증가할 것이다. 즉, 이온과 중성 분자간의 반응속도는 매체의 유전상수가 감소함에 따라 증가할 것이다. 그러나 이 관계는 서로 다른 용매를 사용한 경우나 또는 이온강도효과가 유효성을 갖게 되는 희박한 용액이 아닐 경우에는 성립되지 않는다.

용액 중에서 용질분자 주위에 대한 용매분자의 배향은 위의 방정식에서 고려하지 않은 효과를 일으키게 한다. 용매-혼합물이 물과 낮은 유전상수를 가진 액체로 구성되어 있을 때, 물분자는 용액 중의 이온 주위에 배열할 것이고 이온 근처의 유전상수는 용액 전체에 대한 것보다 상당히 커질 것이다. 그리하여 $\ln k$를 용매혼합물의 유전상수의 역수에 대하여 도표로 하면, 식 (124)와 식 (125)는 예견되는 직선으로부터의 편차가 자주 생긴다. 용매의 유전상수

를 반응속도에 관련시키는 많은 연구가 수행되어 왔다. 약학적으로 흥미있는 화합물을 포함하는 몇 가지 연구에 대해서 여기에서 간단히 검토하고자 한다.

Amis와 Holmes는 sucrose의 산전화(acid inversion)에 미치는 유전상수의 효과를 연구하였다. 물용매에 dioxane을 가하여 유전상수를 감소시켰을 때, 반응속도는 식 (125)로 표시되는 바와 같이 이온-쌍극자반응의 이론과 일치하여 증가함을 발견하였다.

산성 용액 중에서의 glucose의 분해속도에 미치는 유전상수의 효과를 측정하기 위하여 Heimlich와 Martin은 dioxane-water 혼합물 중에서의 시험을 실시하였다. 〈표 10·4〉에 표시한 결과는 쌍극자분자와 양이온간의 반응에서 기대되었던 결과이다. 표에서 관찰된 바와 같이, 매체의 유전상수는 glucose 용액의 안정성에 대한 중요한 고려인데, 그 이유는 물 대신에 낮은 유전상수를 가진 용매로 바꾸면 glucose의 분해속도가 크게 증가하기 때문이다.

〈표 10·4〉 **pH 1.27과 100 °C에서 0.278 M glucose 용액의 dioxane-물 혼합물 중에서의 분해**

디옥산의 중량 %	100℃에서 용매의 유전항수	속도상수 $k \times 10^5$ hr^{-1}
0	55	4.58
9.98	48	4.95
29.74	35	6.34
49.32	22	10.30

Marcus와 Taraszka는 물-propylene glycol계에서 chloramphenicol과 같은 항생물질의 수소-이온 촉매분해에 대한 반응속도론을 연구하였다.

이러한 발견은 상당히 큰 약학적인 유효성을 가진다. 물 대신에 다른 용매로 치환하는 것은 약학에서 있을 수 있는 가수분해로부터 약물을 안정화시키기 위한 수단으로 종종 이용된다. 그러나 여기에서 복습한 연구의 결과는, 낮은 유전상수를 가진 용매혼합물을 사용하는 것은 분해속도를 감소시키기보다는 실제로 증가할 수도 있음을 제시하여 주고 있다. 한편 Marcus와 Taraszka가 지적한 대로, 비수용성 용매를 사용함으로써 야기되는 분해속도의 작은 증가는 낮은 유전상수를 갖는 용매에서 약물의 용해도를 증강시킴으로써 더욱 중요하게 될 수도 있다. 따라서 약물을 안정하게 하는 최적조건을 예언하기 전에 철저한 반응속도론적 연구와 결과에 대한 깊은 해석이 필요하다.

7 촉매작용(catalysis)

이미 기술한 바와 같이 반응속도는 촉매가 존재함으로써 영향을 받을 때가 흔하다. 실온에서 물 존재하에 일어나는 sucrose의 가수분해는 자유에너지가 감소하면서 진행되기는 하나, 그 반응은 무시할 정도로 느리다. 그러나 소량의 산을 가하여 수소이온농도를 증가시키면 변화는 측정할 수 있는 속도로 진행된다. 따라서 촉매(catalyst)라고 하는 것은 그 자신은 화학적으로 변화됨이 없이 반응속도에 영향을 주는 물질이라고 정의한다. 촉매가 반응의 속도를 감소시킬 때 그 촉매를 **역촉매**(negative catalyst)라고 한다. 실제로 역촉매는 반응 도중에 영구히 변화되는 경우도 있는데 이러한 것은 촉매라기보다는 **억제물질**이라고 불러야 할 것이다.

촉매는 반응 종말에 변하지 않는 상태로 남아 있기 때문에 그 반응의 전체 F는 변화하지 않고, 따라서 다음과 같은 관계식에 의하여

$$\Delta F^{\circ} = -RT \ln K$$

가역반응의 평형위치를 변화시킬 수 없다. 촉매는 정반응의 속도만큼 역반응의 속도를 증가시켜서 촉매존재하에 더 신속하게 평형에 도달하지만, 평형상수

$$K = k_{\text{정반응}}/k_{\text{역반응}}$$

은 동일하게 남아 있고 생성물의 수득률은 변하지 않는다.

촉매작용은 다음과 같은 방법으로 일어난다고 생각된다. 촉매가 **기질**(substrate)이라고 하는 반응물과 결합하여 중간체(intermediate)를 형성한 다음, 분해되어 촉매를 다시 만들고 생성물을 낸다. 이러한 식으로 촉매는 그 과정의 메커니즘을 변화시켜서 활성화에너지를 감소시키고 그에 따라 반응속도가 증가한다. 한편, 촉매는 빠른 반응속도를 일으키는 CH_3 같은 자유라디칼을 만들어서 작용하기도 한다. **연쇄반응**(chain reaction)이라고 하는 것은 중간체로서 작용하는 자유원자(free radicals)를 포함하고 있는 반응계열로 구성되어 있는 반응이다. 연쇄반응은 개시단계에 시작되어 연쇄파괴단계 또는 종결단계에 끝난다. 역촉매 또는 저해물(inhibitor)은 이러한 반응의 연쇄파괴제로서 행동하는 경우가 많다. 노킹억제제는 모터원료의 연소에 관여하여 폭발반응의 저해제로 작용한다.

촉매작용은 균일반응일 수도 있고 불균일반응일 수도 있으며 기체상태 또는 액체상태에서 모두 일어날 수도 있다. **균일촉매작용**(homogeneous catalyst)은 촉매와 반응물이 같은 상(phase)인 경우에 일어난다. 산-염기촉매반응은 액상에서 가장 중요한 형태의 균일촉매작용으로서 다음 절에서 좀더 상세히 검토하고자 한다.

불균일촉매작용(heterogeneous catalysis)은 촉매와 반응물이 혼합물 중에서 다른 상을 형성하는 경우에 일어난다. 촉매는 백금처럼 미세한 고체일 수도 있고 용기의 기벽이 될 수도 있다. 촉매작용은 표면에서 일어나므로 때로는 **접촉촉매작용**(contact catalysis)이라고 한다. 반응물 분자는 촉매의 거친 표면에 있는 여러 점이나 또는 활성중심부(active center)에서 흡착하게 되는데, 아마도 이 흡착이 반응물 분자의 결합을 약하게 하여 활성화에너지를 저하시키게 한다. 이렇게 되면 활성화된 분자는 반응할 수 있게 되며 그 생성물은 표면으로부터 확산하게 된다.

촉매는 촉매작용을 하는 표면의 활성중심부에 강하게 흡착되어서 반응하는 동안, 반응물을 붙잡아 두는 외부물질에 의하여 중독(poisoned)되기도 한다. 일산화탄소가 에틸렌의 수소화반응에서 구리의 촉매작용을 중독시키는 것으로 알려져 있다. **촉진제**(promoter)라고 하는 다른 물질은 촉매의 활성을 증가시키는 것으로 알려져 있다. 예를 들면, 제 2 구리이온은 과산화수

소의 분해시의 제 2 철이온의 촉매작용을 촉진시킨다. 촉진제가 표면의 성질을 변화시켜서 반응물의 흡착을 강화하여 촉매작용의 활성을 증가시킨다고 생각되지만 촉진작용의 정확한 메커니즘은 알지 못한다.

8 특정 산-염기촉매작용

다수의 약물용액은 산이나 염기를 가하면 분해가 가속된다. 약물용액이 완충되어 있으면, 분해시에 산 또는 염기의 농도에 상당한 변화를 수반하지 않기 때문에 그 반응은 수소이온 또는 수산이온에 의하여 촉매된다고 할 수 있다. 이러한 가속분해(accelerated decomposition)에 대한 속도법칙에 수소이온농도 또는 수산이온농도를 포함하는 항이 포함되어 있음이 알려질 때, 그 반응은 **특정 산-염기촉매작용**(specific acid-base catalysis)에 따른다고 말한다.

특정 산-염기촉매작용의 하나의 예로서, 에스테르의 가수분해에 대한 pH 의존성을 생각할 수 있다.

$$S + H^+ \rightleftarrows SH^+$$

$$SH^+ + R \longrightarrow P$$

이 일반적인 반응표시는 가수분해의 생성물 P가 다시 결합하여 에스테르를 만들지 않는다.

일반적인 반응에 대한 생성물의 생성속도는 다음 식으로 주어진다.

$$\frac{dP}{dt} = k(SH^+)(R) \tag{126}$$

짝산 SH^+의 농도는 선-평형(pre-equilibrium)이 다음과 같이 되어야 하기 때문에 측정 가능한 양의 항으로 표시할 수 있다.

$$K = \frac{(SH^+)}{(S)(H^+)} \tag{127}$$

따라서

$$(SH^+) = K(S)(H^+) \tag{128}$$

이며, 다음과 같이 된다.

$$\frac{dP}{dt} = kK(S)(H^+)(R) \tag{129}$$

물 R가 대단히 과량으로 존재하기 때문에, 식 (129)는 겉보기 속도법칙으로 다음과 같이 간단하게 된다.

$$\frac{dP}{dt} = k_1(S)(H^+) \tag{130}$$

여기서

$$k_1 = kK(R) \tag{131}$$

식 (130)의 수소이온농도항은 이 과정이 특정수소이온 촉매화반응임을 가리키고 있다.

여러 가지의 수소이온농도에서의 에스테르의 산촉매 가수분해를 연구함으로써, 즉 서로 다른 pH의 완충액 중에서의 에스테르의 가수분해를 연구함으로써 그 반응에 대한 속도-pH 관계를 구할 수 있다. 어느 주어진 pH에서 겉보기 1차반응은 다음과 같이 얻어졌다.

$$\frac{dP}{dt} = k_{obs}(\mathrm{S}) \tag{132}$$

여기서

$$k_{obs} = k_1(\mathrm{H}^+) \tag{133}$$

식 (133)의 대수를 취하면

$$\log k_{obs} = \log(\mathrm{H}^+) + \log k_1 \tag{134}$$

또는 이와 똑같게 하여

$$\log k_{obs} = -[-\log(\mathrm{H}^+)] + \log k_1 \tag{135}$$

그리고 다음과 같은 식에 도달하게 된다.

$$\log k_{obs} = -\mathrm{pH} + \log k_1 \tag{136}$$

따라서 반응이 진행되는 용액의 pH에 대하여 log k_{obs}를 도표로 하면 기울기가 (−1)인 직선이 된다.

이제는 에스테르의 S의 특정수산화이온 촉매분해를 생각하여 보기로 한다. 일반적인 반응을 다음과 같이 쓸 수 있고

$$\mathrm{S} + \mathrm{OH}^- \longrightarrow P$$

따라서 생성물 P의 생성속도는 다음과 같이 주어진다.

$$\frac{dP}{dt} = k_2(\mathrm{S})(\mathrm{OH}^-) \tag{137}$$

완충상태에서는 겉보기 1차반응은 재차 다음과 같이 관찰된다.

$$\frac{dP}{dt} = k_{obs}(\mathrm{S}) \tag{138}$$

여기서

$$k_{obs} = k_2(\mathrm{OH}^-) \tag{139}$$

이고

$$K_w = (\mathrm{H}^+)(\mathrm{OH}^-) \tag{140}$$

$$k_{obs} = \frac{k_2 K_w}{(\mathrm{H}^+)} \tag{141}$$

이므로, 식 (141)의 대수를 취하면

$$\log k_{obs} = -\log(\mathrm{H}^+) + \log k_2 K_w \tag{142}$$

가 되며, 다음과 같음을 발견하게 된다.

$$\log k_{obs} = \mathrm{pH} + \log k_2 K_w \tag{143}$$

이 경우 pH에 대하여 $\log k$를 도표로 하면 기울기가 (+1)인 직선이 되어야만 한다.

〈그림 **10 · 7**〉은 methyl-dl-*o*-phenyl-2-piperidylacetate의 특정 산-염기촉매 가수분해에 대한 속도-pH 관계를 나타내고 있다. 이 그림에서 볼 수 있는 것은 특정수소이온 촉매작용에 대해서는 식 (136)으로부터 기대하였던 바와 같이, pH 1에서 pH 3까지 pH가 증가하면 속도가 직선적으로 감소되며, 한편 특정 수산화이온 촉매작용에 대해서는, 식 (143)에서 예기되는 바와 같이 pH가 대략 3에서 pH 7 사이의 pH 증가는 속도를 직선적으로 증가시키는 결과가 된다. pH 3 근처에서 최소가 관찰되는데 이것은 수소이온이나 수산이온이 반응에 참여하고 있기 때문이라고 말할 수는 없다. 이 최소는 용매촉매효과를 가리키고 있다. 즉, 이온화되지 않은 물은 반응종으로 생각할 수 있다. 이 반응은 pH에는 의존하지 않기 때문에 속도법칙은 다음 식으로 주어진다.

$$\frac{dP}{dt} = k_0(\mathrm{S}) \tag{144}$$

따라서

$$k_{\mathrm{obs}} = k_0 \tag{145}$$

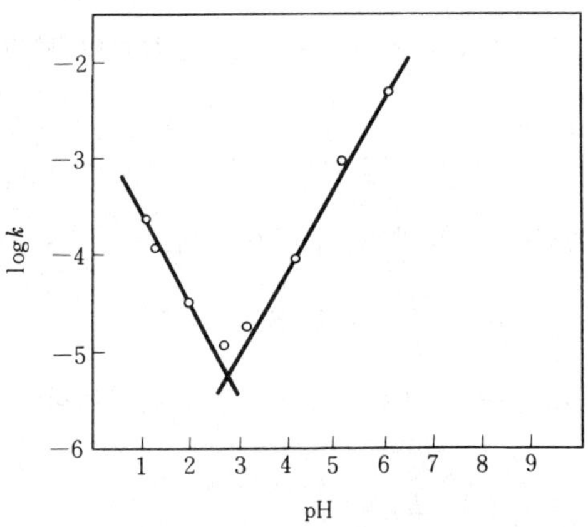

〈그림 *10 · 7*〉 methyl-dl-*o*-phenyl-2-piperidylacetate의 고유 산-염기촉매 가수분해에 대한 속도-pH 관계

때로는 최소 plateau가 제한된 pH 범위로 연장되는데 이것은 용매촉매작용이 이 범위에서의 1차적인 반응형식임을 가리키고 있다.

용매촉매작용은 특정수소이온 촉매작용 또는 특정수산화이온 촉매작용을 동반하는데 특히 일정한 특정이온 촉매작용 효과와 용매촉매효과가 관찰되는 범위에 있는 pH에서 일어난다. 각각의 촉매작용의 경로는 똑같은 생성물을 증가시키므로 이 중간 pH 범위에 대한 속도법칙은 그 pH가 용매촉매작용의 경우에서보다 약간 낮은가 또는 약간 높은가에 따라서 다음과 같이 쓸 수 있다.

$$\frac{dP}{dt} = [k_0 + k_1(\mathrm{H}^+)]\ (\mathrm{S}) \tag{146}$$

또는
$$\frac{dP}{dt} = [k_0 + k_2(\text{OH}^-)]\ (\text{S}) \tag{147}$$

이제는 특정 산-염기촉매작용의 pH 의존성을 일반적인 속도법칙으로서 요약할 수 있는데,

$$\frac{dP}{dt} = [k_0 + k_1(\text{H}^+) + k_2(\text{OH}^-)]\ (\text{S}) \tag{148}$$

여기서
$$k_{\text{obs}} = k_0 + k_1(\text{H}^+) + k_2(\text{OH}^-) \tag{149}$$

pH가 낮을 경우, $k_1(\text{H}^+)$항은 수소이온농도가 크기 때문에 k_0나 $k_2(\text{OH}^-)$보다 크므로, 특정 수소이온 촉매작용이 관찰된다. 이와 비슷하게 (OH^-)의 농도가 큰 높은 pH에서는 $k_2(\text{OH})$항은 k_0 및 $k_1(\text{H}^+)$ 항보다 크므로 특정수산이온 촉매작용이 관찰된다. H^+ 또는 OH^- 농도가 대단히 낮을 때, 또는 $k_1(\text{H}^+)$과 $k_2(\text{OH}^-)$의 곱의 값이 작으면 k_0만이 중요하며, 따라서 그 반응은 용매촉매화되었다고 한다. 만일, 반응매체의 pH가 약간 산성이면 k_0와 $k_1(\text{H}^+)$이 중요하게 되고, $k_2(\text{OH}^-)$은 무시할 수 있어서 용매와 특정수소이온 촉매작용이 모두 동시에 작동하게 된다. 매체의 pH가 약간 알칼리성이고 용매촉매작용과 특정수산이온 촉매작용이 동시에 생겨날 수 있는 조건일 경우에도 비슷한 결과를 얻는다.

9 일반적인 산-염기촉매작용(general acid-base catalysis)

제약에서 흥미있는 대부분의 계에 있어서 완충제는 용액을 특정한 pH로 유지하기 위하여 사용된다. 반응속도에 미치는 pH의 효과 외에 때로는 완충용액의 성분 중의 하나 또는 그 이상의 물질에 의해서 촉매작용이 일어나기도 한다. 그러면 이 반응은 그 촉매작용을 하는 성분이 산성인가 또는 염기성인가에 따라서 '일반적인 산 또는 일반적인 염기촉매작용(general acid or general base catalysis)'을 따른다고 한다.

일반적인 산-염기촉매작용이라고 볼 수 있는 속도-pH 관계는 식 (136)과 식 (143)을 근거로 하여 예측할 수 있는 행동으로부터 편차를 나타낸다. 예를 들면, 항생물질인 streptozotocin의 가수분해에서 인산완충제 중에서의 속도는 특정염기 촉매작용에 대하여 예측할 수 있는 속도를 초과한다. 이 효과는 인산 음이온에 의한 일반적인 염기촉매작용 때문이다. 따라서 이 반응에 대한 속도-pH 관계의 알칼리쪽은 기울기가 1보다 큰 직선이다(그림 **10·8**).

기질의 이온강도 또는 pK_a의 변화 등과 같은 다른 인자 역시, 속도-pH 관계에 뚜렷한 편차를 일으킨다. 일반적인 산촉매작용 또는 일반적인 염기촉매작용의 증명은, pH는 모두 같지만(즉, 산에 대한 염의 비는 일정하다) 완충제의 농도를 증가시켜 가면서 만든 일련의 완충제에서의 약물의 분해속도를 측정함으로써 알게 된다. Windheuser와 Higuchi는 초산완충용액을 사용하여 thiamine의 붕괴는 완충용액이 근본적으로 초산이라고 할 수 있는 pH에서 영향을 받지 않음을 발견하였다. 그러나 더 높은 pH에서는 속도가 초산염의 농도에 정비례하여 증가한다. 이 경우, 초산염이온은 일반적인 염기촉매이다.

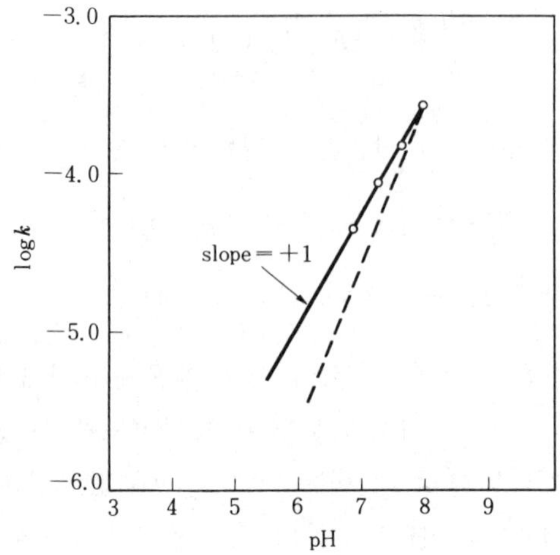

〈그림 10·8〉 일반적인 염기촉매반응이라고 생각되는 반응의 속도-pH관계

Webb 등은 glucose의 분해에 대한 초산, 초산나트륨, 포름산 및 포름산나트륨의 일반적인 촉매작용을 보여 주었다. 초산 HAc와 그 짝염기 Ac^- 존재하에 물 중에서의 glucose 분해에 대한 전체 속도를 나타내는 식은 다음과 같이 쓸 수 있는데,

$$-\frac{dG}{dt} = k_0[G] + k_H[H^+][G] + k_A[HAc][G] + k_{OH}[OH^-][G] + k_B[Ac^-][G] \tag{150}$$

여기서 $[G]$는 포도당의 농도, k_0는 물만 있을 때의 반응속도상수이고, **촉매계수**(catalytic coefficients)라고 알려진 다른 k 값은 촉매작용을 하는 여러 가지 물질과 비반응속도를 나타낸다. 모든 효과가 포함되어 있는 전체 1차반응속도상수 k는 다음과 같다. 즉,

$$k = \frac{dG/dt}{[G]} = k_0 + k_H[H^+] + k_A[HAc] + k_{OH}[OH^-] + k_B[Ac^-] \tag{151}$$

또는 일반적으로 다음과 같으며,

$$k = k_0 + \Sigma k_i c_i \tag{152}$$

여기서 c_i는 촉매작용을 하는 물질 i의 농도이고, k_i는 그에 대응하는 촉매계수이다. 특정 산-염기효과만이 일어나는 반응, 즉 $[H^+]$과 $[OH^-]$만이 촉매로서 작용하는 반응에서의 식은 다음과 같이 된다.

$$k = k_0 + k_H[H^+] + k_{OH}[OH^-] \tag{153}$$

예제 4. 포도당 검체를 140℃에서 0.030 M HCl을 함유하고 있는 용액 중에서 분해시켰다. 속도상수 k는 $0.0080\ hr^{-1}$임이 발견되었다. 자발적인 속도상수 k_0가 0.0010이라 하고 촉매계수 k_H를 계산하라. 이 산성용액 중에서 수소이온 때문에 생기는 촉매작용은 무시할 수 있다고 생각한다.

풀이 이 자료를 식 (153)에 대입하면 다음과 같다.

$$0.0080 = 0.0010 + k(0.030)$$

$$k = (0.0080 - 0.0010)/0.030 = 0.233\,\text{hr}$$

1928년 Brönsted는 촉매계수에 의하여 측정한 촉매작용 힘과 해리상수로서 측정한 일반적인 산과 염기의 강도 사이에는 어떤 관계가 있음을 표시하였다. 약산에 대한 촉매계수는 산의 해리상수와 다음 식과 같은 관계가 있다.

$$k_A = a\,K_A^{\alpha} \tag{154}$$

그리고 약염기에 의한 촉매작용에 대한 대응하는 식은 다음과 같다.

$$k_B = b\,K_A^{\beta} \tag{155}$$

K_A는 약산의 해리상수이며 a, b, α 및 β는 정해진 반응, 용매 및 온도에 대한 상수이다. 이 관계로부터 반응속도상수에 대한 Brönsted-Lowry의 산 또는 염기의 촉매효과를 약전해질의 해리상수를 안다면 예측할 수 있다. 식 (154)와 식 (155)에 있는 관계는, 촉매작용 힘과 약전해질의 해리상수가 모든 양성자를 주는 약산의 능력이나 양성자를 받아들이는 약염기의 능력에 달려 있기 때문에 성립된다.

촉매작용을 하지 않는 염(noncatalytic salt)은 식 (122)로 표시된 바와 같이 이온강도에 미치는 영향으로 인하여 속도상수에 직접 영향을 줄 수 있다. 둘째로, 염은 몇 가지 약전해질의

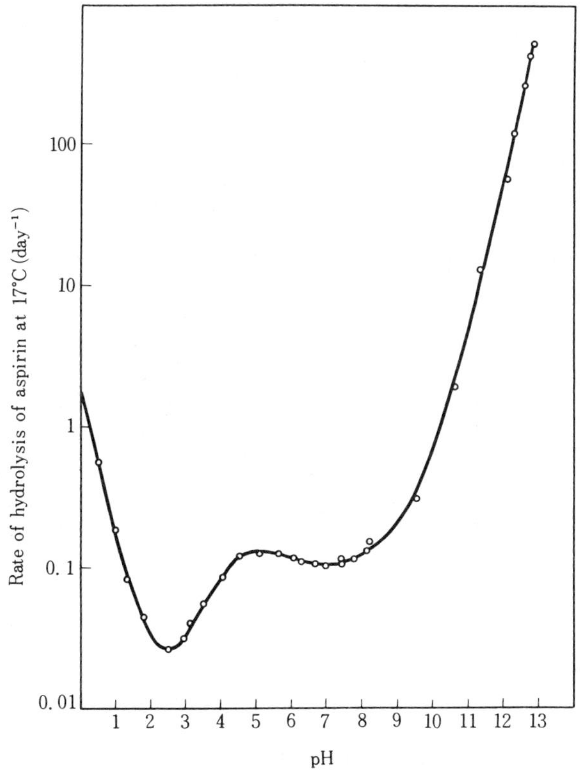

〈그림 **10·9**〉

촉매작용에 영향을 주는데, 그 이유는 이온강도 효과에 의하여 식 (154)와 식 (155)의 고전적인 해리상수 K_A를 변화시키기 때문이다. 각각 **1**차 및 **2**차염효과(primary and secondary salt effect)라고 알려진 이들 두 가지 영향은, 반응속도론의 일정한 이온강도하에서 반응을 진행시키든가 또는 이온강도를 감소시켜 일련의 k 값을 구하여 그 결과를 $\mu = 0$ 까지 외삽하는 데 취급된다.

〈그림 **10 · 9**〉에 보여 준 하나의 재미있는 속도-pH 관계를 아세틸살리실산의 가수분해에서 얻는다. pH 0 에서 약 4 사이의 범위에서는 명백한 특정 산-염기촉매작용과 관계 없는 가용매분해(solvolysis)가 있으며 pH 4 이상에서는 적어도 3 pH 단위 계속되는 plateau 인 두번째의 pH 와 관계 없는 범위가 있다. Garrett 는 이러한 행동을 일반적인 산-염기촉매작용이라고 하기보다는 아세틸살리실산의 카르복실 음이온에 의한 분자내 촉매작용이라고 하였다.

hydrochlorothiazide의 가수분해는 Mollica 등에 의해 pH 1~13 범위 이상에서 조사되었다.

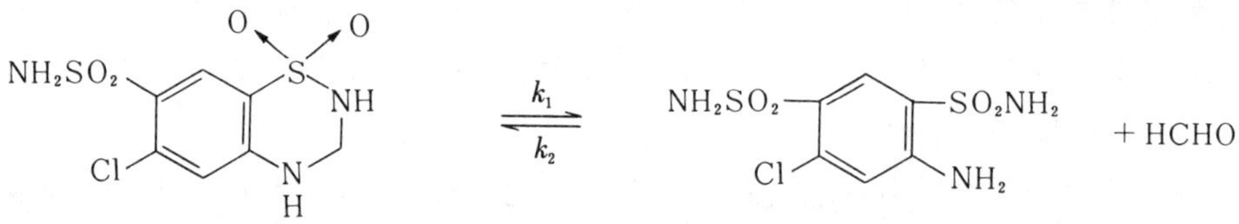

가수분해는 평형분율 Xe가 약 0.4에서 일어났고 가역적이었다. 〈그림 **10 · 10**〉의 pH 관계는 반응에 포함된 다중단계와 중간체를 나타내는 복잡한 곡선을 나타낸다.

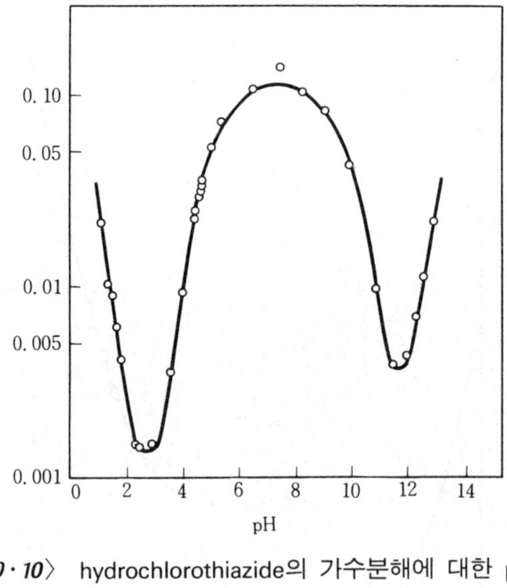

〈그림 *10 · 10*〉 hydrochlorothiazide의 가수분해에 대한 pH 관계

10 빛의 영향

빛은 촉매로 분류하지 않으며 따라서 화학반응에 미치는 또 다른 과제로 취급한다. 빛에너지는 열과 같이 반응이 일어나는 데 필요한 활성을 주기도 한다. 적당한 진동수와 충분한 에

너지를 갖는 방사선이 분자를 활성화시키기 위해서는 흡수되어야 한다. 방사선의 에너지단위는 **광양자**(photon)라고 알려져 있으며 방사선 에너지의 1 양자(quantum)에 대응한다. 광화학반응은 분자를 활성화시키는 데 온도에 의존하지 않는다. 따라서 이러한 반응의 활성화 속도는 온도와 독립적이다. 그러나 분자가 1 양자의 방사에너지를 흡수한 후에 다른 분자와 충돌하여 그들의 운동에너지를 상승시키며, 따라서 그 계의 온도를 증가시킬 것이다. 초기의 광화학반응은 열반응이 뒤따르는 경우가 종종 있다.

광화학반응을 연구함에는 물질에 의하여 실제로 흡수되는 빛의 파장과 강도 및 광양자의 수를 조절하는 데 엄격한 주의를 하여야 한다. 광화학적 활성화에 의하여 진행되는 반응은 보통 복잡하고 단계의 연속으로 진행된다. 각 단계의 반응속도와 메커니즘은 여기에 포함되어 있는 모든 인자를 자세하게 검토함으로써 밝힐 수 있지만, 조제학에 미치는 빛의 효과를 다루는 이 기초적인 논의는 자세하게 검토하지 않았다.

약학과 생물학에서 관심 있는 광화학반응의 예는 에르고스테롤에의 빛의 조사 및 광합성 과정이다. 에르고스테롤은 자외부에 있는 빛을 조사받으면 비타민 D가 된다. 광합성에 있어서 이산화탄소와 물은 감광자(photosensitizer)인 엽록소 존재하에 결합한다. 엽록소는 가시광선을 흡수하며 그 빛은 탄수화물과 산소를 만드는 광화학반응을 일으킨다.

의약품에 미치는 빛의 영향에 대한 약간의 연구를 여기에 소개하였다. De Merre와 Wilson은 결정성 비타민 B_{12} 용액을 태양광선, 인조광선 및 자외선에 노출시켜, 노출시간당의 비타민의 손실을 측정하였다. 약 8000 피트 촉광(foot-candles)의 강도를 가진 태양광선은 2 시간에 약 34%의 파괴를 일으켰다.

rivoflavin에 대한 광화학은 Penzer와 Radda에 의해서, 또 Oster 등에 의해서 조사 보고 되었다. 광화학반응과 광분해에 대한 연구는 Kostenbauder와 Shin 등에 의하여 연구되었다. 또한 tetracycline의 광산화반응과 생체 내에서의 감광성(photosensitivity)에 대한 가능한 연관은 Wiebe와 Moore에 의해 조사되었으며, chlopromazine 산염의 광분해가 Felmeister와 Discher에 의해 보고되었다. Garrett와 Eble은 fumagillin의 안정성을 연구하여 에탄올 속에서의 광분해작용에 의한 붕괴는 1 차반응이며 주로 파장이 400 nm 이하의 빛에 의하여 나타남을 관찰하였다.

Blythe 제약회사는 착색된 정제와 착색된 액체에서 빛의 퇴색작용을 실험하여 보고하였다. 태양광선은 안정한 색상을 고르는 데 빠른 선별검사에 이용되기는 하지만 기껏해야 그 검사는 단지 반정량적일 뿐이다.

10-3 의약품의 분해와 안정화

최근에 여러 연구소와 제약회사에 의하여 의약품의 분해를 계통적으로 연구하기 위한 프로그램이 만들어졌다. 이 장에서 아직 취급하지 않은 몇 가지 결과를 여기에서 간단히 소개하고자 한다. 흥미있는 독자는 방법과 결과를 좀더 상세히 알려면 원본(original papers)을 찾아

보아야 할 것이다.

대부분의 의약품의 분해는 가수분해 또는 산화로 분류되며, 이 두 가지 형태의 대표적인 예를 다음에서 검토하고자 한다. 대부분의 약물은 한 개 이상의 작용기(functional group)를 가지고 있기 때문에 가수분해와 산화를 동시에 받기 쉽다. 이성질화, 에피머화 및 광분해와 같은 다른 반응들은 또한 액상, 고상 및 반고상 생성물 중에서 약물의 안정성에 영향을 미칠 것이다. Mollica 등은 제형의 성분과 환경인자가 약물의 화학적, 물리적 안정성에 끼치는 많은 영향을 조사하여 왔다.

1 가수분해(hydrolysis)

물과 ethyl acetate 같은 에스테르와의 반응 및 procaineamide 같은 amide와 물과의 반응을 **가수분해**라고 한다. 공교롭게도 물과 약산과 약염기의 염의 이온과의 반응도 역시 가수분해라고 한다. 분자 가수분해반응은 이온형(양성자 이전반응)보다 훨씬 느리게 진행되며, 이 장에서 우리의 관심을 끄는 것은 전자에 해당한다.

아스피린의 가수분해는 Edwards에 의하여 1차반응이며 수소이온과 수산이온에 의해서 촉매화됨이 발견되었다.

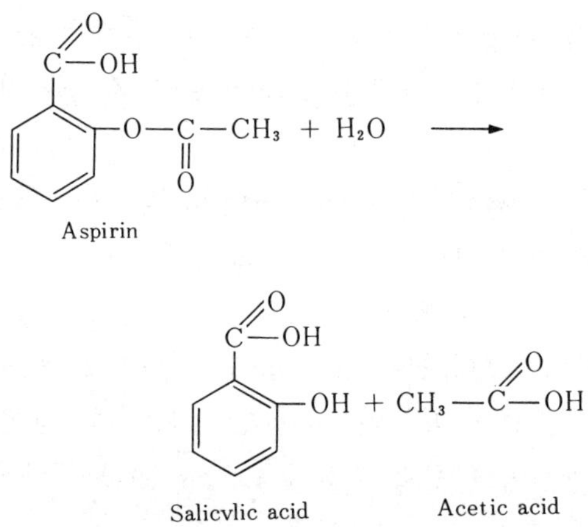

아스피린은 pH 10 이상에서 가수분해되는 것을 잘 알 수 있다. Garrett도 또한 용액 중에서의 아스피린의 반응을 약간 자세하게 연구하였다.

Higuchi 등에 의하면, procaine은 주로 가수분해에 의하여 분해되는데, 그 붕괴는 전하를 갖지 않은 형태와 1가의 전하를 가진 형태의 procaine이 파괴됨으로써 분해가 일어난다. 이 반응은 수산이온에 의하여 촉매화되었다. Higuchi와 Basse는 이러한 연구에 근거를 두고서, procaine 용액은 100℃에서 긴 시간 가열해서 멸균시키는 것보다 200℃에서 짧은 시간 고압멸균시켜야 한다고 결론지었다. Kondritzer 등은 아스피린의 알칼리성 및 산성 가수분해를 연구하였고, 수산이온은 pH 4.5 이상에서 그리고 수소이온은 pH 3.0 이하에서 현저한 촉매작용을 나타낸다는 것을 발견하였다. 최대 안정성에 대한 pH는 0℃에서 4.1과 100℃에서 3.2

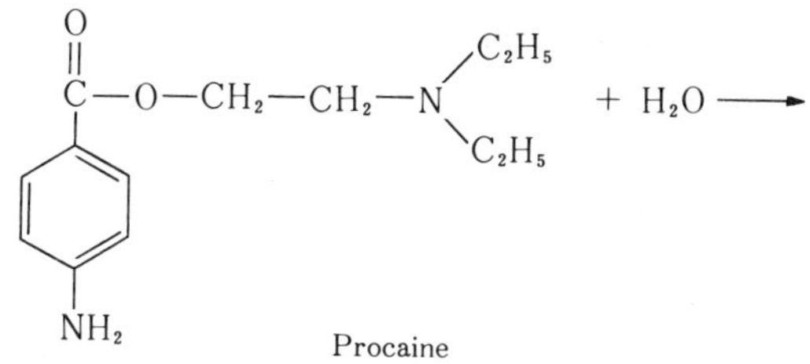

Procaine

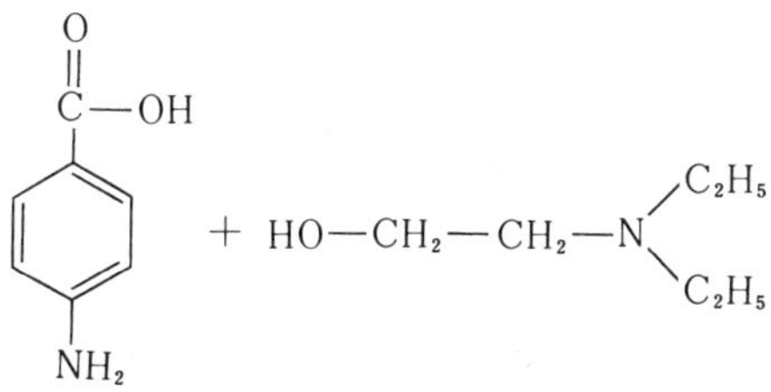

p-Aminobenzoic acid　　*p*-Aminobenzoic acid

이다.

Higuchi 등은 chloramphenicol은 다음과 같은 반응으로, amide 결합이 가수분해에 의하여 쪼개져서 분해된다고 보고하였다.

붕괴속도는 pH 2와 7 사이에서는 pH와 관계가 없으나, HPO_4^{2-}이온, 해리하지 않은 초산 및 구연산 완충제를 포함하는 일반적인 산 및 염기에 의해서는 촉매화되었다. Losky는 salicylamide의 분해는 산 및 염기로 촉매된 amide 가수분해에 의해 진행된다는 것을 발견하였다.

Hou에 의해 35℃, 0.5 이온강도를 갖는 용액에서 ampicillin의 가수분해에 대한 반응속도론과 메커니즘이 연구되었다. 이 연구는 pH 8.0인 10.0 범위에서 행해졌으며, 분해는 1차반응속도로 나타났고 일반적인 산-염기촉매에 영향을 받았다. pH 측면에서 보면 완충액에서는 pH 4.85에서 최대안정성을 나타냈고, 완충되지 않은 용액에서는 pH 5.85에서 최대안정성을 나타내었다.

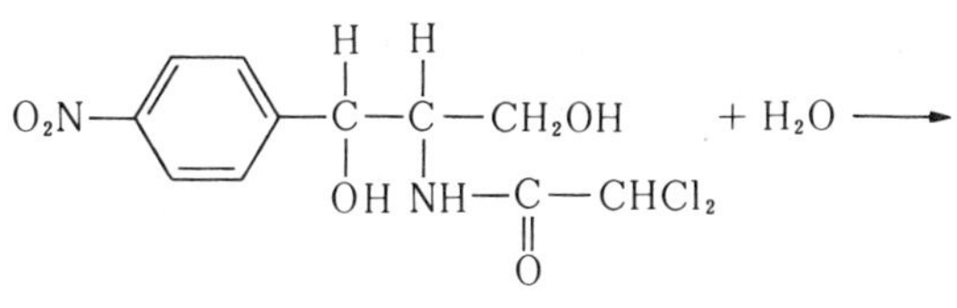

Chloramphenicol

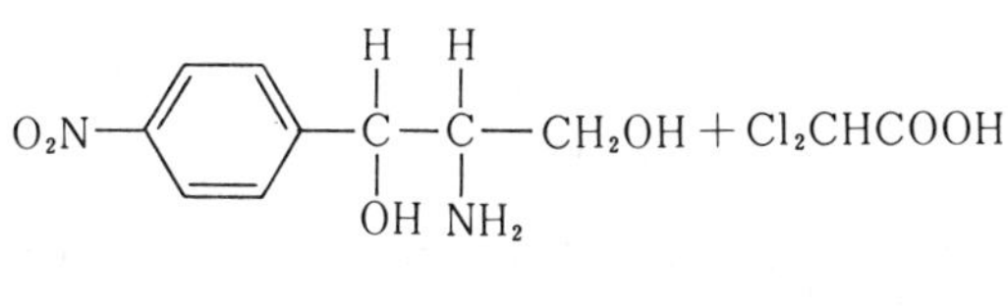

Patel과 Lemberger는 homatropine, homatropine methylbromide, atropine 및 atropine methylbromide의 수산이온촉매에 의한 가수분해를 보고하였다. homatrophine 염기는 아트로핀염

기보다 약 5 배의 속도로 분해됨을 발견하였다. atropine methylbromide와 homatropine methylbromide 등의 4 급염의 반응속도상수와 그에 대응하는 유리염기의 반응속도 상수를 비교하여 보면, 4 급염 중의 질소에 있는 양하전은 유리염기의 속도보다 35 배 속도로 증가시켜 줌을 나타내었다.

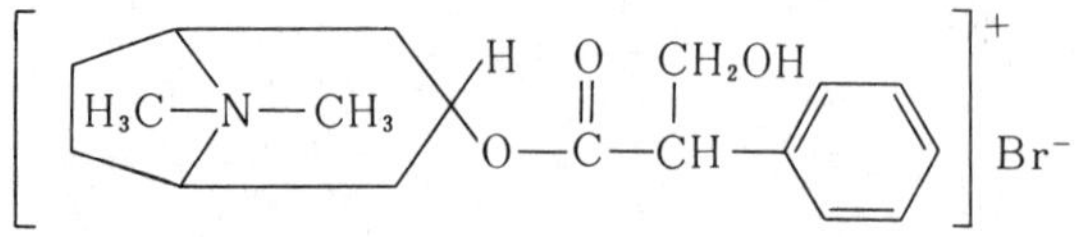

Atropine methylboromide

2 산화(oxidation)

환원에는 분자에 전자가 부가되고, 산화에는 분자로부터 전자가 제거되는 것이 포함된다. 유기화학에서 산화는 종종 수소를 잃는 것(탈수소반응)과 같은 뜻으로 생각할 수 있다. 반응에 분자상의 산소가 포함되어 있을 경우에는 보통조건에서 자발적으로 일어나는 것이 보통이기 때문에 일반적으로 **자동산화반응**(auto-oxidation 또는 autoxidation)이라고 한다. 산화에는 자유라디칼(free radical)과 그에 수반되는 연쇄반응이 포함되는 수가 많으며, 따라서 기체상에서는 폭발이 일어나기도 한다. 자유라디칼 R·, 자유수산기 ·OH 및 분자상 산소 ·O−O·와 같이 하나 또는 그 이상의 짝지어지지 않은 전자를 갖고 있는 분자 또는 원자이다. 이들 라디칼은 다른 물질로부터 전자를 빼앗으려는 경향이 있고, 따라서 산화를 일으킨다. benzaldehyde와 같은 액체알데히드는 자유-라디칼 메커니즘에 의하여 산화가 진행되며 열과 빛 모두에 의하여 영향을 받는다. 대부분의 산화반응에서 그 반응속도는 산화되는 분자의 농도에 비례하나 산소의 농도에는 관계가 없을 수도 있다. 일반적으로 산화반응은 미량의 중금속과 유기과산화물이 존재함으로써 촉매화된다.

불포화유지의 산화는 대기 중의 산소, 광선 및 미량의 촉매존재하에서 자유라디칼의 연쇄반응에 의하여 진행된다〔식 (156)∼(158)〕.

$$R\cdot + R'-CH_2-CH=CH-R'' \rightarrow R'-\dot{C}H-CH=CH-R'' + RH \qquad (156)$$

$$R'-CH-CH=CH-R'' + O_2 \rightarrow R'-\overset{O-O\cdot}{\overset{|}{C}}H-CH=CH-R'' \qquad (157)$$

$$R'-\overset{O-O\cdot}{\overset{|}{C}}H-CH=CH-R'' + R-CH_2-CH=CH-R \rightarrow$$

$$R'-\overset{O-O\cdot}{\overset{|}{C}}H-CH=CH-R'' + R-CH_2-CH=CH-R \rightarrow$$

$$R'-\overset{O-OH}{\overset{|}{C}}H-CH=CH-R'' + R-\dot{C}H-CH=CH-R \qquad (1\ 8)$$

식 (158) 반응에서 형성된 수소과산화물(hydroperoxide, R′−CHOOH−CH = CH−R″)은 계속해서 분해되어 식 (156)과 식 (157)에서 형성된 유리라디칼이 억제물질이나 고리를 파괴시키는 부반응에 의해서 파괴될 때까지 분해가 계속된다. 유지는 결국 올레핀결합에 아마도 수산기가 첨가되어 포함되는 것 같다.

억제물질(inhibitors) 또는 **산화방지제**(antioxidants)는 자유라디칼에 의해서 받아들여지는 전자와 쉽게 사용될 수 있는 수소원자를 제공함으로써 그 작용을 하며, 이 과정이 연쇄반응을 정지시킨다. 억제물질에는 pyrogallol, ammonia 및 여러 아민과 같은 OH 화합물 및 NH 화합물이 포함된다.

메타가 아니라 오로토 또는 파라위치에 수산기가 있는 polyhydroxy phenol성 화합물이 산화방지제로 상호간에 이용된다. 메타형은 식 (159)에 표시한 바와 같이 quinoid 구조를 형성할 수 없기 때문에 산화방지제의 작용이 없다. hydroquinone과 같은 산화방지제의 반응성인 수소원자는 반응 (156)의 R· 에, 또는 반응 (157)의 과산화 라디칼에 쉽게 주어진다. 억제물질은 공명에 의하여 안정화되어 있는 semiquinone으로 전환되며, 따라서 연쇄반응을 계속할 수 없다. 예를 들면,

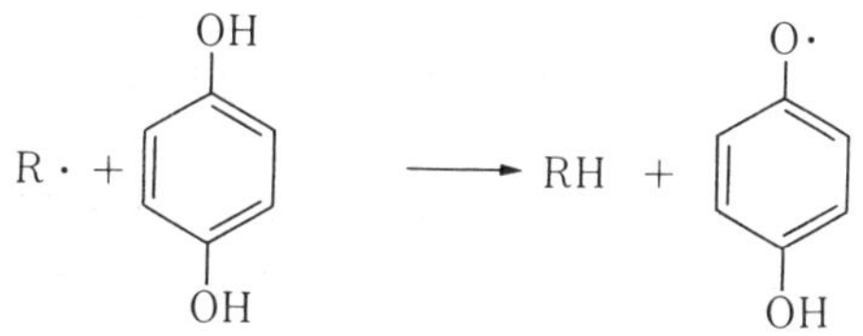

(159)

그러나 식 (159)는 아마도 너무 간단하게 만든 도식인지도 모르겠지만 이 억제작용에는 Boozer 등에 의해서 제안된 바와 같은 중간복합체를 만드는 여러 단계가 포함될 것이다. hydroquinone의 억제작용은 산화방지제의 산화-환원전위, 따라서 하나의 전자 또는 수소원자를 내놓기 쉬운가에 비례한다. 미국 약전은 산화와 부패를 억제하기 위하여 바셀린(petrolatum)에 α-tocopherol을 넣는 것을 허용하고 있다. 소량의 hydroquinone은 아마도 비타민 A가 산화되는 것을 방지함으로써 쥐의 성장속도를 증가시키는 것처럼 보여진다. hydroquinone은 또한 독성을 나타내지 않을 만큼 아주 소량으로 우유와 간유 중의 비타민 A를 보존시킨다.

아스코르빈산의 자동산화에 대한 반응속도론적인 연구는 약 50 년 이전부터 시작된 흥미있는 연구이다. 자유라디칼 반응의 연구에 부딪히게 되는 어려움을 보여 주기 위해서 여기에서 몇 가지 보고에 대하여 소개하고자 한다. 물론 다른 약물에 대한 분해속도론적인 연구는 아스코르빈산에 대한 것처럼 철저하게 연구되어 있지는 않지만, 자동산화반응의 메커니즘이라고 하는 이제 이해하여야 될 시초에 지나지 않는다. 전체 반응은 다음과 같이 표시될 수 있다.

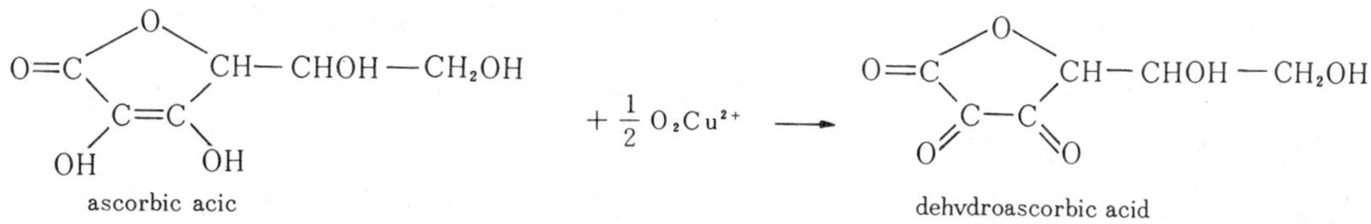

아스코르빈산이 데하이드로아스코르빈산으로 되는 자동산화에 대한 첫 번째 연구 중의 하나는 1936 년 Baron 등에 의해서 수행되었다. 이들 연구자들은 아스코르빈산의 분해속도를

구하기 위하여 Warburg 형 용기와 압력계를 사용하여 반응에서 소비된 산소를 측정하였다. 그들은 미량의 구리(Cu)라도 용액 중에 들어가지 않게끔 세심한 주의를 하면 아스코르빈산은 알칼리성 용액 이외에는 대기 중의 산소에 의해서 산화가 진행되는 것을 측정할 수 없음을 발견하였다. Cu(II) 이온은 아스코르빈산을 데하이드로아스코르빈산으로 빨리 산화시키는 것이 관찰되었으며, KCN 과 CO 는 구리와 안정한 착화합물을 형성함으로써 반응의 연속성을 저지시키는 것이 발견되었다.

Dekker 와 Dickinson 은 Cu(II) 이온에 의한 아스코르빈산의 산화에 의한 도식을 고안하여 분해에 대하여 다음과 같은 식을 얻었다.

$$-\frac{d[H_2A]}{dt} = k\frac{[Cu^{2+}][H_2A]}{[H^+]^2} \tag{160}$$

적분하면 다음과 같다.

$$k = \frac{2.303[H^+]^2}{[Cu^{2+}]t}\log\frac{[H_2A]_0}{[H_2A]} \tag{161}$$

여기서 $[H_2A]_0$는 아스코르빈산의 초기농도이고, $[H_2A]$는 시간 t 에서의 농도이다. 실험결과와 식 (161)로 계산한 결과가 잘 비교되는데, 초기의 반응에는 Cu(II)이온에 의하여 아스코르빈산염이온이 semiquinone 으로 느린 산화가 일어난다고 가정되어 이 semiquinone 은 산소에 의하여 즉시 데하이드로아스코르빈산으로 산화되었다. 그러나 반응이 진행됨에 따라서 비반응속도상수 k 는 점차 증가됨이 발견되었다.

Dekker 와 Dickinson 은 아스코르빈산의 초기농도를 증가시키면 반응이 지연됨을 발견하였는데, 그 이유는 아마도 아스코르빈산이 자유산소를 없애기 때문인 것 같다. 산소를 계속해서 혼합물 중에 불어넣어 주면 비분해속도(specific rate of decomposition)는 아스코르빈산의 농도가 증가함에 따라 감소되지 않는다. Gero 와 Le Gallic도 용해된 산소의 포화상태 수준을 유지하기 위하여 용액의 공기를 불어넣어 줄 때에만 k 가 일정하게 되어 있음을 관찰하였다. 다른 많은 연구자들이 아스코르빈산의 농도증가에 따른 분해속도의 감소를 언급하였지만 그것을 설명하려고는 하지 않았다.

Weissberger 등은 아스코르빈산의 자동산화에는 1 가 및 2 가로 하전된 L-아스코르빈산 음이온이 모두 포함되었음을 보여 주었다. 산소는 금속촉매작용을 억제시켰을 때 산의 1 가 이온과 작용하는 것보다 2 가이온과 대기압하에서 10^5배 빠르게 반응하는 것이 발견되었다. 그러나 구리이온을 반응혼합물에 가하였을 때에는, 1 가로 하전된 이온반응만이 촉매화되었음을 발견하였다. 구리는 2×10^{-4}mole/liter 가 1 가이온 반응속도를 1000 배 증가시키기 때문에 극히 효과적인 촉매임이 발견되었다.

Nord 는 구리를 촉매로 한 아스코르빈산의 자동산화속도는 용액 중에 있는 1 가의 아스코르빈산염 음이온, Cu(I)이온, Cu(II)이온 및 수소이온농도의 함수임을 보여 주었다. Nord 가 제안한 반응속도 도식은 실험적인 결과와 잘 비교된다. 게다가 금속이온이 존재하에서의 아스코르빈산의 자동산화에 대한 여러 가지 착화제의 효과에 관한 연구가 있어 왔다.

Blaug와 Hajratwala는 〈그림 **10 · 11**〉에서 반응속도상수에 대수를 취한 것과 pH와의 상관관계를 나타낸 바에 의해 아스코르빈산이 호기성 산화에 의해 분해됨을 관찰하였다. 완충물질의 효과는 배제되었기 때문에 수소이온과 수산이온에 기인하는 촉매작용만이 고려되었다. 아스코르빈산의 분해생성물이라 여겨지던 데하이드로아스코르빈산은 케토굴로닌산으로 더욱 더 분해되어 트레오닌산과 수산을 형성한다.

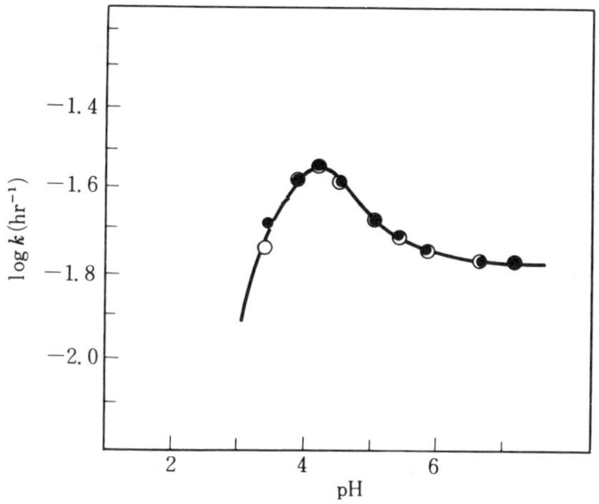

〈그림 *10 · 11*〉 ascorbic acid의 산화적 분해에 대한 pH 상관관계
∘ : 계산된 반응속도
◎ : 수소이온 또는 수산화이온의 효과만이 계산된 완충 농도를 0이 되게 외삽한 속도상수

Underberg는 항히스타민제인 promethazine의 열분해를 연구하였고, TLC에 의하여 9개의 분해생성물이 동정되었다. pH와 금속이온 및 산화방지제에 의한 영향이 연구되었고 산화적 분해의 메커니즘을 제안하였다.

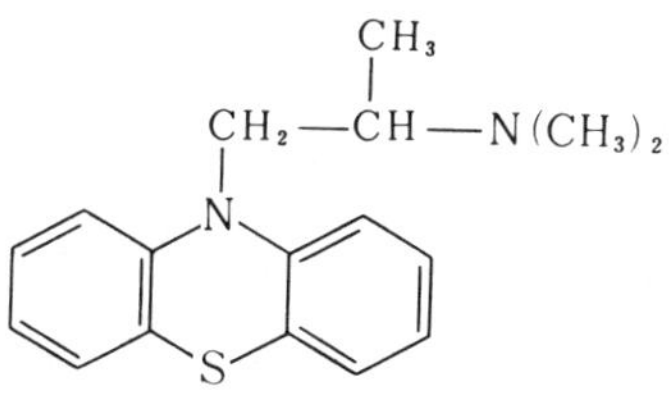

Promethazine

해열진통제이며 항류머티즘약인 sulpyrin(= dipyrone)의 산화적 및 가수분해에 의한 분해는 Dubash와 Moore에 의해 연구되었다.

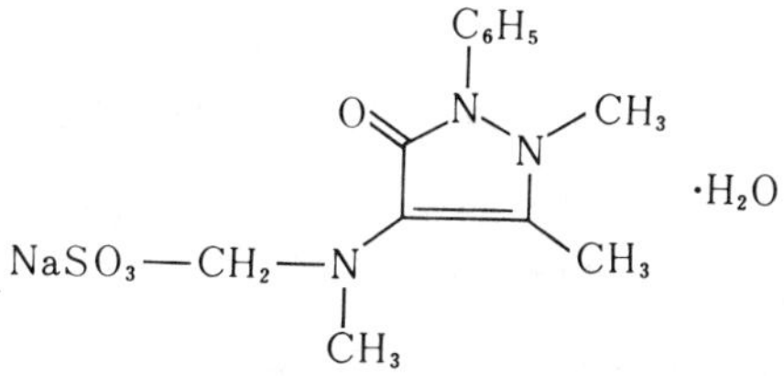

Dipyrone (monohydrated sodium sulfonate salt)

산화의 요점은 아황산기(sulfite group)이다.

$$SO_3^{2-} + \frac{1}{2} O_2 \longrightarrow SO_4^{2-}$$

분해에 대한 자유라디칼 메커니즘은 일찍이 Schroeter에 의하여 묘사되었다. 일반적으로 자동산화과정은 산성 용액에서보다 알칼리성 용액에서 보다 잘 진행된다. 그러나 dipyrone은 pH 7.8 이상에서 최저 산화적 분해를 나타냄을 발견하였고, 용액 중에서 dipyrone의 분해는 꽤 복잡한 것으로 관찰되었다.

polysorbate 20의 광선, 온도, 구리촉매에 의하여 가속된 자동산화를 받는다. lauric acid를 형성하는 산화반응에 수반하여 가수분해가 일어난다.

3 가수분해에 대한 방어(protection against hydrolysis)

약물은 용액의 pH를 그 화합물의 반응속도상수가 실험적으로 가장 낮다고 보이는 값에 조정함으로써 가수분해되는 것으로부터 안정화시킬 수 있다. 만약, 이 반응이 일반적인 산-염기 촉매작용을 받기 쉽다면 pH를 조절하는 데 사용되는 완충용액을 주의해서 선택해야 한다.

완충제는 약물의 최대안정성과 최대치료효과를 둘 다 나타낼 수 있는 최적 pH를 유지하여야 한다. 대부분의 경우 알칼로이드인 pilocarpine과 같은 약염기성 약물의 치료활성은 용액 중에서 이온화된 염의 농도보다는 자유염기의 농도에 달려 있다. 완충방정식을 이용함으로써 (제 **7** 장의 예제 **2**와 비교) pilocarpine은 pH 9에서 99%, pH 7.4에서 78% 및 pH 4에서는 단지 0.1%만이 염의 형태로 존재함을 보여 줄 수 있다. 그러나 안과용 약물은 자유염기로 투과하면 눈을 크게 자극하기도 한다. 더욱이 이러한 약물은 보통 알칼리성 용액에서 빨리 가수분해된다. Hind와 Goyan에 의하면, 완충제는 가수분해를 최소로 하되 낮은 완충용액 때문에 pH를 서서히 높여 주고 약물을 눈에 넣었을 때 염기를 유리시킬 수 있는 그러한 완충제로서 낮은 pH에서 그 계를 완충시키는 것이 보다 적당하다. Hind와 Goyan은 낮은 완충용액을 갖고서 pH 5를 만들어 주는 붕산이 이 목적에 아주 우수함을(제 **7** 장의 표 **7·6**) 발견하였다.

Barac과 Roseman은 아마도 착물화 방법을 써서 약물의 안정화를 시도한 최초의 연구자들일 것이다. 그들은 epinephrine과 bilirubin의 산화적 분해가 혈장단백질과 착물화함으로써 억제된다고 보고하였다. 다른 연구자들은 착물화가 반응속도에 미치는 영향을 조사하였으며 착물형성을 증명하기 위하여 반응속도론적인 방법을 사용하였다. Higuchi와 Lachman 등은 benzocaine 수용액의 가수분해가 caffeine을 가함으로써 착물 benzocaine-caffeine을 형성하여 억제됨을 증명할 수 있었다. 이 효과는 아마도 입체적 효과인 것 같은데, caffeine이 존재함으로써 benzocaine 분자에 대한 촉매작용 물질의 공격을 감소시키는 것 같다. 또 caffeine이 수산이온이나 수소이온과 약물분자간에 작용하는 이온-쌍극자 상호작용을 감소시켜서 안정화를 시키기도 한다. caffeine에 의한 억제메커니즘이 무엇이든간에 가수분해속도는 용액 중에 있는 착물화가 되지 않는 자유 benzocaine만의 함수이다.

benzocaine의 파괴속도는 다음 식으로 표시될 수 있는데

$$k = k_f F_f + k_c F_c \qquad (162)$$

여기서 k는 caffeine 존재하의 benzocaine의 분해에 대한 전체 반응속도상수이다. F_f와 F_c는 각각 용액 중에 자유상태로 남아 있는 benzocaine의 분율이며 k_f와 k_c는 그에 대응하는 비반응속도상수이다. 그러나 k_c는 유의성이 없음을, 즉 benzocaine의 착물화된 형은 파괴에는 기여하지 않음이 실험적으로 발견되었다. 그러므로 식 (162)는 다음과 같이 간단하게 나타낼 수 있다.

$$k = k_f F_f \qquad (163)$$

이 식에서 분해는 용액 중에 착물화되지 않고 남아 있는 benzocaine만의 함수임을 가리키고 있다. 따라서 카페인의 농도를 증가시켜 약물의 반감기를 증가시킬 수 있으며, 그리하여 촉매작용에 접하는 자유 benzocaine의 양을 감소시킨다. 그 결과를 〈표 10 · 5〉에 요약하였는데 식 (163)의 k는 반감기로 표시되었다. Lachman과 Higuchi는 caffeine과 착물화를 함으로써 tetracaine을 안정화시켰다.

〈표 10 · 5〉 **Caffeine**과의 착물화에 의한 **benzocaine**의 안정화

카페인, %	유리벤조카인 중의 분율 F_f	반감기(min)
0	1.00	69
0.25	0.72	95
0.5	0.56	125
1.0	0.37	180
1.5	0.29	230
2.0	0.23	320
2.5	0.19	370

약물의 안정성을 높이는 데 사용될 수 있는 또 다른 방법은, 용해도를 억제시켜서 용액 중의 약물의 농도를 감소시키는 방법이다. 포화용액 중에서의 반응속도 R_s는

$$R_s = kc_s \qquad (164)$$

이며, 여기서 k는 균질용액 중에서의 분해에 대한 1차 반응속도이고, c_s는 같은 용매 중에 있는 약물의 용해도 또는 포화농도이다. kc_s는 일정하기 때문에 반응속도는 유사-0차반응이어야 함은 식 (164)를 보면 명백하다. 약물의 용해도는 억제시킬 수 있고, 따라서 분해속도는 첨가제를 넣든지, pH를 변화시키든지 또는 불용성 유도체를 형성시키든지 하여 감소시킬 수 있다. 이제 이들 방법에 대하여 검토해 보자.

첫째, procaine penicillin 용액 중의 penicillin의 분해속도는 Swintosky 등에 의해서 단지 용액 속에 있는 그 물질의 양과 관계가 있고, 따라서 그 분해는 식 (164)로 표시된 관계와 잘 일치하는 대략 0차반응임이 판명되었다. 이들 연구자들은 구연산염, dextrose, sorbitol 및 글

루쿠론산염과 같은 여러 가지 첨가제를 사용하여 용해도를 감소시켰다. 둘째, Garrett는 살리실산염류의 포화용액 중에서의 반응속도와 용해도와의 상호의존성을 보여 주었다. 물론 한 살리실산염류는 용액 중에서 다른 것보다는 상당히 큰 가수분해속도를 나타내겠지만, 만일 pH가 낮아짐으로써 전자의 용해도가 현저하게 감소된다면, 큰 용해도를 가진 두 번째의 salicylate보다 낮은 전체 가수분해속도를 나타낼 것이다. 셋째, 다수의 약물이 가용매분해되는 경향을 줄이기 위해서 난용성의 에스테르 및 다른 유도체로 만들어졌다.

가수분해에 의한 분해는 물을 제거함으로써 방지할 수 있다. 약물을 건조형으로 저장하였고 또 그렇게 사용되었거나, 또는 사용할 필요가 있을 때 적당한 부형제 중에 불용성 분말로 현탁시켜서 사용하기도 한다. 그러나 약물은 고체상태에서까지도 분해되는 수가 있다. Leeson과 Mattocks는 고체상태에서 아스피린의 분해를 연구하여 그 분해가 온도와 습도 모두에 의존함을 발견하였다. 습기를 완전히 제거한다고 하는 것은 어려운 일이기 때문에, 고체에 습기가 흡착되면 분해가 일어날 것이다.

Whitworth와 Jun 등은 polyethylene glycol 억제기제 중에서의 아스피린이 분해된다는 것을 발견하였고, citric acid와 주석산은 분해과정을 지연시킨다는 것을 알 수 있었다. Asker와 Whitworth는 아스피린은 분산매로 사용되는 약리학적으로 불활성인 silicon 유도체 중에서 안정함을 발견하였고, 4℃와 26℃에서 8주 이상 저장하여도 분해가 되지 않음을 발견하였다.

4 산화에 대한 방어

Scheindlin에 의해서 산화-환원반응을 포함하는 몇몇 경우의 수용성 비타민들간의 상호작용이 소개되었다. 유지의 산화는 생성물을 수소화시키고, 용기 중의 공기를 불활성가스로 바꾸고 산화방지제를 가하여 지연시킬 수 있다. 토코페롤은 자연적으로 식물유에서 발견되며 효과적인 산화방지제로 이용된다. 그러나 동물성 지방에 토코페롤을 가하면 불쾌한 냄새와 맛을 나타낸다. butylated hydroxy toluene(BHT)이라고도 알려진 화합물인 2,6-ditertiary butyl *p*-cresol은 부패를 방지하고 비타민 力價의 손실을 방지할 목적으로 음식물, 화장품 및 의약품에 널리 쓰인다. 다른 산화방지제에는 butylated hydroxy anisole(BHA), propyl gallate, tetrahydroxy dimethyl biphenyl 및 nordihydroguaiaretic acid(NDGA)가 포함되어 있다. 산화방지제는 Regler와 Schimmel에 의해서 종합 검토되었다.

아스코르빈산 및 epinephrine(adrenaline)과 같이 쉽게 산화되는 의약품은 산소를 제거하여 알맞은 pH로 용액을 완충시키고, 금속이 없는 용매를 사용하고, 억제물질을 가하고, 광선을 차단하여 낮은 온도에서 제품을 저장하고 적당한 전위차에서 산화-환원계를 평형되게 함으로써 안정화시킬 수 있다.

Krishnumurthy와 Girr는 아스코르빈산의 자동산화반응을 방지하기 위하여 사용하는 억제물질의 사용에 관한 알기 쉬운 연구를 하였다. 1 또는 그 이상의 아미노기를 가진 화합물과 1 또는 그 이상의 산기(acid group)를 가진 화합물이 효과적인 억제물질이었음을 발견하였다. 그들이 제안한 것 중의 몇 가지는 cystine, tyrosine, pyridine, sarcosine, quinoline 및 니코틴산이었다.

Dolder는 산소와 중금속을 제거하고 cysteine thiourea 또는 thioacetic acid를 가해서 아스코르빈산 용액을 안정화시킬 수 있었다. 그 용액은 pH 6 또는 그 이하로 완충시켰을 때 가장 안정함을 발견하였다.

다른 비타민을 함유하고 있는 액체 중의 아스코르빈산의 안정성에 대하여 많은 연구자들이 연구하였다. Barilucci와 Foss는 cyanocobalamine(vitamin B_{12})과 아스코르빈산의 액체혼합물의 안정성이 착물화제 EDTA를 가해 동량의 propylene glycol과 glycerin으로 구성된 부형제를 사용하게 되면 어느 정도 개선됨을 발견하였다. Bandelin과 Tuschhoff는 아스코르빈산 용액은 4.0 이하의 pH값에서 가장 잘 보존된다고 보고하였다. sucrose, sorbitol, glycerin 및 propylene glycol이 있으면 용액 중에서 아스코르빈산이 안정화됨을 발견하였다. 비타민 B 인자를 가함으로써도 아스코르빈산의 안정성이 증가되는 경향이 있었다.

Hutchins 등은 비타민, cyanocobalamine(B_{12})은 아스코르빈산이 있으면 산성 용액에서는 비교적 안정한 반면, hydroxycobalamine(B_{12b})과 다른 비 cyano 유사물질은 매우 불안정함을 관찰하였다. 이것은 아마도 위에 있는 구조에서 보는 바와 같이 환을 안정화시키는 B_{12} 중의 코발트-시안산염 착화합물 때문일 것이다. Gerber 등은 보통은 배합금기인 아스코르빈산 vitamin B_{12} 및 ferrous gluconate를 70% sorbitol 용액의 부형제로 사용함으로써 경구용 제제로 만들 수 있음을 발견하였다. 그 용액의 pH는 약 4.0으로 조절되었다. sorbitol의 안정화 작용은, 저자들에 의해 그 계에 있어서의 수분활성이 감소된 탓이거나 polyol과 비타민간의 착화합물 형성에 기인한 것 같다. Bartilucci 등은 아스코르빈산의 분해산물, 특히 데히드로아스코르빈

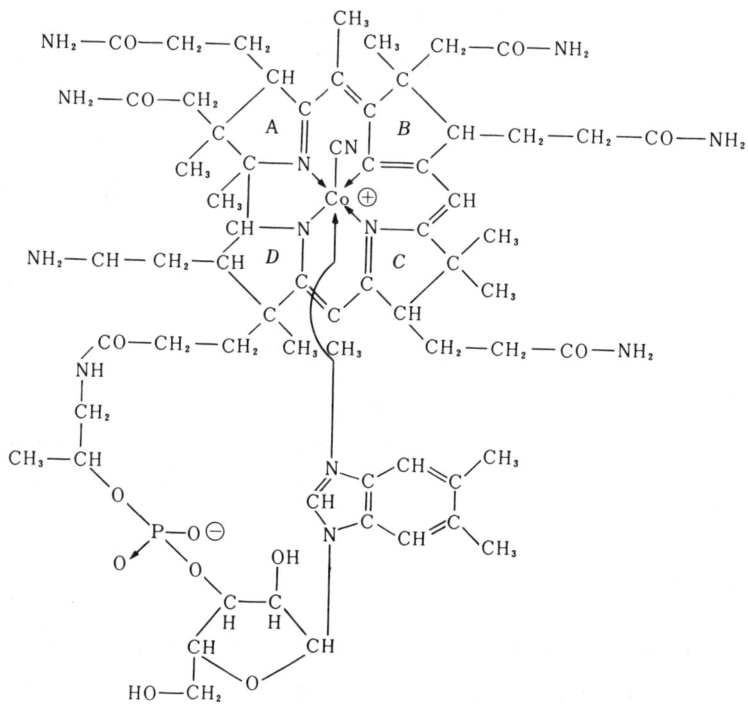

산은 수용액 중에서 cyanocobalamine 의 분해에 포함된다고 제안하였다.

비타민 B_{12} 중앙의 코발트를 함유하는 핵은 benziminazole 핵에 수직이다. benziminazole 환은 차례로 ribose 환에 수직이고 인산기를 통하여 propanolamine과 proionic acid의 잔기에 붙어 있다. propionic acid 사슬은 중심핵의 *D* 환에 연결된다. propionamide와 acetamide 잔기는 그림에서 보는 것처럼 환 *A*, *B* 및 *C*에 부착되어 있다. 중심핵이 이 페이지면에 있다고 하면, acetamide 기는 cyanide 기와 같은 방향으로 이 페이지면의 위에 투영되는 것처럼 생각할 수 있다. propionamide 와 benzimidazole 환은 페이지면 아래에 투영된다. 6개의 이중결합이 중심핵의 환에서 발견되는데 이들은 공명을 통해 구조의 안정화를 돕는다.

아스코르빈산 용액을 안정화시키기 위해서는 공기 및 금속이온, pH 를 조절하는 완충용액에 주의해야 하고 빛에 의한 생성물로부터 보호되어야 한다. polysorbate 80 같은 계면활성제의 흡착과 산화적 공격에 민감하게 만들기 때문인 것 같다. 임계미셀농도(cmc) 이상에서는, 계면활성제의 미셀은 그 결과가 결정적으로 나타나지 않더라도 산화적 분해로부터 아스코르빈산을 보호할 것이다. 이런 맥락에서 Ong 와 Kostenbauder 는 반응속도에 대한 미셀형성 효과를 재고찰하였다. 미셀은 반응물질에 대하여 기질이나 반응부위로서 제공될 수 있고 분해속도를 여러 배 증가시킨다. 그러나 한 반응물이 미셀로부터 배제되고 다른 것이 보호될 때 그 속도는 충분히 감소된다. Ong 와 Kostenbauder 는 미셀에 스스로 결합하려는 경향이 있는 penicillin G(500,000 units/m*l*)가 일정한 pH 와 이온강도에서 단지 8000 units/m*l* 의 비미셀(nonmicelle) 용액보다 2.5배 더 안정하다는 것을 발견하였다.

Kuramoto 등은 조제처방에서 퇴색메커니즘을 연구하기 위하여 반응속도론적 방법을 적용하였다. 퇴색은 빛의 강도와 dextrose, 유당, sucrose 같은 당류의 존재에 의한 산화-환원 반응으로 나타났다. dextrose 에 의한 퇴색은 NDGA 의 첨가로 사실상 감소되었다. 한 가지 흥미로운 연구는 시튜실험(situ experiments)에서 β-lactam계 항생제의 효소적, 비효소적 분해와 흡수가 동시에 일어나는 반응속도를 측정하도록 유도되었다. 이 방법은 위장관에서 효소적 또는 비효소적 과정으로 분해되기 쉬운 불안정한 약물의 흡수속도를 평가하는 수단을 제공하였다.

10-4 고체상태에서의 반응속도

고체상태에서 약물의 붕괴는 중요한 논제이나 약학적으로 넓게 연구된 바는 없다. 그 주제는 Garrett, Lachman 등과 Cartensen에 의해 재고찰되었고 여기에 주로 논의되었다.

1 순수한 고체(pure solids)

제형에서의 좀더 복잡한 성분의 혼합물과는 대조적으로 순수한 고체의 분해가 연구되었고, 화합물의 분해를 시간에 대해 도표로 만들었을 때 얻어진 곡선의 기울기를 설명하기 위해 많은 이론이 제안되었다. Carstensen과 Musa는 아미노안식향산과 와 같은 고체 안식향산 유도체가 액체인 아닐린과 기체인 이산화탄소로 분해되는 것을 설명하였다. 시간에 대해 분해된 약물 농도와의 관계는 S 형 도표로 나타났다(그림 **10 · 12**). 액체가 형성되면서부터 용액에서의 분해는 1 차반응이 된다. 그러한 단일성분의 약물계는 〈그림 **10 · 12**〉에서 관찰된 것처럼 0 차반응이나 2 차반응으로 감소될 수 있다. 그 반응이 0 차반응과 1 차반응을 구별할 수 있을 정도로 충분한 수의 반감기가 측정되지 않았을 때에는 어떠한 양상인가를 결정하기 어렵다.

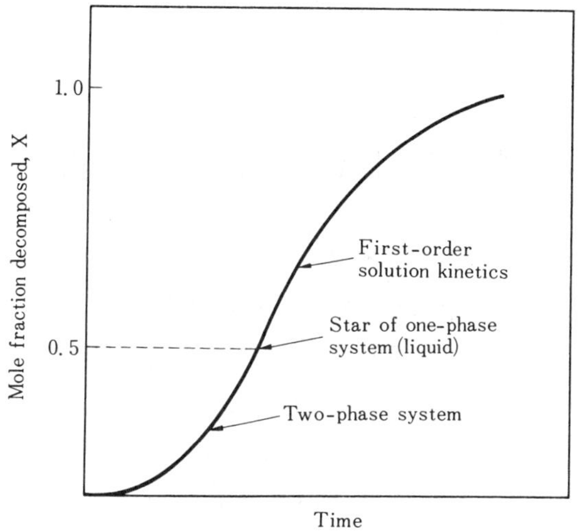

〈그림 *10 · 12*〉

2 고형제제(solid dosage forms)

고형제제에서 약물의 분해는 개개 화합물의 순수한 상태에서 일어나는 붕괴보다 더욱 복잡하다. 그 반응은 0 차 또는 1 차반응이지만 순수한 화합물 같은 몇 가지 경우에서 그 둘을 구별하기는 어렵다. Tardif 는 아스코르빈산이 정제일 때 유사-1 차반응에 따라 분해되는 것을 관찰하였다.

정제와 다른 고형제제에서 고체-고체 상호작용의 가능성이 존재한다. Carstensen 등은 고체혼합물에 존재하는 부형제와 약물의 배합금기의 가능성을 검사하는 프로그램을 고안하였다. 그 약물은 밀봉한 바이얼(vial)에 5%의 수분이 있는 것과 없는 상태로 다양한 부형제와 혼합되었고, 55℃에서 2 주간 저장되었다. 육안관찰을 하였고 시료는 박층 chromatography 를 사용하여 화학적 상호작용을 검사하였다. 그 방법은 정성적인 것이나 공업적인 임의조제에서는 활성성분과 적절한 제형을 결정하기에 앞서, 조제학적으로 첨가제 사이에 배합금기의 가능성을 극복하기 위한 유용한 차폐기술을 제공한다.

Lach 등은 고형제제에서 첨가제와 약물의 상호작용을 측정하기 위하여 시차반사율 분광법(diffuse reflectance spectroscopy)을 적용했고, Blaug 와 Haung 은 이 분광학적 기술을 황산 dextroamphetamine 과 분무건조한 유당의 상호작용을 연구하기 위해 사용하였다.

Goodhart 등은 빛(광분해 반응)에 의한 착색정제의 퇴색을 연구하였으며, 피트촉광시간(foot-candle hours)에서 발현되는 다양한 광에너지 값에서 색깔의 변화로서 결과를 도표로 나타내었다.

Lachman, Cooper 등은 정제에서 FD & C 색소의 분해에 대한 계통적인 연구를 하였고 붕괴의 세 가지 분류단계 양상을 설정하였다. 광분해는 약 0.03cm 깊이로 정제색깔의 퇴색을 일으키는 표면현상으로 밝혀졌다. 흥미로운 것은 퇴색은 지속적으로 빛에 노출되어도 제피속으로 더 이상 나타나지 않고, 착색제피된 정제의 보호된 성분은 빛에 노출되어도 오히려 영향받지 않는다.

10-5 가속안정성 분석(accelerated stability analysis)

과거에는 저장 및 사용에 걸리는 정상적인 시간에 대응해서 1년 또는 그 이상 관찰하여 안정성을 평가하는 것이 다수의 제약회사에서의 실제적인 면이었다. 이러한 방법은 시간이 걸리고 비경제적이다. 고온에서의 가속연구가 대다수의 회사에서 사용되었지만 그 기준이 제멋대로였고, 또 기본적인 반응속도론 원리에 근거를 두지 않았다. 예를 들면, 몇몇 회사에서는 37℃에서 액체를 저장하지 않으면 정상온도에서의 속도보다 분해가 2배 빨라진다는 규칙을 사용하였지만, 다른 제조자들은 파괴가 정상보다 20배 가속된다고 가정하였다. Levy는 안정성에 대한 그러한 제멋대로의 온도계수는 모든 액상제제와 다른 부류의 약품에 사용될 수 없다고 지적하였다. 저장수명의 예견은, 만일에 그 결과가 유의성이 있다면, 각 제품에 있는 여러 구성성분에 대한 주의깊게 계획된 분석으로부터 나와야 한다.

화학반응속도론의 원리에 근거를 둔 약품제제에 대한 가속검사방법을 설명한 것은 Garrett와 Carper에 의해서였다. 이 방법에 의하면, 여러 가지의 상승된 온도에서의 약물의 분해에 대한 k값은 〈그림 10·13〉에서 보는 바와 같고, 또 이 장의 앞절에서 이미 검토한 바와 같이 시간에

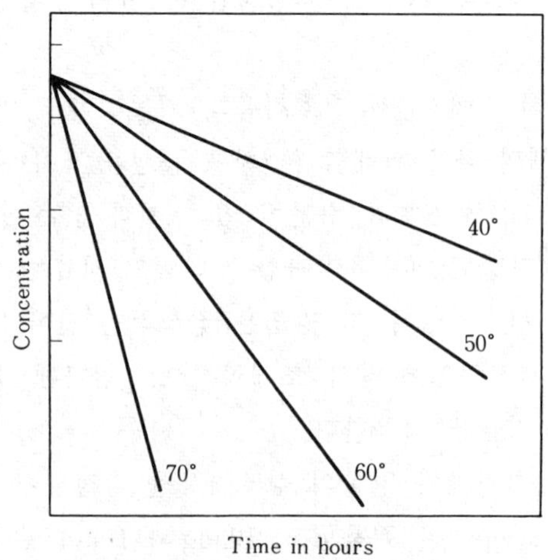

〈그림 10·13〉 상승된 온도에서의 약물의 가속붕괴

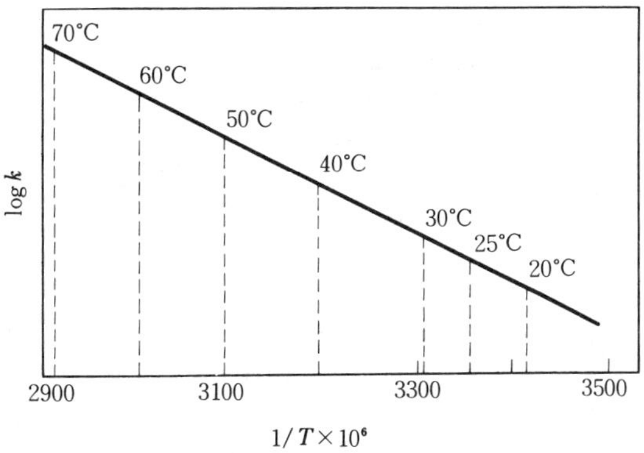

〈그림 *10 · 14*〉 실온에서의 약물의 안정성을 예측하는 데 사용되는 Arrhenius 도표

대하여 어떤 농도함수를 도표로 하여 구하게 된다. 비분해반응속도(specific rates of decomposition)의 대수를 절대온도의 역수에 대하여 〈그림 **10 · 14**〉와 같이 도표로 하여, 그 때 생기는 선을 실온까지 외삽한다. $k_{25℃}$는 저장조건에서 약물의 안정성에 대한 척도를 구하는 데 사용한다.

예제 5. 1차반응속도론에 의하여 분해되는 약물의 초기농도는 94 unit/m*l*이다. Arrhenius 도표로부터 구한 비분해반응속도 k는 실온 25℃에서 $2.9\times10^{-5}hr^{-1}$이다. 예비실험에 의하면 약물의 농도가 45 단위/m*l* 이하로 내려가면 사용하는 데 필요한 역가가 충분하지 못해서 시장에서 제거되어야 함을 보여 주고 있다. 이 제품에 대한 유효기간은 얼마로 정하여야 하는가?

풀이

$$t=\frac{2.303}{k}\log\frac{c_0}{c}$$

$$t=\frac{2.303}{2.09\times10^{-5}}\log\frac{94}{45}=3.5\times10^4\ \text{hr}$$

Free와 Blythe 및 최근에 Amirijahe와 그의 동료들은 분별활성기간(fractional life-period, 예제 1 참조)을 온도의 역수에 대하여 도표로 하는 비슷한 방법을 제안하였고, 그리고 실온에서 약물의 원래 효능(potency)의 어떤 분율이 분해되는 데 걸리는 시간을 날수로서 구하게 된다. 연구법이 〈그림 **10 · 15**〉와 〈그림 **10 · 16**〉에 설명되었고, 〈그림 **10 · 15**〉에서 보는 바와 같이 남아 있는 약물의 대수 %는 날수로서의 시간에 대하여 도표화되었고, 원래 효능의 90 %까지 떨어지는 시간, 즉 t_{90}은 그래프에서 읽을 수 있다.

〈그림 **10 · 16**〉에서 90%(그림 **10 · 15**에서)였을 때의 시간의 대수값을 $1/T$에 대해서 도표로 나타낸 것으로서 25℃에서 그 시간은 날수로서 약물의 저장기간을 나타낸다. 〈그림 **10 · 15**〉에서 설명된 분해자료는 199 일의 t_{90} 값이 된다. 저장기간과 저장만기일은 이러한 방법으로 평가되었으며, Baker와 Niazi는 이러한 방법의 한계성을 지적하였다.

이러한 방법에 의하여 약물의 예상되는 저장기간 중에 표시된 함량의 100%를 유지하기 위해 제제 중에 가해야 할 과잉의 약물량(overage)을 쉽게 계산할 수 있고, 제조시에 제제에

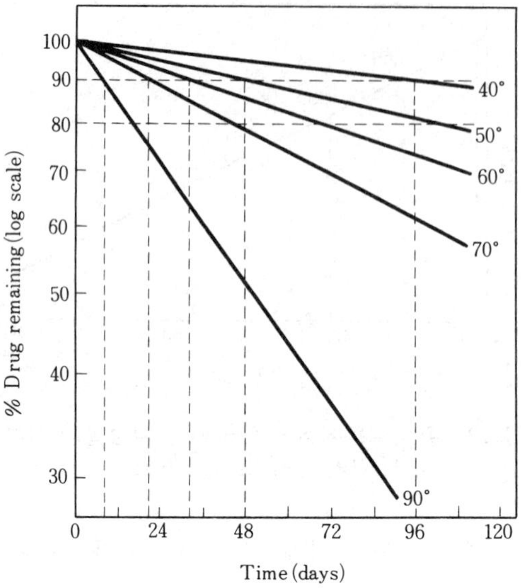

〈그림 10 · 15〉

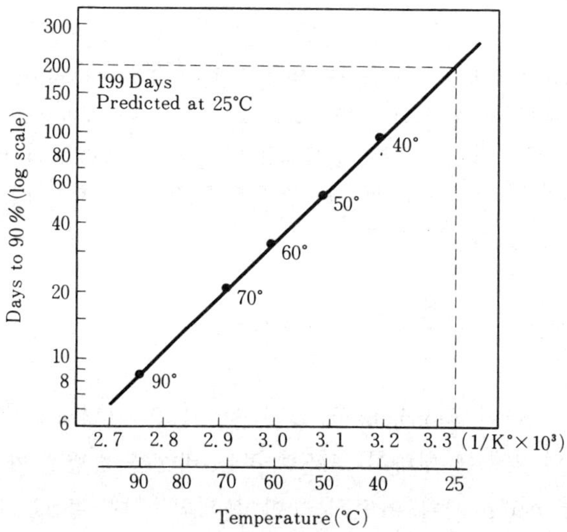

〈그림 10 · 16〉

약물을 증량할 수 있다.

안정성 평가에 대한 진보된 방법은 1963년에 Rogers에 의하여 소개되었던 비등온적 반응속도론(nonisothermal kinetics) 방법이다. 활성화에너지, 반응속도 및 안정도의 예견은 예정된 반응속도에서 변화하는 온도에 의해 단일실험에서 얻어졌다. 온도와 시간은 다음과 같은 고유함수로서 얻을 수 있다.

$$1/T = 1/T_0 + at \qquad (165)$$

여기서 T_0는 초기온도이고, a는 가열속도상수의 역수이다. 어느 때나 시간 0과 시간 T에 대한

Arrhenius 방정식은 다음과 같이 쓸 수 있으며

$$\ln k_t = \ln k_0 - \frac{E_a}{R}\left(\frac{1}{T_t} - \frac{1}{T_0}\right) \tag{166}$$

그리고 식 (165)를 식 (166)에 대입하면 다음과 같이 된다.

$$\ln k_t = \ln k_0 - \frac{E_a}{R}(at) \tag{167}$$

온도는 시간 t에 대한 함수이므로 안정성 k_t의 측정은 온도범위 이상에서 직접 구해질 수 있다. 그 방법에 대한 많은 변형들이 만들어졌고, 따라서 가열속도를 변화시키거나 등온연구와 프로그램에 의한 가열속도를 결합함으로써 활성화에너지, 반응차수 및 계획된 시간과 여러 온도 범위에서의 안정성 평가의 결과를 출력정보 지시테이프(print out)로 받아볼 수 있는 것이 가능해졌다.

물론, 반응속도론적 방법에는 안정성에 대한 예측을 할 때 분석의 메커니즘에 관한 상세한 연구가 포함되어야 할 필요는 없지만, 시간이 걸리는 실온에서의 연구를 개선해야 할 필요가 있다면 건전한 과학의 원리응용을 꼭 필요로 해야 한다. 더욱이 옛날 방법이 완전히 만족스러운 것은 아니지만 버리기 전에, 새로운 기술을 예비실험 기간에 걸쳐서 익숙하게 하고 정밀하게 연구해야 할 것이다. 가속검사방법을 사용하는 데 대한 몇 가지 일반적인 주의점을 여기에서 검토하기로 한다.

첫 번째 경우로, 부형제 중에 들어 있는 특정성분의 분해에 대하여 연구해서 얻은 결과는, 일반적으로 다른 액상제제에서는 임의로 적용할 수 없다는 점을 다시 강조해야겠다. 그러나 Garrett가 지적한 바와 같이, 일단 한 성분에 대한 활성화에너지를 알면, 아마도 농도의 작은 변화(과잉량의 첨가)나 처방에 약간의 변화가 있다고 하더라도 이 값을 계속해서 사용할 수 있다. 상승된 온도에서의 이미 알고 있는 활성화에너지와 하나의 단일속도 연구가 그 성분의 안정성을 예측하는 데 사용될 수 있다.

Arrhenius의 법칙에 근거를 두고 있는 검사법은 활성화에너지가 약 10~30 kcal/mol을 가지고 일어나는 열현상인 경우에만 유효하다. 반응속도를 확산 또는 광학적인 반응에 의하여 측정하였거나 또는 분해가 냉동, 미생물 오염, 운송 중의 지나친 흔들림 등에 기인된 것일 경우에는 온도를 높여서 하는 연구는 제품의 수명을 예측하는 데 별로 큰 소용이 되지 못할 것이 명백하다. 가열하면 응고하는 methylcellulose(MC), 변성될 수 있는 단백질과 같은 현탁화제를 포함하고 있는 제품 및 과도한 온도 조건하에서는 녹는 연고류와 좌약에 대해서는 높은 온도를 이용할 수가 없다. 유제(emulsion)의 파괴에는 입자들의 응집(aggregation)과 합일(coalescence)이 포함되며, 몇 가지 유제는 Brown 운동이 증가되는 상승된 온도에서 실제로 더욱 안정하다. Lachman과 De Luca는 유제와 현탁액의 안정성 시험과 제형의 안정성에 대한 포장의 효과에 대하여 개관하였다.

반응속도상수의 오차를 평가하기 위해서는 특히 생물학적 방법에 근거를 둔 통계적인 방법을 사용해야 하는데, Garrett와 Westlake가 제안한 최소자승법을 써서 이룰 수 있다.

연구자는 반응의 차수가 연구하는 동안에 변할 수도 있다는 점에 주의해야 한다. 따라서 0차분해가 1차, 2차, 또는 분수차(fractional order)로 될 수 있으며, 활성화에너지도 분해가 몇 가지의 메커니즘에 의하여 진행된다면 변화될 수도 있다. 어떤 온도에서는, 자동촉매반응, 즉 반응에서 생성된 생성물에 의한 분해의 가속화가 일어나서 상승된 온도연구로부터 실온에서의 안정성을 예측하는 것을 실제로 실용성이 없게 만든다.

결론적으로, 제품개발연구에 종사하는 연구자는 고전적인 방법과 최근의 반응속도론적인 형태의 가속연구에 한계가 있음을 인식해야 할 것이며, 또한 믿을 만한 예측을 할 수 있는 경우와 기껏해야 제품의 안정성에 대한 대강의 방향만을 얻을 수 있는 경우를 구별해야 한다. 가속방법을 적용할 수 없는 경우에 요구되는 정보를 얻기 위해서는, 여러 조건하에서 장기간에 걸친 노화시험을 실시해야만 한다.

연 습 문 제

1. 0.35 *N* HCl을 함유하고 있는 0.056 *M* glucose 수용액의 분해속도는 140 ℃에서 다음과 같음을 알았다. 이 분해반응의 차수는 얼마이며 비반응속도는 얼마인가?

시간(hr)	남아 있는 포도당(moles/l×10²)
0.5	5.52
2	5.31
3	5.18
4	5.02
5	4.80
8	4.52
12	4.10

답 1차반응, 0.026 hr^{-1}

2. 어느 약품이 30% 분해된 후에는 효과가 없음이 밝혀졌다. 한 검체의 원래 농도는 5.0 mg/ml였고 20개월 후에 검사하였더니 농도가 4.2 mg/ml이었다. 분해반응이 1차반응이라고 가정하면 표시된 유효기간을 얼마로 해야 하는가? 이 제품의 반감기는 얼마인가?

답 41개월, 79.4개월

3. 여러 가지 농도의 HCl 촉매와 140 ℃에서 0.056 M 포도당의 분해반응에 대하여 다음과 같은 자료를 얻었다.

k (hr^{-1})	normality [H_3O^+]
0.00366	0.0108
0.00580	0.0197
0.00818	0.0295
0.01076	0.0394
0.01217	0.0492

이 결과를 도표로 나타내고, 이 그래프로부터 k_c와 촉매반응상수 k_H를 구하라. 이 산성 용액에서는 수산이온 촉매반응은 무시할 수 있는 것으로 가정한다.

답 $k_H = 0.229$, $k_c = 0.0013$

4. 어떤 연쇄반응의 초기단계는 1차반응임이 발견되었다. 40℃에서 이 용액의 초기농도는 0.050 mol/l이었고 10시간 후에는 0.015 mol/l이었다. 비반응속도를 계산하라. 2시간 후의 온도는 얼마인가? 20℃에서 이 반응에 대한 k값이 0.0020 hr^{-1}이라면, 활성화에너지와 빈도인자는 얼마인가?

답 $k = 0.1204\ hr^{-1}$, 2시간 후의 온도 = 0.039 mole/liter
$E_a = 37.3$ kcal/mol, $A = 1.46\times10^{25}\ sec^{-1}$

5. Garrett와 Carper[1)]는 종합설파제 중의 착색제의 분해에 대한 0차반응속도를 측정하였다. 여러 범위의 온도에서 얻은 결과는 다음과 같다.

℃	k
40℃	0.00011
50℃	0.00028
60℃	0.00082
70℃	0.00196

(a) 이들 결과를 Arrhenius의 관계식에 의하여 도표로 활성화에너지 E_a를 계산하라.
(b) 실온에서의 k를 얻기 위하여 이 결과를 25℃까지 외삽하라.
(c) 500 nm 파장에서 착색된 제제의 흡광도의 감소속도는 0차반응으로 알려졌고 초기흡광도 A_0는 0.470이었다. 이 제제는 분광광도계의 흡광도 A가 0.225가 되면 폐기되어야 한다. 따라서 제조한 후 어느 시간 t(hr)에 있어서의 그 제제의 흡광도를 예측하기 위해 0차반응속도식 $A = A_0 - kt$가 사용된다. 25℃에서의 이 제제의 예상수명을 계산하라.

답 (a) $E_a = 20.7$ kcal/mol, (b) $k_{25℃} = 2.2\times10^{-5}$, (c) 464일 (1.3년)

6. atropine 염기의 가수분해는 염기에 대하여 1차반응임이 Zvirblis, Socholitsky 및 Kondritzer[35)]에 의하여 알려졌다. 40℃에서 분해상수 k는 0.016 sec^{-1}이었다. 활성화에너지 E_a가 7.7 kcal/mol이라면, 빈도인자 A는 얼마인가?

답 $A = 3.8\times10^3\ sec^{-1}$

7. 25℃에서 methyl acetate의 비누화 반응에서 75분 후에 남아 있는 농도가 0.00552이었다. 에스테르와 염기의 초기농도는 각각 0.01M이었다. 2차반응속도상수와 반감기를 계산하라.

답 $k = 1.082$ liter/mol · min, $t_{1/2} = 92.4$ min

8. 요오드화수소(HI)의 생성반응은 2차반응이고, 속도상수는 410℃에서 0.0659(mol/22.4l)$^{-1}$ min^{-1}이다. (a) 속도상수를 l/mol · sec 단위로 환산하고 위 온도에서 수소의 농도가 0.02 mol/l, 요오드의 농도가 0.005 mol/l일 때 (b) HI의 생성속도는 얼마이며 (c) 용기의 부피가 5 l이면 매초당 몇 mol의 HI가 생성되는가?

답 (a) 0.0246 l/mol · sec, (b) 2.46×10^{-6} l/mol · sec, (c) 1.23×10^{-5} mol/sec

9. A+B ⟶ mol/l mol/l C와 같은 2차반응에서 초기속도가 5.0×10^{-7} mol/l · sec이다. 반응물의 총농도가 모두 0.02 mole/l라면 이 반응의 속도상수를 다음의 단위로 나타내라.

(a) l/mol · sec (b) ml/mol · min (c) ml/mol · sec

답 (a) 1.25×10^{-5} l/mol · sec, (b) 0.75 ml/mol · min, (c) 2.07×10^{-26} ml/mol · sec

10. A 화합물을 같은 양의 B 화합물, C 화합물과 혼합하였다. 10 min 후에 A 화합물의 반이 반응하였

다면 위의 조건에서 20 min 후에 반응하지 않는 A 화합물은 얼마나 되는가?

(a) 1차 (b) 2차 (c) 3차 (d) 0차

답 (a) 25 %, (b) 33 %, (c) 38 %, (d) 0.0 %

11. 20℃의 반응속도보다 30℃의 반응속도가 2배가 된다면 이 반응의 활성화에너지를 구하라.

답 12,600 cal/mol

12. 40℃에서 procaine의 가수분해에 대한 비반응속도상수는 0.011 sec^{-1}이고 활성화에너지는 13,800 cal/mol이다. 다음 식

$$k = \frac{RT}{Nh} e^{\Delta S^*/R} e^{\Delta H^*/RT}$$

를 사용하여, 여기에서 $\Delta H^* \cong E_a$, 활성화 열 ΔH^*와 활성화엔트로피 ΔS^*를 계산하라. 식 $\Delta F^* = \Delta H^* - T\Delta H^*$를 사용하여, 40℃에서 procaine의 가수분해에 대한 활성화 자유에너지를 계산하라.

답 $\Delta S^* = -22.6$ eu, $\Delta H^* = 13,800$ cal/mol, $\Delta H^* = 20,884$ cal/mol

13. 어떤 화합물이 산성 조건에서는 다음과 같은 메커니즘에 의하여 반응이 진행된다고 가정한다.

(1) $A + H^+ \underset{2}{\overset{1}{\rightleftarrows}} AH^+$ (2) $AH^+ \xrightarrow{3} B$ (3) $B \xrightarrow{4}$ 생성물

(a) 정류상태의 농도 B를 나타내는 식은 무엇인가?

(b) 반응혼합물에 가한 산의 총 온도 $(H^+)_T$가 반응 중에 존재하는 자유(H^+)와 결합된 (AH^+)산이 다음 식과 같은 관계가 있다면

$$(H^+)_T = (H^+) + (AH^+)$$

정류상태의 농도를 나타내는 식은 무엇인가?

(c) (a)와 (b)의 결과를 이용하여 생성물의 형성속도를 표시하는 속도법칙을 나타내라.

(d) 반응혼합물 중에 가해 준 산의 총 농도를 측정하는 대신에 pH meter를 사용하여 '자유'산(H^+)의 농도를 측정하다고 할 때 반응속도법칙의 형태는 어떻게 되겠는가?

(e) (c)와 (d)에서 유도된 속도법칙을 이용하여 얻은 곡선의 모양은 어떠한 것인가?

답 (a) $B_{SS} = \frac{k_3}{k_4}(AH^+)$, (b) $(AH^+)_{SS} = \frac{k_1(A)(H^+)_T}{k_1(A) + (k_2 + k_3)}$, (c) rate $= \left(\frac{k_1 k_3}{k_2 + k_3}\right)(A)(H^+)$

14. 일본에서 사용되고 있는 식품보존제인 DHA와 β-phenylethylamine의 반응은 다음 표에서 보는 바와 같이 pH 의존성을 나타내고 있다.

pH	k(mol^{-1} sec^{-1})
6.58	0.00501
6.84	0.00645
7.07	0.00717
7.19	0.00780
8.10	0.00767
8.63	0.00500

(a) 이 반응은 특정 산-염기촉매반응 또는 일반적인 산-염기촉매반응을 나타낼 수 있는가?

(b) H^+에 대한 촉매반응상수를 결정하고 pH와 관계 없는 반응에 대한 상수를 결정하라.

답 (a) 고유 산-염기촉매반응, (b) $k_H = 0.60$ mol^{-1} sec^{-1}, $k_c = 8.0 \times 10^5$ mol^{-1} sec^{-1}

15. Notari[58]는 pH와 이온강도를 일정하게 유지하도록 만든 여러 가지 조성의 완충액에서의 cytosine arabinose의 가수분해에 의한 탈아민 반응을 연구하였다. 또 그는 70 ℃에서의 가수분해에 대한 다음과 같은 자료를 보고하였다.

	완 충 제 성 분			
pH	$(NaH_2PO_4 \cdot H_2O)$	(Na_2HPO_4)	(NaCl)	k, hr^{-1}
6.15	0.120	0.012	0.000	0.00311
	0.048	0.0048	0.094	0.00171
	0.024	0.0012	0.125	0.00118
6.90	0.040	0.040	0.000	0.00113
	0.029	0.029	0.043	0.000872
	0.016	0.016	0.092	0.000619

이들 자료를 이용하여, 완충액 중의 어느 물질이 촉매제로서의 기능을 하는가를 결정하라.

답 $H_2PO_4^-$

16. penicillin의 1차분해에 대하여 다음과 같은 자료를 Swintosky 등[43]의 자료에서 얻었다.

온도	1차반응 속도상수(k hr^{-1})
37 ℃	0.0216
43 ℃	0.0403
54 ℃	0.119

결과를 그림으로 나타내고 활성화에너지를 계산하라. 빈도인자 A는 얼마인가?

답 $E_a \fallingdotseq 20$ kcal/mol, $a = 9.9 \times 10^8$ sec^{-1}

17. benzocaine의 산촉매화 가수분해에 대한 1차반응속도상수 k는 140×10^{-6} sec^{-1}이고, 97.3℃에서의 활성화에너지는 18.6 kcal/mol 이다. 활성화엔트로피 ΔS^*, 빈도인자 A 및 확률인자 P를 계산하라.

답 $A = 1.32 \times 10^7$ sec^{-1}, $\Delta S^* = -26.4$ kcal/mol, $P = 1.7 \times 10^{-6}$

18. Connor 등에 의하면, pH 5.8과 35 ℃에서 ampicillin의 분해에 대한 1차반응속도상수 $k_1 = 2 \times 10^{-7}$ sec^{-1}이다. ampicillin의 용해도는 1.1 g/100m*l*이다. 만약, 그 약을 125 mg/5m*l* 또는 2.5 g/100m*l*를 함유하는 유제를 만들고자 한다면, (a) 0차반응속도상수, (b) 저장기간, 즉 약물이 35 ℃의 용액 중에서 그것의 원래 농도의 99%까지 분해되는 데 걸리는 일수로서의 시간, (c) 만약 그 약물이 위와 같은 pH와 온도에서 현탁제보다는 용액으로 처방될 때 그 약물의 저장기간은 얼마인가?

답 (a) $k_0 = (2.2 \times 10^{-7}$ g/100 m*l*$)$ sec^{-1}

(b) $k_0 = 13$ days at 35 ℃ (0차분해)

(c) $k_0 = 6.1$ days at 35℃ (1차분해)

제 11 장

확산과 용출

11-1 서 론

액체, 고체 또는 막을 통하여 물질이 확산되거나 수동수송되는 현상은 약학분야에서 고려해야 할 중요한 과정 중의 하나이다. 이러한 물질확산현상이 적용되는 약학분야를 열거해 보면 다음과 같다.

① 정제, 과립 또는 분말상태 의약품으로부터의 약물용출
② 동결건조나 한외여과 등의 기계적 조작
③ 연고나 좌제 기제로부터의 약물방출
④ 피막, 포장, 필름, 플라스틱 용기벽, 마개 등을 통한 수증기, 기체, 약물, 부형제 등의 통과
⑤ 생체조직 중 약물분자의 투과와 분포

(1) 확 산

확산(diffusion)이란, 물질의 무질서한 분자운동에 의해 고농도에서 저농도쪽으로 진행되는 개개 분자의 물질이동과정이다. 고분자중합체막과 같은 장벽(barrier)을 분자가 통과하는 과정은 확산현상을 연구함으로써 쉽게 알아낼 수 있다. 장벽을 통한 물질이동(그림 11 · 1)은 분자의 단순투과 또는 구멍(pore)이나 통로(channels)를 통한 움직임에 의해서 이루어진다. 구멍이 없는 매질을 통한 분자확산은 막에 대한 투과분자의 용해성에 의존하며(그림 11 · 1a), 구멍이 있는 매질을 통한 분자확산은 그 구멍에 차 있는 용매에 대한 투과물질의 이동성에 의존한다(그림 11 · 1b). 따라서 후자의 경우에는 투과할 물질의 분자크기에 대한 투과될 매질 중 구멍의 상대크기에도 영향을 받는다.

고분자중합체막을 통한 테오필린의 이동은 막역할을 하는 matrix 중에 약물이 용해됨으로써 이루어지며, 이것은 분자단순확산의 한 예이다. 친수성기로 치환된 스테로이드분자가 인간의 피부를 통해 흡수되는 경로는, 상피조직 중에 있는 모공, 피지관, 땀구멍 등을 통과하는 경로가 지배적이다(그림 11 · 24). 막구조를 분자크기 수준에서 나타내 보면, 〈그림 11 · 1〉 (c)에 보

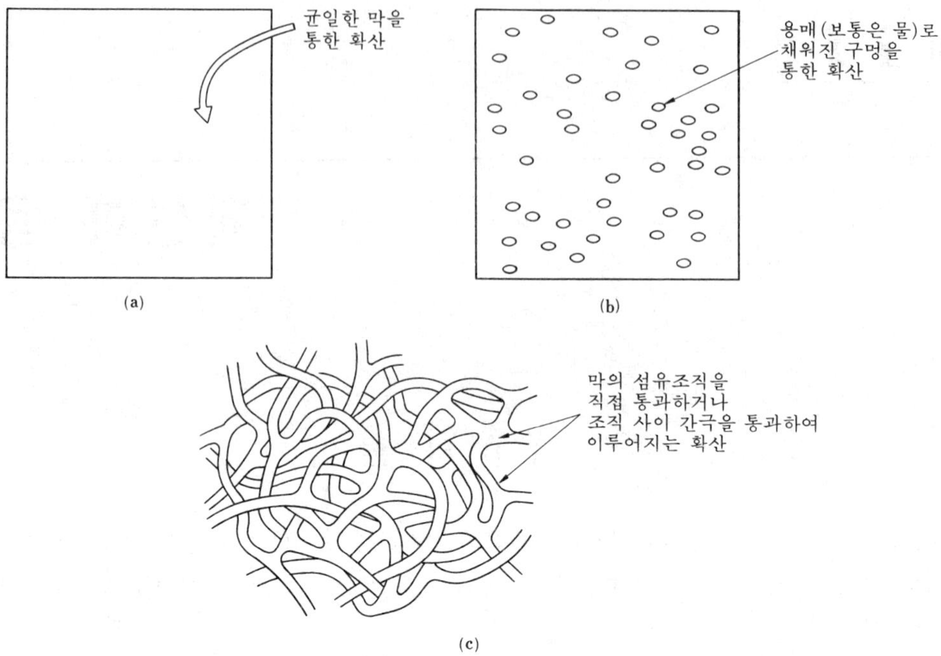

〈그림 11·1〉 (a) 구멍 없이 균일한 막, (b) nucleopore와 같이 직선으로 뚫린 구멍을 갖는 조밀한 막, (c) 뒤얽혀 있는 섬유조직 사이로 구불구불한 통로들이 형성되어 있는 셀룰로오스막(여과공정에 쓰임)

인 것처럼 가지 많은 고분자중합체 가닥들이 뒤얽힌 채 배열된 것이다. 이 뒤얽힌 가닥들 사이에 형성된 구불구불한 통로를 통하여 약물분자가 이동할 수 있으며, 그 이동성은 확산하는 분자의 크기와 모양에 의존하게 된다. 통로의 크기에 비하여 확산할 분자가 너무 클 때에는 고분자중합체 매트릭스 중에 분자가 용해되어 단순확산으로 막을 통과하는 것으로 생각된다.

(2) 투 석

Hwang과 Kammermeyer는 **투석**을 다음과 같이 정의하였다. "동시에 혹은 연속적으로 일어나는 현상으로서, 미세한 구멍을 가진 막을 통과하는 속도가 용질과 용매간에 서로 다름에 기초한 물질분리과정"이다.

혈액투석(hemodialysis)은 신장기능 이상시 혈액구성물질인 고분자물질은 보존하고 대사산물인 노폐물(즉, 저분자물질)만을 혈액으로부터 제거해 내기 위해 이용된다.

(3) 삼 투

본래는 투석현상과 연관시켜서 **삼투현상**을 용질과 용매의 막 통과과정으로 정의하였지만 지금에 와서는 용매만이 이동하는 현상으로 보고 있다. 용매가 반투막을 통과하여 용질이 포함되어 있는 용액을 희석시키게 되는 것이다. 용매와 함께 용질도 이동하는 현상은 확산이나 투석이다.

(4) 한외여과

한외여과(ultrafiltration)는 막을 사용하여 콜로이드입자나 고분자물질을 분리하는 데 이용되는 과정이다. 압력을 가하여—즉, 정수압(hydraulic pressure)을 유발시켜—용매가 막을 통과해 나가도록 한다. 이 때 커다란 용질분자는 구멍이 미세한 막을 통과하지 못한다. 한외여과는 역삼투(reverse osmosis)라 불리는 과정과 유사하지만, 염분이 함유된 물의 탈염에 이용되는 역삼투과정은 한외여과보다 훨씬 높은 삼투압이 형성되므로 더 큰 압력이 필요하다. 한외여과는 알부민이나 효소를 정제하는 연구와 제지산업 분야에 이용된다.

초미세여과(microfiltration)는 백에서 수천 nm 정도의 약간 큰 구멍을 갖는 막을 사용하여 정맥주사액, 식품, 식수 등으로부터 세균을 제거하는 데 이용되는 과정이다. 한외여과나 역삼투과정은 높은 압력을 필요로 하지만, 보통의 삼투나 투석은 자발적으로 분리과정이 진행되므로 높은 압력을 가해 줄 필요가 없다.

Flynn 등은 막(membrane)과 장벽(barrier)을 구분하였다. 막이란 층상(phase)을 분리하고 있는 얇은 막(film)으로서, 이 막을 통하여 물질은 수동수송, 능동수송 또는 촉진수송으로 이동되어 나간다. 장벽이란 확산하고 있는 물질의 이동에 저항하는 영역을 말한다. 따라서 총장벽(total barrier)은 물질의 공여체(donor)와 수용체(receptor) 영역 사이에 끼어 있는 단일막의 저항력 또는 다층을 형성하고 있는 그 구성막들 각각의 저항력의 총합을 전체 저항력으로서 갖게 된다.

11-2 정상상태 확산

1 Fick의 제 1 법칙

단위시간 t 동안, 단위단면적 S의 장벽을 통해 이동하는 물질 양 M을 flux(여기에서는 확산류라 표현해도 무방하다) J 라고 한다.

$$J = \frac{dM}{S\,dt} \tag{1}$$

확산류 J는 농도경사 dC/dx 에 비례한다. 이것을 **Fick의 제 1 법칙**이라고 한다.

$$J = -D\frac{dC}{dx} \tag{2}$$

여기서 D는 침투물질(penetrant) 또는 확산물질(diffusant)의 **확산계수**(diffusion coefficient)로서 단위는 cm^2/sec이다. C는 침투물질의 농도(g/cm^3)이며, x는 장벽표면에 대해 직각방향으로 침투물질의 이동거리(cm)이다. 또 식 (1)에서 M은 물질의 양(g)이며, S는 장벽의 표면적(cm^2), t는 시간(seconds)이다. 단위는 SI 단위로서 kg과 m가 이용되기도 하며 시간을 분, 시, 일(min, hr, days) 등으로 나타내기도 한다. 식 (2)의 마이너스 기호는 확산이 농도의 증가방향에 대해 역방향으로 진행됨을 의미한다. 확산물질이 고농도영역에서 저농도영역으로

이동되기 때문이다. 따라서 확산류는 항상 양의 값을 가진다.

확산상수 D는 **확산율**이라고도 하며, 본래는 일정한 값을 갖지 않는다. 농도, 온도, 압력, 용매의 성질, 확산물질의 화학적 성질 등에 영향을 받는다. 따라서 D는 상수라 부르는 것보다 확산계수라 하는 것이 보다 정확한 표현이다.

2 Fick의 제 2 법칙

계의 어느 지점에 있어서 확산물질의 농도변화속도를 조사할 필요가 종종 있다. 단위시간 동안 장벽(barrier)의 단위단면적당 통과하여 확산되는 물질량(mass)을 나타내는 식보다는 어떤 특정장소에 있어서 시간에 따른 농도변화로 나타낸 물질수송에 관한 식이 있어야겠다. **Fick의 제 2 법칙**이라 알려져 있는 이 확산방정식은 다음과 같이 유도된다.

물질확산이 진행되고 있는 계의 어떤 용적요소 중 확산물질의 농도 C는 확산분자가 실제로 그 영역 안으로 혹은 밖으로 이동된 결과에 따라서만 변한다(그림 **11 · 2**, 그림 **11 · 3**). 즉, 앞시점과의 농도차는 그때 그때 그 영역 안으로 들어오는 양(input)과 그 영역 밖으로 나가는 양(output)의 차이에 의해 형성된다. x 방향으로 진행함에 따라 확산물질량 또는 flux가 변화될 때 즉 $\Delta J/\Delta x$일 때, 용적요소 중 확산물질의 농도는 시간에 따라 변한다. 즉, $\Delta C/\Delta t$이다. 따라서

$$\frac{\partial C}{\partial t} = -\frac{\partial J}{\partial x} \qquad (3)$$

용적요소 중 확산물질농도의 시간에 따른 변화는 $\Delta C/\Delta t$, x방향으로 단위면적당 확산유속의 변화는 $\Delta J/\Delta x$가 된다.

Fick의 제 1 법칙인 식 (2)를 x로 미분하면

$$-\frac{\partial J}{\partial x} = D\frac{\partial^2 C}{\partial x^2} \qquad (4)$$

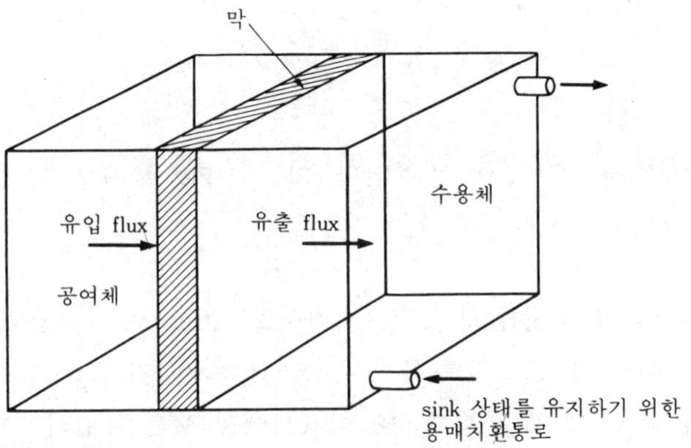

〈그림 *11 · 2*〉 확산 cell(공여체쪽에는 확산물질(농도 C)이 녹아 있다)

* 농도와 flux는 거리 x와 시간 t의 함수임을 강조하기 위하여 종종 $C(x, t)$와 $J(x, t)$로 각각 나타낸다.

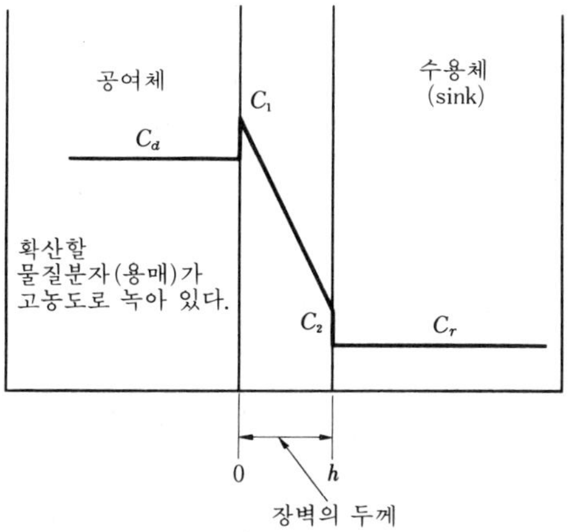

〈그림 11 · 3〉 확산 cell의 격막을 가로질러 형성된 확산물질의 농도경사
(일반적으로 C_1은 C_d와 다르고 C_2는 C_r와 다르므로 농도곡선은 막경계면에서 급격히 상승 또는 하강한다. 단위분배계수일 때, 즉 $K = C_1/C_d = 1$일 경우는 C_1과 C_d가 같을 것이다)

식 (3)의 $\partial C/\partial t$를 식 (4)에 대입하면 Fick의 제 2 법칙을 나타내는 식이 된다.

$$\frac{\partial C}{\partial t} = D\frac{\partial^2 C}{\partial x^2} \tag{5}$$

식 (5)는 x 방향으로만 확산되는 현상을 나타내고 있다. 이를 3 차원적으로 나타내면 다음과 같이 Fick의 제 2 법칙을 일반식으로 쓸 수 있다.

$$\frac{\partial C}{\partial t} = D\left(\frac{\partial^2 C}{\partial x^2} + \frac{\partial^2 C}{\partial y^2} + \frac{\partial^2 C}{\partial z^2}\right) \tag{6}$$

그러나 대부분의 경우 물질이동은 한 방향에 대해서만 나타내어도 충분하므로, 윗식은 약학의 확산문제에서는 그다지 필요하지 않다. Fick의 제 2 법칙은 계의 어떤 영역에서 시간에 따른 농도변화가 그 영역의 농도경사 변화에 비례함을 나타낸다.

확산현상을 이야기할 때 주의깊게 생각해야 할 것들 중의 하나는 **정상상태**(steady state)라는 조건이다. Fick의 제 1 법칙인 식 (2)는 정상상태 흐름의 flux(또는 단위면적당 확산속도)를 이야기하며, Fick의 제 2 법칙은 일반적으로 임의의 거리 x에서 시간에 따른 확산물질의 농도변화, 즉 비정상상태(non-steady state) 흐름에 관한 것이다. 그러나 Fick의 제 2 법칙인 식 (5)로도 정상상태를 기술할 수 있다. 〈그림 **11 · 2**〉에 보인 것처럼, 처음부터 장벽 좌측의 용매에 용해된 상태로 있는 확산물질을 생각해 보자. 장벽 우측에는 용매만 있으며, 용질 또는 투과물질은 좌측 용액쪽에서 우측 용매쪽으로, 즉 공여체에서 수용체쪽으로 중앙의 장벽을 통과하여 확산된다. 확산실험에서 수용체쪽 용액은 계속 제거하고 새로운 용매로 채워서 확산물질 농도가 항상 낮게 유지되도록 한다. 이것은 바로 'sink 상태'을 의미하며 왼쪽은 소스(source)가 되고 오른쪽은 싱크(sink)가 되는 것이다.

최초의 확산물질 농도는 공여체에서는 감소하고 수용체에서는 증가하여 계는 평형상태에 도달되는데, 그 속도는 sink로부터 확산물질을 제거해 내는 속도와 장벽의 성질에 의해 결정된다. 이렇게 충분한 시간이 지나면 장벽의 공여체쪽 용액 중 확산물질의 농도는 시간에 따라 변하지 않고 일정한 평형상태가 되지만 장벽 양쪽의 농도가 같은 것은 아니다. 이 때 흐름에 수직방향인 동일단면 확산층에서는 시간에 따른 농도변화 dC/dt가 0일 것이다. 따라서 Fick의 제 2 법칙에 의해

$$\frac{dC}{dt} = D\frac{d^2C}{dx^2} = 0 \tag{7}$$

여기서 C는 mass/cm^{3}로 표시되는 장벽 중의 확산물질 농도이다. D는 0이 아니므로 $d^2C/dx^2 = 0$이며, 2차도함수가 0이면 그 1차도함수는 상수이므로 dC/dx는 변화가 없음을 알 수 있다. 즉, 막을 가로질러 형성되어 있는 농도경사 dC/dx가 일정하게 유지된다는 것이다. 거리 x와 농도 C는 서로 직선관계에 있음을 의미한다. 〈그림 **11 · 2**〉의 확산 cell에서 공여체로부터 수용체로 약물이 확산되어 가는 동안, 진행되는 위의 현상들을 〈그림 **11 · 3**〉에 보이고 있다(여기서 거리 x는 h와 같다). 엄밀히 말하면 각 용적요소 중 약물농도는 일정하지 않고 시간에 따라 미소변화를 하며, 따라서 dC/dt는 정확한 0이 아니다. 이러한 상태를 **준안정상태**(quasi-stationary state)라 하며, 이를 정상상태라 가정해도 오차는 거의 없다.

Fick는 열전도법칙을 물질이동에 적용하여 확산식 (2)와 (4)를 유도하였다. 열전도식은 Carslaw가 쓴 책에 나와 있다. 이들 미분방정식의 일반해는 복잡하게 표현되어 있지만, 전반적으로 간단한 식과 실용 예가 제시되어 있어서 주의깊게 읽기만 하면 용해와 확산에 대한 논리전개를 따라가는 데 어렵지 않을 것이다. 단면적 S, 두께 h인 격막(diaphragm)으로 확산 cell이 두 개의 부분으로 나뉘어져 있고, 막표면상에서 이 두 개의 부분과 면한 곳, 즉 공여체쪽과 수용체쪽 약물농도를 각각 C_1, C_2라 하면(그림 **11 · 3**) Fick의 제 1 법칙은 다음과 같이 쓸 수 있다.

$$J = \frac{dM}{S\,dt} = D\left(\frac{C_1 - C_2}{h}\right) \tag{8}$$

여기서 $(C_1-C_2)/h$는 dC/dx와 거의 같다. 격막내 농도경사 $(C_1-C_2)/h$는 준정상상태가 유지되는 동안은 일정하다고 생각된다. 식 (8)은 막 양쪽의 물을 포함한 경계층(aqueous boundary layer ; static or unstirred aqueous layer)이 전체 수송과정에 그다지 영향을 주지 않는다고 가정한 것이다.

막 내의 농도 C_1과 C_2는 보통 직접 측정하기 힘들지만, 다음과 같이 분배계수와 공여체쪽 용액의 농도 C_d와의 곱, 그리고 분배계수와 수용체쪽 용액의 농도 C_r와의 곱으로부터 각각 계산할 수 있다. **분배계수** K가 다음과 같기 때문이다.

$$K = \frac{C_1}{C_d} = \frac{C_2}{C_r} \tag{9}$$

따라서

$$\frac{dM}{dt} = \frac{DSK(C_d - C_r)}{h} \tag{10 a}$$

이며, 수용체쪽 용액의 sink 상태($C_r \cong 0$)가 유지된다면

$$\frac{dM}{dt} = \frac{DSKC_d}{h} = PSC_d \tag{10 b}$$

여기서

$$P = \frac{DK}{h} \text{ (cm/sec)} \tag{11}$$

식 (11)에서는 투과계수 P가 선속도의 단위임에 유의해야 한다.*

때때로 D, K, h를 각각 독립적으로 구할 수 없기 때문에 윗식으로는 P값을 얻을 수 없지만, 장벽을 통과하는 속도를 측정하여 표면적 S, 공여체쪽 용액의 약물농도 C_d와 수용체쪽 용액 중 약물량 M으로부터 간단히 계산할 수 있다. 다음 식에 따라 t에 대한 M의 그래프를 그려서 그 기울기로부터 P를 구할 수 있다.

$$M = PSC_d t \tag{12 a}$$

이것은 C_d가 시간에 무관하고 거의 일정할 때 성립된다. C_d가 시간에 따라 변하면 공여체쪽 용액의 약물량을 공여체의 용적으로 나눈 값 $C_d = M_d/V_d$로 치환하여 다음 식에 따라 t에 대한 $\log C_d$의 그래프를 그려서 그 기울기로부터 P를 구할 수 있다.

$$\log C_d = \log C_d(0) - \frac{PSt}{2.303\, V_d} \tag{12 b}$$

식 (8)의 확산류(flux) J는 실제로 농도경사보다도 열역학적 활성도의 경사에 비례한다. 용액 중 용질의 활성도는 용매가 달라지면 역시 변하므로, 용질의 농도가 동일하더라도 용매의 종류에 따라 용질의 확산속도는 변화될 것이다. 약물의 열역학적 활성도는 과량의 고체상 약물을 가하여 제제 중 포화용액 상태가 유지되도록 하면 일정($a = 1$)하게 만들 수 있다. 이처럼 단위활성도를 유지해 주면 약물방출속도는 일정하게 되며, 제형의 기하학적 구조나 막투과도에 의해서 그 속도가 결정될 것이다.

〈그림 **11 · 4**〉는 두 종류의 스테로이드약물을 봉입한 제제로부터 약물이 방출되는 속도를 본 것이며, 약물의 활성도가 일정하게 유지되면 '0차방출속도(zero-order release)'가 됨을 잘 보여 주고 있다. 0차속도 과정에 관해서는 제 **10** 장(kinetics)을 참조하기 바란다. 약물수송계(delivery form)에 과량의 약물고체상이 존재하지 않으면 약물이 수송계로부터 소실되어 감에 따라 그 활성도는 감소될 것이다. 따라서 약물방출속도는 지수함수적으로 감소될 것이다. 이 과정은 '1차방출속도'를 나타내며 화학반응속도론에서 잘 알려진 속도과정과 유사하다. 제제 중 약물의 1차방출속도 과정에 관해서는 Baker와 Lonsdale이 다루었다.

일정한 약물활성도를 유지하는 제형이 약물방출 초기단계부터 정상상태를 보이지는 않는다. 〈그림 **11 · 5**〉는 묽은 수용액상태의 부틸파라벤(butylparaben)이 guinea pig 피부를 통해 침

---

* 투과계수 P를 $P = DK$ (cm^2/sec)라고 정의하기도 한다. 그러나 식 (11)의 정의가 보다 일반적이다.

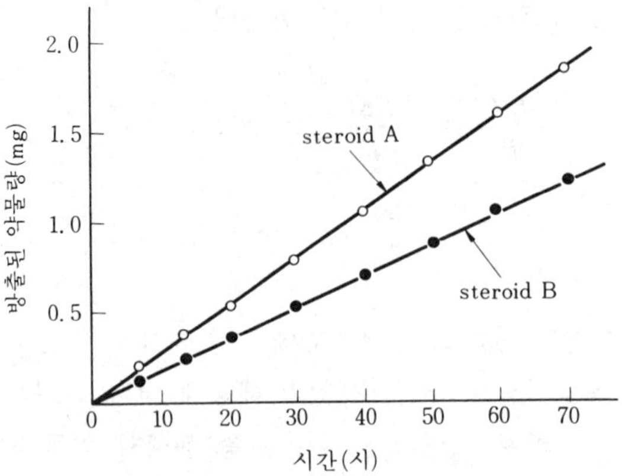

〈그림 11 · 4〉 0 차방출속도를 나타내도록 만든 장치 또는 matrix 로부터 두 종류의 스테로이드 약물이 방출되는 양상

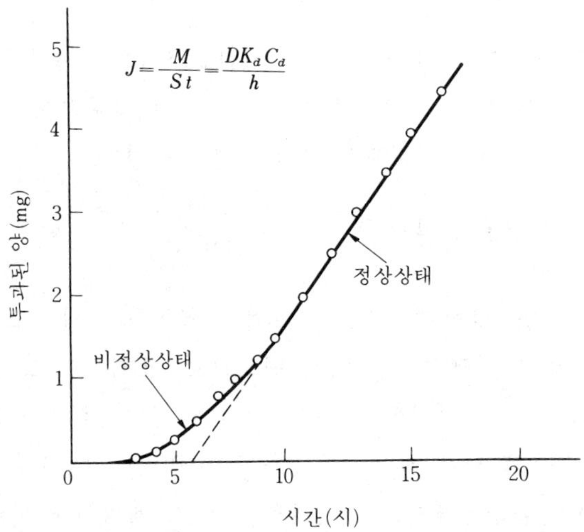

〈그림 11 · 5〉 guinea pig 피부를 통한 수용액 중 부틸파라벤의 확산 (비정상상태와 정상상태 영역이 모두 나타나 있다.)

투하는 양을 시간에 대해 도시한 것이다. 초기단계에는 시간축에 대해 아래로 볼록한 곡선을 나타내다가 후기단계에 직선을 이룬다. 초기단계에는 비정상상태이기 때문이며, 그 후 점차 확산속도가 일정하게 되어 정상상태에 도달된 것이다. 〈그림 **11 · 5**〉에 보인 것처럼 정상상태를 나타내는 직선을 외삽하여 시간축과 만나는 점을 지연시간(lag time) t_L이라 한다. 이 시간은 공여체와 수용체를 분리하는 막의 내부에 침투물질의 농도경사가 시간에 따라 변하지않고 일정하게 되기까지 걸리는 시간이다.

〈그림 **11 · 5**〉의 직선부분은 식 (10)을 수정하여 나타낼 수 있다.

$$M=\frac{SDKC_d}{h}(t-t_L) \tag{13}$$

한편, 지연시간 t_L은 다음과 같으므로

$$t_L = \frac{h^2}{6D} \tag{14 a}$$

t_L값은 계산하여 얻은 확산계수 D값과 추정한 막두께 h값으로부터 계산할 수 있다. 또한 P값을 알면 다음 식으로부터 막두께 h를 계산할 수 있다.

$$t_L = \frac{h}{6P} \tag{14 b}$$

예제 1. 새로 합성한 스테로이드가 25℃의 확산 cell에서 단면적 10.36 cm^2, 두께 0.085 cm의 실록산(siloxane) 막을 통과하는 현상에 관한 실험이다. t에 대해 $Q = M/S$를 도시하여 x축의 절편으로부터 지연시간 t_L이 47.5분임을 알아내었다. 총 농도 C_0는 0.003 mmol/cm^3이다. (a) 매개변수 DK와 투과계수 P를 계산하라. 단, 4시간 동안 막을 통과한 스테로이드의 양은 3.65×10^{-3} mmoles 이다. (b) 지연시간 $t_L = h^2/6D$를 이용하여 확산계수를 계산하라. (c) 식 (11)의 투과계수와 (b)의 D값을 이용하여 분배계수 K를 계산하라.

풀이 (a) $Q = \dfrac{3.65\times10^{-3}\text{ mmoles}}{10.36\text{ cm}^2} = 0.35\times10^{-3}\text{ mmol/cm}^2$

$$= DK\left(\frac{0.003\text{ mmol/cm}^3}{0.085\text{ cm}}\right)\left[4.0\text{ hr} - \left(\frac{47.5}{60}\right)\text{hr}\right]$$

$$DK = 0.0031\text{ cm}^2/\text{hr} = 8.6\times10^{-7}\text{ cm}^2/\text{sec}$$

$$P = DK/h = (8.6\times10^{-7}\text{ cm}^2/\text{sec})/0.085\text{ cm} = 1.01\times10^{-5}\text{ cm/sec}$$

(b) $D = \dfrac{h^2}{6t_L} = \dfrac{0.085^2\text{ cm}^2}{6\times47.5\text{ min}} = 25.4\times10^{-6}\text{ cm}^2/\text{min}$

$$= 4.23\times10^{-7}\text{ cm}^2/\text{sec}$$

(c) $K = \dfrac{Ph}{D} = \dfrac{(1.0\times10^{-5}\text{ cm/sec})(0.085\text{ cm})}{4.23\times10^{-7}\text{ cm}^2/\text{sec}} = 2.03$

확산율(diffusivity)은 확산하는 분자의 진행에 저항하는 힘의 크기에 의해 결정된다. 기체분자는 공기와 기타 기체 중으로는 빠른 속도로 확산되지만, 액체 중에서는 그 확산율이 작으며, 고체 중에서는 더욱 작다. 기체분자가 금속막이나 결정형 물질을 통과하는 것은 매우 어려우며 그 속도도 느리다. 확산율은 장벽을 이루는 물질의 분자구조뿐만 아니라 확산물질의 분자구조의 함수이다. 〈표 11·1〉 (a)는 물, 클로로포름, 고분자중합체 물질 등을 통과하는 기체와 액체들의 확산계수를 보이고 있다. 〈표 11·1〉 (b)는 약물이 녹아 있던 용매로부터 빠져나와 천연막 또는 합성막을 통과하는 대략의 확산계수를 보인 것이다.

11-3 확산실험의 방법과 장치

확산현상에 관한 수많은 실험방법들과 확산 cell이 문헌에 발표되어 왔다. 그 중에 주로 약제학적 또는 생물학적 수송에 관한 연구에 이용되는 예를 소개하고자 한다.

〈그림 11·6〉은 Aguiar와 Weiner에 의해 발표된 것으로서, 확산에 관한 연구에 가장 적당하고 간단한 구조의 cell이다. 이것은 유리 또는 투명한 플라스틱으로 만들어져 있어서 조

〈표 11·1〉(**a**) 여러 가지 매질에 대한 화합물들의 확산계수*

확 산 물 질	부분 몰용적 (cm^3/mol)	$D\times10^6$ (cm^2/sec)	매질 또는 장벽 (그리고 온도 ℃)
Ethanol	40.9	12.4	Water(25°)
n-Pentanol	89.5	8.8	Water(25°)
Formamide	26	17.2	Water(25°)
Glycine	42.9	10.6	Water(25°)
황산 lauryl 나트륨	235	6.2	Water(25°)
포 도 당	116	6.8	Water(25°)
Hexane	103	15.0	Chloroform(25°)
Hexadecane	265	7.8	Chloroform(25°)
Methanol	25	26.1	Chloroform(25°)
초산 2중체	64	14.2	Chloroform(25°)
메 탄	22.4	1.45	천 연 고 무(40°)
n-Pentane	—	6.9	Silicone rubber(50°)
Neopentane	—	0.002	Ethylcellulose(50°)

* From G.L. Flynn, S.H. Yalkowsky, and T.J. Roseman, J. Pharm. Sci. 63, 507, 1974.

〈표 11·1〉(**b**) 여러 가지 약물들의 확산계수와 투과계수

약 물	막 확산계수 (cm^2/sec)	막 투과계수 (cm/sec)	경 로	온도 (℃)
벤 조 인 산	—	36.6×10^{-4}	Absorption from rat jejunum	37
p-아미노벤조인부틸	2.7×10^{-6}	—	From aqueous solution through silastic membrane	37
Chloramphenicol	—	1.87×10^{-6}	Through mouse skin	25
	—	5.02×10^{-6}	Through mouse skin	37
2초산 ethynodiol	3.94×10^{-7} ($3.4\times10^{-2}cm^2$/day)	—	Release from silastic matrix	25
Estrone	—	20.7×10^{-4}	Absorption from rat jejunum	37
Fluocinolone acetonide	1.11×10^{-8} ($4\times10^{-5}cm^2$/hr)	—	From 30% propylene glycol 70% water solvent through polyethylene membrane	25
Hydrocortisone	—	0.56×10^{-4}	Absorption from rat jejunum	37
	—	5.8×10^{-5}	Absorption from vaginal tract of the rabbit	37
초산 medroxyproge-sterone	3.7×10^{-7}	—	Release from silastic matrix	25

Nicotinamide	—	1.54×10^{-4}	Absorption from rat jejunum	37
Octanol	—	12×10^{-4}	Absorption from rat jejunum	37
옥타논산	—	39×10^{-4}	Absorption from rat jejunum	37
Progesterone	—	7×10^{-4}	Absorption from vaginal tract of rabbit	37
Prostaglandin, 15(S)-methyl-PGF_{2d}	—	0.58×10^{-4}	In situ absorption from rat jejunum	37
살리실산염류	1.69×10^{-6}	—	Diffusion across cellulose membrane	37
살리실산	—	10.4×10^{-4}	Absorption from rat jejunum	37
Testosterone	—	20×10^{-4}	Absorption from rat jejunum	37
Water	2.8×10^{-10}	2.78×10^{-7}	Diffusion into human skin layers	37

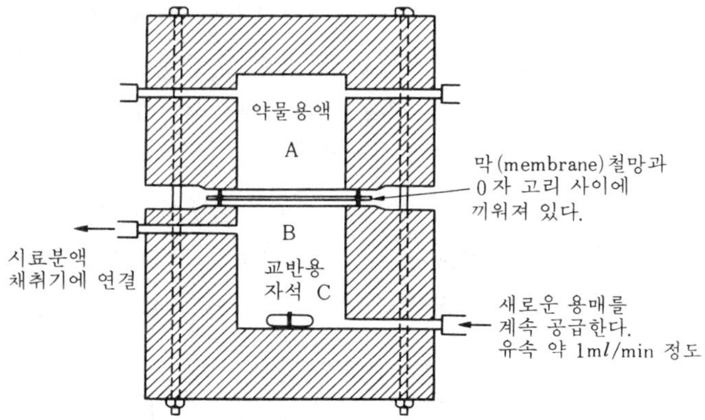

〈그림 11·6〉 간단한 확산 cell (일정한 온도를 유지할 수 있으며 시료를 자동으로 취해 분광광도법으로 분석한다.)

립과 세척이 용이하며, 내부의 용액이나 교반상태를 눈으로 확인할 수 있다. 또한 항온조절과 자동시료채취 및 정량도 가능하다. 투과막 위쪽에는 약물용액을 채우며 이것이 공여체가 되고, 투과막 아래쪽에는 약물을 가하지 않고 용매만을 채운다. 이 수용체의 용액은 아래쪽 구멍을 통하여 신속히 배출되고, 다시 채워짐으로써 sink 조건에 가깝게 유지된다. 시료는 자동분획 수집기를 사용하여 튜브에 받고 분광광도법으로 정량한다. 이처럼 제어하면서 수시간 동안 실험할 수 있다.

Biber와 Rhodes는 합성막과 적출막, 두 가지 모두 사용할 수 있는 plexiglass 제3分室 확산

cell을 개발했다. 약물은 두 개의 바깥쪽 공여체 부분으로부터 가운데 수용체 부분으로 확산되어 간다. 실험결과는 재현성이 양호하며 다른 연구자의 결과와 비교 검토하는 데 좋다. 3分室을 이용하면 노출되는 막 표면적을 크게 할 수 있으며 분석정밀도가 높다.

수용액 상태에서 방향족화합물이나 수증기가 얇은 플라스틱막을 통과하는 투과도는, 일반적으로 약물용액의 투과도실험에 사용되는 것과 유사한 2分室 유리방을 사용하여 실험할 수 있다. Nasim 등은 19종의 방향족화합물이 수용액상태에서 얇은 polyethylene 막을 통과하는 투과도에 관해 연구 보고하였다. 그리고 Higuchi와 Aguiar는 유리로 만든 확산방과 McLeod 제의 압력계를 사용하여 막의 압력변화를 측정함으로써 장용성 피막을 통과하는 수증기의 투과성에 대해 연구하였다.

기체나 증기의 흡수는 온도를 일정하게 유지한 밀폐용기에 장치한 초미량 천칭을 사용하여 측정할 수 있다. 이 천칭은 중량을 $\pm 2\times10^{-6}$ g 이내의 정밀도로 측정할 수 있다. 두께를 아는 생체막이나 고분자중합체막을 장치한 유리실에 압력을 조절하면서 기체 또는 증기를 가한다. 압력에 따라 막에 흡수되는 확산물질의 양이 직접 기록된다. 흡수평형에 도달되는 속도로부터 기체나 증기의 확산계수를 간단히 계산해 낼 수 있다.

동물이나 사람(시체를 해부할 때 취함)의 피부를 이용하여 경피흡수실험을 실시하기도 한다. Scheuplein은 경피흡수실험을 위한 방을 하나 제안하였다. 재질은 pyrex이다. 구멍 있는 평판에 고정시킨 피부에 의해 분리되어 있는 두 개의 방, 즉 공여체와 수송체로 이루어지며 수용체쪽의 액체는 테플론을 입힌 자석막대로 잘 교반시킬 수 있다. 장치 전체를 항온조에 담그고 시료는 일정시간 간격으로 취해 적당한 방법으로 정량한다. 스테로이드와 같이 투과속도가 느린 화합물도 방사성 동위원소를 이용하면 저농도에서도 정량이 가능하므로 실험에 큰 어려움이 없다.

Wurster 등은 기체, 액체 또는 겔 등의 여러 투과물질들이 각질층을 통과하여 확산되는 현상을 연구하기 위한 투과실험용 방(permeability cell)을 개발했다〈그림 **11·7**〉. 이 방은 확산실험을 행할 때 온도가 일정하게 유지되며, 막과 같은 평면방향으로 부드럽게 교반되도록

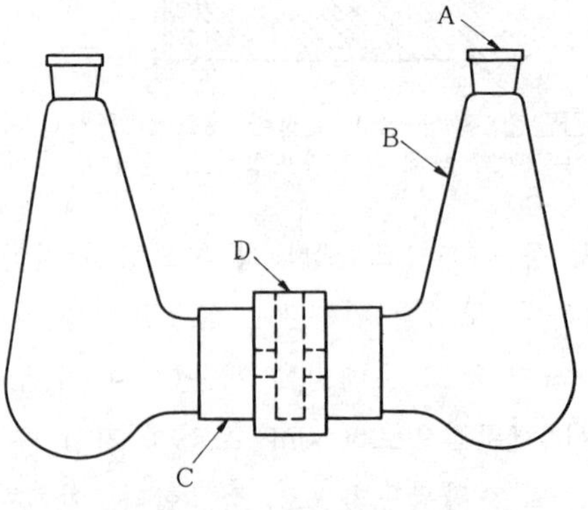

〈그림 *11·7*〉 피부층을 통한 투과실험에 사용되는 확산 방
(투과물질은 기체나 액체 또는 겔상태도 가능하다. 약어 : A, 유리마개 : B, 유리챔버 : C, 알루미늄 덮개관 : D, 막과 시료지지대)

되어 있다. 시료는 일정시간 간격으로 수용체쪽에서 취하여 투과물질의 양을 정량한다.

플라스틱, 피부, 화학적 또는 다른 생물학적 물질 등에 액체나 용질이 흡수되는 속도와 그 평형상태에 관한 연구는, 순수한 액체나 용액의 온도를 일정하게 유지하고 여기에 피시료인 얇은 막을 담가서 시간에 따라 혹은 평형에 도달된 다음, 그 막에 흡수된 액체나 용질의 양을 평가함으로써 간단히 행해질 수 있다. 일정시간 간격으로 얇은 막 조각을 취하여 과량의 액체는 흡착매인 조직(tissue)에 흡수시켜 제거하고, 얇은 막 시료는 무게를 이미 단 용기에 담아 정확하게 그 중량을 측정한다. 방사성 동위원소를 이용하여 용액 중에 남아 있는 약물의 양을 분석함으로써 막에 흡수된 양을 산출할 수도 있다.

분배계수의 결정은 적당한 용기에 서로 섞이지 않는 두 용매를 넣고, 일정한 온도에서 약물이 두 용매 사이에서 평형을 이루도록 한 후, 두 용매상에서 각각 시료를 취하여 분석함으로써 간단히 행할 수 있다. 약물이 용질로서 갖는 평형용해도도 확산에 관한 연구에 필요한 자료이며 이미 용해도 장에서 다루었다.

11-4 용 출 (dissolution)

생물약제학과 여러 가지 제형들의 설계에 있어서도 용출과 확산이론이 그 기초가 되고 있다. 실제적인 제형설계에 관해서는 제 **17** 장 물리약학 및 제제설계에서 다룰 것이며, 이 장에서는 개념과 예증 및 연구된 예를 살펴봄으로써, 이러한 주제의 연구에 있어서 그 기초적인 부분을 설명하고자 한다. 그러면 제제학적인 문제에 적용시켜 약물용출과정에 대하여 알아보도록 하자.

1 용 출 속 도

정제나 기타 고형제제가 비커의 물 속이나 위장관에 들어갔을 때 고체상의 약물이 용액상으로 변화되기 시작한다. 그 정제가 고분자중합체가 밀집하여 형성된 형태가 아닌 한, 고체인 matrix도 역시 붕해되어 과립상이 되고 또 작은 입자로 분산된다. **붕해**(disintegration), **분산**(deaggregation), **용출**(dissolution)이라는 현상들이 동시에 연속적으로 일어나 약물이 그 제형으로부터 방출되는 것이다. 이러한 과정들을 〈그림 **11 · 8**〉에 보이는 것처럼 단계적으로 분리하여 나타낼 수 있다.

조직에 흡수되기 위해 약물이 정제상태에서 방출되는 현상은 정제의 붕해와 과립의 분산과정에 의해서도 약간 영향을 받지만 보통은 고형 의약품의 용해도가 중요한 요인이 된다. 종종 용해도가 낮은 약물의 경우, 그 생체 흡수과정에 있어서 속도결정단계는 대부분 용출과정이다. 약물이 제형으로부터 방출되고 순환계로 들어가는 데 있어서 여러 단계 중 가장 느린 과정이기 때문이다. 용출에 대해서는 Wurster, Taylor, Wagner, Leeson과 Carstensen 등이 총괄하여 설명하였고, 일반적인 방출속도에 대해서는 Higuchi가 설명하였다.

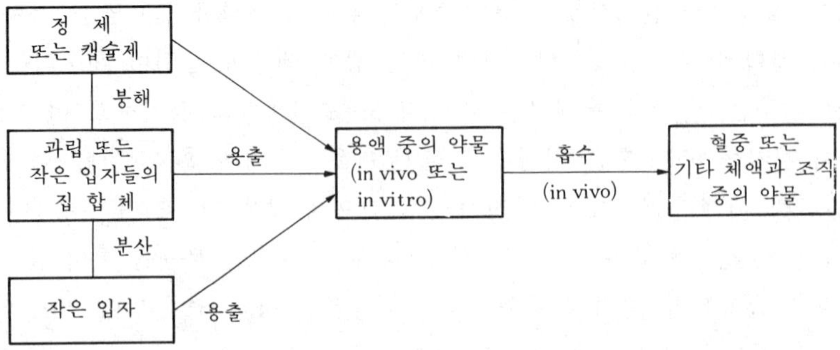

〈그림 11·8〉 약물이 정제나 과립 matrix에 봉입된 상태에서 붕해, 분산, 용출되는 과정

고체의 용출속도에 관한 정량적 표현은 1877년 Noyes와 Whitney에 의해 제안되었고, 그 후 다른 연구자들이 완성시켰다. 그 식은

$$\frac{dM}{dt} = \frac{DS}{h}(C_s - C) \tag{15}$$

또는

$$\frac{dC}{dt} = \frac{DS}{Vh}(C_s - C) \tag{16}$$

여기서 M은 시간 t 동안 용출된 용질의 양, dM/dt는 용출에 의한 물질이동속도(mass/time), D는 용액에 대한 용질의 확산계수, S는 액체에 접하고 있는 고체의 표면적, h는 확산층의 두께, C_s는 고체의 용해도, 즉 실험하는 온도에서 물질의 포화용액농도, C는 시간 t에서 용액 중 용질의 농도, dC/dt는 용출속도, V는 용액의 용적이다.

용출이론에서는 〈그림 11·9〉와 같이 용출되고 있는 고체표면에 두께 h의 물확산층(aqueous diffusion layer) 또는 정지액체막(stagnant liquid film)이 존재한다고 생각한다. 두께 h는 용질분자의 농도가 C_s에서 C로 변하는 영역인 정지용매층(stationary layer of solvent)의 두께를 표시한다. 정지상태에 있는 확산층의 바깥쪽, 즉 x가 h보다 큰 곳에서는 용액이 교반되고, 약물은 용액 전체에 균등하게 퍼져 일정한 농도 C가 된다.

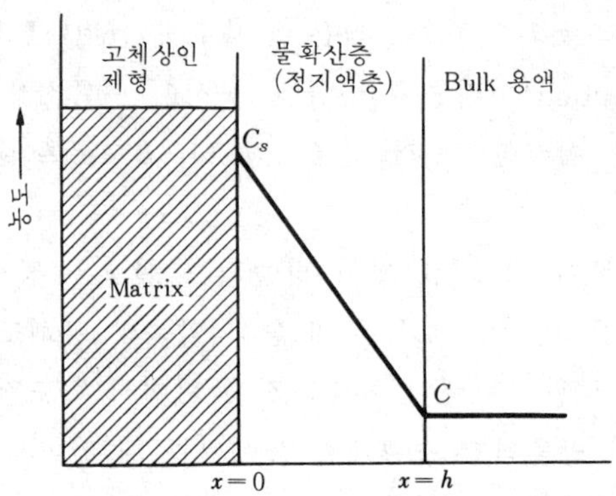

〈그림 11·9〉 고체상 matrix로부터의 약물용출
(정지확산층이 matrix 표면에 바로 접하여 형성되어 있다.)

고체표면과 확산층과의 경계면, 즉 $x = 0$인 점에서는 고체상의 약물과 확산층 중의 약물이 서로 평형상태를 이룬다. 확산층에 있어서 농도경사는 그림에 경사진 직선으로 나타낸 것처럼 일정하다. 이 농도경사는 식 (15)와 식 (16)에서 $(C_s - C)/h$로 표현하고 있다. 식 (15)를 보면 Noyes-Whitney 식이 Fick의 제 1 법칙과 유사함을 알 수 있다.

Bulk 용액의 약물농도 C가 약물의 용해도 C_s와 비교하여 상당히 작을 경우 그 계는 sink 상태에 있다고 말하며, 식 (15)와 식 (16)에서 농도 C항을 무시할 수 있으므로 식 (15)는 다음과 같이 된다.

$$dM/dt = DSC_s/h \tag{17}$$

식 (15)와 식 (16)의 유도식에서 h와 S를 상수로 보고 있지만 일반적으로 적용할 수 있는 것은 아니다. 정지상태에 있는 확산층의 두께는 용출되고 있는 정제표면의 교반력에 의해 변화되며 이에 대한 설명은 후에 언급될 것이다. 표면적 S는 분말, 과립, 정제 등이 용출됨에 따라 변화하는 것은 분명하며, 따라서 이러한 진행과정에서 S 값을 정확히 측정해 낸다는 것은 곤란하다. 용출실험을 할 때 액체와 접하는 표면적을 일정하게 유지해 주는 지지기(holder)에 압축한 粒製(pellet)를 넣어 표면적을 제어할 수도 있다. 이렇게 하면 식 (15)~(17)의 요구사항에 보다 접근할 수 있고 약물에 관한 유용한 정보를 얻는 방법도 되지만, 실제로 물질 본래의 용출현상과는 다르다.

2 정제와 과립의 용출

지금까지 정제와 과립의 in vitro 용출시험에 관해서는 여러 가지 방법들이 제안되어 왔으며, 그에 관한 총설도 몇 개 발표되어 있다. 특히 McGinity 등의 연구보고에는 다양한 용출시험장치와 방법이 자세히 기술되어 있다. 〈그림 **11 · 10**〉(a)와 (b)에 보인 두 개의 편리한 장치는 Hansen 패들장치와 연구용 장치이다. 그림을 보면 알 수 있듯이 두 장치는 서로 유사하며, 〈그림 **11 · 10**〉(b)의 장치는 약물이 용출되어도 정제 또는 압축성형물의 표면적이 일정하게 유지되도록 만든 점만이 〈그림 **11 · 10**〉(a)의 장치와 다르다. 이 구조는 연구를 수행하고 실제로 제품을 만드는 데 편리한 장점을 갖고 있다. 더욱이 교반기와 시료지지기의 위치가 고정되어 있어서 열역학적 조건이 정확히 유지된다. 〈그림 **11 · 10**〉(a)의 패들장치는 현재 잘 알려진 USP 용출시험장치 2(USP 용출시험장치 2)이며, 그림에는 보이지 않았지만 회전바스켓장치는 USP 용출시험장치 1을 참조하면 된다.

확산계수와 용출속도를 계산하는데, 식 (15)와 식 (17)을 이용하는 방법에 대해 다음 두 가지 예로서 설명한다.

예제 2. 중량 0.55 g, 표면적 0.28 m^2(0.28×10^4 cm^2)인 약물과립을 25℃의 물 500 m*l*에 용출시켰는데, 최초 1분간 0.76 g의 약물이 용출되었다. D/h 값은 용출속도상수 k와 같다. 만약, 약물의 용해도 C_s가 25℃에서 15 mg/m*l*라면 k 값은 얼마인가?

풀이 식 (17)에서 M은 초기 t에 대해 직선적으로 변하므로, 다음 식을 적용할 수 있다.

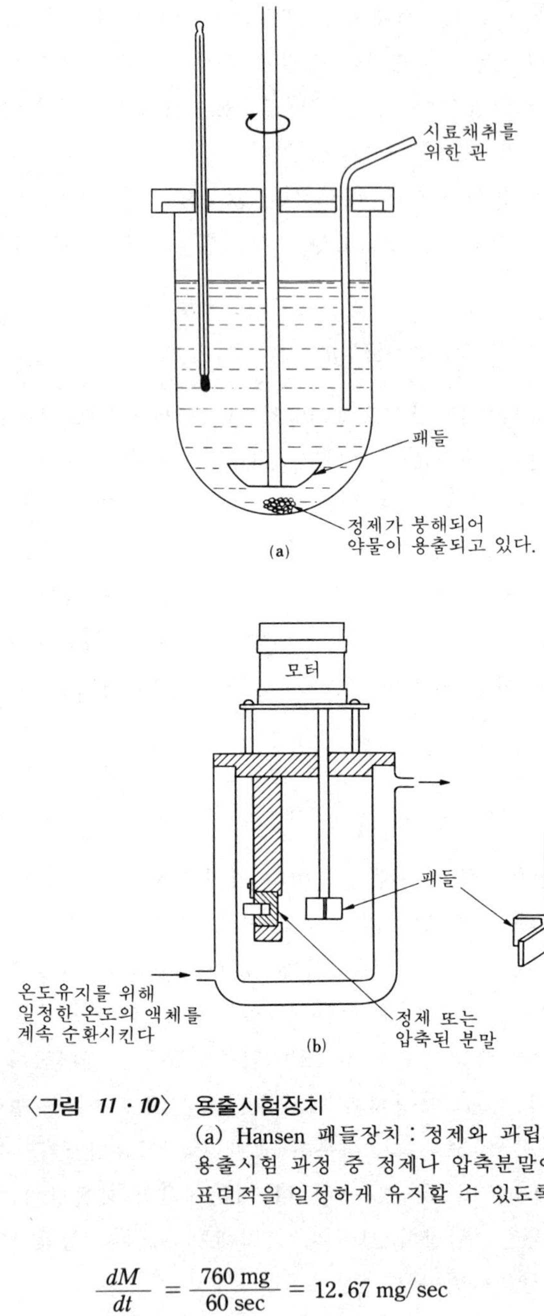

〈그림 11 · 10〉 용출시험장치

(a) Hansen 패들장치 : 정제와 과립제 실험에 사용한다. (b) 용출시험 과정 중 정제나 압축분말이 용출매에 접하게 되는 표면적을 일정하게 유지할 수 있도록 고안한 연구용 장치

$$\frac{dM}{dt} = \frac{760\ \text{mg}}{60\ \text{sec}} = 12.67\ \text{mg/sec}$$

$$0/12.67\ \text{mg/sec} = k \times 0.28 \times 10^4\ \text{cm}^2 \times 15\ \text{mg/cm}^3$$

$$k = 3.02 \times 10^{-4}\ \text{cm/sec}$$

여기서 0.76 g이 1 분 후 500 ml에 용출되므로, C는 760 mg/500 ml = 1.5 mg/cm^{3}가 된다. 이 값은 약물의 용해도에 대해 1/10에 해당하므로 식 (15)에서 생략해도 큰 오차가 없을 것이다. C 값을 생략하지 않고 k 값을 구해 보면

$$k = \frac{12.67 \text{ mg/sec}}{(0.28 \times 10^4 \text{ cm}^2)(15 \text{ mg/cm}^3 - 1.5 \text{ mg/cm}^3)}$$
$$= 3.35 \times 10^{-4} \text{ cm/sec}$$

이 결과는 위에서 C값을 무시하고 얻은 값 3.02×10^{-4} cm^2/sec와 비교하여 큰 차이가 없으므로 sink 상태가 유지되고 있으며, 따라서 농도 C항을 속도식에서 생략해도 됨을 알 수 있다.

예제 3. 예제 **2**에서 확산층 두께는 5×10^{-3} cm로 측정되었다. $k = D/h$임을 이용하여 확산계수 D를 계산하라.

풀이 $k = D/h$

$D = (3.35 \times 10^{-4} \text{ cm/sec}) \times (5 \times 10^{-3} \text{ cm}) = 1.68 \times 10^{-6} \text{ cm}^2/\text{sec}$

Carstensen의 저서를 참조하면 기타의 예제도 공부할 수 있을 것이다.

3 분말의 용출 : Hixson-Crowell의 입방근법칙

입자크기가 균일한 의약품 분체에 대해서는 입자중량의 세제곱근에 기초하여 용출속도식을 유도할 수 있다. 여기서 입자반지름을 상수라 가정하지 않는다.

〈그림 **11 · 11**〉의 구형인 입자는 반지름 r, 표면적 $4\pi r^2$이다. 약물이 용출됨에 따라 입자의 반지름은 dr 만큼씩 감소되고, 이 때 체적의 미소변화는

$$dV = 4\pi r^2 \, dr \tag{18}$$

N개의 입자에 대해서 체적감소는

$$dV = 4N\pi r^2 \, dr \tag{19}$$

또 N개의 입자가 갖는 표면적은

$$S = 4N\pi r^2 \tag{20}$$

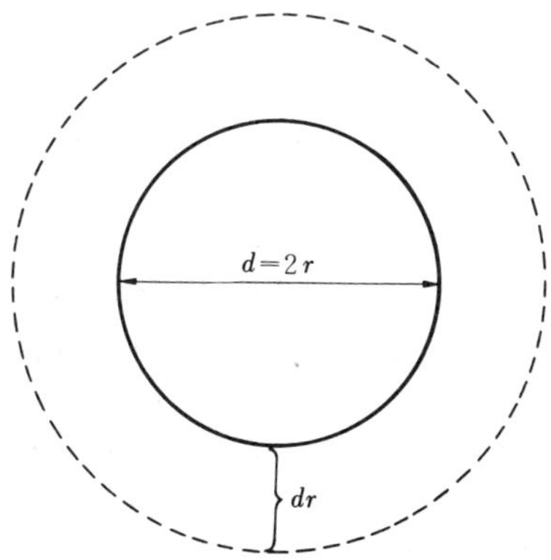

〈그림 11·11〉 용출되고 있는 약물입자의 표면적 및 체적변화(시간 dt 동안 용출된 약물의 체적 dV는 두께변화 dr와 표면적 $4\pi r^2$과의 곱으로 표시할 수 있다.)

이제 Noyes-Whitney 법칙, 즉 식 (15)로 미소질량 변화를 나타내 보면

$$-dM = kSC_s dt \tag{21}$$

여기서 k는 예제 **2**에서 설명한 바와 같이 D/h와 동일하다. 또 미소체적 변화에 약물의 밀도를 곱하면, 즉 ρdV 값은 dM과 같으므로

$$-\rho dV = kSC_s dt \tag{22}$$

여기에 식 (19)와 식 (20)의 관계를 대입하면

$$-4\rho N\pi r^2 dr = 4N\pi r^2 kC_s dt \tag{23}$$

양변을 $4N\pi r^2$으로 나누면

$$-\rho dr = kC_s dt \tag{24}$$

$t = 0$ 일 때 $r = r_0$라 놓고 적분하면

$$r = r_0 - \frac{kC_s t}{\rho} \tag{25}$$

구형입자의 반지름 대신 N개 입자의 질량으로 나타내기 위해, 먼저 구형입자의 반지름과 N개 입자의 총 질량과의 관계를 보면

$$M = N\rho(\pi/6)d^3 \tag{26}$$

여기서 d는 입자의 지름이며 $2r$와 같다. 세제곱근을 취하면

$$M^{1/3} = [N\rho(\pi/6)]^{1/3}d \tag{27}$$

d 대신 $2r$를 대입하여 식 (25)에 대입하면

$$M_0^{1/3} - M^{1/3} = \kappa t \tag{28}$$

여기서

$$\kappa = [N\rho(\pi/6)]^{1/3}\frac{2kC_s}{\rho} = \frac{M_0^{1/3}}{d}\frac{2kC_s}{\rho} \tag{29}$$

M_0는 약물입자의 최초질량이다. 식 (28)은 **Hixson-Crowell 입방근법칙**(cube root law)이라 알려져 있으며, κ는 입방근 용출속도상수(cube root dissolution rate constant)이다.

예제 4. 지름 150 μm로 상당히 균일한 입경을 갖도록 특별히 제조한 톨부타미드(tolbutamide) 분말 75 mg이 있다. 25 ℃의 물 1000 ml에서 이 약물의 시간에 따른 용출현상을 실험하였다. 입방근 용출속도상수 κ를 시간별로 구하고 κ의 평균값을 계산하라.

풀이 이 실험결과 및 계산결과는 〈표 11 · 2〉에 있다.

구형입자 주위의 물확산층 두께가 입자크기에 비하여 무시할 수 없을 때, 즉 입자지름이 507

〈표 11·2〉 톨부타미드 분말의 용출

시간(분)	용출된 농도 (mg/ml)	용출되지 않은 약물량 M (grams)	$M_0^{1/3}-M^{1/3}$	χ ($g^{1/3}$/min)
0	0	M_0= 0.0750	0	—
10	0.01970	0.0553	0.0406	0.0041
20	0.0374	0.0376	0.0866	0.0043
30	0.0510	0.0240	0.1332	0.0044
40	0.0595	0.0155	0.1724	0.0043
50	0.0650	0.0100	0.2063	0.0041

$$\chi_{av} = \frac{\Sigma\chi}{5} = \frac{0.0212}{5} = 0.00424\ g^{1/3}/min$$

μm 이하일 때 시간에 따른 입자반지름의 변화는

$$r^2 = r_0^2 - \frac{2DC_s t}{\rho} \tag{30}$$

가 되며, 용출이 완결되는 데 걸리는 시간 τ(즉 $r^2 = 0$)는

$$\tau = \frac{\rho r_0^2}{2DC_s} \tag{31}$$

예제 5. 디아제팜(diazepam) 주사제는 투여 직전에 보통의 생리식염수로 희석하여 사용하기도 한다. 그런데 생리식염수를 가하면 디아제팜이 바로 석출되었다가 흔들어 주면 1분 이내에 다시 완전히 용해된다. 물에 대한 디아제팜의 용해도 C_s = 3 mg/ml이고, $\rho \doteqdot$ 1.0 g/ml, $D = 5\times10^{-6}$ cm²/sec이다. r_0 = 10 μm(10×10^{-4}cm)일 때 완전히 용해되는 데 걸리는 시간을 계산하라.

풀이 $$\tau = \frac{(1\ g/ml)(10\times10^{-4}\ cm)^2}{2(5\times10^{-6}\ cm^2/sec)(3\times10^{-3}\ g/ml)} = 33\ sec$$

만약 r_0 = 25 μm 라면 τ = 208 초이다.

11-5 약물의 방출

제제로부터의 약물방출과 그에 후속하는 생체계로의 흡수는 약물과 약물수송계(delivery form)의 물리화학적 성질, 그리고 생체측의 생리적 및 물리화학적 성질에 의해 좌우된다. 물리화학적 요인 중에서도 제어방출형 또는 서방형 약물수송계를 만들기 위해 숙지해야만 하는 것은 약물의 농도, 물에 대한 용해도, 분자크기, 결정형, 단백결합, pK_a 등이다.

약물수송계로부터의 약물방출과정은 용출과 확산의 요소를 포함한다. 이 장에서 이미 서술된 바와 같이 용출과 확산의 기초이론은 매우 유사하다. 용출속도가 약물방출에 영향을 준다는 사실은 이미 논의되었고 이제 확산에 대해 고찰해 보도록 한다. 약물이 제제 matrix로부터 용기와 포장물질의 벽을 통과하여 빠져나온 후, 위장관 점막, 피부, 질, 구강 및 기타 체내 침입 가능경로를 통하여 체내에 전달되는 과정에 관련시켜 확산현상을 설명한다.

1 고분자중합체(polymer) **matrix** 중의 약물

의약품 분말이 정제 matrix에 균일하게 분산되어 있다. 약물은 고분자중합체 matrix에 용해되어 정제 표면쪽으로 확산되어 나가고, matrix에는 용매가 침투할 수 있는 구멍이 없기 때문에 약물은 matrix 표면에서부터 서서히 용출된다고 생각해 보자.

약물이 방출됨에 따라 약물이 확산되어 나가야 할 거리는 길어지고, matrix 상에 약물이 있는 부위와 없는 부위 사이에 형성되는 경계면은 약물이 방출됨에 따라 정제 안쪽으로 후퇴해 들어갈 것이다. 이러한 정제의 단면을 〈그림 11 · 12〉 (a)에 보이고 있다. 〈그림 11 · 12〉 (b)는 약물이 고분자중합체 matrix에 균일하게 분산되지 못하고, 약물입자가 matrix에 여기저기 섞여 있는 불균일 matrix의 단면을 나타낸 것이다. 이것을 과립상의 matrix(granular matrix)라고도 하며, 서로 연결되어 있는 작은 구멍들을 갖고 있어서 주위의 용매가 이 구멍들을 통하여 matrix 사이로 들어가 약물을 녹이게 된다. 〈그림 11 · 12〉 (c)는 이에 대한 약물농도 변화도이며, 약물이 방출됨에 따라 정제 중심쪽으로 이동해 들어가는 방출영역(depletion zone)을 보여 주고 있다.

Higuchi는 연고기제로부터의 약물방출에 관한 식을 내놓았으며, 균일한 matrix 및 과립상 matrix에 분산된 약물고체상의 확산현상에 적용시켰다(그림 11 · 12).

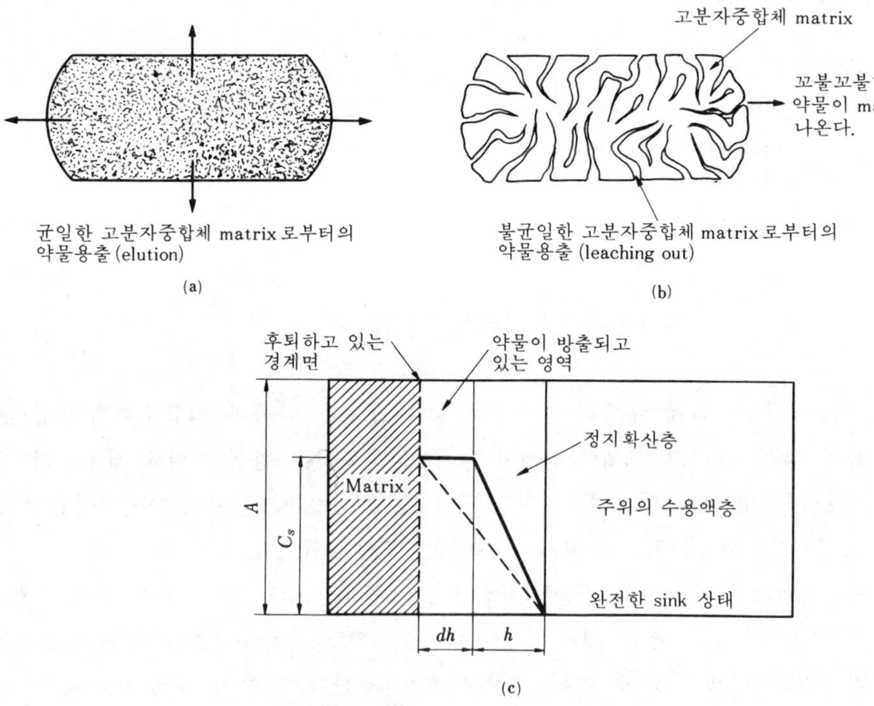

〈그림 11 · 12〉 약물의 방출 (a) 균일한 고분자중합체 matrix로부터의 약물방출, (b) 불균일하거나 과립상인 matrix로부터의 약물방출, (c) matrix형 제제로부터 약물이 확산되어 나올 때 matrix 중 약물농도 경사가 시작되는 면(경계면)이 matrix 중심쪽으로 후퇴해 들어가는 양상

Fick의 제 1 법칙

$$\frac{dM}{S\,dt} = \frac{dQ}{dt} = \frac{DC_s}{h} \tag{32}$$

는 고분자중합체 matrix에 약물이 봉입된 경우에 적용시킬 수 있다. 여기서 dQ/dt는 matrix의 노출된 단위표면적당 약물방출속도이며, dM은 확산된 약물의 양이고, dQ는 dM/S를 대신 표현한 것이다. 또한 S는 경계면의 표면적이다. matrix 상 약물의 존재영역과 약물이 소실된 영역간의 경계면이 시간에 따라 matrix 중심쪽으로 물러나므로, 빈 matrix의 두께 dh는 약물이 확산되어 나감에 따라 역시 증가할 것이다.

C_s는 matrix에 대한 약물의 용해도 또는 포화농도이며, A는 용해되었거나 용해되지 않았거나 총 약물농도, 즉 matrix 단위면적당 약물의 양이다.

균일한 고분자중합체 matrix에서 약물이 빠져나오면(그림 **11 · 12**a) 약물과의 경계면(그림 **11 · 12**c에서 점선으로 된 수직선)이 미소거리 dh만큼씩 왼쪽으로 이동된다. 이 때 방출되는 약물의 미소량 dQ는 다음과 같은 근사직선식으로 나타낼 수 있다.

$$dQ = A\,dh - \frac{1}{2}C_s dh \tag{33}$$

이 dQ를 식 (32)에 대입하여 적분하고 h에 대해 정리하면

$$\left(A - \frac{1}{2}C_s\right)dh = \frac{DC_s}{h}dt \tag{34}$$

$$\frac{2A - C_s}{2DC_s}\int h\,dh = \int dt \tag{35}$$

$$t = \frac{(2A - C_s)}{4DC_s}h^2 + C \tag{36}$$

이러한 일련의 유도과정은 Higuchi가 내놓은 것이다. 여기서 $t = 0$일 때 $h = 0$이라 놓고 적분상수 C를 구하여 대입하면

$$t = \frac{(2A - C_s)h^2}{4DC_s} \tag{37}$$

$$h = \left(\frac{4DC_s t}{2A - C_s}\right)^{1/2} \tag{38}$$

식 (33)을 그냥 적분하면 시간 t 경과 후 matrix 단위면적당 방출된 약물의 양 Q를 얻는다.

$$Q = hA - \frac{1}{2}hC_s \tag{39}$$

여기에 식 (38)의 h 값을 대입하면

$$Q = \left(\frac{DC_s t}{2A - C_s}\right)^{1/2}(2A - C_s) \tag{40}$$

이 식이 잘 알려져 있는 **Higuchi** 식이다.

$$Q = [D(2A - C_s)C_s t]^{1/2} \tag{41}$$

식 (39)를 미분하면 시간 t 에서 약물방출의 순간속도를 얻는다.

$$\frac{dQ}{dt} = \frac{1}{2}\left[\frac{D(2A - C_s)C_s}{t}\right]^{1/2} \tag{42}$$

원래 $A \gg C_s$이므로, 식 (41)과 식 (42)는 다음과 같이 간단하게 된다.

$$Q = (2ADC_s t)^{1/2} \tag{43}$$

$$\frac{dQ}{dt} = \left(\frac{ADC_s}{2t}\right)^{1/2} \tag{44}$$

이 식은 균일한 고분자중합체 matrix 형 약물수송계로부터의 약물방출에 적용할 수 있다. 식 (43)은 약물방출 양상이 matrix 단위체적당 총 약물의 양 A, matrix에 대한 약물의 확산계수 D, matrix에 대한 약물의 용해도 C_s와 시간 t의 제곱근에 비례함을 보여 주고 있다.

방출속도 dQ/dt는 고분자중합체 matrix에 대한 약물용해도의 크기에 따라 변화되며, 의사의 처방 전에 따른 총 약물농도 A도 약물방출속도에 영향을 준다.

예제 6. (a) $t = 120$ 분일 때 정제 matrix로부터 단위표면적당 방출된 약물의 양 Q는 얼마인가? 균일한 고분자중합체 matrix 중 총 약물농도 A가 0.02 g/cm^{3}이며, 고분자중합체 matrix에 대한 약물 용해도 C_s는 1.0×10^{-3} g/cm^3, 고분자중합체 matrix에 대한 약물의 확산계수 D는 25 ℃에서 6.0×10^{-6} cm^2/sec 또는 360×10^{-6} cm^2/min이다.

(b) $t = 120$분일 때 약물방출 순간속도는 얼마인가?

풀이 (a) 식 (43)을 이용하면

$$Q = [2(0.02\ \text{g/cm}^3)(360 \times 10^{-6}\ \text{cm}^2/\text{min})(1.0 \times 10^{-3}\ \text{g/cm}^3)(120\ \text{min})]^{1/2}$$
$$= 1.3 \times 10^{-3}\ \text{g/cm}^2$$

(b) $$dQ/dt = \left[\frac{(0.02)(360 \times 10^{-6})(1.0 \times 10^{-3})}{2 \times 120}\right]^{1/2} = 5.5 \times 10^{-6}\ \text{g cm}^{-2}\ \text{min}^{-1}$$

2 과립상 matrix로부터의 약물방출 : 공극률과 곡로율

과립상 matrix에는 용매가 침투할 수 있는 구멍이 있기 때문에, 여기에서 고형약물이 방출되는 과정은 다음의 현상들이 동시에 진행되어 이루어진다.

① matrix 주위의 액체가 구멍을 통하여 matrix 내부로 침투한다.

② 침투한 액체가 matrix 여기저기에 섞여 있는 약물을 용해시킨다.

③ 용해된 약물이 모세관이나 구멍을 통하여 matrix로부터 방출된다.

과립상의 matrix는 실제로 균일한 고분자중합체 matrix와는 달리 다공질이므로, 주위의 액체가 matrix 중으로 침입할 수 있는 matrix의 구멍용적과 약물방출의 통로로서 기여하는 길이는 확산식에서 포함시켜야 한다. 따라서 Higuchi의 두 번째 식이 나왔다.

$$Q=\left[\frac{D\varepsilon}{\tau}(2A-\varepsilon C_s)C_s t\right]^{1/2} \tag{45}$$

여기서 ε은 matrix의 **공극률**(porosity)이고, τ는 모세관계의 **곡로율**(tortuosity)이며, 이 두 값은 모두 무차원이다.

공극률 ε은 matrix 중 주위액체가 침투할 수 있는 구멍이나 모세관의 존재분율이다. 식 (45)의 공극률 ε항은 약물이 방출된 후 matrix의 총 공극률이며, 이 값은 약물방출과정 시작 전에 이미 존재하는 구멍과 모세관에 의한 공극률 ε_0와 약물방출 후 생성된 구멍에 의한 공극률과의 합이다. 약물의 비용적 혹은 밀도의 역수가 $1/\rho$ cm^3/g이고, matrix로부터 약물이 A g/cm^3만큼 방출되었다면, 그로 인해 새로 형성된 공극률은 약물의 용적분율 $A(1/\rho)$에 해당한다. 따라서 matrix의 총 공극률은

$$\varepsilon=\varepsilon_0+A(1/\rho) \tag{46}$$

압축정제의 초기공극률 ε_0는 약물방출 후 새로 형성된 구멍에 의한 공극률 A/ρ에 비하여 상당히 작으므로, ε_0항은 무시하고 다음과 같이 쓰기로 한다.

$$\varepsilon \cong A/\rho \tag{47}$$

정제의 공극률과 그 측정, 그리고 약학에의 응용에 대해서는 분체학 장에서 더 자세히 다루어지게 될 것이다.

식 (45)는 ε항과 τ항을 첨가한 점에서만 식 (41)과 다르다. 식 (41)은 균일한 고분자중합체 matrix로 구성된 정제가 점차 침식되어 주위용액으로 약물을 방출하는 과정에 적용된다. 이에 반해 식 (45)는 불균일한, 즉 과립상의 고분자중합체 matrix 중으로 주위용매가 들어가 약물을 녹여나오고, 고분자중합체 matrix 자체는 그대로 남아 있는 경우의 약물방출에 적용된다. 이때 matrix 중에 존재하는 빈 구멍에 의해 확산성 D가 감소되는 것을 계산해 주기 위해, 식 (45)에서 확산계수 D에 공극률 ε을 곱해 주었다. 약물의 겉보기용해도 C_s도 공극률로 표현되는 용적분율만큼 감소된다.

식 (45)에서 도입된 곡로율 τ는 최단거리, 즉 직선통로에 비하여 모세관이 가지치고 굽어짐으로써 증가되는 확산거리를 설명하는 것이다. 곡로율 τ는 일정시간 동안 방출되는 약물량을 감소시키는 요인으로 작용하므로, 제곱근 안의 분모항에 들어간다. 직선통로는 곡로율이 1이며 동일한 크기의 구형 bead 내부에 형성되는 모세관은 곡로율 2 또는 3을 가진다. Desai 등이 보고한 바와 같이, 때때로 τ값이 1000 정도인 터무니없는 값이 나오기도 한다. 이럴 때에는 확산경로가 명확하게 곡로율의 개념으로 충분히 설명되지 않으며, 따라서 matrix 투과도를 제어하는 인자를 밝혀 내기 위한 자세한 연구가 더 수행되어야 한다. 약물확산현상의 고찰에 필요한 확산성, 공극률, 곡로율 등의 수치측정법 및 산출법에 대해서는 Desai 등이 설명해 놓았다.

약물과 불활성 matrix 구성물질(즉, mannitol이나 유당)을 함유하는 수용액 ice 의 **동결탈수**(lyophilization)—보통 동결건조(freezedrying)라 한다—과정의 동역학(kinetic)을 설명하는 데

에도 식 (45)가 적용된다. 이 과정은 다음의 현상들이 동시에 진행된다.

① 건조시키고 있는 ice 입자 중, 수분이 존재하는 부위와 증발되어 수분이 존재하지 않는 부위간의 경계면이 시간이 지남에 따라 입자 중심쪽으로 이동해 들어가는 연속적인 현상
② Clausius-Clapeyron의 압력과 온도관계식으로 설명할 수 있는, 수분의 고체상과 증기상과의 계면 상전이현상
③ 수분이 빠져나가서 생성된 건조 matrix 중의 구멍들을 통하여, 저온의 진공상태에서 수증기가 확산되어 나가는 현상

3 다층확산(multilayer diffusion)

생물학적 확산현상은 여러 가지 막들과 세포내 함유물, 그리고 체내 구석구석 분포되어 있는 체액 등 많은 장벽을 통과해야 한다. 약학적 확산현상도 확산물질이 기체상이든 액체상이든 용기벽과 플라스틱 포장재질 등 역시 다층장벽을 통과해야 한다. 따라서 실제로 약물확산현상을 설명하고자 할 때에는 다층확산현상을 고려하지 않을 수 없다.

Higuchi는 국소적용 약물이 기제로부터 빠져나와 피부의 지질층과 기저부 함수층을 통과하는 현상에 대해 고찰하였다. 〈그림 **11 · 13**〉은 피부의 지질층(두께 h_1)과 함수층(두께 h_1)으로 이루어지는 이중층 확산을 설명하고 있다. 각 층의 확산에 대한 저항 R는 그 개개층의 투과계수 P_i의 역수와 같다. 투과도 P는 식 (11)에서 이미 정의된 바와 같이 확산계수 D와 분배계수 K와의 곱에 다시 막두께 h로 나눈 것이다. 층 i에 대해서 $P_i = D_iK_i/h_i$이므로 확산에 대한 저항 R_i는

$$R_i = 1/P_i = h_i/D_iK_i \tag{48}$$

총 저항 R는 총 투과도 P의 역수이며, 일련의 연속된 층들이 갖는 값을 모두 합한 것이다. 따라서

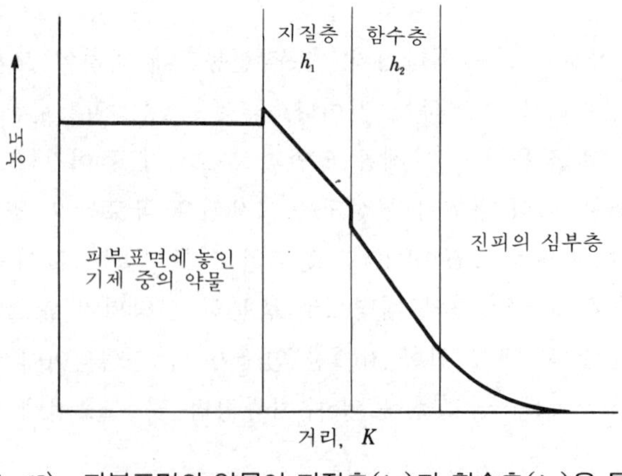

〈그림 *11 · 13*〉 피부표면의 약물이 지질층(h_1)과 함수층(h_2)을 통과하여 진피에 도달되는 과정 (분배계수가 1이 아니므로 통과거리에 대한 농도경사는 두 경계면에서 급격히 변한다.)

$$R = R_1 + R_2 + \cdots + R_n \tag{49 a}$$

$$1/P = 1/P_1 + 1/P_2 + \cdots + 1/P_n \tag{49 b}$$

$$R = 1/P = h_1/D_1K_1 + h_2/D_2K_2 + \cdots + h_n/D_nK_n \tag{49 c}$$

여기서 K_i는 층 i의 다음 층인 층 $i+1$에 대한 층 i의 분배계수이다. 피부의 이중층 모델에서 총 투과도는 식 (49 c)의 역수이며, 정리해 보면

$$P = \frac{D_1K_1D_2K_2}{h_1D_2K_2 + h_2D_1K_1} \tag{50}$$

이중층계에서 정상상태에 도달되는 데 걸리는 시간, 즉 지연시간(lag time)은

$$t_L = \frac{\dfrac{h_1^2}{D_1}\left(\dfrac{h_1}{6\,D_1K_1} + \dfrac{h_2}{2\,D_2K_2}\right) + \dfrac{h_2^2}{D_2}\left(\dfrac{h_1}{2\,D_1K_1} + \dfrac{h_2}{6\,D_2K_2}\right)}{(h_1/D_1K_1 + h_2/D_2K_2)} \tag{51}$$

두 층 각각의 분배계수 K_i 값이 본질적으로 동일하고, 층 2에 비하여 층 1의 h/D 값이 훨씬 클 때에는 다음과 같이 간단히 쓸 수 있다.

$$t_L = h_1^2/6\,D_1 \tag{52}$$

4 막제어와 확산층 제어

여러 가지 다층 중에서도 막의 양편, 즉 공여체(donor)쪽과 수용체(receptor)쪽에 바로 접하여 형성되는, 2개의 흐르거나 섞이지 않고 정지해 있는 정지용매층(stationary or stagnant solvent layer)을 물질이 투과해야 할 일종의 막으로 생각하는 특별한 형태의 다층이 중요하다(그림 **11 · 14**).

막과 두 개의 정지상태에 있는 물확산층(static aqueous diffusion layer)으로 구성되는 총 장벽에 대한 투과도는

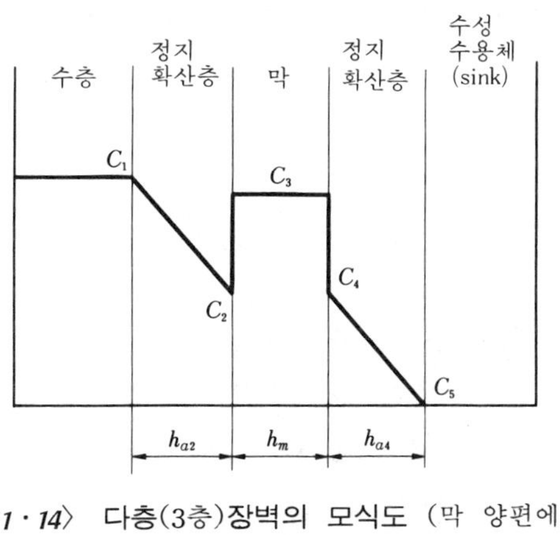

〈그림 *11 · 14*〉 **다층(3층)장벽의 모식도** (막 양편에 각각 정지물확산층이 형성되어 있다.)

$$P = \frac{1}{R} = \frac{D_m K D_a}{h_m D_a + 2h_a D_m K} = \frac{1}{h_m/D_m K + 2h_a/D_a} \quad (53)$$

이며, 이 식은 식 (50)과 유사하다. 그러나 식 (53)은 분배계수가 하나만 나타나 있으며, 이 분배계수 K는 막 중의 약물농도와 용매 중의 약물농도의 비이다. 즉, $K = C_3/C_4 = C_3/C_2$이다. 이 삼층장벽을 통한 flux J는 간단히 투과도 P에 농도경사$(C_1 - C_5)$를 곱한 값과 같다. 즉, $J = P(C_1 - C_5)$이다. 수용체쪽 용매는 sink 상태 즉 $C_5 = 0$이고, 공여체쪽 용액농도 C_1은 정상상태에서 시간에 따라 변하지 않고 일정하게 유지된다. 따라서 정상상태 flux J는

$$J = \frac{1}{S}\frac{dM}{dt} = \frac{D_m K D_a C_1}{h_m D_a + 2h_a D_m K} \quad (54)$$

식 (53)과 식 (54)에서 D_m과 D_a는 막과 수용매에 대한 투과물질의 확산계수이며, h_m은 막 두께, h_a는 물확산층의 두께이다(그림 **11 · 14**). M은 수용체에 도달되는 투과물질의 양이고, S는 장벽의 단면적이다. 여기서 주의해야 할 점은 h_a가 전체 수상의 유체역학에 따른 물리적 영향을 받는다는 것이다. 즉, 교반정도가 커질수록 정지된 물확산층은 엷아지며, 교반이 느려질수록 이 물확산층은 두꺼워진다.

식 (54)에서 다층확산의 두 가지 경우, 즉 막제어(membrane control) 상태에서의 확산과 물확산층 제어(aqueous diffusion layer control) 상태에서의 확산으로 각각 나누어 고찰할 수 있다.

(1) 막 제 어

확산에 대한 막저항이 물확산층의 저항에 비해 훨씬 클 때, 즉 $R_m > 2R_a$ 혹은 $P_m \ll 2P_a$일 때 속도결정단계는 막을 통한 확산과정이다. 이 경우 식 (54)는 $h_m D_a \gg 2h_a D_m$이므로 다음과 같이 간단히 쓸 수 있다.

$$J = \left(\frac{KD_m}{h_m}\right) C_1 \quad (55)$$

이 식은 흐름에 대한 막제어의 가장 간단한 경우를 나타낸다.

(2) 물확산층 제어

또, 식 (54)는 $2h_a K D_m \gg h_m D_a$일 때

$$J = \left(\frac{D_a}{2h_a}\right) C_1 \quad (56)$$

이며, 이 식은 정지하고 있는 물확산층을 통한 확산과정이 속도결정단계임을 알려 준다. 다시 말하면 흐름을 제어(혹은 결정)하는 농도경사가 막 중에보다는 물확산층에 형성되어 있음을 의미한다. $2h_a K D_m \gg h_m D_a$의 관계식에서 분배계수 K가 충분히 크면, 막제어현상에서 확산층 제어현상으로 변화됨을 알 수 있다.

Flynn과 Yalkowsky는 같은 계열인 파라아미노안식향산 노르말알킬 에스테르(n-alkyl p-

aminobenzoates ; PABA esters)의 확산이 알킬치환기의 길이에 따라 막제어현상에서 확산층 제어현상으로 변화됨을 보고하였다. PABA 에스테르의 알킬기가 짧을 때는 거의 완전히 실리콘 고무막에 농도경사가 형성되지만, 알킬기가 부틸기에서 펜틸, 헥실기로 길어짐에 따라 막에 대한 친화성이 커지므로, 막을 횡단해서는 더 이상 농도 차이가 나타나지 않고 물확산층에 농도경사가 형성되어 이 확산층에 의한 제어가 투과과정을 좌우하게 된다.

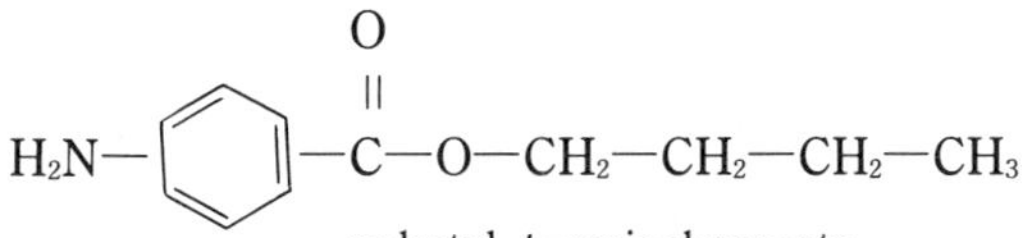

n-butyl *p*-aminobenzoate

예제 7. 어떤 실험계에서의 파라아미노안식향산 헥실(hexyl *p*-aminobenzoate)의 flux가 1.60×10^{-7} mmol cm^{-2} sec^{-1}임을 알았다. D_a는 6.0×10^{-6} cm^2 sec^{-1}, PABA 에스테르의 농도 C는 1.0 mmol liter^{-1}이다. 이 계는 확산층 제어의 경우이므로, 식 (56)을 이용하여 정지된 확산층의 두께 h_a를 구하라.

풀이 $J=\left(\dfrac{D_a}{2h_a}\right)C$ 또는 $h_a=\left(\dfrac{D_a}{2J}\right)C$

$$h_a=\frac{6.0\times10^{-6}\ \text{cm}^2\ \text{sec}^{-1}}{2(1.60\times10^{-7})\ \text{mmol cm}^{-2}\ \text{sec}^{-1}}\cdot(1.0\times10^{-3}\ \text{mmol cm}^{-3})=0.019\ \text{cm}$$

식 (55)와 식 (56)을 비교해 보면 흐름을 결정하는 기전이 막제어이든 확산층 제어이든 상관없이 정상상태 flux는 공여체쪽 용액의 농도 C에 비례함을 알 수 있다. 식 (56)을 보면 흐름이 정지확산층에 의해 제어될 때는 막두께 h_m이나 기타 막성질에 영향받지 않음도 알 수 있다.

막성질을 조절하여 얻을 수 있는 최대흐름(flux)은 투과물질의 막에 대한 용해도 또는 한계농도에 좌우된다. 따라서 최대흐름은 식 (54)에서 C 대신 투과물질의 막에 대한 용해도 C_s로 치환하여 구할 수 있다.

$$J_{max}=\left(\frac{D_mKD_a}{h_mD_a+2h_aKD_m}\right)C_s \tag{57}$$

〈그림 11·15〉는 PABA 에스테르를 각각의 포화용액으로 확산실험을 실시하여, 각 PABA 에스테르의 알킬기 길이에 대해 그 정상상태 최대흐름 J_{max}을 도시한 것이다. 알킬기의 탄소수 3과 4 사이, 즉 파라아미노안식향산 프로필과 부틸 사이에서 곡선은 최고점을 보인다. 탄소수가 증가함에 따라 PABA 에스테르의 막에 대한 친화성은 커진다. 그러나 탄소수가 너무 커지면 친수성이 상당히 작아지므로, 막에 의한 확산저항성은 줄어든 반면 정지수확산층에 의한 확산저항이 커져서 결국 정상상태 최대흐름은 다시 작아진다. 따라서 곡선의 최고점은 흐름을 제어하는 것이 막제어현상에서 정지확산층 제어로 변화되고 있음을 나타낸다. 알킬기가 메틸, 에틸, 프로필기로 바뀜에 따라 막에 형성된 농도경사가 점차 감소하고 대신 확산층에 농도경사가 형성된다.

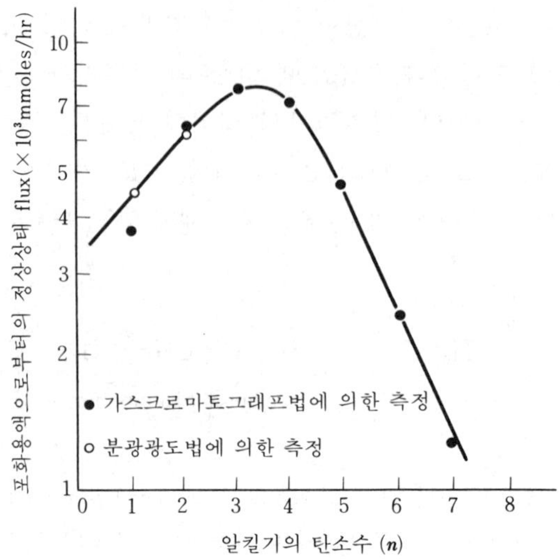

〈그림 11·15〉 파라아미노안식향산 에스테르의 정상상태 흐름
(최대흐름(maximum flux)은 알킬기탄소수가 3개와 4개 사이일 때 나타나며, 이것은 막제어에서 확산층 제어현상으로 바뀌는 점이다.)

이 연구자들은 두께 등 막특성을 잘 알고 있는 실리콘막과 같은 계열의 PABA 에스테르들을 사용하여 용해도, 분배계수, 확산율, 확산 지연시간, 막과 확산층 제어효과 등의 여러 요소들에 대해 연구하였다. 이처럼 세심하게 계획하고 연구함으로써 여러 가지 물리화학적 요소들이 플라스틱 용기를 통과하는 약물의 확산이나 지속성 제형의 약물방출속도나 흡수, 분포, 배설에 작용하는 역할을 예측할 수 있다.

(3) 물확산층 제어시 지연시간

Flynn 등은 확산층 제어상태에 있는 매우 얇은 막(ultra thin membrane)의 지연시간을 다음과 같은 식으로 나타내었다.

$$t_L = \frac{(\Sigma h_a)^2}{6 D_a} \tag{58}$$

여기서 Σh_a는 막의 공여체쪽과 수용체쪽 물확산층들 두께의 총합이다. 막제어상태〔식 (55)〕에 있는 계에 대해서도 식 (58)의 t_L이 대응된다. 확산층 제어상태에서 두꺼운 막을 사용할 때 지연시간은

$$t_L = \frac{h_m h_{a1} h_{a2} K}{(h_{a1}+h_{a2}) D_a} \tag{59}$$

확산층 두께 h_{a1}과 h_{a2}가 같을 때에는

$$t_L = \frac{h_m h_a K}{2 D_a} \tag{60}$$

확산물질의 흐름이 막제어에서 확산층제어로 변화되는 현상을 설명할 때, 유용하게 쓰였던

분배계수가 확산층제어시 지연시간의 식에도 분자항에 나타나 있다. 예를 들면, PABA 에스테르 동계열에서 알킬기의 탄소수가 하나씩 증가함에 따라 소수성이 증가되어 정상상태에 도달되는 데 걸리는 시간이 길어진다. 즉, 더욱 긴 지연시간을 나타내는 확산층제어 상태가 되는 것이다. 이 경우 지연시간이 급격히 증가하는 때는 알킬기의 탄소수가 4 이상이 되면서부터이다(그림 **11 · 16**).

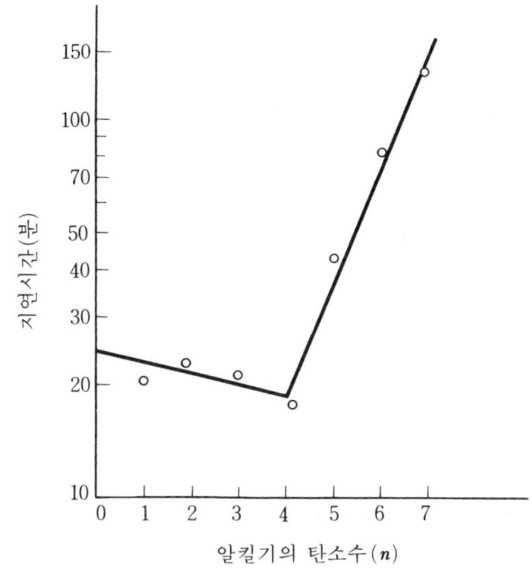

〈**그림** *11 · 16*〉 파라아미노안식향산 에스테르의 알킬기탄소수에 따른 지연시간의 변화

5 Matrix와 국소적용 기제에 가용성인 약물

최초의 Higuchi 모델은 정제의 matrix나 연고의 기제에 대한 약물용해도가 상당히 클 때에는 실험결과와 잘 일치되지 않는다. 그러나 Bottari 등이 내놓은 다음 식은 균일한 고형이나 반고형 기제로부터 약물이 방출되는 현상에도 확장하여 적용된다.

$$Q^2 + 2DRA^*Q - 2DA^*C_s t = 0 \tag{61}$$

여기서

$$A^* = A - \frac{1}{2}(C_s + C_v) \tag{62}$$

Q는 제제의 단위단면적당 방출된 약물의 양이며, D는 기제에 대한 약물의 유효확산도, A는 기제 중 약물의 총농도, C_s는 기제에 대한 약물의 용해도, C_v는 기제와 장벽간 경계면에서의 약물농도, R는 공여체인 기제와 수용체상 사이의 장벽에 의해 유발되는 확산에 대한 저항성이다. 또 A^*는 식 (62)에 정의된 바와 같은 유효 A이며, A값이 C_s보다 3 또는 4배 정도만 클 때 사용된다.

다음과 같을 때

$$Q^2 \gg 2\,DRA^*Q \tag{63}$$

식 (61)은 Higuchi 식 중의 하나〔식 (43)〕와 같게 된다.

$$Q = (2\,A^*DC_s t)^{1/2} \tag{63 a}$$

이것은 기제와 수용체상과의 경계에서 유발되는 확산저항 R가 그다지 중요하지 않을 경우이다. A값에 비하여 C_s를 무시할 수 없을 때, Higuchi의 기제에 의해 제어되는 확산모델은 앞에서 유도한 것처럼

$$Q = [D(2\,A - C_s)C_s t]^{1/2} \tag{63 b}$$

의 식으로 표현된다.

Bottari의 2차방정식〔식 (61)〕은 A값에 비해 C_s를 무시할 수 없을 때, 연고기제나 균일한 고분자중합체 matrix에서 약물이 확산되는 현상을 설명해 준다. Bottari 등의 풀이는 다음과 같다.

2차방정식의 해법을 이용하여 식 (61)에서 Q의 근을 구할 수 있다.

$$aQ^2 + bQ + c = 0 \tag{64}$$

여기서 a는 1이고, $b = 2\,DRA^*$, $c = -2\,DA^*C_s t$이다. 식 (64)의 근은

$$Q = \frac{-b \pm \sqrt{b^2 - 4\,ac}}{2\,a} \tag{65}$$

또는

$$Q = \frac{-2\,DRA^* + \sqrt{(2\,DRA^*)^2 + (2\,DA^*C_s t)}}{2} \tag{66}$$

이다. 여기서 제제 단위표면적당 방출된 약물의 양 Q는 물리적인 수치이므로 양의 근만 취한다. 지연시간이 있을 때는 식 (66)의 t 대신 $(t - t_L)$로 치환하여 정상상태의 약물방출량을 구할 수 있다. Bottari 등은 수용성 겔에 현탁시킨 벤조카인이 방출되는 현상에 대해 식 (61)을 최소자승법으로 풀어서 만족할 만한 b와 c 값을 구했다. 확산저항 R는 정상상태 투과도로부터 결정할 수 있으며, C_v는 다음 식에서 구한다.

$$C_v = R\,(dQ/dt) \tag{67}$$

다음 예제로 식 (61)의 적용방법을 설명하기로 한다.

예제 8. (a) 9000초(2.5시간) 후 확산 cell에 장치된 수용성 겔로부터 단위표면적(cm^2)당 방출된 벤조카인의 방출량(mg) Q를 구하라. 약물 총농도 A는 10.9 mg/ml이고, 용해도 C_s는 1.31 mg/ml이며, C_v = 1.05 mg/ml이다. 또 공여체쪽과 겔을 분리시키고 있는 실리콘고무막의 확산저항 R는 8.10×10^3 sec/cm이며, 약물의 겔에 대한 확산도 D는 9.14×10^{-6} cm^2/sec이다.

(b) 식 (63 b)를 이용하여 Q를 계산하고 (a)에서 구한 값과 비교하라.

풀이 (a) 식 (62)에서

$$A^* = 10.9\ \text{mg/m}l - \frac{1}{2}(1.31+1.05)\ \text{mg/m}l = 9.72\ \text{mg/m}l$$

따라서

$$DRA^* = (9.14\times10^{-6}\ \text{cm}^2/\text{sec})(8.10\times10^3\ \text{sec/cm})(9.72\ \text{mg/m}l)$$
$$= 0.7196\ \text{mg/cm}^{-2}$$
$$DA^*C_st = (9.14\times10^{-6})(9.72)(1.31)(9000) = 1.047\ \text{mg}^2/\text{cm}^4$$
$$Q = -0.7196+[(0.7196)^2+2(1.047)]^{1/2}\ \text{mg/cm}^2$$
$$= -0.7196+1.616 = 0.90\ \text{mg/cm}^2$$

이 계산값 0.90 mg/cm^{2}는 실측값 0.88 mg/cm^{2}와 잘 일치한다. 계산값의 정확도를 높이려면 $t=9000$초 대신 지연시간 405초를 계산에 넣은 (9000−405)초를 적용하면 된다. 여기서 지연시간은 $t_{1/2}$에 대해 실험값 Q를 도시하여 구한다. 이렇게 구한 Q 계산값은 0.87 mg/cm^{2}이다.

(b) $Q = \{(9.14\times10^{-6})[(2\times10.9)-1.31](1.31)(9000)\}^{1/2}$
$= 1.49\ \text{mg/cm}^2$

Paul과 McSpadden은 고분자중합체로 만든 제제의 matrix 중 단위용적당 봉입된 약물량 A가 matrix에 대한 약물의 용해도 C_s보다 클 때, 또는 작을 때, 그리고 서로 같을 때 이렇게 각각의 경우에 대해 연구하였다. Higuchi의 모델을 좀더 개선시켜서 약물, 화학비료, 살충제, 항산화제, 방부제 등이 그 제제로부터 방출되는 속도를 A와 C_s의 비가 여러 가지 값을 갖는 모든 경우에 대해 설명할 수 있는 한 세트의 방정식을 내놓았다.

6 캡슐형 제제

실리콘으로 만든 캡슐제(그림 **11 · 17a**)는 약학이나 의학 분야에서 많이 이용하고 있는 서방성 또는 방출제어성 제형이다. 실리콘 캡슐에서 약물이 방출되는 현상은 〈그림 **11 · 17**〉(b)에 도식적으로 나타내었다. 캡슐벽 안쪽에 있는 결정상의 약물분자가 결정으로부터 떨어져 나가 고분자중합체막쪽으로 녹아 들어가고 확산되어 액상의 확산층으로, 또 캡슐 주위 매질로 빠져나간다. 두께 h_m인 고분자중합체막과 두께 h_a인 정지확산층을 가로지른 농도경사는 각각 C_p-C_m과 C_s-C_b의 선으로 나타내고 있다. C_p는 약물의 고분자중합체막에 대한 용해도, C_m은 고분자중합체막과 용액과의 경계면에서 약물농도, 즉 용액과 접한 고분자중합체막에서의 약물농도이다.

한편, C_s는 고분자중합체막과 용액과의 경계면에서 용액 중 약물농도이며, 〈그림 **11 · 17**〉(b)에서 보는 바와 같이 경계면에서 고분자중합체막에 대한 약물의 용해도보다 약간 작다. 고분자중합체막과 용액은 서로 접하여 있지만 각각에 대한 약물의 용해도는 실제로 서로 다르다. 마지막으로 C_b는 캡슐 주위 bulk 용액 중의 약물농도이다.

sink 조건에서 약물방출속도를 표현하기 위해 Chien은 다음과 같은 식을 이용하였다.

$$Q = \left(\frac{K_rD_aD_m}{K_rD_ah_m+D_mh_a}\right)C_pt \tag{68}$$

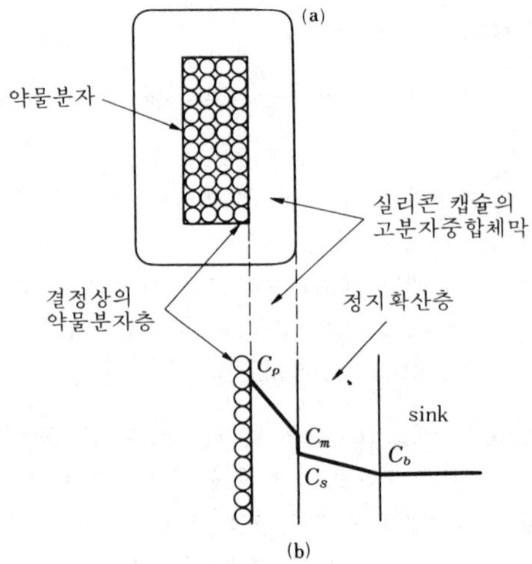

〈그림 *11·17*〉 실리콘 캡슐을 통한 약물확산
(a) 캡슐형 제제에서 중 약물은 고분자중합체 장벽으로 둘러 싸여 있다. (b) 약물은 고분자중합체 장벽과 정지물확산층을 확산해 나가 sink 상태인 수용체에 도달된다.

이 식은 식 (54)를 적분한 형태와 유사하다. 여기서 Q는 캡슐 단위표면적당 방출된 약물의 양이며, K_r는 다음과 같이 정의되는 분배계수이다.

$$K_r = C_s/C_p \qquad (69)^*$$

캡슐막 또는 필름을 통한 확산이 약물방출에 있어서 제한요인(속도결정 단계)일 때, 즉 $K_r D_a h_m \gg D_m h_a$일 때 식 (68)은 다음과 같이 된다.

$$Q = \left(\frac{D_m}{h_m}\right) C_p t \qquad (70)$$

그리고 확산층을 통과하는 것이 제한요인이 될 때, $D_m h_a \gg K_r D_a h_m$에는

$$Q = \left(\frac{D_a}{h_a}\right) C_s t = \left(\frac{K_r D_a}{h_a}\right) C_p t \qquad (71)$$

식 (71)의 오른쪽 항은 정의에 따라 $C_s = K_r C_p$이므로 바꿔 쓴 것이다.

고분자중합체막 제어과정에서 약물방출속도 Q/t는 t에 대해 Q를 도시하여 그 기울기로부터 구할 수 있으며, 식 (70)에서 $C_p D_m/h_m$과 같음을 알았다. 마찬가지로 확산층 제어과정에서 Q/t도 t에 대해 Q를 도시하여 그 기울기로부터 구할 수 있는데, 이 경우에는 $C_s D_a/h_a$와 같다. 또한 주위 매질에 대한 약물의 용해도 C_s에 대하여 약물방출속도 Q/t를 도시하면 기울기가

* 이것은 분배계수의 일반적인 정의와 다른 것으로서 물/지질간 분포계수(distribution coefficient)로 정의하였다. 따라서 화합물의 소수성이 증가하면 K_r 값은 감소한다. 식 (48), 식 (53), 식 (59)에 나온 K는 지질/물간 분포계수로서 화합물의 소수성이 증가하면 K 값은 증가한다. C_m 값은 시간에 따라 변화되어 결국 C_p와 같아진다. 그래서 평형분배계수는 C_m으로 표현하지 않고 평형상태에서의 값 C_p와 C_s로 나타낸다.

D_a/h_a인 직선이 된다.

예제 9. 프로제스테론의 분배계수 $K_r = C_s/C_p$는 0.022이고, 용액에 대한 확산도 D_a는 4.994×10^{-2} cm^2/day, 실리콘막에 대한 확산도 D_m은 14.26×10^{-2} cm^2/day, 프로제스테론의 실리콘막에 대한 용해도 C_p는 513 μg/cm^3, 캡슐막의 두께 h_m은 0.080 cm, 확산층의 두께 h_a는 Chien의 측정에 의해 0.008 cm이다. 프로제스테론이 캡슐에서 방출되는 속도를 계산하여 단위 μg/cm^2/day로 나타내고 실측값 $Q/t = 64.50$ μg/cm^2/day와 비교하라.

풀이 식 (68)을 이용하면

$$Q/t = \frac{C_p K_r D_a D_m}{k_r D_a h_m + D_m h_a}$$

$$= \frac{(513\ \mu g/cm^3)(0.022)(4.994\times10^{-2} cm^2/day)(14.26\times10^{-2} cm^2/day)}{(0.022)(4.994\times10^{-2} cm^2/day)(0.080\ cm)+(14.26\times10^{-2} cm^2/day)(0.008\ cm)}$$

$$= \frac{0.08037}{0.00123} = 65.42\ \mu g/cm^2 \text{ per day}$$

앞예제에서 (a) $K_r D_a h_m \gg D_m h_a$인가? (b) $D_m h_a \gg K_r D_a h_m$인가? (c) 고분자중합체막 제어과정인가, 확산층 제어과정인가?

$$20K_r D_a h_m = 8.79\times10^{-5}, \qquad D_m h_a = 1.14\times10^{-3}$$

$$D_m h_a/(K_r D_a h_m + D_m h_a) = (1.14\times10^{-3})/[(8.79\times10^{-5})+(1.14\times10^{-3})] = 0.93$$

따라서 $D_m h_a \gg K_r D_a h_m$이며, 93%가 물확산층 제어과정이다. 그러므로 식 (71)의 약식을 사용할 수 있다.

$$Q/t = \frac{K_r D_a C_p}{h_a} = \frac{(0.022)(4.994\times10^{-2})(513)}{0.008} = 70.45\ \mu g/cm^2 \text{ per day}$$

$D_m h_a$가 $K_r D_a h_m$보다 약 10배나 크지만, 약식이 아닌 식 (68)을 이용한 계산결과가 훨씬 정확하다.

예제 10. 피임효과가 있는 두 개의 스테로이드 에스테르(A와 B)가 새로 합성되었다. 이 약물이 고분자중합체막으로 된 캡슐에서 방출되는 현상에 대한 여러 가지 값들은 다음과 같다.

	K_r	D_a (cm^2/day)	D_m (cm^2/day)	C_p (μg/cm^3)	h_a (cm)	$Q/t_{(obs)}$ μg/cm^2 per day
A	0.15	2.5×10^{-2}	2.6×10^{-2}	100	0.008	24.50
B	0.04	4.0×10^{-2}	3.0×10^{-2}	85	0.008	10.32

식 (68)과 위에 주어진 값들을 이용하여 캡슐막 두께 h_m(cm)을 계산하라.

풀이

$$Q/t = \frac{C_p K_r D_a D_m}{K_r D_a h_m + D_m h_a}$$

$$(Q/t)(K_r D_a h_m + D_m h_a) = C_p K_r D_a D_m$$

$$(Q/t)(K_r D_a h_m) = C_p K_r D_a D_m - D_m h_a (Q/t)$$

$$h_m = \frac{C_p K_r D_a D_m - D_m h_a (Q/t)}{(Q/t) K_r D_a}$$

화합물 A에 대해

$$h_m = \frac{(100)(0.15)(25\times10^{-2})(2.6\times10^{-2})-(2.6\times10^{-2})(0.008)(24.50)}{(24.50)(0.15)(25\times10^{-2})}$$

$$= \frac{0.0924}{0.9188}\,\text{cm} = 0.101\,\text{cm}$$

h_m에 대한 식에서 cm 이외의 단위는 생략했음에 주의한다. 화합물 B에 대해서는 각자 계산해 보기 바란다. (답 0.097 cm)

11-6 생체계에서의 확산원리

1 위장관에서의 약물흡수

약물이 생체막을 통과할 때 두 가지의 수송형식이 있다. 수동수송과 능동수송이 그것이다. **수동수송**은 막 양편의 약물농도차에 의한 단순확산으로 이루어진다. 예를 들면, 장관에서 약물이 흡수되는 것은 대부분 약물 고농도영역인 위장관 내에서 저농도영역인 체순환계로 약물이 수동수송되어 이루어진다. **능동수송**은 막을 가로질러 약물을 운반할 수 있는 효소나 생화학적 운반체(carrier)와 같은 에너지원이 필요하다. 이러한 생화학적 수송계의 '펌핑 작용'으로, 물질은 저농도영역에서 고농도영역으로 이동된다. 약물흡수에 특수한 수송계를 이용한다는 것은 제한점이 있으므로 주로 수동확산에 관하여 언급하기로 한다.

많은 약물들이 약산 또는 약염기이며, 따라서 약물과 생체막 그리고 생체내 영역들의 이온특성이 약물수송과정에 중요한 영향을 미친다. 약산에 대한 Henderson-Hasselbach 관계식은

$$\text{pH} = pK_a + \log\frac{(\text{A}^-)}{(\text{HA})}$$

여기서 (HA)는 비이온화된 약산의 농도이고, (A^-)은 그 짝염기의 농도이다. 약염기에 대한 식은

$$\text{pH} = pK_a + \log\frac{(\text{B})}{(\text{BH}^+)}$$

여기서 (B)는 염기의 농도이고, (BH^+)은 그 짝산의 농도이다. pK_a는 각각 약산해리도의 지수함수값이다. 약염기의 경우 $pK_a = pK_w - pK_b$이다.

약산의 해리도퍼센트는 이온형(I)과 비해리형(U) 약물 총농도에 대한 이온형 약물농도비에 100 배를 곱한 값이다.

$$\%\ \text{ionized} = \frac{\text{I}}{\text{I}+\text{U}} \times 100 \tag{72}$$

따라서 약산에 대한 Henderson-Hasselbalch의 식은

$$\frac{\text{U}}{\text{I}} = 10^{(pK_a - \text{pH})} = \text{antilog}\,(pK_a - \text{pH}) \tag{73}$$

또는

$$\text{U} = \text{I antilog}\,(pK_a - \text{pH}) \tag{74}$$

해리도퍼센트식에 식 (74)의 U를 대입하면

$$\% \text{ ionized} = \frac{100}{1+\text{antilog}\,(pK_a - \text{pH})} \tag{75}$$

약염기에 대해서도 똑같이 적용하면

$$\% \text{ ionized} = \frac{100}{1+\text{antilog}\,(\text{pH} - pK_a)} \tag{76}$$

식 (75)에서 pK_a는 약산에 대한 값이고, 식 (76)의 pK_a는 약염기의 짝산에 대한 값이다. 〈표 **11 · 3**〉은 약산인 sulfisoxazole($pK_a \simeq 5.0$)이 여러 pH에서 갖는 해리도퍼센트를 나타낸 것이다. 약물의 pK_a와 같은 pH에서는 약물의 이온형과 분자형이 동량씩 존재함을 알 수 있다.

〈표 11 · 3〉 여러 가지 **pH** 조건에서 **sulfisoxazole**($pK_a \sim 5.0$)의 해리 정도

pH	해리된 양(%)	해리되지 않은 양(%)
2.0	0.100	99.900
4.0	9.091	90.909
5.0	50.000	50.000
6.0	90.909	9.091
8.0	99.900	0.100
10.0	99.999	0.001

2 pH 분배설

생체막은 대체로 지질성이므로 약물은 주로 비해리형인 분자상태로서 생체막 장벽을 투과할 수 있다. Brodie 등이 최초로, 약물이 위장관벽을 통하여 수동확산과정으로 흡수될 때 장관내 pH 상태에서 존재하게 되는 비해리형 약물의 분율에 따라 흡수정도가 좌우된다는 원리를 적용시켜 장관내 약물의 흡수현상을 설명하였다. 위장관액에 대한 막에의 약물분배계수는 비해리형 약물이 해리형 약물보다 크므로, 장관에서 점막을 통과하여 순환계로 이동되는 데에는 비해리형인 분자형 약물이 유리하다. 따라서 약산성 또는 약염기성 약물은 흡수부위에 비해리형으로 존재하는 비율이 많을수록, 또 그 비해리형의 지용성이 클수록 흡수되기 쉽다. 이와 같이 유기약전해질인 약물의 흡수는 그 pK_a, 유수분배계수 및 막을 경계로 하는 양측 수용액의 pH에 의해 지배된다고 하는 이론을 **pH 분배설**이라고 한다.

pH 분배설에 관해서는 많은 시험관내 및 생체내 실험이 행해졌으며, 실제 생체계의 경우 부분적으로밖에 적용되지 않음을 알아내었다. 비해리형뿐만 아니라 해리형도 지질성인 막에 다소 분배되고 통과해 나가는 것이 상당수 관찰되었다. 술파디아졸과 같은 몇몇 약물의 경우에는 실제로 시험관내 투과도계수가 분자형보다 이온형이 크게 나왔다.

위장관 점막과 같은 막을 통과하는 확산과정에 의해 약물이 수송되는 현상을 Fick의 법칙으로 표현하면

$$-\frac{dM}{dt} = \frac{D_m SK}{h}(C_g - C_p) \tag{77}$$

여기서 M은 시간 t에서 소화관 내부공간 중 약물의 양, D_m은 장관막에 대한 약물의 확산도, S는 장관막의 면적, K는 장관막과 장관내 수성 매질간 약물의 분배계수, h는 장관막 두께, C_g는 장관내 공간 중 약물농도, C_p는 시간 t에서 혈장 중 약물농도이다. 장관내 공간은 높은 약물농도를 유지하며 혈장에 비하여 그 용적도 크므로 C_g는 일정하다고 볼 수 있다. 또한 C_p는 비교적 작으므로 무시할 수 있다. 따라서 식 (77)은 다음과 같이 된다.

$$-\frac{dM}{dt} = D_m SK\,C_g/h \tag{78}$$

식 (78)의 좌변을 농도 C(단위용적당 질량)로 표현할 수 있다. 또 우변의 확산상수, 막면적, 분배계수, 막두께 등을 묶으면 투과계수가 된다. 따라서 다음 두 식을 쓸 수 있다.

$$-V\frac{dC_g}{dt} = P_g C_g \tag{79 a}$$

$$-V\frac{dC_p}{dt} = P_p C_p \tag{79 b}$$

식 (79 a)의 C_g와 P_g는 약물이 장관에서 혈장으로 들어가는 현상에 대한 농도와 투과계수이며, 식 (79 b)의 C_p와 P_p는 반대로 약물이 혈장에서 장관으로 나오는 현상에 대한 것이다. 장관내 용적 V와 장관내 약물농도 C_g는 일정하므로 식 (79 a)를 식 (79 b)로 나누면

$$\frac{dC_g/dt}{dC_p/dt} = \frac{P_g}{P_p} \tag{80}$$

이 식은 약물이 장관에서 혈장으로 흡수되는 속도와 혈장에서 장관으로 흡수되는 속도간의 비가 투과계수의 비와 같음을 알려 준다.

Turner 등은 pK_a값이 서로 다른 여러 약물들에 대하여 래트의 장관을 이용한 관류실험을 실시하였다(표 **11 · 4**). 투과도의 비는 약물에 따라 1에 가깝거나 1.3 정도이거나 1과 1.3 사이의 값으로 나타났다. 아세트아닐리드와 안티피린은 둘 다 약염기로서 pK_a값이 낮으며, 실험조건인 pH에서는 대부분 비해리형으로 존재할 것이라 예상된다〔이온화 퍼센트는 식 (75)와

〈표 11 · 4〉 흡수속도와 투과계수비

약 물	pK_a	용액의 pH	흡수속도(μg/ml/min)		투과계수비
			$\frac{dC_g}{dt}$	$\frac{dD_p}{dt}$	
Acetanilide	0.6	6.6	6.60	6.59	1.00
Aminopyrine	5.10	7.4	4.23	3.21	1.31
Aniline	4.6	7.14	11.67	10.67	1.12
Antipyrine	1.4	6.6	3.10	3.19	0.98
5-니트로실산	2.3	7.4	1.94	1.50	1.29
황산 quinine	4.1, 8.4	6.6	1.34	1.11	1.21
살리실산	3.0	7.4	1.78	1.33	1.35
Salicylamide	8.4	6.6	5.82	5.19	1.13

식 (76)을 이용하여 계산할 수 있다〕. 따라서 이 두 가지 약물은 비전해질과 마찬가지로 막에 대한 투과도 비가 1이 된다. 반대로 아미노피린(약염기), 살리실산, 5-니트로살리실산 등은 이 실험조건에서 완전히 이온화되며 투과도 비는 약 1.3으로 나타났다. 황산퀴닌(약염기)은 실험조건에서 거의 이온화될 것이며 따라서 투과도 비가 1.3보다 작지만 1보다는 상당히 크게 나왔다. 아닐린과 살리실아미드도 거의 100% 이온화되며 1과 1.3 사이 값의 투과도 비를 나타내었다.

위 실험결과 약물이 존재하는 용액의 pH에서 비해리형으로 존재하는 약물은 투과도 비가 1인 것으로 보아 pH 분배설과 부합되는 현상으로서 장관쪽 및 혈장쪽, 양쪽으로 다 장관막을 잘 통과함을 알 수 있다. 또 일부가 해리되는 약물의 경우 투과도 비가 1보다 조금 큰 값을 나타내는 것으로 보아 장관에서 혈장쪽으로 더 잘 투과됨을 알 수 있고, 완전히 이온화되는 약물은 그 전하가 음이든 양이든 모두 투과도 비가 1.3 정도로서 이온의 이동이 Na이온의 흐름과 관련되어 있음을 암시한다. 이온화된 약물이 장관에서 혈장으로 더 잘 투과(P_g)되는 것은 단순한 pH 분배설과는 모순되는 현상이며, 이는 Na 수송계와 연결되어 약물이 장관에서 혈장으로 통과하도록 도와 주기 때문인 것으로 생각된다.

Colaizzi와 Klink는 서로 다른 pK_a 값을 갖는 테트라사이클린계 약물 3가지의 pH 분배거동에 대해 연구하였는데, 단순한 pH 분배원리에 부합되지 않았다. 생체내 pH에서 테트라사이클린이 갖는 지질에의 용해도와 이온형의 상대적 존재량이 실제 임상에 적용시 나타나는 테트라사이클린계 약물의 생물학적 활성도에 영향을 미치는 것 같다.

3 pH 분배원리의 수정

Ho와 Higuchi도 약물이 비해리형으로서만 장관점막을 통과해 흡수될 수 있다는 가정하에 pH 분배원리가 성립함을 보이고 있다. Ho 등에 의하면, 비교적 작은 이온이거나 비이온종 약물의 경우, 막의 바로 앞부분에 있는 수성확산층과 작은 수성구멍을 통과하여 흡수되는 것도 고려해야 한다. 위장관에서의 약물대사, 미셀형태로의 흡수, 장간순환 효과 등과 같은 기타 복잡한 요소들도 고려되어야 그 모델로 in vivo 과정을 설명할 수 있다.

Ho, Higuchi 및 그 공동 연구자들은 관련된 생리학적 요소에 대한 지식과 확산원리를 이용하여 약물의 장관흡수에 대한 연구를 실시하였다. 〈그림 **11 · 18**〉은 이들이 사용한 in situ 장치로서 in situ 래트 장관흡수실험을 위한 Doluisio 법의 수정형으로 알려져 있는 것이다(원래의 래트 장관실험장치에서는 기계적인 용액전달장치, 즉 펌프 없이 두 개의 주사기만 이용하였다).

〈그림 **11 · 19**〉는 소장점막을 통한 약물흡수에 관한 모델이다. 소장막은 나란히 배열되어있는 지질영역과 수성구멍 존재영역으로 구성되며, 막 바로 앞쪽, 즉 장관 내강(lumen)쪽으로 수성확산층이 있고 그 반대쪽에는 sink 조건이 유지되는 혈액층이 있다. 이 소장점막을 통한 약물의 흐름은

$$J = P_{\text{app}}(C_b - C_{\text{blood}}) \tag{81}$$

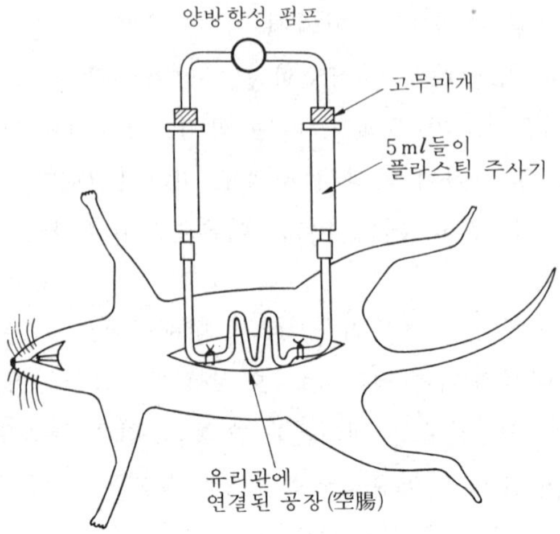

〈그림 11 · 18〉 in situ 래트 장관흡수실험을 위한 수정된 Doluisio 법
(N. F. H. Ho et al., in *Gastrointestinal Absorption of Drugs*, A. J. Aguiar, Ed., American Pharmaceutical Association, Academy of Pharmaceutical Sciences, Washington, D. C., 1981)

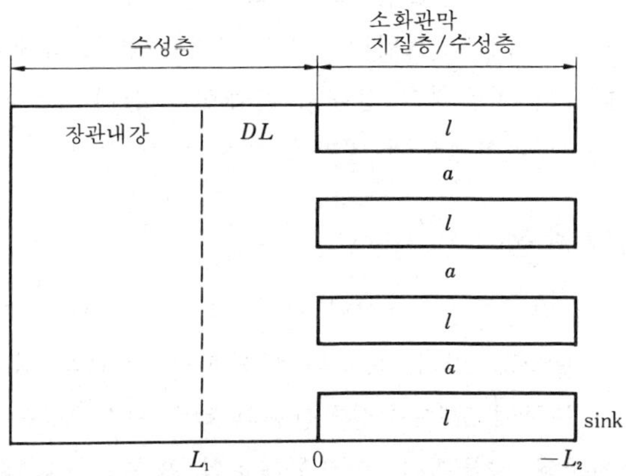

〈그림 11 · 19〉 **소장점막을 통한 약물흡수 모델** (왼쪽의 장관내강과 장관막 사이에는 정지물확산층(DL)이 존재하며, 장관막은 수용액이 통과할 수 있는 구멍(a)과 지질영역(l)으로 구성된다. 장관벽에서 전신순환류(sink)까지의 거리는 0에서 $-L_2$로 표시하였고 물확산층의 통과거리는 $0 \sim L_1$로 표시하였다.)

혈액은 sink 상태이므로 $C_{\text{blood}} \cong 0$이 되어

$$J = P_{\text{app}}\ C_b \tag{82}$$

여기서 P_{app}는 겉보기투과계수(cm/sec), C_b는 장관내강의 액 중 약물농도이다. 겉보기투과계수는 다음과 같다.

$$P_{\text{app}} = \frac{1}{\dfrac{1}{P_{\text{aq}}} + \dfrac{1}{P_m}} \tag{83}$$

여기서 P_{aq}는 수확산층에 대한 약물의 투과계수, P_m은 지질영역과 수성영역으로 구성된 장관막에 대한 약물의 유효투과계수(cm/sec)이다.

흐름(flux)은 용적항을 사용하여 장관내강 중 약물농도 C_b로 나타낼 수 있다.

$$J = -\frac{V}{S} \cdot \frac{dC_b}{dt} \tag{84}$$

여기서 S는 장관 중 실험대상이 되는 부분의 표면적, V는 그 용적이다. 장관 중 약물의 1차 소실속도상수 K_u(sec^{-1})는 다음과 같다.

$$\frac{dC_b}{dt} = -K_u C_b \tag{85}$$

이 식을 식 (84)에 대입하면

$$J = \frac{V}{S} \cdot K_u C_b \tag{86}$$

식 (82), 식 (83), 식 (86)으로부터

$$P_{app} = \frac{1}{\dfrac{1}{P_{aq}} + \dfrac{1}{P_m}} = \frac{V}{S} K_u \tag{87}$$

또는

$$K_u = \frac{S}{V} \cdot \frac{P_{aq}}{1 + \dfrac{P_{aq}}{P_m}} \tag{88}$$

여기서 i) 물확산층 제어, ii) 막제어의 두 가지 경우로 각각 나누어 생각하면 식 (88)을 보다 간략하게 쓸 수 있다.

① 장관막에 대한 투과계수가—즉, 약물이 장관막을 통과하는 속도(cm/sec)가—물확산층에 대한 것보다 훨씬 클 때에는, 약물이 물확산층을 통과하는 속도가 더 느리므로 속도결정단계는 물확산층 통과과정이 된다. 따라서 P_{aq}/P_m은 1보다 작게 되어 식 (88)은 다음과 같이 쓸 수 있다.

$$K_{u,\max} = (S/V)P_{aq} \tag{89}$$

여기서 K_u를 $K_{u,\max}$이라 쓴 것은 물확산층 통과가 확산속도상수의 최대값을 결정하기 때문이다.

② 한편 물확산층에 대한 투과도가 막에 대한 것보다 훨씬 클 때에는 P_{aq}/P_m이 1 보다 크므로 식 (88)은 다음과 같이 쓸 수 있다.

$$K_u = (S/V)P_m \tag{90}$$

이 때 약물이 장관막을 통해 흡수되는 과정에 있어서 속도결정단계는 막제어에 좌우된다. 그런데 P_{aq}와 P_m값이 서로 크게 차이가 나지 않을 때에는 水확산층과 막에 의해 동시에 약물

투과가 제어된다. 〈그림 **11 · 20**〉과 〈그림 **11 · 21**〉은 노르말알칸올(*n*-alkanol)과 노르말알칸산(*n*-alkanoic acid)에 대한 흡수실험 결과이며, 다음과 같은 여러 요인들의 생리학적 상호작용을 간단 명료하게 설명해 주고 있다. i) pH, ii) pK_a, iii) 탄소수에 따라 결정되는 용질화합물의 지용성, iv) 용질이 투과할 수 있는 지질층 통로와 수성구멍이 있는 막의 투과도, v) 용액의 교반정도에 따른 유체역학적 영향을 받는 물확산층의 투과도.

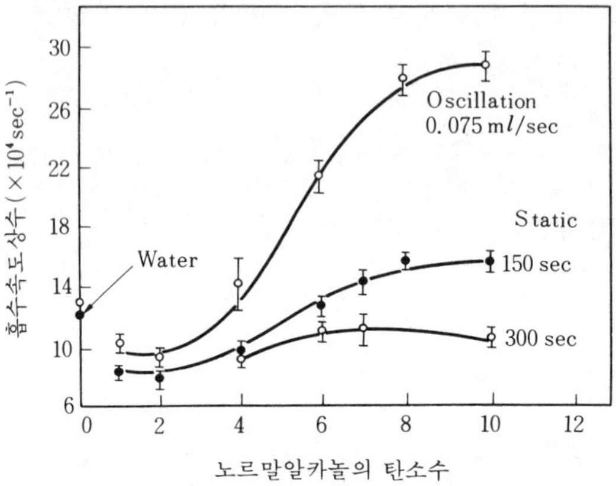

〈그림 *11 · 20*〉 노르말알칸올의 탄소수에 따른 그 1 차속도과정 흡수속도상수의 변화 (각 곡선은 교반소선을 변화시킨 것이며 공장(jejunum)에 대해 Doluisio 법을 수정하여 실험한 것이다.)

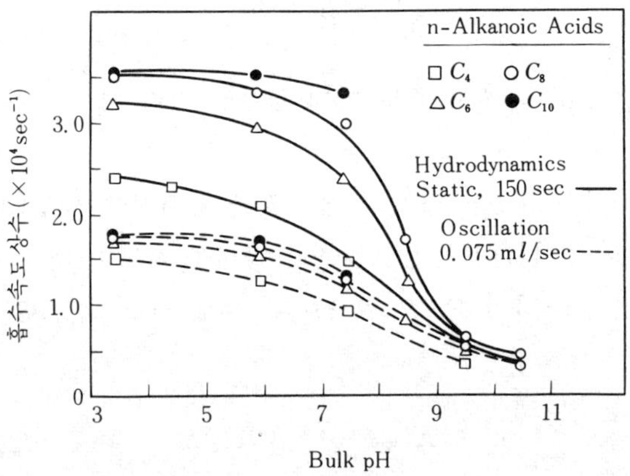

〈그림 *11 · 21*〉 래트 장관내강 중 bulk 용액의 pH에 따른 알칸산의 차속도과정 흡수속도상수의 변화 (Doluisio 법을 수정하여 실험한 것이다.)

예제 11. 래트의 소장점막을 지방족알코올(aliphatic alcohol)이 통과할 때 그 1 차속도상수 K_u를 구하라. 단, $S/V = 11.2\ \text{cm}^{-1}$, $P_{aq} = 1.5\times10^{-4}\ \text{cm/sec}$, $P_m = 1.1\times10^{-4}\ \text{cm/sec}$이다.

풀이

$$K_u = (11.2)\frac{1.5\times10^{-4}\ \text{cm/sec}}{1+\dfrac{1.5\times10^{-4}\ \text{cm/sec}}{1.1\times10^{-4}\ \text{cm/sec}}} = 11.2\left(\frac{1.5\times10^{-4}}{2.3636}\right)$$

$$= 7.1\times10^{-4}\ \text{sec}^{-1}$$

약전해질 약물의 흡수속도상수 K_u는

$$K_u = \frac{S}{V} \cdot \frac{P_{aq}}{1+\dfrac{P_{aq}}{P_0X_s+P_p}} \tag{91}$$

여기서 막의 투과도 P_m을 비해리형 약물의 지질층 통과에 대한 투과계수 P_0와 이온형 및 비이온형 약물의 극성 또는 수성경로 통과에 대한 투과계수 P_p로 나누어 표시하였다.

$$P_m = P_0X_s+P_p \tag{92}$$

물확산층 중 비해리형 약물의 분율 X_s는 막표면의 pH 조건에서

$$X_s = \frac{[H^+]_s}{[H^+]_s+K_a} = \frac{1}{1+10^{pH_s-pK_a}} \tag{93}$$

식 (93)은 약산에 대한 식이고, 약염기에 대한 식은

$$X_s = \frac{K_a}{[H^+]_s+K_a} = \frac{1}{1+10^{pK_a-pH_s}} \tag{94}$$

여기서 식 (93)과 식 (75)의 관계와 식 (94)와 식 (76)의 관계에 주목한다. K_a는 약산 또는 약염기의 짝산의 해리상수이고, $[H^+]_s$는 막 표면에서 수소이온의 농도이다. 막표면의 pH, 즉 pH_s가 약물을 용해시킨 완충용액의 pH와 반드시 같은 것은 아니다. 소장막이 적극적으로 완충물질(주로 CO_2^{2-}와 HCO_3^{1-})을 분비하고 있기 때문이다. 완충용액의 pH가 막표면의 pH와 같은 것은 pH 6.5~7.0에서뿐이다. 비전해질의 경우 X_S는 1이 되고, 또 스테로이드와 같이 큰 분자의 경우 P_p는 무시해도 될 것이다.

예제 12. $pK_a = 1.48\times10^{-5}$로서 약산인 약물을 pH 5.0의 완충용액으로 채워진 십이지장에 주입하였다. 십이지장에서는 $[H^+]_s = 1\times10^{-5}$, $P_{aq} = 5.0\times10^{-4}$ cm/sec, $P_0 = 1.14\times10^{-3}$ cm/sec, $P_p = 2.4\times10^{-5}$ cm/sec, $S/V = 11.2\ \text{cm}^{-1}$이라고 할 때 식 (91)을 이용하여 흡수속도상수 K_u를 구하라.

풀이 먼저 식 (92)로부터

$$X_s = \frac{[1\times10^{-5}]}{[1\times10^{-5}]+1.48\times10^{-5}} = 0.403$$

식 (91)에 대입하면

$$K_u = (11.2)\frac{5.0\times10^{-4}}{1+\dfrac{5.0\times10^{-4}}{(1.14\times10^{-3})0.403+2.4\times10^{-5}}}$$
$$= 2.75\times10^{-3}\ \text{sec}^{-1}$$

〈그림 11·18〉의 모델보다 더 실제적인 생리적 기초를 토대로 장관흡수과정을 해석한다면 다음과 같은 식을 쓸 수 있다. 흡수실험 대상이 되는 소장 일부(그림 11·22)를 통해 흐르는 약물용액으로부터 흡수된 약물의 분율은 정상상태에서[41]

$$1-\frac{C(l)}{C(0)} = 1-\exp\left(-\frac{2\pi rl\,P_{app}}{v}\right) \tag{95}$$

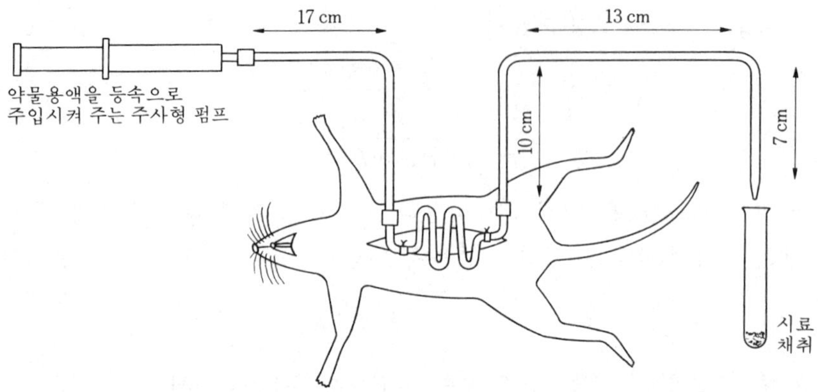

〈그림 11·22〉 래트장관을 통해 흐르는 용액으로부터의 약물흡수에 관한 in situ 실험설계

여기서 $C(l)$은 길이 l인 장관 끝부분의 약물농도, $C(0)$은 무한히 큰 약물저장조로부터 소장으로 들어가는 약물농도, r는 소장반지름, v는 유속(cm^3/sec), P_{app}는 겉보기투과계수, $C(l)/C(0)$은 남아 있는 약물분율이며 [1-흡수된 약물분율]로 나타낼 수도 있다. 또 식 (87)과 식 (88)에서 알 수 있듯이

$$P_{app} = \frac{P_{aq}}{1+P_{aq}/P_m} \tag{96}$$

라고 쓸 수 있다.

〈그림 **11·23**〉은 식 (95)와 식 (96)의 원리를 잘 보여 주고 있는데, 흡수된 스테로이드 분율은 유속과 스테로이드의 친유성—즉, 노르말옥탄올/물 계에서 분배계수—의 대수값과 관계가 있음을 알 수 있다. 그림에서 평탄한 부분은 물확산층 제어영역임을 나타낸다(즉, $P_{aq}/P_m \ll 1.0$, 그리고 $P_{app} \cong P_{aq}$). 정의된 소장길이 전체에 걸쳐 흡수되는 특정 스테로이드의 흡

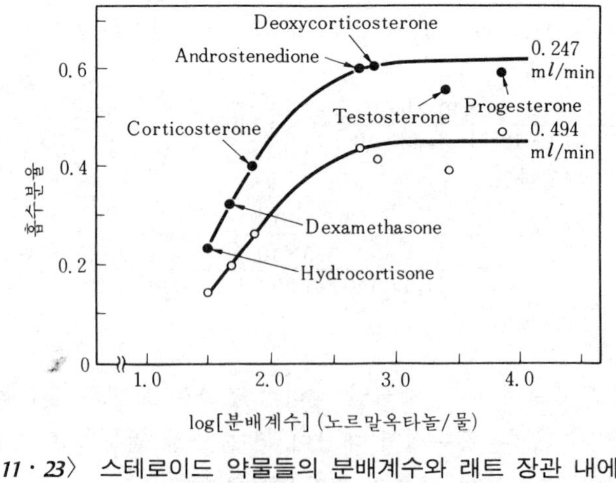

〈그림 11·23〉 스테로이드 약물들의 분배계수와 래트 장관 내에서의 흡수분율과의 관계(두 개의 곡선은 각각 래트 장관내 용액의 흐름속도를 변화시킨 것이며, 래트의 공장 33.3 cm에 대해 실험하였다.)

수분율은 유속 v와 물질수송계수 P_{app}인 이 두 가지 인자의 상호작용에 의하여 결정되지만, 통과시간(transit time 또는 residence time)을 결정하는 유속에 의해 더욱 크게 좌우된다. 통과시간이란 정의된 일부분의 소장내 용액이 모두 다른 용액으로 치환되는 데 걸리는 시간이며 용적을 유속으로 나눈 값이다. 따라서 유속이 빠를수록 통과시간은 짧다.

예제 13. 〈그림 11 · 23〉에서 래트의 공장에서 흡수된 약물분율은 $v = 0.247\ ml/min$, $r = 0.18\ cm$, $l = 33.3\ cm$일 때 프로제스테론이 0.6이고 코르티코스테론이 0.4이다.

(a) 코르티코스테론의 P_{aq}와 P_m(cm/sec)을 구하라.

(b) $l = 20\ cm$, $v = 0.247\ ml/min$일 때 프로제스테론 흡수분율을 계산하여 실험값 0.42와 비교하라.

풀이 (a) 식 (95)로부터 P_{app}를 구할 수 있다.

$$P_{app} = -\frac{V}{2\pi rl}\ln\frac{C(l)}{C(0)} = -\frac{V}{2\pi rl}\ln(1-\text{fraction absorbed})$$

P_{aq}는 프로제스테론 실험값으로부터 구할 수 있다.

$$P_{app} \cong P_{aq} = -\frac{0.247}{60(2\times3.14\times0.18\times33.3)}\ln(1-0.6) = 1.0\times10^{-4}\ \text{cm/sec}$$

(분모의 60은 분을 초로 바꾸기 위한 것이다)

따라서 코르티코스테론의 P_{app}는

$$P_{app} = -\frac{0.247}{60(2\times3.14\times0.18\times33.3)}\ln(1-0.4) = 5.58\times10^{-5}\ \text{cm/sec}$$

식 (96)에 대입하면

$$P_{app} = \frac{1}{\frac{1}{P_{app}}-\frac{1}{P_{aq}}} = \frac{1}{\frac{1}{5.58\times10^{-5}}-\frac{1}{1.0\times10^{-4}}}$$

$$= 1.3\times10^{-4}\ \text{cm/sec}$$

(b) 식 (95)에서

$$\text{흡수분율} = 1-\exp\left[-\frac{60(2\times3.14\times0.18\times20\times(1\times10^{-4}))}{0.247}\right]$$

$$= 1-\exp(-0.5495) = 0.42$$

4 경피흡수

피부를 통하여 약물이 침투되는 현상은 다음과 같은 일련의 과정을 거쳐 이루어진다.

① 약물이 제제의 기제 중에서 용출된다.

② 용해된 약물이 제제의 기제로부터 피부표면으로 확산된다.

③ 피부(장벽으로서 작용하는 것은 각질층이다)를 침투해 들어간다.

〈그림 11 · 24〉는 경피흡수의 관점에서 본 피부의 구조이다. 이러한 경피흡수과정에서 가장 느린 단계는 각질층을 통과하는 것이다. 따라서 이 단계가 전체 피부침투과정을 좌우하게 된다.*

* 스테로이드와 같은 몇몇 약물들은 피부표면에 있는 지방분비 피지관(sebaceous ducts ; 보통 피모에 결합되어 있다)을 통해서도 측정 가능한 양이 피부를 침투해 들어간다.

Scheuplein은 피부로 물이 투과해 들어가는 현상에 대해 투과상수 P_s는 1.0×10^{-3} cm/hr이고, 평균확산상수 D_s는 2.8×10^{-10} cm^2/sec임을 밝혀냈다. 각질층으로 물이 투과해 들어가는 과정은 장벽인 각질층의 구조를 변화시킴에 의한 것보다는 주로 피부의 작은 구멍들을 통해 이루어진다. 각질층은 조밀하고 균일한 얇은 막이라 생각할 수 있다. 작고 극성인 비전해질은 각질층의 내부로 투과해 들어가서 그 구성성분과 강하게 결합한다. 따라서 대부분의 물질이 이 장벽에 매우 천천히 확산된다. 이러한 확산과정은 땀샘과 피지구멍을 통해서 또는 세포간극을 통해서보다는 대부분 세포를 직접 통과하여 이루어진다(그림 **11 · 24**에서 B, C, E 보다는 A). 각질층(정상상태뿐 아니라 수화된 상태에서도)은 가장 불투과성인 생체막이다. 이것은 생체계의 중요한 특징을 이루는 것들 중의 하나이다.

어떤 상태이든 항상 하나의 통로가 우선적이라 가정하는 것은 지나치게 단순화시키는 것이다. 정상상태에 도달된 후에는 피부통과 현상에서 각질층을 통한 피부통과 및 확산이 가장 지배적이지만 정상상태에 도달되기 전, 즉 침투의 초기단계에는 피부부속물(모낭, 피지관, 땀관)을 통한 확산이 상당히 중요할 것이다. 분자량이 큰 극성 분자의 경우, 이러한 부과정(shunt pathway)은 정상상태에 도달된 후에도 중요하게 작용한다.

Scheuplein 등은 여러 가지 스테로이드 약물의 경피흡수에 관한 연구를 하여 각질층이 주요장벽으로 작용함을 밝혀냈다. 이들 화합물들의 확산계수 D_s는 약 10^{-11} cm^2/sec으로서 대부분의 비전해질보다 상당히 작게 나왔다. 따라서 스테로이드는 피부투과도가 작은 것이다. 이

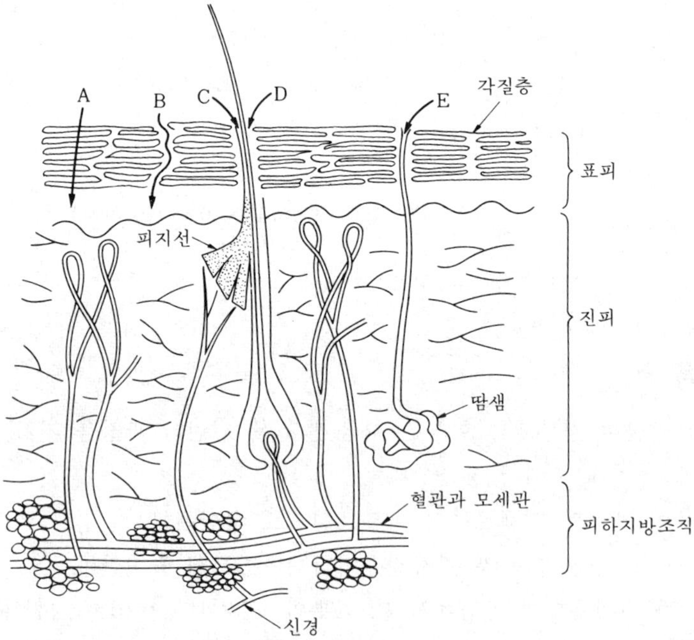

〈그림 *11 · 24*〉 경피흡수와 관계되는 피부의 구조
피부투과가 가능한 경로 : (a) 세포통과, (b) 세포간극을 통한 확산, (c) 피지관을 통한 투과, (d) 털구멍을 통한 투과, (e) 땀구멍을 통한 투과

스테로이드에 극성기를 붙이면 그 확산계수는 더 작아진다. 극성 스테로이드 경우, 각질층을 통한 확산보다 땀관과 피지관을 통한 경로가 경피흡수에 더 크게 기여하는 것으로 보인다.

Flynn, Higuchi, Ho 및 그 공동연구자들은 서로 다른 피부조각들의 투과성을 각각 특징지을 수 있는 방법을 내놓았다.

국소적용 약물의 생체내 이용률을 높이기 위해서는 적절한 기제의 선택이 중요하다. Turi 등은 용매의 영향에 대해 연구하였다. 즉, 물에 프로필렌 글리콜을 가한 것과 광유에 폴리옥시프로필렌 15 스테아린산 에스테르를 가한 것을 각각 용매로 사용하고, 스테로이드 에스테르의 하나인 디플로라손 디초산의 피부투과실험을 실시하여 용매효과를 연구하였다. 약물의 피부를 통한 흐름은 기제에 과량의 용매가 있으면 감소되는 것으로 관찰되었다. 따라서 이 경우, 기제 중 최적의 용매농도는 약물인 디플로라손 디초산 함유량으로서 0.05%와 0.1% 정도인 것으로 밝혀졌다.

피부로 약물이 침투해 들어가는 데 영향을 주는 중요한 인자들은 i) 기제에 용해되어 있는 약물의 농도 C_s(투과속도는 농도에 비례한다), ii) 피부와 기제간 약물의 분배계수 K(피부와 기제에 대한 약물의 상대적 친화성의 척도가 된다) iii) 기제와 피부에 대한 약물의 확산계수 〔기제(D_v)〕와 피부장벽(D_s)을 통과하는 약물분자의 이동에 대한 저항을 나타낸다) 등이다. 두 개의 확산계수(D_v와 D_s)의 상대적 크기는, 속도결정단계가 기제로부터의 약물방출 과정인지 피부통과 과정인지를 결정한다.

프로필렌글리콜-물계(매우 극성인 기제)와 폴리옥시프로필렌 15 스테아린산 에테르-광유계(비극성 기제)에 대한 디플로라손 디초산의 피부침투 실험결과는 피부가 속도결정 장벽으로 작용함이 밝혀졌다. 이에 대한 확산식은

$$-\frac{dC_v}{dt} = \frac{SK_{vs}D_sC_v}{Vh} \tag{97}$$

여기서 C_v(g/cm^3)는 기제 중의 용해된 약물농도, S(cm^2)는 적용 부위의 표면적, K_{sv}는 디플로라손 디초산의 피부-기제간 분배계수, D_s(cm^2/sec)는 피부에 대한 약물의 확산계수, V(cm^3)는 적용된 제제의 용적, h(cm)는 피부장벽의 두께이다.

확산계수와 피부장벽의 두께는 피부에 대한 확산저항으로 바꾸어 표시할 수 있다.

$$R_s = h/D_s \tag{98}$$

따라서 식 (97)은 다음과 같이 된다.

$$-\frac{dC_v}{dt} = \frac{SK_{vs}C_v}{VR_s} \tag{99}$$

경피흡수실험에서 Turi 등은 털을 제거한 마우스 피부를 장벽으로 사용하고 in vitro 확산실험장치의 수용체가 아닌 공여체쪽 약물농도를 측정하였다. 정상상태에서 투과는

$$-V\frac{dC_v}{dt} = V_R\frac{DC_R}{dt} \tag{100}$$

공여체쪽의 기제로부터 약물이 소실되는 속도는 수용체쪽에 약물이 증가되는 속도와 같다. 식 (99)에 식 (100)을 대입하여 적분하면

$$M_R = \left(\frac{SK_{vs}C_v}{R_s} \right) t \tag{101}$$

M_R는 시간 t에서 수용체쪽 용액 중 디플로라손 디초산의 양이다. 유량 J는

$$J = \frac{M_R}{St} = \frac{K_{vs}C_v}{R_s} \tag{102}$$

〈그림 11·25〉는 광유 중 폴리옥시프로필렌 15 스테아린산 에스테르의 중량분율을 여러가지로 변화시켜, 이를 기제로 하여 만든 0.05% 디플로라손 디초산 제제의 정상상태 유량을 관찰한 것이다. 기제를 변화시킨 각 제제마다 피부-기제분배계수도 각각 측정하였다. 그래프의 점(빈 동그라미)은 확산실험장치를 이용하여 구한 실험값이며, 곡선은 식 (12)로 계산한 값에 의해 그린 것이다. 보조용매인 에테르의 분율이 0일 때에는 광유에 대한 약물의 용해도가 작고 용출속도도 느리므로 약물의 유량이 작다. 따라서 이 점이 곡선에서 크게 벗어난 것은 문제시하지 않아도 된다. 폴리옥시프로필렌 15 스테아린산 에스테르가 0.2% w/w인 점, 즉 임계농도에서 투과속도는 감소하기 시작한다. 이 실험결과는 국소적용 스테로이드 제제가 하루 한 번 투여로도 충분하며, 약물의 농도 0.05% 제제가 0.1% 농도 제제와 동일한 효과를 나타낸다는 것을 알려 준다.

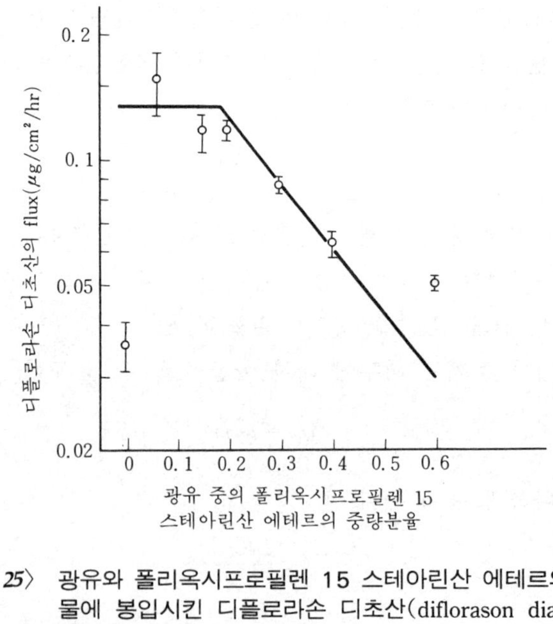

〈그림 11·25〉 광유와 폴리옥시프로필렌 15 스테아린산 에테르와의 혼합물에 봉입시킨 디플로라손 디초산(diflorason diacetate)의 정상상태 흐름

예제 14. Turi 등이 개발한 확산실험장치를 이용하여, 27 ℃에서 5.0×10^{-3} g/cm³ 디플로라손 디초산용액의 침투실험을 실시하였다. 용매는 광유에 폴리옥시프로필렌 15 스테아린산 에스테르를 질량분율 0.4로 가한 혼합용매를 사용하였다. 털을 제거한 마우스의 피부와 기제간에 분포된 약

물의 분배계수 K_{vs}는 0.625로 측정되었다. 마우스 피부에 대한 약물의 투과저항 R_s는 6666 hr/cm 이었다. 확산실험장치에 장벽으로 사용된 마우스 피부의 원형조각 지름은 1.35 cm이다.*

* 이 피부 원형조각의 표면적 S는 그 지름으로 표시할 수 있다. $S = \pi d^2/4$

(a) 유량 $J = M_R/(St)$를 계산하여 단위 g/cm²/hr로 나타내라.

(b) 8시간 동안 털을 제거한 마우스 피부를 통해 확산된 디플로라손 디초산의 양 M_R도 μg 단위로 계산하라.

풀이 식 (102)를 이용하면

$$\text{(a)}\ J = \frac{K_{vs}C_v}{R_s} = \frac{(0.625)(5.0\times10^{-3}\,\text{g/cm}^3)}{6666\,\text{hr/cm}}$$

$$= 4.69\times10^{-7}\,\text{g/cm}^2/\text{hr}$$

$$\text{(b)}\ M_R = J\times S\times t$$

$$= (4.69\times10^{-7}\,\text{g/cm}^2/\text{hr})\cdot\left(\frac{1}{4}\right)\pi(1.35)^2\,\text{cm}^2\ (8\,\text{hr})$$

$$= 5.37\times10^{-6}\,\text{g} = 5.37\,\mu\text{g}$$

Ostrenga와 그의 공동연구자들은 피부에 대한 약물의 이동성에 영향을 미치는 국소용 기제의 성질과 그 조성에 대해 연구하였다. 두 가지의 국소용 스테로이드, 즉 플루오시노니드와 플루오시놀론아세토니드의 피부침투성을 개선시키기 위한 방법으로서 여러 가지의 폴리프로필렌글리콜-물 겔에 봉입시켜 D_s, K_{vs} 및 C_v를 변화시켜 보았다. 생체내 침투실험과 사체에서 적출한 복부 피부를 이용한 시험관내 확산실험을 실시하였다. 여기에서 얻은 결론은, 약물과 기제의 물리화학적 특성과 방출 및 확산에 관한 시험관내 실험결과만으로도 국소용 스테로이드의 임상적용시의 효율을 충분히 평가할 수 있다는 것이다.

피부장벽에 대한 약물의 확산성 D_s는 기제성분(주로 용매와 계면활성제)의 영향을 받을 수 있으므로, 약물에 대한 기제의 친화성을 변화시켜 최적의 분배계수를 갖는 기제성분을 선택해야 한다.

약물의 시험관내 피부침투속도 dQ/dt는 일정시간 동안 일정온도(25℃)에서 실험을 실시하여 구할 수 있다. 실험적으로 구한 약물의 누적투과량(분당 방사능을 측정)을 시간에 대해 도시하면 정상상태 도달 후 직선이 되며, 그 기울기가 침투속도 dM/dt이고 이 직선을 외삽하여 시간축과 만나는 점이 지연속도(lag time)이다. 〈그림 **11 · 26**〉은 스테로이드인 플루오시놀론아세토니드의 피부침투 실험결과를 이와 같이 처리한 것이다.

〈그림 **11 · 27**〉은 프로필렌글리콜 겔에 봉입한 플루오시놀론아세토니드에 사람의 사체에서 적출한 피부를 이용한 시험관내 침투실험과 살아 있는 피부를 이용한 생체내 침투실험을 각각 실시하여 비교한 것이다. 두 곡선의 모양과 피크가 대략 비슷하다. 따라서 시험관 실험만으로도 이들 스테로이드약물에 적합한 기제성분을 선택하는 데 어느 정도 대략의 지표를 삼을 수 있는 것이다.

Ostrenga 등은 기제로부터 방출된 스테로이드약물이 사체에서 적출한 인체피부를 통과해 들어가는 시험관내 침투성과, 기제성분에 따라 변하는 약물의 혈관수축효과에 관한 생체내 실험결과간의 관련성을 밝혔다. 이 상관성으로부터 시험관내 확산실험으로 얻은 정보가 효과

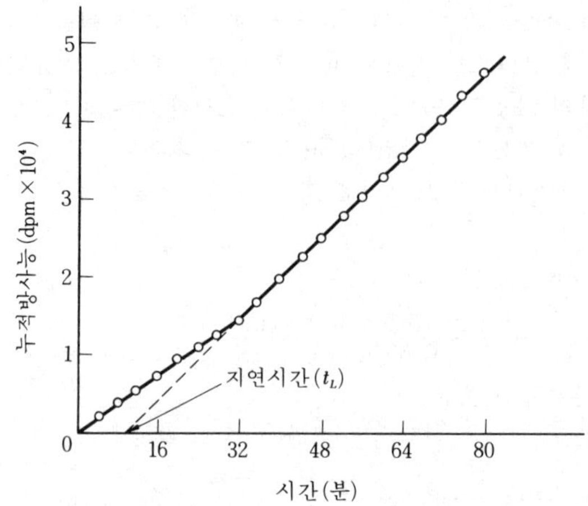

〈그림 11 · 26〉 30% 프로필렌글리콜수용액 기제 중 플루오시놀론아세토니드의 인체피부에 대한 in vitro 투과속도
(흡수된 약물의 양은 C^{14}로 표지된 스테로이드를 사용하여 그 방사능을 측정하였다.)

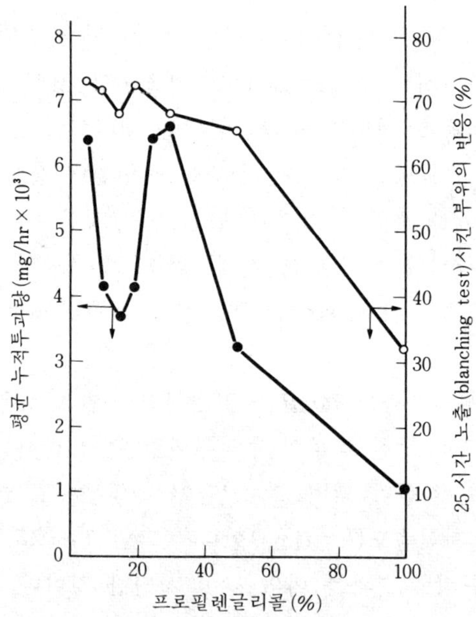

〈그림 11 · 27〉 스테로이드약물의 인체피부에 대한 in vitro 투과와 in vivo 투과의 비교 (구분 : ●는 in vitro 실험, ○는 in vivo 실험.)

적인 국소용 제제설계에 상당한 도움을 줄 수 있음을 알게 되었다. 몇 가지 지침이 될 내용을 간추려 보면 다음과 같다.

① 기제 중의 약물은 용액상태로 있어야 한다.

② 약물을 용해시키고 있는 용매혼합물은 약물의 분배성을 좋게 하여, 약물이 기제에 잘 용해되면서 그와 동시에 침투해야 할 피부장벽에 대해서도 약물이 높은 친화성을 갖도록 해야

한다.

③ 기제의 성분들은 각질층의 투과성을 좋게 하는 쪽으로 영향을 미쳐야 한다.

여기까지 서술한 피부침투에 관한 연구는 경피흡수과정을 개선시키기 위한 노력으로 일관되었다. 그러나 화합물 중에는 흡수되지 않아야 하는 것도 있다. 방부제, 산화방지제, 착색제, 약물안정제 등과 같은 제제 보조제들은 이상적으로는 피부표면에 있는 기제 중에 남아 있어야 하지만 실제적으로는 각질층을 통과해 들어갈 수 있다. 화장품이나 국소용 제제에 첨가되는 전형적인 방부제인 파라벤은 진피(dermis)에 흡수되면 알레르기반응을 일으키기도 한다.

Komatsu 와 Suzuk 는 guinea pig 피부를 이용하여 부틸파라벤의 시험관내 흡수실험을 하였다. 등쪽 피부조각을 확산실험장치의 공여체와 수용체 사이에 끼우고, 수용체쪽에서 시료를 취하여 LSC(liquid scintillation counter)로 ^{14}C-부틸파라벤의 방사량을 측정함으로써 그 투과량을 구하였다. 여러 가지 기제, 즉 폴리솔베이트 80, 프로필렌글리콜, 폴리에틸글리콜 400 등을 사용하여 부틸파라벤의 확산상수를 각각 구한 결과 평균확산계수가 3.63(±0.47 SD)$\times 10^{-4}$cm^2/hr이었다.

기제와 피부간의 파라벤의 분배계수 K_{vs}는 기제에 따라 크게 변화되었다. 0.015%(w/v) 부틸파라벤 수용액의 경우 K_{vs}는 2.77이었는데, 폴리솔베이트 80이 2%(w/v), 프로필렌글리콜이 10%(w/v) 함유된 0.1% 부틸파라벤 수용액의 경우에는 분배계수가 0.18로 감소되었다. 그러나 이들 가용화제와 부틸파라벤 사이에 분명하게 관찰되는 상호작용은 없었다고 저자는 말하고 있다.

물에 프로필렌글리콜이나 폴리에틸렌글리콜 400을 첨가하였을 때 기제에 대한 파라벤의 용해도는 증가되며, 기제와 피부 사이 분배계수는 감소됨이 밝혀졌다. 이것은 부틸파라벤의 피부침투는 지연시키고, 국소용 기제 중에서 원하는 방부효과를 얻을 수 있음을 의미한다.

폴리솔베이트 80 을 첨가하여도 기제 중 방부제인 파라벤의 항균력을 유지시키면서 그 피부흡수는 현저히 감소시킨다는 연구결과가 Komatsu와 Suzuki에 의해 보고되었다. 연구자들은 폴리솔베이트 80 의 이러한 효과가 매우 복잡한 요인들에 의한 총괄적 결과이기 때문에 제제설계에 관한 예견과 처리는 어렵다고 결론지었다.

5 구강내 흡수

Beekett와 Moffat는 약물모델로서 광범위한 종류의 유기산과 유기염기를 사용하여 인간의 구강내 지질막에 약물이 침투하는 현상에 관한 연구를 실시하였다. 약물흡수는 pH 분배설에 잘 부합하여 약물의 pK_a와 지질-물간의 분배계수에 따라 변화되었다.

Ho와 Higuchi는 초기의 물질수송모델 중 하나에 적용시켜 노르말알칸산(n-alkanoic acids)의 구강내 흡수현상을 연구하였다. 약산성 물질이 물확산층을 통과한 다음에는 비해 리형만이 지질막을 통과한다는 물-지질상 모델(aqueous-lipid phase model)을 이용하였다. 장관막과는 달리 구강막은 중요한 수성구멍 통로를 갖고 있지 않고, 막 표면의 pH는 약물을 용해시킨 완충용액의 pH와 본질적으로 동일하다. 구강내 흡수는 혈액쪽에 약물이 축적되지 않기 때문에

1 차속도과정인 것으로 생각된다.

$$\ln \frac{C}{C_0} = -K_u t \tag{103}$$

여기서 C는 공여체 또는 점막 바깥쪽 노르말알칸산(n-alkanoic acids)의 수용액농도이다. 흡수속도상수 K_u는

$$K_u = \frac{S}{V} \cdot \frac{P_{aq}}{1+\dfrac{P_{aq}}{P_0 X_s}} \tag{104}$$

각 항은 이미 정의된 것들이다. 식 (93)을 다시 상기해 보면, X_s는 막표면의 pH, 즉 pH_s에서 약산인 약물의 비해리형 분율이며 $X_s = 1/(1+10^{pH_s-pK_a})$이다.

$S = 100\ cm^2$, $V = 25\ cm^3$, $P_{aq} = 1.73\times10^{-3}\ cm/sec$, $P_0 = 2.27\times10^{-3}\ cm/sec$, $pK_a = 4.84$, $pH_s = 4.0$일 때 식 (93)과 식 (104)를 가지고 카프로익산(caproic acid)의 흡수속도상수를 구해 보면

$$K_u = \frac{100}{25}\left(\frac{1.73\times10^{-3}}{1+\dfrac{1.73\times10^{-3}}{2.27\times10^{-3}\times0.874}}\right)$$

$$= 3.7\times10^{-3}\ sec^{-1}$$

Ho와 Higuchi의 모델로부터 얻은 구강내 흡수속도상수는 실험값과 잘 일치한다. 이 연구결과는 확산이론과 in vivo 흡수현상 사이에 훌륭한 일치성을 보여 주며, 구강내 흡수뿐만 아니라 일반적인 생체흡수에 대한 구조-활성연구(structure-activity studies)에 유용한 접근방법을 제시해 준다.

6 자궁내 확산

프로제스테론이나 기타 피임효과가 있는 약물들은 확산제어형(자궁내 투여제형, IUD) 제제로 만들어 자궁에 극소량(μg)씩 투여한다. 이러한 방법으로 환자는 자동적으로 그리고 연속적으로 약물투여를 받으며 수일, 수주간 또는 수개월 동안 피임상태를 유지할 수 있다.

Ho, Flynn, Higuchi 및 그의 공동연구자들은 보다 효과적인 자궁내 약물수송체를 개발하기 위해 동물모델로서 토끼 암컷을 사용하여 in situ 실험으로 질내의 약물흡수에 관해 연구하였다. 모델약물의 용액을 특별히 제작한 cell에 주입하여 토끼의 질에 삽입하고(그림 **11 · 28**) 약물의 소실양상을 관찰하였다. 약물방출은 1차속도과정으로 진행되었으며, 이 실험결과로부터 겉보기투과계수와 확산층의 두께를 계산해 낼 수 있었다.

실리콘 matrix(그림 **11 · 29**)를 이용하여 질 내에 약물을 삽입할 수 있으며, 임의의 시간동안 약물이 방출된 양을 다음과 같은 2차방정식으로 계산해 낼 수 있다.

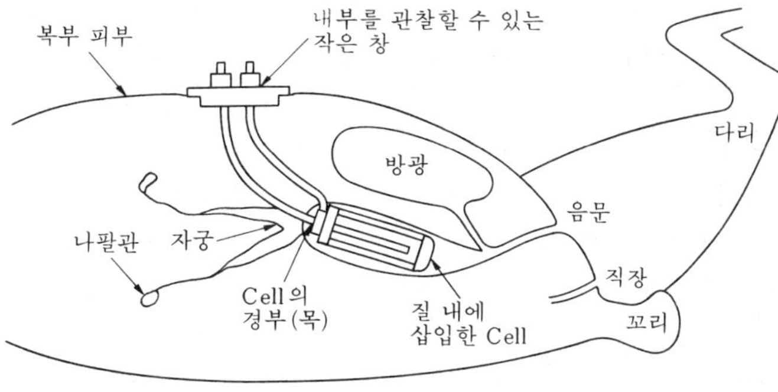

〈그림 11·28〉 토끼의 질에 삽입한 rib-cage cell

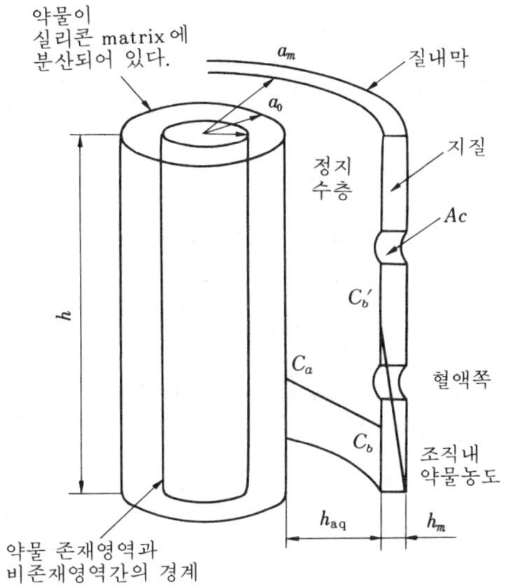

〈그림 11·29〉 피임제를 봉입시킨 비수용성 실리콘 matrix (단면에 약물 방출경로에 따라 형성된 농도의 경사도를 표시하였다.)

$$\left(\frac{1}{2\pi h a_0^2 A}\right)M^2+\frac{D_e K_s}{a_0}\left(\frac{1}{P_{aq}}+\frac{1}{P_m}\right)M-(2\pi h D_e C_s t)=0 \qquad (105)$$

〈표 11·5〉에 있는 데이터를 이용하여 계산방법을 설명해 보자. 물확산층의 두께 h_{aq}가 100 μm일 때, 물확산층의 투과계수 P_{aq}는 7×10^{-4}cm/sec이다(이 값도 다음에 보이는 예에서 이용하자). 실리콘으로 만든 원통(그림 11·29)의 길이 h는 6cm, 그 반지름 a_0는 1.1cm, 원통의 단위용적당 초기 약물량, 즉 봉입농도 A는 50mg/cm³이다.

식 (105)는 2차방정식의 형태 $aM^2+bM+c=0$과 같다. 프로제스테론의 경우에는

$$a=\frac{1}{2\pi h a_0^2 A}$$

$$=\frac{1}{(2)(3.1416)(6\text{ cm})(1.1\text{ cm})^2\ (50\text{ mg/cm}^3)}=0.000438\text{ mg}^{-1}$$

〈표 11·5〉 토끼의 질 내에 삽입한 실리콘 **matrix**로부터의 프로제스테론과 하이드로코르티손 방출에 영향을 미치는 물리적 요인들

	프로제스테론	하이드로코르티손
matrix에 대한 약물의 용해도, C_s(mg/cm^2)	0.572	0.014
matrix에 대한 약물의 확산계수, D_e(cm^2/sec)	4.5×10^{-7}	4.5×10^{-7}
실리콘과 물에 대한 약물의 분배계수, K_s	50.2	0.05
토끼의 질 내막에 대한 약물투과도, P_m(cm/sec)	7×10^{-4}	5.8×10^{-5}
P_{aq}(h_{aq} = 100 μm일 때)	7×10^{-4}	7×10^{-4}
P_{aq}(h_{aq} = 1000 μm일 때)	0.7×10^{-4}	0.7×10^{-4}

$$b=\frac{D_e K_s}{a_0}\left(\frac{1}{P_{aq}}+\frac{1}{P_m}\right)$$

$$=\frac{(4.5\times10^{-7}\ \text{cm}^2/\text{sec})(50.2)}{1.1\ \text{cm}}\cdot\left(\frac{1}{7\times10^{-4}\ \text{cm/sec}}+\frac{1}{7\times10^{-4}\ \text{cm/sec}}\right)$$

$$=0.0587(\text{dimensionless})$$

$$c=-2\pi hD_eC_s t=-2(3.1416)(6\ \text{cm})\cdot(4.5\times10^{-7}\ \text{cm/sec})(0.572\ \text{mg/cm}^3)$$

$$\cdot\left(\frac{86,400\ \text{sec}}{\text{day}}\right)(t\ \text{days})=-0.8384\times t\ \text{days}$$

5일 동안 방출되는 프로제스테론의 양은? 20일 동안에는?

2차방정식의 해법을 이용하면

$$M=\frac{-b+\sqrt{b^2-4ac}}{2a}$$

5일 후에는

$$c=-0.8384\times5=-4.1920\ \text{mg}$$

$$M=\frac{-0.0587+\sqrt{(0.0587)^2-(4)(0.000438)(-4.1920)}}{2(0.000438)}=51.6\ \text{mg}$$

20일 후에는

$$c=-0.8384\times20=-16.77\ \text{mg}$$

$$M=\frac{-0.0587+\sqrt{(0.0587)^2-(4)(0.000438)(-16.77)}}{2(0.000438)}=139.8\ \text{mg}$$

11-7 증기의 흡착과 이동

플라스틱병, 포장용 필름, 정제에 입힌 고분자중합체 피막 및 캡슐을 공기나 수증기 또는 향료성분이나 기타 휘발성 물질이 투과하는 현상은, 약제학과 화장품에 관한 연구 개발 및 제조에 있어서 매우 중요하다. 약제학분야에서 수증기가 필름에 흡착되고 투과하는 것을 평

가하기 위한 연구가 많이 수행되어 왔다. Fick의 법칙에 따라 기체투과물의 막통과를 수식으로 표현해 보면

$$\frac{dM}{dt} = \frac{SD(C_1 - C_2)}{L} \tag{106}$$

dM/dt은 단위시간(초, 분, 시간 또는 일)당 확산된 투과물질의 양(g), $C_1 - C_2$는 필름을 가로질러 형성된 농도차, S는 표면적(cm^2), L은 필름두께(cm), D는 확산계수(cm^2/sec)이다.

고체용질의 분배계수와 비슷한 개념으로서 액체 중 용해되어 있는 기체에 대해 용해계수 σ를 정의한다.

$$C = \sigma p \tag{107}$$

C는 농도, p는 기체의 분압이다. 기체가 녹아 있는 용액이 Henry의 법칙을 따르면, σ는 일정한 값이다. 식 (106)의 C_1과 C_2를 식 (107)의 σp로 치환하면

$$\frac{dM}{dt} = \frac{SD\sigma(p_1 - p_2)}{L} \tag{108}$$

상수 D와 σ는 묶어서 투과계수라 정의한다.

$$P = D\sigma \tag{109}$$

식 (109)는 고분자중합체 matrix에 대한 기체의 확산계수 D와 용해계수 σ를 결합시키면 투과계수가 됨을 보여 준다. 이 투과계수 P는 증기나 기체가 필름을 얼마나 쉽게 통과할 수 있는가 하는 정도를 나타낸다. $(p_1 - p_2)$는 필름 양편의 압력차 Δp이며 mmHg와 같은 통상적인 단위로 나타낸다. 따라서 투과계수는

$$P = \frac{L(dM/dt)}{S(\Delta p)} \tag{110}$$

또, $(dM/dt)/(S \cdot \Delta p)$를 묶어서 R로 표시할 수도 있다. R는 수증기의 이동속도이며, 그 단위는 $g \cdot hr^{-1} cm^{-2} (mmHg)^{-1}$ 또는 cm^3(표준온도, 표준압력에서)/$cm^2 \cdot sec \cdot cmHg$이다. 따라서

$$P = RL \tag{111}$$

이 계가 Fick와 Henry의 법칙을 따르면 RL은 일정한 값이 되며, $\log L$에 대해 $\log R$를 도시하면 기울기 -1인 직선이 된다.

$$\log R = \log P - \log L \tag{112}$$

1 약제학적 연구

Swarbrick와 Amann은 습기투과실험을 실시하고, 식 (112)의 $\log L$에 대해 $\log R$를 도시하여 그 기울기가 -1보다 작음을 확인함으로써(절대값으로 비교함), 습기의 필름투과속도가 이론적으로 예측되는 값보다 큼을 보였다(양의 편차). 기울기가 -1보다 크면 습기의 필름투

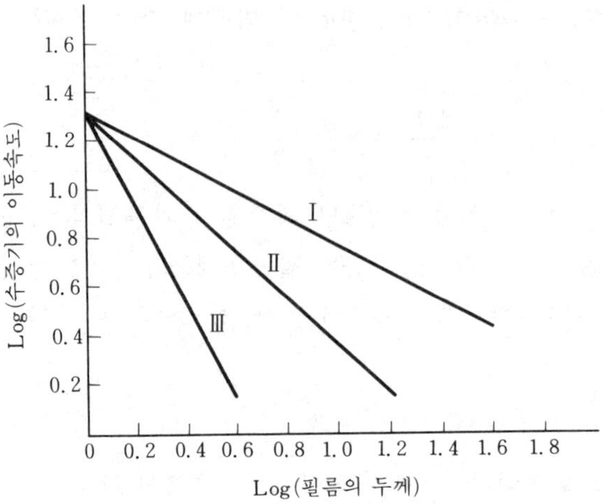

〈그림 11·30〉 습기투과곡선 (구분 : I은 기울기가 −보다 작을 때 즉 습기투과속도가 예측보다 빠른 경우, II 기울기가 −1일 때 즉 예측되는 습기투과속도와 같은 경우, III 기울기가 −1보다 클 때 즉 습기투과속도가 예측보다 느린 경우)

과속도는 이론값보다 작은 것이다(음의 편차). 〈그림 11·30〉에 이러한 예들을 표시하였다. 양의 편차는 막과 수증기 사이에 친화성이 커서 Fick의 법칙이나 Henry의 법칙으로 설명할 수 없을 경우이며, 음의 편차는 물분자와 고분자중합체 필름분자 사이에 반발력이 있는 경우이다.

초기의 연구에서 Banker 등은 친수성 필름, 즉 하이드록시프로필셀룰로오스와 메틸셀룰로오스-에틸셀룰로오스 혼합체를 통한 수증기 이동의 경우, 식 (112)에 의한 그래프의 기울기가 −0.39에서 −0.47 사이의 값임을 밝혔다. 부틸메타크릴레이트와 같이 친수성이 작은 필름의 경우에는 기울기가 −0.67에서 −0.70 사이의 값이었다. 같은 두께면 필름의 친수성이 강할수록 수증기를 잘 끌어당기므로 큰 투과속도를 갖게 되고, 필름의 친수성이 약할수록 수증기 투과속도는 작게 되는 것이다. 이러한 실험결과는 고분자중합체 필름과 용기를 설계할 때 각종 증기를 투과시키는 성질을 원하는 대로 조절하는 데 큰 도움을 줄 것이다.

Parker 등은 탈크와 이산화티탄(titanium dioxide)과 같은 고체충전제의 첨가로 인해 영향받는 고분자중합체 필름에 대한 습기통과현상을 연구하였다. Banker 등과 본질적으로 동일한 방법을 사용하여 수증기 이동속도가 필름두께, 충전제 조성 및 농도의 함수임을 발견하였다. Swarbrick 등은 피막한 정제의 고분자중합체 필름에 대해서도 수증기 이동현상을 연구하였다.

Autian과 그 공동 연구자들은 여러 가지 방향족화합물들이 완충용액에 녹아 있는 상태에서 폴리에틸렌 필름을 통과하는 현상에 관하여 연구하였다. 여러 가지 pH에서 실험을 실시하여 유기화합물은 비해리형만이 필름을 통과함을 확인하였다. Autian 등은 염화벤잘코늄과 같은 양이온성 계면활성제가 나일론 66과 같은 고분자중합체 물질에 흡착됨을 보였다. 플라스틱 용기에 그 내용물이 흡착되는 이러한 현상은 제품의 손실을 유발하며 용기 자체의 물리적,

화학적, 기계적 성질을 변화시킬 수도 있다.

2 증기투과현상의 기본적인 기전

고분자중합체 물질을 통과하여 증기가 이동되는 기전은 지난 수십년 동안 상당히 많은 부분이 밝혀져 왔다. 그러나 주위의 기체, 휘발성 약물의 분자, 향료성분, 음식의 향미성분 등이 플라스틱 용기와 필름을 통과하여 이동하는 현상에 관해서는 더 연구되어야 할 점들이 남아 있다.

Morgan에 따르면, 습기투과를 저지하는 고분자중합체는 다음에 열거하는 성질들을 갖고 있다.

① 포화탄소로 이루어진 분자사슬이다.

② 분자사슬에 곁가지는 되도록 적게 붙어 있다.

③ 중합체 구조 중 나란히 정렬되어 있는 분자들간에 대칭성이 많다.

④ 중합체 사슬에 소수성 치환기가 많이 있다.

Morgan은 100 여 개의 고분자중합체의 습기투과성에 관련된 여러 가지 요인들을 평가하였다. X선회절분석법을 이용하여 결정성이 있는 고분자중합체는 습기투과성이 작은 반면, 무정형 물질은 습기투과성이 크다는 사실을 밝혀냈다. 큰 치환기 또는 작은 비대칭형 단위가 연결되어 분자구조의 대칭성이 감소되면 습기투과도가 증가한다. 투과도가 나쁜 결정성 부분에 파묻혀 있지 않으면 고분자중합체에 친수기가 많이 있을수록 습기투과성은 크게 증가된다.

폴리에틸렌 중에서 증기가 용출되고 투과되려면, 이 고분자중합체에 비결정성 영역이 존재해야만 한다는 보고도 있다. 기체의 용해도는 폴리에틸렌 중 무정형 물질의 용적분율에 비례한다고 한다. 따라서 matrix의 결정성 부분은 고분자중합체에 있어서 비투과성 영역이라 볼 수 있다.

Michaels와 Bixler는 폴리에틸렌 필름을 통과하는 기체의 흐름에 대해 연구하고, 폴리에틸렌 중 결정성 영역이 전체적인 무정형 부분에 무질서하게 분포되어 있음을 발견하였다. 기체는 무정형 영역 전체에 용해되어 확산되며, 기체의 흐름은 고분자중합체의 결정성 물질로 이루어진 압축 부분과 불규칙한 모양의 작은 구멍(channel)들에 의해 방해받는 것으로 생각된다. 〈표 **11 · 6**〉에는 두 종류의 폴리에틸렌 고분자중합체와 천연고무에 대한 기체의 확산과 투과계수를 보이고 있다. 이 두 고분자중합체는 완전히 무정형 유사체로 생각된다. 고무를 통한 확산현상에 대해서는 van Amerongen이 총설해 놓았다.

천연고무에서와 비교하여 폴리에틸렌 고분자중합체에서 기체의 확산계수와 용해계수가 작게 나온 것은 폴리에틸렌 중에는 결정형 물질이 존재하기 때문이며, 그 수치 차이는 결정형 물질의 용적분율과 비례하고 고분자중합체의 밀도차에도 관련이 있다. Rogers 등도 폴리에틸렌에 의한 유기물질증기의 흡착현상에 관하여 연구하였으며, 고분자중합체의 망상구조, 즉 결정성 부분은 유기화합물을 투과시키지 못한다는 결론을 얻었다.

El-Shimi와 Princen은 인간, guinea pig, 신생 래트 등의 각질층과 인간의 털에 대한 수증

〈표 11·6〉 폴리에틸렌과 천연고무에 대한 기체의 확산계수와 투과계수(25℃)

	폴리에틸렌		폴리에틸렌		천연고무	
	$D\times10^7$ cm^2/sec	$P\times10^7$ $\frac{cm^3(STP)}{cm\ sec\ (atm)}$	$D\times10^7$ cm^2/sec	$P\times10^7$ $\frac{cm^3(STP)}{cm\ sec\ (atm)}$	$D\times10^7$ cm^2/sec	$P\times10^7$ $\frac{cm^3(STP)}{cm\ sec\ (atm)}$
O_2	1.70	0.0308	12.0	0.86	17.3	1.78
CO_2	1.24	0.0275	9.1	3.68	12.5	11.7
N_2	0.93	0.0109	7.4	0.304	11.7	0.72
CH_4	0.57	0.0296	5.4	0.99	8.9	2.30
C_2H_6	0.146	0.045	2.4	2.53	4.0	–

기의 확산특성을 연구하였다. 이 흡착과 확산실험 데이터를 기초로 하여 케라틴의 수화와 탈수현상으로 각각의 막에 대한 수증기 확산특성을 설명하였다.

11-8 확산열역학

막을 통하여 기체, 액체, 고체용질이 투과하기 위해서는 이동할 작은 용질분자들이 활성화 에너지에 도달되어야 한다. 이것을 Arrhenius의 식으로 표현해 보면

$$P = P_0 e^{-E_p/RT} \tag{113}$$

$$\ln P = \ln P_0 - E_p/RT \tag{114}$$

P_0는 온도에 무관하고 막에 침투할 분자의 수와 이들 분자가 확산과정에 필요한 충분한 에너지를 가지고 있을 확률에 비례하는 인자이다. E_p(cal/mol)는 투과에 필요한 활성화에너지, R와 T는 보통 사용되는 용어이다. 확산현상에 대해서는 다음과 같다.

$$D = D_0 e^{-E/RT} \tag{115}$$

E는 확산에 필요한 활성화에너지, D_0는 온도에 무관한 계수이다. 증기 또는 기체의 용해계수를 사용하여 다시 써 보면

$$\sigma = \sigma_0 e^{\Delta H_s/RT} \tag{116}$$

ΔH_s는 고분자중합체에 대한 기체의 용해열이다.

플라스틱막 중 기체의 투과계수를 결정하는 방법이 제안되었다. P는 표준온도 표준압력하(STP)에서 막 양쪽면에 각각 존재하는 투과물질에 대해 압력차가 수은주로 1 cm일 때 두께 1 cm, 면적 1 cm^2인 막을 통해 단위시간당 이동한 기체투과물질의 용적(cm^3)이라 정의된다. Othmer와 Frohlich는 특수한 표와 계산도표(nomograph)를 소개하였는 데, 이것을 이용하여 여러 온도에서 고분자중합체막에 대한 많은 기체들의 투과계수를 바로 읽기만 하면 된다.

투과도 $P = D\sigma$는 확산과 용출을 결합시킨 것이며, 식 (115)와 식 (116)을 결합하여 다음 식을 쓸 수 있다.

$$P = D_0 \sigma_0 e^{-(E-\Delta Hs)/RT} \tag{117}$$

$$= P_0 e^{-(E-\Delta Hs)/RT} \tag{118}$$

여기서 $E_p = E - \Delta H_s$이다. 식 (117)에 log를 취하면

$$\ln P = -\left(\frac{E-\Delta H_s}{RT}\right) + \ln D_0 \sigma_0 \tag{119}$$

미분하면

$$d \ln P = \left(\frac{E-\Delta H_s}{RT^2}\right) dT \tag{120}$$

Clausius-Clapeyron 식

$$d \ln p = \frac{\Delta H}{RT^2} dT$$

로 식 (120)을 나누면

$$\frac{d \ln P}{d \ln p} = \frac{E-\Delta H_s}{\Delta H} \tag{121}$$

고려하고 있는 온도범위에서 식 (121)의 우변이 일정한 값을 가질 때 이 식을 적분하면

$$\ln P = \left(\frac{E-\Delta H_s}{\Delta H}\right) \ln p + \text{constant} \tag{122}$$

따라서 어떤 온도에서 대조액체(예를 들면, 물)의 증기압에 대해 투과계수 P를 log-log 용지에 도시할 수 있으며 이 그림은 직선이 된다. 직선의 기울기는

$$\text{slope} = \frac{E-\Delta H_s}{\Delta H} \tag{123}$$

Othmer와 Frohlich는 이와 같은 직선의 기울기가 거의 일정한 값이라는 사실을 밝혔다. 대조액체의 몰당 증발열 ΔH는 정해진 값이기 때문에, 확산의 활성화에너지 E는 고분자중합체에 대한 기체의 용해열 ΔH_s만 알면 계산할 수 있다. 역으로 E를 알면 ΔH_s도 구할 수 있다.

〈그림 11·31〉은 수소, 메탄, 헬륨기체들의 천연고무 투과와 CO_2의 메틸고무 투과, 그리고 질소기체의 부틸고무 투과에 대한 그래프이다. 이 그림에서 각 기체의 투과계수의 log 값을 세로축에, 온도를 가로축으로 하여 도시하였다. 온도-기체압력값이 기록되어 있는 핸드북에서 대조물질로 물을 선택하여 각 온도에 해당되는 물의 증기압을 읽어 가로축 아랫부분에 표시하였다. 식 (122)와 〈그림 11·31〉에 나타난 바와 같이 이 직선의 기울기는 일정하다.

예제 15. 천연고무에 대한 메탄의 투과계수 그래프는 〈그림 11·31〉에 보인 것처럼, 온도범위 20℃와 60℃ 사이에서 직선을 이룬다. 25℃에서 메탄기체가 천연고무를 투과할 때 $E_p = (E - \Delta H_s)$를 계산하라. E가 11,600 cal/mol 이라면 천연고무에 대한 메탄의 용해열은 얼마인가?

풀이 그래프를 보면 25℃에서 천연고무에 대한 메탄의 직선의 기울기는 대략

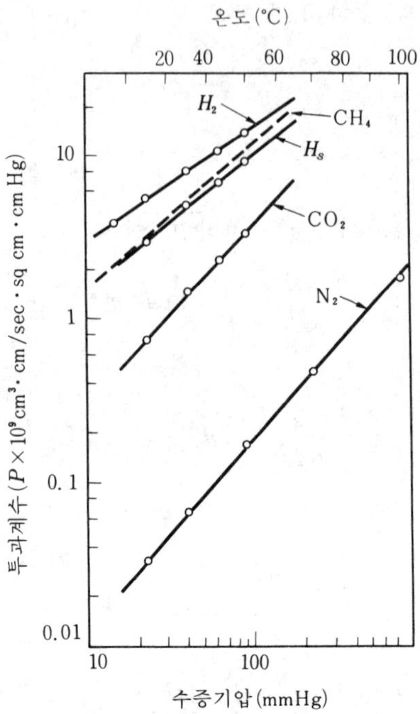

〈그림 11·31〉 수증기압에 따른 각 기체의 투과도 (구분 : 수소, 메탄, 헬륨은 천연고무에 대해서, 이산화탄소는 메틸고무에 대해서, 질소는 부틸고무에 대한 투과도 실험결과이다.)

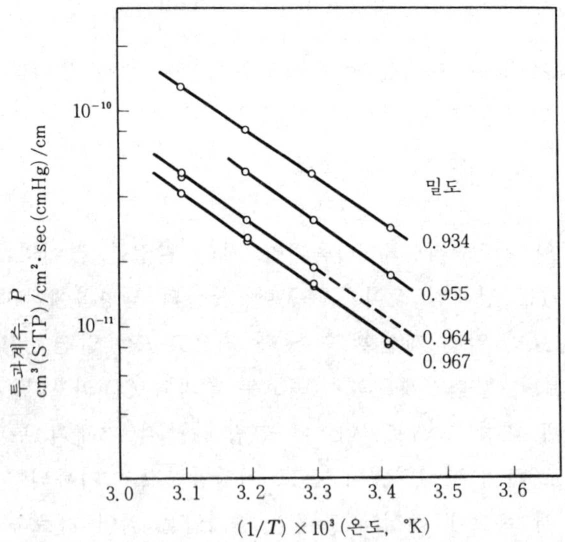

〈그림 11·32〉 폴리에틸렌필름(밀도를 다양하게 조절하였다)에 대한 질소 투과계수의 Arrhenius 플롯

$$\frac{\Delta \ln P}{\Delta \ln p} = \frac{\ln(10\times10^{-9}) - \ln(2\times10^{-9})}{\ln 83 - \ln 13} = 0.868$$

이며, 이 값은 무차원이다. 25℃에서 물의 증발열은 10,736 cal/mol이다. 식 (123)을 이용하여

$$0.868 = \frac{11,600(\text{cal/mol}) - \Delta H_s(\text{cal/mol})}{10,736(\text{cal/mol})}$$

$$\Delta H_s = 2280 \text{ cal/mol}$$

$$E_p = 11,600 - 2280 = 9320 \text{ cal/mol}$$

Michaels와 Parker는 각각 서로 다른 밀도를 갖는 폴리에틸렌 필름들에 대한 산소, 질소 및 기타 기체들의 투과상수를 측정하였다. 〈그림 **11 · 32**〉는 질소기체의 투과현상에 Arrhenius 식을 적용한 그래프이다. 고분자중합체인 폴리에틸렌의 구조에 짧은 곁가지가 많이 있을수록 폴리에틸렌 필름은 밀도가 커지고, 따라서 질소의 투과도는 감소하며 그 활성화에너지는 증가함을 잘 보여 주고 있다.

활성화에너지 E_p값은 액체에서 고분자중합체로 장벽이 바뀜에 따라 5에서 20 kcal/mol 사이의 값을 각각 가진다. Higuchi와 Aguiar는 정제에 입힌 장용성 피막에 대한 수증기의 투과현상을 연구하여 8 kcal/mol 값을 구하였다.

생체막 중 액체의 확산현상에 대해서도 그 활성화에너지를 구할 수 있다. Blank 등은 저급알코올(에탄올에서 펜탄올)과 고급알코올(헥산올에서 옥탄올)이 인간의 피부(사체 표본)를 투과하는 데 필요한 활성화에너지는 각각 16.5 kcal/mol과 10 kcal/mol임을 밝혔다. 극성이 작은 알코올일수록 피부를 더 빨리 투과하며 에테르나 케톤과 비슷한 투과성을 가진다. 극성인 화합물은 활성화에너지가 높으며, 따라서 예상되는 바와 마찬가지로 투과상수가 작다. 식 (114)를 이용하면 〈그림 **11 · 33**〉의 직선의 기울기로부터 활성화에너지를 구할 수 있다. 가장 위쪽의 직선은 14.2 ℃에서 그 기울기가 변하였다. 이것은 옥탄올의 투과현상이 낮은 온도범위, 즉 46 ℃($1/T = 3.60 \times 10^{-3}\,\text{K}^{-1}$)와 14.2 ℃($1/T = 3.48 \times 10^{-3}\,\text{K}^{-1}$) 사이에서 높은 활성화에너지를 가짐을 보여 준다. 투과현상의 농도의존성은 장벽의 성질과 이 수송기전에 관한 유용한 정보를 제공한다.

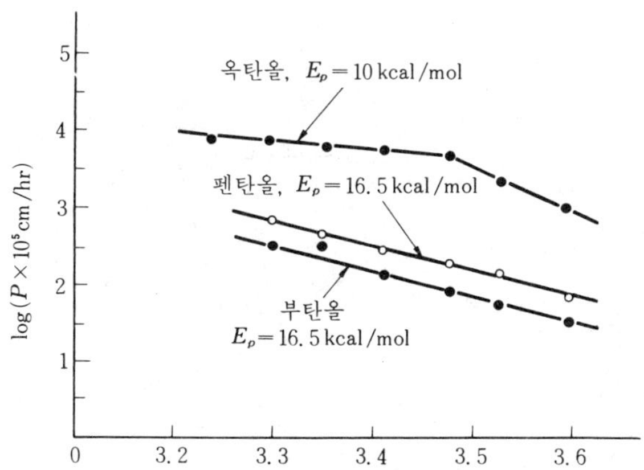

〈그림 *11 · 33*〉 인체피부에 대한 노르말알칸올 투과계수의 Arrhenius 플롯

약학과 임상업무에 있어서 플라스틱의 중요성에 대한 Autian의 총설이 있으며, 고분자중합체인 포장재료에 대한 약물과 주위 증기의 확산 및 흡착현상에 관한 이론도 다루고 있다.

11-9 부록 : 확산과 생태학

확산과정은 물리학과 화학에서뿐만 아니라 생물학 분야에도 폭넓게 적용된다. 동물집단과 같은 생물계는 응집이나 압축현상과 함께 확산현상에도 밀접한 관련성이 있기 때문이다. 원자와 분자, 콜로이드입자, 조립자, 그리고 생물집단의 구성생물조차 시간이 경과함에 따라 확산되며, 이러한 무질서한 과정들도 모두 지금까지 이야기해 온 확산과정에 속하는 것이다.

「확산과 생태학적인 문제(Diffusion and Ecological Problems)」라는 책에서, Okubo는 바람에 의한 포자의 확산과 산포, 바닷속 물고기 알의 분포, 거북이의 이동이 있는 새의 확산인자, 곤충과 새의 무리지음, 그리고 일정한 영역 안에서만 행해지는 동물의 이동 등 여러 가지 다양한 문제에 관하여 고찰하였다. 동물간의 중요한 통신수단은 후각이나 미각을 자극하는 물질을 방출하고 환경을 통하여 전달하는 방법이다. 이 과정은 수동확산 모델로 설명할 수 있다.

〈그림 **11 · 34**〉는 동물의 굴(burrow) 내부의 환기과정에 확산원리를 적용한 Okubo의 설명을 보인 것이다. 들쥐(prairie dog) 구멍의 주요 출입구는 언덕 위에 있고 비상구는 아래쪽에 있다. 이러한 설계는 들쥐 구멍의 공기확산과 환기가 최고의 효율로 이루어지도록 해준다. 두 출입구의 높이 차이는 Bernoulli의 법칙에 따라 구멍 내부에 들어차 움직이지 않는 공기가 바람에 의해 'viscous sucking'되도록 만들어 준다. 이 원리는 스프레이식 분무기로부터 액체 의약품을 방출시키는 데 이용하는 벤튜리관의 원리이다. Wilson과 Kilgore는 작은 동물의 호흡에 필요한 기체의 구멍 안 농도경사를 계산하기 위하여 확산이론을 이용하였다. Okubo가 생물계의 확산현상에 관하여 자세히 다루고 있다.

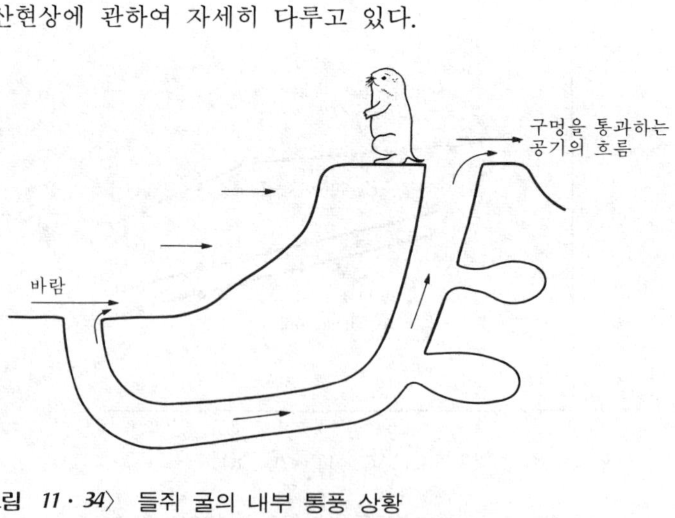

〈그림 *11 · 34*〉 들쥐 굴의 내부 통풍 상황
A. Okubo, *Diffusion and Ecological Problems : Mathematical Models.*, Springer-Verlag, Berlin, 1980, p. 43)

연 습 문 제

1. 확산 cell에 폴리에틸렌막을 원형으로 잘라서 장치하고, 그 한쪽편에 30% 폴리에틸렌 글리콜 수용액에 약물로서 플루오시놀론아세토니드를 넣고 확산실험을 실시하였다. 막두께는 0.076 cm, 막지름은 2.21 cm이며, 막과 그 수용액에 대한 약물의 분배계수는 25℃에서 1.28이고 공여체쪽 수용액 중 약물농도 C_v는 0.025 g/100 cm^{3}이다. 시간에 대해 투과된 약물량의 그래프를 작성한 결과 정상상태 도달 후에는 직선을 이루었으며 그 지연시간 t_L은 25.0시간이었다.

(a) h와 t_L값을 이용하여 확산계수를 구하라.

(b) $dQ/dt = DKC_v/h$를 이용하여 dQ/dt(μg/cm^2 · hr)를 구하라.

답 (a) 3.85×10^{-5} cm^2/hr

(b) $dQ/dt = 1.62 \times 10^{-7}$ g/cm^2 · hr $= 0.162$ μg/cm^2 · hr

2. 술파디아진은 25℃에서 pK_a 6.50인 약산이며, pH에 따라 해리되는 퍼센트가 달라진다.

(a) pH 2, 4, 6, 6.5, 7, 8, 10, 12에서 이 약물의 해리되는 퍼센트와 비해리 퍼센트표를 작성하라.

(b) (a)의 결과를 그래프로 표시하라.

(c) (a)와 (b)에서 얻은 결과와 pH 분배설을 근거로, 이 약물이 소장에서 흡수가 어떻게 되는지 예측하라.

3. Farng과 Nelson은 카르복시메틸셀룰로오스(CMC)와 같은 다전해질이 37℃ 셀룰로오스막에 대한 살리실산염의 투과속도에 미치는 영향에 대해 연구하였다. 세 개의 층으로 이루어진 막(막과 그 양쪽편에 각각 정지 물확산층이 존재한다)으로 가정하면 Fick의 법칙으로 설명할 수 있다. 이 전체 막에 대한 투과계수의 역수는

$$1/P = h_1/D_1 + h_m / \phi D_m K + h_2/D_2 K$$

여기서 두 개의 정지 물확산층에 대해 $h_1 = h_2 = 82 \times 10^{-4}$ cm이며, 셀룰로오스막에 대해서는 $h_m = 46.6 \times 10^{-4}$ cm이다. 확산계수는

$$D_1 = 1.33 \times 10^{-5} \text{ cm}^2/\text{sec}$$
$$D_2 = 1.11 \times 10^{-5} \text{ cm}^2/\text{sec}$$
$$D_3 = 1.69 \times 10^{-6} \text{ cm}^2/\text{sec}$$

이고, 수용체쪽 용액과 막이 머금고 있는 물에 대한 살리실산염의 분배계수 K는 1.16이다. 또 막이 머금고 있는 물의 막에 대한 용적분율은 0.667이다. 투과도 P를 계산하고, 측정값 $P_{(obs)} = 1.86 \times 10^{-4}$ cm/sec와 비교하라.

답 $P_{(calc)} = 2.08 \times 10^{-4}$ cm/sec

4. 마우스의 피부를 통한 클로람페니콜의 흡수실험을 여러 가지 온도조건에서 실시하였다. 투과계수는 온도에 따라 다음과 같이 각각 다르게 나왔다.

온도(℃)	25	31	37	45
P(cm/min)	1.12×10^{-4}	1.87×10^{-4}	3.01×10^{-4}	6.20×10^{-4}

Arrhenius 그래프를 작성하고 투과현상에 대한 활성화에너지를 구하라. Aguia와 Weiner는 이와 유사한 방법으로 $E = 15,900$ cal/mol을 구했다. 두 값을 비교하라.

답 15,944 cal/mol

5. 신속히 용출되는 톨부타미드 정제를 새로 만들어 그 용출속도를 측정한 결과, 각 시점에서 용출된 약물의 양 m(mg)은 다음과 같았다.

시간 (분)	2	4	6	8	10	15
약물의 양 m	14.4	18.8	21.3	25.9	28.2	32.9

(a) 시간에 대한 용출된 약물의 양 그래프와 시간에 대한 용출된 약물의 양 대수값을 그래프를 작성하고, 시간의 제곱근에 대한 용출된 약물의 양 그래프도 역시 작성하라. 어떤 그래프가 직선으로 나왔는가? 직선의 기울기로부터 용출속도상수를 구하라.

답 $k = 8\ \text{mg/(min)}^{1/2}$

(b) (a)에서 작성한 톨부타미드 해리 그래프에 대한 회귀계수 k와 y축 절편, 상관계수 등을 구하라.

답 $r^2 = 0.9925$, $r = 0.9962$, 기울기 $= k = 7.8014\ \text{mg/(min)}^{1/2}$, y축 절편 $= 3.086$ mg

(c) y축 절편은 x축이 0일 때 직선이 y축과 만나는 점이다. 어떻게 0(분)$^{1/2}$일 때 톨부타미드 3.086 mg이 용출된 것으로 나왔는지 설명하라.

6. 패들형 용출시험장치에 30℃ 물 1000 cm^{3}를 넣고 아세토헥사미드 분말 0.625 g에 대한 용출시험을 실시하였다. 그 실험결과는 〈표 11·7〉과 같으며 Hixson-Crowell 법칙으로 해석된다. 〈표 11·7〉의 빈 곳을 채우고 각 시간에 해당하는 값을 그 평균값으로 나누어라. 시간(분)에 대한 $M_0^{1/3}-M^{1/3}$의 그래프를 그리고 최소자승법으로 값을 계산하라. κ를 구하는 방법으로서 어떤 방법이 가장 좋은가? 그 이유를 설명하라.

답 $\kappa_{(av)} = 0.0397\ \text{g}^{1/3}/\text{min}$

〈표 11·7〉 30℃ 물 1000 ml에 대한 아세토헥사미드 분말 0.625 g의 용출속도

시간 (분)	농도 (mg/ml)	용출되지 않은 양(g)	$M_0^{1/3}-M^{1/3}$	κ, g$^{1/3}$/min
2	0.159	0.466	0.080	
4	0.288	0.337	0.159	
6	0.390	0.235	0.238	
8	0.468	0.157	0.315	
10	0.528	0.097	0.396	

7. 실리콘 제제로부터 에티노디올 디초산이 방출되는 양은 Higuchi 식으로 계산할 수 있다.

$$Q/t^{1/2} = [D(2A-C_s)C_s]^{1/2}$$

확산과정이 속도결정단계로 작용하기 때문이다. 실리콘 matrix 단위용적당 약물의 양 A는 100 g/10^3 cm^3, matrix 구성물질인 실리콘 고분자중합체에 대한 약물의 용해도는 1.50 g/10^3 cm^3, 실리콘 matrix에 대한 약물의 확산계수는 3.4×10^{-2} cm^2/day 이다. 약물방출속도(g/10^3 cm^2 per day$^{1/2}$)를 계산하라.

답 3.182 g/10^3 cm^2 per day$^{1/2}$

8. 문제 7에서 A가 C_s보다 훨씬 크다면 Higuchi의 식은 $Q/t^{1/2} = [2DAC_s]^{1/2}$로 간단하게 된다. 문제 7의 약물방출속도를 이 식으로 다시 계산하라. 실험값은 3.1 g/10^3 cm^2 per day$^{1/2}$이다(Chien et al. *J. Pharm. Sci.* 63, 365, 1974).

답 3.194 g/10^3 cm^2 per day$^{1/2}$

9. 확산 cell에 실리콘막을 장치하였는데 그 양편에 형성된 확산층의 두께가 서로 같았다. 그리고 실리

콘막의 한쪽편(공여체)에 파라아미노 안식향산 부틸을 1.72×10^{-3} mmol/cm³ 농도로 가하였다. 정상상태 흐름(flux) J(mol/cm² per hour)를 계산하라. 막과 확산층에 의해 동시에 제어받는 과정에 대한 확산식은

$$J=\left[\frac{D_m K D_a}{h_m D_a+2\,h_a K D_m}\right]C$$

이며, 37℃에서 실험한 결과는 다음과 같다.

$D_m = 2.7\times10^{-6}$ cm²/sec 또는 0.00972 cm²/hr,

$D_a = 6.0\times10^{-6}$ cm²/sec = 0.02160 cm²/hr,

$h_m = 0.006$ cm, $h_a = 0.0188$ cm, $K = 10.3$

답 $J = 9.55\times10^{-4}$ mmol/(cm² · hr)

10. 〈그림 11 · 32〉에서 폴리에틸렌필름에 대한 질소의 투과계수가 필름두께와 온도에 따라 어떻게 변화되는지를 보았다. 그림의 수치를 이용하여 밀도가 다른 두 직선을 선택하여 질소투과에 대한 활성화에너지를 구하라. 직선의 기울기는 최소자승법을 이용하거나 두 점을 선택하여 구하라. 이 결과로부터 필름의 밀도를 선택하고 그 필름을 통한 질소투과의 $\Delta H°$, $\Delta S°$, $\Delta F°$를 계산하라.

답 고분자중합체의 밀도가 0.964 일 때

$$\ln\frac{P_2}{P_1}=\frac{\Delta H°}{R}\left(\frac{T_2-T_1}{T_1T_2}\right),$$

$$\ln\frac{5\times10^{-11}}{1\times10^{-11}}=\frac{\Delta H°}{1.987}\left(\frac{323.1-291.5}{(291.5)(323.1)}\right)$$

$\Delta H° = 9531$ cal/mol

$\Delta F_1° = -RT_1 \ln P_1 = -1.987(291.5)\times\ln 10^{-11} = 14,670$ cal/mol

$\Delta S° = (\Delta H° - \Delta F_1°)/T_1 = -17.6$ cal/mol deg

11. 히드로코르티손을 봉입시킨 실리콘 matrix를 토끼의 질에 삽입했다. 삽입하고 5, 10, 15, 20, 25, 30일 후 방출된 약물의 양을 계산하라. 시간(日)에 대해 방출된 약물량의 그래프를 그리고, Ho 등의 실험에 의한 다음 데이터를 이용하라.

고분자중합체 matrix에 대한 약물의 용해도 $C_s = 0.014$ mg/cm³

; matrix에 대한 확산계수 $D_e = 4.5\times10^{-7}$ cm²/sec

; 실리콘/물에 대한 분배계수 $K_s = 0.05$

; 토끼의 질 내막에 대한 투과계수 $P_m = 5.8\times10^{-3}$ cm/sec

; 물확산층에 대한 투과계수 P_{aq}(두께 100 m일 때) = 7×10^{-4} cm/sec

; 봉입된 약물농도(플라스틱 원통 제제 단위용적당 초기약물의 양) $A = 100$ mg/cm³

; 실리콘 원통의 길이 $h = 6.0$ cm

; 실리콘 원통의 반지름 $a_0 = 1.1$ cm

답 36.63 mg per 15 days

12. 담즙산은 능동수송 및 수동수송과정으로 회장을 통과한다. 담즙산 희석용액(미셀을 형성하지 않은 상태)의 흡수속도상수는

$$K_u=\frac{S}{V}\frac{P_{aq}}{1+\dfrac{P_{aq}}{P_0X_s^0+P_m{}^*x_s{}^-}}$$

여기서 $P_m{}^*$은 담즙산 음이온의 능동수송에 대한 투과상수이고 P_0는 수동확산과정으로 통과되는 비해리형의 투과상수, P_{aq}는 물확산층에 대한 투과상수이며, X_s^0과 X_s^-은 각각 비해리형과 음이온종의 분

율이다.

타우로콜린산(pK_a 2.0)의 경우 pH 6~7에서 거의 대부분 이온형으로 존재한다. 따라서 $X_s^0 \cong 0$이고, $X_s^- \cong 1.0$이며

$$K_u = \frac{S}{V}\frac{P_{aq}}{1+\dfrac{P_{aq}}{P_m^*}}$$

이다. 용액 용적에 대한 유효표면적 비 S/V가 10 cm^{-1}이고

$$P_{aq} = 2\times 10^{-4}\ cm/sec$$
$$P_m^* = 1\times 10^{-3}\ cm/sec$$

이면, 회장에 대한 타우로콜린산의 흡수속도상수 K_u는 얼마인가?

답 $K_u = 1.67\times 10^{-3}\ sec^{-1}$

13. 히드록시에틸 메타크린산염과 메틸 메타크린산염을 몰비 2 : 98로 하여 만든 고분자중합체의 얇은 막에 대한 테트라사이클린의 확산계수 D는 $8.0(\pm 4.7)\times 10^{-9}$ cm/sec이고, 막과 약물저장 매질에 대한 테트라사이클린의 분배계수 K는 $6.8(\pm 5.9)\times 10^{-3}$이다. 막은 세 개의 층으로 이루어져 있으며, 그 두께 h는 1.40×10^{-2} cm이고, 중심부에서 약물농도 C_0는 중심부 물질의 단위용적당 0.02 g/cm³이다. 테트라사이클린의 방출속도($\mu g\ cm^{-2}\ day^{-1}$)를 계산하라.

답 식 (71)로부터

$$Q/t = KDC_0/h$$
$$= \frac{(6.8\times 10^{-3})(8.0\times 10^{-9}\ cm^2/sec)(0.02\ g/cm^3)}{1.40\times 10^{-2}\ cm}$$
$$= 7.77\times 10^{-11}\ g\ cm^{-2}\ sec^{-1}$$

단위를 바꾸기 위해 ($10^6\ \mu g/g$)·(86,400 sec/day)를 곱해 주면

$$Q/t = (7.77\times 10^{-11}\ g\ cm^{-2}\ sec^{-1})\ (10^6\ \mu g/g)(86{,}400\ sec/day)$$
$$= 6.71\ \mu g\ cm^{-2}\ day^{-1}$$

주 (±4.7)의 숫자는 표준편차이다. 즉, 확산계수의 범위는 $(8.0-4.7)\times 10^{-9}$에서 $(8.0+4.7)\times 10^{-9}$임을 말한다.

14. 중심부의 약물농도 C_0가 0.050 g/cm³이고, 피막두께가 0.035 cm일 때 약물의 방출속도 Q/t를 계산하라. D와 K는 앞에서 주어진 값을 사용하고 위에서 구한 Q/t값과 비교하여 설명하라.

제 12 장

계 면 현 상

12-1 서 론

도롱뇽(salamander)의 시신경을 잘라버리면, 동물의 정상적인 시각 회복이 가능하도록 그 그루터기로부터 새로운 신경섬유질이 싹터 나와서 원상태로 뇌에 연결된다. 어떠한 인식을 하기 위해서는 수천 개의 신경섬유질과 뇌세포의 표면 사이의 접촉이 이루어져야 한다. 이러한 예는 생명체 중에서 많이 일어나는 중요한 표면현상 중의 하나로서, 분자생물학 연구에 필요한 표면물리화학을 이해하도록 제시되었다.

용액에서와 마찬가지로 표면현상을 설명하기 위한 일반적인 이론문제는 전자적 구조와 그 결과로 생기는 분자 사이의 상호작용에 기인하는 계의 성질을 계산하는 문제이다. 균일한 용액에서 어려운 문제는, 불균일 계인 서로 다른 두 상의 계면이나 표면영역에서는 더욱 어려운 문제가 될 수 있다. 상이란 모든 부분이 균일한 계의 일부분으로 정의할 수 있으나, 물질이 표면 가까이에 있을 때와 같은 조건으로 모든 깊이에서도 균일하게 존재할 것이라는 추측은 모순이다. 예를 들어, 증기와 접하고 있는 액체의 표면을 생각하면, 표면의 분자는 액체 본체를 향한 인력의 영향을 받게 된다. 자유롭게 매달려 있는 액체의 부피는, 부피에 대한 표면적의 비가 최소가 되도록 구형을 이루게 된다. 더 나아가서 계면에 대한 통계적 또는 열역학적 이론을 발전시키기 위해서는 새로운 상태변수를 도입할 필요가 있다.

두 개 이상의 상이 공존할 때 이들 상 사이의 경계면을 **계면**(interface)이라고 한다. 계면을 이루고 있는 분자들의 성질은, 이들 분자가 계면을 형성하는 상(interfacial phase)에서 보여주는 바와 같이, 각각 형성하는 상의 종류에 따라 다르게 나타날 수 있다. 이와 같은 말은 상률에서의 용어로는 부적당하나 그 개념은 중요한 것이다. 즉, 액체계면에서의 분자는 그 계면 위의 온도나 압력에 따르는 조건에 의하여 기체, 액체 또는 고체상 등의 이차원으로 존재할 수 있는 것이며, 결과적으로 이들의 상과 같은 거동이 나타나게 된다.

계면은 두 인접상의 고체, 액체 또는 기체상태에 따라 몇 가지의 형태로 존재한다(표 12·1). 편의상 이들의 많은 종류의 조합을 **액체계면**(liquid interface)과 **고체계면**(solid interface)

의 두 가지로 분류하기로 한다. 전자의 경우는 액체상-기체상 사이의 계면과 액체상-액체상 사이의 계면을 취급하고, 후자는 고체-기체, 고체-액체상을 함유하는 계만을 취급하기로 한다. 고체-고체계의 경우는 과립간의 응집이라든지 층형정제의 제조, 그리고 입자의 흐름 등 약학적으로 그리 유용한 것이 아니므로 여기에서는 생략하기로 한다.

표면(surface)이란 용어는 보통 기체-고체 또는 기체-액체 사이의 계면을 의미한다. 즉, 이 장에서 표면이란 계면의 일부임을 기억하여 주기 바란다. 책상 표면은 대기 중의 공기와 기체-고체간의 계면을 형성하고, 물방울의 표면의 경우는 대기 중의 공기와 액체-기체의 계면을 이루고 있음을 알 수 있다.

물질의 입자, 세포, 박테리아, 콜로이드, 과립 또는 인체 등 모두 각각이 접하는 환경과 계면을 형성하고 있는 것으로 알 수 있듯이, 계면현상은 대단히 중요하다. 의학이나 약학 분야에서 계면현상은 약품제형 중의 부형제에 약품이 흡착되는 양상, 생체막을 통한 분자의 침투현상, 유제의 형성과 안정성, 그리고 액체분산매 중에서 불용성 입자의 분산 같은 경우에 영향을 주는 유효한 인자인 것이다. 폐장 폐포에 피복된 표면활성제의 계면성은 이 기관의 작용에 유효성을 잘 나타내어 준다.

〈표 12·1〉 계면의 분류

상(phase)	계면형태와 예
기체-기체	계면 부재
기체-액체	액체표면, 대기에 노출된 물
기체-고체	고체표면, 책상 위
액체-액체	액체-액체계면, 유탁액
액체-고체	액체-고체계면, 현탁액
고체-고체	고체-고체계면, 분말입자의 접촉면

12-2 액 체 계 면

1 표면장력과 계면장력

액체상태에서는 서로 인접하여 있는 분자 사이에 응집력이 잘 나타난다. 공기 중에 분산되어 있는 액체방울을 상상하여 보자(그림 12·1).

물방울 중에서 한가운데 존재하는 분자는 서로 방향을 달리하는 분자들로 둘러싸여 있어 인력의 균등성을 이루고 있다. 반대로 물방울의 표면에 위치하는 분자(액체-공기계면)는, 그 분자의 아래와 옆에 위치하는 다른 액체분자들 사이에만 응집력이 이루어진다. 이들 분자는 액체-기체계면일지라도 계면에 함유된 다른 상을 이루는 분자들과 작은 힘이지만 잡아당기는 응집력을 나타낼 수 있다. 그리하여 실제 효과는 그림에서 화살표의 길이로 나타냈듯이 물방울의 안쪽을 향하여 끌어당기는 결과가 되고, 이 힘은 계면에 위치하는 분자를 서로 잡아당

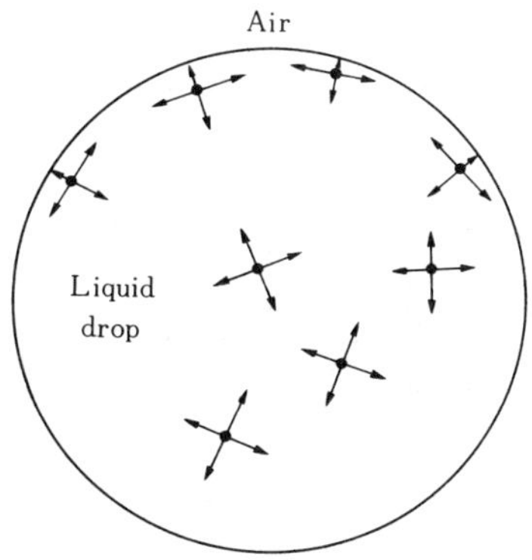

〈그림 *12 · 1*〉 액체의 중앙과 표면에 위치하는 분자의 인력

기기도 하고 또한 표면을 형성하도록 수축하기도 한다. 따라서 물방울은 단위부피당 표면적이 가장 작은 구상으로 되려고 한다.

이 그림에서 표면에 평행하게 서로 잡아당기고 있는 상태의 힘을 **표면장력**(surface tension)이라고 하고, cgs 단위인 dyne /cm로 나타낸다. **계면장력**(interfacial tension)은 두 가지의 불혼화액체 사이의 계면에 존재하는 힘 또는 표면장력이며, 마찬가지로 dyne/cm의 단위로 표시한다.

액체와 기체상이 공존할 때보다는 액체와 액체간에 형성되는 인력이 보다 강하기 때문에, 필연적으로 계면장력은 표면장력보다 약하게 나타난다. 또한 두 혼화용액이 완전히 혼합되면 계면장력은 존재하지 않게 된다. 표면장력과 계면장력의 몇 가지 대표적 값을 〈표 12 · 2〉에 표시하였다.

〈표 12 · 2〉 물에 대한 표면장력과 계면장력(20 ℃)

물 질	표면장력 (dyne /cm)	물 질	물에 대한 계면장력 (dyne /cm)
물	72.8	사염화탄소	45.0
올레인산	32.5	벤젠	35.0
벤젠	28.9	클로로포름	32.8
클로로포름	27.1	올레인산	15.6
사염화탄소	26.7	*n*-옥틸알코올	8.52
피마자유	39.0	카프릴산	8.22
올리브유	35.8	올리브유	22.9
면실유	35.4		
유동파라핀	33.1		

계면장력은 움직일 수 있는 자루가 달린 세 가닥의 선틀을 사용하여 단위길이에 대한 힘으로 표시할 수 있다(그림 12 · 2). 비눗물방울을 면적 ABCD에 걸쳐 막을 형성할 수 있도록 틀 위에 떨어뜨려 준다. 이 막은 길이 L의 움직이는 막대기에 힘(질량) f를 걸어 주면 펼쳐질 수 있는데, 이 힘은 비누막의 장력에 반대방향으로 작용한다. 따라서 걸어준 질량(힘)을 제거하면

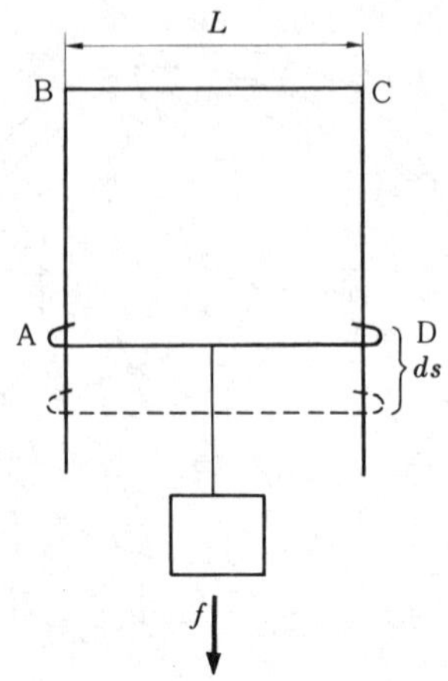

〈그림 12 · 2〉 표면장력의 원리

막은 그 표면장력 때문에 수축하게 된다.

용액이 막을 형성할 때의 표면장력 γ는 막을 깨뜨리는 데 사용되는 힘 또는 막과 접촉된 막대기의 길이에 대한 힘으로써 나타내고, 비누막은 두 겹의 액체-기체의 계면을 다 가지고 있으므로 전체 길이는 막대기 길이의 2배로 표시된다. 따라서

$$\gamma = f_b / 2L \tag{1}$$

여기서 f_b는 막을 파괴하는 데 드는 힘이며, L은 움직이는 막대기의 길이이다.

예제 1. 막대기의 길이는 5 cm이고 막을 파괴하는 데 필요한 질량이 0.25 gm이면 비누용액의 표면장력은 얼마인가?

풀이 하향의 힘은 질량에 가속도를 곱한 것과 같으므로

$$f = W \times g$$

$$\gamma = \frac{0.25\ \text{gm} \times 981\ \text{cm/sec}^2}{10\ \text{cm}} = 24.53\ \text{dynes/cm}$$

2 표면자유에너지

표면적을 증가시키는 데 필요한 일(에너지)을 계산하기 위하여 식 (1)을 $\gamma \times 2L = f$와 같이 쓰자. 막대기는 위치 AD에 있고 거리 ds 만큼 표면을 늘이는 데 어떤 질량이 가해질 경우, 일 dW(힘 × 거리)는

$$dW = f \times ds = \gamma \times 2L \times ds$$

이며, $2L \times ds$는 비누막을 늘일 때 생기는 표면적의 증가 dA와 같으므로

$$dW = \gamma\, dA$$

유한변화에 대해서는

$$W = \gamma\, \Delta A \tag{2}$$

여기서 W는 erg로 표시하는 일 또는 표면자유에너지(surface free energy)의 증가이며, γ는 표면장력(dyne /cm), ΔA는 면적증가(cm^2)이다.

어떤 형의 에너지라도 그 구성은 강도인자와 용량인자로 나뉜다. 따라서 표면장력은 표면자유에너지의 강도인자이고, 면적변화는 용량인자이다. 따라서 표면장력은 식 (2)에 의하여 단위면적 증가당 표면자유에너지 변화라고 정의한다($\gamma = W/\Delta A$).

예제 2. 예제 **1**의 〈그림 **12 · 2**〉에서 보여 주는 것과 같이 줄을 아래로 1cm 내리는 데 필요한 일량은 얼마인가?

풀이 면적이 10 cm^2 증가하였으므로 한 일은 다음과 같다.

$$W = 24.53 \text{ dynes /cm} \times 10 \text{ cm}^2 = 245.3 \text{ ergs}$$

3 곡계면에서의 압력차

표면장력에 관한 다른 표현방법의 하나는 곡계면에서의 압력차로 표시하는 방법이다.

반지름 r인 비눗방울(그림 **12 · 3**)을 예로 들어 보자. 전표면자유에너지 W는 $4\pi r^2 \gamma$와 같고, 비눗방울이 수축되어 작아져서 반지름이 dr 만큼 작아졌다고 생각하면 최종 표면자유에너지는

$$W = 4\pi\gamma(r - dr)^2 \tag{3}$$

$$W = 4\pi\gamma r^2 - 8\pi\gamma r dr + 4\pi\gamma(dr)^2 \tag{4}$$

r에 비하여 dr는 작으므로 식 (4)에서 $(dr)^2$항은 무시할 수 있다. 따라서 표면자유에너지 변화는 $-8\pi\gamma r dr$이다.

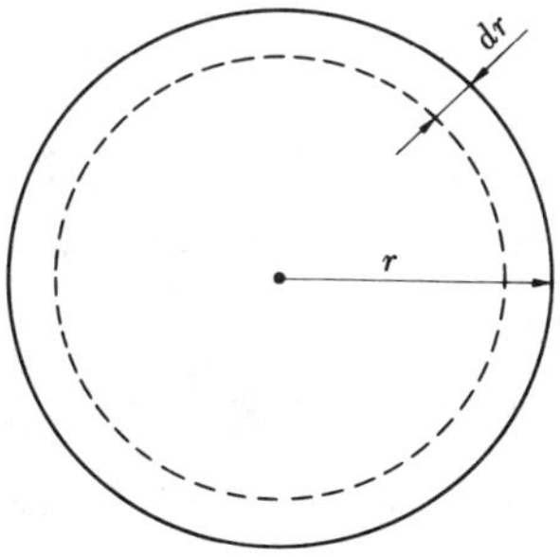

〈그림 12 · 3〉 비눗방울의 횡단곡계면의 압력차 표시

이 변화의 반대값은 비눗방울의 벽을 횡단하여 작용하는 압력차 ΔP의 반대에너지와 같아야 한다. 압력은 단위면적당의 힘, 또는 힘 = 압력×면적이므로 여기서 반지름이 dr 만큼 감소할 때 생기는 일의 변화는 다음과 같다.

$$W = \Delta P \times 4\pi r^2 \times -dr \tag{5}$$

평형상태하에서는 표면자유에너지의 변화가 같아야 하므로

$$-8\pi\gamma r dr = -4\Delta P 4\pi r^2 dr \qquad (6)$$

$$2\gamma = \Delta P r$$

$$\Delta P = 2\gamma / r \qquad (7)$$

이 때 비눗방울의 반지름이 감소하였으므로 비눗방울의 안쪽의 압력은 바깥쪽에 비하여 증가될 것이다. 식 (7)은 Young-Laplace 식을 간략화한 식이며, 이는 모세관상승을 설명하는 데도 사용된다.

4 표면장력 및 계면장력의 측정

표면장력과 계면장력을 측정하는 방법으로는 여러 가지가 있으나 여기에서는 모세관상승법(capillary rise)과 뒤누이環法(DuNouy ring)만을 소개한다. 기타 適量法, 氣泡壓法, 無柄適法, Wilhelmy 板法 등에 관하여는 Harkins와 Alexander[1], Drost-Hansen[2]과 Hiemenz 등의 저서가 있다. 그러나 표면장력이나 계면장력을 측정할 적절한 방법의 선택은 정확성이나 편리성이 요구되며, 시료의 크기가 적절해야 하고, 또한 장력에 미치는 시간의 영향 등이 고려되어야 한다. 다시 말하여 모든 계에 있어 가장 좋은 측정법에 관한 연구가 필요하나, 모든 계에 있어서 가장 이상적인 측정법이란 있을 수 없는 것이다.

대부분의 액체의 경우 표면장력은 온도가 상승함에 따라 직선적으로 감소한다. 이는 분자의 운동에너지가 증가함으로써 일어나는 현상이다. 따라서 액체의 표면장력은 임계온도에서는 0이 된다. 0℃에서의 물의 표면장력은 75.6 dynes/cm이며, 75℃에서는 63.5 dynes/cm이다. 따라서 어떤 물질의 표면장력이나 계면장력을 측정하려 할 때에는 반드시 온도를 조절할 필요가 있다.

(1) 모세관상승법

비커 중에 있는 액체에 모세관을 꽂으면 액체가 어느 정도의 높이까지 상승하는 것을 잘 알 수 있다. 이와 같이 모세관 속의 액체상승현상을 이용하여 표면장력을 구할 수 있으나 계면장력은 이 방법으로 구할 수 없다.

액체표면의 같은 분자 사이에 존재하는 힘이 응집력(cohesive force)이며, 액체와 유리모세관벽 사이의 힘과 같은 다른 분자간에 작용하는 힘이 부착력(adhesive force)이다. 액체분자와 모세관 벽 사이의 부착력이 액체분자간의 응집력보다 클 때, 액체는 모세관 안벽을 적셔 퍼지면서 모세관 내로 올라가게 된다.

〈그림 12·4〉에서 보는 바와 같이, 표면을 적시는 액체 속에 담긴 반지름이 r인 모세관을 생각해 보자. 표면장력에 의하여 액체가 모세관 속으로 올라가서 액체의 무게에 따른 하향력은

1) W.D. Harkins and A.E. Alexander, in *Physical Methods of Organic Chemistry*, Vol. 1, A. Weissberger, ed., 3rd. ed., Interscience, New York, 1959, Chapter 14.

2) W. Drost-Hansen, in *Chemistry and Physics of Interfaces,* American Chemical Society, Washington, 1965, Chapters 2 and 3.

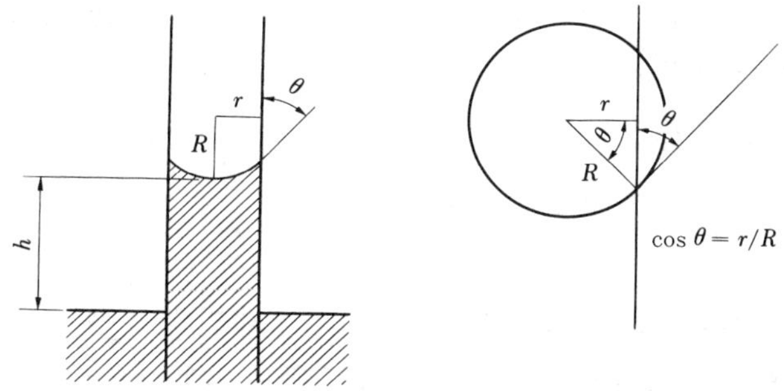

〈그림 12 · 4〉 표면장력에 의한 모세관 상승

표면장력에 의한 상승운동과 평형을 이루게 될 것이다.

원둘레 위의 어느 점에서 액체의 표면장력으로부터 생기는 힘의 상향성분은 〈그림 12 · 5〉의 확대그림에서 보듯이 다음 식으로 나타내어진다.

$$\alpha = \gamma \cos\theta$$

모세관의 내부 원둘레에 작용하는 전 상승력은 $2\pi r\gamma\cos\theta$ 이다. 여기서 θ는 액체표면과 모세관 벽 사이에서 이루는 **접촉각**(contact angle)이며, $2\pi r$는 모세관의 내부 원둘레이다. 물이나 기타의 보통 액체에 있어서 θ 값은 무시되므로 $\cos\theta$를 1로 한다.

중력(질량 × 속도)의 반대 힘은 단면적(πr^2), 메니스커스의 최하위까지인 원주높이(h), 액체의 밀도 ρ와 그 액체증기의 밀도 ρ_0와의 차($\rho-\rho_0$) 및 중력의 가속도(g)의 곱으로 표시한다. 즉, $\pi r^2 h(\rho-\rho_0)g+w$이다. 여기서 w는 메니스커스 상부의 무게이다. 액체가 그 반대 힘과 평형을 이루는 최고높이까지 상승하였을 때, 모세관높이의 눈금을 읽어서 표면장력을 계산할 수 있다. 보통 증기의 밀도, 접촉각 및 w는 일반적으로 무시된다. 그러므로

$$2\pi r\gamma = \pi r^2 h\rho g$$

$$\gamma = \frac{1}{2} rh\rho g \tag{8}$$

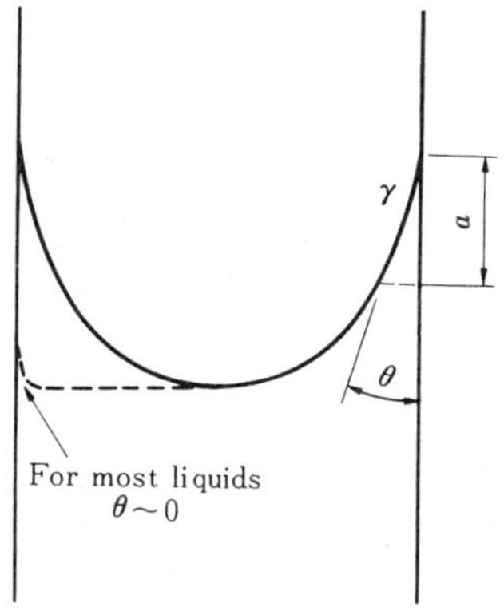

〈그림 12 · 5〉 액체의 메니스커스에서 힘 성분과 접촉각의 확대그림

예제 **3.** 20℃에서 클로로포름이 반지름 0.02 cm의 모세관 속을 4.56 cm까지 상승하였다. 이 온도에서의 클로로포름의 표면장력을 구하라. 단, 클로로포름의 밀도는 1.476 gm /cm³이다.

풀이 $\gamma = \frac{1}{2} \times 0.02\ \text{cm} \times 4.56\ \text{cm} \times 1.476\ \text{gm/cm}^3 \times 981\ \text{cm/sec}^2$

$= 66\ \text{gm cm/sec}^2 = 66\ \text{dynes/cm}$

모세관 내에서 액체의 상승은 액체의 메니스커스의 곡면에 작용하는 압력차로도 설명할 수 있다. 이미 식 (7)에서 오목면에 작용하는 압력은 볼록면에 작용하는 압력보다 큰 것임을 알 수 있었다. 이는 메니스커스의 바로 밑의 액체의 압력은 같은 높이의 관 밖의 압력보다 작다는 것을 의미한다. 결과적으로 생성된 정수압 수두(hydrostatic head)가 메니스커스 곡면의 압력과 같아질 때까지 액체는 모세관을 따라 상승할 것이다. 앞의 식 (7)에서 접촉각을 무시하고 식 (8)에 대입하면,

$$\Delta P = 2\gamma / r = \rho g h \tag{9}$$

여기서 ρgh는 정수압 수두의 값이다.

식 (9)를 고쳐 쓰면

$$\gamma = r\rho g h / 2$$

식 (9)를 다시 정리하면 부착력 대 응집력의 기초에서 유도된 식 (8)과 같다.

(2) DuNouy 장력측정계

〈그림 12 · 6〉의 측정계는 표면장력 및 계면장력을 측정하는 데 널리 사용되는 기구이다. 이 기구의 측정원리는 액체표면이나 계면에 잠긴 백금-이리듐環을 분리시키는 데 필요한 힘이 표면장력 또는 계면장력에 비례하는 데 기초를 두고 있다. 이 방법에서 환을 분리시키는 데 필요한 힘은 비틀림 줄(捻轉선, torsion wire)로 주어지며, 이 힘은 눈금판에 dyne으로 기록되어 식 (10)으로 표면장력을 표시한다.

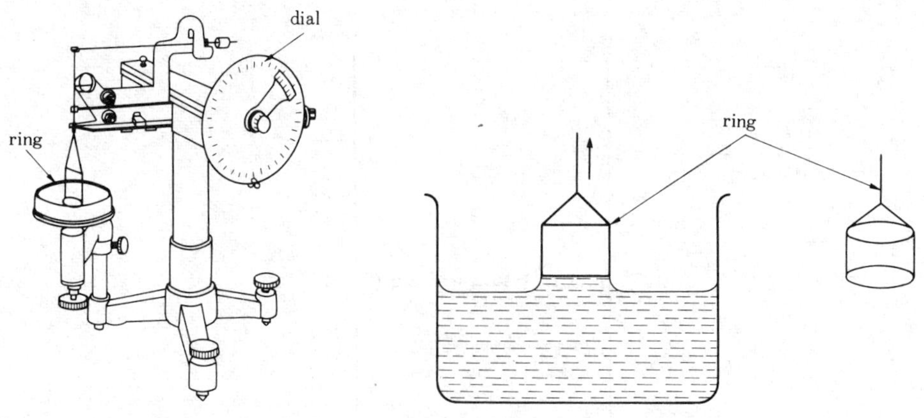

〈그림 12 · 6〉 Cenco DuNouy의 張力側定計

$$\gamma = \frac{\text{눈금(dyne)}}{2 \times \text{환의 둘레}} \times \text{보정인자} \tag{10}$$

실제로는 환이 분리되기 직전에 계면에서 끌려나온 액체의 무게를 즉시 측정하게 되어 있다. 이 방법에서는 환의 반지름, 환을 만드는 재료의 굵기, 그리고 표면 밖으로 올라오는 액체의 용량 등을 고려하지 않았으므로 식 (10)은 보정인자가 필요하다. 만일 보정인자를 계산에 넣지 않고 측정한다면 25% 이상의 오차가 생길 것이다. 보정인자의 계산법에 관해서는 Harkins와 Jordan[3]에 의하여 밝혀져 있는데, 이를 이용하여 정확도를 약 0.25% 이내로 얻을 수 있다.

5 퍼짐계수

올레인산과 같은 물질을 물 표면에 부었을 때, 올레인산의 분자와 물분자간의 부착력이 올레인산 자체 물질의 응집력보다 크면 막을 형성하면서 퍼져 나간다. 여기에서 사용된 막이란 단분자막에 반하여 **이중막**(duplex film)의 뜻으로 사용된다. 이 이중막의 두께는 충분히 두꺼워서(100 A 이상), 올레인산과 공기 사이의 표면과 물과 올레인산 사이의 계면은 서로 다르다.

〈그림 **12 · 7**〉에서 볼 수 있는 바와 같이, 서로 다른 분자간의 인력을 깨뜨리는 데 필요한 에너지를 **부착일**(work of adhesion)이라고 한다. 같은 면의 크기로 덮혀 확산하는 액체 L의 밑면에 놓여 있는 다른 액체 S의 $1\ \text{cm}^2$ 단면적의 가상적 실린더를 생각할 수 있다.

식 (2)에 의하여 표면일 또는 계면일은 표면장력에 면적의 증가를 곱해 준 값과 같다. 〈그림 **12 · 7**〉에서 단면적이 $1\ \text{cm}^2$인 각각 두 부분의 액체로 분리시키는 데 필요한 힘은 단위면적 증가와 이에 따르는 표면장력이나 계면장력을 곱한 값과 같다.

$$\text{일} = \text{표면장력} \times \text{단위면적 변화}\ (w = \gamma \cdot \Delta A)$$

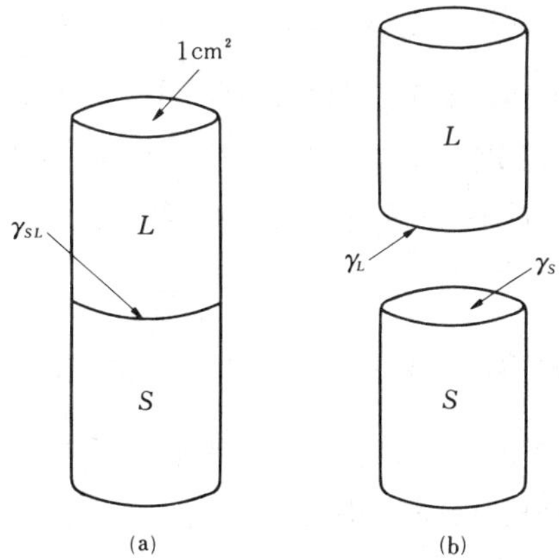

〈그림 *12 · 7*〉 기질과 그 위에 있는 액체를 분리하는 데 필요한 응집력의 모습

3) W.D. Harkins and H.F. Jordan, J. Am. Chem. Soc. **52**, 1751, 1930 ; H.L. Cupples, J. Phys. Chem. **51**, 1341, 1947.

따라서 〈그림 12·7〉 (b)에서 행한 일은 새로 생긴 표면장력 γ_L과 γ_S에서 분리과정 중에 파괴된 계면장력 γ_{LS}를 뺀 값과 같다는 것을 알 수 있다. 이와 같은 부착일은

$$W_a = \gamma_L + \gamma_S - \gamma_{LS} \tag{11}$$

〈그림 12·8〉에서 볼 수 있는 것처럼 **응집일**(work of cohesion)은 기층 위를 넘쳐 흐를 수 있도록 퍼져 액체분자를 분리시키는 데 필요한 힘을 말한다. 액체 내의 동일 분자간에는 계면장력이 존재하지 않으므로 (a)에서의 가상적인 1 cm^2 실린더가 나누어질 때, 두 개의 새로운 표면이 (b)에서 생겨 각각은 γ_L의 표면장력을 가진다. 따라서 응집일은

$$W_c = 2\,\gamma_L \tag{12}$$

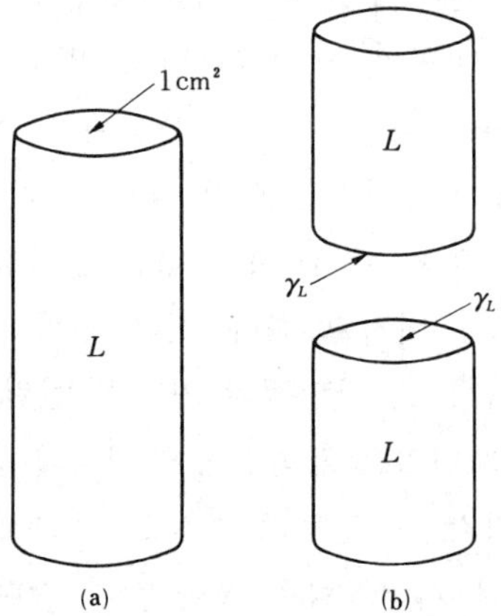

〈그림 12·8〉 액체 내에서 같은 분자를 분리시키는 데 필요한 응집력의 모습

물 표면에 기름이 확산하는 것을 이렇게 생각하여 보자. 기름이 물을 좋아하는 것보다 그 자체를 더 좋아하면 기름은 퍼지지 않고, 반대로 기름이 그 자체보다도 물을 더 좋아하면 기름은 물 표면으로 확산한다. 즉, $W_a - W_c > 0$ 이면 기름은 물 표면에 확산하게 된다. 이 차를 **퍼짐계수**(spreading coefficient)라고 하며, 식 (11)과 식 (12)를 대입하여 고쳐 쓰면 다음과 같다.

$$S = W_a - W_c = (\gamma_L + \gamma_S - \gamma_{LS}) - 2\,\gamma_L \tag{13}$$

여기서 γ_S는 기층액체의 표면장력, γ_L은 퍼지는 액체의 표면장력, γ_{LS}는 두 액체 사이의 계면장력이다. 식 (13)을 고쳐 쓰면 다음과 같다.

$$S = \gamma_S - \gamma_L - \gamma_{LS} \tag{14}$$

또는

$$S = \gamma_S - (\gamma_L + \gamma_{LS}) \tag{15}$$

〈그림 12·9〉는 물 표면에 올레인산 방울이 렌즈를 형성하고 있는 그림이다. 식 (15)로부터 기층액체의 표면장력이 퍼지는 액체의 표면장력 및 기층액체와 확산액체 사이의 계면장력을

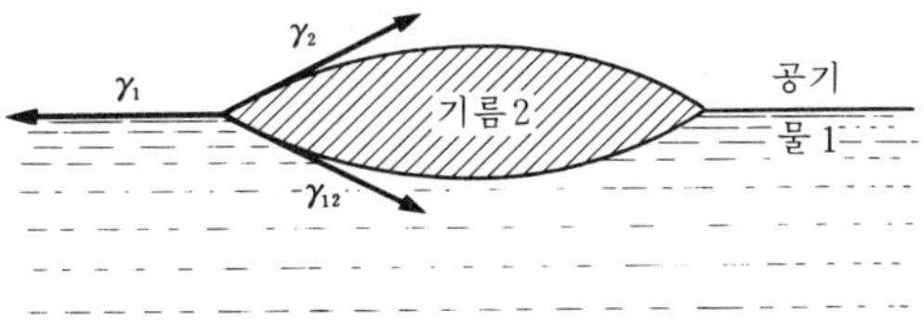

〈그림 *12·9*〉 기층액체 위에 떠 있는 표면렌즈의 존재력

합한 힘보다 클 때($S > 0$) 확산이 일어난다. 만일 ($\gamma_L + \gamma_{LS}$)가 γ_S보다 크다면 물질은 작은 구형 또는 렌즈 모양을 형성하며, 표면에 퍼지지 않고 물 위에 뜬 광유같이 된다.

또한 확산은 표면자유에너지에 의하여 고려될 수도 있다. 만약에 계의 표면자유에너지가 감소한다면 가해 준 물질은 확산될 것이다. 달리 표현하면, 새로운 표면과 계면의 표면자유에너지가 물질을 가하기 전의 표면자유에너지보다 작을 경우에 확산이 일어난다.

지금까지는 초기확산(initial spreading)에 관하여 서술하였으나, 평형에 도달하기 전에 먼저 물 표면은 확산하는 물질로 포화되고 또 확산하는 물질은 서로 물로서 포화되어야 한다. 만일, 이 평형값을 초기값이 아닌 최종값(′)으로 표시한다면 표면장력은 γ_S'와 γ_L'로 표시되고, 서로 포화가 일어났을 때 퍼짐계수는 감소하거나 부(−)의 값을 가지게 된다. 이는 물질의 초기확산이 기층 위에서 일어날지라도 차차 S'의 값이 부의 값을 갖게 되면 과잉의 물질이 렌즈 내로 들어가 응집되는 것으로, 이와 같은 퍼짐의 반전현상은 γ_S'의 값이 $\gamma_{LS} + \gamma_L'$의 값보다 작아질 때 일어난다. 이 때 계면장력은 두 물질이 서로 포화상태에서 측정되었으므로 γ_{LS}값은 변화하지 않는다.

예제 4. 20℃에서 물의 표면장력 γ_S는 72.8 dyne/cm이고, 벤젠의 표면장력은 28.9이며 물과 벤젠간의 계면장력은 35.0일 때, 이 경우의 초기 퍼짐계수는 얼마인가? 또한 평형상태의 γ_S'값이 62.2 dynes/cm이고, γ_L' 값이 28.8일 때 최종퍼짐계수를 계산하라.

풀이 $S = 72.8 - (28.9 + 35.0) = 8.9$ dynes/cm (또는 8.9 ergs/cm^2)

$S' = 62.2 - (28.8 + 35.0) = -1.6$ dynes/cm

따라서 벤젠이 처음에는 물에 확산을 하다가, 차차 평형에 도달하면 물로 포화된 과량의 벤젠은 포화단분자층을 이루어 렌즈를 형성한다.

물 위에서 유기액체가 확산하는 경우, 초기퍼짐계수는 정(+) 또는 부(−)가 될 수 있으나 최종퍼짐계수는 언제나 부의 값을 가진다. 이와 같은 형태의 이중막은 불안정하여 과잉의 물질과 단분자층을 형성하면서 표면에서 렌즈를 이루게 된다. 20℃에서 물 위에 퍼지는 각종 유기액체들의 초기퍼짐계수를 〈표 **12·3**〉에 표시하였으니 참고하기 바란다.

여기서 퍼짐계수가 높은 분자구조의 모양을 고찰하여 보자. 기름은 $-COOH$나 $-OH$와 같은 극성기를 가지고 있어 물 위에서 확산이 잘 된다. 〈표 **12·3**〉에서 보는 바와 같이 프로피온산이나 에틸알코올은 높은 퍼짐계수를 가진다. 올레인산과 같이 산의 탄소사슬이 증가함에 따라 극성-비극성의 비는 감소하고 물 위에서의 확산계수의 값도 감소한다. 석유 ($S = -13.4$)와 같은 많은 비극성 물질들은 물 위에서 확산이 일어나지 않는다. 벤젠이 물 위에서 확산하는

〈표 12·3〉 초기퍼짐계수(℃)

물 질	퍼짐계수(dynes/cm)
에틸알코올	50.4
프로피온산	45.8
에틸에테르	45.5
아세트산	45.2
아세톤	42.4
운데실린산	32(25°)
올레인산	24.6
클로로포름	13
벤젠	8.9
헥산	3.4
옥탄	0.22
에틸렌 디브로마이드	−3.19
유동파라핀	−13.4

것은 극성 때문이 아니고, 분자간의 응집력이 물에 대한 부착력보다 훨씬 약하기 때문으로 본다.

약학에서 퍼짐계수의 응용은 다양하다. 피부표면은 지방산 혼합물의 특성과 비슷한 극성-비극성의 특성을 가진 물-기름층으로 되어 있다. 광유를 기제로 한 로션제제를 피부에 고루 퍼지게 바르려면 극성이나 퍼짐계수를 크게 해주기 위해 계면활성제를 사용하여야 하므로, 이들에 대한 확산과 HLB 값 그리고 에멀션의 안정도 사이의 상관성에 관한 연구가 계속되고 있다.

12-3 액체계면에서의 흡착

표면자유에너지는 단위면적당 표면적을 증가시키기 위하여 행한 일로서 정의된다. 이와 같은 팽창의 결과로 내부에 있는 더 많은 분자는 계면쪽으로 이동해야 하고, 이를 성취하기 위하여 사용해야 할 일이 많으면 많을수록 표면자유에너지는 더 커진다.

여기서 액체 중에 분산되어 있는 분자나 이온들이 자발적으로 계면으로 이동하여 계면에 위치하는 농도가 액체내부의 농도보다도 높다고 생각해 보자. 그러면 이 계의 표면자유에너지나 표면장력은 자동적으로 감소할 것이고, 이 때 가해 준 분자가 계면쪽으로 분산하는 현상을 **흡착**(adsorption)이라고 한다. 더 구체적으로 말하면 **정흡착**(positive adsorption)이라고 한다. 이에 반하여, 무기전해질과 같은 물질은 액체계면에서 내부쪽으로 분배되는데 이를 **부흡착**(negative adsorption)이라 하며, 이 경우에는 표면자유에너지 또는 계면장력이 증가한다. 이러한 흡착현상은 고체계면에서도 나타난다. 물론 흡착이라는 말을 **흡수**(absorption)와 혼동해서는 안 된다. 전자가 표면에서만 일어나는 현상인데 비하여 후자는 흡착제표면의 모세관을 통하여 액체나 기체가 깊숙히 침투되는 현상을 말한다. 스펀지에 물을 빨아들이는 현상은 흡수이며, 백토표면에 알칼로이드 분자의 농도가 높아지는 현상은 흡착이다.

1 계면활성제

계면에서 흡착되는 분자나 이온을 **계면활성제**(surface active agents 또는 surfactants)라 한다. 이들을 다른 말로 표현하면 **양성친화제**(amphiphile)로서 이들의 표현이 의미하듯이 극성이나 비극성 용매와 모두 친할 수 있는 분자나 이온을 말한다. 계면활성제의 분자 내에 존재하는 극성군 또는 비극성군의 성질이나 또는 그 수에 따라 계면활성제는 친수성(hydrophilic)과 친유성(lipophilic) 또는 이들 두 극단 사이의 평형을 유지할 수 있는 상태로 존재한다.

예를 들면, 직쇄상의 알코올류 또는 아민류 및 산류는 양성친화가 알킬쇄의 탄소원자수가 증가함에 따라서 친수성에서 친유성으로 변한다. 따라서 에틸알코올은 물과 완전히 혼합할 수 있으나 아밀알코올의 물에 대한 용해도는 많이 떨어지며, 더욱이 세틸알코올은 친유성이므로 물에는 녹지 않는다.

계면활성제가 액체-기체 또는 액체-액체 계면에서 흡착을 일으키는 것은 활성제의 양성친화성 때문이며, 물에서 아밀알코올이 분산되는 것은 극성인 알코올군이 물분자와 회합을 일으키기 때문이다. 그러나 비극성 부분에서는 인접한 물분자들간의 응집력보다 물과 아밀알코올 사이의 부착력이 약하기 때문에 배제되어, 결과적으로 양성친화제는 계면에서 흡착된다.

공기-물과 기름-물의 계면에서 지방산의 거동을 〈그림 **12 · 10**〉에 잘 나타냈다. 공기-물의 계면에서 친유성 사슬들은 모두 공기쪽인 위로 향하여 있고, 기름-물의 계면에서는 이들이 기름층과 잘 회합하고 있음을 볼 수 있다. 즉, 양성친화제의 계면농도를 높이기 위해서는 물과 기름에 녹는 군이 적당하여 균형이 이루어져야 한다. 즉, 수용성-유용성 기의 양을 조정하여 평형이 유지되도록 해주어야 한다. 만일, 어떤 분자가 너무 지나치게 친수성이라면 이는 물층 내부에만 존재하려 하고 계면에서는 아무 효과를 나타내지 못할 것이다. 반면, 계면활성제가 너무 친유성이라면 기름층에서 완전히 녹아 계면에서의 작용은 거의 없을 것이다.

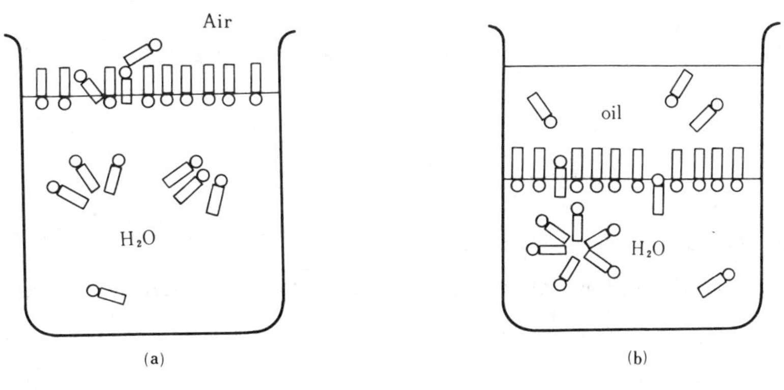

〈그림 *12 · 10*〉 지방산분자의 흡착
(a) 공기-물 계면, (b) 물-기름 계면

2 친수-친유계의 분류

Griffin은 계면활성제의 친수성-친유성 평형값(HLB)의 척도로서 사용할 수 있는 임의의 값을 고안하였다. 이 숫자방식을 이용하면 〈그림 **12 · 11**〉에서와 같이 각종 계면활성제에 대한 최적 효율의 HLB 범위를 정할 수 있고, 또한 여기서 어떤 계면활성제의 HLB가 높을수록 친수성이 큼을 알 수 있다. 미국의 ICI 회사가 제조한 소르비톨의 에스테르인 스팬류(spans類)는 친유성으로 낮은 HLB 값(1.8~8.6)을 가지며, 스팬류의 폴리옥시에틸렌 유도체인 트윈류(tweens)는 친수성으로 높은 HLB 값(9.6~16.7)을 가진다.

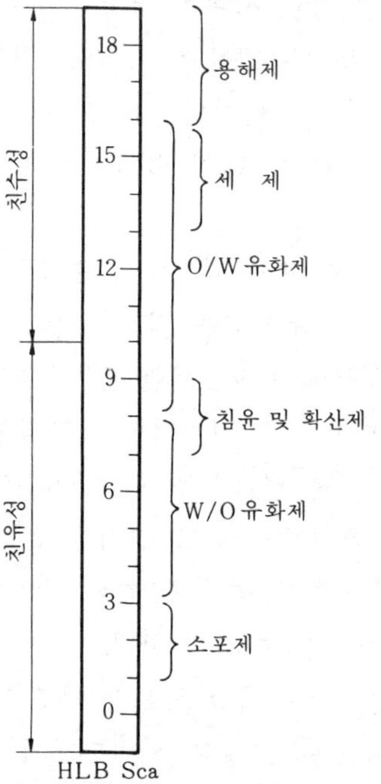

〈그림 12 · 11〉 HLB 값에 따른 각종 계면활성제의 기능 범위

모노스테아린산 글리세린과 같은 다가알코올의 지방산 에스테르의 HLB 값은 다음 식을 이용하여 구할 수 있다.

$$\mathrm{HLB} = 20\left(1 - \frac{S}{A}\right) \tag{16}$$

여기서 S는 에스테르의 비누화가이며, A는 지방산의 산가이다. 그 예로 폴리옥시에틸렌 소르비탄 모노라우레이트(Tween 20)의 HLB 값은 $S = 45.5$, $A = 276$이므로 HLB 값은 16.7이다.

$$\mathrm{HLB} = 20\left(1 - \frac{45.5}{276}\right) = 16.7$$

몇 가지 상용되는 양성친화제의 HLB 값을 〈표 **12 · 4**〉에 표시하였다.

〈표 12·4〉 양성친화제의 **HLB** 값의 몇 가지 예

물 질 명	HLB 값
올레인산	1
폴리옥시 에틸렌 솔비톨 밀랍 유도체(G-1706)	2.0
솔비탄 트리스테아레이트	2.1
글리세릴 모노 스테아레이트	3.8
솔비탄 모노 올레이트(span 80)	4.3
디에틸렌 글리콜 모노 스테아레이트	4.7
글리세릴 모노 스테아레이트, self emulsifying(Tengin)	5.5
디에틸렌 글리콜 모노라우레이트	6.1
솔비탄 모노라우레이트(span 20)	8.6
폴리에틸렌 라우릴 에테르(Brij 30)	9.5
젤라틴(파마겔 B)	9.8
메틸 셀룰로오스(메토셀 15 cp)	10.5
폴리옥시에틸렌 라우릴 에테르(G-3705)	10.8
폴리옥시에틸렌 모노 스테아레이트(Myrj 45)	11.1
트리에탄올아민 올레이트	12.0
폴리옥시에틸렌 알킬 페놀(Igepal Ca-630)	12.8
폴리에틸렌 글리콜 400 모노라우레이트	13.1
폴리옥시에틸렌 솔비탄 모노올레이트(Tween 80)	15.0
폴리옥시에틸렌 솔비탄 모노라우레이트(Tween 20)	16.7
폴리옥시에틸렌 라우릴 에테르(Brij 35)	16.9
올레인산 나트륨	18.0
올레인산 칼륨	20
소디움 라우릴 설페이트	40

유화제의 혼합형태와 총유화제의 양을 결정하여 제조하고 관찰하는 과정을 해야 하는데, 최소량의 계면활성제를 결정하는 데 이용될 수 있는 수학식이 Bonadeo에 의해 제안되었다.

$$Q_S = \frac{6(\rho_S/\rho)}{10-0.5\text{RHLB}} + \frac{4Q}{1000}$$

여기서 ρ_S는 계면활성제 혼합물의 밀도, ρ는 분산질(internal phase)의 밀도, Q는 분산매(continuous phase)의 %이다. RHLB는 요구되는 HLB로서 O/W 또는 W/O 에멀션을 형성하는 데 필요한 유상의 HLB이다.

예제 5. 40 g의 혼합 유상과 60 g의 물을 함유하는 (a) W/O와 (b) O/W 에멀션을 제조하라.

풀이 (a) 유상은 70%의 파라핀과 30%의 밀랍을 함유한다. 상온에서 유상의 밀도는 0.85 g/cm^3, 수상의 밀도는 약 1 g/cm^{3}이다. W/O 에멀션에 필요한 계면활성제 혼합물의 밀도는 0.87 g/cm^{3}이다. W/O 에멀션에 필요한 파라핀과 밀랍에 요구되는 HLB 값은 각각 4.0, 5.0이다.

솔비탄 트리스테아레이트(HLB=2.1)와 디에틸렌 글리콜 모노 스테아레이트(HLB=4.7)의 혼합물의 Q_S의 양을 측정하기 위해 유상의 RHLB 값을 우선 계산하면

$$RHLB = (4 \times 0.70) + (5 \times 0.30) = 4.3$$

$$Q_S = \frac{6(0.87/1)}{10 - (0.5 \times 4.3)} + \frac{4 \times 40}{1000} = 0.82 \text{ g}$$

W/O 에멀션을 제조하기 위하여 ρ_{water} 1과 유상의 부피비인 40%를 이용한다.

(b) O/W 에멀션 제조를 위한 유상의 RHLB 의 계산

$$RHLB = (0.70 \times 10) + (0.3 \times 9) = 9.7$$

계면활성제의 총량은

$$Q_S + \frac{6(1.05/0.85)}{10 - (0.5 \times 9.7)} + \frac{4 \times 60}{1000} = 1.68 \text{ g}$$

W/O 에멀션을 제조하기 위하여 내상으로서 기름의 밀도 ρ와 수상으로서 매질의 부피비(%)를 이용한다.

W/O 에멀션의 Q_S 값을 대략 1.0 g으로, O/W 에멀션의 경우 2.0 g으로 증가시킨 후, 다음의 식을 이용하여 두 가지 형태의 유화제의 무게를 측정할 수 있다.

$$\text{높은 HLB를 가지는 계면활성제의 무게 } \% = \frac{RHLB - HLB_{low}}{HLB_{high} - HLB_{low}}$$

i) W/O 에멀션의 경우, 디에틸렌 글리콜 모노 스테아레이트(HLB=4.7)와 솔비탄 트리스테아레이트(HLB=2.1)의 무게 %는

$$\text{디에틸렌 글리콜 모노 스테아레이트의 무게 } \% = \frac{4.3 - 2.1}{4.7 - 2.1} = 0.85 \text{ g}$$

따라서 솔비탄 모노 스테아레이트의 무게 %는 0.15 g(1 g에 대하여)가 된다.

ii) W/O 에멀션의 경우, Tween-80(HLB=15)과 디에틸렌 글리콜 모노라우레이트 (HLB=6.1)의 무게비는

$$\% \text{ Tween 80} = \frac{9.7 - 6.1}{15 - 6.1} = 0.40 \text{ g}$$

따라서, 디에틸렌 글리콜 모노라우레이트의 무게비는 0.60 g이 된다. 유화제 혼합물을 2 g으로 하였으므로 Tween-80 은 0.80g, 디에틸렌 글리콜 모노라우레이트는 1.2 g을 혼합하면 된다.

3 액체표면에서의 단분자층 형태

흡착성 물질을 가용성 단분자층을 형성하는 것과 불용성인 막을 형성하는 것 두 종류로 분류한다. 이의 구별은 액체상에서 흡착질의 용해도에 근거를 둔다. 따라서 아밀알코올의 경우는 물 표면에서 단분자층을 형성하고, 세틸알코올은 불용성 막을 형성한다. 그러나 이것은 단지 임의적인 구별이며, 실제에 있어서 불용성 막이란 액체계면에서 가용성 단분자층을 형성하는 화합물의 한계임을 강조해야 한다. 그러나 이렇게 분류하는 데는 중요한 실제적 이유가 있기 때문이다.

액체계면을 살펴보는 데는 서로 상관성 있는 세 가지 주요 척도가 있다. 즉, 그것은 표면장력 γ와 액체의 단위표면적당에 과량으로 존재하는 양성친화물질의 표면과잉 Γ, 그리고 세 번째는 액체 내부에 존재하는 양성친화제의 농도 c이다. 가용성 단분자층으로부터 표면장력과 농도 c는 쉽게 측정할 수 있으며, 이 값으로부터 표면과잉을 쉽게 계산할 수 있다. 또한 c를 0으로

취하면 불용성 단층으로부터 표면장력과 표면과잉을 직접 얻을 수 있다. 가용성 또는 불용성계 사이의 경계에 놓여 있는 물질인 경우에는 접근법 등으로 비슷한 결과를 얻을 수 있다.

이와 같은 연구결과는 생물학분야나 약학분야의 관심을 모으고 있다. 예를 들면, 유탁액은 기름상과 물상 사이에 계면막을 형성하여 안정화된다. 계면에서 양성친화제의 각 분자가 차지하는 면적을 아는 것은, 최적 안정도를 이루는 데 아주 중요하다. 그리고 침윤 또는 청정작용도 흡착된 물질의 농도에 관계가 있으며, 흡착된 양성친화제의 단층막은 생물학적 막의 대용 또는 시험관모델로 사용되기도 한다. 결과적으로 이 모델계는 약물이 생체막을 통과하여 흡수되는 과정을 연구하는 시험관적 수단으로 이용되고 있다. 또한 양성친화제 분자가 차지하는 면적을 계산할 수 있는 정보를 제공하므로 계면활성제 분자의 단면적을 계산할 수도 있다.

4 가용성 단분자층과 Gibbs의 흡착방정식

양성친화제를 액체계에 가하면 이들 분자나 이온이 단분자층으로 흡착되므로 표면장력이 감소하게 된다. 이와 같은 2원계에서의 양성친화제의 흡착은, 다음과 같이 Gibbs에 의하여 1878년에 처음 나타내어졌다.

$$\Gamma = -\frac{c}{RT}\frac{d\gamma}{dc} \tag{18}$$

여기서 Γ는 표면농도 또는 표면과잉, 즉 액체 내부에 존재하는 농도가 아닌 단위표면적당의 과량의 양성친화제의 양이며, c는 액체 내부에 존재하는 활성제의 농도, R는 기체상수, T는 절대온도이고, $d\gamma/dc$는 물질의 내부농도 변화에 따른 용액의 표면장력의 변화이다.

두 성분을 포함하는 내부상의 자유에너지 변화를 나타내는 식 $dF = -SdT + VdP + \mu_1 dn_1 + \mu_2 dn_2$를 상기해 보자. 서로 혼화되지 않는 두 용액상은 계면이나 표면으로 분리되었다고 생각할 수 있으며, 그 용적의 기여도는 무시되고, 표면적 A를 변화시킬 때에 필요한 일량, 즉 새로운 에너지항 γdA를 도입하고 , 이 때 표면장력 γ는 상온상압하에서 단위표면적을 증가시키기 위하여 행한 일이다. 표면상에서 행한 새로운 일은 표면자유에너지의 증가분 dF^S와 같고, 팽창에 필요한 일 pdV는 포함되지 않는다. 따라서 다음과 같은 식으로 표시할 수 있다.

$$\begin{aligned} dF &= -SdT + Vdp + \mu_1 dn_1 + \mu_2 dn_2 \\ dF^S &= -S^S dT + \gamma dA + \mu_1^S dn_1^S + \mu_2^S dn_2^S \end{aligned} \tag{19}$$

평형상태하에서 전체 계의 자유에너지는 온도, 압력, 표면적이 일정한 조건하에서 0이 된다. 그러므로 전체적으로 계 안팎으로는 아무것도 주고받은 물질이 없기 때문에, 조성성분 i의 화학퍼텐셜은 그 상 중에 있어서도 표면상 S에 있을 때와 마찬가지로 두 부분상에서 서로 같다.

$$\mu_{i\alpha} = \mu_{i\beta} = \mu_{iS} \tag{20}$$

물 α와 올레인산 β와 같은 두 종류의 서로 혼화되지 않는 액체를 함유한 계가 표면상 S에 의하여 분리되어 있을 때의 상태가 〈그림 12 · 12〉 (a)에 표시되어 있다. 표면자유에너지를

얻기 위해서 일정한 온도와 일정한 조성하에서 식 (19)를 적분하면

$$F^S = \gamma A + n_1^S \mu_1^S + n_2^S \mu_2^S \tag{21}$$

표면자유에너지는 계의 상태에만 의존하므로 dF^S는 완전미분이고, 식 (21)을 여러 조성변화에 따른 일반미분으로 얻을 수 있다.

$$dF^S = \gamma dA + Ad\gamma + n_1^S d\mu_1^S + n_2^S d\mu_1^S + \mu_1^S dn_1^S + \mu_2^S dn_2^S \tag{22}$$

이 결과를 식 (19)와 비교하면

$$Ad\gamma + S^S dT + n_1^S d\mu_1^S + n_2^S d\mu_2^S = 0 \tag{23}$$

이 되어 일정한 온도에서는

$$Ad\gamma + n_1^S d\mu_1^S + n_2^S d\mu_2^S = 0 \tag{24}$$

식 (24)를 표면적 A로 나누고 n_1^S/A와 n_2^S/A를 기호 Γ_1과 Γ_2로 각각 표시하면

$$d\gamma + \Gamma_1 d\mu_1^S + \Gamma_2 d\mu_2^S = 0 \tag{25}$$

식 (25)가 나타내는 바와 같이 표면에서의 구성성분의 화학퍼텐셜은 일정한 온도와 압력, 그리고 일정한 표면적의 조건하에서 두 부분상의 계가 서로 평형에 있을 때 원상의 화학퍼텐셜과 같다.

〈그림 12 · 12〉 (b)에서와 같이 올레인산(용질 또는 구성성분 2)이 물(용매 또는 구성성분 1)에 녹아 있는 것 같은 단일상의 용액을 생각하여 보자. 이런 조건하에서 화학퍼텐셜의 어깨글씨는 떼고서 고쳐 쓸 수가 있다.

$$d\gamma + \Gamma_1 d\mu_1 + \Gamma_2 d\mu_2 = 0 \tag{26}$$

〈그림 12 · 12〉 (b)에서 Γ_1과 Γ_2는 표면에서의 단위면적당의 구성성분의 몰수이고, μ_1과 μ_2

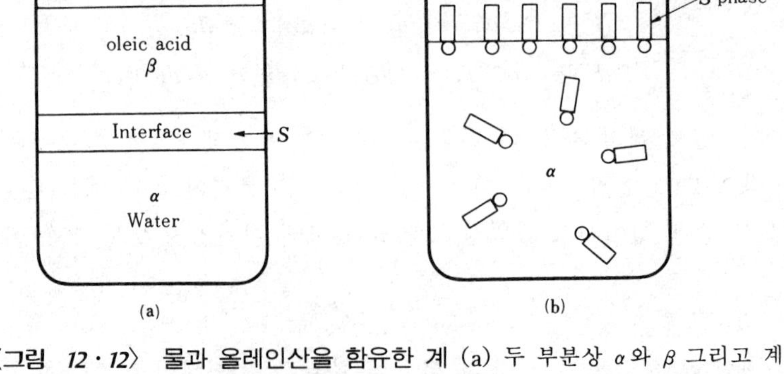

〈그림 12 · 12〉 물과 올레인산을 함유한 계 (a) 두 부분상 α와 β 그리고 계면상(S), (b) 다만 α상과 표면이나 또는 S상의 필요성이 고려되는 조건

는 용액 중에 포함한 두 성분의 화학퍼텐셜 값이다.

표면을 임의로 만들어 Γ_1 값을 0이 되도록 조절한다면, 즉 표면에는 용매가 없도록 조절한다면〔그림 **12 · 12**(b)〕 식 (26)은 다음과 같이 된다.

$$d\gamma + \Gamma_2 d\mu_2 = 0 \qquad (27)$$

그리고

$$\Gamma_2 = \left(\frac{\partial \gamma}{\partial \mu_2}\right)_T \qquad (28)$$

용질의 화학퍼텐셜을 활성도 항으로 표시하면

$$\mu_2 = \mu^\circ + RT \ln a_2$$

이를 일정한 온도하에서 미분하면 다음 식을 얻는다.

$$\partial \mu_2 = RT\ \partial \ln a_2 \qquad (29)$$

이것을 식 (28)에 합하면 다음 결과가 된다.

$$\Gamma_2 = -\frac{1}{RT}\left(\frac{\partial \gamma}{\partial \ln a_2}\right)_T \qquad (30)$$

미분에서 $y = \ln a_2$이면 $d \ln a_2 = da_2/a_2$이고, 이 결과를 식 (30)에 응용하여 **Gibbs의 흡착 방정식**(Gibbs adsorption equation)을 얻는다.

$$\Gamma_2 = -\frac{a_2}{RT}\left(\frac{\partial \gamma}{\partial a_2}\right)_T \qquad (31)$$

이 식은 활성도 대신 농도 c만을 바꾼 식 (18)과 같다. 용액이 묽을 때 a_2는 c로 대치해도 별로 오차는 생기지 않는다. 이와 같이 낮은 농도에서는 양친성 물질의 농도가 증가함에 따라 표면장력이 직선적으로 감소한다(그림 **12 · 13**).

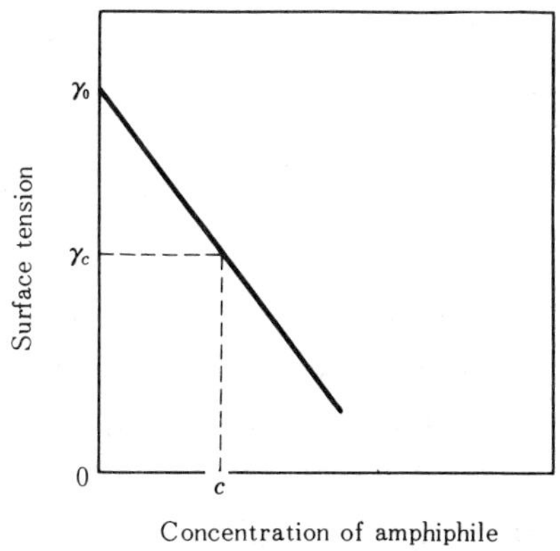

〈그림 *12 · 13*〉 직쇄 양성활성제를 3×10^{-3} mol/l 가했을 때 물의 표면장력 감소

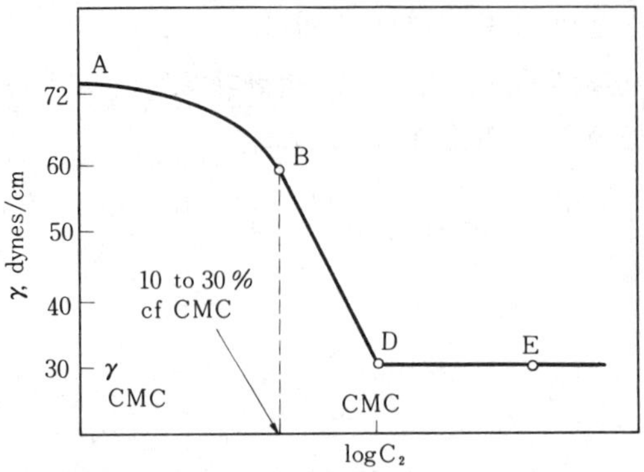

〈그림 12 · 14〉 직쇄 양성친화제를 가했을 때 물의 표면 장력 감소

계면활성제의 표면장력 γ와 계면활성의 로그값 또는 log C_2를 플롯하면 〈그림 **12 · 14**〉와 같은 형태가 된다. log C_2가 증가함에 따라 초기에 곡선상으로 감소하다가 (A-B) 그 후에는 직선관계로 감소한다(B-D). 점 D는 임계미셀농도(CMC)로서 용액 중에서 미셀이 형성되는 농도이다. CMC 이상의 농도에서 표면장력은 일정한 값을 유지하며, 계면활성제를 더 가해도 장력은 변화하지 않는다. 직선적으로 감소하는 B-D 부분을 따라 표면농도 Γ는 일정하다.

$$\Gamma_2 = -\frac{1}{RT}\frac{\delta\gamma}{\delta \ln C_2} \tag{31'}$$

기울기 $\delta\gamma/\delta \ln C_2$는 일정한 값에 도달하면 일정해진다.

계면활성제의 흡착이 포화되면 점 B에 도달하는데, 즉 Γ_2는 더 이상 증가하지 않는다. 그러나 표면장력은 점 D에 도달할 때까지 급속하게 감소한다. B-D 부분에서는 계면활성제 분자들이 표면에 빽빽히 위치해 있으며 1분자당 차지하는 면적은 일정하다. 표면농도 Γ_2와 1분자당 면적은 식 (31′)를 이용하여 계산할 수 있다.

예제 6. 물 중에 있는 직쇄상의 양성활성제의 표면과잉은 3×10^{-3} mol/l 일 때에 5.74×10^{-10} mol/cm^2로 나타났다. 계면에서 각 분자가 차지하는 면적은 얼마인가?

풀이 몰당 함유하는 분자는 6.023×10^{23}개(즉 아보가드로수)이므로, cm^2당의 분자수는

$(5.74\times10^{-10})(6.023\times10^{23}) = 34.57\times10^{13}$ 분자

따라서 각 분자가 점유하는 면적은 $1/\Gamma N$ 또는

$1/(34.57\times10^{13}) = 28.93\times10^{-16}\mathrm{cm}^2 = 28.93\ \mathrm{A}^2$

따라서 1 cm^2는 $10^{-16}A^2$ 이다.

예제 7. 〈그림 **12 · 13**〉에서 직쇄 양성활성제를 3×10^{-3} mole/liter 농도로 가했을 때, 25 ℃에서 물의 표면장력(γ_0)은 73.72 dynes/cm에서 59.50 dynes/cm(γ_c)로 감소하였다. (a) 이 농도(bulk)에 있어서 양성친화제의 표면과잉농도를 계산하고, (b) 계면에서 각 분자가 차지하는 면적을 구하라.

풀이 (a) 식 (18)로부터

$$\Gamma = -\frac{3\times10^{-3}}{8.314\times10^7\times298}\left(\frac{-14.22}{3\times10^{-3}}\right)$$

$$= 5.74\times10^{-10}\ \mathrm{mol/cm^2}$$

(b) 아보가드로수$(N) = 6.023 \times 10^{23}$ /mol이므로,

cm^2 당 분자수 $= (5.74 \times 10^{-10}) \times (6.023 \times 10^{23})$

$= 34.57 \times 10^{13}$ molcules / cm^2

각 분자가 차지하는 면적은 $1/N$, 또는

$1/(34.57 \times 10^{13}) = 28.93 \times 10^{-16}\ cm^2/mol$

$= 28.93\ Å^2\ (1\ cm^2 = 10^{16}\ Å^2)$

예제 8. $C_{12}H_{25}O(CH_2CH_2O)_{12}$와 같은 비이온성 계면활성제에서 γ와 $\ln C_2$을 플롯했을 때 일정한 기울기 값이 $\delta\gamma/\delta \ln C_2 = -5.2937$dyne/cm이다(23℃에서). Γ_2와 1분자당 표면적을 계산하라.

풀이 Gibbs의 흡착방정식 (31′) 로부터,

$$\Gamma_2 = -\frac{1}{8.3143\times10^7 \text{erg}\cdot\text{deg}^{-1}\cdot\text{mole}^{-1}\times296.15°\text{K}}(-5.2937\text{dyne/cm})$$

$$\Gamma_2 = 2.15\times10^{-10}\text{mole/cm}^2$$

표면농도 2.15×10^{-10}mole/cm^2에 아보가드로수 6.0221×10^{23}mole^{-1}을 곱하여 역수를 취하면 1분자당 표면적이 나온다.

$$\text{area/molecule} = \frac{1}{6.0221\times10^{23}\text{mole}^{-1}\times2.15\times10^{-10}\text{mole/cm}^2}$$

$$= 7.72\times10^{-15}\text{cm}^2/\text{molecule}$$

$$= 77\,Å^2/\text{molecule}$$

5 불용성 단분자층과 막평형

Benjamin Franklin은 영국을 여행하는 동안, 그보다 수세기 전에 선원들이 주방에서 요리로 썼던 기름을 바다에 버림으로써 바다 표면에 생긴 막에 의하여 파도가 없어지고 잔잔해졌다는 사실을 알아냈다. 1765년에 Franklin은 영국에서 1/2 에이커 넓이의 연못에서 행한 실험으로 한 차숟가락의 기름으로 충분히 이 면적의 파도를 가라앉힐 수 있음을 관찰하였다. 그리고 그 막이 25 Å 두께임을 추정하였다. 1899년 Rayleigh경은 난용성 기름 소량을 청결한 물 표면에 떨어뜨리면 단분자 두께(단분자막)로 층이 확산되어 퍼지는 것을 알았다.

이 때 막의 면적과 확산된 액체의 용적을 알면, 이 막의 두께를 계산할 수 있다. 막의 두께는 분자가 수직으로 꽉차서 표면에 서 있을 때의 길이로 환산할 수 있다. 또한 확산된 기름의 분자량과 밀도를 알면 분자의 단면적을 쉽게 계산할 수 있다.

예제 7. 한 차숟가락($= 5\ cm^3$)의 지방산유를 1/2 에이커($= 2 \times 10^7\ cm^2$)의 연못 표면에 부었을 때 분자량 300, 밀도 $0.9\ g/cm^3$의 지방산이 전 표면에 단분자막을 형성하는 데 충분하다고 가정하고, 지방산 분자의 길이와 단면적을 구하라.

풀이 연못표면의 기름의 두께 = 수직으로 서 있는 지방산 분자의 길이

$$\frac{V}{A} = \frac{5\ cm^3}{2 \times 10^7\ cm^2} = 25 \times 10^{-8}\ cm = 25\,Å$$

한 숟가락의 무게

$$V/\rho = 5\ cm^3 \times 0.9\ g/cm^3 = 4.5\ g$$

$$\frac{W}{M} = \frac{4.5\,g}{300\,g/mol}\,0.015\,mol$$

$$분자수 = 0.015\,mol \times 6.02 \times 10^{23} molecules/mol = 9 \times 10^{21}\,molecules$$

$$\frac{2 \times 10^{7}\,cm^{2}(연못면적)}{9 \times 10^{21}(molecules)} = 22 \times 10^{-16}\,cm^{2}/molecules = 22\,\mathring{A}^{2}/molecules$$

이 예로부터 분자당의 단면적을 다음 식으로 나타낼 수 있다.

$$단면적/분자 = \frac{MS}{V\rho N} \tag{32}$$

여기서 M은 확산된 액체의 분자량이고, S는 막으로 형성된 표면적이며, V는 확산된 액체의 용적, ρ는 그것의 밀도, N은 아보가드로수이다. Langmuir, Adam, Harkins 및 기타의 연구자들은 물통 속의 기층액체(보통 물)의 깨끗한 표면 위에 확산되는 막의 성질을 정량적으로 연구하였다. 막은 barrier를 움직여 줄 때 수평상의 부력에 반하여 수축된다. 浮力子에 작용하는 힘은 環狀表面張力計에 사용한 것과 유사한 비틀림줄 장치를 이용하여 측정된다. **막천칭**(film balance)이라고 불리는 이 장치는 〈그림 **12 · 15**〉에 나타낸 바와 같다. 부력자에 작용하는 단위면적당의 수축력을 **막압**(surface pressure) π라고 하며, 이는 평형에서 순수한 기층(γ_0)과 막으로 덮인 표면(γ)간의 표면장력의 차이이다. 이의 관계식은

$$\pi = (\gamma_0 - \gamma) \tag{33}$$

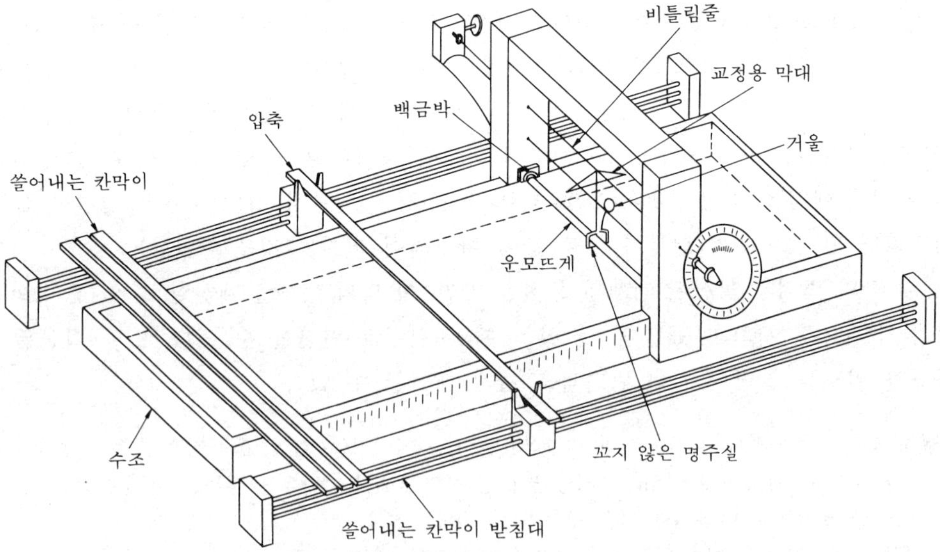

〈그림 *12 · 15*〉 막천칭 Cenco형

막평형의 실험을 하기 위해 물질을 휘발성 용매에 용해시키고 파라핀이나 테플론 조각을 잘 닦은 기층의 표면 위에 놓는다. 액체는 차차 막으로 확산될 것이고, 휘발성 용매는 증발할 것이다. 〈그림 **12 · 16**〉에서 확산 후의 계면의 단면도를 볼 수 있다. 이 때 장벽은 부력자가 움

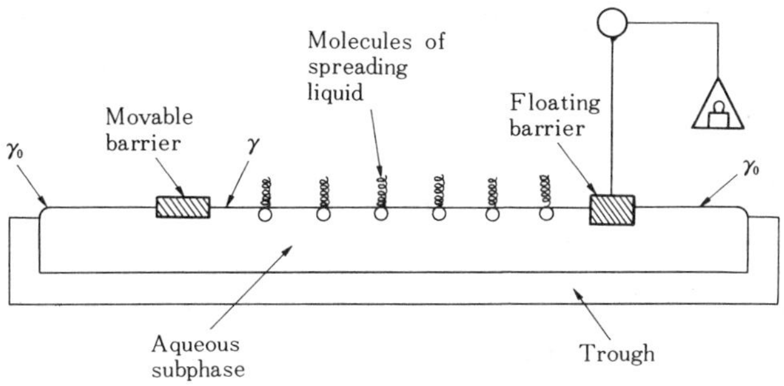

〈그림 12 · 16〉 계면단면도 측정기

직이는 방향에 따라 각 위치에 놓일 것이다. 각 위치에서 막으로 덮인 물통의 면적이 측정되며 대응하는 막압을 비틀림다이얼로 읽으면 된다. 이 때의 막압을 막의 면적 또는 보다 편리하게 분자당 단면적(A^2)에 대하여 플롯한다. 물론 막의 면적은 식 (32)에 의하여 단면적으로 계산될 수 있다.

스테아린산과 레시틴에 대한 실험결과를 〈그림 12 · 17〉에 나타내었다. 종종 불용성 막이 계면에서 확산하고 이어서 수축할 때, 여러 가지 상변화가 관찰된다. 〈그림 12 · 18〉은 공기-물계면에서 직쇄포화지방족 화합물에 어떤 일이 일어나는지를 나타낸다. 막이 약 50~60 A^2/mol(G)보다 큰 면적 위에 퍼질 때에 부력자에는 거의 압력이 걸리지 않으며, 막은 2차원에서 기체와 같이 작용한다. 막이 압축되기 시작함(L_1-G)에 따라, 액상 L_1은 기상과 함께 평형에서 공존하는 것으로 나타난다. 이것은 막압이 낮을 때(0.2 dynes/cm or less) 일어난다. L_1 영역과 같이 액체가 팽창된 상태는 원 액체상태로 생각할 수 있으나, 이는 2차원 속에 있다. 막을 더욱 수축시키면 자주 중간상(l)의 형태로 나타나고, 그 다음에는 조금밖에 압축될 수 없는 응축액체 상태(L_2)로 나타난다. 그 다음에 이것은 최소로 수축할 수 있는 상태(S)까지 무너지는데, 이 때 막은 2차원의 고체상태로 간주된다. 마지막으로 분자들은 서로 서둘러 나아가서 크게 압축되고 막은 파괴된다.

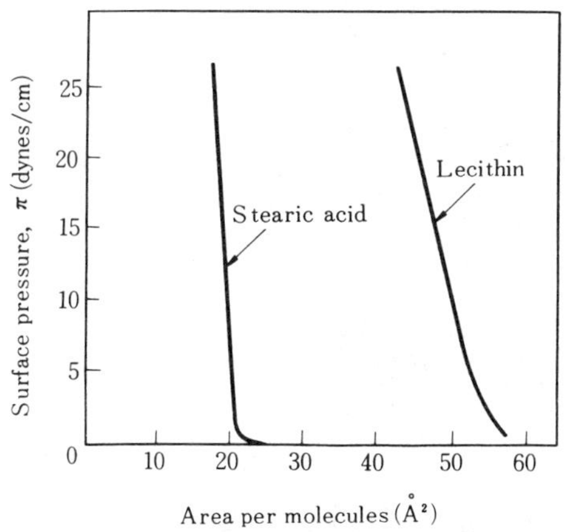

〈그림 12 · 17〉 레시틴 스테아린산 단면적 비교

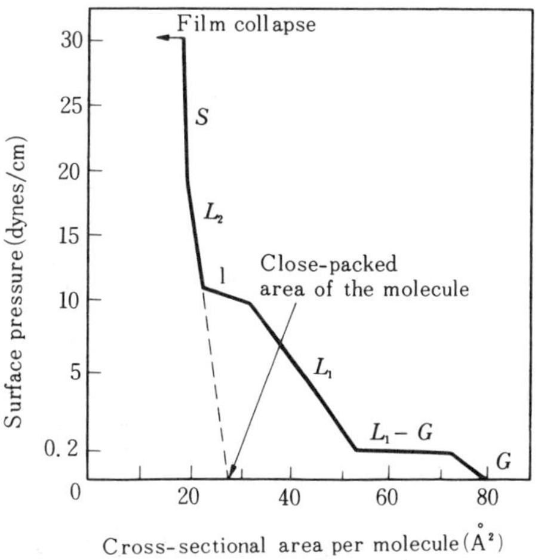

〈그림 12 · 18〉 막평형 실험결과

막 압축의 후기단계에서 막이나 표면의 압력 $\pi=\gamma_0-\gamma_1$은 〈그림 12 · 18〉의 L_2와 S 영역을 지나는 곡선으로 급격히 증가한다. 계면활성제 막의 압축과 함께 일어나는 π의 증가는 표면 활성분자들이 표면에 강제적으로 삽입되어 집적한 결과이다. 이 반응으로 물표면에서 수축하려는 경향은 방해받고 γ_0에서 γ로 표면장력은 감소한다.

결국 분자들은 서로 겹치고 더 큰 압력이 일어나면 막은 깨진다. 〈그림 12 · 18〉에서 도식에 이어 표시한 영역은 〈그림 12 · 19〉의 표면에 퍼짐분자들(spreading molecules)을 도식적 위치화 시킨 것에 해당되고, 〈그림 12 · 18〉의 G 영역에서는 단분자층 분자들이 3차원에서의 기체와 같이 그들 사이의 큰 거리를 가지면서 표면에 위치한다.

L_1과 L_2 사이에 표시된 곡선영역에서 분자들은 강제적으로 밀착되고, 〈그림 12 · 19〉 (b)에서 보여지는 것처럼, 3차원에서의 액체와 유사하게 서로 반응하며 직립을 시작한다. 〈그림 12 · 18〉의 S영역에서는 퍼짐분자들(spreading molecules)이 강한 힘으로 결합한다. 〈그림 12 · 19〉 (c)는 S 상태를 도식적으로 보여 주는 것으로, 평형막 표면분자들이 가능한 서로 멀리 떨어진 상태로 압축된다. 〈그림 12 · 18〉 그래프의 수평축상에서 오른쪽으로부터 왼쪽으로 이동시킴으로써, 즉 〈그림 12 · 14〉의 왼쪽에서 오른쪽으로의 유동막 이동에 의해 막을 더 압축시키면, 〈그림 12 · 19〉 (d)에 보이는 것처럼 한 부분이 다른 부분과 겹치면서 단층막은 붕괴된다.

〈그림 12 · 17〉에서 볼 때 영(零)압에서 곡선의 직선부분을 수평축으로 외삽하면 최밀충전막의 분자당 횡단면적을 얻을 수 있다. 이와 같은 방법으로 Langmuir가 구한 몇 가지 유기분자에 대한 값을 〈표 12 · 5〉에 표시하였다. 사슬이 30개의 탄소를 가진 미리실 알코올(myricyl alcohol)은 다른 분자들의 거의 두 배의 길이를 가진다는 것을 알 수 있다. 계면에 있어서 그의

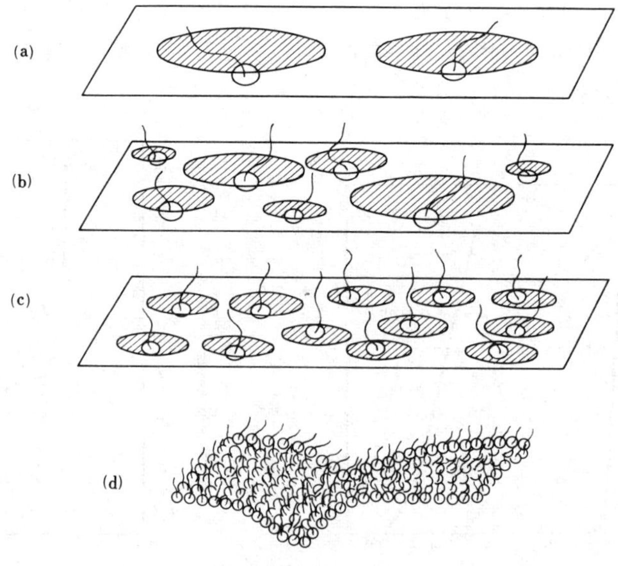

〈그림 12 · 19〉 여러 가지 정도의 단층막 압축분자당 유효 면적 (a) 기체상태, (b) 확장된 액체상태, (c) 응축 액체와 2차원적 고체상태, (d) 필름겹침

〈표 12·5〉 막평형에 의해 얻은 유기분자의 크기

물 질	조 성 식	분자길이(Å)	단면적(A^2)
스테아린산	$C_{17}H_{35}COOH$	23	22
트리스테아린	$(C_{18}H_{35}O_2)_3C_3H_5$	25	66
세틸알코올	$C_{16}H_{33}OH$	22	21
미리실알코올	$C_{30}H_{61}OH$	41	27

단면적은 다른 단쇄분자들과 거의 유사하나, 측정된 것은 길이라기보다 알킬쇄의 단면적으로 확인된다. 그리고 3개의 지방산사슬을 갖는 트리스테아린은, 단지 하나의 지방족사슬을 갖는 분자들보다 3배 가량 큰 단면적을 가진다.

단분자의 전기퍼텐셜과 점도는 막평형법으로 연구할 수 있으며, 따라서 단백질과 같은 고분자의 분자량은 이 방법을 사용하여 구할 수 있다. 장차 막평형 기법은 생물학적 연구에 큰 의의를 가질 것이다. 어떤 단백질분자는 막통 표면 위에 퍼질 때 구형에서 평평한 막으로 펴진다. 따라서 펴짐(unfolding)과 생물학적 활성도 사이의 관계를 연구할 수 있다. 스테로이드 호르몬 및 효소분자의 크기나 모양, 그리고 계면에서 그들의 약품과의 상호작용도 막평형을 이용하여 연구할 수 있다.

불용성 단분자층을 형성하는 물질들은 막에 대한 압축도에 따라서 기체, 액체 또는 고체 내에 존재할 수 있다고 생각하여 왔다. 즉, 계면에서 기체상태의 분자에 대한 표면압력은 그 물질이 담겨 있는 용기벽에 작용하는 3차원의 기체계의 분자압력 P에 상당한다. 3차원의 이상기체 상태방정식은 $PV = nRT$이고, 단분자층의 경우는 다음과 같다.

$$\pi A = nRT \tag{34}$$

여기서 π는 표면압력으로 dynes/cm이며, A는 계면을 점유하고 있는 양성친화제 몰당이 차지하는 면적이다.

식 (34)로 표시되는 2차원계의 이상기체의 법칙은 다음과 같이 유도된다. 계면에서의 양성친화제 농도가 작을 때 용질-용질간의 상호작용은 중요하지 않다. 이런 조건하에서 표면장력은 농도에 따라 직선상으로 감소한다. 이를 식으로 쓰면

$$\gamma = bc + \gamma_0 \tag{35}$$

여기서 γ_0는 순수한 기질의 표면장력이며, γ는 c moles/liter의 흡착질을 가하여 생긴 표면장력이며, b는 직선의 기울기이다. 이들을 도시하여 얻은 기울기가 부방향이므로, 즉 $\pi = \gamma_0 - \gamma$이므로 식 (35)를 다시 쓰면 다음과 같다

$$\pi = -bc \tag{36}$$

Gibbs의 흡착방정식 (18)은 다음과 같은 식으로 고쳐 쓸 수 있다. 따라서 $(d\gamma/dc)$는 직선의 기울기이다.

$$-(d\gamma/dc) = -b = \Gamma RT/c \tag{37}$$

식 (36)을 식 (37)에 대입하고 양변의 c를 제거하여 주면, 다음 식을 얻을 수 있다.

$$\pi = \Gamma RT \tag{38}$$

표면과잉농도는 mol/cm²의 차원을 가지며 n/A로 표시할 수 있는데, n은 몰수이고, A는 cm² 당의 면적이다. 그러므로 식 (34)와 같다.

$$\pi = nRT/A \qquad \text{또는} \qquad \pi A = nRT$$

3차원의 기체법칙을 쓸 때와 같이, 식 (34)는 계면에서의 기체막으로 흡착된 물질의 분자량을 계산하는 데 이용될 수 있다. 비이상적인 거동이 일어나며, πA를 단분자층의 π에 대하여 도시하였을 때의 결과는 P에 대하여 PV를 도시한 3차원계의 상태와 대등하다. 비이상적 거동에 대해서는 van der Waals의 식과 유사한 식이 개발되었다.

Gibbs의 흡착방정식과 방정식 (34)과의 관계는, 용해성과 불용성 막 사이의 차이가 근본적인 물리적 성질의 차이보다는 사용된 실험기술에 기초한 구별임을 강조한다.

〈그림 **12 · 18**〉의 2차원적 등온식 π면적에서 관찰되는 몇 번의 상변화시에 온도에 따른 표면압력 π의 다양함은, Clapeyron 방정식에 유사한 관계로써 분석된다.

Clapeyron 방정식

$$\frac{d\pi}{dT} = \frac{\Delta H}{T(A_1 - A_2)}$$

A_1과 A_2는 두 상의 몰당면적(cm²mol⁻¹)이며, T와 ΔH는 상변화를 위한 온도와 엔탈피이다. 이 때 π와 ΔH, $A_1 - A_2$는 Clapeyron 방정식에서의 2차원과 등가인 압력과 온도 및 체적변화임에 주목해야 한다.

예제 9. 중합가능기를 가지는 불용성 양친성분자의 단일층은 기체-물 계면에서의 중합현상을 연구하는 데 이용된다. n-hexadecyl acrylate 단층으로 13℃에서 28℃의 온도범위에서는, 막평형실험을 하여 얻은 π-A 등온선으로부터 상전이(상태변화)에 따른 2번의 파괴가 생겼다고 하자. 이 때 압축된 액체상태 L_2로부터 팽창된 액체상태 L_1으로의 전이시 엔탈피변화 ΔH를 계산하라. L_1과 L_2의 분자당 면적은 0.357 nm²/molecule과 0.265 nm²/molecule이며, 온도에 따른 표면압력의 변화 $d\pi/dt = 0.91$ mNm⁻¹K⁻¹이고 전이온도는 24.2℃다.

풀이 $\Delta H = T(A_1 - A_2)\dfrac{d\pi}{dT}$

$$\Delta H = 297.2\ {}^\circ\text{K}(0.357 - 0.265) \times 10^{-18}\ \text{m}^2/\text{molecule} \times 0.91 \times 10^{-3} \frac{N}{\text{m}^\circ\text{K}}$$

$$= 2.49 \times 10^{-20}\text{J/molecule}$$

$$= 2.49 \times 10^{-20} \times 6.022 \times 10^{23} = 14.995\text{J/m} \cong 15\text{kJ/mole}$$

12-4 고체계면의 흡착

고체계면에서 물질이 흡착되는 현상은 액상이나 기상에서의 경우와 비슷하다. 고체계면에서 기체흡착의 예로는 실내에서 나는 냄새의 제거, 음식물 냄새의 제거, 가스 마스크의 기능, 분체학에서 분말입자의 크기를 재는 등 여러 가지 응용에 쓰여지고 있다. 고체계면에서의 액체흡착의 원리는 용액의 탈색, 흡착, 크로마토그래프, 청정제 및 침윤제 등에 응용된다.

여러 가지 면에서 고체표면에서 기체나 액체가 흡착되는 현상은 액체표면에서의 흡착과 아주 비슷하다. 따라서 이러한 형의 흡착은 고체의 표면자유에너지를 감소시키기 위한 것으로 생각할 수 있다. 그러나 고체의 표면장력은 일정한 값을 구하기가 액체의 장력보다 훨씬 어렵고, 더욱이 고체의 계면은 움직이는 액체계면에 비하여 고정적이다.

1 고체-기체 계면

고체표면에서 기체가 흡착되는 정도는 **흡착제**(adsorbent)와 **흡착질**(adsorbate)의 화학적 성질, 흡착제의 표면적, 온도 그리고 흡착된 기체의 분압에 따라 결정된다. 흡착의 형태에는 물리적 흡착인 van der Waals 흡착과 화학적 흡착이 알려지고 있다. 화학적 흡착이 비가역적인데 반하여 van der Waals힘에 의한 물리적 흡착(physical adsorption)은 가역적으로 일어난다. 일단 흡착된 흡착질이 다시 흡착제로부터 제거되는 현상을 **탈착**(desorption)이라고 한다.

물리적으로 흡착된 기체는 온도를 높이고 압력을 줄이면 고체로부터 탈착된다. 흡착질이 화학결합에 의하여 흡착제에 부착되는 **화학흡착**(chemisorption)은 비가역적이다. 이와 같은 흡착은 현실적으로 그리 중요한 것이 아니어서 여기에서는 더 이상 논의하지 않기로 한다. 기체가 일정한 온도에서 고체면에 물리적으로 흡착하였을 때에, 흡착을 한 기체의 양과 평형압 또는 평형농도 사이에는 〈그림 12 · 20〉에서 보는 바와 같이, 압력에 대하여 흡착량을 도시하면 **흡착등온식**(adsorption isotherm)을 얻을 수 있다. 여기서 등온식(isotherm)이라는 말은 일

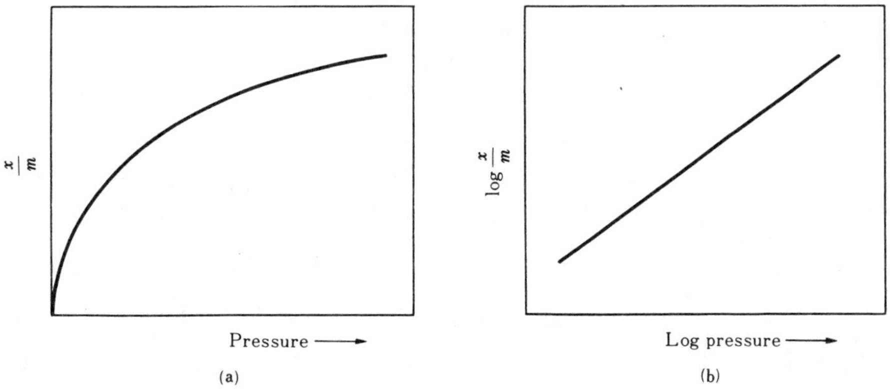

〈그림 12 · 20〉 고체표면에서 기체의 등온흡착(평형압 및 압력에 대한 흡착제의 단위질량당 흡착된 기체량의 도시)

정한 온도하에서 도시하였음을 의미한다.

도표는 〈그림 **12 · 20**〉에서와 같이, 표준온도와 표준압력하에서 흡착제 1그램당에 흡착된 기체의 양(몰수, mg수 또는 ml 수) x/m를 세로축에 놓고 기체평형압(mmHg)은 가로축에 도시한다.

또한 〈그림 **12 · 21**〉과 같은 장치를 사용하여 흡착값을 얻는 방법도 있는데, 이는 진공계 중에 특수밸런스를 설치하여 측정하는 방법이다. 앞에서 말한 고체를 밸런스의 팬 위에 올려 놓고 미리 측정한 양의 기체를 도입하고 기체압이 평형압에 도달하였을 때의 증가된 무게를 잰다. 이는 시료가 담긴 팬을 매단 석영스프링을 조절하여 측정하고, 얻은 데이터는 몇 가지의 식을 사용하여 흡착등온식을 만든다.

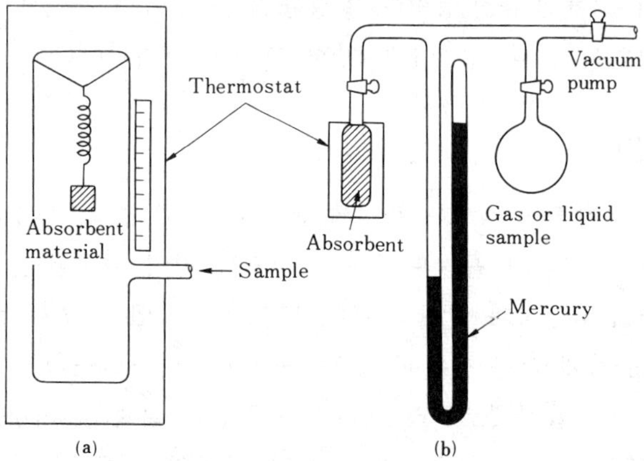

〈그림 *12 · 21*〉 고체상에 흡착되는 기체의 측정장치

이에 Freundlich는 다음과 같은 Freundlich 흡착등온식을 제안하였다.

$$y = \frac{x}{m} = kp^{1/n} \tag{39}$$

여기서 y는 흡착제의 단위질량당(m)에 흡착된 기체의 양(x)이며, k와 n은 실험결과로부터 계산되는 상수이다. 이 식의 대수를 취하면 더 편리하게 된다.

$$\log \frac{x}{m} = \log k + \frac{1}{n} \log p \tag{40}$$

이 식은 〈그림 **12 · 20**〉 (b)와 같은 방법으로 도시하면 직선을 얻을 수 있다. 상수 $\log k$는 세로축을 자르는 절편이고, $1/n$은 직선의 기울기이다.

Langmuir는 기체의 분자 또는 원자가 고체의 활성표면의 중심에 흡착되어 단분자 두께의 층(단분자층)을 형성한다는 가설을 기초로 하여 식을 도출하였다. 즉, 압력 p에서 기체분자가 점유한 활성중심의 분율을 θ라 하면, 점유하지 않은 부분의 분율은 $(1-\theta)$이다. 그러면 고체 표면에 기체가 응집되는 속도, 즉 흡착속도 γ_1은 점유되지 않은 부분 $(1-\theta)$와 압력 p에 비례한다. 따라서 다음과 같은 관계가 성립한다.

$$\gamma = k_1(1-\theta)\, p \tag{41}$$

반면에 표면에서 분자가 튀어나오는 증발속도 γ_2는 흡착에 의하여 표면에 점유된 흡착분율 θ에 비례하며 다음과 같이 표시된다.

$$\gamma_2 = k_2\theta \tag{42}$$

이들이 평형상태에서는 $\gamma_1 = \gamma_2$이므로,

$$k_1(1-\theta)\, p = k_2\theta \tag{43}$$

이를 다시 쓰면 다음의 식을 얻을 수 있다.

$$\theta = \frac{k_1 p}{k_2 + k_1 p} = \frac{(k_1/k_2)\, p}{1 + (k_1/k_2)\, p} \tag{44}$$

k_1/k_2를 b로 대치하고 θ를 y/y_m으로 대치하면, 여기서 y는 등온에서 압력이 p일 때의 흡착제 1그램당 흡착된 기체의 양이다. 또한 y_m은 기체가 완전히 단분자층으로 흡착되었을 때의 1 g의 흡착제가 흡착한 기체의 중량을 표시한다. 이 항을 식 (44)에 대입하면 다음과 같은 식을 얻는다.

$$y = \frac{y_m bp}{1 + bp} \tag{45}$$

이 식이 바로 **Langmuir의 등온흡착식**(Langmuir isotherm)이다.

식 (45)를 거꾸로 변형하고 여기에 p를 곱해 주면 다음 식을 얻는다.

$$\frac{p}{y} = \frac{1}{by_m} + \frac{p}{y_m} \tag{46}$$

이 식에서 p에 대하여 p/y를 도시하면 직선을 얻으며, 따라서 y_m과 b는 각각 기울기와 절편으로부터 구할 수 있다.

식 (39), 식 (40), 식 (45) 그리고 (46)은 〈그림 **12 · 20**〉과 같은 형을 그리는 데 충분하다. 이것이 바로 제 I 형의 등온식이다. 기타 실험을 확대하여 계속하면 〈그림 **12 · 22**〉에 나타난 것처럼 4가지의 다른 형태의 등온식을 나타낼 수 있다. 이들은 앞의 식들로서는 표시할 수 없다. 제II형의 등온식은 S자 모양을 나타내며, 이 경우에는 기체가 비다공성 고체면에 단분자층을 형성하고, 이어서 다분자층을 이루는 물리적 흡착이 일어날 때 생기는 형이다. 즉, 첫 번째 굴곡점은 단분자층의 형성을 나타내며 압력의 증가와 더불어 계속하여 일어나는 흡착은 다분자층을 형성하게 될 것이다. 제II형의 등온식은 Brunauer, Emmet 및 Teller 등에 의하여 도출되었으며, 이 식을 편리하게 BET식(BET equation)이라고 부른다. 이 식은 다음과 같이 표시한다.

$$\frac{p}{y(p_0 - p)} = \frac{1}{y_m b} + \frac{b-1}{y_m b}\,\frac{p}{p_0} \tag{47}$$

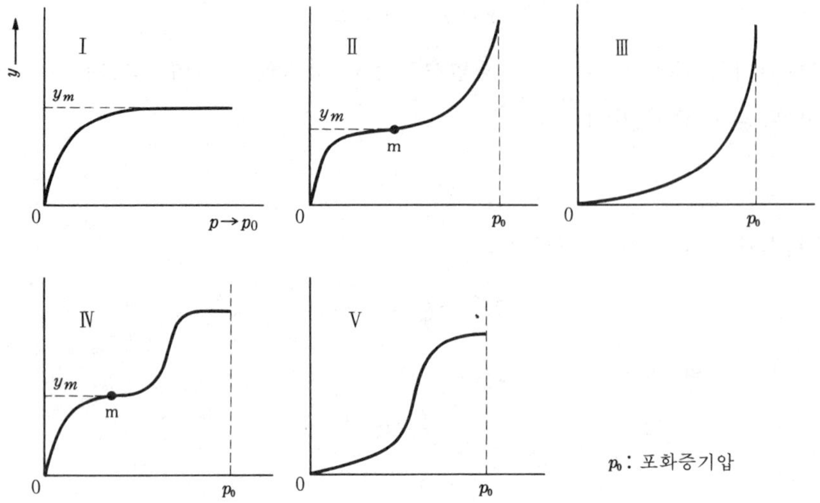

〈그림 12 · 22〉 여러 가지 형태의 등온흡착식

여기서 p는 mmHg로 나타낸 흡착질의 압력이며, y는 그 압력에서 흡착매 단위질량당 흡착된 흡착질의 양이고, p_0는 실험온도에서 더 이상 흡착질이 기체로 존재하지 못하고 액화되는 포화증기압이며, y_m은 흡착매의 표면이 흡착질의 단분자층으로 완전히 덮이는 때의 흡착매 단위질량당 흡착된 흡착질의 양이다. b는 첫 번째 층에서 기체의 흡착열과 다음 층에서 응축될 때의 잠열간의 차를 나타내는 비례상수이다. 따라서 간단한 단분자흡착의 경우에, BET식은 Langmuir의 등온식으로 된다.

〈그림 12 · 22〉의 Ⅳ형의 등온식(isotherm)은 전형적인 다공성 고체상에서의 흡착의 모양을 나타내는 것이다. 압력을 영압까지 外伸했을 때, 첫 번째 변곡점은 고체표면상에서 단분자층을 형성하는 데 필요한 기체량을 나타낸다. 다분자층의 형성 또는 고체의 기공 내에서의 응축은, 흡착현상으로 계속하여 일어나고 있다고 생각되며, 이 흡착은 포화증기압 p_0에 이르기 전에 어느 한계에 도달한다고 생각된다. 제 III 형 및 제 V 형의 등온식은 비교적 드문 예로서, 첫 번째 층에서 기체의 흡착열이 다음 층에서 응축된 잠열보다 적을 때 나타나는 경우이다. 제Ⅳ형과 마찬가지로 제 V 형의 경우도 모세관에 의한 응축을 나타내며, 흡착의 종료는 p_0점에 이르기 전에 어느 한계값에 도달하고 만다.

제 II 형은 BET식에서 b값이 2.0보다 클 때 얻어지고, 제 III 형은 b값이 2.0보다 작을 때 얻어진다. 그리고 제 IV 형과 제 V 형은 종종 이력현상(hysteresis)을 나타낸다.

단분자층을 확인할 수 있는, 이들 그림 I, II 및 Ⅳ형과 같은 예의 등온식으로부터 고체의 전 표면적을 계산할 수 있다. 이와 같은 값은 각 분자의 단면적에 흡착된 기체의 전 분자수를 곱하여 얻을 수 있다. **비표면적**(specific surface)이라고 알려진 흡착제의 단위질량당의 표면적은, 약품의 용해속도와 관련되기 때문에 약학 분야에서 중요하게 취급된다.

〈그림 12 · 23〉은 이력현상을 나타내는 제 IV 형 (a) 및 제 V 형 (b)의 등온흡착 현상이다.

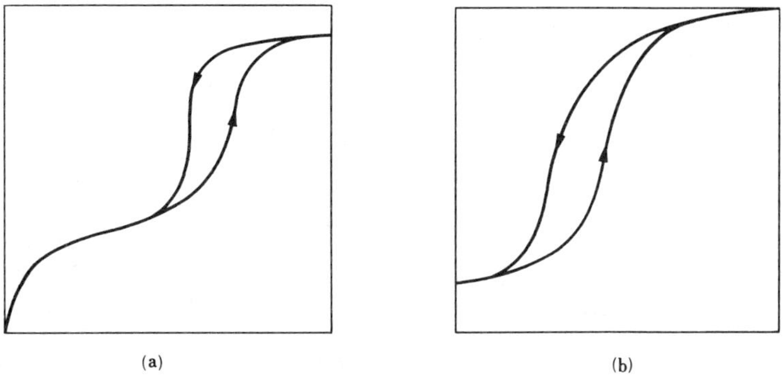

〈그림 12 · 23〉 이력현상을 나타내는 제 IV형(a) 및 제 V형(b) 등온흡착

2 고체-액체 계면

염료, 알칼로이드, 지방산 또는 모든 유기산이나 염기 등과 같은 약물들은, 용액 중에서 활성탄 또는 알루미나와 같은 고체상에 흡착이 잘 되는 경우가 있다. 용액으로부터 용질분자의 고체면의 흡착은 고체-기체 사이의 흡착현상과 비슷하게 취급된다. 앞에서 말한 식들 중에서 여기에 적용되는 등온식은, 고체-기체계의 증기압 대신에 용질의 농도로 대치시켜 구할 수 있다. 예를 들면 스트리키닌, 아트로핀 및 퀴닌 같은 용질이 수용액 중에서 카올린에 흡착되는 현상은 Langmuir의 식을 적용할 수가 있다.

$$\frac{c}{y} = \frac{1}{by_m} + \frac{c}{y_m} \tag{48}$$

여기서 c는 100 ml의 용액 중에 들어 있는 알칼로이드 염기의 평형농도(mg)이고, y는 카올린 g 당에 흡착된 알칼로이드염기(x)의 mg 수이며($y = x/m$), b와 y_m은 Langmuir 상수이다.

Barr와 Arnista및 李[4] 등은 여러 가지 白土에 의한 디프테리아毒素와 數種細菌의 흡착실험을 하였다. 李 등은 장내 세균흡착제로서 국산할로이싸이트가 우수하다고 밝혔다.

〈그림 12 · 24〉에서 직선의 기울기가 작을수록 흡착이 좋음을 의미하므로, 280 ℃에서 진공으로 활성화시킨 카올린에 대한 황산키닌의 흡착이 가장 좋게 나타났다. 4 급암모니아 화합물은 피부 및 점막에 사용되는 유효한 항균제이며, 연고나 트로키제에 이를 많이 사용하고 있으나 이들 화합물들은 제제 중에서 다른 성분에 의하여 불활성화되기도 한다.

Batuyious 및 Brecht는 압축정제 중에서 활탁제로 사용하는 카올린과 탈크가, 염화세틸피리듐이나 염화벤즈알코늄을 흡착하는 연구를 한 결과, 염화세틸피리듐의 흡착모양은 Langmuir 식으로 표현되나 염화벤즈알코늄은 이에 따르지 않았다고 보고하였다.

Nikolakakis 와 Newton 은 미세한 응집력이 있는 분말에서는 입자도가 불균일하며, 응집성이 없고 다소 큰 입자의 표면에 흡착되어 정렬된(ordered) 혼합물을 만드는 현상으로부터 고체-

4) K. S. Chung and G. J. Rhee, The Adsorption of Bacteria by activated Halloysite, Arch. Pharm. Res. 10. 228~231(1987)

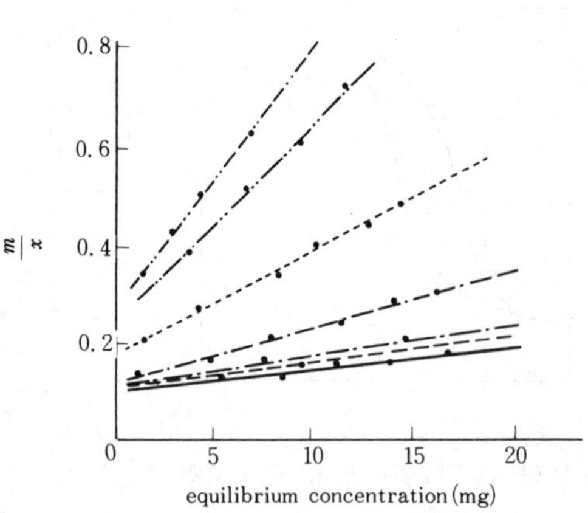

Fig 1. Adsorption isotherms of quinine sulfate on various kaolins at 27±1°C

Key ;Hadong white A ————————
Hadong pink A — — — — — —
Sandong white A —·—·—·—·—
Hadong white B ——·——·——
Hadong white C ---------------
Kaolin (Wako) --——--——--
Anisilex (US) ——-·——-·—

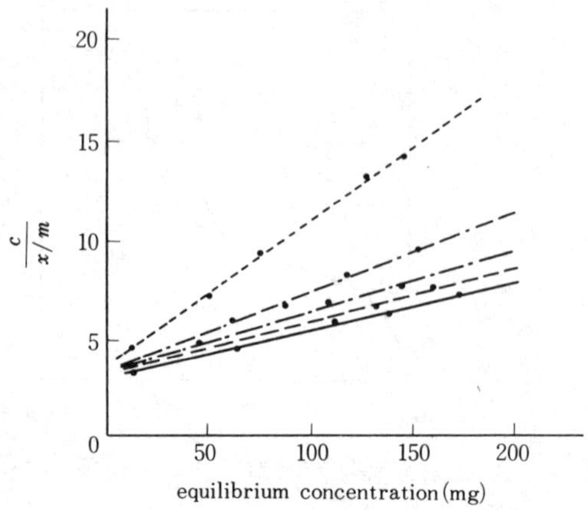

Fig. 2. Adsorption isotherms of atropine sulfate various kaolins at 27±1°C sulfate on

Key ;Hadong white A ————————
Hadong pink A — — — — — —
Sandong white A —·—·—·—·—
Hadong white A ——·——·——
Hadong white C ---------------

〈그림 12·24〉 활성조건에 따른 카올린에 대한 황산키닌의 등온흡착[5)]

고체흡착을 연구하였다. 이들은 매우 균질의 분말혼합물을 형성하며, 물리적 안정성이 좋은 것으로 나타났다. 설탕과 항생제의 건조분말 혼합물에 물을 가하면 항생제 시럽을 형성한다. 당뇨병 환자를 위하여 설탕 대신 솔비톨을 사용할 수 있다. 혼합하는 동안에 미세한 항생제 분말이 거친 솔비톨 입자의 표면에 흡착된다. 솔비톨 단위무게당 흡착되는 약물의 무게(x/m)를 평형에 도달시켰을 때, 흡착되지 않은 약물의 농도 C에 대해 플롯하면 Langmuir 또는 type I 등온식을 얻을 수 있다. 따라서, 식 (58)을 이용하여 b와 y_m을 알 수 있다. 이 때 y_m을 솔비톨 단위무게당 항생제의 양이다. 이 값은 항생제에 대한 솔비톨의 흡착능 또는 결합할 수 있는 수의 척도이다. b는 친화도 또는 결합상수이다.

예제 5. 솔비톨에 대한 세파렉신 수화물의 고체-고체흡착에 있어서 C에 대한 C/y의 값은 다음과 같다.

〈표 12·6〉

C(%(w/w))	5	10	15	20
C/y(%(w/w)) (g(흡착질)/g(흡착매))	54.85	84.5	114.15	143.8

b와 y_m을 계산하라.

풀이 x축을 C로 하고 y축을 C/y로 하여 관계식을 구하면 $C/y=25.2+5.93C$가 된다.

기울기$=1/y_m=5.93$, $y_m=0.169\,g/g$

5) G. J. Rhee, Studies on the Adsorptive Properties of Korean Kaolin(III), Yakhak Hoeji, 29, 380~386(1985)

절편 $= 1/by_m = 25.2$, $b = 1/25.2\,\%\,(w/w) \times 0.169\,g/g = 0.235\,\%\,(w/w)^{-1}$

Langmuir의 식은 여러 면에서 적용되는데 제산제 분말에 항콜린제(anticholinger)가 흡착되는 경우, 또는 전분에 음이온성 염료가 흡착되는 경우 등에 응용될 수 있다. 활성탄이 약품이나 기타 화합물을 흡착하는 성질은, 이를 해독제나 기타 의약적 용도로 활용되어 왔다.

흡착현상은 또한 크로마토그래프에도 응용한다. **크로마토그래프법**(chromatography)은 여러 용질이 원 용액과 정지상(2차액체상 또는 고체상)간에 흡착, 분배 또는 교환되는 정도에 따라서 흡착력의 반대순으로 용질혼합물을 칼럼 밑으로 용출시키는 조작이다. 따라서 원액 중의 성분을 각각 분리하는 것이 가능한 것이다. **흡착크로마토그래프법**(adsorption chromatography)은 정지상으로 작용하는 흡착제칼럼(알루미나, 산화마그네슘, 활성탄 등)에 용질혼합물을 통과시키는 것이다.

Hajratwala는 약용탄, 탈크 및 기타 흡착제가 약품을 흡착하는 데 대하여 보고하고, 등온흡착으로부터 Langmuir와 Freundlich 함수를 얻는 방법을 검토하였다. 즉, 용액 중에 함유된 각종 용질은 특수한 흡착제에 대한 흡착력의 순서와 반대의 순으로 칼럼의 밑바닥에 나오게 된다. 따라서 이들 고체상에 대하여 거의 친화력이 없거나 또는 조금 있는 용질은 칼럼을 그대로 통과하여 첫 번째 유출액으로 나오게 된다. 이에 반하여, 고체상에 강력하게 흡착된 용질은 칼럼 중에 잡혀 있게 되고 결과적으로 최후의 유출액으로 나오게 될 것이다. 이와 같이 칼럼 바닥에서부터 나오는 용액을 분별하여 모음으로써 원액 중의 성분을 분리할 수가 있다. 분리의 정도는 흡착제에 대한 용질분자의 극성도와 구조성에 관계가 있다.

이온교환성 크로마토그래프법(ion exchange chromatography)은 또 다른 하나의 고체-액체계의 현상으로 , 역시 흡착의 원리를 응용한 것이다. 즉, 용질분자가 아닌 이온이 제올라이트(zeolite ; $Na_2O \cdot Al_2O_3 \cdot n\,SiO_2 \cdot x\,H_2O$)나 또는 수지성 이온교환체와 같이, 음이온이나 양이온을 교환하도록 설계된 이온교환성 크로마토그래프법 중에서, 용질의 크기나 이온성 성질은 흡착제와 관계가 있기 때문에 대단히 중요한 역할을 한다.

고체표면에서의 흡착은 침윤(wetting) 또는 청정(detergency)현상에서도 나타난다. **침윤제**(wetting agent)는 물에 녹을 때, 접촉각을 보다 낮추어 주며, 고체표면에서 기체상을 쫓아버리고 액체상으로 바꾸는 작용을 한다. 약학 분야에서 침윤현상을 응용하는 예로는 황, 활성탄 또는 다른 분말성 약품을 물에 분산시킬 때, 표면에서 기체를 몰아내어 적셔 주고 액체매체에 잘 분산되도록 하는 것과, 또 신체의 여러 부분에 약물이 잘 흡수될 수 있도록 반창고나 탈지면의 공기를 제거하는 것, 그리고 청정제를 사용하여 상처의 먼지나 때를 씻어 주는 일, 의약용 로션이나 스프레이 등을 피부나 점막 표면에 산포하는 것 등이 있다. 침윤제의 가장 중요한 작용은 표면과 침윤액체간의 **접촉각**(contact angle)을 낮추는 일이며, 여기서 접촉각이란 액체방울과 그것이 확산하는 표면 사이에서 이루어지는 각이다.

〈그림 12·25〉에서 보는 바와 같이, 액체와 고체간에 이루는 접촉각에서 완전히 침윤된 상태는 0°를 의미하고, 침윤이 극히 불량한 상태는 180°에 가깝다. 또한 그림에 표시한 바와 같이 접촉각은 위와 같은 한도 내에서 여러 가지 값을 갖는다. 평형에 있어서는 표면장력과 계면

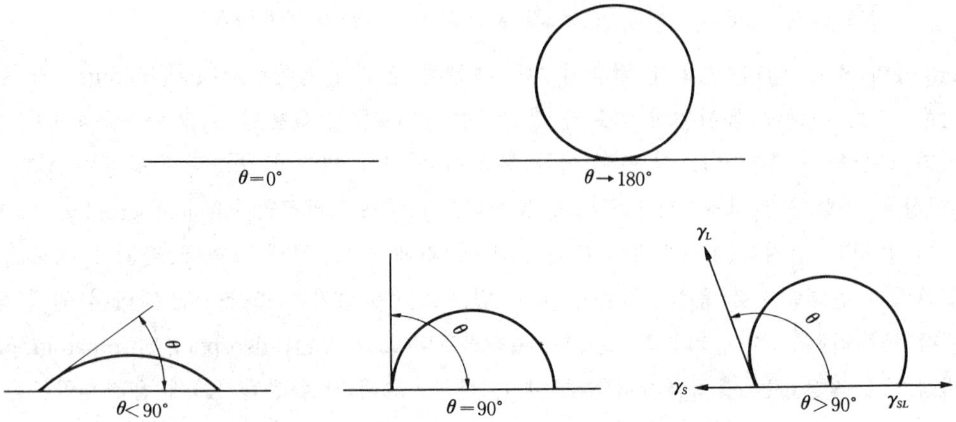

〈그림 . 12 · 25〉 입자가 침윤될 때의 접촉각

장력은 결국

$$\gamma_S = \gamma_{SL} + \gamma_L \cos\theta \tag{49}$$

가 되고, 이 식을 식 (11)과 같이 생각하면

$$W_a = W_{SL} = \gamma_L(1 + \cos\theta) \tag{50}$$

가 된다. 이것은 Young 식의 형태이다. 이 식은 어렵고 부정확하게 측정되는 γ_S나 γ_{SL}은 포함되지 않기 때문에 대단히 유용한 식이다. 물방울과 유지상 표면간의 접촉각은, 액체방울이 표면을 불안전하게 침윤시킬 때 생긴다. 아주 잘 닦은 유리표면에 물방울을 떨어뜨리면 확산이 잘 되어 접촉각은 없어진다. 이와 같은 결과는 물이 유리표면에서 높은 확산계수를 가진다는 사실이나 또는 물과 유리표면의 접촉각이 0 이라는 사실로써 설명할 수 있다. 어떤 적당한 침윤제를 물 속에 넣어 주면 용액은 유지상 표면에 자발적으로 확산된다. 침윤제가 효과적으로

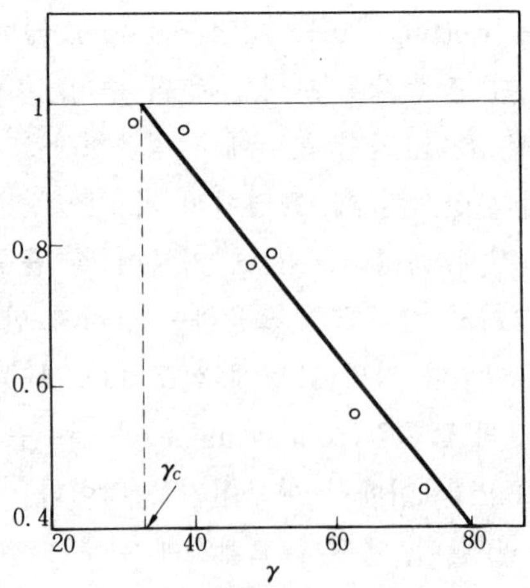

〈그림 12 · 26〉 피부 모형에 대한 임계표면장력

기능을 발휘하려면, 즉 낮은 접촉각을 가지려면 HLB 값은 약 6~9의 값을 가져야 한다.

침윤제의 상대효율을 구하는 일이 종종 요구되고 있으나, 접촉각을 측정하는 일은 쉽지 않다. 또한 고체표면의 표면장력을 직접 측정하는 방법이 알려져 있지 않으므로 확산계수도 유효하지 못하다. 이러한 어려운 점 때문에 경험적 실험방법이 공업적으로 응용되고 있으며, 그런 방법 중 가장 잘 알려진 방법 중의 하나가 **드라베스법**(Draves test)이다. 드라베스법은 침윤제 용액이 담긴 500 *ml* 눈금용기에 칭량된 무명 실타래를 넣고 그것이 가라앉는 시간을 측정하는 방법이다. 피부표면에 로션을 바를 때에, 로션의 확산을 촉진하는 침윤제의 성능을 측정하는 방법은 아직 알려지지 않고 있다. 따라서 이와 같은 제품의 적용성은 보통 주관적 평가 방법에 의존하고 있다.

세제(detergent)란 더러운 것을 제거하기 위하여 사용되는 일종의 계면활성제이다. 합성세제는 수용액 중에서 중성을 나타내기 때문에 일명 중성세제라고도 한다. 일반적으로 세제분자는 물에 용해되어 분해되지 않는 소수성 부분(hydrophobic group, 비극성기)과 물에 친화력이 있는 친수성 부분(hydrophilic group, 극성기)을 가지고 있다. 이들은 수용액 중에서 미셀(micelle)을 형성하여 계면의 자유에너지(표면장력)를 저하시킨다. 따라서 계면의 더러운 이물질(때)에 쉽게 침투되어 유화성을 좋게 한다. 즉, 청정작용은 표면으로부터 이물질을 제거시키는 복합작용이라고 말할 수 있다.

특수한 계면활성제는 특별한 작용을 많이 가지고 있는 것으로서, 먼지를 먼저 침윤시켜 표면을 깨끗이 한다거나, 먼지 입자를 解集, 분산, 乳化 또는 용해시키거나 때로는 발포제로 작용, 입자를 飛沫同伴하여 깨끗이 씻어 주게 된다. 즉, 세정작용의 기전을 보면 〈그림 **12 · 27**〉과 같이 세제분자의 疎水性 부위와 친수성 부위는 물 속에서 일정한 방향으로 배향되어 기름방

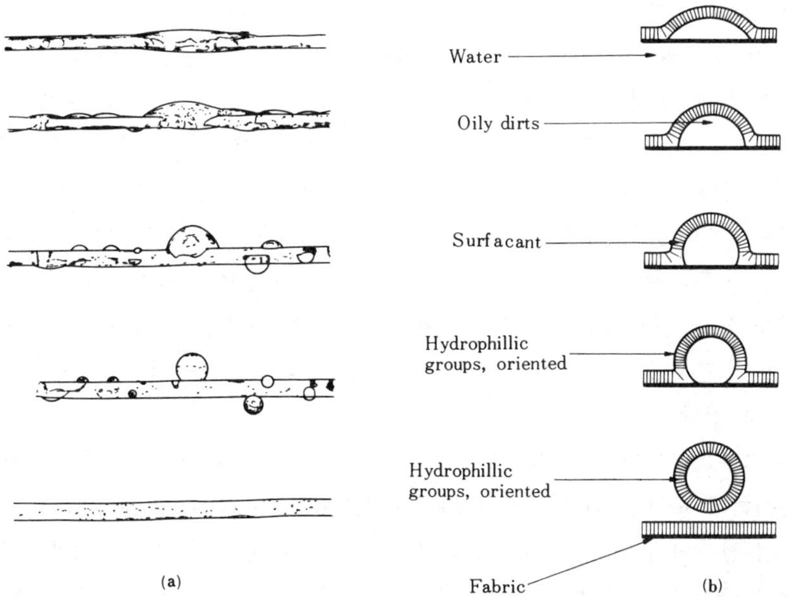

〈그림 *12 · 27*〉 세정작용 모형도

울과 물쪽을 향하여 각각 배열된다. 이와 비슷하게 계면활성제분자들은 섬유표면에서도 나란히 배열되는데, 이 때 소수성 부위가 섬유쪽으로 향하게 된다. 따라서 친수층과 소수층은 서로 다른 방향에서 기름방울을 끌어안게 되고, 결국은 섬유표면으로부터 분리되게 한다. 이와 같이 세제는 갖가지 성질을 복합적으로 가지고 있으므로, 청정 목적으로는 실제의 실험만이 가장 유효한 방법일 것이다.

12-5 계면의 전기적 성질

액체 속에 분산되어 있는 입자는 두 가지 중 한 가지로 하전된다. 그 중 하나는 용액 중에 존재하는 특수한 이온성 종(ionic species) 때문에 선택적 흡착이 일어나는 것으로, 이것은 용액 속에 이온을 가하거나 또는 순수한 물일 경우에 옥소늄이온(oxonium ion) 또는 수산화이온(hydroxide ion)이 이에 해당된다. 물 속에 분산된 대부분의 입자들은 수산화이온의 선택적 흡착으로 인하여 負荷電을 얻을 것이다. 다음으로는 입자의 표면에 존재하는 $-COOH$와 같은 이온화기로 인한 입자의 하전을 들 수 있다. 이 경우에 있어서 전 전하량은 pH의 함수이다. 세 번째로는 좀 드문 경우이나 입자의 유전상수와 분산매의 유전상수 사이의 차이가 있을 때 일어난다고 생각된다.

1 전기 2중층

전해질을 포함한 수용액과 같이, 이온을 함유한 극성 용액과 접하여 있는 고체표면을 생각하여 보자. 이 때 양이온이 고체표면에 흡착하여 양하전을 띠고 있다고 가정하면 용액 중에는 가해 준 음이온 전부와 흡착하고 남아 있는 약간의 양이온이 있을 것이다. 그러면 이 음이온들이 전기적인 힘에 의하여 양으로 하전된 입자표면에 접근할 것이며, 또한 1차이온흡착이 완료되었다면, 이는 더 이상 양이온의 접근을 멀리하도록 작용할 것이다. 이와 같은 전기적인 힘 외에 열역학적 운동이 용액 중의 이온을 고루 분산시킨다. 결과적으로 하전된 표면에서부터 잔존하는 이온이 감소되는 쪽으로 분배되면서, 평형상태는 약간 과량의 음이온이 표면에 접근하는 쪽으로 이루어진다. 따라서 표면으로부터 어느 특정한 거리에서는 음이온과 양이온의 농도는 같아져서 전기적으로 중성을 유지한다. 이러한 현상은 비록 부분적으로는 음이온과 양이온의 분포가 같지 않을지는 모르지만 전계(whole system)는 전기적으로 중성이라는 것을 쉽게 이해할 수 있다.

이와 같은 경우를 〈그림 12 · 28〉에서 볼 수 있는데, 여기서 aa′는 고체의 표면이다. 표면에 양하전을 형성하며 흡착된 이온을 **퍼텐셜측정이온**(potential determining ions)이라고 한다. 이 표면층과 직접 접촉되어 있는 층은 약간의 음이온과 함께 존재하면서 용매분자와 세게 결합된 영역이며, 또한 표면과도 굳게 결합되어 있다. 이 영역의 한계는 〈그림 12 · 28〉의 bb′선으로 표시되었다. 퍼텐셜측정이온에 반대되는 하전을 가진 소수의 이온들을 **반대이온**(counter-ions)

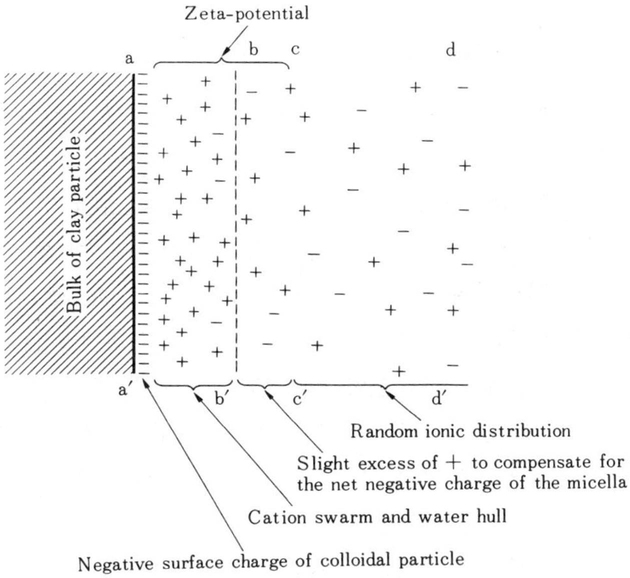

〈그림 *12 · 28*〉 전기 2 중층

또는 게겐이온(gegen ions)이라고 한다.

용매분자와 반대이온간의 인력의 강도가, 표면이 비교적 액체쪽으로 기울어질 정도라면 전단면(shear plane)은 aa′의 진짜표면이 아니고 오히려 bb′면이 될 것이다. 따라서 bb′선과 cc′선으로 구분된 영역 내에서는 음이온이 과량으로 존재한다. bb′면에서의 퍼텐셜은 아직 양성이기 때문에, 앞에서 말한 바와 같이 밀접층(tightly bound layer) 내에 있는 음이온량은 고체의 표면상에 흡착된 양이온량보다 적게 된다. cc′면 이후에 양이온과 음이온의 분포는 균등하여 전기적으로 중성이 유지된다.

이와 같이 계면에서의 전기적 분포는 하전된 전기 2 중층에 상당하며, 이 때 aa′로부터 bb′까지의 제 1 층은 밀접하여 있고, bb′에서 cc′까지의 제 2 층은 보다 더 멀리 확산되어 있다. 따라서 소위 확산 2 중층은 aa′면에서 cc′면까지를 말한다.

그러나 〈그림 12 · 28〉에서 표시된 것 외에 다른 두 경우도 존재할 수 있다. 즉, i) 만일에 밀접된 층, 즉 용매화된 층 내의 반대이온량이 고체표면의 양전하량과 같다면, cc′면보다는 오히려 bb′면이 전기적인 중성 지대이고, ii) aa′-bb′영역 내에 있는 반대이온의 총 하전량이 퍼텐셜측정이온으로 인하여 생기는 하전량보다 클 경우, bb′면에서의 실제 하전량은 〈그림 12 · 28〉에서 보는 바와 같이 작은 양하전이 아니라 오히려 음하전이 될 것이다. 이 경우에 있어서 cc′선상에서 전기적 중성을 얻기 위해서는 과량의 양이온이 bb′-cc′영역에 존재해야만 한다는 것을 뜻한다.

따라서, 비록 양이온이 밀접층에 아직 존재할지라도 퍼텐셜 측정이온이 음이온일 때 같은 논리가 적용될 것이다.

2 네른스트 및 제타 퍼텐셜(Nernst and zeta potential)

앞절에서 말한 여러 경우에서, 표면으로부터 거리에 대한 퍼텐셜의 변화는 〈그림 12 · 29〉에서 보는 바와 같다. 퍼텐셜측정이온에 의하여 이루어지는 aa′고체표면의 퍼텐셜을 전기열역학적(네른스트) 퍼텐셜 E〔electrothermo dynamic (Nernst) potential〕라고 하며, 이는 용액의 전기적 중성영역과 실제 표면간의 퍼텐셜의 차이로서 정의된다. 한편, 전단면 bb′에 존재하는 퍼텐셜은 界面動電氣 또는 제타 퍼텐셜(electrokinetic 또는 zeta, ζ)이라 하고, 이 제타 퍼텐셜은 용액의 전기적 중성영역과 밀접된 층(전단면) 표면간의 퍼텐셜의 차이로서 정의된다.

〈그림 12 · 29〉에서 보면, 처음에는 퍼텐셜이 급히 떨어지나 표면과의 거리가 증가함에 따라 점진적으로 서서히 감소한다. 이것은 표면에 밀착된 반대이온이, 하전된 표면과 표면으로부터 멀리 떨어져 있는 이들 반대이온간의 정전기적 인력을 감소시키는 막과 같이 작용하기 때문이다. 그리고 고체-액체계의 제타 퍼텐셜에서 곡선은 액체 내의 이온 또는 분자의 세 가지 특수한 경우를 나타낸다. 세 가지 경우에서 E는 모두 같다고 하더라도 제타 퍼텐셜은 양성(ζ_1), 영(ζ_2) 및 음성(ζ_3)으로 각각 다르다.

또한 제타 퍼텐셜은 실제로 분산입자를 함유한 분산계의 안정성에 응용되고 있는데, 이는 네른스트 퍼텐셜보다도 제타 퍼텐셜이 인접한 같은 하전의 분산입자간에 일어나는 반발력을 조절할 수 있기 때문이다. 만일에 제타 퍼텐셜을 어떤 수치 이하로 낮출 수가 있다면, 상호 인력은 반발력보다 커져서 입자는 서로 엉키게 될 것이다. 이러한 현상을 응집이라고 한다.

어떤 계에 존재하는 전해질의 농도가 증가하면 반대이온의 막힘효과도 동시에 증가한다.

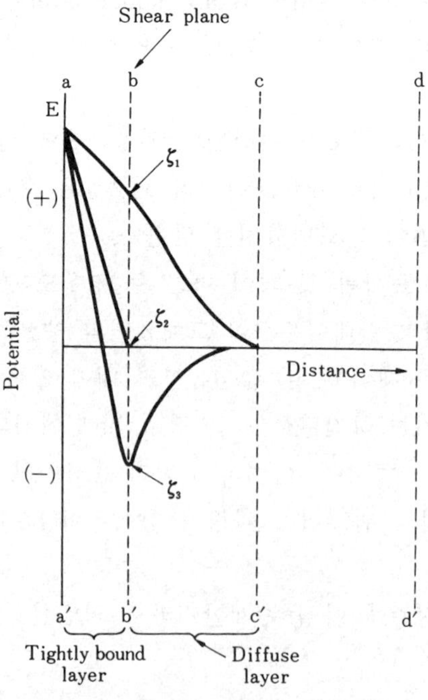

〈그림 12 · 29〉 고체-액체계에서의 界面動電氣퍼텐셜

결과적으로 전기 2 중층의 두께가 줄어들기 때문에, 거리가 멀어짐에 따라 퍼텐셜은 더 빨리 떨어진다. 또한 전해질의 총 농도가 일정할 때에 반대이온의 가수(valence)가 증가할 때에도 이와 비슷한 경우가 생기는데, 이 때 전체의 효과는 제타 퍼텐셜의 감소를 일으킨다.

연 습 문 제

1. 20℃에서 0.050 M 페놀수용액의 표면장력은 농도에 따라 변화하며, 그 변화율은 $-d\gamma/dc = 165$ erg$-1/\mathrm{cm}^{2-}$mol이다.

(a) 용액표면 1 cm^2당 몇 mol의 페놀이 흡착되는가?

(b) cm^2당 몇 개의 분자가 있는가?

(c) A^2당에 대해서는 몇 개인가?

(d) 넓이 310 cm^2의 표면층을 檢鏡用 칼로 도려내어 조사하여 본 결과, 이 속에는 용액 내부보다도 평균 6.9×10^{-6}g의 페놀이 더 많이 들어 있음을 알았다. 페놀의 표면측에서의 과잉한 농도 ($\mathrm{mol/cm}^2$)를 구하라.

답 (a) 3.39×10^{-10} mol/cm^2, (b) 2.0×10^{13} molecule/cm^2
(c) 20×10^{-3} mol/A^2, (d) 2.4×10^{-10}molecule/cm^2

2. 극성기를 가진 탄화수소직쇄로 된 어떤 소수성 화합물 0.0422 g을 벤젠 25.05 g에 가하여 용액을 만들었다. 한 방울의 무게가 2.06×10^{-3}g인 이 용액 10 방울을 물에 떨어뜨렸을 때 생긴 막이 286 cm^2의 넓이가 되면, 그 이상 더 퍼지지 않았음을 알았다. 이 화합물의 대략의 분자량을 구하라. 단, 이탄화수소쇄의 극성기 단면적은 21×10^{16}이다.

답 153

3. hexadecyl alcohol 5.14×10^{-5}g 을 물 위에 퍼뜨려서 단분자막을 만들었을 때, 그 면적이 15.0×17.9 cm^2이었다. 알코올의 밀도는 0.818 g/cm^2 이다. (a) 분자의 단면적과, (b) 그 길이를 구하라.

답 (a) 21.0 A^2, (b) 23.3 Å

4. 불용성인 화합물 X가 물표면에 퍼지면, 저농도에서는 기체의 막이 생긴다. 10^{-7}g의 X를 200 cm^2의 수면에 가했더니, 25℃에서 표면장력이 0.2 dyne/cm만큼 저하하였다. X의 분자량을 계산하라.

답 61.5

5. Langmuir의 등온식을 어떻게 플롯하면 직선그래프가 얻어지는가? 0℃에서 실리카의 산소흡착에 관한 다음 측정값을 직선이 되도록 플롯하라.

p(mm)	83.0	142.4	224.3	329.6	405.1	544.1	667.5	760.0
흡착량	0.169	0.284	0.445	0.646	0.790	1.043	1.270	1.430〔cc(STP)/g〕

6. 운모에 대한 N_2의 흡착력 결과는 다음과 같다.

p(dyne/cm^2)	2.8	6.1	17.3
x/m(mm^3)	12	19	28.2

〔여기서 x/m은 운모 24.3 g(표면적은 5750 cm^3)에 흡착된 760 mm이고, 20℃에서의 기체의 mm^3 수이다〕.

(a) Langmuir 정온흡착식의 상수값을 구하라.

(b) $P = 23.8$ dyne/cm²에서의 x/m의 값(790 mm, 20℃에서 흡착된 mm³ 수)을 구하라. 단, 실측값은 30.8 이다.

답 (a) 30.9

7. 90°K와 각각 5.06×10^{-4}, 5.45×10^{-3}mm 의 압력에서 일정량의 운모에 흡착되는 CO는 1.0082 ml 및 1.796 ml(STP에서)이었다. (a) Freundlich 식과 (b) Langmuir 식에 의하여 10^{-3} mm에서 같은 양의 운모에 흡착되는 CO의 용적(STP)을 계산하라.

답 $x/m = 1.33$ cm³

8. 0℃ 에서 활성탄에 대한 암모니아의 흡착실험을 하였더니, 압력에서 1의 활성탄에 흡착하는 암모니아의 양 x/m(millimol/g)에 관한 다음과 같은 데이터를 얻었다.

72.5	98.8	128.6	160.4	194.4	213.2	287.2	353.5	422.1	513.8	612.4	727.6
1.59	2.42	2.89	3.38	3.82	4.14	4.79	5.21	5.62	6.06	6.45	6.87

Langmuir 또는 Freundlich의 등온흡착식의 어느 쪽 식으로 이 흡착을 나타내는 것이 좋겠는가?

9. 수용액 속에서 일어나는 아세톤의 활성탄에 대한 흡착에 관하여 다음과 같은 데이터를 얻었다.

아세톤농도(mol/L)	0.00234	0.01465	0.04103	0.08862	0.17759	0.26897
흡착량(millimol/g-탄)	0.208	0.618	1.075	1.50	2.08	2.88

이 결과를 Freundlich의 등온식에 적용하여 지수 $1/n$을 구하라.

답 0.50

10. 벤젠에 녹은 스테아린산 1×10^{-4} cm³를 통 속의 물 표면에 부으면, 스테아린산은 물표면으로 확산되고 벤젠은 증발해 버린다. 형성된 산의 단분자층의 면적은 400 cm²이다. Å 단위로 스테아린산 분자의 길이를 구하라.

답 25 Å

11. 스테아린산의 분자량은 284.3 g/mol이고, 밀도는 0.85 g/cm³이다. 문제 1의 값을 사용하여 Å² 단위로 산 분자의 단면적을 계산하라.

답 22 Å²

12. 밀도가 1.008 g/cm³이고, 안지름이 0.02 cm의 모세관 속으로 6.60 cm 상승하는 침윤제의 표면장력을 구하라.

답 65.2 dyne/cm

13. 20℃에서 유기액체의 표면장력은 25 erg/cm², 물의 표면장력은 72.8 erg/cm², 두 액체 사이의 계면장력은 30 erg/cm² 이다. 20℃에서 유기액체의 응집일, 액체와 물 사이의 부착일, 물표면에서의 액체의 초기확산계수는 얼마인가?

답 50 erg/cm², 67.8 erg/cm², 17.8 erg/cm²

14. 20℃에서 n-헵틸 알코올의 표면장력은 27.0 erg/cm², 물의 표면장력은 72.8 erg/cm², 두 액체 사이의 계면장력은 8.0 erg/cm²이다. W_c:: W_a 및 초기 S를 계산하라.

답 54 erg/cm², 91.8 erg/cm², 37.8 erg/cm²

15. 벤젠에 용해시킨 미리실 알코올 1×10^{-4}cm³가 통 속의 물표면에 확산할 때, 벤젠이 증발하여 형성되는 알코올의 단분자층의 면적은 250 cm²이다. 미리실 알코올의 길이를 Å 단위로, 또 분자당 면적을 Å² 단위로 계산하라. 미리실 알코올의 분자량은 453이며, 밀도는 0.70 g/cc이다.

답 40 Å, 27 Å²

16. 단분자막은 2차원기체와 유사하므로 어떤 물질의 분자량은 식 $\pi A = (w/M)R$를 사용하여 막평형을 구할 수 있다. π에 대하여 막압 π와 면적 Å의 곱을 도시하고, $\pi = 0$까지 外伸하여 주면 292 °K에서 $\pi A/w = 2.4 \times 10^6$ erg/g은 합성고무 wg에 대한 값이다. 고무의 분자량 M을 구하라. 단, $R = 8.31 \times 10^7$ erg/mol deg이다.

답 $M = 10,100$ g/mol

17. pH가 2.05, 이온강도가 0.01인 인슐린의 수용액 표면에 막으로써 확산한다. 293 °K에서 $\pi = 0$까지 外伸하여 얻은 $\pi A/w$의 값은 4.3×10^6 erg/g이다. 문제 **7**에 주어진 식을 사용하여 인슐린의 분자량을 구하라.

답 5662

18. 25 ℃(298 °K)에서 p-톨루이딘의 농도에서의 표면장력을 측정하여 그 결과를 도시하였다. $c = 5 \times 10^{-3}$ g/cm³에서 직선의 기울기 $d\gamma/dc = -32,800$ cm²/sec²이다. Gibbs의 흡착등온식을 사용하여 mol/cm²와 g/cm² 단위로 과잉표면농도를 구하라. p-톨루이딘의 분자량은 107.15이다.

답 6.6×10^{-9} mol/cm², 7.1×10^{-7} g/cm²

제 13 장

콜 로 이 드

13-1 서 론

콜로이드라는 말을 처음 사용한 사람은 Thomas Graham(1861)으로 그는 단백질, 카라멜, 아라비아고무 등과 같은 물질의 수용액의 성질은 설탕, 식염 등의 용액과 비교할 때 확산 또는 막투과속도가 매우 느리고, 수용액은 젤리와 같은 상태가 되기 쉬우며 또한 결정화하기가 매우 어렵다는 것을 관찰하였다. 그는 이러한 물질은 膠(collagen)와 비슷한 성질의 물질이라 하여 교질(colloid)이라 하였고, 이에 반하여 확산속도가 크며 결정이 되기 쉬운 물질을 정질(crystalloid)이라 하였다.

이러한 콜로이드의 특이한 성질을 처음에는 물질 고유의 성질이라 생각했으나, 그 후 이러한 성질은 콜로이드의 특성, 즉 분산계의 입자의 크기 때문에 나타나는 일반적인 성질임이 알려지게 되었다.

당시 콜로이드 연구에 공헌을 한 것은 한외현미경이었다. 콜로이드용액은 육안이나 광학현미경으로는 균일한 용액으로 보이나, 한외현미경으로 관찰하면 미립자의 분산계임을 알 수 있었다. 따라서 콜로이드계는 거시적으로는 균일계이나, 미시적으로는 불균일계로서 미다상계(microheterogeneous system)라 할 수 있다. 그 후 전자현미경의 출현으로 콜로이드입자를 용이하게 관찰하게 되었으며, 옛부터 콜로이드분산계로 취급하여 왔던 많은 것들이 고분자용액임이 또한 알려지게 되었다.

콜로이드분산계에 관한 이론과 연구 방법은 대부분 그대로 다른 분산계에도 적용되며, 분산계론은 조분산계·콜로이드분산계·분자분산계로 일괄해서 취급하는 경향이 강하다. 콜로이드분산계에서는 큰 비표면적을 갖게 되며 입자표면의 성질이 중요한 역할을 하게 되고, 따라서 계면현상이 콜로이드화학의 기초가 된다. 그러므로 오늘날의 콜로이드화학에서는 계면화학과 분산계론이 두 근간이 되고 있다.

1 분산계(dispersed system)

분산이란 매우 일반적인 개념으로 소금이나 설탕의 수용액 같은 용액도 분산계이며 우유나 흙탕물과 같은 현탁액도 여기에 속한다. 콜로이드분산계는 이 중간에 속한다. 의약품의 제제도 분산계에 속하는 것이 많으므로, 분산계는 의약품의 제제에서 매우 중요한 부분을 차지하고 이에 따르는 이론과 기술을 이해한다는 것은 매우 중요한 과제라 하겠다. 비록 이러한 분산계에 대한 이론은 아직 정량적으로는 잘 확립되어 있지는 않으며, 조분산계에 콜로이드분산계의 이론을 응용하는 데는 한계가 있기는 하나 교질화학의 분산이론은 유제, 현탁제, 연고제, 산제 등의 제형을 만드는 과정에서 일어나는 어려운 문제들을 해결하는 데 그런대로 응용이 되며 도움이 된다.

분산계는 **분산상**(dispersed phase)이 **연속상**(continuous phase) 혹은 **분산매**(dispersion medium)에 퍼져 있는 상태로서, 분산물질의 입자의 크기는 원자 혹은 분자의 크기에서부터 mm 정도 크기의 알맹이를 망라한다. 따라서 분산물질의 입자의 평균지름으로 분산계를 분류하는 것이 편리하다. 즉, 그 크기에 따라 〈표 13 · 1〉과 같이 **분자분산계**(molecular dispersion), **콜로이드분산계**(colloidal dispersion) 및 **조분산계**(coarse dispersion)로 나눌 수 있다. 그러나 이러한 분류의 기준은 유동적이어서 임의로 바꾸기도 하며, 또한 분산계 사이에 명확한 구별이 있는 것은 아니다. 예를 들어 다당류, 단백질, 고분자화합물 같은 거대분자의 경우 분자상태로 분산되어 있어서 분자분산계에 속하나 그 크기가 크기 때문에 또한 콜로이드분산 어느 것으로도 분류가 가능한 것이다. 또한 현탁제나 유제의 경우도 조분산계로 분류되기는하나 콜로이드입자를 같이 포함하고 있는 것이 보통이다.

〈표 13 · 1〉 분산계의 종류

종 류	입자크기	특 성	예
분자분산계	< 1.0 nm	• 전자현미경에서 보이지 않음 • ultrafilter나 반투막 투과 • 빠른 확산	설탕용액 소금물용액 질소분자
콜로이드분산계	1.0 nm～0.5 μ	• 광학현미경에서 보이지 않음 • 한외현미경으로 입자 확인 가능 • 전자현미경으로 보임 • 여과지 통과하나 반투막을 통과 못함 • 확산속도 매우 느림	금졸 단백질용액 합성 polymer용액
조분산계	> 0.5 μ	• 광학현미경으로 보임 • 정상적인 여과지나 반투막 투과 못함 • 확산하지 않음	유제 현탁액 적혈구

분자분산계는 균일계이고 진용액을 형성한다. 콜로이드분산계의 경우 분산상이 미립자가 서로서로 독립하여 있는 부유계, 입자들이 침강 또는 부유하여 서로 접촉하여 있는 집적계, 또는 집적계가 특수한 결합을 하고 입자가 서로 연결되어 분산매 전체가 망상구조를 하고 있는

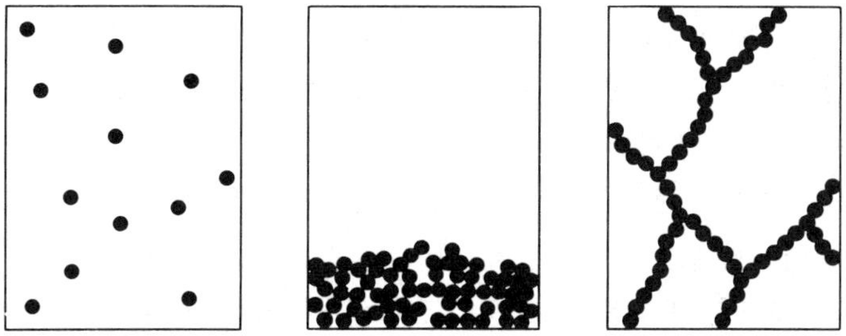

(a) 부유계　　(b) 직접계　　(c) 젤리

〈그림 *13 · 1*〉 분산계의 구조

젤리상태 등이 있다(그림 13 · 1).

콜로이드분산계는 분산매와 분산상의 종류에 따라서 〈표 13 · 2〉와 같이 여러 가지로 나눌 수 있다. 이러한 여러 가지 형태의 분산계 중에서 가장 중요한 것은 졸(sol)과 겔(gel)이다. 졸은 분산매가 액체인 콜로이드를 말하며, 넓은 의미에서 콜로이드 차원의 부유계 전체에 쓰이기도 한다. 또한 겔은 콜로이드입자 사이 가교에 의하여 고형화된 것을 말한다.

〈표 13 · 2〉 분산계의 분류

분산매	분산상	분산계	
		부 유 계	집 적 계
기상	액상 고상	for ┐ 기체콜로이드 smoke┘ (에어졸)	———— 분체 다공체 xerogel
액상	기상 액상 고상	기포 유제 ┌ 현탁제 └ 졸	foam 크림 졸 ┌ 콜로이드성 침전 └ 젤리
고상	기상 액상 고상	┤고체콜로이드	┤고체콜로이드

2 콜로이드입자의 크기와 형태

콜로이드는 콜로이드 차원의 크기의 입자로 이루어진 계이다. 입자의 크기가 가로, 세로, 높이 세 방향이 다 콜로이드 차원의 것은 입상콜로이드, 2방향만이고 다른 한 방향은 더 길 때 사상(실모양)콜로이드, 1방향만 콜로이드 차원일 때 막상콜로이드라고 한다.

콜로이드입자의 가장 두드러진 성질은 같은 부피의 크기가 큰 입자에 비하여 엄청나게 큰 표면적을 가지고 있는 것이다. 예를 들어, 한 단면의 길이가 1 cm인 정사면체는 6 cm^2의 총 표면적을 갖는 데 반하여, 이것을 한 단면의 길이가 10^{-6} cm인 작은 입자로 나눈다면 총 표면적은 600,000 cm^2가 되어 약 십만 배 증가하게 된다. 이러한 분산물질의 표면적을 정량적으로 비교하기 위하여 **비표면적**(specific surface)을 사용한다. 비표면적이란 단위부피 혹은 단위무게의 물질이 갖는 총 표면적을 말한다. 위의 예에서는 비표면적이 6 cm^2/cm^3에서 600,000 cm^2/cm^3로 증가함을 보여 주는 것이다.

이러한 콜로이드분산계의 넓은 비표면적은 여러 가지 특유한 작용을 나타내는 원인이 된다. 예로서, 백금은 콜로이드형태인 백금흑으로 하여 비표면적을 크게 해야 촉매로서의 작용이 나타나게 된다. 이는 백금이 반응물을 표면에 흡착해서 활성화하여 나타나는 작용으로 비표면적과 관계가 있다. 붉은색인 금졸은 입자의 크기가 커지면 푸른색을 띠기 시작한다. 삼황화안티몬과 삼황화비소는 입자의 크기를 감소시켜 조분산계에서 콜로이드분산계로 만들면 붉은색에서 노란색으로 변한다.

또한 입자의 크기 때문에 콜로이드 입자는 분자상태의 입자와 비교적 쉽게 **투석**(dialysis)이란 방법으로 분리할 수 있다. 콜로디온이나 셀로판과 같은 반투막을 사용하면 세공(pore)의 크기가 콜로이드입자는 통과시키지 않으나 분자입자는 통과시키므로 요소, 포도당, 식염과 같은 작은 분자나 이온을 콜로이드입자에서 제거시킬 수 있게 된다. 이러한 투석은 다른 물질에 함유된 콜로이드성 물질의 오염을 제거하는 방법으로도 사용되는데, 이 때는 반투막을 투과하여 나오는 유액을 받으면 된다. **한외여과**(ultrafiltration) 방법은 콜로이드성 물질의 분리 및 정제에 활용되는데 깔대기에 투석용 반투막을 장치하여 흡인 여과시키는 방법이 그 한 예이다. 전기적 하전을 띤 이온과 같은 물질을 제거할 때, 투석막을 사이에 두고 전위차를 두어 하전물질의 막을 통한 이동을 쉽게 하는 방법이 있는데 이를 **전기투석**(electrodialysis)이라 한다.

최근에는 투석현상을 약물 혹은 다른 생리활성 물질과 콜로이드입자와의 결합을 연구하는 방법으로도 많이 사용되고 있다. 또한 투석은 생체 내에서도 중요하며 이온이나 작은 분자들은 쉽게 혈액에서부터 반투막을 통하여 조직액으로 통과되는 데 반하여, 콜로이드성분은 모세혈관의 혈액에 남아 있게 된다. 투석의 원리는 인공신장에서도 활용이 된다. 이러한 인공신장은 반투막을 사용하여 체내에서 작은 분자량을 가진 불순물들을 제거하는 인공장치이다.

콜로이드분산계에서 입자의 형태는 콜로이드의 물리화학적 성질을 결정하는 데 중요하다. 왜냐하면, 입자의 형태가 늘어져 있으면 있을수록 비표면적이 커지고 입자와 분산매 사이의 인력이 커지게 된다. 콜로이드입자는 마치 고슴도치와 같아서 우호적인 분위기, 즉 친화력이 큰 용매에서는 풀어져서 최대의 비표면적을 나타내나, 비우호적인 분위기에서는 뭉쳐서 겉표면적을 작게 한다. 콜로이드분산계의 유동성, 침강, 삼투압 등이 이러한 콜로이드의 형태에 영향을 받는다.

콜로이드입자의 정확한 형태를 안다는 것은 용이하지 않으나, 가장 흔한 형태는 구형(sphere)이라 할 수 있다. 이런 구형은 그의 분산계의 성질을 정량적으로 규명하는 데 편리한 형태이기도 하다. 구형 이외의 가능한 형태는 〈그림 **13 · 2**〉에 나타내었다. 또한 콜로이드분산계 중 생명현상에서 중요한 것은 단백질이다. 이러한 단백질의 예상되는 형태는 〈그림 **13 · 3**〉에 나타내었다.

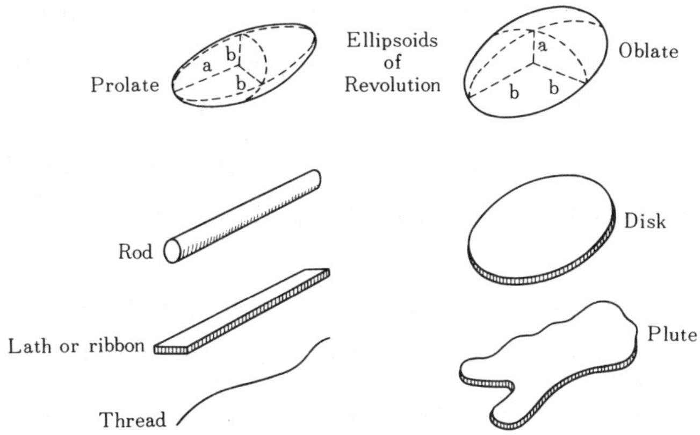

〈그림 13 · 2〉 비구형 콜로이드입자의 형태

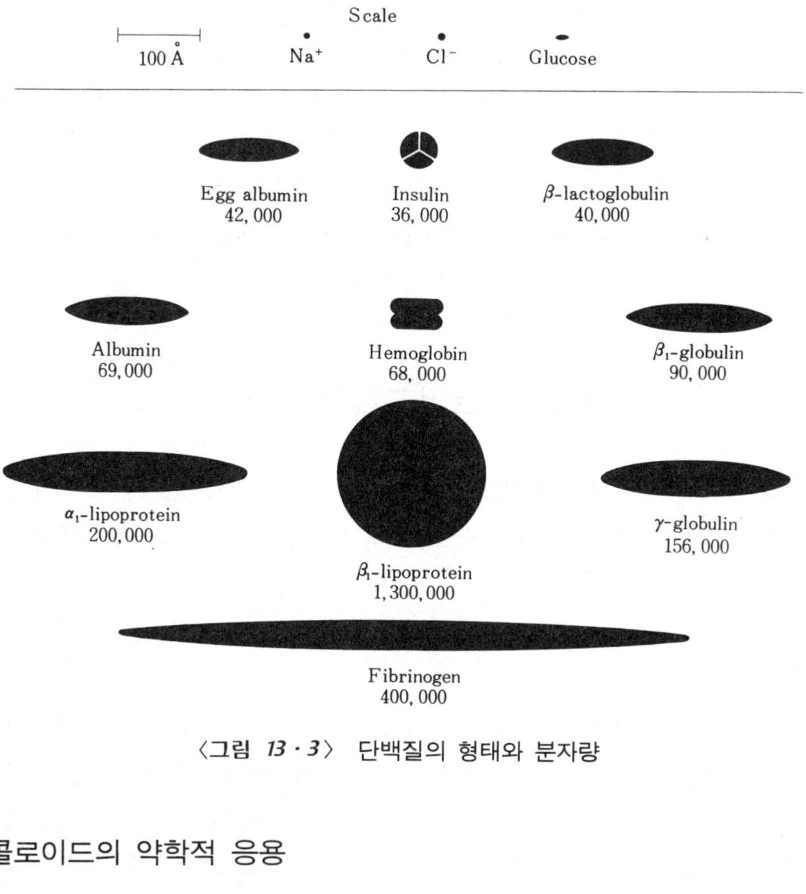

〈그림 13 · 3〉 단백질의 형태와 분자량

3 콜로이드의 약학적 응용

많은 약물의 제형은 분산계이고 따라서 콜로이드분산계의 이해는 이러한 제형의 개발 및 연구에 필수적이다. 최근의 약물수송의 표적화, 지속성 제제화의 목적으로 사용하는 nanoparticle, 리포좀, microsphere 등이 이러한 분산계에 속한다. 또한 약물 중에는 콜로이드상태로 하였을 때 그 표면적이 커져서 용해속도가 증가되어 치료효과가 크게 향상되는 것들이 있다.

예로서 콜로이드성 염화은, 요오드화은, 은단백질 등은 살균작용이 우수하며 다른 은염과는 달리 상처에 자극을 주지 않는다. 조분말상태의 황은 경구투여했을 때 거의 흡수되지 않으나, 콜로이드상태의 황은 거의 완전히 흡수되어 독작용을 일으키고 죽음을 초래하기도 한다. 활성탄은 강한 흡착력으로 장내 이물질의 흡착목적으로 사용된다. 또한 콜로이드 구리는 암에 사용되며, 콜로이드 금은 부전마비(paresis)의 진단시약으로, 콜로이드 수은은 매독치료제로 사용되기도 한다.

많은 천연물과 합성 고분자화합물은 현대 약학에서 중요하다. 고분자화합물은 작은 분자들의 고분자화 혹은 축합으로 이루어진 거대분자이다. 천연 생체 고분자인 단백질은 뼈, 근육, 피부와 같은 생체의 중요한 구성성분이다. 혈장단백질은 약물과 잘 결합하므로 약물의 약리작용에 큰 영향을 미치게 된다. 천연에서 나오는 식물성 거대분자인 전분이나 셀룰로오스는 콜로이드성 물질이며 의약품의 보조제로 중요하다. dextran은 혈장 대용품으로 사용되는 거대분자이기도 하다. 또한 많은 생리현상과 생체 내에의 약물의 작용은 세포막의 표면에서 이루어진다. 따라서 콜로이드 표면에서의 현상의 이해는 이러한 생리현상이나 약리작용의 이해를 위하여 대단히 유용한 것이라 할 수 있겠다. 의약품의 화학구조는 친유성 구조와 친수성 구조를 같이 가지고 있는 것이 많다. 이들 의약품은 수용액 중에서 계면활성을 나타내며, 미셀을 형성함이 알려져 있으며, 이러한 성질은 이들 약물의 약리작용과 깊은 관계가 있음이 알려지고 있다. 이러한 약물로서는 국소마취제, phenothiazine계 약물, 항히스타민제, 항균제 등 그 외에도 무수히 많다.

13-2 콜로이드계의 종류

콜로이드계는 분산계의 분산상과 분산매와의 상호작용의 세기와 분산형태에 따라 분산콜로이드, 회합콜로이드, 분자콜로이드로 나눌 수 있으며, 분산콜로이드는 또 친용매성 콜로이드와 소용매성 콜로이드로 나눌 수 있다.

1 친용매성 콜로이드

콜로이드입자와 분산매 사이에 어느 정도 큰 친화력을 나타내는 콜로이드분산계를 친용매성 **콜로이드(lyophilic colloid)**라고 한다. 분산매에 대한 친화력 때문에 이러한 물질은 비교적 쉽게 콜로이드분산계인 졸(sol)을 형성한다. 따라서 친용매성 콜로이드는 단순히 분산물질을 용매에 녹혀 분산 시키는 방법으로 만들어진다. 예를 들면, 아카시아고무나 젤라틴은 단순히 물에 녹이거나, 셀룰로오스는 amyl acetate에 녹이면 졸을 형성하게 된다.

이러한 친용매성 콜로이드의 여러 가지 성질은 분산상과 분산매 사이의 친화력에 의한 용**매화(solvation)**에 기인한다. 용매분자가 분산물질의 분자에 붙는 현상이 용매화이고, 친수성 콜로이드의 경우에는 물이 분산매이며 이 때 용매화는 **수화(hydration)**라고 한다. 대부분의 친용매성 콜로이드는 유기물의 분자로서, 예를 들면 젤라틴, 아카시아고무, 인슐린, 알부민, 고무, polystyrene 등이 그 예이다. 이들 중 앞의 4개의 화합물은 친수성 졸을 만들며, 고무나 polystyrene은 유기용매 중에서 친용매성 콜로이드를, 즉 친유성 콜로이드를 만든다. 이러한 예에서 볼 수 있듯이 친용매성이란 특정 용매에 대한 친화력을 나타내는 것이다. 물과 같은 용매에 대하여 친용매성 콜로이드를 만드는 물질은 벤젠과 같은 용매에서는 친용매성 콜로이드를 만들지 않는다.

2 소용매성 콜로이드

이 유형의 콜로이드는 분산매에 대한 친화력이 거의 없는 물질로 이루어진 콜로이드이다. 이들을 **소용매성 콜로이드**(lyophobic colloid)라고 하며, 그 성질은 친용매성 콜로이드와는 달리 안정도가 크게 떨어질 것을 예측할 수 있다. 이런 성질은 콜로이드입자 주위에는 용매층이 형성되지 않기 때문이다. 소용매성 콜로이드에 속하는 물질로는 주로 물에 분산된 무기물로 이루어진 것이 많다. 예로서 금, 은, 황, 황화비소, 요오드화은 같은 것이다.

친용매성 콜로이드와는 대조적으로 이러한 소용매성 콜로이드를 만들기 위해서는 특별한 방법이 필요하다. 이러한 방법들 중에는 〈그림 **13 · 4**〉에서 보는 바와 같이 분산법, 해교법, 응축법 등이 있다. 분산법은 조분말을 사용하여 그 분말도를 미세하게 만드는 방법이고, 응축법은 콜로이드 차원보다 작은 분자를 큰 입자로 응축시켜 콜로이드 크기로 만드는 방법이다.

분산법은 고성능 초음파 발생장치를 많이 쓴다. 또한 전기적 분산법으로 액체 중에서 전기 arc를 일으켜 arc에 의하여 생성된 강한 열에 의하여 전극을 형성하고 있는 물질이 증기로 분산 응축되어 콜로이드입자를 형성하게 하는 Breding 방법이 많이 사용된다. milling이나 grinding도 효율은 좋지 않지만 사용할 수 있다. 소위 colloid mill은 두 개의 빠르게 회전하는 판 사이에 물질을 넣어 입자를 분쇄하여 콜로이드로 만드는 장치이다.

응축법에 의하여 소용매성 콜로이드를 만들기 위해서는 초기에 과포화상태를 만든 후 결정핵을 생성, 이를 성장시키는 방법이다. 이러한 과포화상태는 용매를 바꾸거나 온도를 낮춤으로써 가능하다. 예를 들면, 황을 알코올에 녹인 진한 용액에 과량의 물을 가하면 황의 작은 핵들이 생겨 빠른 속도로 성장하여 콜로이드성 졸이 생성된다. 또 다른 응축 방법은 산화, 환원,

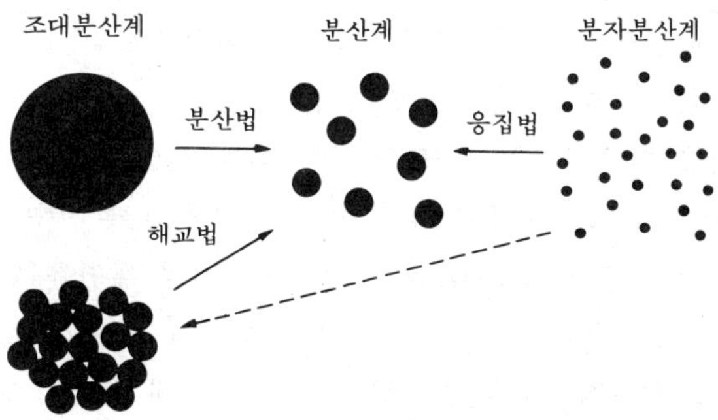

〈그림 *13 · 4*〉 분산콜로이드의 제법

가수분해, 복분해와 같은 화학적 반응을 이용하는 방법들이 있다. 귀금속의 염의 중성 내지 약알칼리성 용액에 formaldehyde나 pyrogallol과 같은 환원제를 가하면 원자상태로 환원되고 이들이 서로 응축하여 하전을 띤 콜로이드입자를 형성한다. 황화수소를 산화시키면 황원자가 생성되고 황졸이 형성된다. 만약 염화제일철 용액에 다량의 물을 가하면 가수분해가 일어나 수화산화철의 붉은색 졸이 형성된다. 크롬과 알루미늄의 염도 이와 유사한 가수분해 반응을 일으킨다. 황화수소와 아비산 사이의 복분해반응은 황화비소 졸을 형성하며, 이 때 과잉의 황화수소를 사용하면 HS^- 이온이 입자의 표면에 흡착되어 큰 음하전을 띠게 되어 안정한 졸을 형성하게 된다.

또한 해교법이란 분자분산계를 적당한 방법으로 이차입자로 응집시킨 후, 이를 전해질을 씻어낸다든지 해교제를 가하는 방법으로 해교시켜 만드는 방법을 말한다.

3 회합콜로이드

회합콜로이드(association colloid)의 가장 중요한 예는 계면활성제이다. 그 밖에도 염료나 지질, 의약품도 적당한 조건하에서 회합콜로이드를 형성한다. 계면활성제는 큰 친유기와 친수기를 가지고 있으며, 친수기의 종류에 따라 음이온 계면활성제, 양이온 계면활성제, 비이온 계면활성제 및 양성 계면활성제로 분류된다(표 **13 · 3**).

〈표 13 · 3〉 회합콜로이드의 분류

형 태	화 합 물	화 학 구 조	대이온
음이온성	Sodium dodecyl sulfate	$CH_3(CH_2)_{11}OSO_3^-$	Na^+
양이온성	Cetyl trimethylammonium chloride	$CH_3(CH_2)_{15}N^+(CH_3)_3$	Cl^-
비이온성	Polyoxyethylene tetradecyl ether	$CH_3(CH_2)_{12}CH_2O(CH_2OCH_2)_{23}H$	—
양성	Dimethyldodecylammoniopropane sulfate	$CH_3(CH_2)_{11}N^+(CH_3)_2(CH_2)_3OSO_2^-$	—

비누는 분자량 200~300 정도의 저분자물질로, 그것의 묽은 수용액은 열역학적 성질이나 전기전도율 등은 보통의 전해질의 수용액과 거의 차이가 없다. 그러나 농도가 높아져 **임계미셀농도**(CMC)라 불리는 농도 이상에서는 50~100개의 비누분자가 모여서 미셀(micelle)이라 불리는 회합체를 만들게 된다. 이 미셀의 크기는 반지름이 50A 정도 되기 때문에 콜로이드 차원에 속한다. 이 미셀은 열역학적으로 안정한 화합체라 생각된다. 이 점에서 회합콜로이드는 분산콜로이드와는 본질적으로 다른 것이라 믿어지고 있다.

미셀이 형성되는 현상을 다음과 같이 설명할 수 있다. CMC 이하에서는 계면활성제는 용액내에 단량체로 존재하며 공기-물 계면에 높은 농도로 흡착되어 친수성 구조는 물과, 소수성 구조는 공기와 접촉하는 배열(orientation)을 하여 물-공기의 계면을 탄화수소-공기 계면으로 바꾸어 물의 표면장력을 낮추게 된다. 그러나 계면활성제의 농도가 높아지면 이러한 계면과 액체 내부는 포화가 되고, 결과적으로 계면활성제 분자 사이에 회합이 일어나 미셀을 형성하여 용매와의 접촉면을 최소화하여 표면자유에너지를 최소화시키려 한다. 이러한 미셀화(micelli-

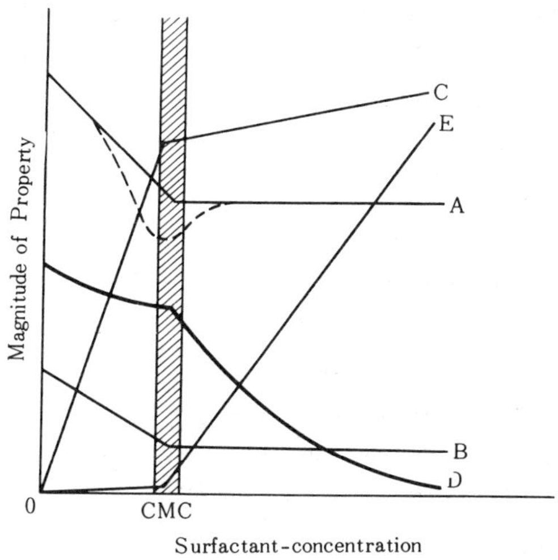

〈그림 *13 · 5*〉 이온성 계면활성제의 수성 용액의 다양한 성질에 미치는 계면활성제의 농도 및 미셀 형성의 효과
(A : 표면장력, B : 계면장력, C : 삼투압, D : 당량 전도도, E : 물에 난용성인 물질의 용해도)

zation)가 이루어질 때 계면활성제를 함유하고 있는 용액의 물리적 성질에 큰 영향을 미치게 되며, 이러한 것을 〈그림 **13 · 5**〉에서 보여 주고 있다.

이 중에서 특히 표면장력의 변화를 관찰할 필요가 있다. 표면장력은 계면활성제의 농도가 증가하면 CMC까지는 계속 감소한다. Gibbs 흡착식으로부터 이런 현상은 계면흡착이 계속 증가하고 있음을 알 수 있으며, CMC 이상에서는 표면장력은 거의 변화가 없는 일정한 값을 나타내는데 이는 표면이 포화가 되고 미셀이 형성되고 있음을 보여 주는 것이다. 따라서 이러한 계면활성제의 농도에 따르는 성질의 변화에서 그 계면활성제의 CMC를 구할 수 있게 된다.

일반적으로 계면활성제의 소수성 기가 길수록 CMC는 낮아지며 친수성이 클수록 높아진다. 비이온성 계면활성제의 CMC가 이온성 계면활성제보다 훨씬 낮음은 비이온성 계면활성제의 친수성이 이온성 계면활성제에 비하여 크게 낮음을 나타낸다. 흔히 사용되는 계면활성제의 CMC와 회합분자수를 〈표 **13 · 4**〉에 나타내었다.

계면활성제는 물에 녹인 경우 탄화수소 체인은 미셀 내부로 향하여 회합함으로써 탄화수소층으로 된 환경을 만들게 된다. 이러한 탄화수소 core의 주위를 계면활성제의 극성 부분이 싸고 있어 물과 회합하고 있게 된다. 이러한 미셀화는 비극성 용매에서도 일어나며, 이 때 분자들은 반대로 친수성층은 내부로, 탄화수소층은 밖으로 내놓아 비극성 용매와 회합하고 있는 구조를 하게 되며, 이를 reverse micelle이라 한다. 이러한 미셀의 구조에 대하여는 여러 가지 논란이 있으나 일반적으로 다음과 같은 구조를 하고 있다고 알려지고 있다. 즉, 미셀은 CMC 근처의 낮은 농도에서는 거의 구형을 하고 있다고 생각하고 있다. 그러나 높은 농도에서는 lamellar 형이나 다른 형태의 미셀이 되며, 구형 미셀과 평형을 유지하고 있다고 생각한다. 이러한 미셀의 내부는 액체 탄화수소층으로 되어 있어 물에 녹지 않는 유기물을 녹일 수 있는 작용을

〈표 13 · 4〉 계면활성제의 임계미셀 형성농도 및 회합분자수

구 조	이 름	CMC, mM/l	계면활성제 분자수/미 셀
n-$C_{11}H_{23}COOK$	Potassium laurate	24	50
n-$C_8H_{17}SO_3Na$	Sodium octane sulfonate	150	28
n-$C_{10}H_{21}SO_3Na$	Sodium decane sulfonate	40	40
n-$C_{12}H_{25}SO_3Na$	Sodium dodecane sulfonate	9	54
n-$C_{12}OSO_3Na$	Sodium lauryl sulfate	8	62
n-$C_{12}H_{26}OSO_3Na$	Sodium lauryl sulfate[1)]	1	96
	Sodium di-2-diethylhexyl sulfosuccinate	5	48
n-$C_{10}H_{21}N(CH_3)_3Br$	Decyltrimethylammonium bromide	63	36
n-$C_{12}H_{25}(CH_3)_3Br$	Dodecyltrimethylammonium bromide	14	50
n-$C_{14}H_{29}N(CH_3)_3Br$	Tetradecyltrimethylammonium bromide	3	75
n-$C_{14}H_{29}(CH_3)_3Cl$	Tetradecyltrimethylammonium chloride	3	64
n-$C_{12}H_{25}NH_3Cl$	Dodecylammonium chloride	13	55
n-$C_{12}H_{25}O(CH_2CO_2O)_8H$	Octaoxyethylene glycol monododecyl ether	0.13	132
n-$C_{12}H_{25}O(CH_2CH_2O)_8H$[2)]		0.10	301
n-$C_{12}H_{25}O(CH_2CH_2O)_{12}H$	Dodecaoxyethylene glycol monododacyl ether	0.14	78
n-$C_{12}H_{25}O(CH_2CH_2O)_{12}H$[2)]		0.091	116
n-$C_8H_{11}C_6H_4O(CH_2CH_2O)_{9\text{-}7}H$	Decaoxyethylene glycol mono-*p*-*t*-octylphenyl ether	0.27	100

1) Interpolated for physiologic saline, 0.154 *M* NaCl.

2) At 55° intead of 20°

나타낸다. 미셀을 형성하는 분자들은 계면과 용액 내부에 있는 단량체와 동적인 평형을 유지하고 있다. 이러한 회합콜로이드의 형성은 용액 중 계면활성제의 농도가 CMC를 넘어서면 자발적으로 형성되며, 이는 열역학적으로 안정된 계이다. 〈그림 13 · 6〉은 음이온성과 비이온성 계면활성제의 회합콜로이드의 미셀의 모양을 나타낸 것이다. 표면이 음하전을 띠는 경우, 양이온이 미셀 표면에 끌려가서 전체적인 음이온성을 감소시킨다. 이런 미셀에 결합된 이온들을 대이온(counter ion)이라고 한다.

13-3 콜로이드의 광화학적 성질

1 Tyndall 현상

강한 빛을 콜로이드 졸에 통과시키면 콜로이드입자에 의한 빛의 산란으로 통과하는 빛의 줄기가 보이는데 이를 **Faraday-Tyndall** 효과라 하며, 이는 콜로이드입자에 의한 빛의 산란에 기인한다. 콜로이드의 빛 산란에 대한 연구는 Richter가 금 콜로이드용액을 통과하는 빛을 관찰하는 데서 시작하였고, 1869년 Tyndall에 의하여 상세히 연구되었다. 저분자물질의 용액은

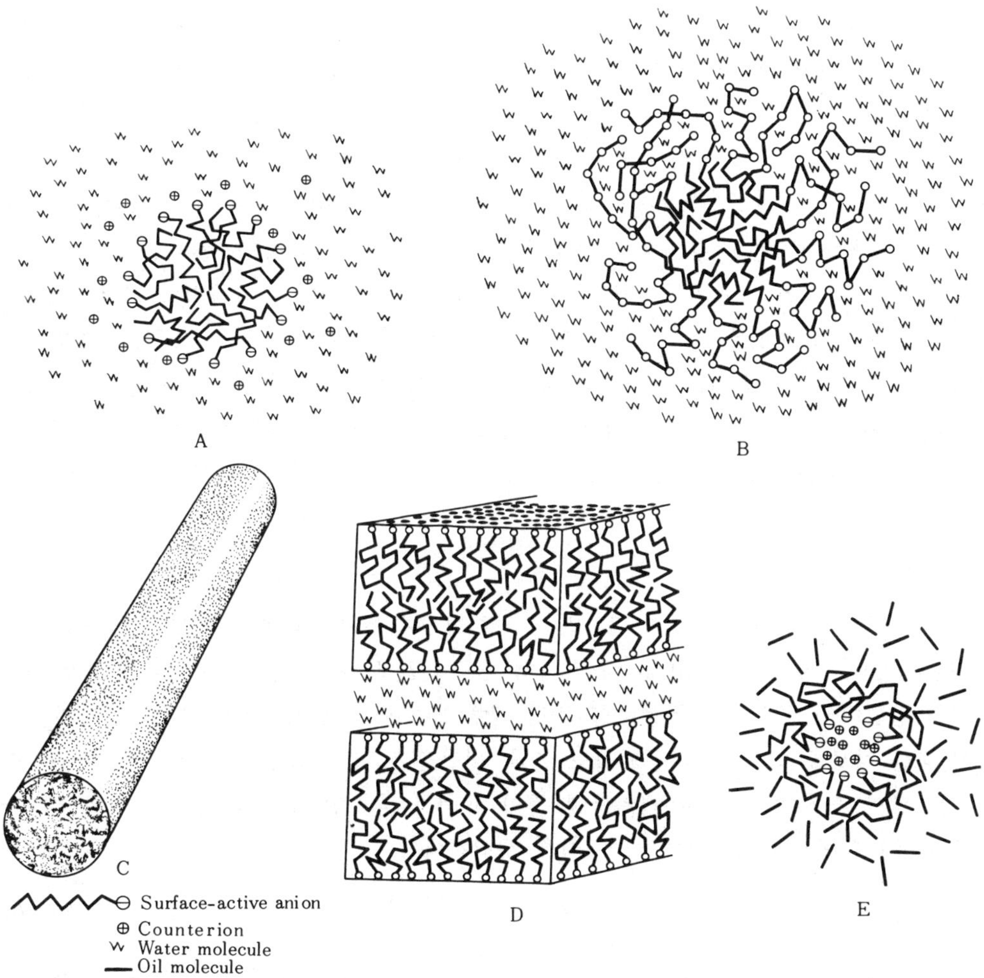

〈그림 *13·6*〉 여러 가지 형태의 미셀(A : 음이온성 계면활성제의 구형 미셀, B : 비이온성 계면활성제의 구형 미셀, C : 원추형 미셀, D : 라멜라형 미셀, E : 음이온성 계면활성제의 역 미셀)

이러한 현상이 관찰되지 않으므로 이러한 방법으로 진용액과 콜로이드용액을 구별하였다. 그 후 1903년 Zsigmondy에 의하여 개발된 한외현미경으로 Tyndall 산란을 일으키는 콜로이드입자의 위치를 하나의 점들로서 관찰할 수 있게 되었다. 검은색을 배경으로 관찰하는 면에 직각으로 강한 빛을 보내면 직접 콜로이드입자는 관찰할 수는 없으나 입자에 해당하는 밝은 점들이 관찰되고 셀 수도 있으며 5μm 크기의 입자까지 확인이 가능하고, 입자의 Brown운동이나 침강속도를 관찰할 수 있게 되었다.

2 전자현미경

한외현미경으로는 친용매성 콜로이드를 관찰할 수 없는 경우가 많다. 그러나 최근에는 전자현미경이 출현되었고 전자현미경의 뛰어난 분해능으로 인해 한외현미경의 사용의 빈도가 크게 떨어졌다. 전자현미경은 거의 분자분산계에 접근하는 차원의 콜로이드입자의 실제 모양까지 사진을 찍을 수 있기 때문에 콜로이드입자의 크기, 모양, 구조를 관찰하는 획기적인 방법으로 널리 사용되고 있다.

전자현미경의 성공은 그 우수한 분해능 때문이며, 분해능은 식별할 수 있는 두 물체 사이의 최소한의 거리 d를 말한다. 현미경에 사용한 복사선의 파장이 짧을수록 d는 짧고 분해능은 커지게 된다. 광학현미경은 광원으로 가시광선을 사용하며 0.2μ 정도 떨어져 있는 두 입자의 식별이 가능하다. 그러나 전자현미경은 파장이 0.1 Å 정도의 높은 에너지의 전자 beam을 광원으로 사용하고, 렌즈로는 전자석을 사용하기 때문에 그 분해능이 매우 크다. 현재의 기술로 전자현미경의 d는 약 5 Å 정도이다. 전자선은 직접 육안으로 볼 수 없기 때문에 사진촬영에 의존하고, 전자선은 공기에 의하여 흡수 및 산란되므로 고도의 진공상태를 요구한다. 이 때 시료를 농축 건조해야 되는데 이 과정에서 입자들이 변형될 가능성이 있다.

3 빛 산 란

빛산란은 입자에 의하여 전자기 복사선의 진행방향이 무작위하게 바뀌는 현상이고, 이론적으로 Rayleigh(1881) 및 Mie(1908)에 의하여 연구되었다. 이 현상은 Faraday-Tyndall 효과를 나타내는 원인이고 콜로이드의 분자량 측정 방법으로도 널리 사용된다. 또한 입자의 모양과 크기에 대한 정보를 얻는 데 이용되기도 한다. 빛산란은 탁도(turbidity) $\mathscr{T}$로서 나타낼 수 있는데 입사광의 세기를 I_0, 산란에 의하여 빛의 세기가 감소된 후 투과광의 세기를 I라 하고 콜로이드층의 두께를 l이라 하면 다음 식이 성립한다.

$$I/I_0 = e^{\tau\ell} \tag{1}$$

이 식은 빛의 흡수에 관한 Lambert 식과 같은 형태이다. 분산계의 주어진 농도에서 탁도는 친용매성 콜로이드의 분자량에 비례한다. 대부분의 친용매성 콜로이드의 탁도는 낮기 때문에, 투과광의 세기를 측정하기보다는 입사광에 대해 일정한 각도에서 산란되어 나오는 빛의 세기를 측정하는 것이 더 편리하다.

탁도는 입자의 크기가 사용한 빛의 파장에 비하여 작을 때, 콜로이드의 분자량은 다음 식으로부터 얻을 수 있다.

$$Hc/\mathscr{T} = 1/M + 2Bc \tag{2}$$

여기서 c는 용질의 농도(g/cm^3 용액), M은 무게 평균 분자량, 그리고 B는 용질과 용매 사이의 상호작용을 나타내는 상수이다. 여기서 H는 측정하는 특정계의 상수이고, 다음 식을 사용하여 계산할 수 있다.

$$H = \frac{32\pi^3 n^2 (dn/dc)^2}{3\lambda^4 N} \tag{3}$$

여기서 n은 농도 c에서 용액의 굴절률, λ는 빛의 파장(cm^{-1}), dn/dc는 농도 c에서 농도에 대한 굴절률의 변화율, N은 아보가드로수이다. $Hc/\mathcal{T}$를 농도 c에 대해 그리면 직선 관계를 얻을 수 있고 그 기울기는 $2B$가 된다. $Hc/\mathcal{T}$축의 절편으로부터 콜로이드의 분자량을 얻을 수 있다.

분자의 형태가 비대칭일 때 산란광의 세기는 관찰하는 각도에 따라서 변하고 이러한 유형의 실험 결과는 입자의 크기와 형태를 추정하는 자료가 된다. 빛산란은 단백질, 합성 고분자화합물, 회합콜로이드 및 소용매성 졸(lyophobic sol)의 연구에 많이 사용되어 왔다. 많은 콜로이드가 선명한 색을 띠는 성질을 나타내는데, 이는 콜로이드가 특정 파장의 빛을 흡수하거나 산란을 일으키는 데 기인한다. 예로서, 금의 염화물을 환원시킨 금 콜로이드분산계는 심홍색을 나타내며 입자가 커질수록 자색을 거쳐 푸른색이 된다. 은 단백질인 argyol과 protargol 용액은 갈색이며, 요오드화은의 콜로이드분산계는 황색을 띤다. 황졸도 그 입자의 크기에 따라 노란색, 붉은색, 푸른색, 갈색 등의 여러 가지 색의 졸을 얻을 수 있다.

13-4 콜로이드의 동력학적 성질

콜로이드입자의 운동과 관련된 분산계의 중요한 성질에는 다음과 같은 것들이 있다. 즉, 열에 의한 운동(Brown 운동, 확산, 삼투), 중력에 의한 운동(침강), 외압에 의한 운동(점도) 등이 여기에 속한다. 한편 전기적으로 유도된 운동은 콜로이드의 전기적 성질에서 취급하기로 한다.

1 Brown 운동

Zsigmondy가 현미경으로 콜로이드입자의 무작위적인 움직임(zigzag random motion)을 관찰하기 훨씬 이전에 Robert Brown(1827)은 이미 이러한 입자들의 열운동 현상을 연구하였고, 그 후 이러한 현상은 분산매의 분자들과 입자가 계속 충돌함으로써 일어난다고 알려지게 되었다. 물론 입자들의 크기가 너무 작아서 이들 분자들의 움직임은 육안으로는 관찰되지 않는다. 이들 입자들의 속도는 입자의 크기가 작을수록 커지며, 글리세린이나 기타 이와 유사한 물질을 가하여 분산매의 점도를 크게 하면 그 속도는 감소하고 결국에는 Brown 운동은 정지하게 된다.

Brown 운동으로 인한 한 축에 대한 평균 이동거리(Δ)는 입자의 반지름(r) 등과 다음과 같은 관계가 성립한다.

$$\Delta = \sqrt{\frac{RT}{N} \times \frac{t}{3\pi\eta}} \tag{4}$$

여기서 R는 기체상수, T는 절대온도, N은 아보가드로수, t는 시간, η는 용액의 점도이다. 이 식은 1905년 Einstein에 의하여 개발되었고, 1908년 Perrin에 의하여 그 타당성이 증명되었다.

2 확 산(diffusion)

입자들의 Brown 운동의 결과로서 입자들은 높은 농도의 영역에서 낮은 농도의 영역으로 자발적으로 확산하게 되고, 결국에는 균일한 농도가 되게 된다. 확산을 정량적으로 취급하는

Fick의 제 1 법칙에 따르면, 평면 S를 통하여 dt라는 시간에 확산하는 물질의 양 dq는 이동하는 거리 dx에 대한 농도의 변화 dc에 비례하며, Fick의 법칙은 다음과 같이 쓸 수 있다.

$$dq = -DS(dc/dx)dt \tag{5}$$

여기서 D는 **확산계수**이고, 이는 **농도구배**(concentration gradient) dc/dx가 1일 때 단위면적을 통하여 단위시간에 이동하는 물질의 양을 나타낸다. 따라서 D는 cm^2/sec의 단위를 가지며, 엄격한 뜻에서 상수는 아니나 일반적으로 상수로 취급한다. 이 값은 물질이 다공성 막을 통과하도록 놓아 두고 일정시간 주기적으로 검체를 분석하는 확산실험에서 구할 수 있게 된다. 또 다른 방법으로는 용매와 콜로이드용액을 접촉시켜 확산하도록 하면서 경계면에서의 농도의 변화나 굴절률 구배를 측정함으로써 측정할 수 있게 된다.

그리고 콜로이드입자가 구형이라고 가정하여 Sutherland와 Einstein이 제안한 다음의 식을 사용하여 입자의 무게, 분자량을 얻을 수 있다.

$$D = \frac{RT}{6\pi \eta r N} \tag{6}$$

여기서 D는 이미 설명한 Fick 법칙에서 얻어지는 확산계수이다. 측정된 확산계수로부터 다음 식을 사용하여 거의 구형으로 간주되는 계란알부민, 헤모글로빈과 같은 입자의 분자량을 구할 수 있다.

$$D = \frac{RT}{6\pi \eta N} \sqrt[3]{4\pi N/3Mv} \tag{7}$$

여기서 M은 분자량, v는 부분 비용적(partial specific volume)으로 이는 밀도 측정에서부터 얻어지는 용질 1 g의 부피(cm^3)와 대략 일치한다.

예제 1. 25 ℃에서 구형 단백질의 확산계수가 7.0×10^{-7} cm^2/sec이고, 그 부분 비용적이 0.75 cm^3/g이며, 용매의 점도가 0.01 poise(0.01 g/cm · sec)라 할 때, 이 단백질입자의 (a) 분자량과 (b) 입자의 반지름을 계산하라.

풀이 (a) 식 (4)를 다시 정리하여 다음 식을 얻을 수 있다.

$$M = \frac{1}{162\,v}\left(\frac{1}{\pi N}\right)^2\left(\frac{RT}{D\eta}\right)^3$$

$$= \frac{1}{162\times0.75}\left(\frac{1}{3.14\times(6.02\times10^{23})}\right)^2\left(\frac{(8.31\times10^7)\times293}{(7.0\times10^{-7})\times0.01}\right)^3 = 100{,}000\ \text{g/mol}$$

(b) 식 (6)으로부터

$$r = \frac{RT}{6\pi\eta ND} = \frac{(8.31\times10^7)\times293}{6\times3.14\times0.01\times(6.02\times10^{23})\times(7.0\times10^{-7})}$$

$$= 31\times10^{-8}\ \text{cm} = 31\ \text{Å}$$

3 삼투압(osmotic pressure)

콜로이드입자도 용질분자와 마찬가지로 용액의 총괄성(colligative property)을 나타내어 삼투압, 증기압 강하, 비점 상승, 응고점 강하 등을 나타낸다. 이 중에서 삼투압은 가장 유용한 알맹이 성질이다. 이러한 용액의 삼투압(π)을 나타내는 식은 van't Hoff 식으로 다음과 같다.

$$\pi = cRT \tag{8}$$

이 식을 사용하여 묽은 용액에서 콜로이드의 분자량을 계산할 수 있다. 여기서 c는 용질의 몰농도이다. 이 때 분자량은 아보가드로수만한 콜로이드입자가 갖는 무게이므로, 콜로이드 용액의 삼투압 측정으로 얻는 분자량은 콜로이드의 입자량이라 하겠다. 콜로이드의 분자량이 매우 크므로 증기압 강하나 빙점 강하와 같은 총괄성의 측정으로 분자량 측정은 어려우나 삼투압의 경우는 이것이 가능하다. 윗식의 c를 c_g/M로 대치하여 다음 식을 얻을 수 있다. 여기서 c_g는 용액 $1\,l$ 당 들어 있는 용질의 g수이며 M은 분자량이다.

$$\pi = (c_g/M)\,RT \tag{9}$$

따라서 다음 식을 얻는다.

$$\pi/c_g = RT/M \tag{10}$$

이 식은 매우 묽은 용액에만 적용되는 식이다. 예를 들어 분자량이 50,000인 고분자화합물에 대한 π/c_g를 c_g에 대하여 그리면, c_g의 증가에 대하여 π/c_g가 다소 증가하는 직선관계가 되므로 윗식은 다음과 같이 수정되어야 한다.

$$\pi/c_g = RT/M + Bc_g \tag{11}$$

여기서 B는 특정 용매와 용질의 계에 대하여 상수이며, 용매와 용질분자 사이의 상호작용의 정도를 나타낸다.

식 (10)은 이상용액에서만, 즉 매우 낮은 농도의 구형 콜로이드용액에서만 적용되는 것이고 실제용액에서는 식 (11)과 같이 Bc_g항을 필요로 하게 된다. 직선형 친용매성 분자일 때 용질 분자는 용매화(solvation)되어 결과적으로 유리상태의 용매의 농도를 낮추고 따라서 용질 농도를 증가시키기 때문에 이상상태에서 벗어나게 된다.

π/c_g를 c_g에 대하여 그리면 일반적으로 세 가지 형태의 직선을 얻는다(그림 **13 · 7**). 그 계가 이상용액일 때 Ⅰ, 실제용액일 때 직선 Ⅱ, Ⅲ을 얻게 된다. 식 (10)은 직선 Ⅰ에 적용되고, 식 (11)은 직선 Ⅱ와 Ⅲ을 나타내는 것이다. 이들의 절편은 RT/M이며, 측정한 온도를 알면 이 값에서 용질의 분자량을 계산할 수 있게 된다. 직선 Ⅱ와 Ⅲ에서 그 직선의 기울기 B는 그 계의 상호작용상수이다. 직선 Ⅰ에서 B는 0이고 희박한 구형 콜로이드계에서 전형적으로 나타나는 모양이다. 직선 Ⅲ은 분산입자에 대하여 친화력이 큰 용매 중 직선형 콜로이드에서 나타나는 전형이며 이러한 용매는 그 특정 콜로이드에 대하여 "좋은" 용매라 한다.

농도가 증가하면 이상용액에서 더 현저하게 벗어나고 B는 커지게 된다. 농도가 더 높아지거나 상호작용이 현저하면 직선 Ⅲ은 비선형이 되며, 식 (11)은 다음과 같이 수정하여야 한다.

$$\pi/c_g = RT/M + Bc_g + Cc_g^2 + \cdots \tag{12}$$

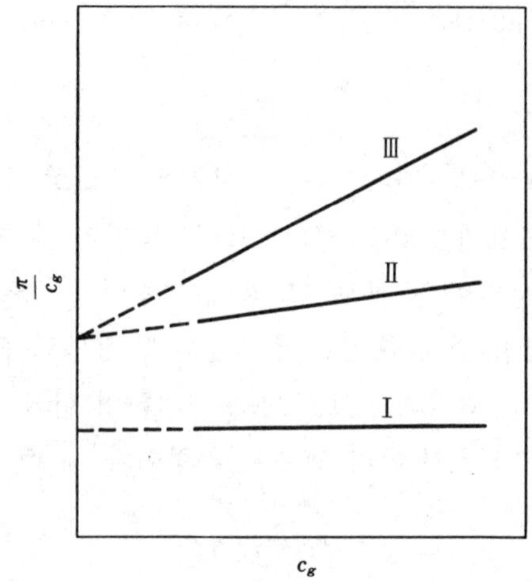

〈그림 13·7〉 삼투압 측정 방법에 의한 분자량 측정
(곡선 I, I 및 III의 의미는 본문 참조)

여기서 C는 제이 virial 계수로서 또 하나의 상호작용상수이다. 직선 II는 분산물질에 대하여 친화력이 낮은 용매(poor solvent) 중에 직선 III에서와 동일한 콜로이드가 존재할 경우를 나타내는 것이다. 그러나 직선 II 및 III의 관계를 연장시켜 얻은 π/c_g 축에 대한 절편은 두 경우 동일하다. 따라서 계산한 분자량은 사용한 용매에 상관이 없다.

4 침 강 (sedimentation)

밀도 ρ를 가진 구형 콜로이드입자가 밀도 ρ_0, 점도 η_0인 용매 중에서의 중력에 의한 침강속도 v는 Stokes의 법칙으로 나타낼 수 있다.

$$v = \frac{2r^2(\rho - \rho_0)g}{9\eta_0} \tag{13}$$

여기서 g는 중력가속도이다. 단지 중력만 작용한다면 Stokes의 법칙을 따르는 입자의 크기의 한계는 약 0.5 μm이며, 이 이하의 크기에서는 Brown 운동이 활발하여 중력에 의한 침강을 상쇄하고 서로 섞이는 것을 촉진하기 때문에 Stoke의 법칙은 적용되지 않는다. 따라서 이 때에는 콜로이드입자의 침강속도를 정량적으로 측정할 수 있게 하기 위해서는 중력보다 훨씬 더 강한 힘을 가해야 한다. 1925년 Svedberg에 의하여 개발된 초원심분리기에 의하여 이러한 것이 가능해졌으며, 이를 사용하여 중력보다 백만 배의 힘을 줄 수 있게 된다. 이 때 식 (13)은 다음과 같이 수정된다.

$$v = \frac{dx}{dt} = \frac{2r^2(\rho - \rho_0)\omega^2 x}{9\eta_0} \tag{14}$$

원심분리기를 작동시키는 속도는 보통 회전자의 일분당 회전속도(rpm)로 나타낸다. 그러나 때로는 rpm을 각가속도($\omega^2 x$) 혹은 중력의 배수로 나타내는 것이 바람직할 때가 많다.

예제 2. 원심분리기가 1300 rpm으로 작동하고 있다. 검체 용기의 중앙점에서 회전체 중심까지의 거리는 7.5cm이다. 평균 각가속도, 떠 있는 입자에 작용하는 힘의 세기("g"s)는 얼마인가?

풀이 (a) 각가속도 $= \omega^2 x = [1500 \text{ revolution/min} \times 2\pi/60]^2 \times 7.5 \text{ cm}$

$$= 1.851 \times 10^5 \text{ cm/sec}^2$$

(b) $\text{Number of "g"s} = \dfrac{1.851 \times 10^5 \text{ cm/sec}^2}{981 \text{ cm/sec}^2} = 188.7 \text{ "g"s}$

즉, 생성된 힘은 중력에 의한 것보다 188.7 배이다. 단위원심장에서 입자의 순간속도 $v = dx/dt$는 **Svedberg 침강계수** s로 나타낸다.

$$s = \frac{dx/dt}{\omega^2 x} \tag{15}$$

원심력에 의하여 큰 분자량을 가진 입자들이 t_1에서 x_1 위치에서, t_2에는 x_2로 위치를 옮길 때 침강계수는 식 (15)를 적분한 다음과 같은 형태에서 계산할 수 있다.

$$s = \frac{\ln(x_2/x_1)}{\omega^2(t_2 - t_1)} \tag{16}$$

여기서 x_1과 x_2는 원심분리 용기에서 용매와 고분자 성분간의 경계면의 위치를 나타낸다. 이러한 경계는 굴절률의 차이를 원심분리 조작 중 어느 순간이라도 사진으로 찍음으로써 peak로서 얻을 수 있도록 되어 있다. 이러한 사진에서의 peak를 **Schlieren pattern**이라고 부르고, 일정한 시간차로 찍음으로써 각 시간 t 때의 위치 x를 구할 수 있게 된다. 만약 검체가 일정한 분자량의 한 성분으로 이루어져 있다면 Schlieren pattern은 어느 순간에도 하나의 날카로운 peak가 될 것이며, 만약 분자량이 틀린 여러 성분으로 이루어져 있다면 분자량이 큰 입자는 더 빨리 가라앉을 것이다. 따라서 여러 개의 peak가 Schlieren에 나타날 것이다. 그러므로 초원심분리는 고분자화합물 특히 단백질의 분자량의 측정뿐만 아니라 검체의 균일성을 확인하는 데도 매우 유용하다. 예를 들면 젤라틴은 분자량이 10,000에서 100,000까지의 여러 형태가 모인 혼합 단백질임이 이 방법으로 규명되었다. 이것은 여러 가지 제조원으로 만든 젤라틴은 약제학적인 제제로 사용할 때 틀린 성질을 나타냄을 부분적으로 설명해 준다. 반면에 인슐린은 일정한 수의 아미노산으로 구성되어 있는 두 개의 polypeptide 고리가 연결되어 있는 한 가지 단백질이다. 이 두 고리는 이황화물 —S—S— 결합으로 연결되어 분자량 6000의 일정한 한 단위가 되어 있다.

t_1과 t_2에서 얻어지는 Schlieren 사진에서 x 및 x_2를 구하고, 각속도 ω는 회전자의 1초당 회전속도에 2π를 곱하여 얻어 식 (16)을 사용하여 침강계수 s를 계산할 수 있다. s를 알고 확산실험에서 D를 구하면 단백질과 같은 고분자화합물의 분자량을 다음 식을 사용하여 구할 수 있게 된다.

$$M = RTs/D(1 - v\rho_0) \tag{17}$$

이 방법을 **침강속도법**이라 하며, 여기서 R는 기체상수, T는 절대온도, v는 단백질의 부분

비용적(particle specific volume), ρ_0는 용매의 밀도이다. 식 (17)을 사용하기 위해서는 s와 D는 둘 다 20℃값으로 수정하여야 한다.

예제 3. 20℃(293°K)에서 수용액 중 methylcellulose의 침강계수 s는 1.7×10^{-13} sec이고, 확산계수 D는 1.5×10^{-7} cm^2/sec, 부분 비용적 v는 0.72 cm^3/g, 물의 밀도는 20℃에서 0.998 g/cm^3이다. methylcellulose의 분자량을 계산하라. 기체상수 R는 8.31×10^7 erg/deg mol이다.

풀이

$$M = \frac{(8.31\times10^7)\times293\times(1.7\times10^{-13})}{15\times10^{-7}\times[1-(0.72\times0.998)]}$$

$$= 9800 \text{ g/mol}$$

위에서 설명한 침강법은 침강속도를 이용한 것인데 반하여, 또 하나의 방법으로 **침강평형법**이 사용되기도 한다. 이는 침강이 확산과 평형을 이룰 때 그 경계는 정체되게 되는데, 이 방법에서는 따로 확산계수를 측정할 필요가 없으나 평형에 도달하기 위해서는 원심분리기를 수 주일 동안 작동시켜야 할 경우도 있다. 이렇게 원심분리를 오래하지 않고 평형법으로 분자량을 계산하는 새로운 방법이 최근에 개발되어 단백질 분자량을 신속하고 정확하게 측정할 수 있게 되었다. 침강속도법, 침강평형법, 삼투압법으로 측정되는 분자량이 잘 일치함을 〈표 13·5〉에서 보여 주고 있다.

〈표 13·5〉 단백질 분자량

단백질	분자량		
	침강속도법	침강평형법	삼투압법
Pepsin	36,000	—	—
Ribonuclease	12,700	13,000	—
Myoglobin	16,900	17,500	17,000
Ovalbumin	44,000	40,500	45,000
Hemoglobin(horse)	68,000	68,000	67,000
Serum albumin(horse)	70,000	68,000	73,000
Serum globulin(horse)	167,000	150,000	175,000
Tobacco mosiac virus	59,000,000	—	—
Insulin	36,000 : 48,000	—	12,000 : 36,000 : 48,000

5 점 도(viscosity)

점도란 외부에서 힘을 가했을 때 그 계의 흐름에 대한 저항을 나타낸다. 액체의 점도가 클수록 일정한 속도로 흐르게 하기 위해서 더 많은 힘이 필요하게 된다. 점도에 관한 기본적인 이론과 응용에 대해서는 제 15장에서 자세히 설명할 것이며, 여기서는 희박한 콜로이드용액의 흐름에 관한 성질과 점도실험 결과로부터 분산물질의 분자량을 얻는 방법에 대해서 설명한다. 또 점도실험 결과는 용액 중에서의 입자의 모양에 대한 정보를 제공하기도 한다. Einstein은 희박한 구형 입자의 콜로이드분산계의 점도에 대하여 다음과 같은 식을 개발하였다.

$$\eta = \eta_0(1 + 2.5\,\varphi) \tag{18}$$

여기서 η_0는 분산매의 점도, η는 분산용액의 점도, φ는 그 계에 존재하는 콜로이드입자의 부피분율이다. 부피분율(volume fraction)이란 입자의 부피를 분산계 전체의 부피로 나눈 것으로 이것은 농도와 상관관계가 있다. 일반적으로 **유동도**(fluidity) φ는 점도의 역수로서 다음과 같이 쓸 수 있다.

$$\varphi = 1/\eta \tag{19}$$

점도의 대수와 절대온도의 역수 사이에는 직선관계가 성립하고 따라서 다음과 같은 식이 성립한다.

$$\eta = Ae^{\Delta E/RT} \tag{20}$$

여기서 A는 상수이고, ΔE는 유동의 활성화에너지이다. 액체의 점도의 측정에는 모세관형 점도계가 가장 많이 사용된다. 식 (18)에서부터 **상대점도**(relative viscosity, η_{rel}), **비점도**(specific viscosity, η_{sp}), **고유점도**(intrinsic viscosity, η)를 다음과 같이 구할 수 있다.

$$\eta_{rel} = \eta/\eta_0 = 1 + 2.5\,\varphi \tag{21}$$

$$\eta_{sp} = \eta/\eta_0 = 2.5\,\varphi \tag{22}$$

또는

$$\eta_{sp}/\varphi = 2.5 \tag{23}$$

윗식의 부피분율은 콜로이드입자의 농도와 관련지을 수 있으므로 식 (23)은 다음과 같이 쓸 수 있다.

$$\eta_{sp}/c = k \tag{24}$$

여기서 c는 분산계 100 ml 안에 들어 있는 콜로이드입자의 g 수이다. 어느 정도 높은 농도로 분산되어 있는, 중합의 정도가 큰 고분자화합물의 경우에는 이 식을 다음과 같이 변형시켜야 한다.

$$\eta_{sp} = k_1 + k_2c + k_3c^2 \tag{25}$$

여러 농도에서 η를 측정하고 η_0는 알고 있으므로 식 (22)을 써서 η_{sp}를 계산할 수 있다.

만약 η_{sp}/c를 c에 대하여 그렸을 때(그림 **13·8**), 그 직선 부분의 관계를 무한희석으로 외삽하여 얻은 절편이 식 (25)의 k_1이 되게 된다.

이 상수는 보통 고유점도 $[\eta]$로 알려지고 있으며, 고분자화합물의 분자량의 조사값을 얻는데 사용된다. 이 때 사용하는 식이 Mark-Houwink 식이다.

$$[\eta] = KM^a \tag{26}$$

여기서 K와 a는 특정 고분자와 용매계의 상수이다. 이들 상수는 실질적으로 분자량과는 무

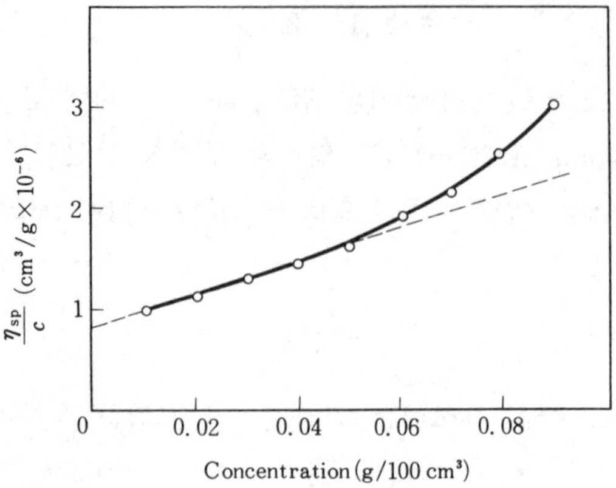

〈그림 *13 · 8*〉 점도 측정에 의한 분자량 측정

관하고 빛산란, 삼투압 혹은 침강법으로 이미 측정하여 알려진 분자량의 고분자용액에 대하여 「η]값을 측정함으로써 미리 구할 수 있게 된다. 한번 K와 a가 알려지면 「η]의 측정으로 간편하고 정확하게 분자량을 얻는 방법이 된다. 이러한 방법을 사용하여 hydroxyethylcellulose 고분자화합물에 대하여 온도의 변화를 주었을 때의 그 분자량 변화를 측정할 수 있었다. 즉, Powell 등은 1% hydroxyethylcellulose 용액(삼투압으로 측정한 수평균 분자량 $M_n = 1.325 \times 10^5$)을 70℃에서 300시간 동안 열분해시켰을 때 비점도의 변화를 측정하여 그 결과를 〈표 **13 · 6**〉에 나타내었다. 여기서 상수 K와 a는 각각 1.445×10^{-4}과 0.9338임이 이미 알려졌으며 따라서 이 특정계에 대하여 다음과 같은 식이 성립한다.

$$\log[\eta] = \log(1.445 \times 10^{-4}) + 0.9338(\log\ 1.325 \times 10^5)$$
$$[\eta] = 8.77$$

여기서 hydroxyethylcellulose 시료의 분자량은 70℃에서 300시간 방치하였을 때 130,000에서 약 46,000(대략 원래값의 3분의 1 정도)으로 떨어짐을 알 수 있었다.

〈표 **13 · 6**〉 고유점도의 변화로 추정한 고분자화합물의 분자량의 변화

70℃에서의 경과 시간	기울기	고유점도	수평균 분자량
0	112.7	8.85	1.337×10^5
24	94.9	8.56	1.291×10^5
48	74.7	8.07	1.212×10^5
96	47.7	6.36	0.939×10^5
147.5	44.0	6.02	0.885×10^5
233	19.0	3.65	0.518×10^5
306	12.7	3.25	0.458×10^5

콜로이드분산계의 점도는 분산상의 입자의 모양에 크게 영향을 받는다. 구형 콜로이드는 비교적 낮은 점도를 나타내는 데 반하여 선형 입자는 점도가 높다. 앞부분에서 설명한 것처럼

입자의 모양과 점도와의 관계는 입자의 용매화의 정도와 관계가 있다. 선형 입자를 친화성이 낮은 용매에 넣었을 때에는 구형을 형성하여 점도를 낮추게 된다. 콜로이드입자의 응집에 의한 콜로이드액의 점도의 변화는 복잡하다. 1 차입자들의 응집으로 생기는 2 차입자는 치밀한 구형 입자를 만들 때에는 용매화 층이 감소하고 전기점성효과가 감소하여 콜로이드액의 점도는 감소한다. 반대로, 넓게 퍼진 구상의 응집체가 생길 때에는 용매가 1 차입자 사이에 끼여 유효부피분율이 증가되어 점도는 커지게 된다. 또한 1 차입자가 선상의 2 차응집체를 형성할 때에도 점도는 증가하게 된다.

13-5 콜로이드의 전기적 성질

콜로이드입자 표면에 전기적 하전의 존재에 의하여 콜로이드의 여러 가지 성질에 큰 영향을 미치게 된다. 액체 분산매에 분산되었을 때 콜로이드입자 표면이 어떻게 전기적 하전을 갖게 되는가 하는 것에 대하여는 이미 표면현상에서 설명하였으며, zeta전위(계면동전위)와 Nernst (전기 열역학적)전위와의 관계에 대해서도 이미 설명하였다. 콜로이드입자에서 전위와 입자 표면에서의 거리와의 관계를 〈그림 **13 · 9**〉에 나타내었다.

콜로이드입자가 하전을 갖는 메커니즘은 다양하나 그 중에서 가장 흔한 것은 콜로이드 표면에 특정이온을 흡착하는 것이다. 예를 들어, 질산은 용액에 같은 몰의 묽은 요오드화칼륨 용액을 가하였을 때 요오드화은의 콜로이드 침전이 생성되며, 이 때 은이온이 과량으로 존재하기 때문에 표면에 양하전의 은이온이 흡착되어 입자는 양하전을 띠게 된다. 만약 그 반대로, 즉 요오드화칼륨 용액에 질산은 용액을 가한다면 요오드이온이 전위결정이온으로 흡착되어 음하전을 띤 입자가 생성되게 된다. 이 때 흡착되어 콜로이드입자의 하전을 띠게 하는 이온을 **전위결정이온**(potential-determining ion)이라고 한다. 그림에서 입자의 표면은 요오드이온의 흡착으로 음하전을 띠고 그 위에 대이온인 Na^{+}이 밀착하여 stern layer를 형성하며 여기에 수층이 부착하고 있다. 입자의 움직임의 단위는 단면(shear plane)이고 여기에서의 전위, 즉 제타전위가 입자의 움직임을 결정하는 전위가 된다.

1 계면동전현상 (electrokinetic phenomena)

전기적 하전을 띤 표면과 접촉하고 있는 액체상의 움직임을 나타내는 전기 동력학적 현상으로 전기영동, 침강전위, 전기삼투 및 유동전위(streaming potential) 등이 있다.

단백질과 같은 하전을 띤 물질을 가지고 있는 용액에 전압을 가하면 단백질분자는 그것의 하전부호의 반대부호의 전극으로 향하여 이동한다. 이 현상을 **전기영동**이라고 한다. 전기영동속도는 단위전압의 전위차에서의 이동속도를 말하며 전기영동이동도(electrophoretic mobility)로 나타낸다. 입자의 이동속도는 입자의 하전의 함수이고 한외현미경으로 그 이동을 관찰하게 된다. 입자의 단면(shear plane)이 입자의 단단한 결합층의 끝부분에 있고 이 위치의 전위를

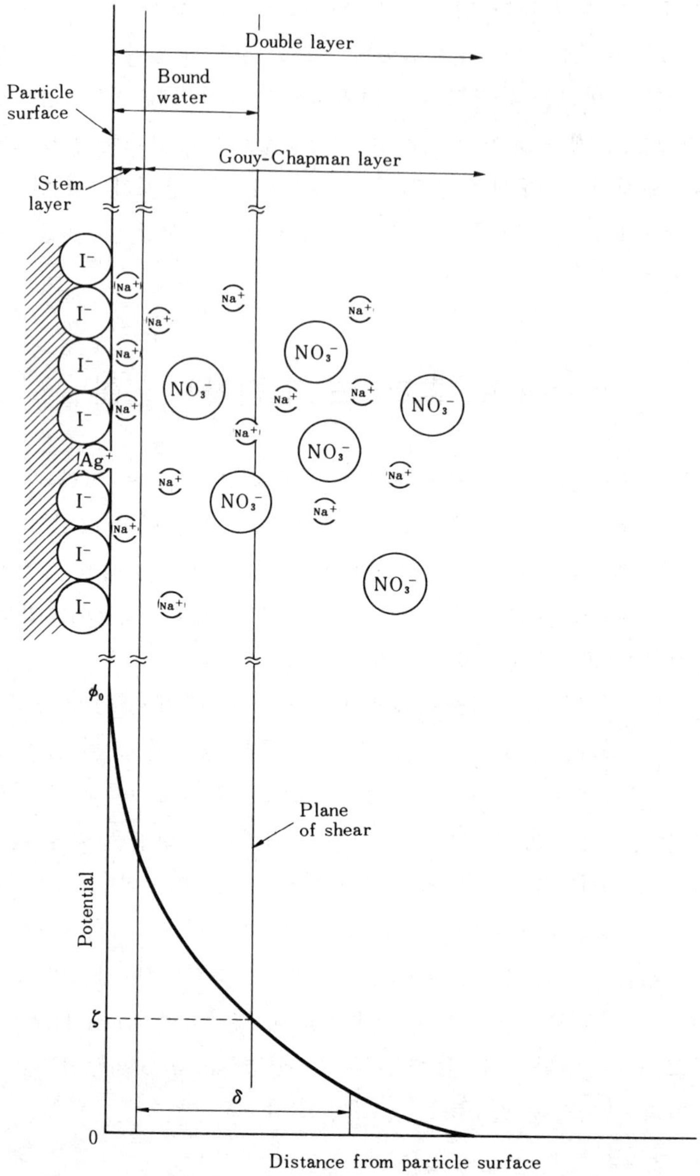

〈그림 13·9〉 요오드화은 입자의 표면의 전기 이중층과 전위

제타전위라고 한다. 따라서 이동의 방향과 속도에서부터 콜로이드계의 제타전위의 부호를 결정할 수 있고, 그 크기를 다음 식을 사용하여 volt 로 구할 수 있게 된다.

$$\zeta = \frac{v}{E} \times \frac{4\pi\eta}{\varepsilon} \times (9\times10^4) \qquad (27)$$

여기서 ζ는 제타전위(volt), v는 일정한 길이의 전기영동관에서 졸의 이동속도(cm/sec), η는 점도(dyne sec/cm^2), ε은 액의 유전상수, E는 전위차(volt/cm)이다. 여기서 v/E항을 이동도(mobility)라 한다.

식 (27)의 차원을 분석해 보는 것도 매우 유익하다. 기본적인 전기단위로 전기장의 세기 E를 정전기적 단위 statvolt/cm로 나타낼 수 있다(1 coulomb은 3×10^9 statcoulomb이고, 1 statvolt는 300 practical volt이다). 유전상수는 여기서 Coulomb의 법칙에 따라 statcoulomb^2/dyne cm^{2}로 나타낼 수 있다.

$$\zeta = \frac{v}{E}\ \frac{4\pi\eta}{\varepsilon} \tag{28}$$

윗식은 statvolt × statcoulomb = dyne cm임을 감안하여 다음과 같은 차원으로 계산된다.

$$\zeta = \frac{\text{cm/sec}}{\text{statvolt/cm}} \times \frac{\text{dyne sec/cm}^2}{\text{statcoulomb}^2\text{/dyne cm}^2} = \text{statvolt} \tag{29}$$

제타전위를 statvolt보다 실용단위인 volt로 나타내는 것이 더욱 편리하다. 1 statvolt는 300 volt에 해당하므로 식 (29)에 300을 곱하여 volt로 바꿀 수 있다. 또한 E는 보통 statvolt/cm가 아니고 volt/cm로 측정되므로 다시 식 (29)의 오른쪽 항에 300을 곱하여 준다. 식 (29)의 최종 형태는 $300\times300=9\times10^4$을 곱하여 정전기 단위를 volt로 바꾼다. 20℃에서 분산매가 물인 콜로이드계에 대하여 식 (27)은 다음과 같이 간단하게 된다.

$$\zeta \fallingdotseq 150\frac{v}{E} \tag{30}$$

예제 4. 수용액에서의 수산화제일철 졸의 전기영동에서 이동속도를 전기영동 장치를 사용하여 20℃에서 측정한 결과 16.5×10^{-4}cm/sec였다. 장치의 전극 사이 거리가 20 cm이었고 가해 준 전위는 110 volt였다. 이 졸의 제타전위는 얼마이고, 입자의 하전의 부호는 무엇인가?

풀이 (a) $\dfrac{v}{E} = \dfrac{16.5\times10^{-4}\text{cm/sec}}{100/20\ \text{volt/cm}} = 3\times10^{-4}\ \text{cm}^2\ \text{volt}^{-1}\ \text{sec}^{-}$

$\zeta = 150\times(3\times10^{-4}) = 0.045$ volt

(b) 입자는 전기영동 장치의 음극으로 이동하였으므로 콜로이드는 양하전임을 알 수 있다. 제타전위는 다음에 설명하는 것과 같이 때로는 콜로이드의 안정도를 추정하는 데 사용한다.

단백질용액에 과잉의 음이온성 계면활성제인 황산dodecyl나트륨을 가하면 단백질의 표면은 과잉의 SDS와의 결합에 의하여 음하전을 띠게 된다. 이러한 단백질과 SDS의 복합체에서는 단백질 자체의 성질은 무시되고, 일정한 전위차에서 이들의 이동도는 단백질의 크기에만 의존하게 된다. 이러한 단백질-SDS 복합체의 전기영동을 polyacrylamide gel 안에서 일으킬 때 이동도는 단백질의 분자량의 절대값에 대하여 직선적으로 감소하게 된다. 이 방법을 SDS-polyacrylamide 전기영동법(SDS-PAGE)이라고 한다.

전기삼투는 근본적으로 전기영동의 원리와 반대 현상이다. 전기영동은 전위를 가해 줌으로써 하전을 띤 입자가 고정되어 있는 액체에 대하여 상대적으로 움직이도록 하는 것이다. 반대로 만약 고체를 고정시켰을 경우(예를 들어, 모세관을 형성하거나 입자를 다공질 마개로 하여) 마개 혹은 막을 통하여 전위를 가하였을 때 하전된 표면에 대하여 상대적으로 액체가 움직이는 것이기 때문에 이것을 전기삼투라고 한다. 전기삼투는 일정한 조건하에서 마개를 통하여 액체가 흐르는 속도를 측정함으로써 제타전위를 측정하는 또 다른 방법이 되기도 한다.

침강전위는 전기영동의 역현상으로 입자들이 침강할 때 일으키는 전위를 말한다. **유동전위**가 전기삼투와 다른 것은 유동전위는 마개나 혹은 입자층을 통하여 액체를 흐르도록 하였을 때 생성되는 전위를 뜻한다.

2 Donnan 막평형

전해질용액이 반투과성 막을 사이에 두고 접하여 있을 때 각 이온 사이에 성립하는 평형상태를 **막평형**(membrane equilibrium)이라고 한다. 한편 용액 중에 막을 투과하지 못하는 물질이 존재하는 경우의 막평형에 대하여 Donnan에 의하여 연구되었고 이를 **Donnan 막평형**이라 하고, 이 때 양쪽 용액 사이에 발생하는 전위를 **Donnan 전위**라고 한다. 만약 반투막의 한쪽에 염화나트륨용액을 가하고 다른 한쪽에 음하전의 콜로이드 R^-Na^+용액을 가하였을 때 나트륨이온과 염소이온은 막을 통하여 자유롭게 이동하나 콜로이드입자는 그렇지 못하다. 평형에 도달하였을 때 이러한 계는 다음 그림으로 나타낼 수 있다.

외부(o)	내부(i)
Na^+	R^-
Cl^-	Na^+
	Cl^-

여기서 R^-은 콜로이드입자 음이온이고, 세로로 그은 선은 성분을 나누는 반투막을 나타낸다. 평형에 도달하면 막의 양쪽에서의 염화나트륨의 자유에너지, 즉 탈출경향이 서로 같을 수밖에 없으므로, 양쪽에서의 이온들의 활성도의 곱은 서로 같아야 한다.

$$[Na^+]_o[Cl^-]_o = [Na^+]_i[Cl^-]_i \tag{31}$$

또한 전기적 중성을 유지하려는 조건이 성립하여야 하므로 양쪽 용액에서 양하전의 이온의 수와 음하전의 이온의 수가 같아야 한다. 그러므로 다음 두 식이 성립한다.

$$[Na^+]_o = [Cl^-]_o \tag{32}$$

$$[Na^+]_i = [R^-]_i + [Cl^-]_i \tag{33}$$

식 (32)와 식 (33)을 식 (31)에 대입하여 다음과 같은 관계를 얻는다.

$$\begin{aligned}[Cl^-]_o^2 &= ([Cl^-]_i + [R^-]_i)\,[Cl^-]_i \\ &= [Cl^-]_i^2(1 + [R^-]_i/[Cl^-]_i)\end{aligned} \tag{34}$$

$$[Cl^-]_o/[Cl^-]_i = \sqrt{1+[R^-]_i/[Cl^-]_i} \tag{35}$$

식 (35)로 평형에서 막의 외부와 내부 사이에 있는 확산할 수 있는 음이온의 농도비를 구할 수 있게 된다. 이 식으로 알 수 있는 것은 반투막 주머니 안의 음하전을 띤 여러 가지 전해질은 확산할 수 있는 음이온의 평형농도의 비에 영향을 미친다는 것이다. 이들은 같은 하전된 이온을 막을 통하여 밖으로 밀어내는 역할을 하게 된다. $[R^-]_i$가 $[Cl^-]_i$와 비교하여 크면 그 비는 대략 $\sqrt{[R^-]_i}$ 와 같게 된다. 반대로 $[Cl^-]_i$가 $[R^-]_i$와 비교하여 크면 식 (35)의 그 비는 1과 같게 되며, 막 내외 염의 농도는 같아지게 된다. 확산할 수 있는 전해질이온의 막 양쪽에 틀린 분포는 여러 가지 전해질 용액의 삼투압 계산에서 틀린 값을 초래하게 된다. 그러나 만약 용액의 염농도를 크게 하면 삼투압법으로 단백질의 분자량을 측정하는 데 있어서 Donnan 평형 효과는 실제로 없어지게 된다.

Higuchi 등은 식 (35)를 사용하여 벤질페니실린칼륨과 살리실산나트륨과 같은 약물의 흡수를 촉진시키는 polyelectrolyte 인 carboxymethylcellulose 나트륨의 영향을 연구하였다. 만약 식 (35)에서 $[Cl^-]$을 확산하는 약물의 농도인 음이온 $[D^-]$로 대치하고 $[R^-]$을 평형에서 carboxymethylcellulose 나트륨의 농도로 나타낸다고 하면 다음 식을 얻는다.

$$[D^-]_o/[D^-]_i = 1 + \sqrt{[R^-]_i/[D^-]_i} \tag{36}$$

$[R^-]_i/[D^-]_i = 8$일 경우 $[D^-]_o/[D^-]_i = 3$이며, $[R^-]_i/[D^-]_i = 99$ 일 때 $[D^-]_o/[D^-]_i = 10$임을 알 수 있다. 그러므로 확산할 수 있는 약물인 음이온에 음이온성 polyelectrolyte를 가해 주면 약물이 빠져나가는 것을 촉진시켜 주게 된다. Higuchi 등은 동역학적인 연구로서 carboxymethylcellulose 나트륨의 첨가로서 하전을 띤 염료 scarlet red sulfonate 의 투과속도가 배로 증가됨을 보여 주었다. 다른 사람들은 생체실험에서 이온교환수지나 장벽을 통하여 쉽게 확산하지 않는 황산염이나 인산염이온은 장으로부터 혈액으로 음이온의 흡수를 촉진시켜 줌을 발견하였다. 약물이 거대분자와 착화합물을 형성한다면 그 반대의 효과, 즉 약물흡수 억제작용이 나타날 수도 있을 것이다.

3 콜로이드계의 안정도

콜로이드계는 입자의 응결, 침강, 부상, 배액(synersis), 합일(coalescence) 등으로 2 개상으로 분리하려 한다. 콜로이드입자에 하전이 있고 없음과 하전의 크기가 이러한 콜로이드계의 안정도에 미치는 중요한 인자가 된다. 콜로이드의 안정화는 다음과 같은 두 가지 방법으로 이루어진다. 즉, 분산입자에 전기적 하전을 주는 "전기적 안정화"이고, 또 하나는 입자 주위를 보호 용매층으로 쌓아 입자들이 Brown 운동의 결과로 서로 충돌할 때 서로 달라붙는 것을 막는 "입체적 안정화"이다. 후자의 경우는 친용매성에서만 일어나는 것이다.

소용매성 졸은 열역학적으로 불안정하다. 이들 알맹이는 단지 그 표면에 전기적 하전의 존재로서 안정화될 수 있다. 즉, 같은 전기적 하전은 서로의 반발력을 일으켜 입자들이 응집되는 것을 방지하게 된다. 만약 투석에 의하여 그 계로부터 이온들을 완전히 제거하면 입자들은 응집하여 총 표면적을 줄이고 입자가 커지면서 현탁액을 형성하고 가라앉게 된다. 소용매성 졸에 소량의 전해질을 가해 주면 입자에 전기적 하전을 부여하여 그 계를 안정화시키게 된다. 그러나 입자의 표면에 최대 흡착에 필요한 것보다 더 많은 전해질을 가해 주면 때로는 반대 하전의 이온들이 많아져 제타전위를 임계값보다 더 낮추게 되어 안정을 파괴할 수도 있다. 물에 미세하게 분산된 기름방울(히드로 졸)의 경우 그 임계전위값은 약 40 millivolt이며, 이 값은 비교적 높아서 이 계는 비교적 불안정하게 된다. 한편 금졸의 임계 제타전위는 거의 0에 가까우며 따라서 이들의 안정도를 위해서는 아주 낮은 하전만을 필요로 하고, 따라서 이들은 전해질의 첨가에 대하여 높은 안정성을 나타낸다. 따라서 입자의 하전에 반대하전을 가진 이온의 하전 수가 콜로이드를 응축시키는 데 있어서 매우 중요하다.

전기적으로 같은 하전을 띤 두 입자의 경우 접근거리와 두 입자 사이 작용하는 위치에너지의 관계를 〈그림 13·10〉에 나타내었다. 이것은 Verwey와 Overbeek 그리고 Derjaguin과 Landam의 두 팀이 독자적으로 개발한 것으로 소용매성 콜로이드의 안정도를 설명하는 것이다. DLVO로 알려진 이 설에 따르면 분산계에서 콜로이드입자 사이에는 정전기적 반발력과 London-type van der Waals 친화력이 작용한다. 이 두 에너지의 합의 거리에 대한 변화가 중요하다. 이 그림에서 볼 수 있듯이 입자 사이의 거리가 0에 가까운 곳에서 친화력이 급격히 증가하고(P점), 어느 정도 떨어진 거리에서 반발력이 큰 barrier(B점)가 있음을 보여 주고 있다. 또한 더 멀리 떨어진 거리에서는 경우에 따라서 이차 친화력을 나타내는 최소점(S점)이 관

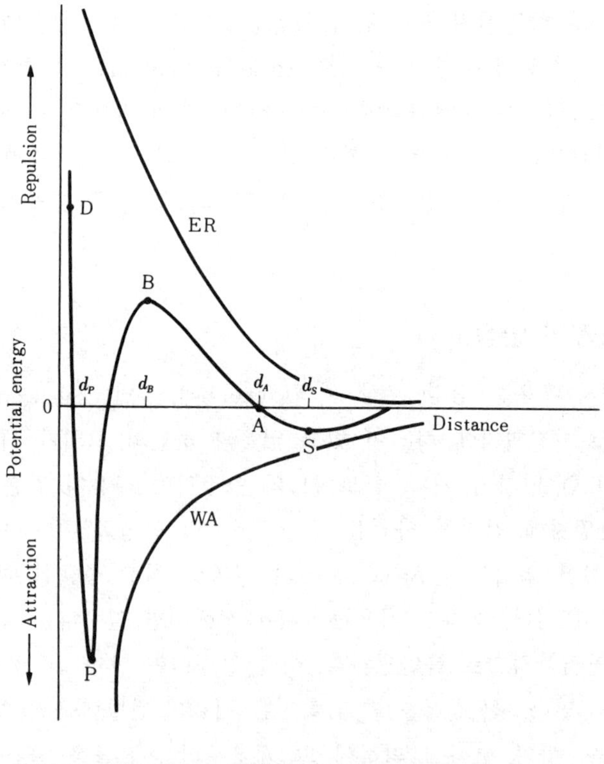

〈그림 13·10〉 같은 하전의 두 입자 사이의 거리에 대한 van der Waals 인력(WA), 정전기적 반발력(ER) 및 이 두 힘의 합의 변화를 나타 내는 곡선

찰되기도 한다. 이러한 이차 최소점의 존재는 조분산계의 응집을 조절하는 과정에서 중요하다. 전해질은 콜로이드입자를 응결(coagulation)시킬 뿐만아니라 서로 부호가 다른 콜로이드를 서로 결합(agglomeration)시키기도 한다.

친용매성 및 회합콜로이드는 열역학적으로 안정하여 진용액으로 존재한다. 따라서 그런 용액은 한 개의 상을 형성한다. 친용매성 콜로이드에 어느 정도 많은 양의 전해질을 가하더라도 소용매성 콜로이드의 경우와 같은 응결을 일으키지 않는다. 그러나 충분히 많은 양의 염류를 가하면 입자가 응석되고 입자들끼리 결합하여 침강하게 된다. 이러한 현상을 **염석**(salting-out)이라고 한다.

음이온을 선택적으로 흡착하여 음하전을 띤 요오드화은의 콜로이드 졸을 응결시킬 수 있는 여러 가지 전해질의 응석가를 〈표 13 · 7〉에 나타내었다. 이를 보면 콜로이드를 응석시키기 위해서는 입자의 하전의 반대되는 하전의 이온이 중요함을 알 수 있다. 음하전의 콜로이드의 경우 전해질의 양하전 이온의 하전수가 중요함을 알 수 있다. 응석가를 비교하면 1가 하전의 경우 10~200, 2가의 경우 0.2~2, 3가의 경우 0.01~0.1 mmol l^{-1}의 농도가 필요하고 1, 2, 3가에 따라 그 응석가가 대략 100 : 1 : 0.1의 비가 된다. 이를 **Schulze-Hardy**의 **규칙**이라고 한다. 또한 **Hofmeister** 순서 혹은 **離液순서**(lyotropic series)라는 것은 친수성 콜로이드를 염석시킬 수 있는 양이온과 음이온을 그 능력의 순서로 배열해 놓은 것이다. 콜로이드를 침전시킬 수 있는

〈표 13 · 7〉 음하전 요오드화은 졸의 응석가

전해질	c_{cv}, mM/l	전해질	c_{cv}, mM/l
$LiNo_3$	165	$AgNO_3$	0.01
$NaNO_3$	140	½ $(C_{12}H_{25}NH_3)_2SO_4$	0.07
½ Na_2SO_4	141	질산스트리크닌	1.7
KNO_3	136	1/2 황산모르핀	2.5
½ K_2SO_4	138		
$RbNO_3$	126		
Mean	141		
$Mg(NO_3)_2$	2.60	황산퀴닌	0.7
$MgSO_4$	2.57		
$Ca(NO_3)_2$	2.40		
$Sr(NO_3)_2$	2.38		
$Ba(NO_3)_2$	2.26		
$Zn(NO_3)_2$	2.50		
$Pb(NO_3)_2$	2.43		
Mean	2.45		
$Al(NO_3)_3$	0.067		
$La(NO_3)_3$	0.069		
$Ce(NO_3)_3$	0.069		
Mean	0.068		

능력이 감소하는 순으로 Hofmeister 순서를 몇 종의 음이온에 대하여 배열하면 다음과 같다.

구연산염>주석산염>황산염>초산염>염화물>질산염>브롬화물>요오드화물>티오시안화물

1가 양이온의 경우에는 $Li^+ > Na^+ > K^+ > Rb^+ > Cs^+$이 된다. 이러한 순서는 이온의 수화(hydration)와 직접 관계가 있다. 따라서 콜로이드입자에서부터 물분자를 분리하는 능력과 관계가 있다.

이들 전해질의 응석가에 비하여 질산은이나 기타 유기이온들의 응석가는 매우 낮음을 알 수 있는데, 이는 콜로이드입자와 이들 사이에 특별한 상호작용이 있음을 나타낸다.

알코올과 아세톤도 역시 탈수작용이 있기 때문에 친수 콜로이드의 용해도를 감소시킬 수 있으며, 이들의 존재하에서는 전해질을 소량 가해 주어도 응석을 일으킬 수도 있다. 이들보다 덜 극성인 용매를 가하면 용매 혼액의 콜로이드에 대한 친화력이 감소하기 때문에 전해질에 의한 염석이 더 쉽게 일어난다. 알코올을 가한 후 염류에 의하여 응석하는 것은 친용매성 졸에서 차츰 소용매성이 큰 졸로 바뀌는 것이라 볼 수 있다.

음하전 및 양하전의 친수성 콜로이드를 섞으면 이들 입자들은 서로 결합하여 분산계에서 분리되어 콜로이드성 집합체의 농도가 높은 새로운 상을 형성하는데 이 상을 **coacervate**라 한다. 그리고 이러한 현상, 즉 거대분자 용액이 두 개의 액체상으로 나뉘는 것을 **coacervation**이라 한다. 예로서 젤라틴과 아카시아 고무가 섞이는 경우이다. 젤라틴은 그의 등전점인 pH 4.7 이하에서는 양하전을 띠게 된다. 그러나 아카시아고무는 음하전을 띠고 이것은 산성에서는 pH에 별로 영향을 받지 않는다. 따라서 산성에서 이 두 콜로이드용액을 일정 비율로 섞으면 coacervation이 일어나고 두 개의 상으로 나누어진다. 위층의 액은 콜로이드농도가 낮고 점도도 coacervate보다 훨씬 낮게 된다. 약학에서는 이러한 것을 물리적 배합 금기로 간주할 것이다. coacervation은 반드시 하전을 띤 입자들 사이의 상호작용에 기인하는 것은 아니다. 그 예로 젤라틴의 coacervation은 알코올, 황산나트륨을 가해 주거나 전분과 같은 거대분자를 가해도 일어날 수 있다.

4 증감작용과 보호콜로이드 작용

소수성 콜로이드에 반대하전의 친수성 혹은 소수성 콜로이드를 소량 가하면 증감작용을 일으키며 입자를 응석시키기까지 한다. 이러한 작용의 메커니즘은 확실히 규명되지 않았으나, 제타전위를 가해 준 콜로이드에 의하여 임계값(보통 20~50 millivolt) 이하로 낮추어지기 때문에 일어난다고 생각하고 있다. 또한 어떤 사람들은 이러한 것은 콜로이드의 입자 주위를 싸고 있는 이온층의 두께의 감소시킴에 기인한다고 생각하기도 한다. 그러나 다량의 친수성 콜로이드를 가해 주면 친수성 콜로이드가 소수성 입자에 흡착되어 오히려 그 계를 안정화시켜 준다. 이 현상을 **보호작용(protection)**이라 하고, 가해 준 친수성 졸을 **보호 콜로이드(protective colloid)**라 한다. 이러한 보호작용의 세기를 흔히 **金數(gold number)**로 나타낸다. 금수란 금졸 10 ml에 10% 염화나트륨 수용액을 가할 때 그 색이 붉은색에서 자주색으로 변하는 것을 막는

〈표 13 · 8〉 보호콜로이드의 금수

보호콜로이드	금 수
Casein	0.01
Gelatin	0.005~0.01
Albumin	0.1
Acasia	0.1~0.2
Sodium Oleate	1~5
Tragacanth	2
Dextrin	6~20

데 필요한 보호콜로이드의 최소한의 무게(분산상의 건조 무게)를 mg으로 나타낸 수치이다. 흔히 사용되는 보호콜로이드의 금수의 예를 〈표 **13 · 8**〉에 실었다.

13-6 가용화작용

계면활성제의 중요한 기능의 하나는 분산작용이다. 물에 난용성인 기름에 계면활성제의 수용액을 가하면 투명한 분산계를 만들거나 유탁한 분산계를 얻는다. 전자를 **가용화**(solubilization)라 하며 열역학적으로 안정된 계를 이루는 데 반하여, 후자는 유제라 하며 열역학적으로 불안정된 계를 형성하는 것이다. 가용화작용은 일반 공정에서뿐만 아니라 약학에서도 오랫동안 활용되어 왔다. 오래 전부터 많은 화합물을 비누용액에 가용화시켰음이 알려지고 있다.

미셀 내에 가용화되는 경우 이들 분자들이 녹아 있는 미셀 내의 위치에 대해서는 논란이 많으나, 일반적으로는 가용화되는 물질의 구조와 극성과 비극성 사이 평형이 어떠한가에 따라 결정된다. Lawrence에 의해 처음으로 이러한 위치에 대한 연구가 시작되었다. 그는 제안하기를 비극성 분자는 이온성 계면활성제 수용액에서는 미셀의 탄화수소 core에 녹아 있으며, 극성 물질은 미셀의 표면에 존재하며, 극성과 비극성을 갖춘 분자들은 미셀을 형성하는 분자들과 나란히 중간에 끼여 배열한다고 하였다. 비이온성 계면활성제의 미셀에서는 어떤 종류의 화합물, 예를 들면 페놀과 그 유도체 같은 물질들은 polyoxyethylene기의 산소와 결합할 수 있으므로 polyoxyethylene 고리 사이에 존재한다고 하였다. 즉, 그러한 화합물들은 미셀 표면에 흡착된다고 하기보다는 미셀의 polyoxyethylene 고리 부분에 포접된다고 하겠다. polyoxyethylene 계 비이온성 계면활성제의 미셀의 예상되는 구조를 그려 보면 다음과 같다. 즉, 계면활성제 분자의 탄화수소 고리로 이루어진 탄화수소 core 라 생각되는 부분이 있고, 그 주위에 polyoxyethylene 고리가 둘러싸여 있고, 이 고리들은 밖의 물로 된 연속상쪽으로 빠져나와 있는 형태라 생각된다. 여기서 벤젠, 톨루엔과 같은 비극성 분자들은 미셀의 탄화수소 내부에 녹아 있으며, 살리실산과 같은 극성이 그보다 큰 분자의 비극성 부분은 미셀의 중심쪽으로, 극성기는 물쪽으로 나선형으로 뻗어나온 친수성 고리쪽으로 배열되어 있는 위치로 배열을 하고 있으며, 파라하이드록시벤조인산과 같이 전체적으로 극성인 분자는 완전히 친수성 고리 사이에 존재한다고 알려지고 있다.

약물을 성공적으로 가용화하려 할 때에는 여러 가지 요인에 주의해야 한다. 즉, 사용하는 농도에서 내복하였을 때 계면활성제는 독성이 없어야 하고, 용매(보통 물)와 잘 섞여야 하며, 가용화시키는 물질과 배합금기가 아니어야 하고, 불쾌한 냄새나 맛이 없어야 하며, 비교적 비휘발성이라야 한다. 독성은 가장 중요한 인자이며 이러한 이유 때문에 대부분의 가용화에는 비이온성 계면활성제를 사용한다. 계면활성제의 양이 또한 중요하다. 지나치게 너무 많이 사용하면 독성의 문제뿐 아니라 흡수와 활성을 감소시키게 된다. 반면에 불충분한 양을 사용하면 가용화 물질의 침전을 일으킬 수 있다. 계면활성제 일정량에 의하여 가용화되는 물질의 양은 계면활성제의 가용화되는 물질의 성질에 따라 결정해야 한다.

약물을 가용화시킨 상태로 처방했을 때 약물의 흡수, 이용률, 활성의 변화를 가져올 수 있다. 어떤 화합물은 가용화시켰을 때 살균력의 극적인 변화를 가져오기도 한다. 따라서 사용한 계면활성제의 농도가 특정 계에 대하여 최적임을 확인해야 한다. 또한 이러한 가용화는 산화나 가수분해와 같은 반응에 대한 안정도에 크게 영향을 미칠 수도 있다. 마지막으로 가용화된 물질을 사용할 때에는 독성이 증강될 수 있는 가능성에 유의해야 한다. 이것은 계면활성제 자체의 독성일 수도 있고, 가용화된 상태로 사용함으로써 계면활성제의 독성이 증가될 수 있는 가능성도 있다. 이러한 여러 가지 요인에 대하여 Swarbrick, Elworthy 등이 고찰한 바 있다.

가용화작용은 약학에서 휘발성 정유, 콜타르, 레진, 페노바르비탈, 슬폰아미드, 비타민, 호르몬, 염료 등 다양한 물질을 용액으로 만들 때 활용된다. O'malley 등은 박하유를 물에 녹일 때 Tween 20의 가용화작용에 대해 연구하였으며, 그 결과를 〈그림 13·11〉에 세성분계 상그림으로 나타내었다. 그 결과에 의하면 박하유와 Tween 20의 50：50의 혼합물에 물을 소량 가하면 그 계는 처음에는 균일계(영역 I)에서 점차 점도가 큰 겔 상태(영역 II)로 변한다. 물을 더 가하면 맑은 용액(영역 III)이 다시 얻어지며, 이것이 다시 두 개의 상(영역 IV)으로 나누

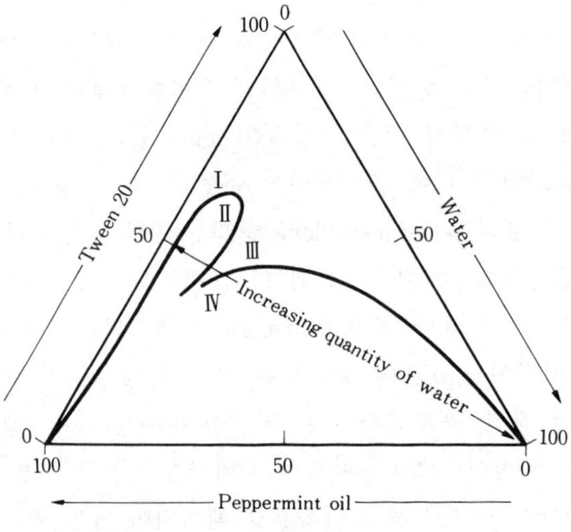

〈그림 13·11〉 물, Tween 20과 Peppermint oil 세 성분계의 상그림

어진다. 이러한 순서의 변화는 제제화의 혼합 과정에서 박하유 농축액을 물로 희석시킬 때 얻어지는 결과에 해당된다. 이러한 형태의 분석은 약물을 가용화시키는 처방에서 중요한 정보가 될 수 있다.

상평형 그림은 평형계를 이루는 구성성분이나 농도를 바꾸는 것이 상평형에 어떤 영향을 미칠 것인가 하는 것을 예측하는 데 특히 유용하다.

1 담즙산염(bile salts)

담즙은 간장에서 분비되어 담관을 통하여 담낭에 모여 농축된 후 십이지장으로 배설되어 지방을 분산 또는 가용화시켜 소화를 도와 주는 생리 계면활성 물질이다. 이러한 담즙의 성분으로는 주로 담즙산염, 콜레스테롤 및 인지질인 레시틴으로 이루어져 있다. 이 중에서 계면활성 능력을 나타내는 물질은 담즙산염으로 그 성분은 콜린산, 데옥시콜린산 및 케노데옥시콜린산으로서 이들은 glycine이나 taurine으로 활용되어 있다. 이들 담즙산염은 수용액 중에서 미셀을 형성하고, 그 CMC는 용액의 pH, 전해질의 농도, 온도, 첨가물 등에 따라 틀리게 된다. 〈표 **13 · 9**〉에 표면장력법으로 측정한 콜린산나트륨(NaC) 및 데옥시콜린산나트륨(NaDC)의 CMC에 미치는 전해질의 농도 및 pH의 영향을 나타내었다.

〈표 13 · 9〉 **Sodium cholate**와 **Sodium deoxycholate**의 **CMC**에 미치는 **pH**와 전해질의 영향

NaCl 농도 (mM)	NaC(mM)		NaDC(mM)	
	pH 7.0	pH 9.0	pH 7.0	pH 9.0
1.0	7.59	8.59	0.20	2.70
5.0	5.90	6.79	0.16	2.40
10.0	5.01	5.89	0.12	1.70
50	3.47	3.98	0.10	1.29
100.0	2.69	3.31	0.08	1.00

Small 등에 의하면 CMC에서 0.012 mol dm^{-1}까지의 농도 범위에서는 담즙산염은 회합수가 2~9 정도의 분자가 모여 일차 미셀을 형성하고, 첨가한 염의 농도를 증가시키면 이들 일차 미셀이 모여 이차 미셀을 형성한다고 하였다. Carey와 Small에 의하면 낮은 농도에서는 〈그림 **13 · 12**〉와 같이 back to back의 소수결합으로 일차 미셀을 형성한 후에 농도가 높아지면 더 큰 마이셀을 형성한다고 하였는 데 반하여, Oaken full은 일차 미셀은 소수결합이 아니고 수산기 사이의 수소결합에 의해 형성된다고 하였다.

담즙에는 담즙산염과 함께 물에 난용성인 콜레스테롤과 레시친이 많이 함유되어 있으며 이들은 담즙산염에 의하여 가용화되어 있다. 이들 세 성분계에서 담즙산염은 레시친을 팽윤시켜 lamellar층을 형성시킴으로써 콜레스테롤의 가용화 양을 크게 증가시켜 준다. 담즙에서 담즙산염의 농도가 저하되거나 다른 이유 때문에 담즙의 가용화 능력이 떨어져 상그림에서 그 조성이 2개의 상을 이루는 영역이 되면 콜레스테롤이 침전하여 자라서 담석(gallstone)을 만들게

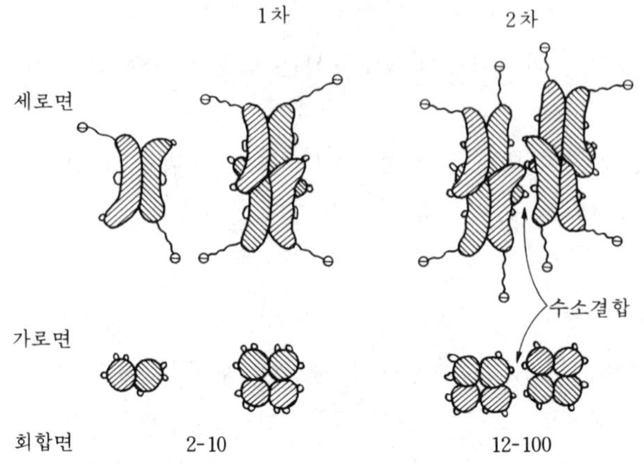

〈그림 13·12〉 담즙산염의 미셀 구조

된다.

2 Krafft point와 운점

계면활성제의 또 하나의 특성은 Krafft point, K_f라 알려진 어떤 특정한 온도를 갖고 있는것이다. 이 온도 이하에서는 계면활성제의 물에 대한 용해도가 매우 낮으나, 그 온도 이상에서는 그 용해도가 급격히 증가하는 것이다. 즉, **Krafft point**란 계면활성제의 용해도가 임계 미셀농도(CMC)와 같아지는 온도에 해당된다. K_f 이하에서는 계면활성제의 용해도가 낮아 미셀화가 일어나기에 충분하지 못하고, 따라서 미셀을 형성하지 못하며 용해도는 별로 높지 못하다. 따라서 계면활성제는 한정된 낮은 용해도를 가진다. 반면에 온도를 상승시키면 용해도는 천천히 증가하게 되고 드디어 임계 미셀농도에 해당하는 온도, 즉 K_f에 도달하면 계면활성제의 결정은 녹아서 미셀을 형성하게 되며, 미셀은 물에 잘 녹는 상태이므로 K_f 이상에서는 온도의 상승에 따라 용해도의 급격한 상승이 나타나게 된다.

모든 계면활성제가 이러한 K_f를 보이는 것은 아니다. 예를 들어, 단지 몇몇 계면활성제에서만 이러한 Krafft 온도가 나타나는 것이 보고되었다. 또한 앞서 phenol의 수용액에서 언급한 역용해도 현상(inverse consolute temp)은 많은 비이온성 polyoxyethylene계 계면활성제의 수용액에서도 존재함이 관찰되었다. 즉, 어떤 온도 이상에서는 비이온성 계면활성제의 용액이 갑자기 낮아져 혼탁해지는데 이러한 온도를 운점(cloud point)이라 한다. 이 상태에서 계면활성제는 다른 상으로 분리되거나 농도가 높을 때는 젤로서 수용액과 분리되는데, 이는 높은 온도에서 계면활성제가 수화된 물분자를 잃어버림으로써 나타난다. 이러한 현상은 비이온성 계면활성제의 친수성 부분인 polyoxyethylene은 물과 수소결합을 하고 있으며, 이러한 수소결합은 발열반응이므로 온도의 상승에 따라 수소결합이 감소하기 때문에 친수성의 감소에 의하여 일어나는 현상이다. 따라서 이러한 운점은 일반적으로 계면활성제 중에서 비이온성에서만 관찰되는 현상이다. 이러한 운점은 소수성 chain의 길이가 길수록 낮아지며, polyoxyethylene기의 길이가 길수록 높아진다.

연 습 문 제

1. 한 변의 길이가 1 cm인 정육면체를 1000 개의 정육면체로 나누었다. 비표면적은 얼마 증가하였는가?

답 10배

2. 반지름 10 Å인 금의 입자($\rho = 19.3$) 한 개의 무게는 얼마이며 입자량은 얼마인가?

답 8.1×10^{-20}g, 4.9×10^4

3. 미오글로빈과 헤모글로빈은 모두 구형 단백질이다. 이들의 수용액 중에서 확산계수는 20℃에서 각각 $11.3 \times 10^{11} m^2 S^{-1}$과 $6.9 \times 10^{11} m^2 S^{-1}$이다. 이 온도에서 물의 점도는 0.0102 $gcm^{-1}S^{-1}$이다. 이들 단백질의 반지름은 얼마인가?

답 r(헤모글로빈)=3.05 nm, r(미오글로빈)=1.86 nm

4. 1.8×10 rpm으로 회전하는 원심분리기에서, 중심에서 10 cm 떨어진 위치에서 받는 원심력의 세기 는 중력의 몇 배인가?

답 3.8×10^2

5. 25℃에서 polyisobutylene을 cyclohexane에 녹인 용액의 삼투압은 다음과 같았다. 검체의 분자량을 계산하라. 단 삼투압은 액의 높이와 밀도를 곱한 값으로 나타내었다.

C, g/100 ml	2.00	1.50	1.00	0.75	0.30	0.25
π, gcm^{-2}	12.10	6.80	3.12	1.79	0.94	0.36

답 2.50×10^5

6. 25℃에서 평균 분자량을 알고 있는 여러 polyisobutylene 분획들을 cyclohexane에 녹인 용액의 고유점도를 측정한 결과는 다음과 같다. $[\eta]=KM^a$ 식의 K와 a값을 구하라.

$[\eta]$	M	$[\eta]$	M
1.12	304,000	0.460	73,300
0.830	193,000	0.200	22,900
0.551	98,800	0.152	13,370
0.552	87,500	0.113	8540

답 $K = 3.60 \times 10^{-4}$, $a = 0.04$

7. 25 ℃에서 cellulose acetate를 acetone에 녹인 용액의 점도는 다음과 같다.

C, g/100ml	0	0.114	0.351	0.703
η, millipoise	3.16	4.06	6.64	13.02

이 계에서 $K = 1.87 \times 10^{-5}$, 그리고 $a = 1.03$이다. 검체의 분자량을 계산하라.

답 86,000

8. polystyrene을 methylethylketone에 녹인 용액의 빛산란 측정 결과 다음과 같은 데이터를 얻었다. 이 고분자의 분자량을 계산하라.

C, g/100ml	0.015	0.215	0.315	0.435
$Hc/\mathcal{T}$	6.21	6.95	7.62	8.24

답 178,000

9. 20℃에서 얻은 다음 결과에서부터 분자량을 계산하라.
(Svedberg 상수 $s = 3.6 \times 10^{-13}$sec, $D = 7.8 \times 10^{-7}$cm^2/sec, $v = 0.75$ cm^3/g, 20℃에서 물의 밀도는 0.998이다.)

답 44,700

10. Burton 전기영동 용기에서 요오드화은 졸의 20℃에서의 이동도, v/E는 2.5×10^{-5}cm^{2}volt^{-1}sec^{-1} 이었다. 이 콜로이드의 제타전위를 계산하라.

답 $\zeta = 37.5$ millivolt

11. 어떤 구형 단백질의 분자량이 20,000이고 20℃에서 부분 비용적은 0.80 cm^3/g이다. 용매의 점도는 0.01 poise일 때 이 온도에서 확산계수 D를 계산하라.

답 $D = 11.6 \times 10^{-7}$cm^2/sec

제 14 장

분 체 학

작은 입자, 즉 분말에 대하여 연구하는 학문을 분체학이라 한다. 입자의 크기, 즉 입자도(particle size)의 측정과 이의 조절은 제제화에 매우 중요하며 필수적이다. 입자도는 입자의 표면적과 관련이 있으며 따라서 입자의 물리적·화학적·약리적 성질과 깊은 관련이 있다는 것이 밝혀졌다. 경구, 비경구, 직장, 국소로 투여된 제제의 방출속도는 입자도의 영향을 받는다는 사실은 임상적으로 매우 중요하다. 현탁액(suspension), 유탁액(emulsion), 정제의 물리적 안정성과 약리효과는 입자도와 관련이 있다. 정제와 캡슐제의 제조에 있어서 분말과 과립의 유동성은 필수적인 고려사항이며 이는 입자도와 관련이 있다. 이러한 점들을 고려할 때 약학도들에게 분체학은 매우 중요하다.

현탁액, 유탁액과 산제의 입자는 광학현미경으로 관찰이 가능하나 콜로이드분산계의 입자는 그렇지 못하다. 일반적으로 산제, 과립 등은 체를 사용하여 사분분석이 가능하다. 약품으로 사용되는 분산제제들의 입자크기가 〈표 14·1a〉에 나와 있다. 미생물을 포함한 다른 물질들의 크기는 〈표 14·1b〉와 〈표 14·1c〉에 있다.

〈표 14·1a〉 약용 분산계에서의 입자크기

입자 크기		체의 크기	실 예
미크론(μ)	밀리미터		
0.5~10	0.005~0.010	–	현탁액제, 미세유제, 세균, 적혈구(8μ)
10~50	0.010~0.050	–	篩別 범위의 상한, 조유제입자, 백혈구(25μ), 뭉쳐진 현탁액제 입자
50~100	0.050~0.100	325~140	가시 하한, 篩別 범위의 하한, 미세분말 범위
150~1000	0.150~1.000	100~18	조분말 범위
1000~3360	1.000~3.360	18~6	보통 과립의 크기

〈표 14·1b〉 작은 입자들의 크기, 빛과 다른 전자파들의 파장

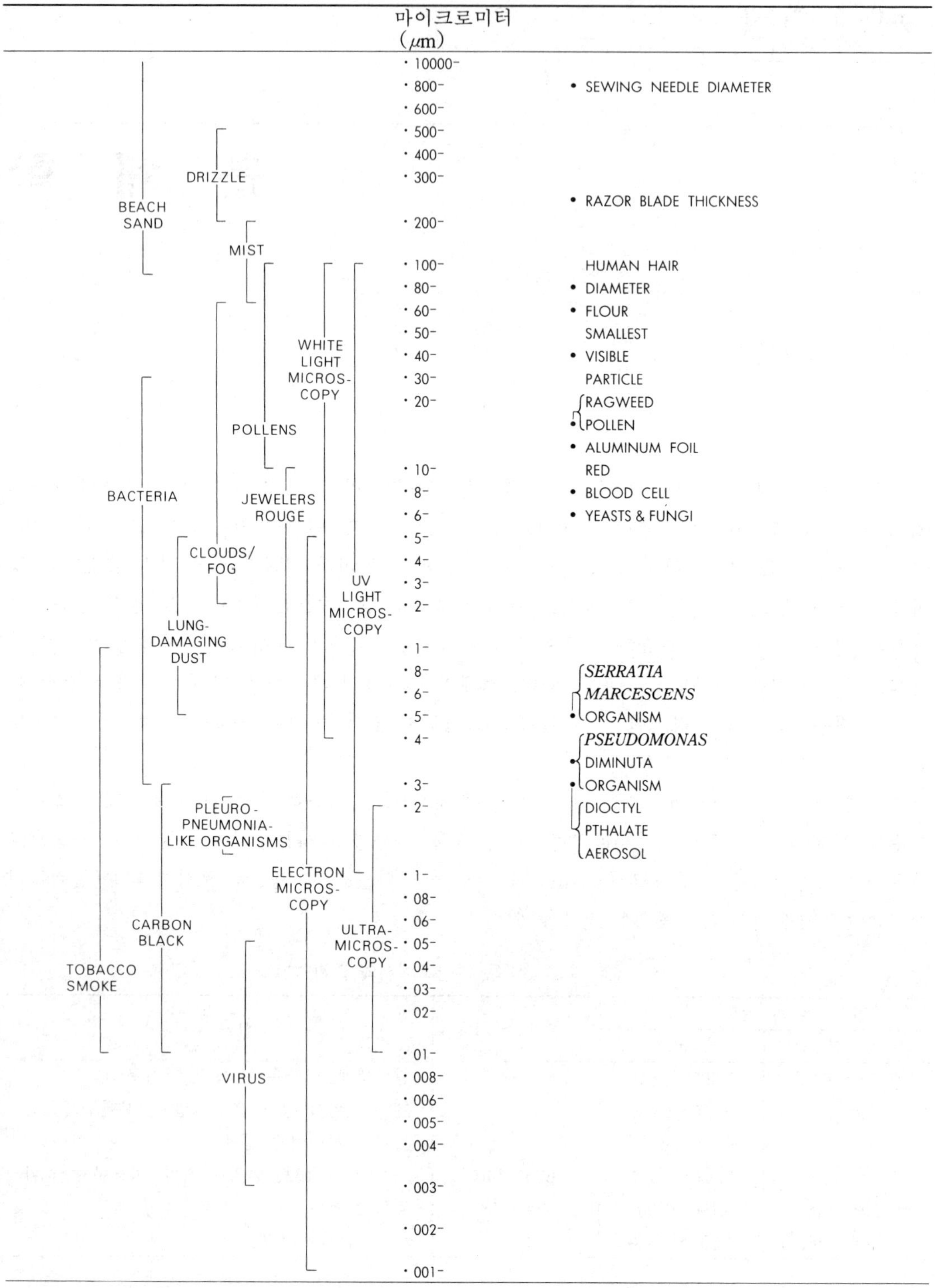

〈표 14 · 1 c〉 미생물들의 길이와 지름

미 생 물	길 이 (μm)	길이 또는 지름 (μm)	특 징
Acetobacter melanogenus	1.0～2.0	0.4～0.8	Strong beer/vinegar bacterium
Alcaligenes viscolactis	0.8～2.6	0.6～1.0	Causes ropiness in milk
Bacillus anthracis	3.0～10.0	1.0～1.3	Causes anthrax in mammals
Bacillus stearothermophilus	2.0～5.0	0.6～1.0	Biological indicator for steam sterilization
Bacillus subtilis	2.0～3.0	0.7～0.8	Bilogical indicator for ethylene oxide sterilization
Clostridium botulinum (B)	3.0～8.0	0.5～0.8	Produces exotoxin causing botulism
Clostridium perfringens	4.0～8.0	1.0～1.5	Produces toxin causing food poisoning
Clostridium tetani	4.0～8.0	0.4～1.6	Produces exotoxin causing tetanus
Diplococcus pneumoniae		0.5～1.25	Causes lobar pneumonia
Erwinia aroideae	2.0～3.0	0.5	Causes soft rot in vegetables
Escherichia coli	1.0～3.0	0.5	Indicator of fecal contamination in water
Haemophilus influenzae	0.5～2.0	0.2～0.3	Causes influenza and acute respiratory infections
Klebsiella pneumoniae	5.0	0.3～0.5	Causes pneumonia and other respiratory inflammations
Lactobacillus delbrueckii	2.0～9.0	0.5～0.8	Causes souring of grain mashes
Leuconostoc mesenteroides		0.9～1.2	Causes slime in sugar solutions
Mycoplasma pneumoniae (PPLO)		0.3～0.5	Smallest known free～living organism
Pediococcus acidilactici		0.6～1.0	Causes mash spoilage in brewing
Pediococcus cerevisiae		1.0～1.3	Causes deterioration in beee
Pseudomonas diminuta	1.0	0.3	Test organism for retention of 0.2～μm membranes
Salmonella enteritidis	2.0～3.0	0.6～0.7	Causes food poisoning
Salmonella hirschfeldii	1.0～2.5	0.3～0.5	Causes enteric fever
Salmonella typhimurium	1.0～1.5	0.5	Causes food poisoning inman
Salmonella typhosa	2.0～3.0	0.6～0.7	Causes typhoid fever
Sarcina maxima		4.0～4.5	Isolated from fermenting malt mash
Serratia marcescens	0.5～1.0	0.5	Test organism for retention of 0.45-μm menbranes
Shigella dysenteriae	1.0～3.0	0.4～0.6	Causes dysentery in man
Staphylococcus aureus		0.8～1.0	Causes pus forming infections
Streptococcus lactis		0.5～1.0	Contaminant in milk
Streptococcus pyogenes		0.6～1.0	Causes pus forming infections
Vibrio percolans	1.5～1.8	0.3～0.4	Test organism for retention of 0.2-μm membranes

14-1 입자도와 입자도분포

가루라는 것은 불균일한 입자들의 집단개념으로서 다음의 두 가지 성질, 즉 1) 개개의 입자의 모양과 표면적, 2) 입자도 범위와 입자의 개수 또는 무게가 매우 중요하며 따라서 총 표면적이 중요하다. 이러한 이유로 입자도, 입자도분포, 입자의 모양과 표면적에 대하여 살펴 보기로 한다.

구의 크기는 지름으로써 매우 간단히 나타낼 수 있다. 그러나 입자가 비대칭형이 될수록 지름으로써 그 크기를 나타낼 수 없게 된다. 비대칭형의 입자에는 지름이란 없기 때문이다. 이러한 경우 그 입자와 같은 표면적, 부피, 지름을 갖는 구의 지름으로 입자의 크기를 나타내는 **대등구지름**(equivalent spherical diameter)을 사용한다. 그리고 **표면지름**(surface diameter) d_s란 입자와 같은 표면적을 갖는 구의 지름이다. 입자와 같은 부피를 갖는 구의 지름은 **부피지름**(volume diameter) d_v이며, **투영지름**(projected diameter) d_p란 그 입자의 가장 안정한 면에 대하여 수직으로 바라볼 때의 관측면적과 똑같은 면적을 갖는 구의 지름이다. 입자의 크기는 또한 비대칭입자와 동일한 침강속도를 갖는 구의 지름인 **Stokes 지름**(Stokes diameter) d_{st}로 표시할 수도 있다. 사용되는 지름의 형은 한결같이 그 지름을 구하는 데 사용한 방법을 나타낸다. 후에 논의하게 되지만 투영지름은 현미경법으로 구하며, Stokes 지름은 현탁된 입자들의 침강에 관한 연구를 통해서 결정한다.

어떤 입자들의 집단도 대개는 불균일한 집단이다. 즉, 입자의 크기가 다 같은 균일한 집단과는 다르다. 그러므로 어떤 입자의 크기뿐만 아니라 그 시료 속에 같은 크기의 입자들이 몇 개 들어 있는지도 알 필요가 있다. 따라서 입자도 범위와 각 입자도의 수 분율 또는 중량 분율을 평가할 필요가 있다. 이것이 바로 입자도 분포이며, 이로부터 그 시료의 평균입자도를 계산할 수 있다.

1 평균입자도

지금 어떤 분말의 시료에 대하여 현미경적 검사를 실시하여 각종 크기 범위에 속하는 입자들의 수를 기록하였다고 가정하자. 그와 같은 측정으로부터 얻어진 데이터를 〈표 **14 · 2**〉에 나타내었다. 이들 값을 동일 물질의 다른 batch로부터 얻은 값과 비교하기 위해서는 비교의 기준으로서 통상 평균지름을 선택한다.

Edmundson은 평균입자도를 나타내는 다음과 같은 일반식을 유도하였다.

$$d_{\text{mean}} = \left(\frac{\Sigma n d^{p+f}}{\Sigma n d^{f}} \right)^{1/p} \tag{1}$$

여기서 d_{mean}은 산술평균지름(arithmetic mean diameter), 기하평균지름(geometric mean diameter) 또는 조화평균지름(harmonic mean diameter)의 어느 것이라도 무방하다.

식 (1)에서 n은 그 중앙점 d가 앞서 말한 각종 대등지름 중의 어느 것과 같은 크기 범위에

〈표 14·2〉 현미경법을 사용하여 얻은 데이터로부터 통계적 지름을 계산하는 방법(정규분포)

크기 범위	크기 범위의 평균 (d)	각 크기 범위 내의 입자수 (n)	(nd)	(n^2)	(n^3)	(n^4)
0.50～1.00	0.75	2	1.50	1.13	0.85	0.64
1.00～1.50	1.25	10	12.50	15.63	19.54	24.43
1.50～2.00	1.75	22	38.50	67.38	117.92	206.36
2.00～2.50	2.25	54	121.50	273.38	615.11	1384.00
2.50～3.00	2.75	17	46.75	128.56	353.54	972.24
3.00～3.50	3.25	8	26.00	84.50	274.63	892.55
3.50～4.00	3.75	5	18.75	70.31	263.66	988.73
		$\Sigma n=118$	$\Sigma nd=265.50$	$\Sigma nd^2=640.89$	$\Sigma nd^3=1645.25$	$\Sigma nd^4=4468.95$

있는 입자들의 수이다. p란 기호는 개개 입자의 크기와 관계 있는 지수이다. 왜냐하면 d에 $p = 1$, $p = 2$ 또는 $p = 3$을 대입하면 입자의 길이, 표면적 또는 용적을 각각 표시하기 때문이다. 지수 p의 값은 그 평균이 산술평균($p > 0$)인지, 기하평균($p = 0$)인지 또는 조화평균($p < 0$)인지도 결정한다. 입자집단의 어떤 입자가 특정의 크기 범위에 나타나는 확률은 nd^f로 표시한다. 빈도지수(frequency index) f가 0, 1, 2 또는 3의 값을 가지면 크기빈도분포(size frequency distribution)는 각 입자의 총 수, 길이, 표면적 또는 용적으로 표시된다.

더욱 중요한 산술평균지름들($p > 0$)을 〈표 **14·3**〉에 나타내었다. 이들은 식 (1)에서 사용한 p와 f값에 근거를 두고 있다. 〈표 **14·2**〉의 데이터로부터 계산한 지름들도 〈표 **14·3**〉에 나타내었다. 각종 기하평균지름 및 조화평균지름과 더불어 산술평균지름에 대해서 더욱 상세하게 기술한 문헌을 보려면 Edmundson의 저서를 참조하기 바란다.

2 입자도분포

임의의 크기 범위에 속하는 입자들의 수 또는 중량을 크기 범위 또는 평균입자크기에 대해서 도시하면 이른바 **도수분포곡선**(frequency distribution curve)이 얻어진다. 그 전형적인 예를 〈그림 **14·1**〉(표 **14·2**를 근거로 한)과 〈그림 **14·2**〉(표 **14·4**를 근거로 한)에 나타내었다. 이렇게 하면 평균지름으로는 도저히 나타낼 수 없는 분포를 일목요연하게 나타낸다는 점에서 유용하다. 이는 평균지름은 같으나 분포가 다른 두 가지 시료를 비교할 수 있어 중요하다. 또한 도수분포곡선으로부터는 어떠한 입자크기가 그 시료 내에서 가장 빈도가 높은지를 금방 알아낼 수 있다. 이를 **최빈수**(mode)라 한다.

데이터를 나타내는 또 다른 방법으로는 임의의 크기 이상 또는 이하의 누적백분율을 입자크기에 대해서 도시하는 방법이다. 누적이하크기백분율(cumulative percent undersize ; 표 **14·4**의 5단)을 사용하여 이 표시법을 〈그림 **14·3**〉에 나타내었다. S자형 곡선이 생기는데, 기울기가 가장 큰 곳의 입자크기가 최빈수를 나타낸다. 따라서 소개한 **정규분포**의 개념을 잘

〈표 14·3〉 통계적 지름*

$\left(\frac{\Sigma nd^{p+1}}{\Sigma nd^{f}}\right)^{1/p}$	p	f	Type of Mean	Size Parameter	Frequency	Mean Diameter	Value for Data in 〈표 14·2〉 (microns)	Comments
$\frac{\Sigma nd}{\Sigma n}$	1	0	Arithmetic	Length	Number	Length-Number Mean d_{ln}	2.25	Satisfactory if size range is narrow and distribution is normal. These conditions rarely found in pharmaceutical powders.
$\sqrt{\frac{\Sigma nd^2}{\Sigma n}}$	2	0	Arithmetic	Surface	Number	Surface-Number Mean d_{sn}	2.33	Refers to particle having average surface area
$\sqrt[3]{\frac{\Sigma nd^3}{\Sigma n}}$	3	0	Arithmetic	Volume	Number	Volume-Number Mean d_{vn}	2.41	Refers to particle having average weight. Is related inversely to N, the number of particles per gram of material (14-1절의 [4])
$\frac{\Sigma nd^2}{\Sigma n}$	1	1	Arithmetic	Length	Length	Surface-Length or Length-Weighted Mean d_{sl}	2.41	No practical significance
$\frac{\Sigma nd^2}{\Sigma n^2}$	1	2	Arithmetic	Length	Surface	Volume-Surface or Surface-Weighted Mean d_{vs}	2.57	Important pharmaceutically because it is inversely related to S_w, the specific surface (14-3 절의 [2])
$\frac{\Sigma nd^4}{\Sigma n^3}$	1	3	Arithmetic	Length	Weight	Weight-Moment or Volume-Weighted Mean d_{wm}	2.72	Limited pharmaceutical significance

* Modified from Edmundson[3)]

〈표 14·4〉 수분포의 중량분포로의 변환(log-정규분포)

(1) Size Range in Microns	(2) Mean of Size Range (d) in Microns	(3) Number of Particles in Each Size Range (n)	(4) Percent n	(5) Cumulative Percent Frequency Undersize (Number)	(6) nd	(7) nd^2	(8) nd^3	(9) Percent nd^3 (Weight)	(10) Cumulative Percent Frequency Undersize (Weight)
2.0～4.0	3.0	2	1.0	1.0	6	18	54	0.03	0.03
4.0～6.0	5.0	32	16.0	17.0	160	800	4000	2.31	2.34
6.0～8.0	7.0	64	32.0	49.0	448	3136	21952	12.65	14.99
8.0～10.0	9.0	48	24.0	73.0	432	3888	34992	20.16	35.15
10.0～12.0	11.0	30	15.0	88.0	330	3630	39930	23.01	58.16
12.0～14.0	13.0	14	7.0	95.0	182	2366	30758	17.72	75.88
14.0～16.0	15.0	6	3.0	98.0	90	1350	20250	11.67	87.55
16.0～18.0	17.0	3	1.5	99.5	51	867	14739	8.49	96.04
18.0～20.0	19.0	1	0.5	100.0	19	361	6859	3.95	99.99
		$\Sigma n=200$							

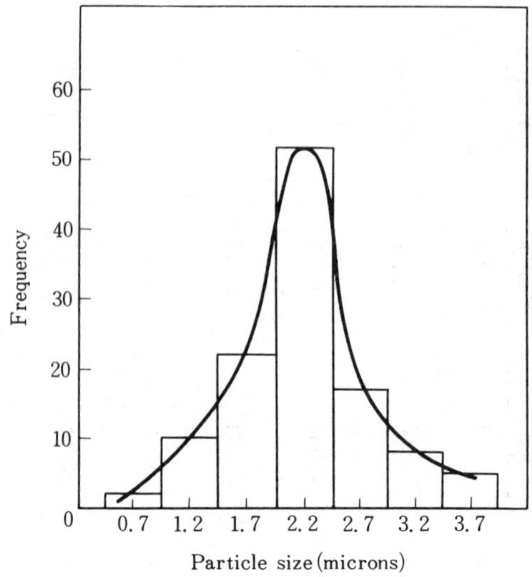

〈그림 14 · 1〉 〈표 14 · 2〉의 시험자료에 대한 크기-도수분포곡선 (데이터를 히스토그램으로서 그린 다음 곡선, 즉 도수분포곡선을 포개어 나타냈음)

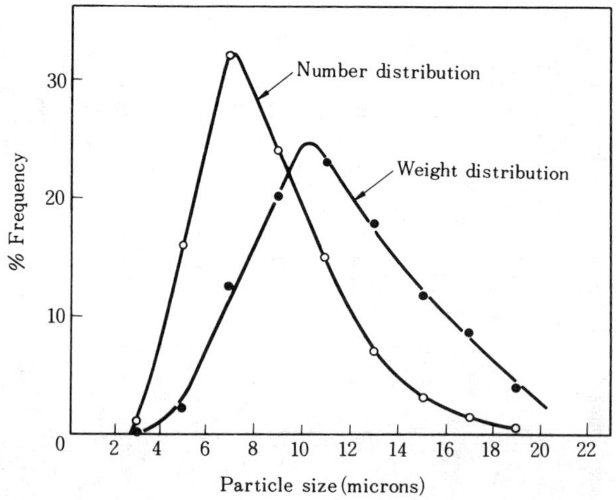

〈그림 14 · 2〉 〈표 14 · 4〉의 데이터에 대한 도수분포곡선

알고 있어야만 한다. 그 이름이 뜻하는 그대로 정규분포란 평균(또한 최빈수)을 중심으로 하여 주위가 대칭인 분포이다.

표준편차 δ는 평균 주위의 분포상태를 나타낸다. 정규분포에 있어서는 모집단의 68%는 평균 $\pm 1\delta$ 이내에, 95.5%는 평균 $\pm 2\delta$ 이내에, 그리고 99.7%는 평균 $\pm 3\delta$ 이내에 놓여 있다. 〈그림 14 · 1〉에 나타낸 정규분포는 약학에서 다루는 분말에서는 거의 볼 수 없다. 약용분말은 오히려 〈그림 14 · 2〉에 나타낸 비대칭적인 분포를 갖는 경향이 있다. 〈그림 14 · 2〉의 데이터(표 14 · 4에서 취한 데이터)를 입자지름의 대수(log) 대 도수로써 도시하면 전형적인 종 모

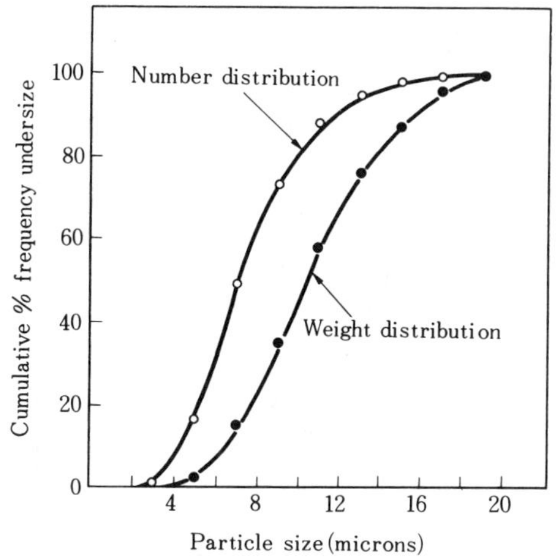

〈그림 *14 · 3*〉 〈표 14 · 4〉의 데이터에 대한 누적도수곡선

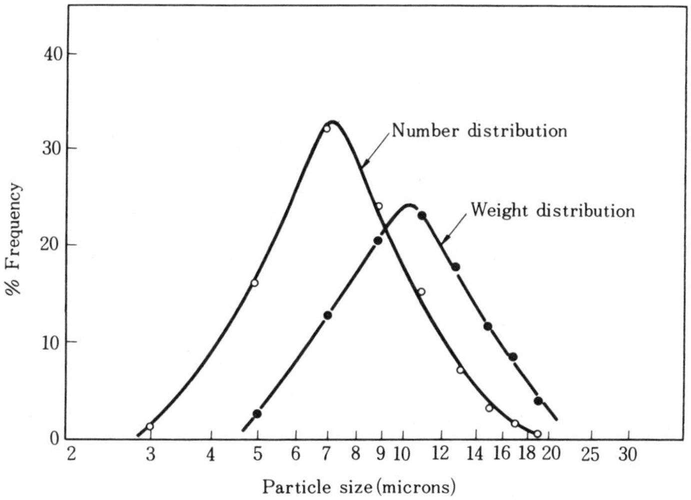

〈그림 *14 · 4*〉 Log-정규분포로 나타낸 〈표 14 · 4〉 데이터의 도수분포곡선

양의 곡선이 얻어진다. 이를 〈그림 14 · 4〉에 나타내었다. 〈그림 14 · 1〉에서 나타낸 정규분포와는 달리, 이러한 형태의 크기분포를 **대수-정규분포**(log-normal distribution)라고 한다.

대수-정규분포는 여러 가지 흥미 있는 성질을 가지고 있다. 입자크기의 대수를 확률눈금(probability scale)상의 누적백분율도수에 대해서 도시하면 직선관계가 얻어진다(그림 14 · 5 참조). 이렇게 직선으로 표시할 수 있으면, 원래의 대수-정규분포곡선을 두 가지 파라미터, 즉 직선의 기울기와 기준점만으로 특징지을 수 있는 분명한 장점을 가지고 있다. 이 두 가지 파라미터를 알면, 〈그림 14 · 5〉를 재생시킬 수 있으며 또한 거슬러 올라가서 〈그림 14 · 2〉, 〈그림 14 · 3〉 또는 〈그림 14 · 4〉와 아주 근사한 그림을 인출해 낼 수 있다.

사용되는 기준점은 확률눈금상의 50%에 대응하는 입자크기의 대수, 즉 50% 크기이다, 이

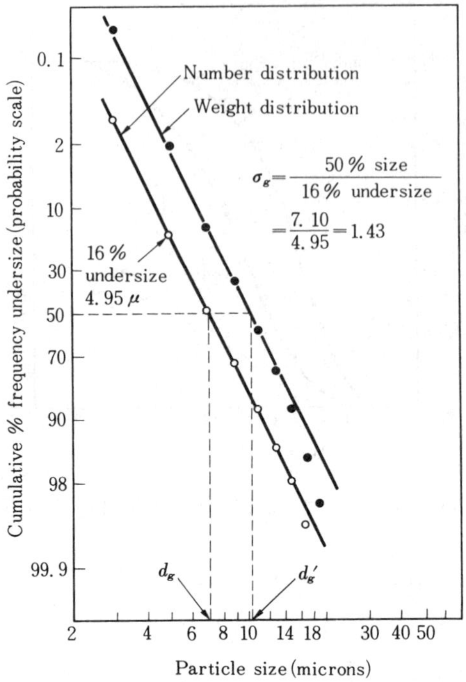

〈그림 *14 · 5*〉 〈표 **14 · 4**〉의 데이터의 Log-확률직선

것은 기하평균지름(geometric mean diameter)이라고 알려져 있으며 d_g라는 기호로 나타낸다. 한편, 기울기는 기하표준편차(geometric standard deviation) δ_g라는 기호로 나타내며, 이는

$$\frac{(84\%\ \text{이하 크기 또는}\ 16\%\ \text{이상 크기})}{(50\%\ \text{크기})} \quad \text{또는} \quad \frac{(50\%\ \text{이하 크기})}{(16\%\ \text{이하 크기 또는}\ 84\%\ \text{이상 크기})}$$

로 나타내어진다. 이는 단순히 직선의 기울기이다. 〈그림 **14 · 5**〉의 수분포 데이터에 대해서는 $d_g = 7.1$ micron이며 $\delta_g = 1.43$이다.

3 수분포와 중량분포

〈표 **14 · 4**〉의 데이터는 수분포로 나타내며, 이는 데이터가 현미경법과 같은 계수법에 의해서 수집되었다는 것을 의미한다. 흔히 우리들은 수분포가 아니라 중량분포에 바탕을 둔 데이터를 얻는 데 흥미를 가진다. 이는 침강법이나 또는 篩別法을 사용함으로써 달성할 수 있지만, 수분포에 관한 데이터를 이미 구한 경우에는 수분포를 중량분포로(역으로도 또한 같음) 변환시키는 것이 더욱 편리할 것이다.

이에는 두 가지 취급법을 이용할 수 있다. 입자의 일반적인 모양과 밀도가 시료 중에 존재하는 크기 범위와 무관한 경우에는 〈표 **14 · 4**〉의 데이터에 대한 중량분포는 9단과 10단에 나타낸 자료를 계산함으로써 구할 수 있다. 이들 값은 8단의 nd^3 값에 바탕을 두고 있다. 이들 데이터를 수분포와 나란히 〈그림 **14 · 2**〉와 〈그림 **14 · 3**〉에 나타내었다. 같은 시료의 자료임에도 불구하고 이들 두 가지 분포는 현저한 차이가 있다는 것을 알 수 있다. 예를 들면, 〈그림 14 · 3〉에서 오로지 시료의 12%(수로 따져서)만이 11 micron 이상이지만 이들 입자는 입자들의 전체 중량의 42%를 차지한다. 이와 같은 이유로 해서, 무게에 바탕을 둔 크기분포와 수의 바탕을 둔 크기분포를 구별하는 것은 중요한 일이다. 중량분포를 〈그림 14 · 4〉와 〈그림 14 · 5〉에서의 수분포 데이터와 마찬가지 방법으로 도시할 수도 있다. 〈그림 14 · 5〉에서의 직선의 기울기는 수분포에 대한 직선의 기울기와 동일하다는 사실에 유의하기 바란다. 따라서 중량에 바탕을 둔 기하표준편차 δ_g의 값은 1.43과 같다. 관례상 소수는 떼어버리는 것이 보통이다. 그 이유는 이 값은 분포의 형과는 무관하기 때문이다. 중량에 바탕을 둔 기하평균지름(50% 확률의 입자크기) d_g'는 0.4 micron이다.

분포가 대수-정규분포인 경우에는 Hatch-Choate가 도출한 식들 중의 어느 하나를 사용하여, 최소의 계산으로 수분포를 중량분포로 변환시킬 수 있다. 나아가서는 적절한 Hatch-Choate 식을 사용함으로써 특정한 평균지름을 쉽게 계산해 낼 수도 있다. Hatch-Choate 식들을 〈표 14 · 5〉에 실었다.

〈표 14 · 5〉 수분포 및 중량분포로부터 여러 통계적 지름 계산에 사용되는 **Hatch-Choate** 식들

지 름	수 분 포	무 게 분 포
Length-number mean	$\log d_{ln} = \log d_g + 1.151 \log^2\sigma_g$	$\log d_{ln} = \log d'_g - 5.757 \log^2\sigma_g$
Surface-number mean	$\log d_{sn} = \log d_g + 2.303 \log^2\sigma_g$	$\log d_{sn} = \log d'_g - 4.606 \log^2\sigma_g$
Volume-number mean	$\log d_{vn} = \log d_g + 3.454 \log^2\sigma_g$	$\log d_{vn} = \log d'_g - 3.454 \log^2\sigma_g$
Volume-surface mean	$\log d_{vs} = \log d_g + 5.757 \log^2\sigma_g$	$\log d_{vs} = \log d'_g - 1.151 \log^2\sigma_g$
Weight-moment mean	$\log d_{wm} = \log d_g + 8.059 \log^2\sigma_g$	$\log d_{wm} = \log d'_g + 1.151 \log^2\sigma_g$

예제 1. 〈표 14 · 4〉와 〈그림 14 · 5〉의 수분포 데이터로부터 $d_g = 7.1$ micron, $\delta_g = 1.43$이란 것을 알았다. 적절한 Hatch-Choate식을 사용하여 d_{ln}과 d_g'를 계산하라.

풀이 길이-수평균 d_{ln}에 대한 식은 다음과 같다.

$$
\begin{aligned}
\log d_{ln} &= \log d_g' + 1.151(\log \delta_g)^2 \\
&= 0.8513 + 1.151(0.1553)^2 \\
&= 0.8513 + 0.0278 = 0.8781 \\
d_{ln} &= 7.55 \text{ micron}
\end{aligned}
$$

d_g'를 계산하기 위해서는 다음의 Hatch-Choate식에 대입해야 한다.

$$
\begin{aligned}
\log d_{ln} &= \log d_g' - 5.757(\log \delta_g)^2 \\
0.8781 &= \log d_g' - 5.757(0.1553)^2
\end{aligned}
$$

윗식을 바꿔 쓰면,

$$
\begin{aligned}
\log d_g' &= 0.8781 + 0.1388 = 1.0169 \\
d_g' &= 10.4 \text{ micron}
\end{aligned}
$$

적절한 데이터를 〈표 14 · 5〉의 나머지 Hatch-Choate 식들에 대입하면 다음의 통계적 지름이

얻어진다는 것을 확인해 둘 필요가 있다.

$$d_s = 8.05\mu, \quad d_v = 8.55\mu, \quad d_{vs} = 9.65\mu, \quad d_w = 10.9\mu$$

4 입 자 수

분체공학(particle technology)에서 중요한 의미를 갖는 것은 d_{vn}의 항으로 나타낸 단위중량당의 입자들의 수 N이다. 이는 다음과 같이 구한다. 입자를 구라고 가정하면, 1개의 입자의 용적은 $\pi d_{vn}^3/6$이며, 질량(용적×밀도)은 $\pi d_{vn}^3 \rho/6$ gram(입자 1개당)이다. 따라서 1 gram당의 입자들의 수는 다음과 같은 비례식으로부터 구할 수 있다.

$$\frac{\pi d_{vn}^3 \rho/6 \text{ Gm}}{1 \text{ 개의 입자}} = \frac{1 \text{ Gm}}{N} \tag{2}$$

따라서

$$N = \frac{6}{\pi d_{vn}^3 \rho} \tag{3}$$

예제 2. 〈표 14 · 2〉에 주어진 데이터, 즉 분말의 평균용적수 지름은 2.41 μ, 즉 2.41×10^{-4}cm이다. 만약 이 분말의 밀도가 3.0 gm/cm³라면 1 gram당의 입자들의 수는 얼마인가?

풀이 $N = \dfrac{6}{3.14 \times (2.41 \times 10^{-4})^3 \times 3.0} = 4.55 \times 10^{10}$

14-2 입자크기 측정법

입자크기를 측정하는 방법으로는 여러 가지가 있다. 이 장에서 이들 모든 방법들을 논의하기란 불가능하기 때문에 약학에서 널리 사용되고 또한 특수한 원리를 대표하는 방법만을 제시하고자 한다. 입자크기를 분석하는 여러 가지 방법에 관해서 자세하게 논의한 문헌으로는 Edmundson 또는 Orr 및 Dallavalle의 저서를 들 수 있다.

이 절에서는 현미경법, 사별법, 침강법 및 입자용적을 측정하는 방법에 대해서 고찰한다. 이들 측정법은 그 어느 것을 막론하고 진정한 의미에서의 직접측정법이라고 말할 수는 없다. 현미경을 사용하면 실제의 입자를 관찰할 수는 있지만, 얻어진 결과가 다른 방법으로 얻은 결과에 비해서 더 '직접적'이라고는 말할 수 없다. 그 이유는 대개의 경우 입자의 3 개의 차원 중에서 2개의 차원만을 볼 수 있기 때문이다. 침강법은 현탁매질 속에서 입자들이 가라앉는 속도를 비교하여 입자의 크기를 알아내는 방법으로서, 유제와 현탁액제를 개발하는 데 있어 중요한 측정법이다. Coulter 계수기라고 불리는 장치를 이용하여 입자용적을 측정하면 대응하는 용적지름을 계산해 낼 수 있다. 그러나 이 방법으로는 입자의 모양에 관해서 아무런 지견을 얻을 수 없다. 따라서 이들 모든 경우에 있어서 입자크기는 현미경법 또는 기타의 방법으로 얻은 값과 일치하는 때도 있고 그렇지 않은 때도 있다. 그러나 이 입자크기는 시도하는 바의 입자크기분석에 곧장 적용시킬 수 있다. 〈그림 14 · 6〉에는 각 방법에 적용시킬 수 있는 입자

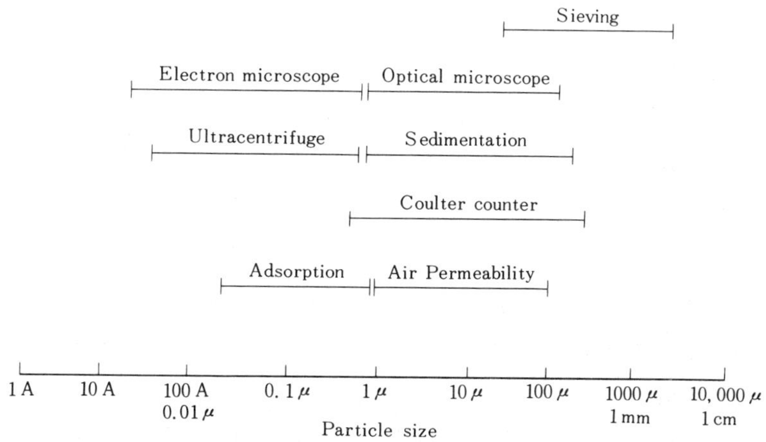

〈그림 *14·6*〉 입자크기와 비표면적 분석에 사용되는 방법들의 대략적인 크기 범위

크기의 범위에 대한 편람을 실었다.

1 광학현미경법

입자의 크기가 0.2μ 내지 약 100μ인 범위에 속하는 입자도를 측정하는 경우에는 일반현미경을 사용할 수 있다. 현미경적인 방법에 있어서는 묽게 한, 또는 묽게 하지 않은 유제나 현탁액제를 슬라이드 혹은 궤선판에 올려놓고 이를 현미경의 이동판 위에 놓는다. 현미경의 접안렌즈에 마이크로미터를 붙여서 이것으로 입자의 크기를 측정한다. 현미경에 나타난 시야를 스크린에 투영하면 입자를 더욱 쉽게 측정할 수 있으며, 혹은 사진을 찍어 슬라이드를 만들어 이를 스크린에 투영함으로써 입자의 크기를 측정할 수도 있다.

입자는 임의로 선정한 일정선을 따라서 측정한다. Green은 입자의 중심을 수평으로 가로질러 측정함으로써 그가 말하는 이른바 '수평지름(horizontal diameter)'을 구할 것을 제의하였다. Martin은 Timbrell 현미경과 같은 2중상 현미경을 사용함으로써 쉽게 측정할 수 있는 이와 유사한 지름을 소개하였다. 이 기술에 있어서는 두 상이 정확히 분리될 때까지 입자의 상을 분할시킬 수 있다. 이 상-분할장치에 눈금을 매김으로써 이 분리를 달성하기 위해서 필요로 하는 조절로부터 입자의 지름을 구할 수 있다. 〈그림 **14·1**〉에 나타낸 바와 같이 크기-도수분포곡선을 도시하여 그 분포에 대한 통계적 지름을 결정한다. 근래에 와서는 전자주사기(electronic scanner)가 개발되어 눈으로 관측할 필요가 없게 되었다.

입자의 3차원 중 오로지 2개의 차원, 즉 길이와 폭만을 관찰할 수 있을 뿐 입자의 두께는 관찰할 수 없으며, 따라서 이 점이 현미경적 방법의 최대의 단점이다. 뿐만 아니라 분포를 평가하기 위해서 입자의 수를 세어야만(약 300~500개 정도) 하기 때문에 상당히 느리고 지루한 방법이다. 그럼에도 불구하고 응결괴와 두 가지 이상의 성분으로 구성된 입자들을 검출할 수 있기 때문에 다른 분석법을 사용하는 경우일지라도 현미경적 검사는 언제나 실시할 필요가 있다.

2 사 별 법(sieving)

이 방법에서는 국립표준국에서 눈금을 매긴 표준체들을 사용한다. 체(篩)는 일반적으로 조입자들의 크기를 측정하는 데 사용한다. 그러나 세심한 주의를 하면 체는 44 micron(325호 체) 만큼이나 미세한 물질을 사별하는 데 사용할 수 있다. 근래에 와서는 5 내지 90 μm의 구경을 가진 이른바 電鑄篩(electroformed sieves)를 이용할 수 있게 되었다. 미국 약전에서 규정한 분말 미세도 시험법에 의하면, 일정량의 시료를 자동진탕기에 달려 있는 적당한 체 위에 올려놓고 일정시간 동안 흔들어서 첫번 체를 통과하고, 그 다음 더욱 미세한 체를 통과하지 못한 것을 모아서 칭량한다. 두 가지 체의 산술평균값 또는 기하평균값으로써 입자의 크기를 나타내는 방법도 사용된다. Arambulo와 Deardorff는 압축정제의 평균무게를 분석하는 데 이 입자크기 분류법을 사용하였다. 분말은 흔히 그것이 통과한 체 또는 통과하지 못하고 남아 있는 체의 mesh수로 표시한다. King과 Beker는 칼라민 로션의 연구에서 이와 같은 방법으로 칼라민 시료의 크기 범위를 표시하였다.

보다 더 정밀한 분석이 필요할 때는 굵은 체를 위로 하여 약 5개의 체를 포개어 놓은 것을 사용한다. 정확하게 평취한 분말시료를 맨 위의 체에 올려놓고 미리 정한 시간 동안 흔들어서 각 체에 남아 있는 분말을 칭량한다. 대수-정규분포를 나타낼 것으로 가정하고, 확률 눈금 위에 남아 있는 분말의 누적중량백분율을 취하고, 이를 2개의 잇다른 체의 각각의 구경의 산술평균크기의 대수에 대해서 도시한다. 〈그림 **14 · 5**〉에 예시한 바와 같이, 기하평균 중량지름 d_g'와 기하표준편차 δ_g는 직선으로부터 직접 구할 수 있다.

Herdan에 의하면 체 위에 분말시료를 올려놓는 방법, 체를 진탕하는 기간과 세기 등의 변수 때문에 사별법에서 오차가 생길 수 있다고 한다. Fonner, Banker 및 Swarbrick의 최근 연구결과 사별법을 사용할 때 약용과립물질이 마손될 수 있다는 것이 입증되었다. 따라서 재현성이 있는 기술을 사용할 수 있도록 세심히 주의해야만 한다. 그래야만 물질의 batch간의 다른 입자크기 분포의 실험결과가 단순히 사별조건이 달랐기 때문에 그랬던 것은 아니라고 확신할 수 있을 것이다.

3 침강법(sedimentation)

중합도가 큰 중합체의 분자량을 측정할 때 초원심분리를 이용하는 데 관해서는 이미 앞장에서 언급한 바 있다. 사별하 범위의 입자크기는 Stokes의 법칙,

$$v = \frac{h}{t} = \frac{d_{st}^2(\rho_s - \rho_o)g}{18\eta_o} \tag{4}$$

또는

$$d_{st} = \sqrt{\frac{18\eta_o h}{(\rho_s - \rho_o)gt}} \tag{5}$$

로 표시되는 바와 같은 중력침강법에 의해서 구할 수 있다.

여기서 v는 침강속도, h는 일정시간 t 동안에 낙하하는 거리, d_{st}는 침강속도를 기초로 하여 구한 입자의 평균지름, ρ_s는 입자의 밀도, ρ_o는 분산매의 밀도, g는 중력으로 인한 가속도, 그리고 η_o는 매질의 점도이다.

이 식은 일정한 속도로 아무런 방해를 받지 않고 자유낙하하는 구체에 대해서만 정확하게 맞는다. 이 법칙을 여러 가지 크기의 불규칙한 모양을 한 입자들에 적용시킬 때에 얻어지는 지름은 고찰하려는 입자들의 속도와 동일한 속도로 낙하하는 구체의 지름이며, 이는 상대적인 입자크기라는 것을 알아야 한다. 현탁액 중에서 입자가 응결하거나 덩어리가 되면 개개의 입자보다 더 빨리 낙하하여 그 결과의 오차가 커지므로, 입자들이 현탁액 중에서 응결하거나 덩어리가 되지 않도록 해야만 한다. 입자들이 매질을 통과하여 낙하할 때에 입자들이 유리되어 분리된 상태로 있도록 하기 위해서는 각 시료에 대한 적절한 응결억제제(deflocculating agent)를 찾아야만 한다.

Stokes의 법칙을 적용시키기 위한 또 하나의 필요조건은 입자가 가라앉을 때에 입자 주위의 분산매의 흐름이 층류(laminar flow), 즉 유선류(streamline flow)여야만 한다는 점이다. 바꿔 말하면, 입자의 침강속도는 난류(turbulence)가 일어날 만큼 빨라서는 안 된다. 왜냐하면 난류는 입자의 침강에 영향을 미치기 때문이다. 흐름이 난류인지 또는 층류인지는 다음과 같이 정의되는 무차원의 **Reynolds 수** R_e로 나타낸다.

$$R_e = \frac{v d \rho_o}{\eta} \tag{6}$$

이 식의 기호들은 식 (4)에서의 기호들과 동일한 의미를 가지고 있다.

Heywood에 의하면, R_e가 0.2 보다 클 때는 난류가 생기기 때문에 Stokes의 법칙을 사용할 수 없다. 이러한 근거에서 주어진 조건하에서의 극한입자크기(limiting particle size)는 다음과 같은 방법으로 계산할 수 있다.

식 (6)을 다시 정리한 다음 이를 식 (4)와 합치면 다음 식이 얻어진다.

$$v = \frac{R_e \eta}{\rho_o} \quad \frac{d^2(\rho_s - \rho_o)g}{18\eta} \tag{7}$$

따라서

$$d^3 = \frac{18 R_e \eta^2}{(\rho_s - \rho_o)\rho_o g} \tag{8}$$

주어진 밀도와 점도의 조건하에서 R_e가 0.2를 초과하지 않으면 Stokes의 법칙이 적용될 수 있으므로 식 (8)에 의해 최대입자지름을 계산할 수 있다.

예제 3. 밀도가 2.7인 분말로 된 물질을 20℃에서 물에 현탁시켰다. 난류를 일으키지 않고서 가라앉는 최대입자의 지름은 얼마인가? 20℃에서의 물의 점도는 0.01 poise이고, 밀도는 1.0이다.

풀이 식 (8)로부터

$$d^3 = \frac{3.6 \times (0.01)^2}{(2.7 - 1.0)1.0 \times 981}$$

$$d = 6 \times 10^{-3}\ \text{cm} = 60\ \text{micron}$$

예 제 4. 예제 **3**에서 사용했던 것과 똑같은 물질을 이번에는 중량으로 쳐서 60%의 수크로오스를 함유하고 있는 시럽에 현탁시켰다면 임계지름, 즉 R_e가 0.2를 초과하지 않는 최대입자지름은 얼마나 되는가? 이 시럽의 점도는 56.7 cp이고, 밀도는 1.3이다.

풀 이 $$d^3 = \frac{3.6 \times (0.567)^2}{(2.7-1.3)1.3 \times 981}$$

$$d = 8.65 \times 10^{-2}\ \text{cm} = 865\ \text{micron}$$

침강법에 기초를 둔 각종 방법이 사용되고 있다. 그 중에서 주요한 방법으로는 피펫법, 저울법 및 액체비중계법을 들 수 있다. 여기서는 피펫법에 대해서만 논의하기로 한다. 이 방법은 분석이 쉽고 정확하며 장치가 간편하기 때문이다. 〈그림 **14 · 7**〉에는 Andreasen 장치를 표시하였다. 이 장치는 유리마개로 밀폐된 10 m*l*의 피펫이 달린 550 m*l*의 실린더 모양의 유리용기로 되어 있다. 이 피펫을 실린더에 넣으면 그것의 하단부는 현탁액의 표면에서 20 cm 아래까지 내려간다.

분석은 다음과 같은 방법으로 실시한다. 적당한 응결억제제를 함유한 매질 속에 입자가 1% 또는 2% 함유된 현탁액을 이 용기에 넣어 550 m*l* 표선까지 채운다. 유리마개로 막은 용기를 흔들어서 현탁액 속에 입자들이 균등히 분산되게 하고, 또한 피펫을 제자리에 넣은 다음 장치를 항온조에 넣어 고정시킨다. 여러 시간 간격으로 10 m*l*씩의 시료를 2 로개폐꼭지(2-way stopcock)로 뽑아낸다. 그 시료를 증발시켜 칭량하든지 또는 적절한 다른 방법으로 분석한 다음, 가해 준 응결억제제에 대해서 보정한다.

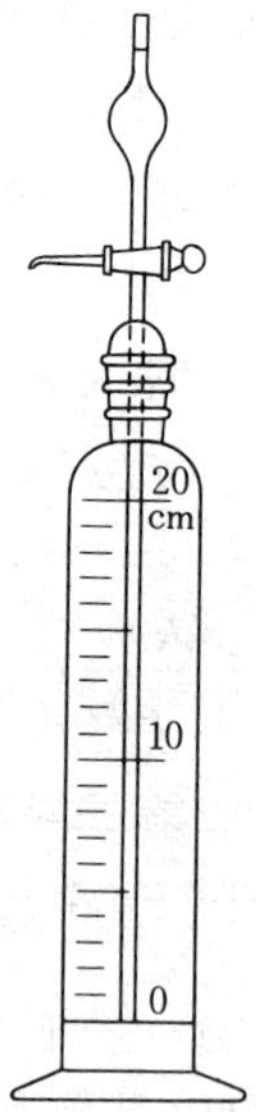

〈그림 *14 · 7*〉 중력침강법으로 입자크기를 측정하는 데 사용되는 Andreasen 장치

여러 시간 간격에 대응하는 입자의 지름을 Stokes의 법칙으로 계산하는데, 이 때 식 (5)의 *h*는 각 시료를 끄집어내는 시간에 있어서의 피펫의 하단부 위에 있는 액체의 높이가 된다. 잔사, 즉 일정시간에 얻어진 건조시료는 이와 동일한 침강시간에 대해서 Stokes의 법칙으로

계산하여 얻어진 크기보다도 작은 크기의 입자들을 가진 중량분율이다. 따라서 각 시료의 잔사중량을 이하 **크기중량**(weight undersize)이라 하며, 계속적인 중량들의 총합은 **누적이하 크기중량**(cumulative weight undersize)이라고 한다. 이는 중량단위로 직접 나타낼 수도 있고 또한 최종침강물의 총 중량에 대한 백분율로서도 나타낼 수 있다. 이와 같은 데이터를 〈그림 **14 · 2**〉, 〈그림 **14 · 3**〉 및 〈그림 **14 · 4**〉에 도시하였다. 그 다음 〈그림 **14 · 5**〉에서와 같이 확률눈금 위에 취한 이하 크기중량에 의한 누적백분율을 입자지름의 대수에 대하여 도시한 다음 앞서 설명한 방법으로 통계적 지름을 구한다. Andreasen 장치를 사용하는 침강법을 설명해 주는 데이터는 연습문제 **9**에서 볼 수 있다.

4 입자용적 측정법

입자의 용적을 측정하는 장치는 Coulter 계수기(그림 **14 · 8**)로 이는 전도액체 중에 현탁된 입자가 두 전극의 사이에 있는 작은 구멍으로 빠져나갈 때 전기저항의 변화가 일어나는 원리에 따라 작동한다. 실제로는 그 용적을 알고 있는 묽은 현탁액을 펌프식으로 이 구멍 속으로 밀어 넣는다. 현탁액이 아주 묽을 경우에는 입자들은 사실상 동시에 빠져나간다. 그리고 전류가 생기도록 두 전극 사이에 일정한 전압을 걸어 준다. 입자가 이 구멍으로 빠져나갈 때에는 이와 동일한 용적의 전해질을 밀어내고 대신 들어가기 때문에 두 전극 사이의 저항이 증가한다. 입자의 용적과 관계가 있는 저항의 변화로 인해서 전극펄스(voltage puls)가 생기게 되며, 이 전극펄스는 증폭되어 입자크기로 환산되어 눈금이 매겨진 파고분석기(pulse height analyzer)로 보내진다. 이 장치는 분석기의 두 가지 閾値 이내에 있는 펄스를 생기게 하는 이와 같은

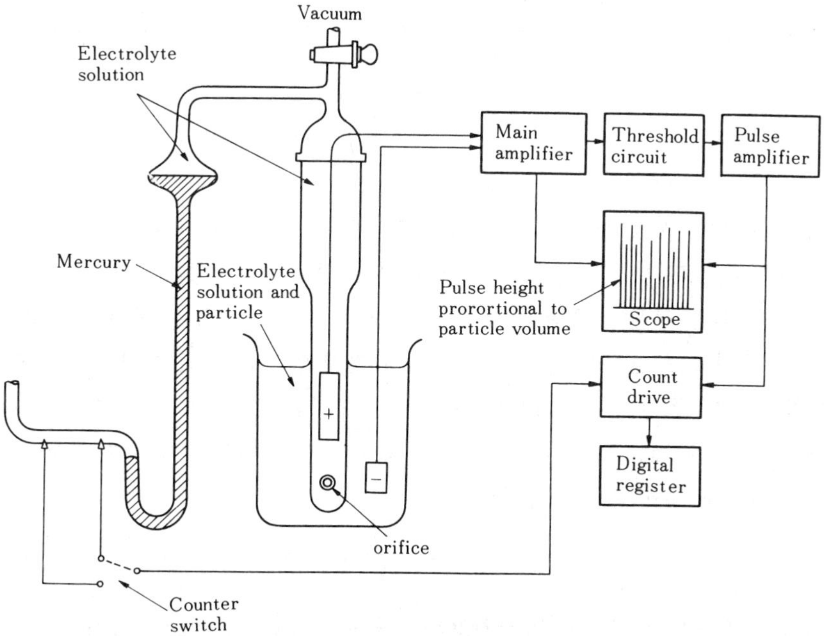

〈그림 *14 · 8*〉 입자용적 측정에 사용되는 Coulter 계수기의 그림

모든 입자들을 전자적으로 기록한다. 역치를 체계적으로 변화시키고, 또한 일정한 시료크기의 입자들의 수를 계산함으로써 입자크기분포를 구할 수 있다. 이 장치를 사용하면 1초에 약 4000개의 속도로 입자들의 수를 계산할 수 있으며, 총 수와 입자크기분포를 비교적 단시간 내에 구할 수 있다. 용이하게 용적분포 데이터로부터 중량분포 데이터로 변환시킬 수 있다. Coulter 계수기는 입자의 성장과 용해에 관한 연구 및 미생물의 성장에 미치는 항균제의 영향에 관한 연구 등에 훌륭히 이용되었다.

14-3 입자의 형상과 표면적

입자의 형상과 표면적에 관한 지식을 가진다는 것은 바람직한 일이다. 왜냐하면 입자의 모양은 분말의 흐름과 충전의 성질에 대해서 영향을 미칠 뿐만 아니라, 분말의 표면적에 대해서도 어느 정도 영향을 미치기 때문이다. 표면흡착과 용해속도에 관한 연구에 착수할 때에는 단위중량당 또는 용적당의 표면적은 분말의 중요한 특성의 하나가 된다.

1 입자의 형상(particle shape)

구는 단위용적당 최소의 표면적을 가지고 있다. 입자는 비대칭성이 클수록 단위용적당의 표면적이 더 커진다. 앞서 고찰한 바와 같이 구형입자는 그 지름에 의해서 완전히 특징지어진다. 입자의 비대칭성이 클수록 그 입자에 대해서 유의한 지름을 부여하기가 점점 더 어려워진다. 따라서 앞서 본 바와 같이 등가의 구의 지름으로 나타낼 필요성이 생기게 된다. 구형입자에 대해서는 다음 식이 성립하기 때문에 구의 표면적이나 용적은 쉽게 구해진다.

$$\text{표면적} = \pi d^2 \tag{9}$$

그리고

$$\text{용적} = \frac{\pi d^3}{6} \tag{10}$$

여기서 d는 구체의 지름이다. 그러므로 구형입자의 표면적과 용적은 각각 지름의 제곱과 세제곱에 비례한다. 그러나 그 형상이 구형이 아닌 입자(또는 입자들의 집단)의 표면적이나 용적의 대략적인 값을 구하기 위해서는 그 입자의 특성을 나타내는 어떤 지름을 선정하고 보정계수를 통해서 이를 표면적이나 또는 용적과 관련시켜야만 한다. 현미경을 사용하여 입자를 관찰함으로써 입자의 투영지름 d_p로부터 표면적과 용적을 계산한다고 가정해 보자. 선정된 차원(이 경우에는 d_p)의 제곱과 세제곱은 각각 표면적과 용적에 비례한다. 따라서 비례상수를 사용함으로써 다음과 같이 쓸 수 있다.

$$\text{표면적} = \alpha_s d_p^2 = \pi d_s^2 \tag{11}$$

여기서 α_s는 표면적계수이며, d_s는 등가표면지름(equivalent surface diameter)이다.

용적에 대해서는 다음과 같이 쓸 수 있다.

$$용적 = \alpha_v d_p^3 = \frac{\pi d_v^3}{6} \tag{12}$$

여기서 α_v는 용적계수이며, d_v는 등가용적지름(equivalent volume diameter)이다. 표면적과 용적의 '형상계수(shape factor)'는 사실상 어떤 지름에 대한 또 다른 지름의 비이다. 즉, 구체에 대해서는 $\alpha_s = \pi d_s^2/d_p^2 = 3.142$이며, $\alpha_v = \pi d_v^3/6 d_p^3 = 0.524$이다.

등가지름들(equivalent diameters)의 쌍의 수와 동일한 수의 이들 용적계수 및 형상계수들이 존재할 수 있다. α_s/α_v의 비 역시 입자형상을 특징짓는 데 사용할 수 있다. 입자가 구형일 때 $\alpha_s/\alpha_v = 6.0$ 이다. 입자의 비대칭성이 클수록 이 비는 6 이라는 최소값보다 점점 더 커진다.

2 비표면적(specific surface)

비표면적은 단위용량당의 표면적(S_v) 또는 단위중량당의 표면적(S_w)이며, 식 (11)과 식 (12)로부터 이를 유도할 수 있다. 일반적인 경우를 생각할 때, 아직 특정한 차원의 정의를 내리지 않은 비대칭입자들에 대해서는 다음 식으로 표시할 수 있다.

$$S_v = \frac{입자들의\ 표면적}{입자들의\ 용적} = \frac{n\,\alpha_s d^2}{n\,\alpha_v d^3} = \frac{\alpha_s}{\alpha_v d} \tag{13}$$

여기서 n은 입자들의 수이다.

따라서 단위중량당의 표면적(S_w)은

$$S_w = \frac{S_v}{\rho} \tag{14}$$

여기서 ρ는 입자들의 진밀도이다. 식 (13)을 식 (14)에 대입하면 다음과 같은 일반식이 얻어진다.

$$S_w = \frac{\alpha_s}{\rho\, d_{vs}\, \alpha_v} \tag{15}$$

이렇게 하여 비표면적에 특징적인 용적-표면 지름 d_{vs}로 정의된다. 입자들이 구형일 때(또는 이에 아주 가까울 때) $\alpha_s/\alpha_v = 6.0$ 이므로 식 (15)는 다음과 같이 간소화된다.

$$S_w = \frac{6}{\rho\, d_{vs}} \tag{16}$$

예제 5. $\rho = 3.0\ \mathrm{Gm/cm^3}$이고, 〈표 **14 · 3**〉으로부터 d_{vs}가 2.57 micron인 예제 **4**에서 언급한 분말의 비표면적 S_w와 S_v는 얼마인가?

풀이 $S_w = \dfrac{6}{3.0\times 2.57\times 10^{-4}} = 7.78\times 10^{-3}\ \mathrm{cm/Gm}$

$S_v = \dfrac{6}{2.57\times 10^{-4}} = 2.33\times 10^4\ \mathrm{cm^2/cc}$

14-4 표면적 측정법

분말시료의 표면적은 앞서 그 개요를 말한 방법들 중의 어느 것을 사용함으로써 얻어진 입자크기분포에 대한 지식으로부터 계산할 수 있다. 표면적을 직접 계산할 수 있는 방법으로는 다음 두 가지 방법이 흔히 이용되고 있다.

첫째 방법에 있어서는 분말시료상에 흡착되어 1분자층을 형성하는 기체 또는 액체용질의 양은 시료의 표면적의 직접적인 함수이다. 둘째 방법은 기체 또는 액체가 분말층을 투과하는 속도가 투과제(permeant)에 노출되는 표면적과 특히 관계가 깊다는 사실에 의존한다.

1 흡착법(adsorption method)

큰 비표면적을 가진 입자들은 기체를 흡착하고 또한 용액으로부터 용질을 흡착하는 데 쓰이는 우수한 흡착제이다. 흡착제의 표면적을 측정하는 데 있어서는 매 gram당의 흡착제에 흡착되는 기체의 용적(cm^3)을 일정온도에서 기체의 압력에 대해서 도시함으로써 〈그림 **14·9**〉에 나타낸 바와 같은 형 2의 등온선을 얻으면 된다.

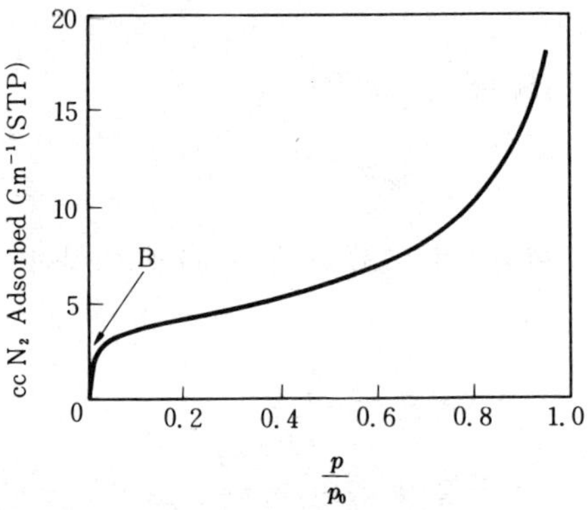

〈그림 *14·9*〉 압력비의 증가에 따라 분말에 흡착되는 질소의 용적을 나타내는 등온선
(B점은 1분자막의 완성에 대응하는 흡착된 기체의 용적을 나타낸다)

흡착된 층은 저압에서는 1분자층이며 고압에서는 다분자층이 된다. 분말상에서 질소가 1분자층을 완성하는 점을 〈그림 **14·9**〉의 B점으로 나타내었다. 그러나 1분자층이 완성되었을 때, 분말 1 gram이 흡착할 수 있는 질소가스의 용적 V_m(cm^3)은 다음과 같이 쓸 수 있는 BET 식을 사용함으로써 더욱 정확하게 구할 수 있다.

$$\frac{p}{V(p_o - p)} = \frac{1}{V_m b} + \frac{(b-1)p}{p_o} \qquad (17)$$

여기서 V는 압력 p에서 분말 매 gram 당 흡착되는 기체의 용적(cm^3), p_o는 실험온도에서의 액화질소의 포화증기압, b는 피흡착제(질소)의 흡착열과 액화열 사이의 차를 나타내는 상수이다.

약용분말의 표면적과 공극구조를 계산하는 데 필요한 자료를 얻기 위하여 사용되는 기구는 Quantasorb(Quantachrome Corporation 社 제품)이다. 헬륨과 질소의 혼합물을 시료에 통과시킬 때 질소의 흡착과 탈착을 열전도계로 측정한다. 질소가 흡착되며 헬륨은 분말표면에 흡착되지 않는다. 종모양의 곡선이 기록계에 기록되며, 이 곡선의 높이는 질소가스의 흡착률 또는 탈착률에 비례하며, 곡선하면적은 분말시료에 흡착된 가스량에 비례한다.

Quantasorb나 그와 유사한 기구들이 등장함에 따라 유리관을 사용하던 기구들은 거의 사용되지 않게 되었다. 유리관을 사용하던 기구들은 평형에 도달하는 데 오랜 시간이 걸리고, 밸브가 새기도 하고 유리관이 터지는 일도 있다. 새로운 기구들은 감도가 매우 좋아서 소량의 시료로도 분석이 가능하다. Quantasorb를 이용하여 여러 온도 범위에 걸쳐서 단일기체나 혼합기체를 사용할 수도 있게 되었으며, 또한 분말시료의 진밀도와 공극의 크기와 공극부피의 분포도 측정할 수 있다. 〈그림 **14 · 9**〉와 같은 그래프를 그리는 대신에 〈그림 **14 · 10**〉에 나타낸 바와 같은 p/p_o에 대해서 $p/V(p_o-p)$를 도시한 것을 사용하여 직선을 얻는 것이 보통이며, 그 기울기와 절편으로부터 b값과 V_m값을 얻는다. 그 다음 입자의 비표면적은 다음 식을 이용함으로써 구한다.

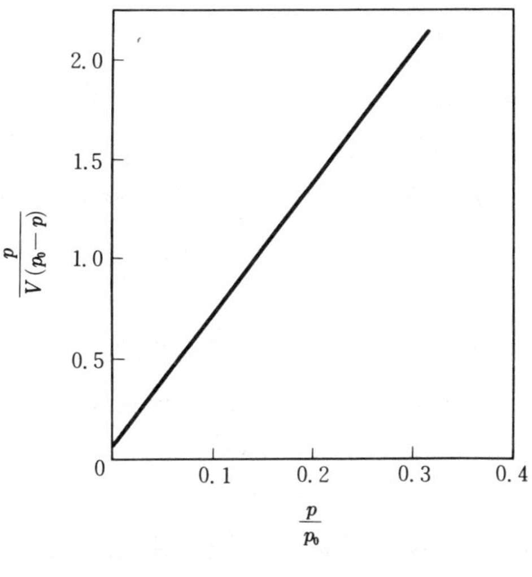

〈그림 *14 · 10*〉 분말에 대한 질소흡착의 BET 방정식의 직선

$$S_w = \frac{A_m N}{M/\rho} \times V_m$$

$$= \frac{(16.2\times10^{-16})\,(6.02\times10^{23})}{22{,}414\times10^4} \times V_m$$

$$= 4.35 \times V_m \qquad (18)$$

여기서 M/ρ은 기체의 몰용적으로서 표준온도압력(STP)에서는 22,414 cm^3/mol이며, 분모에 10^4이란 계수를 곱한 것은 cm^2를 m^2로 변환시키기 위해서이다. N은 Avogadro수로서 6.02×10^{23}

분자/mol이며, A_m은 입자표면상에 1분자층으로 흡착된 최밀충전된 질소 1분자의 면적이다. 액체질소에 대한 A_m은 여러 가지 방법으로 구해졌으며 그 값은 16.2 Å^2, 즉 16.2×10^{-16} cm^{2}와 같다. 비표면적은 식 (8)로부터 계산되며 m^2/gram으로 나타낸다.

실험적으로는, 진공으로 한 유리구 안에 넣은 분말에 의해서 흡착되는 질소의 용적을 여러 가지 압력하에서 측정하여 그 결과를 〈그림 **14 · 10**〉에 나타낸 바와 같이 도시한다. 이 방법은 Brunauer, Emmett 및 Teller에 의해서 개발되었기 때문에 일반적으로 **BET**법이라고 알려져 있다. Swintosky 등은 분말약품의 표면적을 측정하는 데 이 방법을 이용하였다. 그들은 아연화의 비표면적은 약 3.5 m^2/Gm이란 것과 황산바륨에 대한 그 값은 약 2.4 m^2/Gm이란 것을 알았다. 입자들이 구형이라고 가정할 때, 평균용적-표면지름은 식 (16)

$$S_w = \frac{6}{\rho\, d_{vs}}$$

을 사용함으로써 계산할 수 있다. 여기서 ρ는 흡착제의 밀도이며, S_w는 cm^2/gram으로 나타낸 흡착제의 비표면적이다. 이 방법을 사용함으로써 Swintosky 등은 아연화 입자들의 평균용적-입자지름이 약 0.3 micron이란 것을 알았다.

2 공기투과법(air permeability method)

공기와 같은 유체의 흐름에 대한 압축분말의 충전물의 소인저항은 분말의 면적이다. 분말의 매 gram당의 표면적 S_w가 크면 클수록 흐름에 대한 저항이 더욱 커진다. 따라서 충전물을 가로지르는 일정한 압력강하에 대한 투과율은 비표면적에 반비례한다. 따라서 투과율의 측정은 이 파라미터를 추산하는 한 가지 방법을 제공한다. 그 다음, 식 (15)나 식 (16)으로부터 d_{vs}를 계산할 수 있다.

분말의 충전물은 그 지름이 평균입자 크기와 관계되는 일련의 모세관이라고 생각할 수 있다. 모세관의 내부표면은 입자들의 표면적의 함수이다. Poiseuille의 식은 다음과 같다.

$$V = \frac{\pi d^4 \Delta Pt}{128\, l\eta} \tag{19}$$

여기서 V는 ΔP의 압력차 하에서의 내부지름이 d이고, 길이가 l인 모세관을 통해서 t초 동안 흐르는 공기의 용적이다. 유체(공기)의 점도는 η poise이다.

실제적으로 충전물, 즉 분말층을 통한 흐름속도는 i) 입자의 압축도와 ii) 모세관의 불규칙성에 의해서도 영향을 받는다. 충전물이 조밀할수록 **공극률**(porosity), 즉 충전물의 총 용적에 대한 입자들 사이의 총 공간의 비가 낮아진다. 공극률에 대해서는 뒤에서 더욱 자세히 언급하게 될 것이다. 모세관의 불규칙성이란 모세관이 충전물의 길이보다도 더욱 길고 또한 원형이 아니라는 것을 의미한다.

Poiseuille 식으로부터 유도되는 Kozeny-Carman 식은 대부분의 공기투과법의 기초이다. Kozeny-Carman 식의 한 가지 형은 다음과 같다.

$$V = \frac{A}{\eta S_w^2} \times \frac{\Delta P t}{Kl} \times \frac{\varepsilon^3}{(1-\varepsilon^2)} \tag{20}$$

여기서 A는 충전물의 단면적이며, K는 불규칙한 모세관을 고려한 상수(대개는 5.0 ± 0.5)이며, ε은 공극률이다. 다른 기호들은 앞서 정의한 바와 같다.

구입할 수 있는 장치로는 Fisher 篩下크기 측정기(sub-sieve-sizer)가 있다. 이 장치를 조작하는 원리는 〈그림 **14 · 11**〉에서 설명하였다. Edmundson은 그 정밀도를 높이기 위해서 이 장치를 개량하였다. 식 (20)은 S_w 또는 d_{vs}에 미치는 공극률의 영향을 고려한 것이 분명하다. 그러나 공극률이 감소됨에 따라 d_{vs}도 감소되는 것을 흔히 볼 수 있다. 이는 2~3 micron의 지름을 가지고 있는 분말약품인 경우에 특히 그러하다. 따라서 이들 경우에 있어서는 공극률의 범위에 걸쳐서 시료의 지름으로서 얻어지는 최소값을 인용하는 것이 관례로 되어 있다. 이와 같이 식 (20)에 따르지 않는 것은 아마도 충전물의 입자들의 최초의 다리걸침으로 인해서 불균일한 분말층이 생기기 때문인 것으로 생각된다. 입자들이 단단하게 압축될 때에만 분말층은 균일하게 되어 d_{vs}가 최소값에 도달하게 된다.

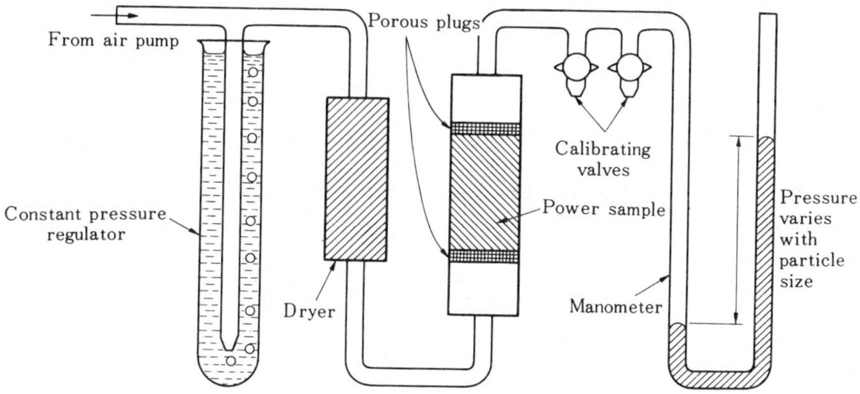

〈그림 *14 · 11*〉 **Fisher 篩下크기 측정기** (압력조절기를 사용하여 일정한 압력으로 유지되며 건조된 공기가 관에 충전된 분말시료로 보내진다. 분말층을 통과하는 공기의 흐름은 보정된 압력계로 측정하며 이는 표면적 또는 평균입자지름에 비례한다.)

조작이 간편하고 또한 신속하게 측정할 수 있기 때문에 비표면적을 측정하는 데에 투과법은 널리 이용되며, 특히 batch 대 batch의 변동을 조절할 목적으로 널리 이용된다. 더욱 기본적인 연구에 이 방법을 사용할 경우에는 기기를 검정하는 것이 현명하다.

1963년도판 영국약학원전(British Pharmaceutical Codex 1963)에 수재된 의약품인 Bephenium hydroxynaphthoate는 공기투과법에 의하여 기준을 정한다. 구충제로 사용되며 현탁액제로서 투여되는 이 약은 그 표면적이 7000 cm²/Gm 이상이어야 한다. 비표면적이 감소됨에 따라 이 약의 활성도 또한 떨어진다.

14-5 분말에서 유래되는 성질들

이 장의 앞의 여러 절에서는 분말의 입자크기분포와 표면적에 관해서 다루었다. 이들은 입자들의 어떤 집단의 두 가지 '기본적인' 성질이다. 그 밖에도 이들 기본적인 성질에 바탕을 둔 분말에서 유래되는 여러 가지 성질들이 있다. 그 중에서도 특히 약학과 관련이 있는 유래되는 성질들을 이 장의 나머지 부분에서 언급하고자 한다.

1 공극률(porosity)

눈금실린더에 아연화와 같은 분말을 넣고 그 총용적을 관측한다고 가정하자. 이 때 차지하는 용적을 **분말용적**(bulk volume) V_b라 한다. 만약 그 분말이 비공성이라면, 즉 내부공극이나 또는 모세공간이 없다면 이 경우의 분말의 분말용적은 고체입자들의 진용적(true volume)과 이들 입자들 사이의 공간의 용적을 합한 것으로 이루어지게 된다. **空孔용적**(void volume) v라고 알려져 있는 공간의 용적은 다음 식으로 나타낼 수 있다.

$$v = V_b - V_p \qquad (21)$$

여기서 V_p는 입자들의 진용적이다. 입자들의 용적을 측정하는 방법에 대해서는 뒤에서 고찰하기로 한다. 분말의 공극률(porosity or voids) ε은 충전의 분말용적에 대한 공극용적의 비로서 정의된다.

$$\varepsilon = \frac{V_b - V_p}{V_b} = 1 - \frac{V_p}{V_b} \qquad (22)$$

공극률은 또한 백분율, $\varepsilon \times 100$으로도 흔히 표시된다.

예제 6. 진밀도가 3.203이고, 중량이 131.3 Gm인 산화칼슘 분말시료를 100 m*l*의 눈금실린더에 넣었을 때 분말용적이 82.0 cc란 것을 알았다. 공극률을 계산하라.

풀이 입자들의 진용적은

$$131.3\ \text{Gm}/(3.203\ \text{Gm/cc}) = 41.0\ \text{cc}$$

식 (21)로부터 공극공간의 용적은

$$v = 82.0\ \text{cc} - 41.0\ \text{cc} = 41.0\ \text{cc}$$

따라서 식 (22)로부터 공극률은

$$\varepsilon = \frac{82-41}{82}\ 0.5 \quad \text{또는} \quad 50\%$$

2 충전배열(packing arrangement)

크기가 같은 구체의 분말층은 다음과 같은 두 가지 이상적인 충전배열 중의 어느 것을 취한다고 가정할 수 있다. 즉, i) 최조밀 즉 斜方육면체충전(closest or rhombohedral packing)과

ii) 最疎 즉 입방충전(most open, loosest or cubic packing)이다.

최조밀 충전된, 크기가 같은 구체로 이루어져 있는 분말의 이론적인 공극률은 26%이며, 최소 충전인 경우는 48%이다. 최조밀 충전시와 최소 충전시의 구형입자들의 배열을 〈그림 14·12〉에 나타내었다.

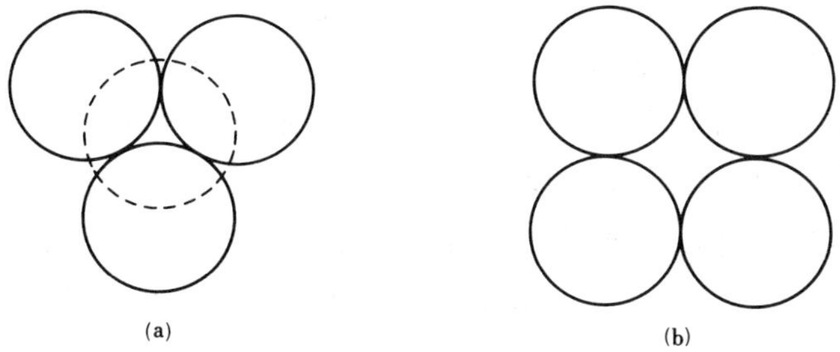

〈그림 *14·12*〉 (a)는 최조밀 충전으로, (b)는 최소 충전으로 각각 배열된 입자들을 표시한 것으로 (a)의 점선으로 된 원은 다른 3개의 입자들 위에 겹쳐진 1개의 입자를 나타낸다.

실제 분말에 있어서의 입자들은 형상이 구형도 아니며 크기가 균일하지도 않다는 것을 알아야 한다. 보통 분말의 입자들은 〈그림 14·12〉에 나타낸 두 가지 이상적인 충전배열간의 어느 중간적인 배열을 가질 것으로 예상되며, 대부분의 분말은 실제에 있어서 30~50%의 공극률을 가지고 있다. 그러나 입자들의 크기가 아주 다르면 작은 입자들이 큰 입자들 사이에 끼어 들어가서 공극률은 이론적인 최소의 공극률인 26% 이하로 될 수도 있다. 만약 분말 중에 입자들의 응집괴, 즉 뭉쳐진 덩어리가 들어 있다면 충전할 때 다리와 아치가 형성되어 공극률은 이론적인 최대의 공극률인 48% 이상이 될 수도 있다. 따라서 실제의 분말계에서는 거의 모든 값의 공극률을 가질 수 있다. Nelson은 100,000 Lb/inch^{2}의 힘으로 압축한 결정성 물질은 1% 이하의 공극률을 가질 수 있다는 것을 입증하였다.

3 입자의 밀도(densities of particles)

입자들은 경우에 따라서 단단하고 매끄러울 수도 있으며 거칠고 해면상일 수도 있기 때문에 밀도는 세심한 주의를 가지고 표시해야 한다. 밀도는 일반적으로 단위용량당의 중량으로 정의된다. 극히 미세한 틈이나 내부공극 또는 모세공간을 가진 입자들의 용적을 측정하고자 할 때에는 난관에 부딪히게 된다.

편의상 밀도는 다음과 같은 세 가지 형태로 정의할 수 있다. 즉,

① 결정격자 속의 분자 또는 원자의 크기보다 더 큰 空孔 및 입자내 공극을 제외한 물질 그 자체의 **진밀도**

② 상압에서 약 10 micron보다 작은 공극 속으로는 침투하지 못하는 수은의 치환에 의해서 측정되는 바와 같은 **과립밀도**

③ 눈금실린더 속에 넣은 건조분말의 분말용적과 중량에 의해서 측정되는 바와 같은 **용적밀도**

고체가 비공질일 때는 진밀도와 과립밀도가 동일하고 또한 양자는 헬륨 또는 수은, 벤젠, 물과 같은 액체의 치환에 의해서 구할 수 있다. 물질이 다공질이어서 내부표면을 가지고 있을 때에는 가장 작은 공극 속으로까지도 침투해 들어가며, 그 물질에 의해서 흡착되지 않는 헬륨으로 치환함으로써 진밀도에 가장 가까운 근사값을 구할 수 있다. 액체치환법에 의해서 구해지는 밀도는 진밀도와 거의 같다고 생각할 수 있지만, 액체가 공극 속으로 잘 침투하지 못할 때에는 이 같은 방법으로 구한 밀도는 진밀도와는 다소 다르다는 것을 알아둘 필요가 있다.

이제부터 각종 밀도를 측정하는 방법에 대해서 살펴보기로 한다.

진밀도 ρ는 실제 고체물질의 밀도이다. 비공질 고체를 녹이지 못하는 액체로 치환함으로써 비공질 고체의 밀도를 측정하는 방법에 대해서는 일반 약학서적에서 찾아 볼 수 있다. 대부분의 분말의 경우와 같이 그 물질이 다공질인 경우에는, 진밀도는 Franklin이 제시한 바와 같이 헬륨밀도계(helium densitometer)를 사용함으로써 측정할 수 있다. 텅빈 장치 속에 헬륨을 도입하여 이를 채우는 데 필요한 헬륨의 용적을 앎으로써 우선 텅빈 장치의 용적(불감공간 ; dead space)을 측정한다. 그 다음 칭량한 분말을 시료관에 넣고 기체축출법으로 흡착된 기체를 분말로부터 제거한 다음 그 물질에 의해서 흡착되지 않는 헬륨을 다시 도입한다. 수은압력계상에 나타난 압력을 읽어 이를 기체의 법칙에 적용시킴으로써 입자들을 둘러싸고 있으며 또한 작은 갈라진 틈과 공극 속으로 침투해 들어가는 헬륨의 용적을 계산한다. 텅빈 장치를 채우는 데 필요한 헬륨의 용적과 분말시료의 존재하에서 이 장치를 채우는 데 필요한 헬륨의 용적과의 차로써 그 분말이 차지하는 용적을 구한다. 따라서 분말의 중량을 알면 진밀도를 계산할 수 있다. 이 실험절차는 입자의 비표면적을 측정하는 BET법의 첫단계와 같다.

핸드북에 실려 있는 고체의 밀도는 대부분 액체치환법으로 측정한 값들이다. 즉, 이들 고체의 밀도는 물체의 중량을 치환된 액체의 중량으로 나눈 값, 즉 적당한 액체에 현탁시켰을 때의 그 물체의 감소된 중량이다. 그 액체에 불용성이며 그 액체보다도 무거운 고체인 경우는 보통 비중병(pycnometer)을 사용하여 측정한다. 예를 들면, 만일 유리구슬의 시료의 무게가 5.0 g이고 비중병을 채우는 데 소요되는 물의 무게가 50.0 g이라면, 총 무게는 55.0 g이 된다. 유리구슬이 물 속에 가라 앉았을 때, 25℃에서 측정한 무게는 53.0 g, 즉 물 2.0 cc가 치환된 값과 같아진다. 따라서 진밀도는 5.0 Gm/2.00 cc=2.5 Gm/cc이다. 위의 방법으로 측정한 진밀도는 액체가 입자들의 공극 속으로 침투하는 능력, 계면에서 일어날 수 있는 액체 밀도의 변화 및 기타의 복잡한 인자들에 의해서 약간의 차이가 생긴다.

헬륨은 최소의 공극이나 갈라진 틈 속까지도 침투하기 때문에 헬륨을 사용함으로써 진밀도에 가장 근사적인 값을 얻을 수 있다는 것이 일반적으로 인정되고 있다. 물이나 알코올과 같은 액체는 최소의 공간 속으로는 들어갈 수 없기 때문에 액체치환법으로는 진밀도보다 약간 적은 값의 밀도가 얻어진다. 〈표 **14 · 6**〉에는 약학에서 흔히 사용되는 몇 가지 분말의 진밀도의 값을 나타내었다.

과립밀도(granule density) ρ_g는 액체치환법과 유사한 방법으로 측정할 수 있다. 수은은 空孔공간(void spaces)은 채우지만 입자들의 내부공극 속으로는 침투할 수 없기 때문에 수은이

〈표 14·6〉 약학에 흔히 사용되는 분말의 진밀도(Gm/cc)

Aluminum Oxide	4.0	Mercuric Chloride	5.44
Benzoic Acid	1.3	Mercuric Iodide	6.3
Bismuth Subcarbonate	6.86	Mercuric Oxide	11.1
Bismuth Subnitrate	4.9	Mercurous Chloride	7.15
Bromoform	2.9	Paraffin	0.90
Calcium Carbonate (Calcite)	2.72	Potassium Bromide	2.75
Calcium Oxide	3.3	Potassium Carbonate	2.29
Chalk	1.8~2.6	Potassium Chloride	1.98
Charcoal (air free)	2.1~2.3	Potassium Iodide	3.13
Clay	1.8~2.6	Sand, find dry	1.5
Cork	0.24	Silver Iodide	5.67
Cotton	1.47	Siver Nitrate	4.35
Gamboge	1.2	Sodium Borate, borax	1.73
Gelatin	1.27	Sodium Bromide	3.2
Glass Beads	2.5	Sodium Chloride	2.16
Graphite	2.3~2.7	Sucrose	1.0
Kaolin	2.2~2.5	Sulfadiazine	1.50
Magnesium Carbonate	3.04	Sulfur, Precipitated	2.0
Magnesium Oxide	3.65	Talc	2.6~2.8
Magnesium Sulfate	1.68	Zinc Oxide (hexagonal)	5.59

사용된다. 따라서 입자내 공간(intraparticle spaces)을 포함하는 입자들의 용적은 과립용적을 나타내므로 분말중량을 알면 과립밀도를 구할 수 있다. Strickland, Busse 및 Higuchi는 특수하게 고안된 비중병을 사용하여 수은치환법으로 정제과립의 과립밀도를 측정하였다. 진밀도는 분말을 고도로 압축시킴으로써 측정하였다. 시료를 100,000 lb/in²의 압력으로 압축시켜 만든 정제를 칭량하였다. 정제의 용적은 캘리퍼스(calipers)로 그 정제의 크기를 측정한 후 산출되었다. 그 다음 정제의 무게를 용적으로 나누어 줌으로써 '진'밀도, 즉 고도 압축밀도(high compression density)를 구하였다.

과립의 **입자내 공극률**(intraparticle porosity)은 진밀도와 과립밀도만 알면 산출할 수 있다. 다공도를 구하는 식은 다음과 같다.

$$\varepsilon_{\text{intraparticle}} = \frac{V_g - V_p}{V_g} = 1 - \frac{V_p}{V_g}$$

$$= 1 - \frac{\text{무게/진밀도}}{\text{무게/과립밀도}} \tag{23}$$

또는

$$\varepsilon_{\text{intraparticle}} = 1 - \frac{\text{과립밀도}}{\text{진밀도}} = 1 - \frac{\rho_g}{\rho} \tag{24}$$

여기서 V_p는 고체입자의 진용적이고, V_g는 입자내 공극을 포함시킨 입자의 용적이다.

예제 7. 중탄산나트륨의 과립밀도 ρ_g는 1.450이고, 진밀도 ρ는 2.033이다. 입자내 공극률을 계산하라.

풀이 $\varepsilon_{\text{intraparticle}} = 1 - \frac{1.450}{2.033} = 0.286$ 또는 28.6%

Strickland 등이 구한 과립에서의 과립밀도의 내부공극률, 즉 공극공간 백분율(percent pore spaces)을 〈표 14·7〉에 나타내었다. 공극률에 있어서의 차이는 이 표에 나타낸 바와 같이 과립 제조의 방법에 의존한다.

〈표 14·7〉 정제과립의 밀도와 공극률

Granulation	'True' or High Compression Density (Gm/cm³)	Granule Density by Mercury Displacement (Cm/cm³)	Per Cent Pore Space In Granules (Porosity)
Sulfathiazole*	1.530	1.090	29
Sodium Bicarbonate*	2.033	1.450	29
Phenobarbital*	1.297	0.920	29
Aspirin**	1.370	1.330	2.9

* Granulation prepared by wet method using starch paste.
** Granulation prepared by dry method (slugging process).

용적밀도(bulk density) ρ_b는 분말의 질량을 분말용적으로 나눈 값으로 정의된다. 용적밀도 또는 이의 역수인 비분말용적(specific bulk volume)을 구하는 표준 방법이 설정되었다. 미리 미국표준체 20 호를 통과시킨 분말 약 50 cc의 시료를 100 cc의 눈금실린더 속에 조심스럽게 부어 넣는다. 이 실린더를 1인치의 높이에서 2초의 간격으로 3회 딱딱한 나무 표면 위에 떨어뜨린다. 그 다음 gram으로 나타낸 시료의 무게를 실린더 속에 들어 있는 시료의 cc로 나타낸 최종 용적으로 나누어 줌으로써 용적밀도가 구해진다. 실제적으로는 용기를 약 500회 가량 떨어뜨리거나 가볍게 두드려 준 후에야 비로소 용적밀도가 극대값에 도달한다. 그러나 여러 가지 실험실적 방법 중에서 3회 두드리는 방법을 쓰면 가장 일관성 있는 결과가 얻어진다는 것이 밝혀졌다.

〈표 14·8〉에서는 몇 가지 분말약품의 용적밀도를 진밀도와 비교하였다. 분말약품에 있어서

〈표 14·8〉 용적밀도와 진밀도의 비교

화 합 물	Bulk Density Gm/cc	True Density Gm/cc
Bismuth subcarbonate Heavy	1.01	6.9 **
Bismuth Subcarbonate Light	0.22	6.9 **
Magnesium Carbonate Heavy	0.39	3.0 **
Magnesium Carbonate Light	0.07	3.0 **
Phenobarbital	0.34	1.3 *
Sulfathiazole	0.33	1.5 *
Talc	0.48	2.7 **

* True densities obtained by helium displacement.
** Densities obtained by liquid displacement.

'경질'이란 용어는 용적밀도가 낮은 것, 즉 분말용적이 큰 것을 의미하며, 한편 '중질'이란 용적밀도가 높은, 즉 분말용적이 작은 분말을 뜻한다. 이런 용어들은 과립밀도나 진밀도와는 전혀 관계가 없다는 사실을 유의해 둘 필요가 있다.

분말의 용적밀도는 주로 입자크기분포, 입자 형상 및 입자들이 서로 부착하려는 경향 등에 입자들이 충전될 때 그들 표면 사이에 큰 틈바구니를 남기게 되면 결과적으로 경질분말, 즉 용적밀도가 낮은 분말이 생긴다. 한편 작은 입자들이 큰 입자들 사이에 새어들게 되면 중질분말, 즉 용적밀도가 큰 분말이 생기게 된다.

다공질 과립으로 된 분말의 입자간 공간, 즉 **空孔공극률**(interspace or void porosity)은 입자내 공극을 제외한 분말의 분말용적에 대한 입자간 공간의 상대적 용적이다. 입자간 공간 공극률은 용적밀도와 과립밀도를 앎으로써 산출되며 다음 식으로 표시된다.

$$\varepsilon_{\text{interspace}} = \frac{V_b - V_g}{V_b} = 1 - \frac{V_g}{V_b}$$

$$= 1 - \frac{\text{무게}/\text{과립밀도}}{\text{무게}/\text{용적밀도}} \tag{25}$$

또는

$$\varepsilon_{\text{interspace}} = 1 - \frac{\text{용적밀도}}{\text{과립밀도}} = 1 - \frac{\rho_b}{\rho_g} \tag{26}$$

여기서 $V_b = \rho_b$는 분말용적이고, $V_g = w/\rho_g$는 과립용적, 즉 입자의 용적과 공극의 용적을 합한 용적이다. 다공질 분말의 **총공극률**(total porosity)은 입자내 공공 및 입자내 공극으로 이루어져 있다. 따라서 총공극률은 다음 식으로 정의된다.

$$\varepsilon_{\text{total}} = \frac{V_b - V_p}{V_b} = 1 - \frac{V_p}{V_b} \tag{27}$$

여기서 V_b는 분말용적이고, V_p는 고체물질 그 자체의 용적이다. 이 식은 비공질 분말에 대한 식(식 (22)를 참조)과 동일하다. 그 식에서와 같이 V_p와 V_b를 분말의 무게와 밀도로서도 표시할 수 있다.

$$V_p = \frac{w}{\rho}$$

그리고

$$V_b = \frac{w}{\rho_b}$$

여기서 w는 분말의 질량('무게'), ρ는 진밀도, ρ_b는 용적밀도이다. 이들 관계식을 식 (27)에 대입하면 다음 식이 얻어진다. 총공극률

$$\varepsilon_{\text{total}} = 1 - \frac{w/\rho}{w/\rho_b} \tag{28}$$

또는

$$\varepsilon_{\text{total}} = 1 - \frac{\rho_b}{\rho} \tag{29}$$

정제의 용적밀도와 총공극률은 Higuchi 등이 보고한 방법에 의해서 측정할 수 있다.

예제 8. 1 정의 요오드화나트륨정의 무게는 0.3439 gram이었고, 분말용적은 캘리퍼스를 사용하여 측정한 결과 0.0963 cc란 것을 알았다. NaI의 진밀도는 3.667 Gm/cc이다. 이 정의 용적밀도와 총공극률은 얼마인가?

풀이 용적밀도 $\rho_b = \dfrac{0.3439}{0.0963} = 3.571 \text{ Gm/cc}$

$$\varepsilon_{\text{total}} = 1 - \frac{3.571}{3.667} = 0.026 \quad \text{또는} \quad 2.6\%$$

용적밀도는 정제의 공극률 및 정제의 경도와 붕해시간과의 분명한 관련성에 관한 유익한 지견을 제공할 뿐만 아니라 분말용적이 큰 화학약품들의 균질성을 시험하고, 또한 일정량의 분말에 대한 용기, 혼합장치 및 캡슐의 적절한 크기를 결정하는 데도 소용이 된다. 이들 논제에 관해서는 이 장 이후의 각 절에서 고찰하기로 한다.

요약해서 말하면, 세 가지 밀도들(진밀도, 과립밀도, 용적밀도)간의 차이점은 이들의 역수, 즉 비진용적, 비과립용적 및 비분말용적을 관련시켜 보면 더욱 잘 이해할 수 있다.

분말의 비진용적은 단위분말 질량당의 고체물질 그 자체의 용적이다. 이를 측정하는 데 사용한 액체가 그 공극 속으로 완전히 침투하지 않을 때에는 비진용적은 고체물질 그 자체의 단위중량당의 용적과 그 액체에 의해서 침투되지 못한 과립 내부의 공극용적의 작은 부분을 합한 것이 된다. 그러나 적절한 액체를 선정하면 그 차는 대단한 것이 못 된다. 비과립용적은 고체와 본질적으로 입자 내부의 모든 공극의 용적이다. 마지막으로 비분말용적은 고체의 단위중량당의 용적, 입자내 공극의 용적 및 공공용적, 즉 입자간 공간의 용적으로 이루어져 있다.

예제 9. 어떤 과립성 분말의 시료 1 gram에 대해서 다음 데이터가 적용된다.

고체만의 용적 = 0.3 cc/Gm
입자내 공극의 용적 = 0.1 cc/Gm
입자간 공간의 용적 = 1.6 cc/Gm

(a) 비용적 V, 비과립용적 V_g 및 비분말용적 V_b는 얼마인가?
(b) 총공극률 $\varepsilon_{\text{total}}$, 입자간 공간공극률 $\varepsilon_{\text{interspace}}$, 즉 입자들 사이의 공공공간 및 입자내 공극률 $\varepsilon_{\text{intraparticle}}$, 즉 입자 내부의 공극공간을 계산하라.

풀이 (a) $V = 0.3 \text{ cc/Gm}$

$V_g = V +$ 입자내 공극의 용적
$= 0.3 + 0.1 = 0.4 \text{ cc/Gm}$

$V_b = V +$ 입자내 공극의 용적 $+$ 입자간 공극의 용적
$= 0.3 + 0.1 + 1.6 = 2.0 \text{ cc/Gm}$

(b) $$\varepsilon_{\text{total}} = \frac{V_b - V_p}{V_b} = \frac{2.0 - 0.3}{2.0} = 0.85 \text{ 또는 } 85\%$$

$$\varepsilon_{\text{interspace}} = \frac{V_b - V_g}{V_b} = \frac{2.0 - 0.4}{2.0} = 0.80 \text{ 또는 } 80\%$$

$$\varepsilon_{\text{intraparticle}} = V_g - V_p = \frac{0.4 - 0.3}{0.4} = 0.25 \text{ 또는 } 25\%$$

따라서 고체 그 자체는 총 분말용적의 15%를 이루고 있으며, 나머지 85%는 공공공간으로 되어 있다.

총 분말용적의 80%는 입자들 사이의 공공에 의해서 기여되며, 총 분말용적의 5%는 입자들 내부의 공극이나 갈라진 틈에 의해서 기여된다. 그러나 이들 공극은 과립들의 용적, 즉 입자들과 공극을 합한 용적에 대해서 25%를 기여한다.

4 분말용적

용적밀도의 역수인 비분말용적을 흔히 **분말용적**(bulkiness 또는 bulk)이라 한다. 이는 분말 충전시의 중요한 고려 대상이 된다. 탄산칼슘의 용적밀도는 0.1 내지 1.3의 범위이다. 따라서 최경질품, 즉 가장 분말용적이 큰 형은 최중질품이 필요로 하는 것보다 약 13배나 큰 용기를 필요로 할 것이다. Cocking과 Roller는 입자크기가 감소함에 따라 분말용적이 증가한다고 보고하였다. 그러나 여러 가지 크기의 입자들이 섞인 물질들에 있어서는 보다 작은 입자들은 보다 큰 입자들 사이로 새어들기 때문에 분말용적을 감소시키는 경향이 있다. Cocking은 이들 원리를 분말약품의 규격화에 이용하였다. Roller는 분말이 일정한 높이를 유지할 때까지 개개의 용기를 가볍게 두들김으로써 분말용적을 측정하였다. Roller는 그의 연구결과로서 각종 분에 대한 가장 적합한 용기의 크기를 결정하였다.

5 유동성(flow properties)

분말용적이 큰 분말은 입자들이 정도가 다른 인력의 영향을 받기 때문에 소성유동을 나타내거나 때로는 디일레이턴시(dilatancy)를 나타내는 비 뉴턴성 액체(p. 660)와 어느 정도 비슷하다. 따라서 분말은 **자유유동성**(free-flowing)일 수도 있고 **응집성**〔'부착성', cohesive("sticky")〕일 수도 있다. Neumann은 분말의 유동성에 영향을 미치는 인자들에 대해서 논의하였다. 특히 중요한 것은 입자크기, 형상, 공극률과 밀도 그리고 표면구조이다. Hiestand는 입자-입자 상호작용의 크기를 결정하는 고체의 이 같은 성질들에 관한 총설을 썼다.

비교적 작은 입자들(10 micron 이하)의 경우는 입자들간의 응집력이 중력의 힘과 크기가 같기 때문에 orifice를 통한 입자의 흐름이 제한을 받는다. 후자의 힘은 지름의 세제곱의 함수이므로 입자크기가 증가하여 흐름이 촉진됨에 따라서 더욱 중요해진다. 최대유동속도에 도달한 후에는 입자의 크기가 orifice의 크기에 가까워짐에 따라서 유동성이 감소한다. 분말이 적당량의 작은 입자들을 함유하는 경우에는 '미세입자들'을 제거하거나 이들을 보다 큰 입자들 위에 흡착시킴으로써 분말의 유동성을 높일 수 있다. 때로는 습기의 존재로 인해서 유동성이 낮아질 수 있으며, 이 같은 경우에는 그 분말을 건조시키면 응집성(cohesiveness)이 감소한다. 가느다란 입자들이나 납작한 입자들은 비록 느슨하게나마 충전되는 경향이 있으며, 그 결과 높은 공극률을 가진 분말이 생기게 된다. 높은 밀도와 낮은 내부공극률을 가진 입자들은 자유유동성을 갖는 경향이 있다. 이는 거친 표면에 의해서 상쇄될 수 있으며, 표면이 거칠면 마찰과 응집성으로 인해서 유동성이 저하된다.

자유유동성 분말은 부착성(stickiness)과는 반대가 되는 의미를 가진 '살포성(dustibility)'이란 말로 특징지을 수 있다. 석송자는 최대의 살포도를 나타낸다. 만일 석송자에 대해서 100%라는 살포성을 임의로 부여하면 탈크분말은 57%, 감자 전분은 27%, 미세한 약용탄은 23%의 값을 가지며, 미세한 감홍분말은 0.7%의 상대적 살포성을 가진다. 이러한 값들은 피부에 발랐을 때의 살포제의 균등한 퍼짐과 어느 정도 관련성을 갖는 것이 틀림없으며, 한편 압축분말의 입자들의 응집성의 척도인 부착성은 충전기 속에서의 분말의 유동성과 자동 캡슐기의 조작에 있어서도 어느 정도 중요성을 갖는 것이 확실하다.

유동성이 낮은 분말이나 과립은 제약공업에 있어 여러 가지 곤란을 야기시킨다. 균일한 용량 단위 정제의 생산은 과립의 여러 가지 성질에 의해서 좌우된다는 사실이 밝혀졌다. Arambulo와 그의 공동 연구자들은 과립크기가 감소함에 따라 정제 중량의 편차가 감소한다는 것을 알았다. 최소의 중량 편차는 400～800 micron의 지름을 가진 과립의 경우에 얻어졌다. 과립크기가 더욱 감소됨에 따라 과립은 덜 자유로이 흘렀으며, 정제 중량의 편차가 증가하였다. 입자크기분포는 과립의 내부유동(internal flow)과 응리(segregation)에 영향을 미친다.

Raff 등은 정제 과립의 유동에 대해서 연구하였다. 그들은 분말이 hopper를 통하여 흐르는 동안의 내부유동과 과립응리(즉, 분말이 크기가 다른 층들로 분리하려는 경향)는 압축기의 후기에 있어서 정제 중량의 감소에 기여한다는 것을 알았다. Hammerness와 Thompson은 정제 과립의 유동속도는 가해진 미세분말의 양의 증가와 더불어 증가한다는 것을 알았다. 또한 활택제의 양의 증가 역시 유동속도를 증가시키며 활택제와 미세분말의 조합은 협력작용을 갖는 것으로 보인다.

비압축분말의 마찰력은 **휴식각**(angle of repose)으로 측정할 수 있다. 이는 분말무더기의 표면과 수평면 사이의 가능한 최대각이다. 분말무더기에 분말을 더 가하면 옆으로 흘러내려 마침내 입자들의 상호 마찰은 각 ϕ의 면각을 이루면서 중력과 평형이 된다. 휴식각의 tan는 입자간의 마찰계수 μ와 같다. 즉,

$$\tan \phi = \mu$$

따라서 입자들의 표면이 거칠고 불규칙하면 할수록 휴식각은 더 커질 것이다.

이와 같은 현상은 Fonner, Banker 및 Swarbrick에 의하여 관찰되었으며, 이들은 다섯 가지의 다른 방법으로 제조된 과립에 대해 연구하면서 휴식각은 주로 표면거칠성의 함수라는 것을 알았다. 또한 구형으로부터 멀어짐에 따라 휴식각이 증가하며 부피밀도와 유동성은 감소한다는 것을 알았다.

유동성을 높이기 위해서는 흔히 **활택제**(glidants)라는 물질을 과립분말에 첨가한다. 보통 사용되는 활택제의 예로는 스테아린산 마그네슘, 전분 및 탈크를 들 수 있다. 단위시간당 hopper orifice를 통해서 흐르는 분말의 무게를 측정하는 기록식 분말유량계를 사용함으로써 Gold 등은 최적 활택제농도는 1% 또는 그 이하라는 것을 알았다. 이 레벨 이상에서는 유동속도의

감소를 흔히 볼 수 있었으나, 유동속도와 휴식각 사이에서는 하등 상관관계를 볼 수 없었다.

Nelson은 술파티아졸 과립의 휴식각을 평균입자크기, 활택제의 존재 유무 및 미세분말의 혼입량 등의 함수로써 고찰하였다. 그는 일반적으로 입자크기가 작을수록 휴식각이 증가한다는 것을 알았다.

탈크를 낮은 농도로 첨가하는 경우에는 휴식각이 감소되지만 높은 농도로 첨가할 때에는 휴식각이 증가하였다. 조과립에 미세분말, 즉 100mesh보다 작은 입자들을 첨가할 때에는 휴식각이 현저히 증가하였다. Train, Craik 및 Miller도 역시 휴식각과 분말약품의 성질과의 관계에 대하여 연구하였다. 분말의 유동성은 여러 가지 물질들을 혼합함으로써 혼합분말을 생성하는 데 관여하는 인자들 중의 하나이다. 혼합과 응리의 방지는 정제와 캡슐제를 포함하는 각종 제형의 제조에 수반되는 중요한 제제공정이다. 혼합과정에 영향을 미치는 기타의 인자들로는 입자의 응집, 크기, 형상, 밀도차 및 정전하 등을 들 수 있다. 혼합의 이론에 대해서는 Train 및 Fischer에 의해서 기술되었다.

6 압축 : 압축정제(compaction : compressed tablets)

Neumann은 가볍게 두들기는 실험법(tapping법)을 이용해서 약 5 kg/cm^{2}의 압력하에 분말을 압축시켰을 때 강체 입자들(예 : 탄산나트륨)로 이루어진 분말의 공극률은 최조밀 충전된 분말의 공극률보다 높다는 것을 알았다. 따라서 이 같은 분말들은 디일레이턴트(dilatant)이다. 즉, 이 같은 분말들은 응력(stress)의 영향하에서 수축되기보다는 오히려 팽창을 하였다. 그러나 부드럽고 해면질인 입자들(예 : 카올린)의 경우에는 압축하면 입자들이 변형되고, 또한 공극률이 최조밀 충전의 상태로 입자들을 가볍게 두들겨 내린 후보다 낮았다. 이와 유사한 실험을 통해서 제약공업적 규모에서 캡슐 속에 분말약품을 충전시키기 위한 최적조건을 구할 수도 있다. 압축하에서의 분말의 거동은 정제를 타정하는 데 있어 중요하다. 분말야금학과 금속분말의 압축에 관한 문헌으로부터 더욱 기초적인 지견을 얻을 수 있다. 그러나 이 분야에 있어서 몇 가지 기초적인 연구를 한 Train에 의해서 지적된 바와 같이, 금속의 거동에 관해서 전개된 이론들을 비금속에 적용시킬 때에는 반드시 모두 적용 가능한 것은 아니다.

초기 연구의 대부분은 Higuchi 및 그의 공동 연구자들에 의하여 행해졌으며 이들은 비표면적, 과립밀도, 공극률, 정제경도 및 정제의 붕해시간에 미치는 압축력의 영향을 연구하였다. 〈그림 **14 · 13**〉에서 예시한 바와 같이 BET법으로 측정한 술파티아졸 정제 과립의 비표면적은 최대로 증가한 다음 감소하였다. 표면적의 초기의 증가는 주된 결정성 물질이 깨어졌을 때 생기는 새로운 표면의 생성에 그 원인을 돌릴 수 있으며, 한편 압축력이 2500 lb를 초과한 경우의 비표면적의 감소는 아마도 단위입자들간의 냉결합(cold bonding) 때문이라고 생각된다. 훨씬 높은 압축력의 경우를 제외하고는 압축력의 대수의 선형함수로서 공극률은 감소하고 밀도는 증가한다는 것도 알았다. 압축이 증가됨에 따라서 정제경도와 파괴저항도 또한 증가한다. 회전식 타정기를 사용하여 얻은 전형적인 결과를 〈그림 **14 · 14**〉에 나타내었다.

압축된 정제의 힘은 여러 가지 인자들에 의해서 좌우되며 그 중에서 가장 중요한 것은 압

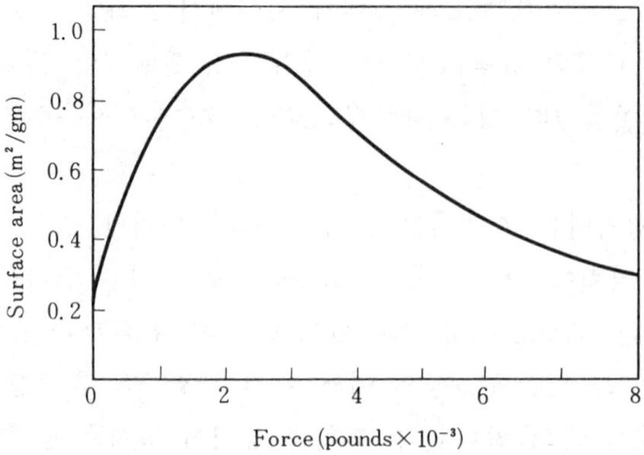

〈그림 14 · 13〉 술파티아졸 과립의 비표면적에 미치는 압축력의 영향 (T. Higuchi 등에 의함)

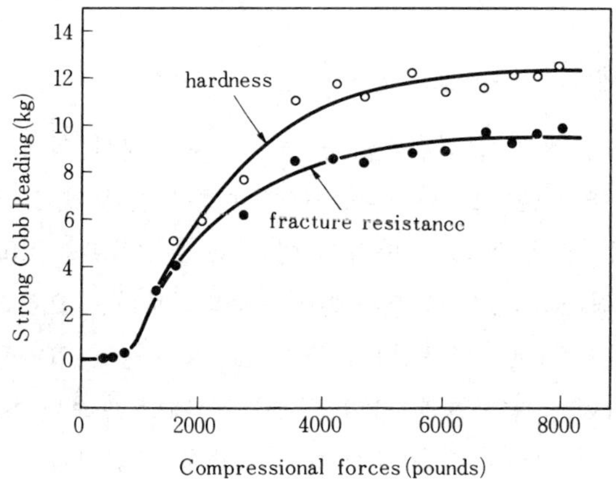

〈그림 14 · 14〉 정제경도와 파괴력에 미치는 압축력의 영향 (E. L. Knoechel 등에 의함)

축력과 입자크기이다. Hersey 등은 입자크기의 영향을 보고하였는데, 4~925 micron의 범위에 걸쳐서는 압축정제의 힘과 입자크기의 사이에는 아무런 관계가 없다고 결론지었다.

이들 연구자들은 단순결정의 경우에는 600~100 micron의 범위에서는 입자크기가 감소됨에 따라 정제의 경도는 증가한다는 것을 알았다.

Higuchi와 그의 공동 연구자들에 의해서 시작된 연구로는 기타의 정제성분들에 관한 연구, 기계화된 타정기의 개발, 활택제의 평가 등을 들 수 있다. 이러한 흥미로운 연구를 살펴보려면 그 원보고는 물론, 이 분야의 더욱 최근의 보고문들도 찾아보아야 할 것이다.

연 습 문 제

1. 입자밀도가 1.5 g/cm^3이고, 평균지름 d_{vs}가 2 micron인 술파티아졸 분말의 입자들의 비표면적은 얼마인가? 입자들은 완전구체라고 가정한다.

답 $2\times10^4 cm^2/g$

2. 진밀도가 2.70 g/cm^3인 탈크시료의 공극률 백분율을 계산하라. 이 분말 324 g을 눈금실린더에 넣었을 때 탈크는 200 ml의 분말용적을 갖는다는 것을 알았다.

답 40%

3. 광학현미경을 사용하여 다음과 같은 가상적인 데이터를 얻었다고 생각하자.

지름(micron)	10	20	30
입자의 수(n)	3	2	1

입자들은 1.5 g/cm^3의 진밀도를 가지고 있고 또한 구형이라고 가정하고 산술(길이-수)평균입자 지름 d_{vs} 및 비표면적(cm^2/gram)을 산출하라.

답 $d_{ln} = 16.7\ \mu$, $d_{vs} = 23\ \mu$, $S_w = 1740\ cm^2/gram$

4. 어떤 혼합분말의 진밀도는 3.203이다. 정제형으로 압축했을 때 이 혼합분말의 과립밀도는 3.138이란 것을 알았다. 이 정제의 공극률은 얼마인가?

답 2%

5. 입자들이 2×10^{-4}cm의 평균지름 d_{vs}와 2.0 g/cm^3의 진밀도를 갖고 있는 어떤 국소마취제 분말 4 g의 cm^2로 나타낸 총 표면적은 얼마인가? 입자들은 구형이라고 가정하라.

답 $6\times10^4 cm^2$

6. 4.0 g/cm^3의 진밀도를 가지고 있는 어떤 산화알루미늄 시료의 공극률을 계산하라. 이 분말 75 g을 눈금실린더에 넣었을 때 62 cm^3의 분말용적을 갖는다는 것을 알았다.

답 69.8%

7. 어떤 동물사료 분배자가 병아리 사료에 ton(2000 lb)당 20 ml의 비율로 어떤 항생물질을 첨가하고자 한다. 그 사람이 이 혼합분말의 미세도에 관해서 당신의 조언을 청해 왔다고 하자. 각 병아리가 1회 식사 때 40 grain의 혼합사료를 먹어치우고 또한 병아리들에게 균등한 약물량이 분배되게끔 이들 40 grain의 분량마다 적어도 1000 입자들의 그 항생물질이 함유되어 있어야 된다고 가정할 때, 그 항생물질이 분말화되어야만 하는 micron으로 나타낸 지름을 계산하라. 이 항생물질의 진밀도는 1.2이고, 구형입자라고 가정한다.

답 4.5μ

8. 현미경법을 사용하여 어떤 실리카시료를 분석한 결과 다음과 같은 데이터를 얻었다.

지름(micron)	10	15	20	25
빈도(n)	73	77	82	37

d_{ln}, d_{vs} 및 d_{wn}를 각각 계산하라.

답 $d_{ln} = 16.5$, $d_{vs} = 19.5$, $d_{wm} = 20.5\mu$

9. Andreasen장치를 사용하여 어떤 중질산화마그네슘 시료를 분석한 결과 다음과 같은 데이터를 얻

었다.

h/t (cm/min)	Stokes 법칙으로 구한 지름(μ)	분말의 이하크기 백분율
15.4	96	94
5.0	53	81
0.70	20	32
0.20	10	12

이 데이터를 대수확률지에 도시함으로써 d_s'와 σ_s를 구하라. 그 다음 d_{ln}, d_{sn} 및 d_{vn}을 계산하라.

답 $d_g' = 27\ \mu$, $\sigma_g = 2.3$, $d_{ln} = 5$, $d_{sn} = 7$, $d_{vn} = 10$

10. (a) 어떤 정제의 무게가 0.2626 Gm이고 그 분말용적이 0.0836 ml라면 용적밀도는 얼마인가?
(b) 성분들의 혼합물의 진밀도가 3.203이라면 그 정제의 공극률은 얼마인가?

답 (a) 3.138 (b) 0.019 또는 1.9%

11. BET 장치를 이용하여 어떤 목탄분말 시료를 활성화 전후에 분석하여 3.4 cm^3/gram 및 260 cm^3/gram의 V_m값을 각각 얻었다. 활성화 전후의 그 목탄분말의 비표면적을 계산하라.

답 S_w (활성화 전) = 15 m^2/g, S_w (활성화 후) = 1131 m^2/g

12. 아스피린의 진밀도는 1.37이고, 과립밀도는 1.33이다. 공극률, 즉 과립 내부의 空孔공간 백분율은 얼마인가?

답 3%

제 15 장

흐 름 학

흐름학(rheology)이란 용어는 그리스어의 흐름(rheo)과 과학(logos)에서 유래되었으며, Bingham과 Crawford에 의해서 처음으로 제안되었다. 흐름학과 흐름학적 성질은 액체의 흐름과 고체의 변형을 다룬다. 흐름학은 혈액의 순환, 근육의 수축, 비경구적으로 투여되는 용액의 유동도(fluidity), 접을 수 있는 튜브로부터 크림치약을 짜내는 일, 페인트 공업, 향장품학, 잉크의 제조 및 기타 수많은 응용과 연관성이 있다. 약학에 있어서 흐름학은 유제, 파스타제, 연고제, 좌제 및 현탁제의 제제설계(formulation)에 있어 특히 중요하다. 흐름학은 물질의 혼합과 유동(흐름), 충전, 사용 준비 및 그 실제적인 용법(용기에서 단순히 따라내거나 튜브에서 짜내거나 또는 주사기바늘을 통과시키는 일)과 관련이 있다.

15-1 점성도와 뉴턴의 흐름법칙

1 점 성 도

점성도(viscosity)란 가해 준 응력(stress)하에서의 계의 흐름에 대한 저항이라고 정의된다. 액체가 끈적할수록 그 액체를 흐르게 하는 데는 더 큰 힘을 가해 주어야만 한다.

〈그림 15 · 1〉에 나타낸 바와 같이, 한 벌의 카드처럼 분자의 평행평판들로 이루어진 한 토막의 액체를 생각해 보자.

밑바닥층은 그 위치에 고정되어 있다고 생각한다. 만일 액체의 최상면을 일정한 속도로 움직이면 하부의 각 층은 고정된 밑바닥층으로부터의 거리에 정비례하는 속도로 움직일 것이다. 액체를 흐르게 하는 데 필요한 단위면적당의 힘 F'/A를 엇밀기응력(전단응력, shearing stress) F라 한다. 무한소거리 dr만큼 떨어져 있는 액체의 두 평행평판간의 속도차 dv를 엇밀기속도(전단속도, rate of shear) G 또는 속도기울기(velocity gradient) dv/dr 라 한다. 이는 한벌의 카드와 연관시켜 가장 아래에 있는 카드는 그 위치에 고정되어 있고, 가장 위에 있는 카드는 일정한 속도로 그 아래에 있는 카드들과 평행평판을 이루면서 움직인다고 생각할 수 있다.

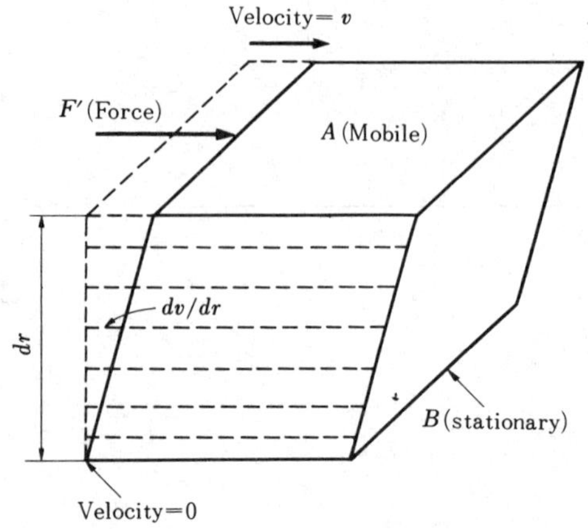

〈그림 15·1〉 고전적인 점성도의 성분을 나타내는 모델

액체의 평행평판을 나타내는 아래의 각 카드층은 고정된 밑바닥층으로부터의 거리에 정비례하는 속도로 움직일 것이다. 따라서 점성도는 액체의 인접한 층들의 상대적인 운동으로서 엇밀기속도에 대한 엇밀기응력의 비라고 정의된다.

2 Newton의 흐름의 법칙

Newton은 처음으로 액체의 흐름의 성질을 정량적으로 연구하였다. 그는 엇밀기속도는 엇밀기응력에 비례한다는 사실에 주목하였다. 즉,

$$\text{뉴턴의 흐름의 법칙}: \frac{F'}{A} = \eta \frac{dv}{dr} \tag{1}$$

여기서 η는 비례상수로서 **점성도계수**(coefficient of viscosity) 또는 간단히 **점성도**(viscosity)라고 한다.

식 (1)은 다음과 같이 고쳐 쓸 수 있다.

$$\text{뉴턴의 흐름의 법칙}: F = \eta G \quad \text{또는} \quad \eta = F/G \tag{2}$$

여기서 $F = F'/A$이고, $G = dv/dr$이다.

엇밀기응력 F에 대해서 엇밀기속도 G를 그래프상에 도시한 것을 **흐름곡선**(flow curve) 또는 레오그램(rheogram)이라 한다.

3 점성도의 단위와 유동도

절대점성도(absolute viscosity)의 측정단위는 **poise**이다. 1 poise는 1 cm의 거리만큼 떨어져 있는 단위면적이 각각 1 cm^2인 액체의 두 평행평판간에 1 cm/sec의 속도차를 내게 하는 데 필요한 엇밀기힘(shearing force)이라고 정의된다. 더욱 유용한 단위는 **centipoise**(cp)로서 1 cp는 0.01 poise와 같으며 그 복수는 cps이다.

유동도(fluidity)는 점성도의 역수로서 정의되며 Φ란 기호를 사용한다. 즉,

$$\Phi = 1/\eta \tag{3}$$

유동도는 액체의 흐름의 경향에 대한 척도인 반면에, 점도는 액체의 흐름에 대한 저항의 측도이다.

4 점성도의 온도의존성

일반적으로 점성도는 온도가 증가함에 따라 감소한다. 점도는 온도에 따라 변하기 때문에 점성도를 표시할 때에는 온도를 명시해야 한다.

액체의 점성도의 온도의존성은 Arrhenius 식과 유사한 다음 식으로 표시된다.

$$\text{Andrade의 식 :}\quad \eta = Ae^{-Ev/RT} \tag{4}$$

여기서 A는 액체의 분자량과 몰부피(molar volume)에 의존하는 상수이며, E_v는 분자들간에 흐름을 개시하는 데 필요한 활성화에너지이다.

5 동적점성도(kinematic viscosity)

식 (1), 즉 $\eta = \dfrac{F'dr}{A\,dv}$ 로 표시되는 점성도는 절대점성도라고 불리며, poise 또는 centi poise의 단위로 표시된다. 공정서인 USP에서 동적 점성도는 액체의 절대점성도를 액체의 밀도로 나눈 값이라고 정의하고 있다. 즉,

$$\text{동적점성도 :}\quad \nu = \eta/\rho \tag{5}$$

동적점성도의 단위로는 stoke(s)와 centistoke(cs)가 있다. 물은 1 cs, 에테르는 0.2 cs, 광유는 20~70 cs, 꿀은 10,000 cs의 동적 점성도를 가지고 있다.

6 점성도의 측정법

기기의 차원이 정확히 알려져 있는 경우에는 절대점성도를 직접 측정할 수 있지만, 실제적으로는 점성도가 알려진 액체를 가지고 기기를 검정한 후 점성도가 알려진 액체의 점성도와 비교함으로써 점성도가 알려지지 않은 액체의 점성도를 측정하는 것이 보통이다.

점성도를 측정하는 보편적인 방법에 있어서는 일정한 부피의 액체가 모세관을 통해서 흐르는 데 필요한 시간을 측정한다. 모세관 점성도계의 예인 **Ostwald형 점성도계**를 써서 구한 점성도는 상대점성도이며, **Ubbelohde형 점성도계**는 저액부의 액량에 관계없이 낙차가 일정하게 되도록 모세관 바로 밑에 공기실을 마련하고 있다.

편리하게 또는 신속하게 점성도를 측정하는 기기의 종류로는 **회전점성도계**(rotational viscometer)를 들 수 있는데, 이 기기에서는 점성도를 측정하려는 액체 속에 담근 원통(bob)이나

방추(spindle)를 이용한다. 액체 중의 회전 부위의 운동에 대한 저항이 점성도를 측정하는 기초가 된다. Brookfield, Rotovisco, Stomer 점성도계는 회전추 점성도계(rotational bob viscometry)의 예이며, MacMichael 점성도계는 회전컵 점성도계(rotational cup viscometer)의 한 예이다.

모세관점성도계(capillary viscometer)를 사용한 뉴턴유체의 점성도 측정은 모세관 흐름에 대한 다음 식으로 표시되는 Poiseuille의 법칙에 기초를 두고 있다.

$$\eta = \frac{\pi r^4 t \Delta P}{8 l V} \tag{6}$$

여기서 r는 모세관의 내부반지름, t는 흐름시간, ΔP는 압력수두(pressure head) 즉 액체가 모세관 속을 흐르게 하기 위해서 가해 주어야 하는 dyne/cm²로 나타낸 구동압력, l은 모세관의 길이, V는 흐른 액체의 부피이다.

주어진 모세관점성도계의 반지름 r, 길이 l, 부피 V는 일정하므로 합쳐서 상수 K로 나타낼 수 있다. 그와 같이 하면 식 (6)은 다음 식과 같이 쓸 수 있다.

$$\eta = Kt\Delta P \tag{7}$$

압력수두 ΔP는 측정되는 액체의 밀도 ρ, 중력가속도, 모세관점성도의 2개의 가지 속에 들어있는 액체의 수위차에 의존한다. 그런데 중력가속도는 일정하며, 만약 모세관 중의 두 수위가 모든 액체에 대해 일정하게 유지된다면 이들 항을 상수에 포괄시킬 수 있으므로, 미지액체와 표준액체의 점성도에 대하여 다음과 같이 쓸 수 있다.

$$\eta_1 = K' t_1 \rho_1 \tag{8}$$

$$\eta_2 = K' t_2 \rho_2 \tag{9}$$

따라서 동일한 모세관점성도계 내에서 두 액체가 흐르는 데 걸리는 시간을 비교하여 식 (8)을 식 (9)로 나누면 다음 식이 얻어진다.

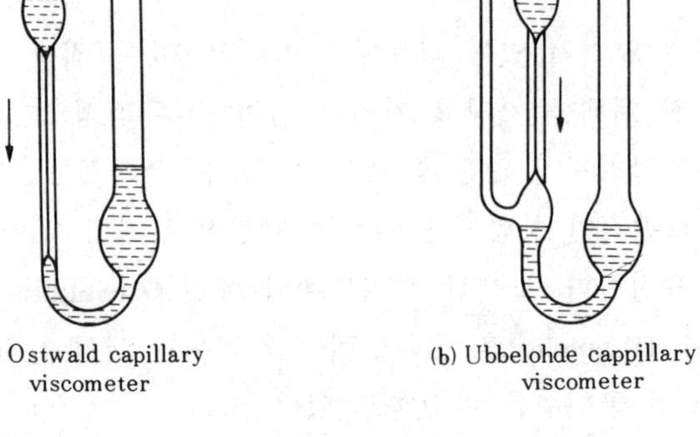

(a) Ostwald capillary viscometer

(b) Ubbelohde cappillary viscometer

〈그림 15·2〉 **모세관 점성도계의 종류**(일정한 부피의 액체가 모세관을 통해서 흘러내리는 데 걸리는 시간으로부터 점성도를 측정한다.)

$$\eta_{rel} = \eta_1 / \eta_2 = t_1\rho_1/t_2\rho_2 \qquad (10)$$

여기서 η_1과 η_2는 점성도를 알지 못하는 액체의 점성도와 표준액체의 점성도, t_1과 t_2는 두 액체가 모세관의 두 표선 사이를 흐르는 데 걸리는 시간, ρ_1과 ρ_2는 두 액체의 밀도이다. 〈그림 **15 · 2**〉에는 흔히 사용되는 2 종의 모세관점성도계를 도시하였다.

7 점성도의 표현방법

점성도의 표현방법에는 다음과 같은 여러 가지가 있다.

〈표 **15 · 1**〉 점성도의 표현방법

명 칭	기호(단위)	상 호 관 계
(절대)점성도 〔(absolute)viscosity〕	η(poise, centipoise)	Newton의 "흐름의 법칙"에서의 엇밀기속도 G와 엇밀기응력 F 간의 비례상수
동적점성도 (kinematic visco-sity)	ν(stock, centistock)	절대점성도의 밀도 ρ에 대한 비 $\nu = \eta/\rho$
상대점성도 (relative viscosity)	η_{rel}	시료용액의 점성도 η의 용매의 점성도 η_0에 대한 비 $\eta_{rel} = \eta/\eta_0$
비점성도 (specific viscosity)	η_{sp}	시료용액의 상대점성도 η_{sp}에서 1을 뺀 값 $\eta_{sp} = \eta_{rel} - 1 = \dfrac{\eta - \eta_0}{\eta_0}$
환산점성도 (reduced viscosity)	η_{red}	시료용액의 비점성도 η_{sp}의 농도 C에 대한 비 $\eta_{red} = \dfrac{\eta_{sp}}{C}$
고유점성도 (inherent viscosity)	η_{inh}	시료용액의 상대점성도 η_{rel}의 자연대수 $\ln \eta_{rel}$의 농도 C에 대한 비 $\eta_{inh} = \dfrac{\ln \eta_{rel}}{C}$
극한점성도수 〔limiting(intrinsic) viscosity number〕	$[\eta]$	시료용액의 농도를 극한적으로 묽혔을 때 $(C \to 0)$의 환산점성도 η_{red} $[\eta] = \lim_{c\to 0} \eta_{red} = \lim_{c\to 0} \dfrac{\eta_{sp}}{C}$

15-2 뉴 턴 계

뉴턴계(Newton system)는 뉴턴의 흐름법칙에 따르는 계이다. 뉴턴의 흐름계에 있어서는 엇밀기응력에 대해서 엇밀기속도를 도시함으로써 얻어지는 레오그램은 〈그림 **15 · 3**〉에 나타낸 바와 같이 원점을 통과하는 직선이 생긴다.

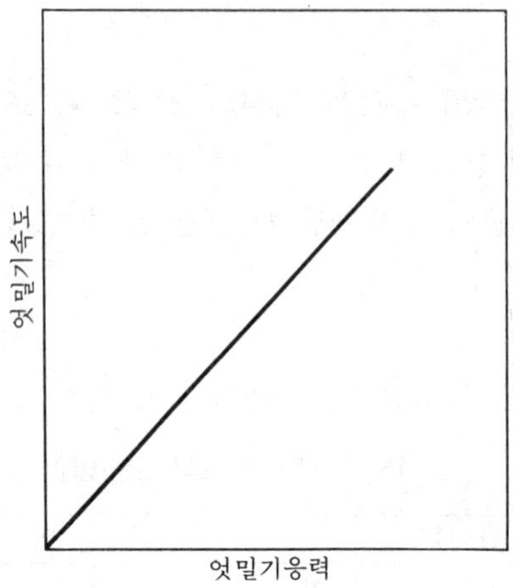

〈그림 *15 · 3*〉 뉴턴흐름

단순한 액체와 작은 분자들의 용액은 뉴턴의 흐름법칙에 따르며, 이 법칙에서는 엇밀기속도와 엇밀기응력간에 정비례의 관계가 성립한다. 뉴턴의 흐름거동을 나타내는 액체의 예는 물, 벤젠, 글리세롤을 포함한다. 그와 같은 액체들의 유동도는 레오그램상에 표시된 직선의 기울기이며, 점성도는 그 역기울기이다. 기울기가 클수록 유동도가 커지고 점성도가 작아진다. 용액의 점성도는 일반적으로 용질의 농도가 증가함에 따라 증가한다.

요약하면, 뉴턴유체(Newtonian fluids)의 점성도는 엇밀기속도와 무관한 물질의 상수이다. 즉, $\eta = F/G$의 값이 이들 계에 있어서는 일정하다. 이와 같이 Newton의 흐름법칙에 따르는 흐름을 **뉴턴흐름**(Newtonian flow) 또는 **점성흐름**(viscous flow)이라 한다. 뉴턴흐름을 나타내는 유체, 즉 뉴턴유체의 점성도는 온도가 일정하면 엇밀기속도나 엇밀기응력의 값에 의존하지 않는 상수이므로 **절대점성도**(absolute viscosity)라 한다.

15-3 비 뉴 턴 계

비뉴턴계(non-Newton system)는 뉴턴의 흐름식에 따르지 않는 계이다. 유제, 현탁제, 연고제, 파스타제 등을 포함하는 수많은 약용제형은 이 범주에 속한다. 비-뉴톤계에 대해서 레오그램을 도시하면 직선에서 벗어나는 점조도곡선(consistency curves)이 얻어진다. 비뉴턴계의 경우에는 점성도 η 대신에 **겉보기점성도**(apparent viscosity) η_{app}가 사용되며, η의 경우와 마찬가지로 엇밀기응력 F를 엇밀기속도 G로 나눈 값으로 정의된다.

$$\eta_{app} = F/G \tag{11}$$

그러나 겉보기점성도는 일정하지 않고, 엇밀기속도나 엇밀기응력의 값에 의존한다. 이와 같은 계의 예를 여기에 들어 보기로 한다.

1 소성흐름(plastic flow)

소성흐름을 나타내는 계에 대한 레오그램은 〈그림 **15 · 4**〉에 나타내었다. 소성흐름에 있어서의 흐름곡선은 원점을 통과하지 않고 흐름곡선의 직선 부분을 외삽함으로써 그은 직선이 엇밀기응력축과 교차한다. 외연장된 직선이 엇밀기응력축과 교차하는 점을 **항복값**(yield value, 〔그림 **15 · 4** (a)의 f 점〕이라 한다. 소성물질은 엇밀기응력이 항복값에 상당하는 값 이상에 도달하지 않으면 흐름을 개시하지 않는다. 항복값 이하의 엇밀기응력값에서는 물질은 탄성체(elastic body)로서 작용한다.

항복값을 나타내는 물질은 고체로 분류되며, 이에 반하여 항복값보다 큰 엇밀기응력을 가해 준 결과로 흐르기 시작하는 물질은 액체라고 생각한다. 이와 같은 유형의 흐름거동은 **소성**(plasticity), **소성흐름**〔그림 **15 · 4** (a)〕이라 한다. 소성흐름 중에서 항복값 f'에서부터 엇밀기속도와 엇밀기응력간에 직선관계를 나타내는 흐름을 **빙엄흐름**(Bingham flow)이라 한다〔그림 **15 · 4** (b)〕. 이와 같은 물질은 소성물질을 체계적인 방법으로 최초로 연구한 연구자의 이름을 따서 빙엄체(Bingham body) 또는 **반고체**(semisolid)라 한다.

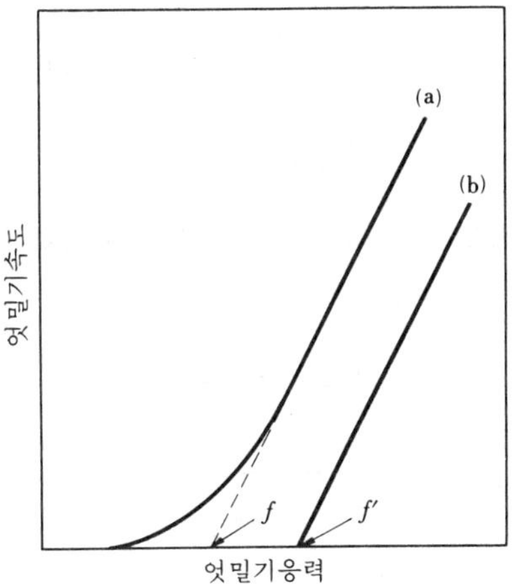

〈그림 *15 · 4*〉 소성흐름

항복값은 수많은 약제학적인 면에서 중요한 인자이다.

① 응집된 현탁액(flocculated suspensions)은 3차원적인 망상구조로 이루어져 있으며 항복값을 나타낸다.

② 겔(gels)은 고도의 탄성(elasticity)을 나타낸다. 겔은 큰 탄성변형(elastic deformations)을 나타내는 항복값 이하에서 엇밀기응력이 일단 해소되면 그 원래의 형상을 회복한다. 한편, 겔의 구조점성 망상구조가 항복값 이상으로 엇밀기응력을 가해 줌으로써 파괴되면 겔은 흐르는 경향이 있게 된다.

③ 물이나 글리세롤에 녹인 젤라틴용액은 냉각시키면 겔을 형성하고 가열하면 액화가 된다.

④ bentonite와 같은 콜로이드성 점토의 겔은 항복값 이하에서는 한정된 탄성변형을 나타

내지만, 항복값 이상에서는 겔 구조가 파괴되어 자유로이 흐르는 물렁한 졸을 형성한다.

⑤ 고무류, 셀룰로오스 유도체, polyethylene glycol 류와 같은 중합체인 물질은 용액 전체에 걸쳐서 3차원적 구조를 형성한다. 이들 물질은 용매인 물에 의한 강력한 수화(hydration)의 결과로서 겔을 형성하려는 경향이 있다. methylcellulose 나 polyethylene glycol 류와 같은 물질은 고온에서보다도 저온에서 더 잘 수화된다. 따라서 이들 물질의 용액은 가열하면 겔을 형성하고 냉각시키면 녹는 경향이 있다.

⑥ 연고제, 파스타제, 크림제 등은 소성거동을 나타내는 반고체계(semisolid systems)이다. 항복값 이하에서 이들 물질은 약간의 탄성을 나타낸다. 이들 물질은 형상을 완전히 회복하지는 못하고 다만 약간 변형하게 된다. 항복값 이상의 엇밀기응력에서 이들 물질은 흐르거나 퍼지려는 경향이 있다.

⑦ 계면활성제나 해응제(deflocculating agents)를 첨가하면 계를 지탱하는 3차원적 망상구조를 파괴하거나 약화시킴으로써 항복값을 내리거나 없앨 수 있다. 해응제는 현탁제와 반고체제의 점성도를 저하시킨다.

요약하면, 소성인 물질은 항복값을 갖는 것이 특징이다. 또한 항복값에 도달하기까지는 F/G 값, 즉 η는 G가 증가함에 따라 감소한다.

⑧ 소성점성도(plastic viscosity) U는 다음 식으로 정의된다.

$$U = (F - f)/G \tag{12}$$

여기서 f는 항복값, 즉 엇밀기응력축상의 절편이며, F와 G는 앞서 정의한 바와 같다. 또한 이동도(mobility)는 다음 식으로 정의된다.

$$\text{mobility} = G/(F - f) \tag{13}$$

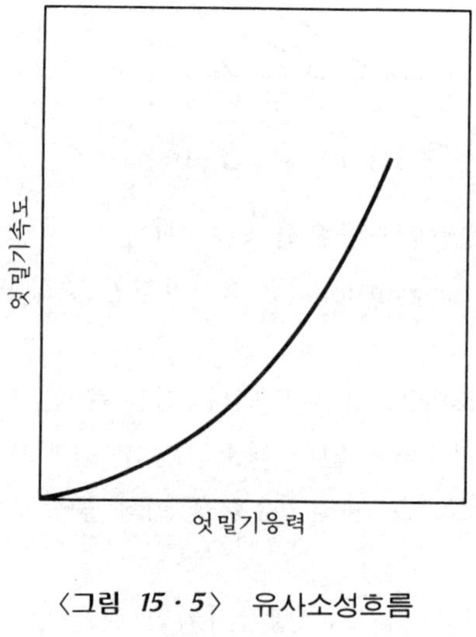

〈그림 15·5〉 유사소성흐름

2 유사소성흐름(pseudoplastic flow)

고무류와 몇 가지 셀룰로오스 유도체들의 용액을 포함하는 수많은 약학적 계(pharmaceutical system)는 유사소성흐름 거동을 나타낸다. 유사소성 물질에 대한 레오그램은 원점에서 시작하거나 낮은 엇밀기속도에서 원점에 접근한다.

① 소성흐름과는 대조적으로 항복값이 없으며 레오그램 곡선은 직선부분을 나타내지 않는다. 유사소성 물질은 단일값으로 나타낼 수 있는 점성도를 갖지 못한다. 유사소성흐름은 일정한 온도와 조성에서의 점성도는 일정하지 않지만, 응력이 증가함에 따라 감소하기 때문에 비뉴턴흐름이라고 생각된다. 레오그램에서 분명히 알 수 있듯이 엇밀기속도는 엇밀기응력보다도 더욱 신속히 증가한다.

② 응집된 분산(flocculated dispersions)은 입자 대 입자 결합이 너무나 약하여 엇밀기응력에 견딜 수 없을 때에는 유사소성흐름의 성질을 나타낸다. 응집된 현탁액과 분산계는 점토형 현탁화제에 의해서 안정화되므로 유사소성 거동을 나타낸다는 것을 알 수 있다.

③ 특정한 엇밀기속도에서의 유사소성계의 겉보기점성도는 흐름곡선의 그 특정한 점에서의 곡선에 대한 tangent의 기울기로부터 구할 수 있다.

④ 만곡한 레오그램이 반영하듯이 유사소성 거동은 선형 중합체(linear polymer), 혼종 다당류, 셀룰로오스 유도체 및 polyethylene glycols 등으로 이루어진 물질의 긴 사슬분자들에 대한 엇밀기작용(shearing action)에서 생긴다. 엇밀기응력이 증가함에 따라 분자들은 흐름의 방향으로 가지런히 배열하려는 경향이 있다. 이와 같은 배열로 인해서 흐름에 대한 물질의 내부저항이 적어지며, 엇밀기응력이 지속적으로 증가할 때마다 엇밀기속도는 크게 증가하게 되어 결국 겉보기점성도가 낮아지게 된다.

요약하면, 유사소성 물질의 점성도는 엇밀기속도가 증가함에 따라 감소한다. 즉, F/G 값은 G 가 증가함에 따라 감소한다. 따라서 유사소성 물질은 흔히 '전단박화계'(shear-thinning systems)라고 불리워진다.

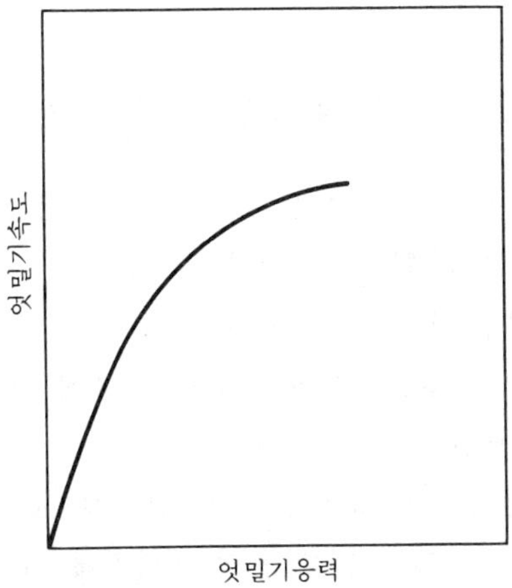

〈그림 15·6〉 디일레이턴트 흐름의 레오그램

3 디일레이턴트 흐름(팽창유동)

디일레이턴시(dilatancy), 즉 디일레이턴트 흐름(dilatant flow)은 위의 그림에서 분명히 알 수 있듯이 유사소성흐름에 대한 역효과이다. 디일레이턴트 흐름은 집합하려는 경향이 적은 입자들의 고농도분산에서 나타난다. 존재하는 액체의 부피는 입자들간의 틈새(voids)를 채우는 데 필요한 부피보다 과히 크지 않다.

① 디일레이턴트 흐름계는 엇밀기속도가 증가함에 따라 흐름에 대한 저항이 커진다. 응력을 가할 때 이와 같은 계에서는 사실상 부피가 증가한다. 처음에는 입자들이 입자간 부피와 더불어 최소한도로 조밀하게 쌓인다. 그리하여 낮은 엇밀기속도에서는 틈새를 채우기에 충분한 분산매가 있어 분산된 입자들은 서로에 대해서 자유로이 이동할 수가 있다.

이런 계는 상당히 유동적이다. 예를 들면, 디일레이턴트 현탁액은 병에서 쉽게 따라낼 수 있다. 엇밀기응력을 가하면 계의 부피가 팽창한다. 이 때 입자들간 틈새부피(void volume)가 현저히 증가한다. 분산매의 부피는 여전히 일정한 상태로 있게 되므로 어느 시점에 가서는 엇밀기응력이 증가함에 따라 입자들간의 틈새를 채우기에 불충분하게 된다. 그 결과 입자들은 분산매에 의해서 이제는 그 이상 더 완전히 적셔지거나 매끄럽지 않게 되기 때문에 흐름에 대한 저항이 증가한다. 종국에 가서는 계는 단단한 반죽(a firm paste)을 형성한다.

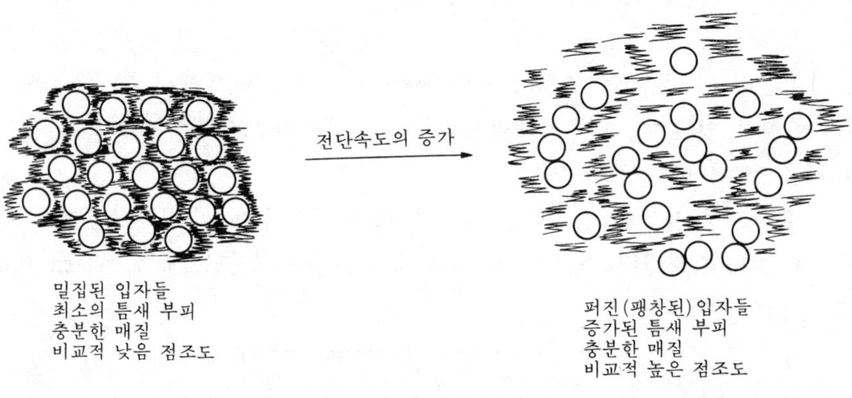

〈그림 15·7〉 디일레이턴트 흐름거동의 설명

② 분산상을 50% 또는 그 이상 함유하는 현탁액은 입자들이 해응된 집합상태(deflocculated aggregation state)로 존재하는 경우에는 디일레이턴트 흐름의 성질을 나타낼 가능성이 있다.

③ 디일레이턴트 흐름의 성질을 나타내는 기타의 약학적 계로는 녹말 함량이 약 50%인 물에 녹말을 분산시킨 현탁액, 분산상이 30% 이상이 되도록 물에 무기안료, 아연화, 황산바륨, 이산화티탄을 분산시킨 진한 현탁액을 들 수 있다.

④ 상층액을 따라낸 현탁액의 침강물(sediment)은 디일레이턴트성을 나타내는 경우가 있다. 그와 같은 계는 분명히 분산상의 함량이 높다. 진한 현탁액을 서서히 저어 주면 입자들을 적셔 매끄럽게 함으로써 개개의 입자들이 서로 미끄러져 빠져나가기에 충분한 분산매가 존재하게

된다. 이 같은 경우에는 계의 점성도가 낮다. 이와 반대로 진한 현탁액을 신속히 저어 주면 계는 디일레이턴트성을 나타낸다. 입자들이 서로 미끄러져 빠져나가기보다는 서로의 이동을 방해하여 집합하게 된다. 이 같은 경우에는 계의 점성도가 크게 증가한다. 현탁된 고체는 부피가 증가, 즉 '팽창'하게 된다. 요약하면, 디일레이턴트 물질의 점성도는 엇밀기속도가 증가함에 따라 증가한다. 디일레이턴트 물질은 흔히 '전단후화계'(shear-thickening system)라고 불린다.

15-4 틱소트로피(요변성)

액체의 흐름의 성질을 연구함에 있어서 우리들은 엇밀기응력에 미치는 엇밀기속도의 점진적인 증가의 결과를 나타내는 레오그램을 얻게 된다. 뉴턴계의 경우에는 원점을 통과하는 직선이 얻어진다. 소성, 유사소성 및 디일레이턴트의 흐름계에 대해서는 지금까지 고찰하여 왔다. 이제 고찰해야 할 대상은 일단 최대엇밀기속도에 도달된 후 엇밀기속도를 감소하는 경우에 나타나는 레오그램의 성질이다. 이 때 레오그램에 미치는 효과는 어떠할까?

뉴턴계의 경우에 상향곡선(up-curve)과 하향곡선(down-curve)은 일치하여 포개지는 직선을 나타낸다. 그런데 소성 및 유사소성(전단박화)계인 경우에는 〈그림 **15 · 8**〉에 그린 바와 같이 하향곡선이 흔히 상향곡선의 좌측으로 옮겨지게 됨으로써 이력고리(hysteresis loop)라고 불리는 고리를 형성하게 된다. 이들 세 가지 흐름곡선은 각각 소성, 유사소성 및 디일레이턴트 흐름계에 있어서의 틱소트로피를 나타낸 것이다. 이들 레오그램은 물질이 특정한 엇밀기속도에서 상향곡선상에서보다 하향곡선에서 보다 낮은 점조도(consistency)를 가진다는 것을 가르킨다. 이는 응력을 감소 또는 제거했을 때 즉시 회복하지 않는 계의 3차원적 구조의 파괴를 의미한다. 이 같은 현상을 **틱소트로피**(thixotropy)라 한다.

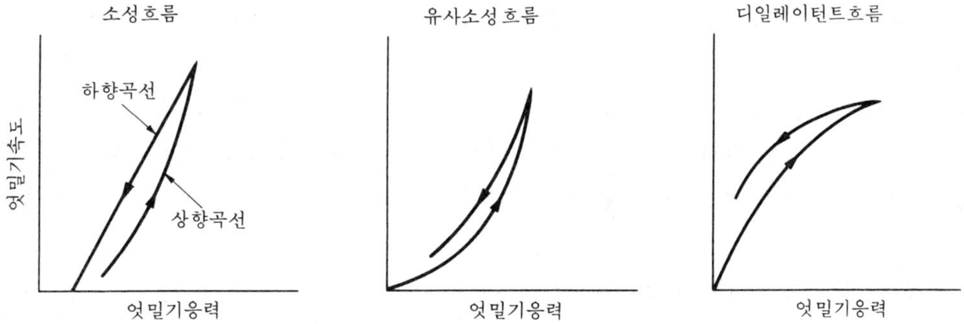

〈그림 *15 · 8*〉 이력고리로 정의한 틱소트로피

따라서 틱소트로피는 "엇밀기(전단)를 통해서 감소되었던 물질의 점조도가 정치됨으로써 비교적 느리게 회복되는 현상"이라고 정의할 수 있다. 이는 '등온 · 가역적인 졸-겔 변형'이다 (그림 **15 · 9**).

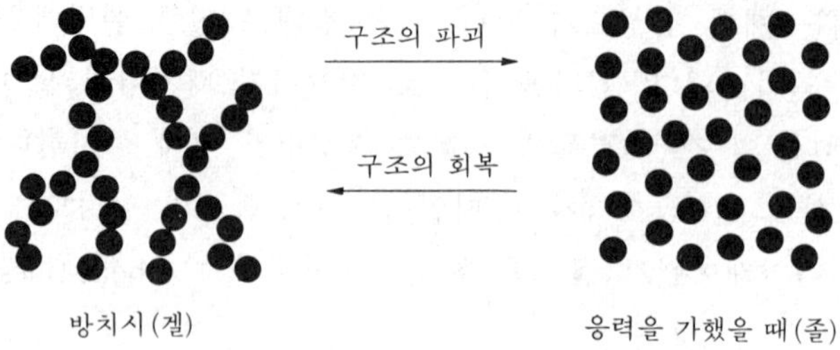

〈그림 *15 · 9*〉 '등온 · 가역적인 졸-겔 변형'으로 정의한 틱소트로피

1 틱소트로피성계(thixotropic systems)

① 계 전체를 통해서 허술한 3차원적 망상구조로 이루어져 있다. 정치했을 때 계는 어느 정도의 강성(rigidity)을 가지고 있으며 또한 겔의 특징을 가지고 있다.

② 엇밀기응력을 가했을 때 접촉점이 헐거워짐에 따라 구조가 부스러지기 시작하여 입자들이 나란히 배열한다. 계의 점성도가 감소하며 계는 겔 구조로부터 졸로 변한다.

③ 엇밀기응력을 제거하였을 때 계는 그 원래의 점조도를 회복하기 시작한다. 이는 점진적인 과정이며 그 속도는 엇밀기가 증가되거나 감소되는 속도 및 시료가 특정한 엇밀기속도를 받게 되는 시간에도 좌우된다. 따라서 시료의 이전의 이력은 틱소트로피성 계의 흐름역학적 성질에 영향을 미친다.

④ 틱소트로피는 〈그림 **15 · 8**〉에 나타낸 레오그램으로부터 명백하며, 그 정도는 특정한 계에 대해서 얻어진 상향곡선과 하향곡선간의 차이에 반영된다. 이 같은 형의 곡선을 이력고리(hysteresis loop)라 한다. 이 고리 안에 들어 있는 그래프의 면적은 엇밀기속도의 변동, 계가 엇밀기속도를 받게 되는 시간간격 및 시료 내의 구조의 정도 등의 함수이다. 그러므로 틱소트로피성 계의 레오그램은 가변성이며 계의 흐름학적 이력에 크게 의존한다. 이력고리는 틱소트로피의 레오그램상의 특징이다.

⑤ 틱소트로피성 졸의 겔화(gelation)는 용기를 살살 흔들어 주거나 소용돌이치게 함으로써 촉진시킬 수 있다. 살살 휘저음으로써 겉보기점성도(apparent viscosity)가 증가하고 항복값이 생기는 현상을 레오펙시(rheopexy)라 한다. 따라서 레오펙시는 틱소트로피의 역과정이다.

2 반틱소트로피(Antithixotropy)

틱소트로피의 성질을 가질 것으로 예상되는 물질의 흐름곡선을 측정할 때 반틱소트로피(antithixotropy, negative thixotropy)라고 불리는 현상을 이따금 관찰하게 되는데, 이는 하향곡선상의 조도가 감소하는 것이 아니라 오히려 증가하는 흐름거동을 말한다(그림 **15 · 10**).

반틱소트로피를 디일레이턴시나 레오펙시와 혼동해서는 안 된다. 디일레이턴트계는 해응집계(deflocculated system)이며 고체분산상을 부피로 보통 50% 이상을 함유하고 있는 반면에,

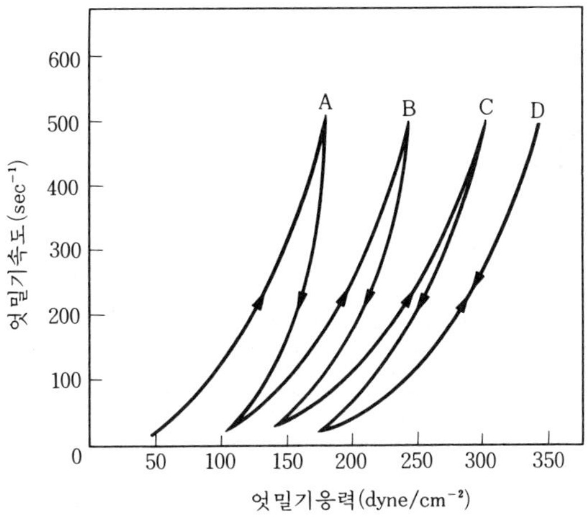

〈그림 *15 · 10*〉 반틱소트로피

반틱소트로피계는 고체 함량이 1~10%로 낮고 응집되어 있다. 레오펙시는 물질을 정치함으로써 졸이 겔을 형성하도록 할 때보다 살살 흔들어 주거나 휘저어 줌으로써 졸이 겔을 더욱 신속하게 형성하는 현상이다. 레오펙시계에 있어서는 겔이 평형형태인 반면에 반틱소트로피계에서는 졸이 평형상태이다. 반틱소트로피는 현탁액 중의 분산된 입자나 중합체 분자 충돌빈도 수가 증가하여 그 결과 시간이 경과함에 따라 입자간 결합이 증가하기 때문에 생긴다고 믿어진다. 이로 인해서 다수의 개개의 입자들과 작은 응집체(floccules)로 이루어져 있는 초기의 상태가 소수의 비교적 큰 집합체로 이루어져 있는 종국적인 평형상태로 변하게 된다. 정치하면 큰 집합체들이 깨뜨러져 점차적으로 작은 응집체들과 개개의 입자들의 초기상태로 되돌아간다.

15-5 탄성과 점성

1 탄성변형(elastic strain)

낚싯대를 고정시키고 맨 끝에 낚싯봉을 매달았다가 낚싯줄을 잘라서 이것을 떼어내 본다. 낚싯대는 봉이 매달려 있는 동안 한때 변형하지만, 힘을 없애면(낚싯봉을 떼어내면) 본래의 형상으로 되돌아간다(그림 **15 · 11**).

약학에서 연구의 대상이 되는 수많은 계는 이와 같이 힘을 가했을 때는 변형하지만 힘을 없애면 원래의 형상으로 되돌아가는 성질이 있다. 이 같은 성질을 **탄성**(elasticity)이라고 하며, 탄성을 갖는 물체를 **탄성체**(elastic body)라 한다. 또한 힘(응력, stress)을 가해 줌으로써 물체의 형상이 바뀌는 것을 **변형**(strain)이라 한다. 〈표 **15 · 2**〉에 나타낸 바와 같이 변형에는 늘어나기변형(elongation strain), 전단변형(shear strain), 부피변형(volume strain)등의 세 가지 종류가 있다.

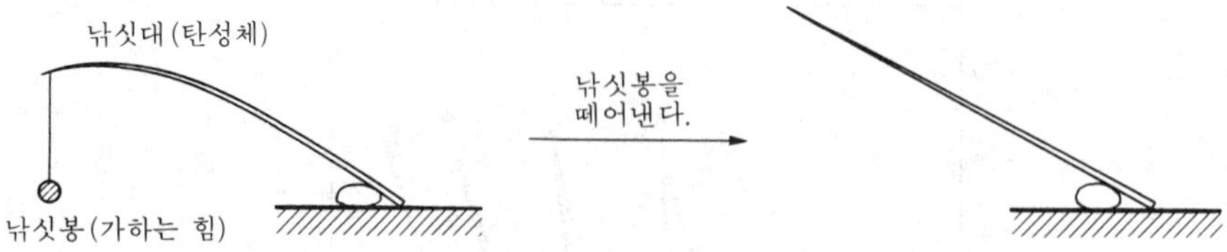

〈그림 *15 · 11*〉 탄성변형

〈표 15 · 2〉 응력과 변형

	변 형	변형률	탄성률
늘어나기변형		$\frac{\Delta l}{l}$	Young의 탄성률
전단변형(형상은 변하지만 부피는 불변)	ϕ = 전단각도	$\frac{\Delta l}{l}$	길이성率
부피변형		$\frac{\Delta V}{V}$	부피성率

표에서 l, V : 길이와 부피, Δl, ΔV : 힘을 가했을 때의 길이의 늘어나기와 부피의 감소

탄성체에 있어서의 힘(응력)과 변형의 관계는 Hooke의 법칙에 의해서 표시된다(그림 **15 · 12**). Hooke의 법칙은 "변형의 정도가 적어서 탄성만이 나타나는 범위(탄성한계, elastic limit) 내에서의 변형(γ)은 작용하는 힘 F에 정비례한다"고 정의내릴 수 있다.

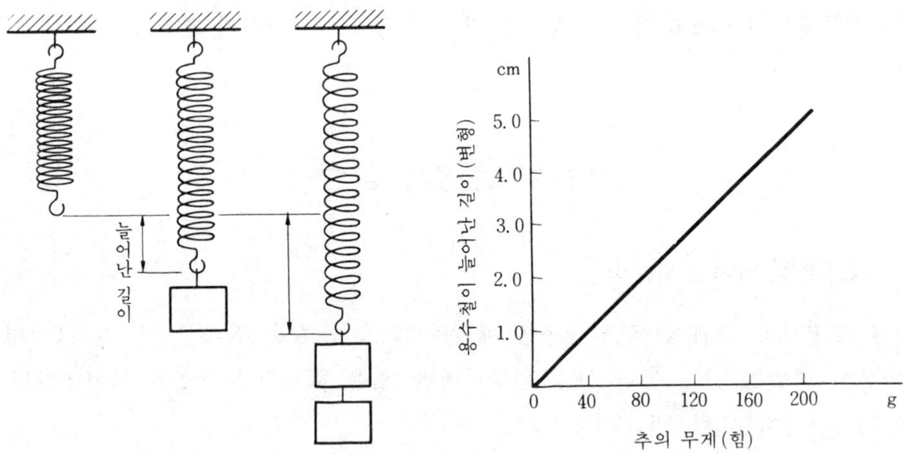

〈그림 *15 · 12*〉 Hooke의 법칙
[힘] = 상수×[변형], $F = E \times \gamma$ (E : 탄성률)

참고 용수철에 추를 매달아 늘어뜨리면 용수철의 늘어나기(변형)와 추의 무게(힘)와의 사이에는 직선관계가 성립한다. 이 때의 비례상수 E를 **탄성률**(elastic modulus)이라고 하며, 이는 탄성체의 크기, 형상, 성질 등에 의해서 결정되는 상수이다. 탄성률이 클수록 일정한 변형을 일으키는 데 요하는 힘이 세어진다.

2 점성흐름(뉴턴흐름)

앞서 뉴턴흐름에 대해서는 고전적인 점성도의 성분들을 가지고서 간단히 설명한 바 있으나 여기서는 이에 대해서 유체역학적인 측면에서 고찰해 보기로 한다. 액체를 어떤 굵기의 관 속으로 흘러 보내면 관의 중심부에서의 흐름은 빠르고 벽쪽에 가까워질수록 흐름이 느려진다. 즉, 관의 중심으로부터의 거리에 따라 흐름속도가 변한다. 이 때의 단위거리당의 속도의 변화를 엇밀기속도(전단속도, rate of shear) *G*라고 하며, 흐름을 일으키는 데 필요한 단위면적당의 힘을 엇밀기응력(전단응력, shearing stress) *F*라고 한다. 〈그림 **15 · 13**〉에서와 같이 관의 중심으로부터 벽에 걸쳐서 속도기울기가 생기는 것을 액체가 흐를 때 내부마찰에 의한 저항이 생기기 때문이며, 이같은 흐름을 **점성흐름**(viscous flow) 또는 **뉴턴흐름**(Newtonian flow)이라 한다. 이 흐름에 대한 저항력을 점성도(viscosity) η라고 한다.

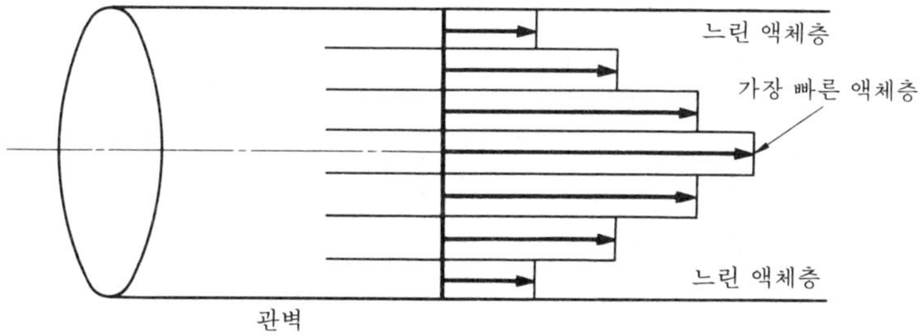

〈그림 *15 · 13*〉 점성흐름(뉴턴흐름)

흐름이 느린 층과 빠른 층간에 마찰이 생긴다. 이 때 유체에 나타나는 흐름에 대한 저항력이 점성(도)이다. 흐름의 속도기울기와 저항력(점성도)간의 관계에 대해서 Newton이 가설을 제시하였다. 이상적인 액체에서는 "엇밀기속도 *G*는 엇밀기응력 *F*에 정비례한다"는 Newton의 점성도의 법칙이 성립한다(그림 **15 · 14**).

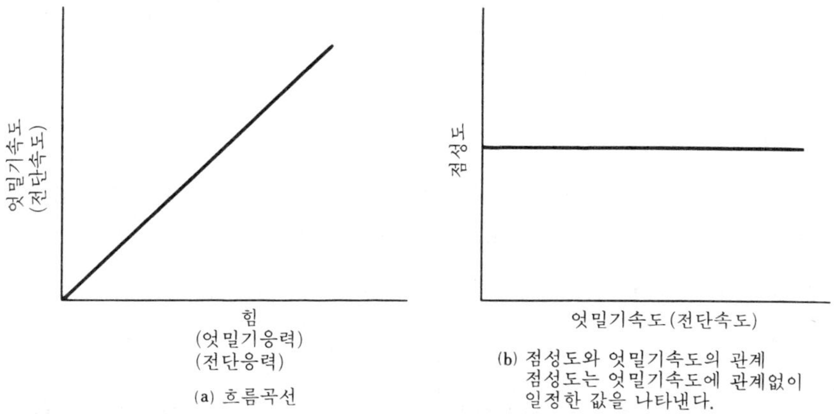

〈그림 *15 · 14*〉 Newton의 점성도의 법칙
[힘] = 상수 × (엇밀기속도), $F = \eta \times G$ (η : 점성도계수)

이 때 비례상수를 점성도계수 또는 간단히 점성도(η)라고 한다. 점성도가 클수록 일정한 엇밀기속도가 생기게 하는 데 필요한 엇밀기응력이 커진다.

15-6 점 탄 성

고체의 탄성변형과 액체의 점성흐름이 함께 나타나는 현상을 **점탄성**(viscoelasticity)이라 한다. 따라서 점탄성의 측정은 액체의 점성과 고체의 탄성을 둘 다 나타내는 물질들의 역학적 성질에 기초를 두고 있다. 약학에서 연구의 대상으로 다루고 있는 수많은 계는 이 부류에 속하며 그 예로는 크림제, 로션제, 연고제, 좌제, 현탁제, 콜로이드제, 유화제 및 현탁화제 등이다. 이들 물질은 흐름학적 견지에서 볼 때에는 액체와 고체의 특성을 둘 다 나타내는 반고체(semi-solids)라고 생각할 수 있다. 점탄성의 현상을 이해하기 위해서 역학적 모델이 사용되고 있다. 탄성을 연구하기 위해서는 대시포트(dashpot)가 사용된다(그림 **15 · 15**).

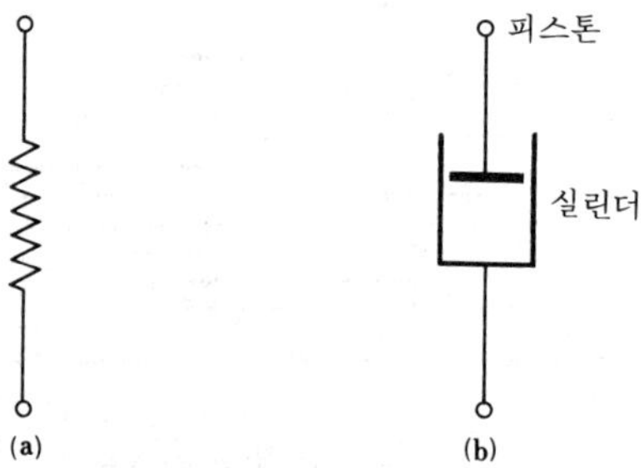

〈그림 *15 · 15*〉 (a) 탄성체 연구용의 용수철, (b) 점성체 연구용의 대시포트의 도시적 그림

역학적 모델을 사용하여 1) 점성유체는 액체를 채운 실린더, 즉 대시포트 내의 피스톤의 운동으로 설명할 수 있고, 2) 탄성고체는 Hooke의 용수철로 모델화된다(그림 **15 · 15**). 그러므로 점성탄성체로서의 반고체의 거동은 대시포트와 용수철을 연결함으로써 설명할 수 있다. 대시포트와 용수철을 연결하는 방식에 따라 점탄성을 나타내는 역학적 모델에는 Maxwell 모델, Voigt 모델, Maxwell-Voigt 모델 등이 있다.

1 Maxwell 모델

이것은 대시포트와 용수철을 직렬로 연결시킨 역학적 모델이다(그림 **15 · 16**).

이 모델에 힘(응력) F를 가했을 때 용수철의 늘어나기(변형)를 γ_1, 대시포트의 늘어나기(변형)를 γ_2라 하면 전체의 늘어나기(변형)는 식 (14)로 표시된다.

$$\gamma = \gamma_1 + \gamma_2 \tag{14}$$

또한 힘 F와 늘어나기 γ_1, γ_2와의 사이에는 각각 식 (15) 및 식 (16)이 성립한다.

$$\text{Hooke의 법칙}: F = E\gamma_1 \tag{15}$$

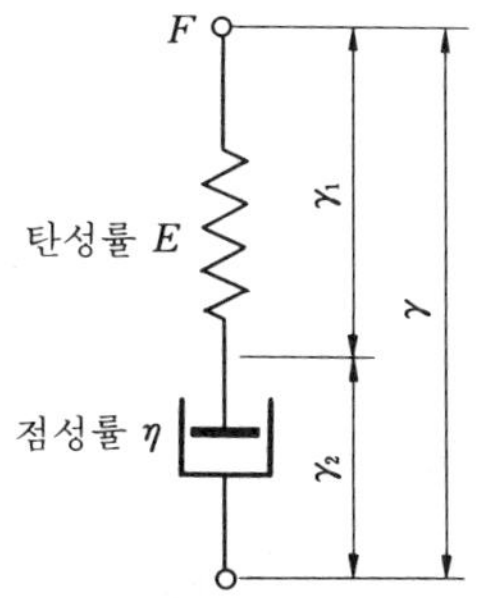

〈그림 15 · 16〉 Maxwell 모델의 도식적 표시

$$\text{Newton의 법칙} : F = \eta(d\gamma_2/dt) \tag{16}$$

여기서 E는 탄성률(dyne cm^{-2})이며, η는 점성률(또는 점성도계수)이다. 식 (14)와 식 (15)를 시간에 대해서 미분하면

$$\frac{d\gamma}{dt} = \frac{d\gamma_1}{dt} + \frac{d\gamma_2}{dt} \tag{17}$$

$$\frac{dF}{dt} = E\left(\frac{d\gamma_1}{dt}\right) \tag{18}$$

식 (16)과 식 (18)을 식 (17)에 대입하면 다음 식을 얻는다.

Maxwell의 점탄성식 :

$$\frac{d\gamma}{dt} = \frac{1}{E} \cdot \frac{dF}{dt} + \frac{F}{\eta} \tag{19}$$

늘어나기(변형) γ가 일정할 때에는

$$\frac{d\gamma}{dt} = 0$$

이 되므로, 그 때에는 식 (19)로부터 다음 식을 얻는다.

$$\frac{dF}{dt} = -F(E/\eta) \tag{20}$$

식 (20) 중의 상수항 η/E를 τ라 놓으면 식 (20)은 다음 식과 같이 된다.

$$\frac{dF}{dt} = -\frac{F}{\tau} \tag{21}$$

식 (21)을 변수분리한 후 적분하면 다음 식을 얻는다.

$$\int_F^{F_0} \frac{dF}{F} = -\frac{1}{\tau}\int_t^0 dt$$

$$\ln\left(\frac{F}{F_0}\right) = -\frac{t}{\tau}$$

$$F = F_0 \exp\left(-\frac{t}{\tau}\right) \tag{22}$$

식 (22)는 늘어나기(변형) γ를 일정하게 유지할 때 응력 F의 시간경과에 따르는 변화를

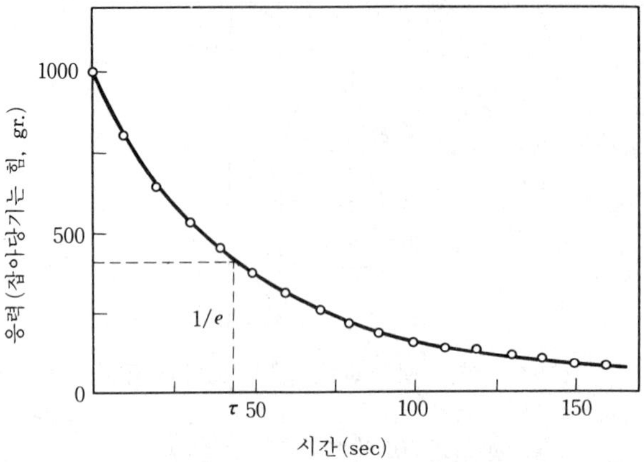

〈그림 15 · 17〉 Maxwell 모델의 일정한 늘어나기(변형)에 있어서의 응력

나타내는 식이다. 이 양상을 〈그림 15 · 17〉에 나타내었다.

식 (22)에서 τ는 시간의 차원을 가지며 이완시간(relaxation time)이라 하고, 응력 F가 최초의 응력(F_0)의 $1/e$배로 감소하기까지의 시간을 나타낸다. 식 (22)와 〈그림 15 · 17〉로부터 늘어나기(변형)를 일정하게 유지할 때, 응력(잡아당기는 힘) F는 시간경과와 더불어 지수함수적으로 감소함을 알 수 있다.

2 Voigt 모델

이것은 대시포트와 용수철을 병렬로 연결시킨 역학적 모델이다(그림 15 · 18).

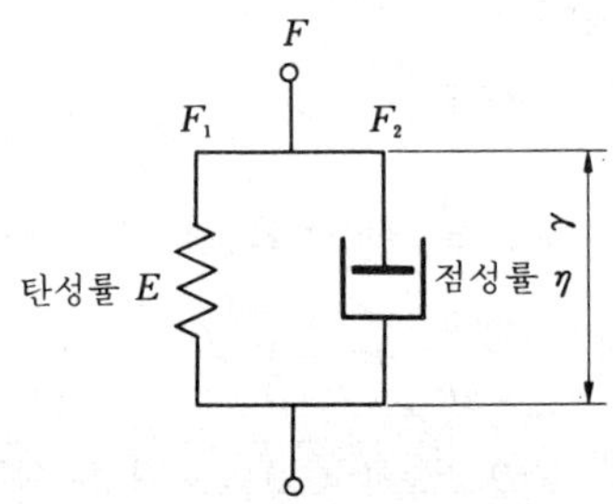

〈그림 15 · 18〉 Voigt 모델의 도시적 표시

이 모델에 힘(응력)을 가했을 때 용수철에 걸리는 힘(F_1)과 대시포트에 걸리는 힘(F_2)은 각각 식 (23)과 식 (24)로 표시된다.

$$\text{Hooke의 법칙} : F_1 = E\gamma \tag{23}$$

$$\text{Newton의 법칙} : F_2 = \eta(d\gamma/dt) \tag{24}$$

$F = F_1 + F_2$이므로, 다음의 식 (25)가 성립한다.

$$\text{Voigt의 점탄성식} : F = E\gamma + \eta(d\gamma/dt) \tag{25}$$

초기의 늘어나기(변형) γ가 없는 경우에 일정한 응력(F_0)을 가할 때의 경계조건($F = F_0$)하에서 식 (25)를 적분하면 다음 식을 얻는다.

$$\gamma = F_0/E[1 - \exp(-t/\tau)] \tag{26}$$

여기서 $\tau = \eta/E$이다.

$t \to \infty$에 대한 늘어나기(변형) γ를 γ_∞로 표시하면 다음 식을 얻는다.

$$\gamma_\infty = F_0/E \tag{27}$$

식 (27)을 식 (26)에 대입하면 :

$$\gamma = \gamma_\infty[1 - \exp(-t/\tau)] \tag{28}$$

τ는 시간의 차원을 가지고 있으며, 변형량 γ가 총 변형량 γ_∞의 $1/e$배로 감소하는 데 필요한 시간을 나타내므로 지연시간(retardation time)이라고 한다.

15-7 약학에의 응용

① 현탁제와 유제의 제제설계 : 이들 제형(dosage forms)을 쉽게 따라내기 위해서는 이들은 낮은 점성도를 가지고 있어야 한다. 그러나 낮은 점성도는 현탁제에서는 고체입자들의 신속한 침강을 유리하게 하고, 유제에서는 신속한 크림분리(creaming)를 유리하게 한다.

bentonite magma, 콜로이드성 규산 마그네슘과 같은 틱소트로피화제(thixotropic agents)나 미세결정성 셀룰로오스 유도체인 현탁화제나 유화제를 사용하면 이들 제형의 물리적 안정성의 문제를 해결하는 데 도움이 된다. 이들 틱소트로피화제는 점성도를 증가시키고, 항복값을 부여하고, 계로 하여금 틱소트로피가 되도록 작용한다. 1회 용량을 따라내기에 앞서 계를 항복값보다 훨씬 더 큰 엇밀기응력에서 잘 흔들어 주어야 한다. 이렇게 하면 겔을 졸로 변환시키고, 항복값을 0으로 감소시키며, 겉보기점성도를 낮춤으로써 제형을 따라내기가 쉬워진다. 용기를 선반에 되갖다 놓으면 과정이 역전되어 틱소트로피성계가 회복된다. 이 같은 형태의 거동은 로션제, 크림제, 연고제 등에서도 바람직하다.

② 40～70%의 procaine penicillin과 소량의 구연산 나트륨 및 polysorbate 80을 물 속에 함유하는 비경구용 현탁제는 틱소트로피성 연고를 형성하며 전단박화계란 것이 밝혀졌다. 계의 구조는 피하주사기를 눌러 현탁액이 바늘 속으로 억지로 들어가게 할 때 파괴되는 것으로 밝혀졌다. 연고의 점조도는 근육 내의 주사 부위에 약물의 근육내 저류물(depot)이 형성됨으로써 회복이 되며, 이 곳으로부터 항생물질이 서서히 방출되어 인체에 이용될 수 있게 된다. 비경구적으로 투여되는 현탁액 제형의 지속적 치료작용은 주사 부위에서의 구형압축(spherical compaction)의 형성에 직접 좌우된다. 이들 저류물은 점성도와 점조도가 높기 때문에 조직액(tissue fluids)에 의한 붕괴에 저항한다. 이들 저류물은 조직액에 대해서 작은 표면적을 나타내기

때문에 이 같은 방법으로 투여할 수 있는 항생물질 또는 기타 약물의 방출을 느리게 한다. 약물의 근육내 저류물의 형성은 현탁액이 일단 근육 내에 주입된 후의 높은 항복값의 생성과 이들 항복값의 신속한 틱소트로피적 회복에 좌우된다.

연습문제

〔주관식〕

1. Stormer 점도계의 컵과 내원통의 짝을 검정하는 데 있어서 20에서 200.0 poises의 점도를 갖는 뉴턴성 기름을 사용하였다. 1600 mg의 무게를 갖는 추를 걸어놓았을 때 내원통이 400 rpm에서 회전하였다. 기기상수 K_v를 계산하라.

답 50 poises/gram min

2. 어떤 백색 바셀린의 시료를 Stormer 점도계로 측정했을 때의 시험자료를 얻었다. $W = 1800$ grams, $W_f = 1420$ grams, $V = 500$ rpm, 그리고 $K_v = 50$이다. 이 시료의 poise로 나타낸 소성점도는 얼마인가?

답 38 poises

3. 컵-원통점도계를 사용함으로써 어떤 소성계에 대해서 다음과 같은 시험 데이터를 얻었다. 이 물질의 항복값과 소성점도를 계산하라.

전단속도(sec^{-1})	전단응력(dynes cm^{-2})
200	1120
400	1270
600	1420

답 $f = 970$ dynes cm^{-2}, $U = 0.75$ poises

4. (a) 어떤 뉴턴성 기름의 점도를 측정하기 위해 Ferranti-Shirley 점도계를 사용하였다. 55 rpm에서의 토크값 T는 120이란 것을 알았다. 큰 원추를 사용하였을 때의 기기상수 C는 1.168이다. 이 시료의 점도를 계산하라.

답 2.55 poises

(b) 어떤 o/w형 광유 유탁액을 원추-평판점도계로 측정한 결과, 소성유동을 나타낸다는 것을 알았다. 다음 실험결과를 사용하여 이 유탁액의 소성점도를 계산하라. rpm = 200에서의 토크 $T = 110$, rpm = 0에서의 $T_f = 25$, $C = 1.168$이다.

답 0.50 poises

(c) 문제 (a)에서의 유탁액에 대한 항복값 f를 계산하라. 항복값은 Ferranti-Shirley 점도계에서 큰 원추를 사용할 때는 $f = 0.122 \times T_f$란 식을 사용하여 구한다.

답 3.1 dynes/cm^2

5. Stormer 점도계를 사용하여 어떤 바셀린 시료를 측정하였다. 틱소트로피적 파괴계수 M을 구하기 위해서 2개의 상향곡선을 취하였는데, 상위의 곡선은 최대 전단속도 $V_2 = 325$ rpm이었다. 상수들의 값은 $K_v = 40.5$, $K_f = 15.9$이었다. 유동곡선으로부터 두 가지의 최대 전단속도 V_1과 V_2에 대한 구동추의 무게 W_1과 W_2는 $W_1 = 269$ gram, $W_2 = 225$ gram이란 것을 알았다. 2개의 곡선에 대한 항복값 절편은 $W_{f1} = 124$ gram , $W_{f2} = 96$ gram이었다. 소성점도, 항복값 및 틱소트로피적 파괴계수 M을 계산하라.

답 U_1 = 11 poises, U_2 = 16 poises, f_1 = 1972 dynes/cm^2,
f_2 = 1526 dynes/cm^2, M = 10 dynes sec/cm^2

6. 〈그림 15 · 5〉를 근거로 하여 다음 실험결과에 대한 소성점도 U_1과 U_2의 틱소트로피계수를 계산하라.

일정한 전단속도는 240 sec^{-1}이며, t_1과 t_2는 각각 50초 및 80초이다. 점 c와 점 d는 각각 9440 dynes cm^{-2} 및 6728 dynes cm^{-2}의 전단응력을 가지고 있다. 두 경우에 있어서의 항복값은 5000 dynes이다. 즉, 두 하향곡선들은 이 전단응력에서 F-축과 교차한다.

답 U_1 = 18.5 poises, U_2 = 7.2 poises
B = 24.04 dynes sec/cm^2

〔객관식〕

1. 어떤 약물용액에 대한 레오그램이 원점을 통과하는 직선을 나타내면 그 계는 무엇이라고 불리어지는가?
① 레오펙시 ② 유사소성흐름 ③ 뉴턴흐름
④ 디일레이턴트흐름 ⑤ 틱소트로피

2. 다음의 흐름계 중 어느 것이 항복값을 나타내는가?
① 수성흐름 ② 유사소성흐름 ③ 디일레이턴트흐름
④ 뉴턴흐름 ⑤ 틱소트로피

3. 다음의 제형 중 어느 것이 항복값을 나타낼 것으로 생각되는가?
① 연고제 ② 응집된 현탁제 ③ 겔
④ 크림제 ⑤ 위의 모든 것

4. 다음 중 어느 것이 높은 탄성을 나타내는가?
① 유제 ② 참용액 ③ 겔
④ 졸 ⑤ 엘릭실제

5. 다음 계 중 어느 것이 레오그램에서 원점을 통과하지 않는가?
① 소성흐름 ② 유사소성흐름 ③ 디일레이턴트흐름
④ 뉴턴흐름 ⑤ 전단후화계

6. 다음의 흐름계 중 어느 것이 '전단박화계'라고 흔히 불리어지는가?
① 소성흐름 ② 뉴턴흐름 ③ 빙엄체
④ 유사소성흐름 ⑤ 디일레이턴시

7. 다음 계 중 어느 것이 '전단후화계'라고 불리어지는가?
① 디일레이턴시 ② 틱소트로피 ③ 점탄성
④ 반(역)틱소트로피 ⑤ 비뉴턴흐름

8. 다음 중 엇밀기속도의 cgs 단위는 어느 것인가?
① dyne sec/cm^2 ② g/cm sec ③ sec^{-1}
④ dyne/cm^2 ⑤ cm·sec/g

9. 다음 중 엇밀기응력의 cgs 단위는 어느 것인가?
① (cm/sec)/cm ② dyne/cm^2 ③ dyne·sec/cm^2
② g/cm·sec ⑤ cm^2/dyne·sec

10. 다음 중 포아즈(poise)의 cgs 단위는 어느 것인가?

① cm^2/dyne sec ② 1/sec ③ dyne cm
④ g cm/sec^2 ⑤ g/cm sec

11. 다음 중 항복값의 cgs 단위는 어느 것인가?

① g/cm sec ② dyne sec/cm^2 ③ dyne/cm^2
④ 1/sec ⑤ erg

12. 50% 이상의 진한 현탁액은 다음 중 어느 흐름거동을 나타내는가?

① Thixotropy ② Dilatant flow ③ Newtonian flow
④ Plastic flow

13. 틱소트로피성 졸을 살살 휘저음으로써 겔화를 촉진시켜 그 결과 겉보기점성도가 증가하고 항복값이 생기게 하거나 증가시키는 현상을 무엇이라고 부르는가?

① Rheopexy ② Thixotropic flow ③ Viscoelasticity
④ Bingham flow ⑤ Dilatancy

14. 엇밀기전단을 가함으로써 감소되었던 물질의 점조도(consistency)가 정치함으로써 비교적 느리게 등온·가역적으로 회복되는 현상을 무엇이라고 하는가?

① Antithixotropy ② Rheopexy ③ Viscoelasticity
④ Dilatancy ⑤ Thixotropy

15. 등온·가역적 졸-겔 변환현상은 어떠한 유형의 흐름인가?

① Rheopexy ② Thixotropy ③ Plasticity
④ Dilatancy ⑤ Viscoelasticity

16. 점성도에 관한 다음의 설명 중에서 옳지 않은 것은 어느 것인가?

① 대한약전에서 점성도 측정이 규정되어 있는 의약품의 일종으로는 polysorbate 80을 들 수 있다.
② Ostwald형 점성도계를 써서 직접 구해지는 점성도는 절대점성도이다.
③ 고유점성도(intrinsic viscosity)는 중합체의 분자량에 비례하는 경우가 많다.
④ 점성도는 유제, 연고제, 좌제, 파스타제 등의 품질시험의 지표가 된다.
⑤ Ubbelohde형 점성도계는 저액부의 액량이 엄격히 일정하지 않더라도 낙차가 일정하게 되도록 설계되어 있다.

17. 다음 그림은 회전점성도계를 사용하여 측정한 틴크유의 레오그램이다. 다음 설명의 옳은 것과 옳지 않은 것에 대한 올바른 조합은 어느 것인가?

a. 가로축의 절편을 항복값이라 한다.
b. 이 같은 흐름거동을 소성흐름이라 한다.
c. 겉보기점성도는 온도가 상승함에 따라 증가한다.
d. 이 같은 흐름거동을 나타내는 것은 틴크유의 내부에 분산되어 있던 산화아연의 분말이 엇밀기응력 S가 증가함에 따라 구조를 형성하여 가기 때문이라고 알려져 있다.

	a	b	c	d
1	옳음	옳음	옳음	옳음
2	옳음	옳음	옳음	틀림
3	옳음	옳음	틀림	틀림
4	옳음	틀림	틀림	틀림
5	틀림	옳음	틀림	옳음
6	틀림	틀림	옳음	옳음

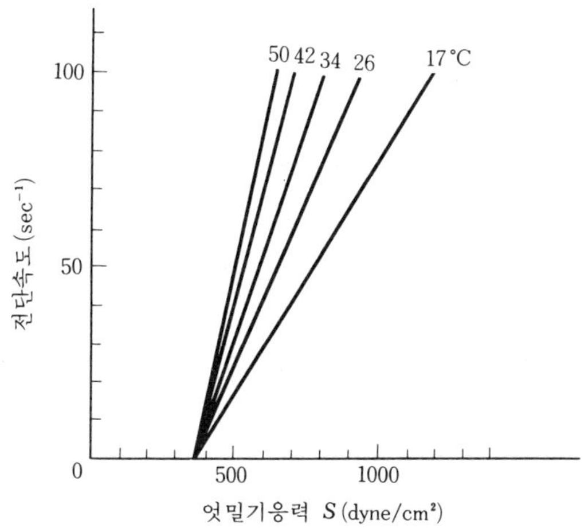

18. 소성유체를 흐르게 하기 위해서 가해 주어야 하는 엇밀기응력은 무엇이라고 불리어지는가?

① 유동점 ② 점성률 ③ HLB값
④ 항복값 ⑤ 탄성률

19. rheology에 관한 다음 설명 중 바른 것끼리 짝지어진 것은 어느 것인가?

(a) 물이나 glycerol과 같은 뉴턴유체는 세게 휘저었을 때나 정치했을 때 일정한 온도하에서는 일정한 점성도를 나타낸다.
(b) dilatancy라 함은 thixotropy의 역현상으로서 부피의 변화를 수반하지는 않는다.
(c) 스테아린산 알루미늄을 식물류에 녹인 것은 dilatancy를 나타낸다.
(d) 감자 전분의 진한 수성 현탁액은 thixotropy를 나타낸다.

① (a,b) ② (a,c) ③ (b,c)
④ (c,e) ⑤ (d,e)

20. 흐름에 관한 다음 설명 중 옳지 않은 것은 어느 것인가?

① 이상적인 점성유동(뉴턴흐름)에서는 엇밀기속도에 무관계하게 점성도의 값이 일정하다.
② 이상적인 Bingham 흐름에서는 항복값이 있으며, 이 값보다도 큰 엇밀기응력에서는 엇밀기속도에 무관하게 점성도가 일정하다.
③ 유사소성흐름에서는 항복값이 없고 점성도는 엇밀기속도가 증가함에 따라 감소한다.
④ 디일레이턴트흐름은 항복값이 있으며 점성도는 엇밀기속도가 증가함에 따라 감소한다.
⑤ 디일레이턴트흐름은 고체함량이 적은 현탁액에서 볼 수 있다. 점성도는 엇밀기속도가 증가함에 따라 감소한다.

21. 다음의 그림은 엇밀기응력(S)과 엇밀기속도(D)와의 관계를 나타낸 레오그램이다. 다음의 설명 중 옳지 않은 것은?

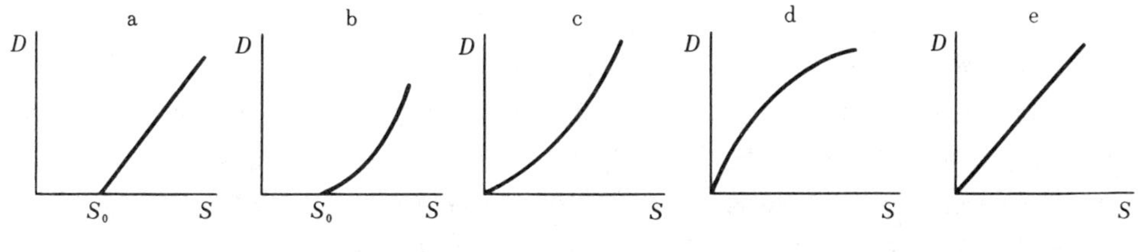

① a는 Bingham 흐름이다.　　② b는 소성흐름이다.
③ c는 유사소성흐름이다.　　④ d는 레오펙시흐름이다.
⑤ e는 뉴턴흐름이다.

22. 다음의 그림은 현탁제의 레오그램이다. 소성점성도(poise)의 값에 가장 가까운 것은?

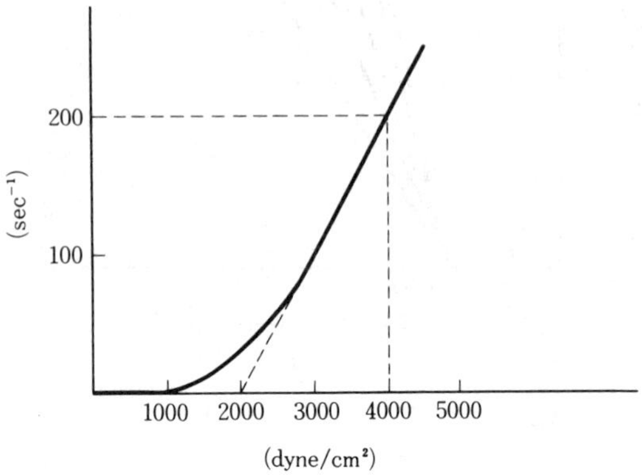

① 20　　② 10　　③ 5
④ 0.5　　⑤ 0.2

23. 다음의 그림은 현탁액의 흐름곡선의 일종인데 이같은 곡선을 나타내는 흐름은 다음의 어떤 유형의 흐름인가?

① 디일레이턴트흐름　　② 유사소성흐름　　③ 소성흐름
④ 빙엄흐름　　⑤ 점성흐름

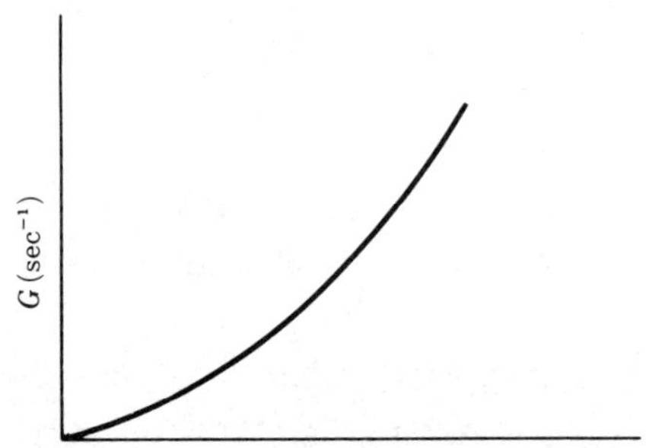

24. 물체의 흐름학적 성질에 관한 다음의 기술 중 틀린 것은 어느 것인가? 단, 흐름곡선은 엇밀기응력 F와 엇밀기속도 G와의 관계를 나타낸다.

① (a)와 같이 F와 G와의 관계를 원점을 통과하는 직선을 나타내는 것은 뉴턴유체(Newtonian fluid)라고 불리며 직선의 기울기 G/F는 점성도계수라고 불린다.
① (b)와 같은 G-F 관계를 나타내는 흐름을 소성흐름이라 한다.
③ (c)와 같은 흐름특성을 나타내는 현상을 디일레이턴시라 한다.
④ 정치상태에서는 겔상태이지만 이것을 진탕하면 유동성이 증가하고 졸이 되며, 이를 또 다시 정치하여 두면 등온 가역적으로 겔상태로 되돌아가는 현상을 틱소트로피라 한다.
⑤ 구조점성도(structual viscocity)라 함은 용해되어 있는 고분자 또는 현탁되어 있는 입자가 입체적인 구조를 형성하여 비-뉴턴흐름의 성질을 나타내는 것을 말한다.

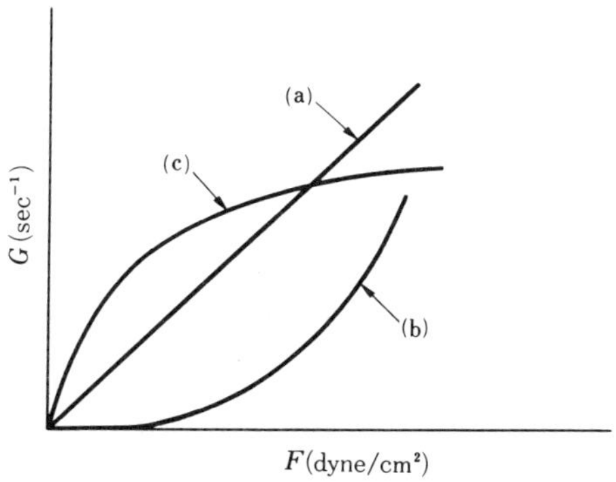

25. 다음의 그림은 Maxwell의 점탄성 모델이다. 이 모델의 역학적 성질을 바르게 설명한 것은 어느 것인가?

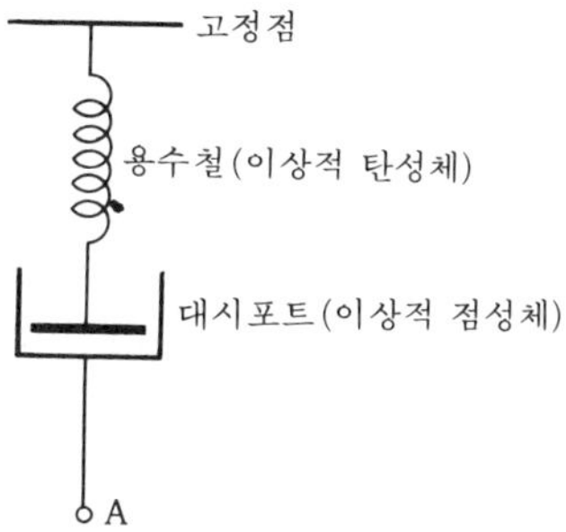

① A점은 일정한 변형(strain)까지 끌어내려 그 위치를 그대로 유지할 때 A점의 응력을 시간이 경과함에 따라 지수함수적으로 감소한다.

② A점에 주어진 변형의 크기와 A점의 응력은 정비례한다.

③ A점을 일정한 변형까지 끌어내린 다음 그 힘을 없앰으로써 응력이 0이 되게 할 때 A점은 서서히 원점까지 회복된다.

④ A점의 응력을 일정하게 하고 변형을 줄 때 변형은 시간이 경과함에 따라 지수함수적으로 증가한다.

⑤ 이 모델이 나타내는 흐름특성은 뉴턴흐름이라고 불리어진다.

26. K.P.에서는 Polysorbate 80에 대해서 다음 중 어느 점성도 표현방법을 쓰도록 규정하고 있는가?

① 환산점성도 ② 극한점성도 ③ 고유점성도
④ 동적점성도 ⑤ 비점성도

27. USP에서 methylcellulose 용액의 점성도 측정에는 어느 점성도계를 사용하도록 하고 있는가?

① Brookfield viscometer ② Haake viscometer
③ Ubbelohde type capillary viscometer ④ Falling ball viscometer

28. JP에서는 Dextran 40에 대해서 다음 중 어느 점성도 표현방법을 쓰도록 규정하고 있는가?

① 상대점성도 ② 극한점성도 ③ 고유점성도
④ 동적점성도 ⑤ 절대점성도

제 16 장

조분산 : 현탁액, 유탁액 및 반고체

분산계는 앞서(표 13-1) 분산된 입자들의 크기를 기초로 하여 분자분산, 콜로이드분산 및 조분산으로 분류하였다. 이 장은 약사들로 하여금 여러 종류의 조분산제제들의 연구와 개발에 있어서 물리학과 화학의 역할을 통찰할 수 있도록 하는 데 그 목적이 있다. 이 중요한 제형들에 대한 이론과 기술은 계면 및 콜로이드의 원리, 분체학 및 유동학에 기초를 두고 있다. 이 모든 논제들에 대하여는 이미 앞장에서 다루었다.

16-1 현 탁 액

약용 현탁액은 액체매질 속에 불용성인 고체입자들이 분산된 조분산이다. 입자들은 대부분의 경우 0.1 micron보다 큰 지름을 가지고 있으며, 분산계의 점도가 낮을 경우에는 약간의 입자들은 현미경하에서 Brown 운동을 나타내는 것을 볼 수 있다. 현탁액(suspension)은 불용성이면서 맛이 좋지 못한 약물들을 맛이 좋은 제형으로, 피부과용 약물들을 피부 또는 점막에 적용하기에 적합한 제형으로, 또한 불용성 약물들을 주사하기에 적합한 제형으로 하기 위하여 사용된다. 그러므로 약용 현탁액제들은 경구투여용 합제, 외용 로션 및 주사용 제제의 3 종류로 분류할 수 있다.

경구용 현탁액제들의 예로는 통상 5 ml당 125~500 mg을 함유하는 경구용 항생제 시럽을 들 수 있다. 소아용 현탁제로 사용하기 위하여 조제할 때는 현탁된 물질의 농도가 보다 크다. 제산제와 X-선 조영제의 현탁액들은 대개 높은 농도의 분산된 고체를 함유하고 있다. 국소용의 외용 현탁제들은 매우 많은데 이들은 피부과용, 화장품용 및 보호제용의 목적으로 고안되었으며, 분산상의 농도가 20% 이상일 수도 있다. 비경구용 현탁액제들은 0.5~30%의 고체입자들을 함유하고 있다. 점도와 입자크기는 주사의 용이성과 축적요법에서의 약물의 이용률에 영향을 미치기 때문에 중요한 인자들이다.

우수한 현탁액은 몇 가지 바람직한 성질들을 갖고 있는데. 그 중에서 다음과 같은 성질들을 들 수 있다. 즉, 현탁된 물질이 빨리 가라앉지 않아야 하고, 용기의 밑바닥으로 가라앉는 입자들은 딱딱한 덩어리를 형성하는 것이 아니라 용기를 흔들어 주었을 때 균일한 혼합물로 쉽게 재분산되어야 하며, 약병으로부터 쉽게 따라지거나 주사기 바늘을 쉽게 통과할 수 있도록 현탁제의 점도가 너무 높아서는 안 된다. 외용 로션인 경우에는 제품을 환부에 바를 때 쉽게 퍼질 수 있도록 충분히 유동성이어야 하지만, 또한 바른 표면에서 흘러내릴 정도로 지나치게 유동성이어서는 안 된다. 또한 외용 로션제는 빨리 말라붙어서 문질러도 쉽게 떨어지지 않는 탄성 보호피막을 형성해야 하며 또한 좋은 빛깔과 맛을 가져야 한다.

최적의 물리적·화학적 및 약리학적 성질들을 갖는 현탁액제를 생산할 수 있도록 분산상의 특성을 조심해서 선정하는 것이 중요하다. 입자크기분포, 비표면적, 결정 성장의 억제 및 결정다형의 변화 등은 특히 중요하며, 제제설계자는 저장하는 동안에 이들 및 기타의 성질[1),2)]들이 현탁액제의 효능에 유해한 영향을 미칠 정도로 크게 변하지 않는다는 것을 보증해야 한다. 끝으로, 현탁액제는 표준방법과 표준장치를 사용함으로써 비교적 쉽게 배합될 수 있는 구입하기 쉬운 성분들을 함유하는 것이 바람직하다.

이 장의 나머지 부분은 현탁액에 대해서 위에서 열거한 바람직한 특성을 부여하는 몇 가지 성질들에 대해서 중점적으로 고찰하게 된다.

약학적인 목적에서, 현탁액의 **물리적 안정성**은 입자들이 뭉치지 않고서 분산계 전체에 걸쳐서 균등히 분포된 채로 있는 상태라고 정의할 수 있다. 이와 같은 이상적인 상태는 실현 가능성이 희박하기 때문에 입자들이 침강하였을 때 적당히 진탕함으로써 쉽게 재현탁시킬 수 있어야만 된다는 문구를 덧붙이는 것이 타당하다.

16-2 현탁된 입자들의 계면의 성질

고체입자들의 표면에서의 에너지상태가 어떠한지에 대해서는 아직 완전히 규명되지 않았다. 그러나 현탁된 입자들을 성공적으로 안정화시키려면 열역학적 요건에 관한 지식을 필요로 한다. 고체를 작은 입자들로 만들어서 이들을 연속상인 매질 중에 분산시키기 위해서는 일이 행해져야만 한다. 분쇄에 의하여 생기는 입자들의 큰 표면적은 표면자유에너지와 관련이 있으며, 이 표면자유에너지는 계로 하여금 "열역학적으로 불안정"하게 만든다. 열역학적으로 불안정하다는 것은 입자들이 높은 에너지상태로 되어 재응결하여 총 표면적과 표면자유에너지를 감소시키는 경향이 있다는 것을 뜻한다. 따라서 현탁액 중의 입자들은 "응결하려는" 경향, 즉 약한 van der Waals 인력에 의해서 결합됨으로써 가벼운 솜털과 같은 둥근 덩어리를 형성하려는 경향이 있다. 어떤 상태(예를 들면, 조밀한 cake에서와 같은)하에서는 입자들은 보다 강한 인력에 의해서 접착됨으로써 **집합괴**(aggregates)라는 것을 형성한다. caking은 침전물 속에서 결정이 성장하여 서로 융합되어 고형 집합괴를 형성함으로써 생기는 경우가 많다.

응결괴(floccules)이거나 집합괴이거나 간에 어떤 형의 덩어리가 생긴다고 하는 것은 열역학적으로 보다 더 안정한 상태에 도달하려는 그 계의 경향의 척도가 되는 것이다. 고체를 작은 입자들로 분할할 때 생기는 일의 증가(W), 즉 표면자유에너지의 증가(ΔF)와 그 결과 생기는 총 표면적의 증가(ΔA)는 다음 식으로 나타내어진다.

$$\Delta F = \gamma_{SL} \Delta A \tag{1}$$

여기서 γ_{SL}은 액체매질과 고체입자들 사이의 계면장력이다.

안정한 상태에 도달하기 위하여 계는 표면자유에너지를 감소시키려는 경향이 있으며, $\Delta F = 0$ 일 때 계는 평형에 도달하게 된다. 식 (1)로부터 알 수 있는 바와 같이, 계면장력을 감소시키거나 또는 계면면적을 감소시킴으로써 이런 상태에 도달할 수 있다. 응결(flocculation)이나 응집(aggregation)으로 이르게 되는 후자의 가능성은 다음 절에서 고찰하게 되겠지만, 약용 현탁액으로서 바람직한 경우도 있고 그렇지 못한 경우도 있다.

계면장력은 표면활성제를 가함으로써 감소시킬 수는 있지만 0이 되게 할 수는 없다. 따라서 불용성 입자들의 현탁액은 대개 한정된 陽의 값의 계면장력을 가지고 있어서 그 입자들이 응결하려는 경향이 있다. 이와 유사한 해석을 유탁액의 파괴의 경우에도 적용시킬 수 있었다.

입자표면에서의 힘은 현탁액의 응결도와 집합도에 영향을 미친다. 인력은 London-van der Waals형의 인력이다. 반발력은 각 입자를 둘러싸고 있는 전기이중층들의 상호작용으로부터 생긴다. 전기이중층의 형성에 관하여는 계면현상을 다룬 제 **12** 장에서 자세히 고찰되었다. 이 시점에서 학생들에게 계면의 전기적 성질을 다룬 절(제 **12** 장의 **12-4**)을 복습하기를 권하는 바이다. 그 이유는 입자의 전하, 전기이중층의 형성 및 제타전위가 현 논제와 직접적인 연관성을 가지고 있기 때문이다.

〈그림 **16 · 1**〉에는 두 입자들의 퍼텐셜 에너지를 떨어진 거리의 함수로서 도시하였다. 이 그림에서는 인력에너지, 반발에너지 및 1개의 극대점과 2개의 극소점을 가지고 있는 알짜 에

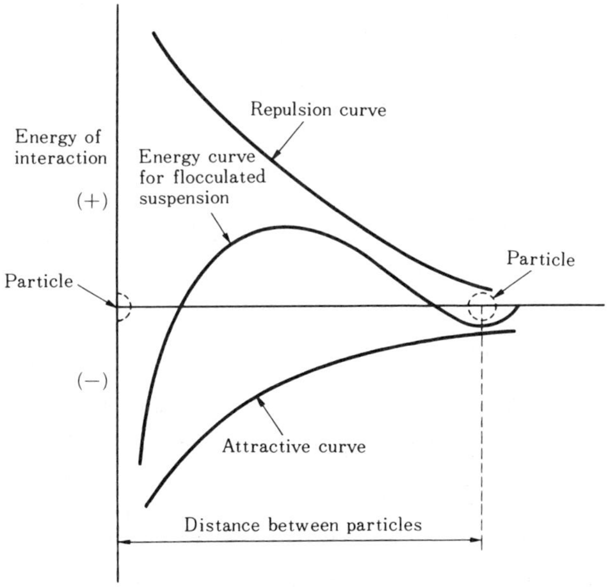

〈그림 *16 · 1*〉 현탁액에 있어서의 입자 상호작용에 대한 퍼텐셜 에너지 곡선

너지를 묘사하는 곡선들을 나타내었다. 반발에너지가 높을 때에는 퍼텐셜 장벽도 높아서 두 입자의 충돌이 저항을 받게 된다. 계는 해교된 상태를 유지하게 되며, 침강이 완료되었을 때 입자들은 보다 작은 입자들이 보다 큰 입자들 사이의 빈 공간을 채움으로써 밀집배열을 형성한다. 침강물의 가장 밑바닥에 있는 입자들은 상부의 입자들의 무게에 의해서 점차적으로 압축을 받게 된다. 그리하여 에너지 장벽을 이겨내어 입자들은 서로 긴밀히 접촉할 수 있게 된다. 이들 입자들을 재현탁시키고 재분산시키기 위해서는 또다시 높은 에너지 장벽을 이겨낼 필요가 있다. 이는 교반에 의해서는 쉽사리 달성되지 않기 때문에 입자들은 서로 강력히 끌리는 상태로 있으려는 경향이 있어서 딱딱한 케이크를 형성하게 된다. 입자들이 응결되었을 때, 에너지 장벽이 여전히 너무 높아 넘을 수 없기 때문에 접근하는 입자는 아마도 1000~2000 Å의 떨어진 거리에 있는 제 2 의 에너지 극소에 놓이게 된다. 이 거리는 느슨한 구조를 가진 응결괴를 형성하기에 충분하다. 요약해서 말하면, 응결된 입자들은 약하게 결합되었으며 신속히 가라앉고 케이크를 형성하지 않으며 쉽게 재현탁된다.

한편, 解膠된 입자들은 서서히 가라앉으며 결국에 가서는 침강물을 형성하게 되는데, 이 침강물에 있어서는 집합이 일어나서 결과적으로는 재분산시키기 곤란한 딱딱한 케이크가 형성된다.

16-3 현탁액에 있어서의 침강

앞에 언급한 바와 같이, 약용 현탁액에 있어서의 물리적 안정성의 한 가지 측면은 입자들로 하여금 분산계 전체에 걸쳐서 균등히 분포된 상태를 유지하게 하는 것과 관계가 있다. 입자들이 침강하는 것을 장기간에 걸쳐서 완전히 방지하기란 거의 불가능한 일이지만, 침강의 속도에 영향을 미치는 인자들을 고찰해 볼 필요가 있다.

1 침강이론

제 **15** 장에서 논의한 바와 같이, 침강속도는 다음과 같은 Stokes의 법칙으로 나타낼 수 있다.

$$v = \frac{d^2(\rho_s - \rho_o)g}{8\eta_0} \quad (2)$$

여기서 v는 cm/sec로 나타낸 침강속도, d는 cm로 나타낸 입자의 지름, ρ_s와 ρ_o는 각각 분산상과 분산매의 밀도, g는 중력으로 인한 가속도, η_0는 poise로 나타낸 분산매의 점도이다.

100 ml 당의 액체 속에 약 2 g 이하의 고체를 함유하고 있는 묽은 약용 현탁액들은 이 식에 대충 들어맞는다(어떤 연구자들은 Stokes의 식에 들어맞으려면 농도가 0.5 g/100 ml 이하라야만 된다고 믿고 있다). 묽은 현탁액에 있어서는 입자들은 침강하는 동안 서로 간섭하지 않으며 **자유침강**(free settling)이 일어난다. 5, 10 또는 그 이상의 %의 농도로 분산된 입자들을 함유하고 있는 대부분의 약용 현탁액에 있어서는 입자들이 **장애받는 침강**(hindered settling)을

나타낸다. 입자들은 침강할 때 서로 간섭을 하게 되어 Stokes의 법칙이 이미 적용되지 않는다.

이와 같은 상황하에서 물리적 안정성을 어느 정도 평가하자면 현탁액이 약 0.5~2.0 w/v %의 분산상을 함유하도록 그 현탁액을 희석시켜야만 된다. 그러나 이를 반드시 권장할 수는 없다. 왜냐하면 얻어지는 안정성 상태가 반드시 원래의 현탁액의 그것은 아니기 때문이다. 희석제의 첨가는 계의 응결도(또는 해리도)에 영향을 미칠 수 있으며, 이로 인해서 사실상 입자크기 분포를 변화시킨다.

실제계에서 흔히 볼 수 있는 입자의 모양과 크기에 있어서의 비균일성을 설명하기 위해서는 Stokes의 식을 다음과 같은 일반형으로 쓸 수 있다.

$$v = K\frac{d^2(\rho_s - \rho_o)}{\eta_o} \tag{3}$$

여기서 K는 실험에 의해서 측정되는 상수이다. 이 분야에 관한 연구가 지금도 계속되고 있지만, 진한 현탁액 속에 있는 불규칙한 입자들의 침강속도를 나타내는 만족할 만한 식은 아직 도출되지 않았다.

2 브라운 운동의 효과

약 2~5 micron의 지름을 가지고 있는 입자들의 경우에는(이는 입자의 밀도, 현탁매질의 밀도와 점도에 관계가 있다) Brown 운동이 분산된 물질로 하여금 멋대로 운동(random motion)을 지속하게 함으로써 실온에서 어느 정도까지 침강을 억제한다.

Burton은 임계반지름(critical radius) r를 산출해 내었는데, 임계반지름이란 입자들이 현탁화 매질 분자들에 충돌함으로써(Brown 운동) 입자들이 가라앉지 않고 현탁된 상태를 유지할 수 있는 최대의 반지름이다.

약용 현탁액의 입자들의 범위에서 가장 작은 입자들의 Brown 운동은 시료를 약 5 cps의 점도를 갖고 있는 50 % 글리세린 용액 중에 분산시키면 대부분 소실되는 것을 현미경으로 볼 수 있다. 따라서 현탁화제를 함유하고 있는 보통의 약용 현탁액 중에 있는 입자들이 맹렬한 Brown 운동의 상태에 있다고는 도저히 생각할 수 없다.

3 응결된 입자들의 침강

응결된 계에 있어서의 침강을 연구할 때, 응결괴들이 함께 가라앉아 침강물과 상층액 사이에 명확한 경계가 생기는 경향이 있다는 것을 관찰할 수 있다. 침강물 위의 액체는 그 계에 존재하는 작은 입자들이라도 응결괴와 회합하기 때문에 맑다. Stokes의 법칙에 따라 큰 입자들이 작은 입자들보다 더욱 신속하게 침강하는 입자크기의 범위를 가지고 있는 해교된 현탁액의 경우에는 사정은 앞서 말한 바와 달라진다. 뚜렷한 경계가 생기지 않으며(입자크기가 완전히 같지 않은 한), 상층은 상당히 장기간 동안 혼탁상태를 유지한다. 침강의 초기단계에서 상층액이 맑은지 흐린지의 여부는 응결된 계인지 해교된 계인지를 나타내는 좋은 지표가 된다.

Hiestand에 의하면, 응결된 입자들의 초기의 침강속도는 응결괴의 크기와 집합괴의 공극률에 의해 결정된다. 그 이후의 침강속도는 침강물 내에서의 압축과정과 재배열과정에 의해 좌우된다. **서브시던스**(subsidence)란 용어는 응결된 계에 있어서의 침강을 기술하기 위해서 가끔 사용된다.

4 침강파라미터

침강의 연구, 더욱 올바르게 말하면 서브시던스의 연구로부터 유도할 수 있는 두 가지 유용한 파라미터는 **침강용적**(sedimentation volume)과 **응결도**(degree of flocculation)이다. 침강용적 F는 침강하기 전의 현탁액의 원래 용적 V_o에 대한 침강물의 최종용적 또는 종극용적 V_u의 비로 정의된다. 따라서

$$F = \frac{V_u}{V_o} \tag{4}$$

침강용적은 1보다 작은 값으로부터 1보다 큰 값에 이르는 범위에 걸친 값을 가질 수 있다. 예를 들면, F는 대개 1보다 작다. 이 경우에 있어서는 $F = 0.5$인 〈그림 **16 · 2**〉 (a)에 나타낸 바와 같이, 침강물의 종극용적은 현탁액의 원래 용적보다 작다. 만약 응결된 현탁액에서의 침강물의 용적이 현탁액의 원래 용적과 같다면 그 때는 $F = 1$이다〔그림 **16 · 2** (b)〕. 그와 같은 제품은 "응결평형"에 있다고 말하며, 방치할 때 맑은 상층을 나타내지 않는다. 그러므로 그와 같은 제품은 약학적으로 적합하다. F는 1보다 큰 값을 가질 수 있으며 이는 침강물의 종극용적이 현탁액의 원래 용적보다 크다는 것을 뜻하며, 이 같은 현상이 일어날 수 있다. 그 이유는 현탁액에 형성된 응결괴의 망상구조가 아주 느슨하게 솜덩어리처럼 부풀어 있기 때문에 그 응결괴가 둘러쌀 수 있는 용적은 현탁액의 원래 용적보다 더 크다. 이 같은 경우를 〈그림 **16 · 2**〉 (c)에 예시하였으며, 이 경우에 있어서는 침강물을 포함시키기에 충분한 여분의 매질을 가했다. 도시한 예에서는 $F = 1.5$이다.

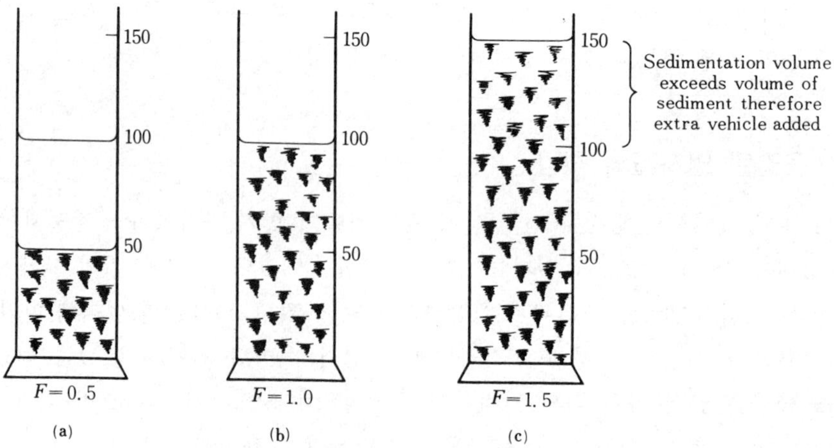

〈그림 *16 · 2*〉 응결제의 양을 달리함으로써 생긴 침강용적〔(b)와 (c)는 약학적으로 적합함〕

침강용적은 유의한 기준점이 없기 때문에 응결을 다만 정성적으로 설명할 수 있을 뿐이다. 응결에 대한 더욱 유용한 파라미터는 응결도 β이다.

만약, 완전히 해교된 현탁액에 대해서 고찰한다면, 침강물의 종극용적은 비교적 작을 것이다. 이 용적을 V_∞라고 한다면, 식 (4)를 근거로 하여 다음 식을 얻을 수 있다.

$$F_\infty = \frac{V_\infty}{V_o} \tag{5}$$

여기서 F_∞는 풀린 또는 해교된 현탁액의 침강용적이다. 따라서 응결도 β는 F_∞에 대한 F의 비로 정의된다. 즉,

$$\beta = \frac{F}{F_\infty} \tag{6}$$

식 (4)의 F값과 식 (5)의 F_∞값을 식 (6)에 대입하면 다음 식을 얻는다.

$$\beta = \frac{V_u / V_o}{V_\infty / V_o} = V_u / V_\infty \tag{7}$$

응결도는 응결된 침강물의 용적을 해교된 계에서의 침강물의 용적에 결부시키기 때문에 F보다 더욱 근본적인 파라미터이다. 그러므로 다음과 같이 말할 수 있다.

$$\beta = \frac{\text{응결된 현탁액에서의 침강물의 종극용적}}{\text{해교된 현탁액에서의 침강물의 종극용적}}$$

16-4 현탁제제의 제제설계

물리적으로 안정한 현탁액의 제조에 흔히 사용되는 방법은 다음 두 가지 범주에 속한다.

① 현탁액 중에서 입자들이 해교된 상태를 유지하도록 구조성 매질을 사용하는 방법

② 비록 신속하게 침강하더라도 조금 흔들어주기만 하면 쉽게 재현탁되는 응결괴를 생성시키기 위해서 응결의 원리를 적용시키는 방법

구조성 매질(structured vehicles)들은 성질상 유사소성과 소성이다. 이들의 유동학적 성질에 대해서는 제 **15**장에서 고찰하였다. 다음 절에서 고찰하게 되겠지만 구조성 매질들은 흔히 이들 두 가지 형의 유동과 관련된 틱소트로피를 나타내는 것이 바람직하다. 구조성 매질들은 입자들(일반적으로 해교된 입자들)을 덫에 걸리게 함으로써 작용하기 때문에 이상적인 경우에는 침강이 전혀 일어나지 않지만, 실제적으로는 어느 정도의 침강이 일어나는 것이 보통이다. 그러나 이러한 매질들의 "剪斷薄化性"은 전단이 가해졌을 때 균일한 분산의 재형성을 촉진시킨다.

앞에서 언급한 바 있거니와 해교된 계의 결점은 입자들이 마침내 침강할 때에 딱딱한 케이크를 형성하는 점이다. 바로 이 점 때문에 근래 응결된 현탁액제의 제제설계가 주창되고 있다. 친수성 콜로이드형의 구조성 매질 속에 응결된 입자들을 현탁시켜 제제설계를 할 때 최적의 물리적 안정성과 외관이 얻어진다. 따라서 이 다음에 나오는 논의의 대부분은 이 방법 및 조정된 응결을 성취할 수 있는 방법들에 대해서 고찰하게 된다. 어떠한 방법을 사용하든지 간에

그 제품은 i) 사용 중 분산된 입자들이 균일하게 분포되어야만 하며, ii) 용기로부터 쉽게 따라낼 수 있어야 한다.

1 입자의 침윤(浸潤)

매질 중에서의 불용성 분말의 초기 분산은 생산과정에 있어서의 중요한 단계이며, 따라서 더욱 깊이 고찰해 볼 필요가 있다. 분말을 매질에 가할 때에 분말을 액체의 표면에 살포하는 경우도 가끔 있다(특히 대규모적인 조작에 있어서 그러하다). 흡착된 공기층, 그리스 및 기타의 오염물로 인해서 분말을 분산시키기 곤란한 경우도 흔히 있다. 분말은 쉽게 젖지 않으며, 밀도가 크더라도 액체의 표면에 떠 있게 된다. 미세한 분말성 물질들은 흡착된 공기 때문에 특히 이 효과를 받기 쉬우며, 현탁화 매질의 액면 밑으로 흘러내리더라도 젖지 않는다. 분말의 침윤성(wettability)은 분말이 액체의 표면과 이루는 **접촉각**(contact angle)을 관측함으로써 쉽게 알아낼 수 있다. 입자들이 액체로부터 쉽게 떠오를 때에는 접촉각이 약 90°이다. 액체 속에서 낮게 뜨는 분말은 90°보다 작은 접촉각을 갖고 있으며, 가라앉는 분말은 접촉각을 전혀 나타내지 않는다. 황, 목탄 및 스테아린산 마그네슘과 같이 물에 의해서 쉽게 적셔지지 않고 따라서 큰 접촉각을 나타내는 분말을 **소수성**(hydrophobic)이라 하고, 흡착된 오염물이 없을 때에는 물에 의해서 쉽게 적셔지는 분말을 **친수성**(hydrophilic)이라고 한다. 아연화, 탈크 및 탄산마그네슘이 후자의 부류에 속한다.

표면활성제는 현탁액제를 제조할 때 고체입자들과 매질 사이의 계면장력을 감소시키는 데 극히 유용하다. 낮아진 계면장력의 결과로서, 크던 접촉각이 작아지고, 입자들의 표면으로부터 공기가 배제되어 침윤(젖음)과 해교가 촉진된다. 글리세린 및 이와 유사한 흡습성 물질들도 역시 불용성 물질들을 물에 분산시키는 데 유용하다. 글리세린은 입자들 사이의 틈 속으로 스며들어가 공기를 배제시키며, 혼합시키는 동안에는 그 물질을 피복하여 분리시킴으로써 물이 침투하여 개개의 입자들을 적실 수 있다. 콜로이드성 고무류를 알코올, 글리세린 및 프로필렌글리콜 등에 분산시킴으로써 그 다음 물이 틈 속으로 침투할 수 있게 하는 것은 약학 분야에서 잘 알려진 예이다.

분말과 속으로 잘 침투할 수 있는 능력을 가진 적절한 침윤제를 선택하기 위해서 Hiestand는 길이가 수 inch이고 테플론 같은 소수성 물질로 제조했거나 파라핀 왁스로 피복한 수 인치 길이의 길쭉한 홈통을 사용하였다. 홈통의 한쪽 끝에 분말을 넣고, 다른 쪽 끝에는 침윤제의 용액을 붓는다. 그렇게 함으로써 분말 속으로 후자가 침투하는 속도를 직접 관측할 수 있다.

2 조정된 응결

분말이 적절히 적셔져서 분산된다고 가정하고, 재분산시키기 곤란한 압축된 침강물의 생성을 방지하기 위해서 조정된 응결을 일으킬 수 있는 방법에 대하여 고찰하기로 한다. Hiestand에 의해서 자세히 기술된 바 있는 본 논제를 여기서는 편의상 현탁액을 응결시키는 데 사용되는 물질, 즉 전해질, 계면활성제 및 중합체의 면에서 고찰해 보기로 한다.

전해질(electrolytes)은 입자들 사이의 전기적 장벽을 감소시킴으로써 응결제로 사용된다. 이는 전해질에 의해서 제타 퍼텐셜이 감소되고 또한 인접 입자들 사이에 가교가 형성되어 이들 입자들을 서로 결합시킴으로써 느슨하게 배열된 구조가 생기는 것에 의해서 입증된다. 차질산비스무트의 입자들을 물에 분산시키는 경우에는, 전기영동에 의한 이동도의 연구를 근거로 하여 차질산 비스무트의 입자들이 큰 양의 전하, 즉 제타 퍼텐셜을 갖고 있다는 것을 알 수 있다. 인접 입자들 사이의 강력한 반발력 때문에 이 계는 해교된다. 여러 농도의 염기성 인산칼륨을 함유하는 일련의 차질산비스무트의 현탁액을 제조함으로써 Haines와 Martin은 겉보기 제타 퍼텐셜과 침강용적, caking과 응결 사이의 상관관계를 규명할 수 있었다. 실험 결과를 〈그림 16 · 3〉에 요약해서 나타내었으며 다음과 같이 설명할 수 있었다.

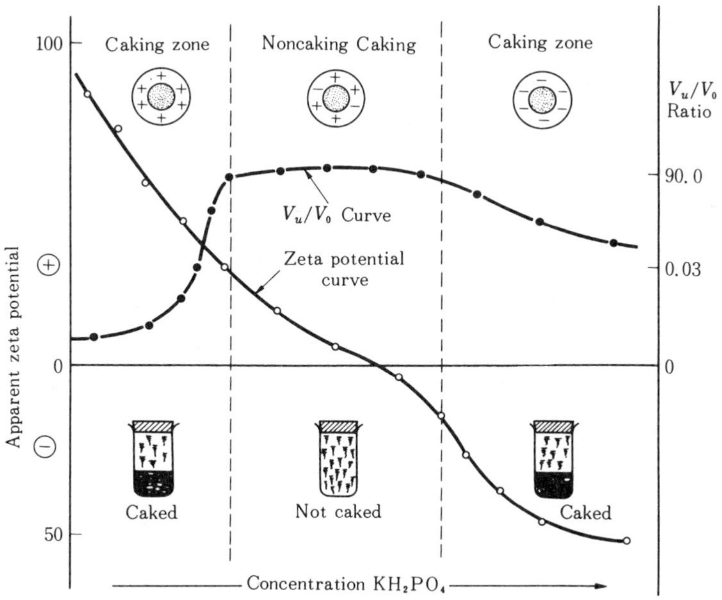

〈그림 *16 · 3*〉 응결제로 1염기성 인산칼륨을 사용했을 때의 차질산비스무트 현탁액의 응결을 나타낸 caking 그림

1 염기성 인산칼륨을 현탁된 차질산비스무트의 입자들에 가하면 음으로 하전된 인산염 음이온의 흡착으로 인하여 양의 제타 퍼텐셜의 감소가 일어난다. 〈그림 16 · 3〉에서 보는 바와 같이, 전해질을 계속하여 가해 주면 제타 퍼텐셜이 결국 0이 되며 음의 방향으로 증가한다. 여러 가지 현탁액을 현미경적으로 검사해 본 결과, 특정한 양의 제타 퍼텐셜에서 최대의 응결이 일어나며, 해교가 또다시 일어날 만큼 제타 퍼텐셜이 충분히 음이 될 때까지 이 최대의 응결은 지속된다는 것을 알았다. 응결의 발현은 측정된 최대 침강용적과 일치한다. *F*의 값은 응결이 지속되는 동안 극히 일정하게 유지되며, 재해교를 일으킬 만큼 제타 퍼텐셜이 충분히 음이 되어야만 비로소 침강용적이 줄어들기 시작한다. 마지막으로 현탁액에 있어서의 caking의

소실은 앞서 말한 바와 같이 응결의 양을 반영하는 최대 침강용적과 상관관계를 가진다. *F*값이 최대값보다 작을 때 caking이 분명해진다.

이들 연구자들은 또한 술파메라진을 물에 분산시켜 만든 현탁액에 염화알루미늄을 가함으로써 이와 유사한 상관관계를 입증하였다. 이 계에 있어서의 술파메라진 입자들의 시초의 제타 퍼텐셜은 음이며, Al^{3+}의 흡착에 의해서 점차적으로 감소된다. 충분한 전해질을 가할 때, 제타 퍼텐셜은 음에 도달한 다음 양의 방향으로 증가한다.

이온성, 비이온성 **계면활성제**들은 입자들을 현탁시키는 데 사용되어 왔다. 이들 화합물들은 분산을 달성하기 위한 침윤제로도 작용하기 때문에 이 효과를 달성하는 데 필요한 농도는 극히 중요한 것으로 보인다.

중합체(polymers)는 그들의 길이에 따라 일정한 간격을 두고 놓인 활성기를 함유하고 있는 분자량이 큰 긴 사슬이다. 이들 물질들은 사슬의 일부분이 입자 표면에 흡착되고 사슬의 나머지 부분이 분산매 속으로 튀어나오기 때문에 응결제로서 작용한다. 이들 후자의 부분들 사이에 다리가 놓여지기 때문에 응결괴가 형성되는 것이다.

친수성 중합체는 보호교질로서도 작용하며, 이 같은 방식으로 피복된 입자들은 피복되지 않은 입자들에 비해서 caking을 일으키는 경향이 적어진다. 이들 중합체들은 용액 중에서 유사소성 유동을 나타내며, 이 성질은 현탁액 내부의 물리적 안정성을 증가시키는 데 도움이 된다. 고분자전해질 중합체인 젤라틴은 pH와 분산매질의 이온강도에 의존하는 응결을 나타낸다. 젤라틴의 존재하에 산용액 중에서 침전시켜 얻은 술파티아졸나트륨은 건조상태에서는 쉽게 흐르며, 현탁시켰을 때에는 cake를 형성하지 않는다는 것이 Blythe에 의해서 밝혀졌다. 술파티아졸은 보통 수용액 중에서 음전하를 갖고 있다. 그러나 젤라틴의 존재하에서 산용액으로부터 침전시켜 얻은 피복된 물질은 양전하를 가진다는 것이 밝혀졌다. 이는 침전이 일어나는 pH에서는 젤라틴이 양으로 하전되기 때문이다. 이같이 술파티아졸의 성질이 개량된 것은, 아마도 강한 음전하가 보다 약한 양전하에 의해서 대치되었기 때문에, 젤라틴으로 피복된 양으로 하전된 입자들이 현탁액 중에서 부분적으로 현탁되기 때문이라고 생각된다.

3 구조성 매질 중에서의 응결

조정된 응결법은 약용 현탁액의 바람직스러운 물리화학적 요건을 충족시킬 수는 있지만, 만약 침강용적 *F*가 1에 가깝거나 1과 같지 않으면 제품은 볼품없이 보일 수 있다. 따라서 실제적으로 응결괴의 침강을 지연시킬 목적으로 현탁화제를 가하는 것이 보통이다. 카르복시메틸셀룰로오스(CMC), 카르보폴 934(carbopol 934), 비검(veegum), 트래거캔스(tragacanth) 또는 벤토나이트(bentonite)와 같은 물질들은 단독으로나 또는 배합해서 사용되고 있다.

그러나 그와 같은 경우에 입자의 시초의 전하와 응결제 및 현탁화제가 가진 전하에 따라서 배합금기가 생길 수 있다. 예를 들어, 양으로 하전된 분산을 만든 다음 적절한 농도의 1염기성 인산칼륨과 같은 음이온성 전해질을 가함으로써 이를 응결시키는 경우를 생각해 보기로 하자.

앞서 말한 친수성 콜로이드 중의 어느 한 가지를 최소량 가함으로써 이 계의 물리적 안정성을 증가시킬 수 있다. 이 경우 아무런 물리적 금기사항을 볼 수 없다. 왜냐하면 대부분의 친수성 콜로이드는 그들 자신이 음으로 하전되었기 때문에 음이온성 응결제와 배합할 수 있기 때문이다. 그러나 음으로 하전된 입자들을 양이온성 전해질(염화알루미늄)로 응결시킬 때 그 다음에 친수성 콜로이드를 가하면 배합금기이며, 이는 거의 현탁화 효과가 없고 그 자체가 신속하게 침강하는 볼품없는 끈적끈적한 덩어리가 생성되는 것으로 알 수 있다. 이 같은 상황하에서는 보호교질을 사용함으로써 입자표면의 전하의 부호를 음으로부터 양으로 바꿀 필요가 있다. 이는 입자 표면에 지방산아민류(이들에 대해서는 그 무독성을 확인하기 위한 시험이 실시되어 왔음)의 일종이나 또는 그 등전점 이하에서는 양으로 하전되는 젤라틴과 같은 물질을 흡착시킴으로써 달성된다. 그 다음에는 음으로 하전된 현탁화제와 배합할 수 있는 응결괴를 생성하기 위해서 음이온성 전해질을 사용할 수 있다.

입자표면의 전하에 관계 없이 이 방법을 사용할 수 있다는 것을 학생들은 알아 둘 필요가 있다. 안정한 현탁액을 만드는 데 있어서 관여되는 단계를 순서대로 〈그림 **16 · 4**〉에 도시하였다.

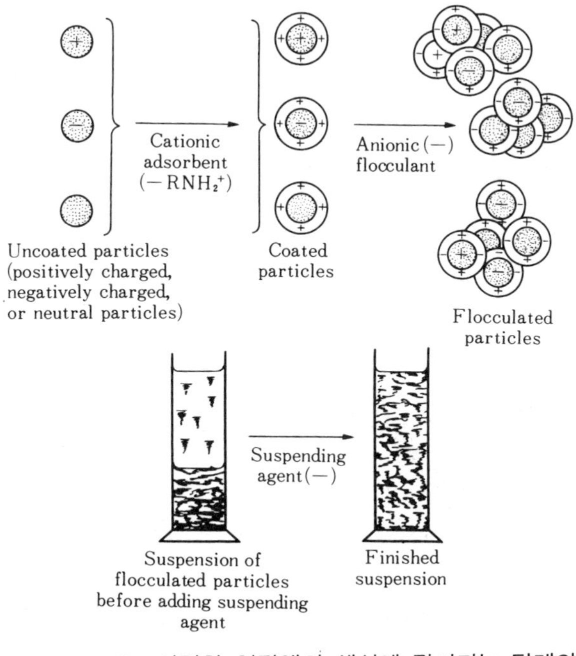

〈그림 *16 · 4*〉 안정한 현탁액의 생성에 관여되는 단계의 순서

4 유동학적 고찰

유동학의 원리는 다음과 같은 인자들의 연구에 응용할 수 있다. 즉, 분산된 입자들의 침강에 영향을 미치는 현탁액의 점도, 용기를 흔들 때와 병에서 따라낼 때의 현탁액의 유동성에 있어서의 변화 및 로션을 환부에 바를 때의 그 로션의 퍼짐성 등이다. 또한 유동학적 고찰은

현탁액제를 제조하는 데도 중요하다. 현탁액제를 저장할 때 생기는 유일한 전단은 현탁된 입자들의 침강에 기인한다. 이 힘은 너무 작기 때문에 무시해도 좋을 것이다. 그러나 용기를 흔들거나 병에서 따라낼 때에는 높은 전단속도가 나타나게 된다.

Mervine과 Chase가 제의한 바와 같이, 이상적인 현탁화제는 무시할 수 있을 정도의 전단에서는, 즉 선반 위에 올려 놓고 방치할 때에는 높은 점도를 가져야만 하고, 높은 전단속도에서는 낮은 점도를 가져야만 한다(즉, 교반하거나 따라내거나 바를 때에는 자유유동성이어야 한다). 〈그림 16 · 5〉에 나타낸 바와 같이 트래거캔스, 알긴산나트륨 및 카르복시메틸셀룰로오스 나트륨과 같은 유사소성 물질들은 이 같은 바람직한 성질들을 나타낸다. 뉴턴성 액체인 글리세린은 비교의 목적으로 그림에 포함시켰다. 글리세린의 점도는 입자들을 현탁시키는 데는 적당하지만, 쉽게 따라내거나 피부에 바르기에는 너무 높다. 더욱이 글리세린은 달갑지 않은 끈적끈적한 성질(tackiness, stickiness)이 있고 또 희석하지 않고 사용하면 너무 흡습성이다. 〈그림 16 · 5〉의 유동곡선들은 제 15 장에서 기술한 개량형 Stormer 점도계를 사용하여 얻었다. 틱소트로피성인 동시에 유사소성인 현탁화제는 방치하면 겔을 형성하고, 교반시키면 유동성이 되기 때문에 유용하다는 것이 입증된다.

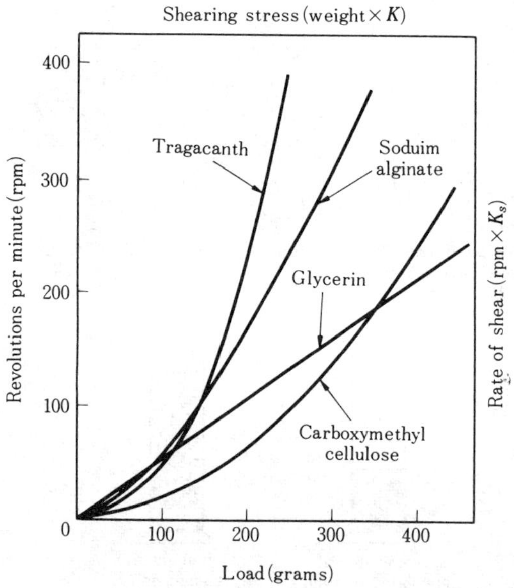

〈그림 *16 · 5*〉 개량형 Stormer 점도계로 측정한 여러 현탁화제의 유동곡선

〈그림 16 · 6〉에는 벤토나이트, 비검(Vanderbilt Co.) 및 벤토나이트와 카르복시메틸셀룰로오스 나트륨의 조합에 대한 조도곡선을 나타내었다.

벤토나이트의 히스테리시스 루프가 매우 뚜렷하다. 비검도 역시 분산액이 들어 있는 용기를 거꾸로 뒤집어서 시험할 때와 회전점도계로 측정할 때 상당한 틱소트로피를 나타낸다. 벤토나이트 분산액과 CMC 분산액을 혼합했을 때 생기는 유동곡선은 유사소성과 틱소트로피성을 모두 나타낸다. 이와 같이 조합하면 틀림없이 우수한 현탁화 매질이 될 것이다.

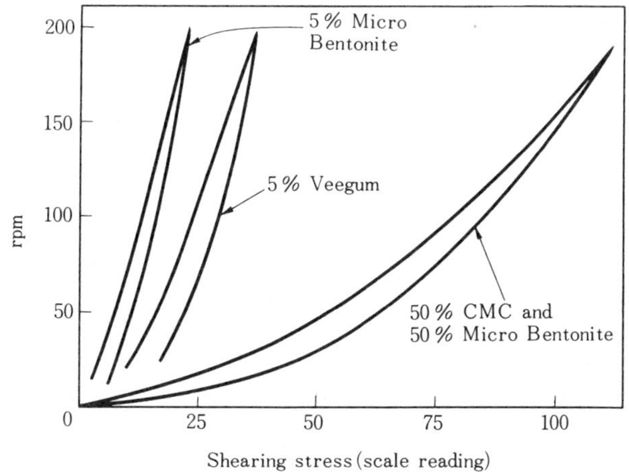

〈그림 *16·6*〉 틱소트로피를 나타내는 현탁화제들의 유동곡선

5 현탁액제의 제법

현탁액의 제조와 안정성에 관여되는 인자들은 약품물리학의 흥미의 대상이 되는 몇 가지 원리를 포함하고 있으며, 여기서는 이들 원리에 대해서 간단히 언급하고자 한다. Oldshue는 여러 가지 형의 장치를 사용하여 고체를 분산시키는 데 관여되는 여러 가지 물리적 원리에 대하여 고찰하였다. 소규모로 현탁액을 제조할 때에는 불용성 물질을 유발에 담고 분산안정제를 함유하는 매질과 함께 갈거나 빻아서 곱게 갠 죽상으로 만들고, 여기에 가용성 약물들이 용해되어 있는 액상의 나머지 부분을 소량씩 가한다. 이렇게 하여 만든 죽상물을 미터글라스에 옮긴 다음, 유발을 소량씩의 매질로 수회 씻어서 합친 후에 매질을 가함으로써 분산액이 마침내 종극용적이 되게 한다.

대규모적으로 고체를 액체에 분산시키는 데 있어서는 ball mill, pebble mill, 그리고 colloid mill이 사용된다. 가루반죽기(dough mixer)들, 소형혼합기들 및 이와 유사한 장치들도 사용된다. 여기서는 colloid mill에 대해서만 언급하기로 한다. 다른 혼합기에 관한 논의는 Fischer의 저서에서 찾아 볼 수 있다. ball mill들에 의한 건조제분법에 관해서는 Fischer 및 Berry와 Kamack에 의해서 다루어졌다.

colloid mill의 원리는 고속의 원추형 회전자가 중심부에 놓여 있고 이로부터 조절할 수 있는 좁은 간격을 두고 고정자가 놓인 것에 근거를 두고 있다. hopper를 통해서 중력에 의하여 회전자로 들어간 현탁액은 회전자와 고정자의 사이에서 전단을 받아 고정자의 하부로 밀려나오는데, 여기서 재순환시키거나 밖으로 끄집어낼 수 있게 되어 있다. colloid mill의 효율은 원판들 사이의 간격, 회전자의 회전속도 및 현탁액의 비뉴턴성 점도에 의해서 좌우된다.

mill은 커다란 집합괴와 응결괴를 깨뜨림으로써 이들로 하여금 액체매질 전체에 걸쳐서 균등하게 분산되게 하고 분산안정제의 보호작용을 받도록 한다. 덩어리를 깨뜨리는 전단작용은 회전원판과 고정원판의 표면에서 일어나며, 진한 현탁액의 경우에는 입자 자신들 사이에서 일어난다. 항복값이 너무 크면 그 물질은 흐르지 못한다. 점도가 낮으면 전단작용의 효율에 손실이 나타난다. 따라서 항복값은 작아야 하고, 물질의 소성점도, 즉 겉보기점도는 mill을 통하는 최적의 유동속도를 나타낼 수 있는 한 최대이어야 한다. 만약 물질의 점도가 너무 높거나 또는 판들을 너무 좁은 간격으로 조정하면 온도가 급격히 상승하기 때문에 생긴 열을 발산시키기 위해서 고정자 주위에 냉각수를 순환시켜야만 한다.

디일레이턴트성 물질들(예를 들면, 고체를 50% 또는 그 이상 함유하는 현탁액)은 취급하기에 매우 어렵다. 디일레이턴트성 물질들은 혼합기 속으로 쉽게 흘러들어가지만, 높은 전단속도가 생기게 함으로써 모터가 과열되며 정지된다. 판들 사이의 간격을 넓게 조정하여 분쇄조작을 시작하면 이러한 위험성을 최소한으로 줄일 수 있다. 그러나 만약 이런 방법도 실패로 돌아간다면, 다른 형의 장치를 사용하여 물질을 분쇄하거나 또는 디일레이턴트성이 없어질 때까지 죽상물을 매질로서 희석해야만 한다.

16-5 유 탁 액

유탁액(emulsion)이란 적어도 두 가지의 섞이지 않는 액상들로 되어 있으며, 그 중 한 가지 액상은 다른 액상 중에 작은 방울로서 분산되어 있는 열역학적으로 불안정한 계이다. 이 계는 유화제(emulsifying agent)가 존재하면 안정화된다. 여러 가지 형의 유화제에 대하여는 이 절의 뒤에서 언급하기로 한다. 분산상이거나 연속상이거나 간에 유동성 액체의 조도로부터 반고체의 조도까지의 범위를 가진다. 따라서 유화된 계에는 비교적 낮은 점도를 가진 로션제로부터 성질상 반고체인 연고제나 크림제에 이르기까지 포함된다. 분산상의 몇 가지 제제에서 입자지름이 0.01μ만큼 작은 것이나 100μ만큼 큰 것을 보기 드문 것은 아니지만, 일반적으로는 약 0.1μ에서 10μ까지의 범위에 걸쳐 있다.

1 유탁액의 형

반드시 유탁액의 1액상은 본질적으로 극성이며(예를 들면 水相), 한편 다른 액상은 비교적 비극성이다(예를 들면 油相). 유상이 연속상인 물의 전체에 걸쳐서 분산될 때 그 계를 **수중유형**(o/w type) 유탁액이라 하고, 유상이 연속상으로서 작용할 때에는 그 유탁액을 **유중수형**(w/o type) 유탁액이라고 말한다. 내용하는 의약용 유제들은 대개 o/w형이며 이는 o/w형 유화제의 사용을 필요로 한다. o/w형 유화제의 예로는 합성 비이온성 계면활성제, 아카시아, 트래거캔스 및 젤라틴을 들 수 있다. 그러나 내용 유탁액이 모두 o/w형에 속하지는 않는다. 버터와 몇 가지 샐러드용 소스와 같은 몇 가지 식품은 w/o형 유탁액이다.

외용유제는 o/w형일 수도 있고 w/o형일 수도 있는데, 외용 o/w형 유제인 경우에는 위에서 언급한 유화제들 뿐 아니라 다음과 같은 유화제들도 사용된다. 즉 황산라우릴 나트륨, 스테아린산 트리에탄올아민, 올레인산 나트륨과 같은 1가 비누 및 스스로를 유화하는 모노스테아린산 글리세린(예를 들면, 소량의 1가 비누 또는 황산알킬을 혼합한 모노스테아린산 글리세린). 약용 w/o형 유제는 거의 예외없이 외용으로 사용되며, 다음과 같은 유화제를 1종 또는 수종 함유하고 있다. 즉 팔미틴산 칼슘, 소르비탄 에스테르류(Span류), 콜레스테롤 및 라놀린 같은 다가 비누 등이다.

유탁액의 형을 결정하는 데 보통 사용되는 방법에는 여러 가지가 있다. 소량의 수용성 염료(메틸렌블루 또는 브릴리안트블루 같은 것)를 유탁액의 표면에 살포해 보아도 된다. 만약 물이 외상이라면, 즉 유탁액이 o/w형이라면 염료가 차츰 용해되어 물 전체에 걸쳐서 균일하게 퍼질 것이다. 만약 그 유탁액이 w/o형이라면, 염료의 입자들은 표면에 덩어리째로 떠 있을 것이다. 둘째 방법은 유탁액을 물로 희석해 보는 방법이다. 만약 유탁액이 물과 잘 섞인다면 그 유탁액은 o/w형이다. 또 다른 시험법에 있어서는 한 쌍의 전극을 유탁액 속에 담그고 이들을 외부의 전원에 연결시킨다. 만약 외상이 물이라면 유탁액에 전류가 통하기 때문에 전압계의 바늘이 움직이거나 회로에 연결시킨 전구에 불이 켜질 것이다. 만약 기름이 연속상이라면, 그 유탁액은 전류를 운반하지 못한다.

2 약학적 응용

o/w형 유제는 물에 불용성인 액체를 경구적으로 투여하는 편리한 수단이며, 분산상의 맛이 좋지 않을 때 특히 그러하다. 현대 약학에 있어서 더욱 의의가 있는 것은 비타민과 같은 油溶性 화합물은 유용액으로서보다는 유화시켜 경구투여할 때 더욱 완전히 흡수된다는 연구 보고이다. 경구적으로 투여한 물질들을 동화시키지 못하는 허약한 환자들에게는 유제를 정맥주사하여 영양분을 공급할 수 있다. 방사선 불투과성인 유제는 X-선 검사시의 진단제로 응용되고 있다.

유화는 외용 약제와 화장품의 제조에 널리 이용되고 있다. 환부에 쉽게 그리고 완전히 퍼지는 제품이 요망되는 피부과용 및 화장품용 로션과 크림인 경우에 특히 그러하다. 오늘날 그와 같은 제품은 물에 잘 씻기고 묻었을 때 얼룩지게 하지 않도록 제제설계할 수 있으며, 그와 같은 제품은 분명히 10년이나 그 이전에 사용되었던 몇 가지 기름 투성이의 제품에 비해서 환자나 의사들에게 더 인기가 있다. 유화는 거품을 내게 하는 에어로솔 제품에 이용된다. 용기 내에서 액체의 분산상을 이루는 추진제(propellant)는 용기로부터 유탁액이 방출될 때 증기로 변한다. 그 결과 거품이 신속하게 형성된다.

16-6 유화의 이론

유화(emulsification)에 보편적으로 적용되는 이론은 없다. 왜냐하면 유탁액은 여러 가지 다른 형의 유화제를 사용함으로써 제조할 수 있는데, 각 유화제는 각기 다른 원리에 입각한 유화작용에 의해서 안정한 유탁액을 제조할 수 있기 때문이다. 어떤 이론이 의미있는 것이 되기 위해서는 i) 제품의 안정성과 ii) 생성된 유탁액의 형을 설명할 수 있어야만 된다. 서로 섞이지 않는 두 가지 액체를 함께 저어 줌으로써 한 액체가 작은 방울로서 다른 액체에 분산시켰을 때 어떤 현상이 일어나는지를 생각해 보기로 하자. 매우 희석된 o/w형 유탁액(기름의 히드로졸)의 경우를 제외하고는 액체들은 명확히 구별할 수 있는 두 층으로 신속히 분리된다. 서로 섞이지 않는 두 가지 액체가 혼합된 상태를 유지하지 못하는 것은 각 액체의 분자들 사이의 응집력(cohesive force)이 두 액체들 사이의 부착력(adhesive force)보다 더 크다는 사실로 설명할 수 있다. 각 상의 응집력은 제 **12** 장에서 설명한 바와 같이 두 액체들 사이의 경계면에 있어서의 계면에너지 또는 계면장력으로 나타난다.

한 액체가 아주 작은 입자들로 분쇄될 때, 그 작은 방울들의 계면면적은 원래 액체의 그것보다 엄청나게 증가한다. 만약 1 cm^3의 광유를 1 cm^3의 물에 0.01 micron(10^{-6} cm)의 용적-표면지름 d_{vs}를 가진 작은 방울들로 분산시켜 아주 미세한 유탁액으로 만든다면, 기름방울들의 표면적은 600 m^2이 된다. 이 면적과 관련된 표면자유에너지는 약 34 × 107 erg, 즉 8 cal이다. 그러나 이 계의 총용적은 증가하지 않고 2 cc 그대로이다. 제 **14** 장의 식 (14)와 식 (16)을 사용함으로써 얻어지는 식 $S_v = 6/d_{vs}$으로 계산하면 다음과 같이 된다.

$$S_v = \frac{6}{10^{-6}} = 6 \times 10^6 \, cm^2 = 60 \, m^2$$

투입된 일, 즉 표면자유에너지의 증가는 $W = \gamma_{ow} \times \Delta A$의 식으로 표시되며, 광유와 물 사이의 계면장력 γ_{ow}는 57 dyne/cm(erg/cm^2)이다.

따라서 $W = 57 \, erg/cm^2 \times (6 \times 10^6 \, cm^2) = 34 \times 10^7 \, ergs = 34 \, joules$

그리고 1 cal = 4.184 joules이므로

34/4.184 = 8 calories가 된다.

요약해서 말하면, 만약 1 cm^3의 광유를 1 cm^3의 물과 혼합함으로써 아주 미세한 입자들($d_{vs} = 0.01\mu$)로 만들었다면, 그 총 표면적은 농구 코트의 면적보다 약간 더 큰 면적, 즉 약 600 m^2 가량이나 된다(실제 유탁액의 입자들은 대개 이보다 약 10~100배 가량 더 크기 때문에 표면적은 비례적으로 더 작아진다). 이 같은 막대한 표면적과 관련된 8 cal라는 에너지의 증가는 그 계로 하여금 열역학적으로 불안정하게 만들기에 충분하기 때문에 기름방울들이 서로 응집하려는 경향을 가진다. 응집(coalescence)을 방지하거나 최소한 응집속도를 무시할 수 있는 정도까지 감소시키기 위해서는, 분산된 작은 방울들 주위에 막을 형성하는 유화제를 가해 줄 필요가 있다. 유화제는 다음과 같은 세 가지 종류로 분류할 수 있다.

① 계면활성제 : 이들은 기름/물의 계면에 흡착되어 1분자막을 형성함으로써 계면장력을 감소시킨다. 표면활성제에 대하여는 계면현상을 다룬 **12** 장에서 자세히 언급한 바 있다.

② 친수성 콜로이드(제 **13** 장에서 언급하였음) : 이들은 o/w형 유탁액에서 분산된 기름방울의 주위에 다분자막(multimolecular film)을 형성한다.

③ 미세한 고체입자 : 이들은 서로 섞이지 않는 두 가지 액체의 상들 사이의 계면에 흡착됨으로써 분산된 작은 방울들 주위에 입자들의 막에 해당하는 것을 형성한다.

이상 세 가지 종류의 유화제에 모두 공통되는 인자는 그것이 1분자막이든 다분자막이든 또는 입자들의 막이든 어쨌든 막을 형성한다는 점이다. 이를 기초로 하여 형성된 유탁액의 안정성 및 형과 관련된 더욱 중요한 몇 가지 이론들에 관하여 고찰할 수 있다.

〈표 16 · 1〉에는 대표적인 몇 가지 유화제의 예를 들었다. 유화제의 종류를 더 많이 알고자 하는 독자들은 참고 문헌에 기재된 몇 가지 서적을 찾아보기 바란다.

〈표 16 · 1〉 전형적인 유화제들

물 질	종 류	형성된 유탁형태
Triethanolamine oleate	surface active agent(anionic)	o/w(HLB = 12)
N-cetyl N-ethyl morpholinum ethosulfate (Atlas G-263)	surface active agent(cationic)	o/w(HLB = 25)
Sorbitan monooleate(Atlas Span 80)	surface active agent(nonionic)	w/o(HLB = 4.3)
Polyoxyethylene sorbitan monooleate (Atlas Tween 80)	surface active agent(nonionic)	o/w(HLB = 15)
Acacia(salts of *d*-gulcuronic acid)	hydrophilic colloid	o/w
Gelatin(polypeptides and aminoacids)	hydrophilic colloid	o/w
Bentonite(hydrated aluminum silicate)	solid particle	o/w(and w/o)
Veegum(magnesium aluminum silicate)	solid particle	o/w
Carbon black	solid particle	w/o

1 분자흡착

계면활성제, 즉 양친성 화합물(amphiphiles)이 계면장력을 감소시키는 것은 이들이 기름-물 계면에 흡착되어 1분자막을 형성하기 때문이다. 표면자유에너지 W는 $\gamma_{ow} \times \Delta A$와 같으며, 또한 분산상은 필연적으로 큰 표면적을 유지해야만 표면자유에너지가 증가된다. 표면장력 γ_{ow}를 감소시키면 표면자유에너지가 감소될 것이며, 따라서 응집이 일어나려는 경향도 감소될 것이다. 이 같은 형의 우수한 유화제는 계면장력을 1 dyne/cm까지 감소시키는 것을 흔히 볼 수 있다. 따라서 우리들은 계의 표면자유에너지를 앞에서 계산한 값의 약 1/60로 감소시킬 수 있다.

표면자유에너지의 감소 그 자체가 전부는 아닐 것이다. 더욱 중요하리라고 생각되는 것은 분산된 작은 방울들이 달라붙어 있는 1분자막에 의하여 둘러싸여 있으며, 이 단분자막이 작은 두 방울이 서로 접근할 때 이들 사이에 응집이 일어나는 것을 방지하는 데 도움을 준다는 사실이다. 이상적으로는 그와 같은 막은 부서지거나 흐트러지더라도 신속히 다시 형성될 수 있을 만큼 유연성이 있어야 한다. 안정성을 증가시키는 또 하나의 효과는 표면전하의 존재이며, 이 표면전하는 인접된 입자들 사이에 반발을 일으킨다.

유탁액을 제조하는 데 있어서는 실제적으로 한 가지 유화제를 사용하기보다는 여러 가지 유화제를 배합해서 사용하는 경우가 더 많다. 1940년에 Schulman과 Cockbain은 계면에 착막(complex film)을 형성하기 위해서는 수상에 친수성이 더 지배적인 유화제를, 유상에는 소수성인 유화제를 사용할 필요가 있다는 것을 처음으로 인정하였다. 〈그림 **16·7**〉에는 유탁액의 기름-물 계면에서의 유화제들의 세 가지 배합을 도시하였다. 황산세틸나트륨과 콜레스테롤은 각각 단독으로는 우수한 유탁액을 만들 수 없으나, 두 가지를 배합해서 쓰면 착막〔그림 **16·7** (a)〕이 생겨서 우수한 유탁액이 만들어진다. 황산세틸나트륨과 올레일 알코올을 배합하여 사용하면 촘촘히 쌓인, 즉 밀집된 막을 형성하지 못하므로〔그림 **16·7** (b)〕 우수한 유탁액이 생기지 않는다. 〈그림 **16·7**〉 (c)에서 보는 바와 같이, 세틸 알코올과 올레인산 나트륨을 배합해서 사용하면 촘촘히 쌓인 막이 생기지만 착화가 거의 일어나지 않으므로, 이 경우 역시 우수한 유탁액이 생기지 않는다.

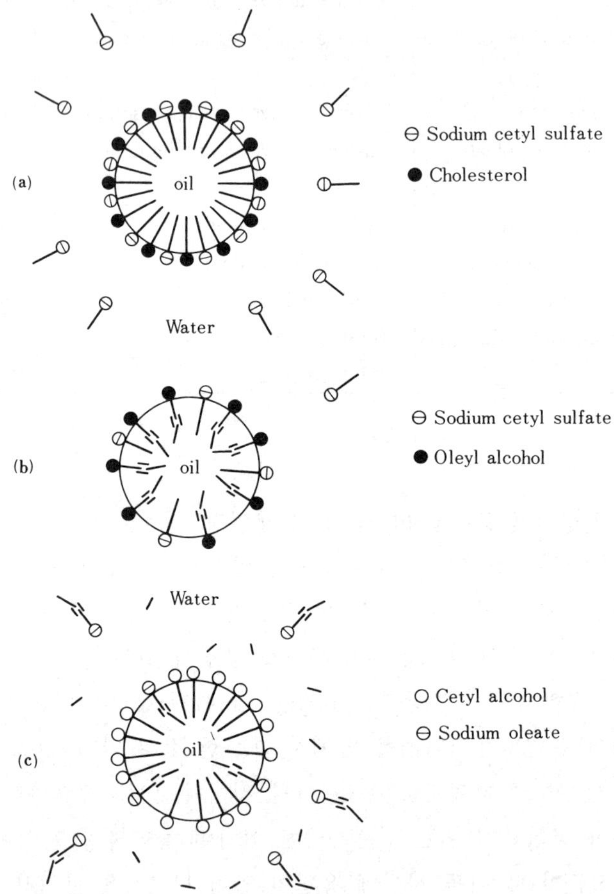

〈그림 *16·7*〉 유탁액의 기름-물 계면에서의 유화제들의 배합을 나타낸 그림

Atlas 회사는 친수성 Tween을 친유성 Span과 여러 가지 비율로 배합함으로써 원하는 o/w형 또는 w/o형의 유탁액을 만들기를 권하고 있다. Boyd 등은 Tween 40과 Span 80을 사용하여 분자회합을 시켜 유탁액을 안정화시키는 것을 논하고 있다. 〈그림 **16·8**〉에서 보듯이 Span 80 분자의 탄화수소 부분(sorbitan mono-oleate)은 기름 방울 속에, sorbitan 기는 수상에 위치한다. Span 분자의 큰 머리 부분은 탄화수소 꼬리 부분이 유상에서 서로 가까이 회합하는

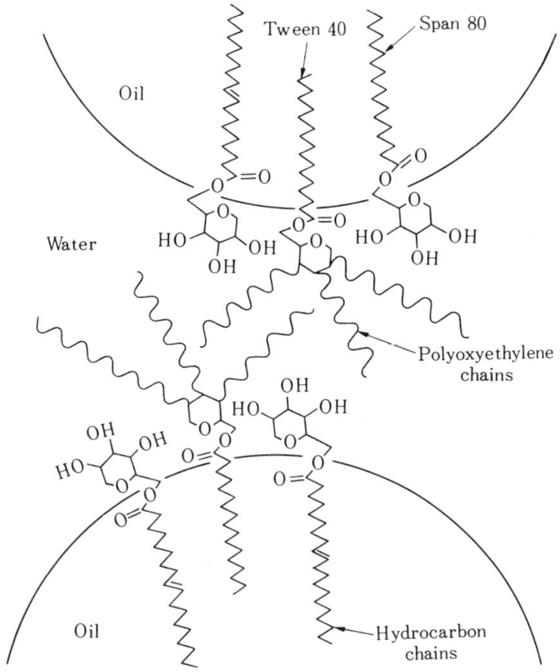

〈그림 *16·8*〉 계면에서 Tween과 Span 분자의 배열을 보여 주는 o/w형 유탁액의 기름 방울을 나타낸 그림

것을 막는다. Tween 40(polyoxyethylene sorbitan monopalmitate)을 가하면 이들의 탄화수소 부분은 유상에 있고, 나머지는 sorbitan 환과 polyoxyethylene 사슬 부분과 같이 수상에 위치한다. Tween 40 분자의 탄화수소사슬은 Span 80 사슬 사이에 존재하는 기름 방울에 위치하며, 이렇게 됨으로써 van der Waals 인력이 효과가 있게 된다. 이렇게 함으로써 계면의 막이 견고해지며 입자의 응결을 막아 o/w 유탁액이 안정화된다.

유화제들을 배합해서 사용하는 이러한 원리를 스테아린산 나트륨과 콜레스테롤, 황산라우릴나트륨과 모노스테아린산 글리세린 및 트래거캔스와 Span 등을 배합하여 사용하는 데 있어서도 똑같이 적용시킬 수 있다. Chun, Joslin 및 Martin은 몇 가지 천연유화제들의 친수성-친유성 비(HLB)를 측정하였으며, 나아가서는 혼합유화제들의 원리에 대하여 고찰하였다. 생성된 유탁액의 형이 o/w형으로 되느냐 또는 w/o형으로 되느냐 하는 것은 유화제의 성질에 주로 달려 있다. 이 특성을 유화제의 **친수성-친유성 평형**(hydrophilic-lipophilic balance ; HLB) 즉 극성-무극성 성질이라 한다. 사실상 어떤 계면활성제가 유화제가 되느냐 침윤제, 세제 또는 용해보조제가 되느냐 하는 것은 제 **12**장에서 언급한 바 있는 친수성-친유성 비에 관한 지견으로부터 예측할 수 있다.

스테아린산 나트륨, $C_{17}H_{35}COONa$와 같은 유화제에 있어서는 무극성 탄화수소사슬 $C_{17}H_{35}$— 는 친유성, 즉 "기름을 좋아하는"기이고, 카르복실기 —COONa는 친수성, 즉 "물을 좋아하는" 부분이다. 한 유화제(또는 유화제들을 배합시킨 것)의 친수성과 친유성의 비가 o/w형 유탁액이 형성되느냐, w/o형 유탁액이 형성되느냐를 결정짓는다. 일반적으로 유화제의 HLB가 약 9～12의 범위 내에 있을 때 o/w형 유탁액이 생성되고, 그 범위가 약 3～6일 때 w/o형 유탁액이 생성된다. Tween 20과 Span 20의 배합물과 같은 높은 HLB를 가진 유화제는 o/w형 유탁액을 생성할 것이다. 이와는 반대로 4.7의 HLB를 가진 유화제는 Span 60 단독으로는 w/o형 유탁액을 생성하는 경향이 있다. 그러므로 유탁액의 형은 표면활성제의 상대적인 용해도의 함수이며, 표면활성제가 더 잘 녹는 상이 연속상이 되는 것이 분명하다. 이는 때로는 Bancroft의 법칙이라고 알려져 있는데, 그는 1913년에 이 현상을 관찰하였다. 따라서 높은 HLB를 가진 유화제는 물에 더 잘 녹아 o/w형 유탁액이 생긴다. 역의 상황도 성립되어 HLB가 낮은 표면활성제는 w/o형 유탁액을 생성하는 경향이 있다.

Davies는 생성되는 유탁액의 형은 두 액상을 어떤 유화제의 존재하에서 함께 흔들어 줄 때의 두 액상들의 응집의 속도론에 의해서 좌우된다고 제의하였다. 따라서 물에 분산된 기름방울들의 응집속도(속도 1)는 다음 식으로 표시된다.

$$속도\ 1 = C_1 e^{-W_1/RT} \tag{8}$$

여기서 C_1은 물에 대한 기름의 相용적비와 연속상인 물의 점도의 역수에 의존하는 충돌계수이다. W_1은 응집이 일어날 수 있기에 앞서 넘어야만 하는 에너지 장벽에 관련된 에너지항이다. o/w형 유탁액에 있어서는 W_1은 분산된 기름방울들의 전위와 유화제의 수화에너지의 함수이다. 기름에 분산된 물방울들의 응집속도(속도 2)는 다음 식으로 주어진다.

$$속도\ 2 = C_2 e^{-W_2/RT} \tag{9}$$

식 (9)에 있어서 응집을 방해하는 에너지 장벽인 W_2는 주로 2개의 접근하는 물방울들 사이에 위치하는 유화제의 $—CH_2—$기 수의 함수이다. 분명히 응집이 일어나기 위해서는 물방울들이 융합하기 전에 유화제의 친유성 부분들에 의해 제공된 에너지 장벽을 넘어야만 한다.

Davies에 의하면, 기름과 물의 혼합액을 어떤 유화제와 함께 흔들어 줄 때, 최초에는 유-중-수와 수-중-유의 분산이 생긴다. 최종의 유탁액의 형은 어느 응집속도(속도 1 또는 2)가 더 큰가에 달려 있다. 따라서 만일 속도 2가 속도 1보다도 훨씬 더 큰 경우에는 o/w형 유탁액이 더욱 안정한 형이므로 이 형의 유탁액이 생긴다. 그러나 만일 속도 1이 속도 2보다도 훨씬 더 크다면, 최종 유탁액은 w/o형이 된다. 그는 또한 유화제의 HLB에 대해서 상대적 응집속도를 상관시킨 식도 유도하였다. 이 흥미로운 개념과 유탁액의 형에 미치는 유화기기와 같은 인자들의 영향에 관한 더욱 완전한 논의에 대하여는 독자들은 Davies와 Rideal이 공동 저술한 책을 참조하기 바란다. 이 저자들은 간단한 계에 대해서 7 이상의 HLB를 가진 유화제를 사용할 때에는, 속도 1이 속도 2보다 적어서 o/w형 유탁액이 생긴다고 주장한다. 이는 Griffin의 분류와 일치한다.

2 다분자흡착

최근에는 대단히 많은 합성표면활성제를 구입할 수 있기 때문에 그 사용빈도가 줄어들고 있지만, 수화된 친액성 콜로이드류는 다년간 유화제로서 사용되어 왔다. 이 수화된 친액성 콜로이드류는 기름/물 계면에 나타나기 때문에 어떤 의미에서는 표면활성제라고 생각할 수도 있다. 그러나 수화된 친액성 콜로이드류는 다음과 같은 점이 합성표면활성제와 다르다. 즉 i) 그들은 계면장력을 크게 저하시키지 **않는다**. 그리고 ii) 그들은 계면에 1분자막이라기보다는 다분자막을 형성한다. 이같이 형성된 막이 튼튼하여 응집을 방해하기 때문에 유화제로서의 그들의 작용은 주로 후자의 효과에 기인한다. 안정도를 높이는 보조효과는 분산매의 점도의 현저한 증가이다. 작은 방울 주위에 다분자층을 형성하는 유화제들은 반드시 친수성이기 때문에 그들은 o/w형 유탁액의 형성을 촉진시키는 경향이 있다.

3 고체입자흡착

어느 정도까지는 기름과 물의 양자에 젖는 미세한 고체입자들은 유화제로서 작용할 수 있다. 그들은 계면에 모여서 분산된 작은 방울들 주위에 독특한 막을 형성하여 응집을 방지한다. 물에 더욱 잘 젖는 고체분말들은 o/w형 유탁액을 형성하는 한편, 기름에 더욱 잘 젖는 고체분말들은 w/o형 유탁액을 형성한다.

16-7 유탁액의 물리적 안정성

약용 및 화장품용 유탁액에 대해서 고찰해야 하는 가장 중요한 점은 아마도 완성품의 안정성일 것이다. 약용 유탁액의 안정성의 특징은 내부相의 응집이 일어나지 않아야 한다는 점, 크리밍(creaming)이 일어나지 않아야 한다는 점, 그리고 외관, 냄새, 색 및 기타의 물리적 성질들의 관점에서 우아함을 유지해야 한다는 점이다. 어떤 연구자들은 유탁액의 불안정성을 오로지 내부상의 집합(agglomeration)과 이로 인한 내부상의 제품으로부터의 분리라고 정의를 내리고 있다. 내부상의 작은 방울들의 응결(flocculation)과 응축(concentration)으로부터 생기는 크리밍을 때로는 불안정성의 징표라고 생각하지 않는다. 그러나 유탁액은 동적인 계이기 때문에 응결과 그 결과로 생기는 크리밍은 내부상의 완전한 응집으로 향하는 잠재적인 단계들을 나타낸다. 나아가서는 약용 유탁액의 경우에 있어서의 크리밍은 약물분포의 균일성을 결여하기 때문에 투여하기에 앞서 제제를 잘 흔들어 주지 않으면 용량이 달라지게 된다. 확실히 유탁액의 외관은 크리밍에 의해서 영향을 받게 되며, 이는 내부상의 분리에서와 마찬가지로 약품제조자에게 있어서 현실적인 문제이다. 유탁액의 제조와 안정화에 있어서의 또 한가지 중요한 현상은 유탁액의 생산기술에 있어서 도움이 될 수도 있고 또는 손해도 될 수 있는 轉相(phase inversion)이다. 전상이란 o/w형으로부터 w/o형으로의, 또는 그 역으로의 유탁액의 변화를 뜻한다. 유탁액을 제조한 후에 전상이 일어나는 경우에는 이를 불안정성의 한 가지 예로서 논리적으로 고찰해 볼 수 있다.

이상의 여러 가지 고찰에 비추어 약용 유탁액의 불안정성은 다음과 같이 분류할 수 있다.

① 응결과 크리밍 ② 응집과 파괴

③ 여러 가지 물리적 및 화학적 변화 ④ 전상(轉相)

1 크리밍과 Stokes의 법칙

유탁액의 크리밍에 있어서 중요성을 지닌 이들 인자들은 Stokes의 법칙〔앞서의 식 (2)〕과 관련이 있다. 실제 계에 대해서 이 식이 적용되는 한계로 말하면 현탁액에 대하여는 앞서 논의한 바 있거니와, 이들 한계는 유화된 계에 대해서도 똑같이 적용된다. 이 식을 검토해 보면 만일 분산상이 연속상보다 밀도가 적으면(이는 o/w형 유탁액인 경우 일반적으로 그러하다) 침강속도가 (−)가 된다는 것을, 즉 **상향 크리밍**(upward creaming)이 일어난다는 것을 알 수 있다. 만약 내부상이 외부상보다 밀도가 더 크면 작은 방울들이 침강하는데, 이 같은 현상은 내부의 수상이 연속적인 油相보다 밀도가 더 큰 w/o형 유탁액에서 흔히 볼 수 있다. 이런 효과를 **하향 크리밍**(creaming in a downward direction)이라고 한다. 두 상의 밀도차가 크면 클수록, 또 외부상의 점도가 작으면 작을수록 크리밍의 속도가 커진다. 원심분리법에 의해서 중력을 증가시킴으로써 크리밍의 속도도 또한 증가시킬 수 있다. 작은 방울의 지름은 크리밍의 속도를 좌우하는 주요한 인자의 한 가지인 것으로 생각된다. 기름방울의 지름이 2배로 커지면 크리밍 속도는 4배로 증가된다.

예제 1. 비중이 0.90인 광유를 함유하는 어떤 o/w형 유탁액을 비중이 1.05인 수상에 분산시켰다고 생각하자. 만일 기름입자들이 5 micron의 평균지름을 갖고 있고, 외부상은 0.5 poise(0.5 dyne·sec/cm^2 즉 0.5 gram·cm/sec)의 점도를 갖고 있으며, 또한 중력상수가 981 cm/sec^{2}이라면 cm/day로 나타낸 크리밍 속도는 얼마인가?

풀이 $$v = \frac{(5 \times 10^{-4})^2 \times (0.90 - 1.05) \times 981}{18 \times 0.5} = -4.1 \times 10^{-6}\,\text{cm/sec}$$

그런데 1일 24시간은 86,400 초이므로 상향 크리밍의 속도 $-v$는

$$-v = 4.1 \times 10^{-6}\,\text{cm/sec} \times 86400\ \text{sec/day} = 0.35\,\text{cm/day}$$

유탁액의 크리밍 속도를 감소시키기 위해서는 Stokes의 식에 있어서의 인자들을 변경시키면 된다. 외부상의 점도는 메틸셀룰로오스, 트래거캔스 또는 알긴산 나트륨과 같은 **점도증가제**(viscosity improver), 즉 **厚化劑**(thickening agent)를 가함으로써 허용조도의 한계를 초과함이 없이 증가시킬 수 있다. 내부상의 입자크기는 균일화에 의해서 감소시킬 수 있다. 이는 사실상 균일화된 우유의 크리밍에 관한 안정성에 대한 바탕이 된다. 만일 위의 예제에 있어서, 유탁액의 평균 입자크기가 1 micron, 즉 원래값의 1/5로 감소되면, 크리밍의 속도는 0.014 cm/day, 즉 약 5 cm/year로 감소된다. 실제적으로 입자들의 지름이 2∼5 micron 이하로 감소되면 실

온에서의 Brown운동은 입자들이 Stokes의 법칙으로부터 예상되는 것보다 더 느리게 침강할 만큼의 영향을 미치게 된다.

크리밍 속도를 감소시키기 위한 한 가지 시도로서 두 상의 밀도를 조절하는 문제에 관해서는 별로 고찰되지 않았다. 이론적인 견지에서 볼 때 외부상과 내부상의 밀도를 동일값으로 조절하면 크리밍 경향은 나타나지 않아야 한다. 그러나 온도변화가 밀도를 변경시키기 때문에 이런 조건은 실현 가능성이 희박하다. 어떤 연구자들은 알파-브로모나프탈렌, 브로모포름 및 4염화탄소와 같은 油溶性 물질들을 첨가함으로써 유상의 밀도를 증가시켰으나 이러한 물질들을 의약품에는 사용할 수 없다. Mullins와 Becker는 약용 유탁액의 밀도를 조절하기 위해서 식용급의 브롬화유를 첨가하였다.

식 (2)는 유탁액의 단일 방울의 크리밍 속도를 나타내는 식이지만, 우리들은 분산상 전체의 중력 중심의 크리밍 속도에 관심을 가지는 경우가 더 많다. Greenwald는 전체 크리밍 속도에 대한 식을 전개했는데, 관심을 가진 독자는 이 식을 자세히 참조하기 바란다.

2 응집과 파괴

크리밍은 파괴와는 별개의 것으로 생각해야만 한다. 왜냐하면, 크리밍은 가역과정인 데 반하여 파괴는 비가역과정이기 때문이다. 크림응결괴(cream floccules)는 쉽게 재분산시킬 수 있어서 크림화된 유탁액을 진탕함으로써 다시 균일한 혼합물로 재생시킬 수 있는데, 이는 기름방울들이 여전히 유화제의 보호피막으로 둘러싸여 있기 때문이다. 유탁액의 파괴가 일어나면 단순히 혼합시켜서는 안정한 유화된 상태로 작은 방울들을 재분산시킬 수 없다. 왜냐하면, 입자들을 둘러싸고 있는 막이 파괴되어 기름방울들이 응결하는 경향이 있기 때문이다. 파괴로 인한 불안정성에 대하여는 상당히 많은 연구가 이루어져 왔다. 파괴에 미치는 몇 가지 인자들의 영향에 관해서는 다음 절들에서 요약하였다.

King은 입자크기를 감소시킨다고 해서 반드시 안정성이 증가되는 것은 아니라는 사실을 밝혀내었다. 오히려 그는 각 개별적인 계마다 최대안정성을 위한 최적분산도가 존재한다고 결론지었다. 고체입자들의 경우에서처럼 만일 분산이 불균일하면, 작은 입자들이 큰 입자들 사이에 끼게 되어 보다 강한 응집력(cohesion)이 작용하기 때문에 내부상이 쉽게 응결하게 된다. 따라서 균일한 크기를 가진 입자들의 중등 정도의 조분산이 최대의 안정성을 갖는 것에 틀림없다. 점도만으로는 안정한 유탁액을 만들지 못한다. 그러나 점성인 유탁액은 응결과 응집을 늦추기 때문에 유동성인 유탁액보다 더 안정하다. 점성인 즉 "끈적끈적한" 유화제들(viscous 또는 "tacky" emulsifiers)은 유발을 사용하여 유탁액을 제조할 때 작은 방울들의 분산을 촉진시키는 것으로는 보이지만, 이는 안정성과는 거의 또는 전혀 관계가 없다. Knoechel과 Wurster는 대체적으로 점도는 o/w형 유탁액의 전체적인 안정성에 대해서 극히 적은 역할밖에 하지 못한다는 것을 밝혔다. 안정성을 높이기 위해서는 아마도 "높은" 점도보다는 오히려 "최적의" 점도가 필요한 것으로 생각된다.

유탁액의 **상-용적비**(phase-volume ratio)는 제품의 안정성에 대해서 제 2 차적인 영향을 미친다. 이 용어는 유탁액에 있어서의 물과 기름의 상대적인 용적을 가리킨다. 이미 분말에 관한 절(제 **14** 장의 **14-5**)에서 본 바와 같이, 균일한 구형입자들이 느슨하게 충전될 때에는 총 분말용적의 48%의 공극률을 가진다. 따라서 구형입자들이 차지하는 용적은 52%가 된다. 만일 그 球體들이 최조밀 충전배열을 하더라도 이론상으로 그들은 크기에 관계 없이 총용적의 78% 이상을 차지할 수 없다. 비록 이들 값은 입자들의 크기와 형상의 일그러짐이나, 작은 입자들이 큰 입자들 사이에 끼게 될 가능성을 고려하지 않았지만 그래도 유탁액에 대해서 어떤 의미를 가진다.

Ostwald와 기타의 연구자들은 o/w형 유탁액에 있어서 기름을 약 74% 이상 함유시키고자 할 때에는 기름방울들이 응결하여 그 유탁액이 파괴되는 수가 많다는 것을 입증하였다. **임계점**(critical point)이라고 알려진 이 값은, 그 이상의 내부상의 농도에서는 유화제가 바라는 형의 안정한 유탁액을 생성시킬 수 없는 내부상의 농도라고 정의된다. 몇 가지 안정한 유탁액들에 있어서는 작은 방울들의 불규칙한 모양과 크기 때문에 이 값이 74%보다 더 큰 경우도 있을 수 있다. 그러나 일반적으로 말해서, 상-용적비가 50/50인 경우에(이는 느슨한 충전에 가깝다) 거의 가장 안정한 유탁액이 생긴다. 이 같은 사실은 수년 전에 약사들에 의해서 경험적으로 발견되었으며, 대부분의 의약용 유탁액은 물 50부에 대해서 기름 50부의 부피비로 제조되고 있다.

비록 현탁액에 있어서는 확산 2 중층(diffuse double layer)의 전하가 상당한 중요성을 지닌 것으로 밝혀졌지만, 진한 유탁액의 경우는 이것이 제 2 차적인 관심거리에 불과하다고 어떤 연구자들은 생각하고 있다. 보통 음전하를 갖고 있는 기름입자들이 o/w형 유탁액에서 유화제, 특히 비이온성 유화제의 막으로 둘러싸일 때에는 계면동전효과(electrokinetic effects)는 아마도 계의 안정성을 유지하는 데 있어서 현탁액의 경우보다 덜 중요하리라고 생각된다. 그러나 현재로서는 아직 이 점에 관한 일치된 의견이 없다. 안정성에 미치는 전하의 영향에 관한 자세한 지견을 얻고자 하면 Van den Tempel의 보고를 참조하기 바란다.

아마도 유탁액의 안정화에 있어서 가장 중요한 인자는 계면에 있는 유화제막의 물리적 성질일 것이다. 유화제막이 효과적으로 작용하기 위해서는 질기고 탄성이 있어야 하며, 또한 유화시에 신속히 형성되어야만 한다. Serrallach, Jones 및 Owen은 계면에 있는 막의 세기를 측정하였다. 그들은 우수한 유화제나 배합유화제는 초기에는 계면장력을 강하시켜 균일한 작은 방울들을 만들고, 그 다음 유탁액을 제조하는 중에 이 작은 방울들이 재응집되는 것을 막기 위해서 신속히 피막을 형성한다는 것을 알았다. 그 다음 그 막은 수일 또는 수주일 동안에 걸쳐 천천히 강도가 증가한다.

3 안정성의 평가

King과 Mukherjee에 의하면, 안정성을 정확하게 측정할 수 있는 유일한 방법은 제품의 노화가 진행될 때 수시로 유탁액의 입자크기-도수분석을 실시하는 방법이다. 신속히 파괴되는 유탁액의 경우는 어떤 정확도를 갖고서 내부상의 분리를 읽기는 비록 어렵다고 하더라도 분리된 내부상을 육안으로 관찰하는 방법이 적당하다. 현미경적 방법에 있어서는 입자지름을 측정한 다음 0.0에서 0.9 μ까지, 1.0에서 1.9 μ까지, 2.0에서 2.9 μ까지 등의 범위에 걸친 입자들의 크기-도수분포도를 〈그림 **16 · 9**〉와 같이 작성한다. 즉, micron으로 표시한 작은 방울들의 입자크기, 즉 지름을 가로축에 취하고, 각 크기 범위 내의 도수, 즉 작은 방울들의 수를 세로축에 취하여 그래프를 그린다. Finkle, Draper 및 Hildebrand가 아마도 유탁액의 안정성을 측정하는 데 있어서 이 방법을 이용한 최초의 연구자들일 것이다. 그 이후 이와 유사한 많은 연구가 이루어져 왔다. 1937년에 Cooper는 유탁액의 안정성 측정에 있어서의 크기-도수법에 관한 총설을 썼으며 60종의 유탁액에 대한 실험을 실시하였다. 그는 안정성의 판정기준으로서는 비표면적 분포가 크기 분포보다 훨씬 더 타당하다는 것을 알았다.

유탁액에 대한 초기의 도수분포 분석법은 안정성의 적당한 시험법이 되지 못한다. 왜냐하면, 안정성은 초기의 입자크기와는 아무런 관계가 없기 때문이다. 의미가 있는 유일한 방법은 일정시간 동안 노화하는 유탁액의 분산된 작은 방울들의 응결이나 또는 유탁액으로부터의 내부상의 분리를 고찰하는 방법이다.

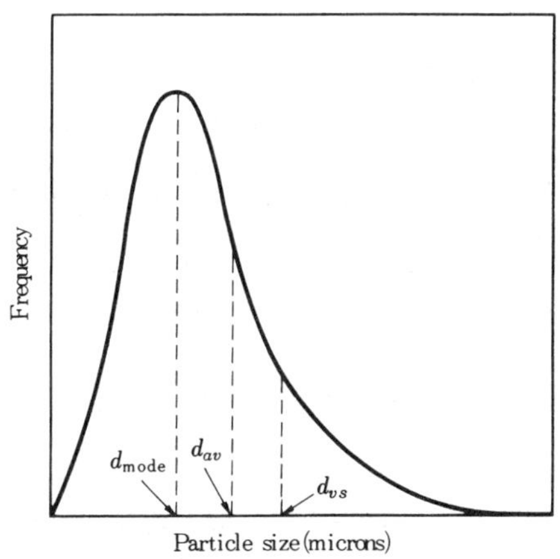

〈그림 *16 · 9*〉 유탁액의 입자크기 분포곡선
산술지름은 최빈지름의 약간 오른쪽의 완만한 분포에서 나타나며 평균용적-표면 지름은 산술평균지름의 오른쪽에 나타난다.

King과 Mukherjee는 매시간마다 각 유탁액의 비계면 면적(specific interfacial area), 즉 유화된 기름 매 그램당의 계면의 면적을 측정하였다. 그들은 유탁액의 안정성의 척도로서 시간에 따르는 비계면 면적의 감소의 역수를 취하였다. Smith와 Grinling은 통계학적 방법보다 더 신속하고 덜 싫증나는 계산 절차를 포함하는 약용 유탁액에 대한 현미경적 분석법을 개발하였다. 그러나 그들은 분석결과가 유의한 것이 되도록 하기 위해서는 유탁액의 노화가 진행될 때 일정한 시간간격을 두고 분석을 되풀이해야만 된다는 사실을 지적하지 못했다. Levius와 Drommond는 유탁액의 안정성에 관한 그들의 연구에서 계수법을 원심분리법과 결부시켰다.

탁도시험분석법과 온도시험법과 같은 기타의 방법들도 역시 새로운 유화제들을 평가하고 또 약용 유탁액의 안정성을 측정하기 위한 시도로서 이용되어 왔다. Van den Tempel 및 Lawrence와 Mill은 유탁액의 파괴에 관한 반응속도론적 연구를 실시해 왔는데, 이 문제에 관한 그들의 연구법은 가까운 장래에 안정성 분석을 위한 가장 효과적인 방법이란 것이 입증될 것이 틀림없다.

4 전 상

유탁액을 제조하는 동안에 적절히 조절하기만 하면 전상(轉相)에 의해서 흔히 보다 우수한 제품이 만들어지지만, 제조하는 동안에 전사에 대해서 주의하지 않거나 유탁액이 형성된 뒤에 다른 인자들에 의해서 전상이 일어나는 경우에는 상당히 성가신 일이 생기게 된다.

스테아린산 나트륨으로 안정화시킨 o/w형 유탁액은 염화칼슘을 가해서 스테아린산 칼슘을 생성시킴으로써 w/o형으로 전상시킬 수 있다. 상-부피비를 변경시켜도 전상이 일어날 수 있다. 유탁액의 제조시에는 o/w형 유화제를 기름과 혼합한 다음 소량의 물을 가할 수 있다. 비록 그 유화제는 우선적으로 o/w 계를 형성하려 하지만, 물의 부피가 기름에 비해서 작으므로 진탕에 의해서 물이 기름 속에 분산된다. 물을 천천히 더 가해 주면 차츰 반전점(inversion point)에 도달하게 되고, 물과 유화제는 소구로 된 기름을 피복하여 원하는 o/w형 유탁액이 생긴다. 이 방법은 때로는 상품으로 나오는 유탁액을 제조하는 데 있어서 이용되며, 이것이 바로 조제학에서 이용되는 대륙법(continental method)의 원리인 것이다. 유탁액의 제법에 대해서는 일반 약제학 및 조제학의 서적에 기술되어 있다.

16-8 유탁액의 보존

유탁액의 경우는 비록 그 제품이 피부외용제나 경구용이라 할지라도 언제나 멸균요건을 달성할 필요는 없지만, 유탁액의 성질에 있어서의 어떤 바람직하지 않은 변화들은 미생물의 생육 때문에 유발될 수 있다. 그와 같은 변화들로는 상의 물리적 분리, 변색, 가스와 악취의 발생, 유동학적 성질의 변화 등을 들 수 있다. 주사용 유탁액은 분명히 멸균이 되어야만 한다. 유화된 제품들에 있어서의 미생물의 번식은 제제설계시에 존재하는 한 가지 또는 그 이상의 성분들에 의해서 조장된다. 그리하여 세균은 비이온성 및 음이온성 유화제 및 점도증가제로서의 글리세린과 식물성 고무류를 분해시키며, 결과적으로는 유탁액의 품질을 저하시킨다는 사실이 밝혀졌다. 그 결과 유탁액을 제제설계할 때에는 적합한 농도의 방부제를 포함시킴으로써 미생물의 침입에 대항할 수 있도록 제제설계하는 것이 필수적이다. 방부제가 마주치는 오염의 형에 대항하는 고유한 활성을 가지고 있는 경우의 주요 문제는 제품 속에 "적합한" 농도의 방부제를 포함시키는 일이다. 이 목적을 달성하기 위해서 고려해야만 하는 몇 가지 인자들을 여기에 제시하기로 한다.

유탁액은 방부제가 유상과 수상에 각각 분포되는 불균일계이다. 세균은 주로 유화된 계의 수상에서 생육한다. 그 결과 유상쪽에 극히 많이 분포되는 방부제는 수상에는 저농도가 남게 되므로 정상농도의 수준에서는 사실상 아무 쓸모가 없게 된다. 이 점에서 볼 때 유탁액의 상-용적비가 중요하다. 뿐만 아니라 방부제가 세균막 속으로 침투하기 위해서는 비이온화 상태이어야 한다. 그러므로 약산방부제들의 활성도는 수상의 pH가 증가함에 따라서 감소한다. 마지막으로 방부제 분자들은 유탁액의 다른 성분들에 "결합"되어서는 안 된다. 왜냐하면 착화합물은 방부제로서의 효력이 없기 때문이다. 다만 유리방부제, 즉 "결합되지 않은" 방부제만이 효과가 있다.

이 점들에 대하여는 이 교재의 앞의 여러 절에서 자세히 논의하였다. 불용성 용매들간의 용질의 분포에 관해서는 이미 앞의 제 **8** 장에서 논의한 바 있으며, 기름-물계에 있어서의 약산의 방부작용은 제 **8** 장의 **8-5**에서 기술한 바 있다. 분자들의 결합에 관해서는 제 **13** 장에서 논의했으며, 학생들이 비이온성 계면활성제들과 같은 유화제의 성분과 방부제 분자들간의 가능한 상호작용의 형에 관한 지견을 얻고자 하면 제 **13** 장을 참조하기 바란다. 방부제의 효능은 그 분포성, 이온화 및 결합뿐만 아니라 유탁액의 형, 제품의 영양학적 가치, 공기취입의 정도 및 사용되는 용기의 형태 등에 의해서도 영향을 받게 된다. 이들 인자들에 대해서는 Wedderburn 에 의하여 논의되었다.

16-9 유탁액의 유동학적 성질

유화된 제품들은 제조하는 동안이나 사용하는 동안에 다양한 전단응력을 받게 된다. 대부분의 과정들에 있어서의 제품의 유동성은 사용이나 제조 조건하에서 유탁액이 적당하게 작용하는 데 있어서 극히 중요하다. 따라서 만족할 만한 피부과용 및 화장용 제품을 얻기 위해서는 제품의 퍼짐성을 조절하지 않으면 안 된다. 주사바늘을 통한 주사용 유탁액의 흐름, 유탁액을 약병에서 따라내거나 튜브로부터 짜내는 일, 이 제품들을 대규모로 제조하는 데 있어서 사용되는 여러 가지 분쇄조작에 있어서의 유탁액의 거동 등 이 모든 것은 적당한 유동성의 필요성을 암시한다. 따라서 제제설계가 유탁액의 유동학적 성질에 어떻게 영향을 미칠 수 있는지를 아는 것은 약사들에게 중요한 일이다. 유동학 입문은 제 **15** 장에서 논의되었다. 묽은 유탁액을 제외한 대부분의 유탁액은 비뉴턴성 유동을 나타내며 이 비뉴턴성 유동은 자료의 분석, 다른 계와 제제들간의 정량적인 비교를 복잡하게 만든다. 광범위한 총설에서 Sherman 은 유탁액의 유동성에 영향을 미치는 주요 인자들에 대하여 논의하였다. 이 절에서는 분산상, 연속상 및 유화제의 점도와 관계되는 몇 가지 성질들에 대하여 요약해서 고찰하기로 한다.

분산상과 관련되는 인자들로는 상-용적비, 입자크기분포 및 내부상 그 자체의 점도를 들 수 있다. 따라서 분산상의 용적농도가 낮을 때(0.05 이하일 때) 그 계는 뉴턴성이다. 용적농도가 증가함에 따라 계는 흐름에 더욱 저항하게 되어 유사소성 유동성을 나타내게 된다. 충분히 높은 농도에서는 소성유동이 일어난다. 부피농도가 0.74에 가까워지면 점도의 현저한 변화를 수반하면서 전상이 일어난다. 평균입자크기의 감소는 점도를 증가시킨다. 입자크기분포가 넓을수록 비슷한 평균입자크기를 가지면서도 보다 좁은 입자크기의 분포를 가진 계와 비교했을 때 점도가 더 낮아진다.

유탁액의 유동성에 영향을 미치는 연속상의 주요한 성질은 놀랍게도 그 자체의 점도가 아니다. 그러나 연속상의 점도의 영향은 연속상만의 겉보기 점도를 측정함에 의해서 예상되는 영향보다 더 크다. 얇은 액체막, 즉 100~200Å의 액체막의 점도는 액체 내부의 점도의 배수가 된다고 지적되고 있다. 그러므로 인접하는 작은 방울들 사이의 연속상의 두께가 100~200Å에 가까워질 때 진한 유탁액은 보다 높은 점도를 나타내게 된다. Sherman은 전단응력의 증가에 따르는 점도의 감소는 작은 방울들 사이의 분리 거리가 멀어짐에 따라 생기는 연속상의 점도의 감소에 일부 기인하리라고 지적하고 있다. 유탁액의 점도에 영향을 미치는 제 3 의 요인은 유화제이다. 유화제의 형은 입자 응결과 입자 상호간의 인력에 영향을 미치며 이들은 번갈아 유동성을 변경시킬 뿐만 아니라, 어떤 계에 있어서는 유화제의 농도가 클수록 제품의 점도도 더 커진다. 막의 물리적 성질과 전기적 성질 역시 중요한 인자이다.

16-10 상평형과 유탁액의 제제설계

다성분계에 있어서의 상평형은 제 1 장에서 자세히 언급되었으며, 거기서 기술된 상태도들은 유탁액의 제제설계를 위한 합리적인 근거로서 이용할 수 있다. 전형적인 상태도를 〈그림 16 · 10〉에 나타내었다. 이 특정한 계는 4개의 단일상 영역과 단일상의 여러 가지 조합으로 이루어진 여러 개의 2상 및 3상 영역들로 되어 있다. L_1상과 L_2상의 영역들은 등방성인 단일액상이다. L_1은 수상이며, L_2는 비수상이다. 이 상들에 대한 임계미셀농도(critical micelle concentra-

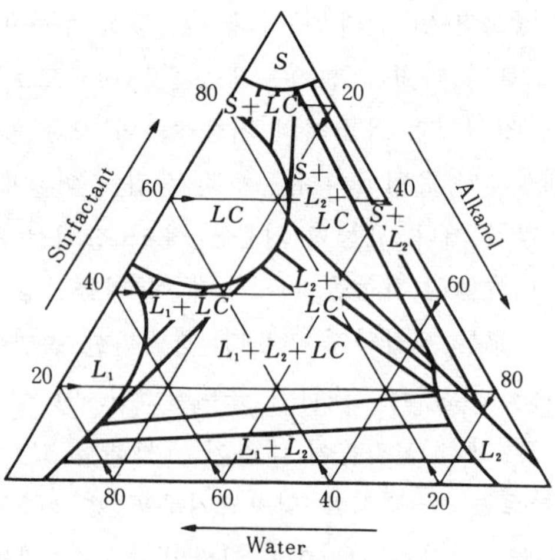

〈그림 16 · 10〉 계면활성제-물-기름계의 전형적인 상태도

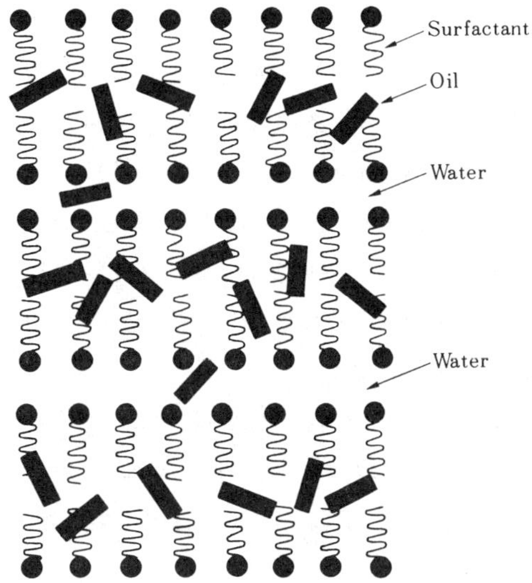

〈그림 16 · 11〉 액체결정(LC)상의 분자배열

tions) 이상에서는 미셀이 존재하는데, 이 미셀에는 기름과 물이 각각 용해되어 있다. 이 형의 미셀상 가용화(micellar solubilization)는 제 **14** 장에서 논의되었다. *LC*라고 표시한 상영역은 **액체결정성상**(liquid crystalline phase)이며, 이 상에서는 계면활성제 분자들이 배열하여 〈그림 **16 · 11**〉에 나타낸 바와 같은 박층구조를 형성한다. 액체결정성 구조들이란 술어는 적절하게 붙여진 술어이다. 왜냐하면 이 구조들은 결정의 광학적 성질(즉, 이 구조들은 편광하에서 복굴절성을 나타낸다)과 점성액체의 유동성의 양 성질을 나타내기 때문이다. 모든 3성분들이 공존하므로 *LC*상은 용해된 계의 한 가지 예라고 생각할 수 있다.

〈그림 **16 · 10**〉의 고체상 *S*는 유탁액에서 보통 사용되는 농도 범위 이상인 극히 높은 계면활성제의 농도에서 일반적으로 나타난다. 그러므로 이 상에 대해서 더 이상 고찰하지 않기로 한다. 이들 상태도는 상평형도이며, 분리되었을 때의 상의 조성을 나타낸다는 것을 강조해 둘 필요가 있다. 유탁액은 두 가지 또는 그 이상의 상들의 분산으로 인해서 생기기 때문에 유화가 일어날 때에는 조성에 있어서 약간의 변화가 일어날 것으로 생각된다. 조성의 변화는 분산상 또는 분산상들의 표면적의 증가와 그 결과로 일어나는 존재하는 한 상 또는 그 이상의 상들로부터의 넓어진 계면으로 계면활성제가 이동하는 것에 기인한다. 그러나 이 효과는 별로 크지 않기 때문에 유화된 계를 제제설계하는 데 있어서의 한 가지 보조수단으로서의 상태도의 응용을 지나치게 제한시키지 않는다.

Burt는 계면활성제-물-크레졸 계에 있어서의 상평형에 미치는 크레졸의 여러 가지 이성질체들의 영향을 설명하는 일련의 실험을 기술하였다.

$L_1 + L_2$ 상의 면적은 크레졸의 오르토, 파라 또는 메타 이성질체의 어느 것을 사용하든지에 상관없이 상당히 일정하게 유지되는 한편, *LC* 영역은 현저히 변한다. $L_1 + LC$상과 $L_1 + L_2 + LC$상의 영역은 유화된 계로 생각할 수 있으며, 또한 원래의 $L_1 + L_2$ 유탁액의 모양을 언제나 지니고 있기 때문에 서투른 제제설계자는 크레졸의 시료에 있어서 세 가지 이성질체들의 비

율의 변화로부터 생기는 제품의 불일치 때문에 당황하는 수가 있다. Burt는 3성분도법을 사용함으로써 유탁액의 안정성을 평가하였으며, o/w형 유탁액의 안정성을 3성분도에 있어서의 계의 위치와 관련시켰다. 미세유탁액, 조유탁액 및 불안정한 유탁액이 형성되는 3성분도상의 영역에 관해서 도해도 되었다. Boon과 그의 공동연구자들은 상태도법을 비타민 제품의 제제설계에 성공적으로 이용하였다. 이들 연구자들은 사용된 비이온성 계면활성제의 시료에 따라 그들의 계에 있어서의 여러 가지 상영역들이 달라진다는 것을 알았다. 이 같은 관찰결과는 유화된 제품에 있어서의 batch 별의 차이를 최소한도로 줄이기 위해서는 시종 일관된 성질을 가진 물질을 사용할 필요성을 강조한다.

Salisbury 등은 유탁액의 전상에 미치는 상부피 비의 영향을 설명하기 위해서 3성분도법을 사용하였다. 이들 연구자들은 연구의 대상이 되는 계에 있어서 45% 또는 그 이상의 물이 존재할 때 o/w형 분산이 생성된다는 것을 알았다. 물이 45% 이하인 경우에는 w/o형 유탁액이 생겼다.

Swarbrick은 용해화되어 유화된 계를 제제설계하는 데 있어서 상평형도를 이용하였다. 계 내부의 여러 가지 성분들의 분포, 존재하는 여러 가지 상들 및 최종 제품의 물리적 안정성, 화학적 안정성 및 생물학적 활성 사이의 관계가 강조되었다. 예를 들면, 분산상의 크리밍은 연속상의 조성에 일부 의존하는 연속상의 점도에 반비례해서 변한다. 이는 계의 총 조성, 존재하는 상들 및 일정한 상영역과 관련되는 연결선들과 관계가 있다. 앞절에서 고찰한 바와 같이, 유탁액의 유동학적 성질은 상-용적비와 같은 어떤 농도의존성, 분산의 형 및 연속상의 점도에 의존한다. 또한 유탁액의 유동학적 성질은 3성분도 내에 있어서의 그 계의 위치에 따라 변하리라고 예상될 수 있는 성질이다.

상평형에 관한 지식으로부터 조제자는 한 번에 다만 1개의 파라미터만을 변경시킴으로써 제제설계를 체계적으로 바꿀 수 있다. 예를 들어, 물에 30%의 계면활성제를 함유하고 있는 계 a〔그림 **16 · 12** (a),(b)〕에 기름을 가한다고 생각하자. 일단 L_1상의 포화한계(점 b)를 넘으면, 공액상인 L_1상과 L_2상의 조성은 $L_1 + L_2$ 상영역을 가로질러 지나는 연결선의 방향에 의존한다. 〈그림 **16 · 12**〉 (a)에서는 bc를 따라 연결선을 그었다. 그 결과 계속해서 기름을 가하더라도 2개의 공액상인 상 b와 c의 조성은 변하지 않으며, 오직 b와 c의 상대적 양만이 변한다. 이와 같은 계에 있어서는, 연구자는 검산하고자 하는 특정한 성질(안정성, 점도, 유탁액의 형 등)에 미치는 c에 대한 b의 상-용적비를 변화시킬 때의 영향을 연구한다.

위의 경우를 기름을 계속해서 가할 때 그 조성이 계속해서 변하는 공액상들(conjugate phases)이 형성되는 〈그림 **16 · 12**〉 (b)와 대조해 볼 필요가 있다. 따라서 계 d가 생성되기에 충분한 기름을 가하면 2개의 공액상인 상 b′와 c′가 생긴다. 더욱 기름을 가해서 계 e 및 f가 생기도록 하면 각각 조성 b″와 c″ 및 b‴와 c‴를 가진 공액상들이 생성된다.

이 경우에 제제설계자는 기름의 농도를 변화시킨 경우의 영향뿐만 아니라, 두 공액상들 자체의 조성을 변화시킨 경우의 영향도 연구할 수 있다.

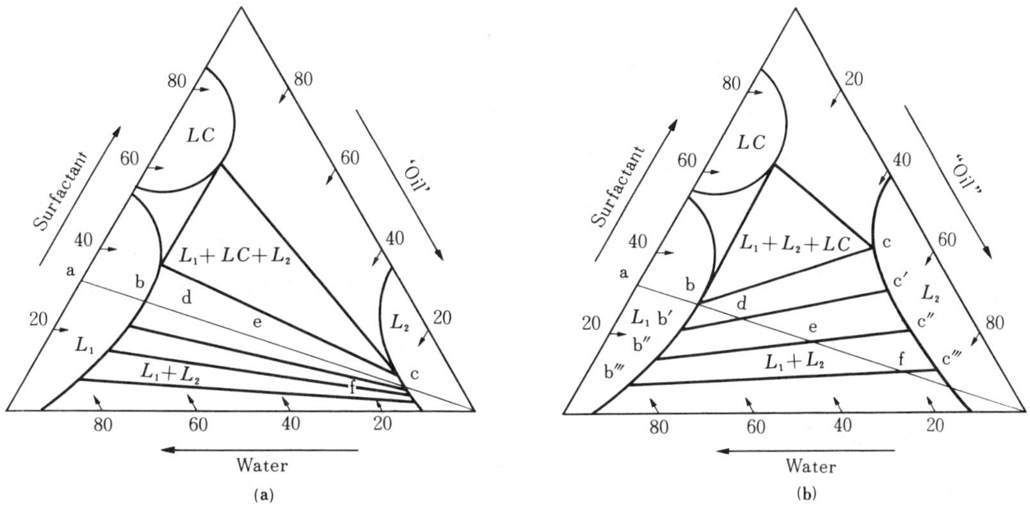

〈그림 16 · 12〉 L_1계에 기름을 계속해서 가함으로써 L_1+L_2상의 계가 생성되도록 했을 때의 공액상인 L_1상과 L_2상의 조성에 미치는 연결선(tie line)의 영향
(a) 계 d, e, f가 연결선 bc상에 놓여 있는 경우에는 공액상은 언제나 b와 c이다. (b) 계 d, e, f가 연결선들을 가로질러 절단하는 경우에는 공액상들은 각각 b′와 c′, b″와 c″ 및 b‴와 c‴로 변한다.

16-11 특별한 유탁액들

1 Multiple emulsions

w/o/w형 유탁액을 multiple emulsion이라 하며, sorbitan mono-oleate 같은 w/o형 유화제를 liquid petrolatum 같은 유상과 혼합한 후 서서히 물을 가하여 w/o형 유탁액을 제조하고, 이를 polysorbate 80(Tween 80)의 수용액에 분산시켜 호모지나이저나 콜로이드 밀에서 제조한다. 주약은 내부 수상에 위치한다. 제조법은 Matsumoto 등에 의해 연구되었으며, 이 결과 약물의 지속효과, 식품, 화장품에 응용될 수 있었다. w/o/w형 유탁액의 점도와 기타 성질들에 대하여는 Tomita 등이 연구하였다.

2 Micro 유탁액

micro 유탁액이란 용어는 적절하지 못하다. 왜냐하면, 이는 가용화된 용액처럼 내부상을 함유하는 큰 또는 "부푼" 미셀로 구성되기 때문이다. 유탁액과는 달리 이는 투명한 용액이지만 가용화된 용액과는 달리 열역학적으로 안정하지 못하다. 따라서 열역학적으로 안정한 가용화된 용액과 상대적으로 불안정한 유탁액의 중간으로 볼 수 있다. micro 유탁액은 10~200 nm의 o/w형이거나 w/o형으로서 분산상의 용적분율은 0.2~0.8 이다. 유탁액의 제조시 권고되는 바와 같이, micro 유탁액 제조시에는 보조유화제의 사용이 권고된다. 소듐라우릴 설페이트나 포타슘 올레이트 같은 음이온성 계면활성제를 벤젠 같은 유기용매에 분산시키고 물을 가한 후지용성

보조유화제인 펜탄올을 점진적으로 가하면 30℃에서 투명 용액인 micro 유탁액이 제조된다. 펜탄올을 가함으로써 표면장력은 거의 0 이 되며, 따라서 자발적인 유화가 일어난다. 유화제와 보조유화제 분자들은 micro 유탁액 입자 위에 흡착막을 형성하므로 응집이 되지 않게 한다.

Shinoda 와 Kunieda 는 비슷한 HLB 를 갖는 유화제와 보조유화제를 선택하면 유기용매가 물속에 용해되는 양이 많아지고, micro 유탁액 입자가 커져도 안정성에 영향이 없다는 것을 알았다. 일반적인 유제와 마찬가지로, 상용적비로 보아 물이 많으면 이온성 계면활성제로서는 o/w micro 유탁액이 제조된다. micro 유탁액은 주약을 제제에 용해시키는 데 사용되며 화장품, 식품, 드라이 클리닝, 왁스 제품 등에 사용된다.

3 Nanoparticle

micro 유탁액의 입자와 크기나 모양이 유사한 것이 바로 Nanoparticle의 입자이다. 이들은 미셀로서 중합반응을 거쳐 생성되며, 약물 분자, 글로불린, 독소 등을 함유한다. 폴리메틸 메타크릴레이트 Nanoparticle은 구형이며, 지름이 50 nm보다 작아서 전자현미경으로만 보인다. 이들은 콜로이드상의 수용액이며, 강력한 항체를 생성시키기 위하여 동물에게 파상풍 독소나 human immunoglobulin을 주사할 때 Nanoparticle 안에 넣어 사용한다. 또한 산업이나 농업에서도 사용된다.

16-12 반 고 체

1 겔 (gels)

겔은 액체에 의해서 둘러싸여 있고 또한 침투된 응축괴로 되어 있는, 적어도 두 가지 성분들의 고체 또는 반고체이다. 액체 속에 점착성 기질을 다량 함유하면 흔히 **젤리**(jelly)라 한다. 황산에페드린 젤리와 보통 식용 젤리가 그 예이다. 액체가 제거되어 골격구조만이 앙상히 남으면 **크세로겔**(xerogel)이라고 한다. 젤라틴판, 트래거캔스 및 아라비아고무 방울이 그 예이다. 겔은 2상계나 또는 단상계로 분류할 수 있다.

겔괴는 수산화알루미늄겔, 벤토나이트 마그마 및 마그네시아 마그마에서 보인 것처럼 거대분자들이 아니라 소입자들의 응결괴들로 이루어진 것이 있는데, 이런 2상계로 된 겔 구조가 반드시 안정한 것은 아니다〔그림 **16 · 13**(a),(b)〕. 이러한 겔들은 정치하면 반고체를 형성하고 진탕하면 액체가 되는 틱소트로피성을 나타낸다. 이에 반해서 〈그림 **16 · 13**〉 (c)에서 보는 바와 같이, 얽히고 꼬인 끈으로서 존재하는 거대분자들로 되어 있는 겔도 있다. 구성 단위들은 흔히 van der Waals력이라는 더 강한 힘에 의해서 결합되는데, 그 결과 〈그림 **16 · 13**〉 (d)에 나타낸 바와 같이 계 전체를 통해서 결정형 및 무정형 영역이 형성된다. 그와 같은 겔들의 예는 트래거캔스와 카르복시메틸셀룰로오스의 겔들이다. 이러한 겔들은 분산된 거대분자들과 액체 사이에 명확한 경계가 없기 때문에 1상계라고 생각할 수 있다.

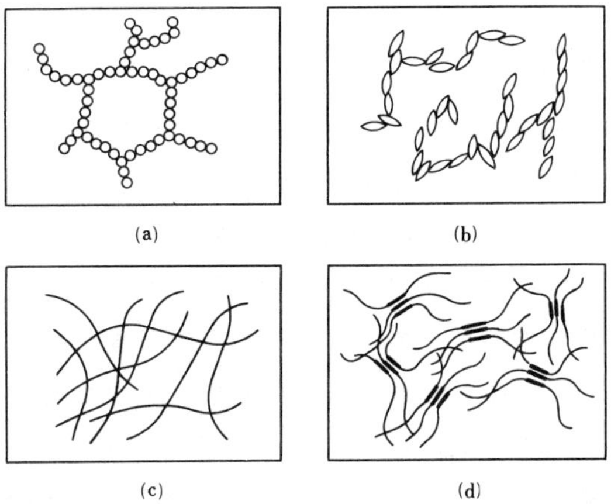

〈그림 *16 · 13*〉 겔 구조들을 묘사한 그림
(a) 2상 겔구조에서의 응결된 입자들
(b) 겔 구조를 형성하는 길다란 입자들 또는 막대기모양의 입자들의 망상구조
(c) 비누 겔에서 볼 수 있는 헝클어진 섬유상구조
(d) 카르복시메틸셀룰로오스 겔의 결정형 및 무정형 영역

겔은 무기성(inorganic)과 유기성(organic)으로 분류할 수도 있다. 대부분의 무기겔은 2상계로 특징지을 수 있으며, 한편 유기겔은 응축된 기질이 액체매질에 용해되어 균일한 젤라틴과 같은 혼합물이 형성되기 때문에 단상계에 속한다. 겔이 물을 함유하는 수가 있으며 이러한 겔을 **히드로겔**(hydrogel)이라 하고, 또한 겔은 유기액체를 함유하는 수가 있는데 이 같은 겔을 **오르가노겔**(organogel)이라고 한다. 젤라틴겔은 전자의 부류에 속하고, 한편 바셀린은 후자의 부류에 속한다.

2 이장과 팽윤

겔을 얼마 동안 방치하여 두면, 흔히 자연적으로 오그라들어 그 액체의 일부가 압출되어 나온다. **이장**(離醬)이라고 알려진 이 현상은, 결과로서 압출효과(squeezing-out effect)를 수반하는 겔의 기질, 즉 섬유상 구조의 계속적인 조대화에 기인하리라고 생각된다.

이장은 식용 젤리나 젤라틴 디저트에서 볼 수 있다. 연고기제로부터의 기름이나 물의 유리와 관련시켜 사용되는 **유출**(bleeding)이란 현상은 보통 이장과 관련된 수축의 결과라기보다는 불완전한 겔 구조의 결과로서 일어난다.

이장의 반대는 용적의 증가를 수반하는 겔에 의한 액체의 흡수현상이다. 이 현상은 **팽윤**(swelling)이라고 알려져 있다. 겔도 역시 측정할 수 있을 정도의 용적의 증가를 수반하지 않으면서 일정량의 액체를 흡수할 수 있는데, 이러한 현상을 **동화**(imbibition)라고 한다. 겔을 용매화시키는 그러한 액체들만이 팽윤을 일으킬 수 있다. 단백질 겔의 팽윤은 pH와 전해질의 존재에 의해서 영향을 받는다.

3 반고체 약제의 분류

반고체제제는 특히 젤리, 연고 및 좌제의 기제로서 사용되는 반고체제제와 관련시켜 〈표 16 · 2〉에 나타낸 바와 같이 분류할 수 있다. 모든 분류가 그러하듯이 이 배열은 임의적이며 약간의 난점이 있다. 전문술어에 대한 혼동이 근년에 이르러 생기고 있는데, 보다 새로운 형의 기제들이 신속히 개발되고 있기 때문이다. "유탁액형", "수세성", "수용성", "흡수성", "흡수기제", "친수성", "기름기가 없는" 및 기타의 술어들이 문헌에도 나오고 상품으로 나오는 기제들의 레테르에도 기재되어 있지만 그 의미가 애매하여 때로는 착오를 일으키는 수도 있다. "기름기가 없는"이란 술어는 그리스를 함유하지 않으면서 물에 분산될 수 있는 기제들 및 o/w형 기제들의 양자에 사용되어 왔다. 그 이유는 이런 기제들은 감촉이 기름기가 없는 것같이 느껴지고, 또 피부나 옷에 묻었을 때 쉽게 씻어낼 수 있기 때문이었다. 크림과 파스타제란 술어도 역시 흔히 애매하게 사용된다. 팩틴 파스타는 일종의 젤리인 반면, 아연화 파스타는 반고체 유탁액이다. 그리고 "흡수기제"란 술어는 무엇을 의미하는 것일까? 이는 그 기제가 피부 속으로 쉽게 흡수된다는 것을 의미하는 것일까? 이러한 기제에 섞은 약물이 쉽게 방출되어 경피적으로 잘 흡수된다는 것을 의미하는지, 아니면 그 기제가 다량의 물을 흡수할 수 있다는 것을 뜻하는지? 이상의 몇 가지 예는 동일 제품에 대해서 다른 표제를 사용할 때 또는 동일 술어에 대해서 다른 정의를 내릴 때 야기되는 난점을 지적하고 있다.

(1) 오르가노겔(organogels)

Meyer에 의하면, 바셀린은 "겔형성체(protosubstance)"나 결정성 왁스상 성분과 함께 액체

〈표 16 · 2〉 반고체기제의 분류

구 분	예
I. 유기젤	
A. Hydrocarbon Type	Petrolatum, Mineral Oil-Polythylene Gel
B. Animal and Vegetable Fats	Lard, Hydrogenated Vegetable Oils, Theobroma Oil.
C. Soap Base Greases	Aluminum Stearate, Polyethylene Glycol Ointment.
D. Hydydrophilic Organogels	Carbowax Bases, Polyethylene Glycol Ointment.
II. 하이드로젤	
A. Organic Hydrogels	Pectin Paste, Tragacanth Jelly.
B. Inorganic Hydrogels	Bentonite Gel, Colloidal Magnesium, Aluminum Stilicate Gels.
III. 유액형 반고체	
A. Emulsifiable Bases	
1. Water-In-Oil(Absorption)	Hydrophilic Petrolatum, Wool Fat, Johnston-Lee Base.
2. Oil-In-Water	Anhydrous Tween Base.
B. 유화된 기체	
1. Water-In-Oil	Hydrous Wool Fat, Rose Water Ointment
2. Oil-In-Water	Hydrophilic Ointment, Vanishing Cream.

성분으로 되어 있는 반고체 겔이다. 결정성 성분은 겔 구조에 대해서 경도를 부여하는 한편, 겔형성체는 겔을 안정화시키고 또한 겔의 점도를 증가시킨다. 제품의 물리적 성질(융점, 조도, 전연성 또는 섬유의 길이, 색과 냄새) 및 화학적 조성은 원유의 기원 및 정제법에 의해서 좌우된다. 흥미있는 상품은 플라스티베이스[Plastibase(E.R.Squibb and Sons)]인데, 이는 광유와 폴리에틸렌을 조합시켜 겔상으로 만든 것이다.

이 겔은 높은 점도계수와 낮은 점도의 열계수를 가진다고 한다. 즉, 이 물질은 온도의 변화에 따라 조도의 변화가 아주 적다고 한다. 이 겔은 무정형 수지의 섬유 및 3차원적 구조의 결정 수지로 되어 있으며, 그 사이에 가동성 유상이 침투되어 있다. 기름의 가동성으로 인해서 아마도 기제가 도포된 피부의 표면과 용해된 약물과의 접촉이 긴밀하게 될 것이다. Cyr와 그의 공동 연구자들은 이 광유-폴리에틸렌 겔의 성질에 대해서 좀더 자세히 논의하였다.

(2) 비누기제 그리스(soap base greases)

Singiser와 Beal은 윤활유 공업의 금속비누 기제와 관련을 가지면서 연고의 기제로서 사용할 수 있는 제품들을 제제설계하였다. 이 젤리에서는 막대모양, 띠모양, 또는 꼬인 끈의 모양으로 된 금속비누의 섬유들이 멋대로 배열되어 〈그림 **16·13**〉 (c)에서 보는 바와 같이 탄화수소유 전체를 통해서 섞여 짜여져 있다.

스테아린산 알루미늄을 중질광유와 배합하면 8～45℃의 온도 범위에 걸쳐서 조도가 별로 변하지 않는 가장 우수한 제품들 중의 한 가지가 생긴다. 여기에 무수라놀린을 첨가하면 흡수능력이 생기고 또한 약물이 쉽게 배합되어 안정한 연고로 된다.

(3) 친수성 오르가노겔(hydrophilic organogels)

극성 오르가노겔로는 카르보왁스류(carbowaxes ; carbide and carbon corp.)라고 알려진 고분자량의 폴리에틸렌글리콜을 들 수 있다. 카르보왁스는 물에 약 75%까지 녹으므로 비록 이 물질들의 겔은 그 외관이나 감촉은 바셀린 같지만 물로 완전히 씻어낼 수 있다. 이 물질들은 비이온성이고 안정하지만, 수분을 약 3% 이상 흡수하면 액체가 되고 또한 살리실산염과 안식향산염 및 페놀류와 페놀류의 염의 존재하에서 연화되는 단점을 갖고 있다. 이런 현상은 Marcus가 논의한 바 있는 일종의 착화에 기인한다.

(4) 히드로겔(hydrogels)

이 부류의 기제들에는 콜로이드 상태로 분산시킬 수 있거나 물에 가용성인 성분들이 포함된다. 즉, 이 부류에는 고농도에서 반고체 겔을 형성하는 실리카, 벤토나이트, 펙틴, 알긴산나트륨, 메틸셀룰로오스 및 알루미나 히드로겔이 속한다.

(5) 유기성 히드로겔(organic hydrogels)

이 부류에는 트래거캔스, 펙틴, 알긴산나트륨, 메틸셀룰로오스 및 카르복시메틸셀룰로오스나트륨과 같은 천연 및 합성고무류가 포함된다. 알긴산나트륨은 연고기제로 사용할 수 있는 겔을 만드는 데 사용되어 왔다. 2.5% 이상의 농도에서 가용성 칼슘염류와 배합하면 pH 5와

10 사이에서 안정한 견고한 겔이 형성된다. 메틸셀룰로오스, 히드록시에틸셀룰로오스 및 카르복시메틸셀룰로오스나트륨은 연고용 상품으로 구입할 수 있는 셀룰로오스 제품들에 속한다. 이 제품들은 여러 가지 점도의 형으로, 보통은 고도, 중등 및 저도의 세 가지 형의 점도로 이용할 수 있다.

(6) 무기성 히드로겔(inorganic hydrogels)

벤토나이트는 약 10~25% 농도에서 연고기제로서 사용되어 왔다. 이 연고는 분말을 물 위에 살포한 다음, 이를 방치하여 수화함에 따라 팽윤하도록 함으로써 제조한다. 이 연고는 약간 건조성이 있으므로 습윤제(humectant)로서 작용하도록 글리세린을 약 10% 가해 주어야 한다.

(7) 유탁액형 기제

예상되는 바와 같이 유탁액형 기제들은 유질성 제품들보다 물에 대한 친화력이 훨씬 크다. o/w형 기제들은 피부로부터 쉽게 씻어낼 수 있고 옷을 더럽히지 않는다는 점에서 w/o형 기제에 비해서 장점을 갖고 있다. 이 기제들은 때로는 **수세성**(water-washable)이라고 불린다. 이 기제들은 증발에 의해서 수분을 잃게 되고, 또한 곰팡이와 세균이 생육할 수 있기 때문에 방부제의 첨가를 요하는 단점을 가지고 있다.

(8) 유화성 기제

이 기제들은 원래는 수분을 함유하지 않으나 수분을 흡수함으로써 w/o형 및 o/w형 유탁액이 생성될 수 있기 때문에 저자들은 **유화성**(emulsifiable)이라 부르기로 하였다. w/o형 유화성 기제는 현저한 조도의 변화를 일으킴이 없이 상당한 양의 물이나 수용액을 흡수할 수 있기 때문에 보통 **흡수기제**(absorption bases)라고 알려져 있다.

양모지와 그 성분들은 아마도 무수 w/o형 기제에 물을 유화시키는 데 사용되는 가장 우수한 물질일 것이다. 콜레스테롤은 양모지에서 발견된 주요 스테롤이다. 콜레스테롤은 좋은 w/o형 유화제이지만 그 스테아린산 에스테르와 배합함으로써 더욱 좋아진다. 바셀린에 콜레스테롤을 3% 배합하면 250 w/w%의 물을 흡수할 수 있게 된다. 여기에 다시 스테아린산 콜레스테롤을 첨가하면 기제가 흡수하는 물의 %는 약 700 w/w%로 증가된다.

(9) 유화된 기제

제조하는 동안에 물이 혼입되는 w/o형 유화된 기제를 이 책에서는 물을 함유하고 있지 않은 유화성 w/o형 기제(흡수기제)와 구별하기 위해서 **유화된 w/o형 기제**(emulsified w/o bases)라 부르기로 하였다. 유화된 w/o형 기제는 별로 중요하지 않기 때문에 더 논의하지 않기로 한다.

유화된 **수중유 기제**(oil-in-water bases)는 다른 유탁액의 경우에서와 마찬가지로 수상, 유상 및 유화제로 이루어져 있다. 그러나 유화된 연고의 성분들은 액체 유탁액의 성분들과 약간 다르다. 연고의 유상은 기제의 조도를 증가시키고 또한 다른 바람직한 성질을 부여하는 바셀린, 천연왁스, 지방산, 또는 알코올, 고체에스테르 및 이와 유사한 물질들을 함유하는데, 이러한 물질들을 몸굳기 물질(bodying agents) 또는 조도증가제(consistency improvers)라고 부를 수 있다. 매우 소수성인 유화제는 흔히 유탁액의 안정제로서 작용할 뿐만 아니라 제품의 조도도 증가시킨다. 때로는 조도를 감소시키고 기제의 퍼짐성을 증가시키기 위하여 광유를 가해 준다.

유화된 기제의 수상은 수용성 약물, 방부제, 습윤제 및 때로는 착색제를 함유한다. 물은 흔히 기제로부터의 약물의 확산을 도우며, 또한 마지막에 피부와 의복으로부터 제품을 제거하기 쉽게 해준다. 기제를 환부에 바를 때에는 바르는 동안에 대부분의 수분이 증발하여 유질성 성분-대-물의 상-용적비가 아주 낮아져서 o/w형 유탁액이 흔히 w/o형으로 전상된다. 따라서 피부 위의 유상에는 일정량의 물이 그대로 남게 된다. 기제를 제거하기 위해 물을 피부에 바를 때 그것이 다시 o/w형으로 전상되어 쉽게 씻어낼 수 있는 장점이 있다. 물은 또한 유화된 기제들의 연화성과 화장용 크림과 같은 조도에도 기여한다. 수상에는 방부제를 가해 주어야 하며, 파라벤류는 아마도 이 목적을 위해서 가장 적합한 물질일 것이다.

물을 함유하고 있는 연고에는 특히 물이 연속상일 때는, 수분의 신속한 증발을 방지할 수 있는 어떤 물질을 가해 주어야 한다. **습윤제**(humectants)가 이러한 작용을 한다. 습윤제를 습한 공기 중에 노출시키면, 습윤제 중의 물의 증기압이 공기 중의 물의 증기압과 같아질 때까지 습윤제는 주위로부터 수분을 흡수한다. 또 습윤제를 건조한 공기 중에 노출시키는 경우에는, 주위와 역시 흡습평형에 도달할 때까지 일부의 수분이 서서히 증발되어 나간다. 20 w/w%의 물을 함유하고 있는 소르비톨(sorbitol)은 약 63%의 상대습도에 있는 공기와 흡습평형의 상태에 있게 된다. 만일 공기의 상대습도가 70%로 상승한다면, 소르비톨용액 중의 물은 약 25%로 증가하게 된다. 물을 흡수 또는 방출하는 양과 그 속도는 습윤제의 중요한 특성이다. 우수한 습윤제는 대기의 상대습도가 크게 변하더라도 오직 소량의 수분만을 잃거나 얻으며, 또한 수분함량이 극히 느린 속도로 증가하거나 감소한다. 소르비톨, 글리세린 및 프로필렌글리콜은 약 5~20 %의 농도로 사용할 때에는 유효한 습윤제이다. 그러나 지나치게 높은 농도로 사용하면, 이 물질들은 피부로부터 수분을 흡수함으로써 바람직하지 못한 건조효과를 나타내는 경향이 있다. 습윤제에 관해서 좀더 자세히 알고 싶은 독자들은 Griffin, Behrens 및 Cross의 보고를 참조하기 바란다.

(10) 유탁액 기제들의 비교

요약하면, 흡수기제는 다량의 수용액을 흡수한다는 점에서 유질성 제품보다 이점을 갖고 있다. 또한 이 흡수기제는 대부분의 약물과 배합할 수 있으며 장기간 안정하다. o/w형 기제와 비교하면 w/o형 제제는 물이 내부상이기 때문에 증발로 물을 쉽게 잃지 않는다는 점에서 더 좋다. 유화된 o/w형 기제, 즉 수세성 기제는 적절히 저장하지 않으면 바싹 말라버리고 또 조제하는 동안에 약간의 수분을 잃는 바람직하지 못한 성질을 갖고 있기는 하지만, 피부와 의복으로부터 물로 쉽게 씻어낼 수 있기 때문에 비수세성 흡수기제보다 더 낫다.

Newman 및 Miller는 유탁액형 기제들의 속성을 비교하는 총설을 썼으며, 그들은 수세형과 흡수형의 두 가지 바람직한 성질을 다 갖춘 **수세성 흡수기제**(washable absorption base)를 제조하여 사용할 것을 제의하였다. 적당량의 물을 흡수하는 무수 w/o형 기제를 제조하여도 될 것 같지만, 피부로부터 이 제품을 씻어내기 위해서 물을 더 가하면 고농도의 계면활성제 때문에 o/w형 유탁액으로 전상이 일어나게 될 것이다.

4 외용 제제

〈그림 16 · 14〉에서 보듯이 Katz는 외용 제제를 페이스트, 흡수기제, 유화된 제제, 로션, 현탁액 등으로 정리하였다. 외용 제제들은 분말, 물, 기름, 유화제로 구성된다. 〈그림 16 · 14〉를 보면, A는 분말제제로서 보호제, 건조제, 활택제로 사용되며 약물의 캐리어(carrier)로서도 사용된다. 반시계방향의 B는 분말과 광유 같은 유성물질의 혼합물이다. C는 분말은 없고 활택, 연화 목적으로 사용되는 유질성 연고이다. D는 무수 흡수기제로서 유성물질과 w/o형 유화제를 함유하며 주약의 수용액을 흡수할 수 있다. E부터는 물이 등장하며 w/o형 유탁액이다. F의 물 함량은 더욱 증가되며 연고를 지나 w/o형 크림이 된다. G는 물이 매우 많으며 o/w형 유화제를 함유하여 o/w형 크림이 된다. 물이 더욱 많고 유성 물질이 더욱 적어지면 H에서 보듯이 o/w 로션이 된다. I는 물만을 함유하며 유성 물질과 유화제는 없으며 수성의 액상 제제, 침액 또는 습포가 된다. J는 분말을 함유하며 수성 제품은 진탕제제로서 칼라민 로션 등이 이에 속한다.

이 그림은 고체성 페이스트, 연고, w/o형 및 o/w형 유탁액, 액상제제, 진탕 로션 등을 나타낸다. 이는 모든 종류의 화장품과 화장실 제품 등을 포함하고 있다.

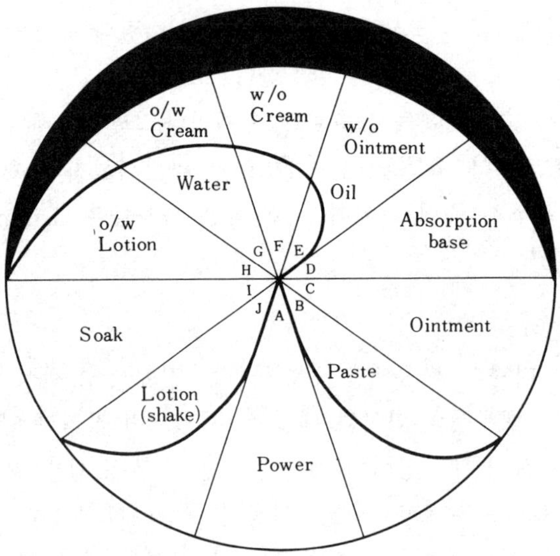

〈그림 16 · 14〉 외용 제제의 분류
(M. Katz, Design of topical drug products, in Drug Design, E.J.Ariens, Ed., Academic Press, New York, 1973)

5 반고체의 친수성

바셀린은 단순한 배합을 통해서 약 10~15 w/w%의 물을 흡수하는 정도의 한정된 친수성을 갖고 있다. 유질성 기제나 w/o형 기제가 수분을 흡수하는 능력은 水數(water number)로 표시할 수 있는데, 수수란 20℃에서 기제 100 g이 흡수하는(부분적으로 유화되는) 물의 최대량이라고 1935년에 Casparis와 Meyer가 처음으로 정의를 내렸다. 수수의 시험법은 용융된 기제에 물을 소량씩 가하면서 혼합물이 냉각될 때까지 연마하는 방법이다. 그 이상 물을 흡수하지 않으면 제품을 냉장고 안에 수시간 동안 넣었다가 꺼내서 실온이 될 때까지 방치한다. 그 다음 더 이상 물이 스며나오지 않을 때까지 석판 위에서 문질러서 기제 중에 남아 있는 물의 양을 마지막으로 측정한다. Casparis와 Meyer는 바셀린의 수수는 약 9~15이고, 양모지의 수수는 약 185란 것을 알았다.

Halpern 및 Zopf 그리고 그 후 Halpern 및 Wilkins는 바셀린과 여러 가지 농도의 *n-n-*알킬 알코올(C_{10}~C_{30})의 혼합물에 대한 수수를 측정하였다. 각 알코올마다 바셀린의 수수를 최고값으로 증가시키는 최적농도가 있었다. 예를 들면, 세틸 알코올의 최적농도는 4%였으며 이 농도에서 세틸 알코올은 백색바셀린의 수수를 9에서 38로 증가시켰다. 아이코산올, $C_{20}H_{41}OH$는 백색바셀린과 배합시켰을 때 5%의 최적농도에서 54.3의 수수를 나타내었으며, 이는 알코올 계열이 보인 상승작용 중 가장 큰 것이었다. 이 결과를 〈그림 16·15〉에 나타내었다.

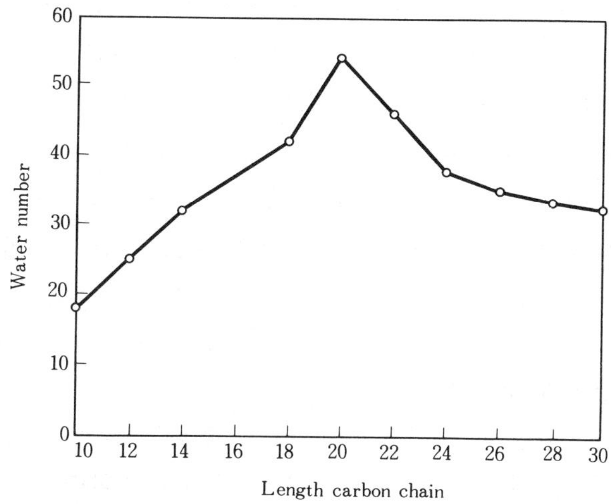

〈그림 *16·15*〉 일련의 *n*-알킬 알코올에 의한 수수 상승작용

6 반고체의 유동학적 성질

약용 연고 및 화장용 크림의 제조자들은 비뉴턴성 물질의 조도를 조절할 필요성을 인정하였다. 약용 반고체의 유동학적 성질을 측정하는 데 가장 좋은 기기는 아마도 회전점도계일 것이다. 반고체의 유탁액과 현탁액을 분석하는 데에는 특히 원추-평판 점도계가 아주 적합하다. 고정컵과 회전원통으로 구성된 Stormer 점도계도 Kostenbauder 및 Martin이 제의한 대로

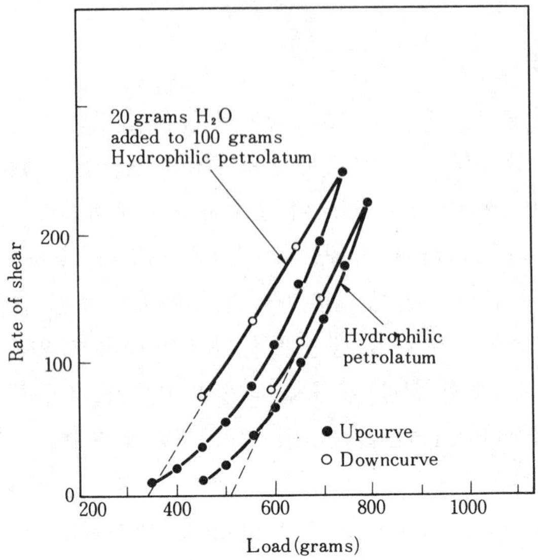

〈그림 16 · 16〉 친수성 바셀린 및 물을 함유하는 친수성 바셀린에 대한 유동곡선

개량만 한다면 반고체에 대해서 쓸 만하다.

유화성 기제인 친수성 바셀린과 물을 배합시킨 친수성 바셀린에 대한 조도곡선을 〈그림 16 · 16〉에 나타내었다. 친수성 바셀린에 물을 가하면, 항복값 하중(yiele-point load)이 520 g으로부터 340g으로 내려감을 볼 수 있다. 소성점도(하향곡선의 기울기의 역수)와 틱소트로피는 친수성 바셀린에 물을 가함으로써 증가된다.

연고의 조도에 미치는 온도의 영향은 적절하게 고안된 회전점도계를 사용함으로써 분석할 수 있다. 〈그림 16 · 17〉과 〈그림 16 · 18〉에는 온도의 함수로서의 바셀린과 플라스티베이스의 소성점도와 틱소트로피의 변화를 나타내었다. 개량형 Stormer를 사용함으로써 이 곡선들을 얻었다. 〈그림 16 · 17〉에서 보는 바와 같이, 이 두 기제는 거의 같은 소성점도의 온도계수를 나타낸다. 이 결과들은 이 두 기제를 손가락으로 비빌 때 거의 같은 정도의 "연도(softness)"를 갖고 있다는 사실을 설명해 준다.

항복값 대 온도의 곡선들은 거의 동일한 관계에 따른다는 것을 알았다. 〈그림 16 · 18〉의 곡선들은 두 기제의 차이점은 온도에 따르는 틱소트로피의 변화라는 것을 강력히 시사한다. 틱소트로피는 겔 구조의 결과이므로 〈그림 16 · 18〉은 바셀린의 납 기질은 아마도 온도가 상승함에 따라 상당히 파괴되는 반면, 플라스티베이스의 수지질 구조는 사용시의 온도범위 이상의 온도변화에 대해서도 견디어낸다는 것을 가리킨다. 이와 같은 데이터와 곡선들을 근거로 하여, 개발연구실에서 근무하는 약사들은 더욱 바람직한 조도특성을 가진 연고를 처방할 수 있으며, 생산공장에서 근무하는 생산기술자들은 완제품의 균일성을 보다 더 잘 조절할 수 있으며, 또한 피부과 의사들이나 환자들에게는 여러 가지 기후에서도 고르게 잘 퍼지지만 환부에 잘 달라붙고, 끈적끈적하지 않고, 씻어내기가 어렵지 않은 기제라는 납득이 갈 수 있다.

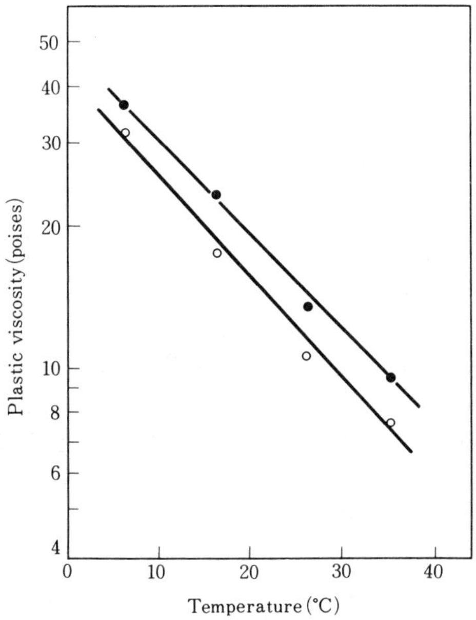

〈그림 *16 · 17*〉 플라스티베이스(E. R. Squibb and Sons)와 바셀린의 온도계수

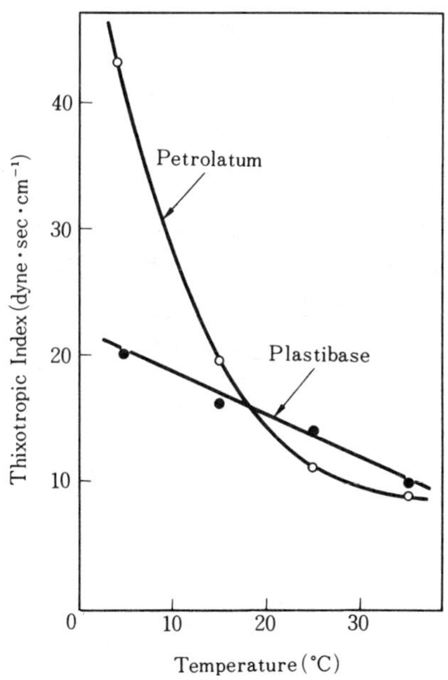

〈그림 *16 · 18*〉 플라스티베이스(E. R. Squibb and Sons)와 바셀린의 틱소트로피의 온도계수

연 습 문 제

1. 진밀도가 2.44 g/cc이고 평균지름이 100 micron인 조분말을, 밀도가 1.010 g/cc인 2% 카르복시메틸 셀룰로오스 분산상에 분산시켰다. 낮은 전단속도에서의 매질의 점도는 27 poise이었다. 이 분말의 cm/sec로 나타낸 침강속도를 계산하라.

답 2.9×10^{-4} cm/sec

2. 유탁액 속의 기름방울들의 표면에 1분자층으로 존재하는 비누의 농도는 유탁액을 원심분리하여 크림층을 제거하고 산성으로 한 다음 수산화나트륨으로 적정함으로써 측정할 수 있다. 이 방법을 사용함으로써 어떤 광유 유탁액의 계면에서의 올레인산나트륨의 농도가 광유 매리터당 0.02 몰이란 것을 알았다. 현미경법으로 입자들은 1.0μ의 평균지름을 갖고 있다는 것을 알았다. 이 유탁액 속의 기름방울의 표면에 있는 1개의 비누분자의 평균면적을 계산하라. 계산기와 막평형법(film balance method)으로 구한 값 25Å^{2}이 일치하지 않는 이유를 설명하라.

답 50Å^2. 기름방울의 표면에 있는 분자들의 막은 분명히 막평형법으로 얻은 막만큼 응축되지 않았기 때문이다.

3. 광유를 어떤 o/w형 유탁액에 작은 방울의 형태로 분산시켜 총 표면적이 10^8cm^{2}가 되게 하였다. 만일 어떤 유화제가 존재함으로 인해서 유상과 수상 사이에 5 ergs/cm^{2}의 표면장력이 생겼다면, 이 계의 총 표면자유에너지는 cal로 얼마인가?

답 12 cal

4. Stokes법칙을 이용하여, 밀도가 1.1 g/cm^{3}이고 뉴턴성 점도가 5 poise인 어떤 현탁화 매질 중의 평균지름이 1 micron이고 진밀도가 2.5 g/cm^{3}인 아연화 시료의 cm/sec로 나타낸 침강속도를 계산하라.

답 1.5×10^{-7} cm/sec

5. 여러 가지 조합의 Tween 80과 Span 80(Atlas Powder Co.)을 사용하여 일련의 광유 현탁액을 만들었다. 가장 좋은 유탁액의 Span-Tween비는 40/60이란 것을 알았다. 이 혼합물의 HLB를 계산하라. Span 80의 HLB는 4.3이고, Tween 80의 HLB는 15.0이다.

주 각 유화제의 HLB의 기여도는, 그 유화제의 HLB에 그것이 유화제상에 기여하는 분율을 곱함으로써 얻어진다.

답 10.7

제 17 장

물리약학과 의약품 제제설계

이 책의 여러 부분에 걸쳐 용액상태에서 약물의 특성과 그 거동에 대해 다루었으며, 제 12 장에서 제 15 장에 걸친 계면현상, 콜로이드, 분체학 및 유동학을 주제로 다룬 장들에서는 입자와 콜로이드계에 대해 자세히 살펴보았다. 지금까지는 이처럼 약물의 물리화학적 특성을 주로 다루었으나, 이 장에서는 의약품의 제형 자체에 중점을 두어 개개의 특별한 제형설계에 있어서의 물리학·화학·생물학 및 수학의 역할에 관한 식견을 제공하도록 한다.

그 동안 의약품의 제형을 다룬 책들은 많이 출간되었다. 그러나 이 장에서는 단순히 의약품의 제제학적 측면만을 다루지 않고, 약사들이 실제적으로 직면하게 될 제형의 설계에 있어서 앞의 여러 장에서 논의되었던 물리화학적 및 수학적 원리들이 어떻게 적용되는가를 알아보고자 한다. 하나의 제형이라도 그것이 가질 수 있는 여러 가지 다양한 특성에 대해 아는 것은 중요하다. 왜냐하면 제형의 여러 가지 특성이, 그 제형으로부터 약물이 방출되어 생체계를 투과해 들어감으로써 이루어지는 약물의 흡수와 그 생물학적 효능에 영향을 미치기 때문이다. 이미 살펴보았던 약물의 속도론과 그 안정성에 관한 원리도 저장하고 사용하기까지 약물의 효능을 확보하는 데 중요한 지침이 된다. 또한 과립의 크기와 그 입도분포, 부형제의 양과 특성, 의약품을 최종적으로 생산하기까지의 제조과정 등 기타 여러 가지 변수들도 고려해야 한다. 확산과 용출(제 11 장)에서 논의한 바와 같이 약물의 붕해, 분산, 용출은 고형제제 중의 약물이 혈중에 흡수되기 전에 거쳐야 할 일련의 단계이다. 흔히 이 단계들 중에서 가장 느린 속도단계에 의해 약물의 흡수속도가 결정되기도 하는데, 약물의 용출과정이 이러한 율속단계가 될 수 있음에 특히 주의를 기울여 새로운 제형의 설계에 임해야 한다.

17-1 약물용출과 생물학적 흡수

Noyes-Whitney 식은 정확한 형태의 식은 아니지만 Nernest-Brunner 식을 간단히 한 것인데, sink 조건에서 용출속도를 조절할 수 있는 중요한 요소들을 나타내고 있다.

$$\frac{dM}{dt} = kSC_s \tag{1}$$

여기서 M은 용출된 약물의 질량, S는 약물입자의 유효 표면적, C_s는 포화상태의 약물농도이며, 상수 k는 분배계수 D를 약물 주위의 정지액층(stationary liquid layer)의 두께 h로 나눈 것($k = D/h$)이다. 예를 들면, 약물이 0.5 g 있는데 전체 약물입자의 표면적이 0.3 m^2 라고 하자. 만약 처음 2분간 0.15 g이 1000 cm^3의 물에 용출되었고 약물의 포화용해도는 1.2×10^{-3} g/cm^3에 이른다면 용출속도 상수 k는

$$\frac{0.15\ \text{g}}{2\ \text{min}} = k\,(3 \times 10^3 \text{cm}^2)(1.2 \times 10^{-3}\ \text{g/cm}^3)$$

$$k = 0.0208\ \text{cm/min}$$

Carstensen은 직타법으로 제조한 정제의 용출과 제립과정을 거쳐 제조한 정제의 용출은 서로 다를 수 있으며, 서로 다른 식으로 설명해야 함을 보였다. 또한 고분자중합체 피막을 입힌 정제나 당의정은 나정과는 다른 용출 특성을 나타낼 것이다. Noyes-Whitney 식에서 보여 주는 바와 같이, 약물의 입자크기와 단위질량당 표면적도 물론 고려해야 할 것이다.

1 표면적과 입자의 크기

입자의 단위질량당 표면적이 커질수록 입자의 크기가 작아진다는 것($S_w = 6/\rho d$)은 이미 분체학 장에서 알아보았다. 입자크기가 작아질수록 물질이 정지용매층과 접하고 있는 유효표면적이 넓어지므로 그 물질의 용출속도가 빨라질 것이다. 식 (1)에서 보면 물질의 용해도 C_s가 커져도 용출속도 dM/dt가 커짐을 알 수 있다. 술파디아진(sulfadiazine)의 미세 결정 현탁액을 투여한 환자들의 혈청 중 약물농도가 보통의 술폰아미드(sulfonamide)——입자가 크다——를 투여한 환자들의 것보다도 더 높은 것으로 관찰되었다. 페나세틴(phenacetin) 수성 현탁액을 투여한 지원자 6명의 혈장 중 페나세틴 농도를 관찰한 결과 생체이용률이 약물의 입자크기에 의해 영향을 받았다. 현탁액의 입자크기가 작아질수록 혈장 중 최고 약물농도 도달시간(T_{max})이 짧아지고, 흡수되는 총 약물량(AUC)은 증가한다. 약물이 흡수되는 양과 혈장내 약물의 농도가 최대에 이르는 데 소요되는 시간, 이 두 요소가 약물의 생체내 이용률을 좌우한다. 〈그림 17·1〉은 페나세틴의 체내 흡수에 대한 입자크기의 영향을 나타내고 있다. 또 그리세오풀빈(griseofulvin)의 혈중농도도 입자크기가 줄어들수록 현저하게 커진다는 사실이 명확하게 밝혀져 있다.

입자크기의 감소 또는 유효표면적의 증가가 용출속도를 항상 증가시키는 것은 아니다. 페나세틴과 같은 소수성 약물은 입자를 지나치게 곱게 갈았을 경우 응집이 일어나고 입자의 젖음성이 나빠져서 용출이 어려워진다. 난용성 약물들은 이산화규소와 같이 표면적이 큰 흡착제에 약물을 흡착시켜 용해도를 증가시킬 수 있다. 이러한 방법을 Monkhouse와 Lach는 미소송달계(miniscular delivery system)라 불렀다.

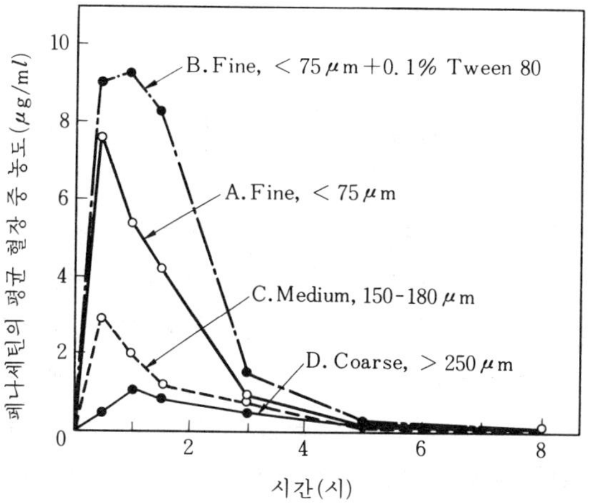

〈그림 17 · 1〉 수성 현탁액 상태로 투여된 페나세틴의 혈장농도에 영향을 미치는 페나세틴 입자 크기의 효과

약물을 수용성 고체 담체에 분산시켜 용출속도를 증가시킬 수 있다. 예를 들면, 약물을 폴리에틸렌글리콜 4000, 요소, 덱스트로오스(dextrose), 호박산, 포비돈(povidon : polyvinylpyrrolidone, PVP)에 분산시키는 것이다. 분산시키는 방법으로는 약물과 담체를 함께 용융시켜 혼합물을 잘 교반하면서 고체 분산상으로 만드는 방법과, 약물과 담체를 모두 용해시킬 수 있는 액체에 녹인 후 용매를 증발시켜 약물과 담체를 공침시키는 방법이 있다. 때때로 이 두 가지 방법을 결합하여 응용하기도 한다. Stupak과 Bates는 포비돈과 함께 고체 분산상을 형성시킨 레제르핀(reserpine)의 용출속도가 포비돈과의 단순한 혼합 상태에서보다 훨씬 더 빠름을 보였다(그림 **17 · 2**).

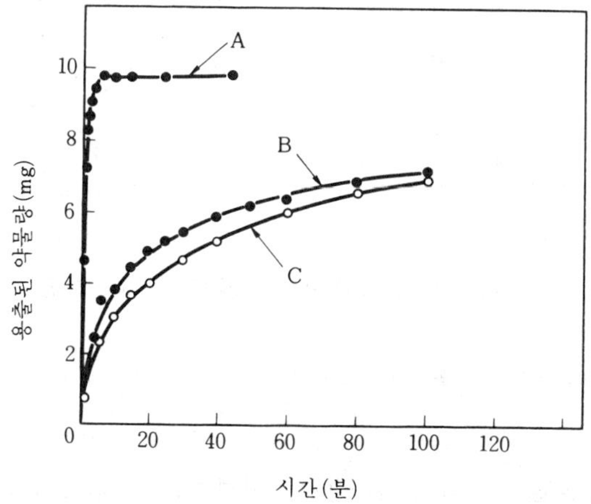

〈그림 17 · 2〉 PVP와의 고체 분산상(A), PVP와의 물리적인 혼합물 상태(B), 그리고 단일 결정상(C)으로서 각각 관찰한 레제르핀의 용출속도

2 다 형(polymorphism)

다형, 즉 두 가지 또는 그 이상 존재하는 약물의 결정형에 관해서는 제 1 장에서도 언급하였다. 두 가지 다형을 갖는 약물의 두 결정형은 액체상태에서는 그 차이가 나타나지 않지만, 밀도, 녹는점, 용해도 및 안정성이 서로 다르다. 고체 다형 중에서 준안정형이 안정형보다 용해도가 높고 용출속도도 빠르다. 따라서 용해도가 낮은 화합물은 제품생산에 실제로 사용한 다형의 종류에 따라 용출속도가 크게 차이가 날 수 있다. 그러나 용출속도를 높이기 위해 준안정형을 사용했다고 해도 건조분말 상태의 약물이 저장기간 중에 안정형으로 바뀌기도 하므로 원하는 결과를 얻지 못할 수도 있다. Moustafa 등은 술파티아졸호박산염의 6가지 결정형과 한 가지 무정형을 관찰했다. 수성 현탁액 중의 약물 불안정형이 점차 안정형으로 바뀐다는 사실을 결정형에 대한 현미경 사진으로 확인할 수 있다(그림 **17 · 3**). 결정형 I 에서 결정형 II 로 변화되는 데는 72 시간이 걸린다.

수화물은 결정격자에 하나 또는 그 이상의 물이 결합되어 있는 결정형으로서 다형과는 다르다. 좀더 일반적인 용어는 용매화물(solvate)이다. 왜냐하면 용질과 함께 결정화된 용매분자가 에탄올이나 에틸아세테이트와 같이 물이 아닐 수도 있기 때문이다. 테오필린(theophyllin)과 콜레스테롤(cholesterol)은 무수물이 수화물보다 물에 더 빨리 녹으며 술파티아졸석신산염의 노르말펜타놀과의 용매화물이 비용매화물보다 더 용출속도가 빠름이 밝혀졌다.

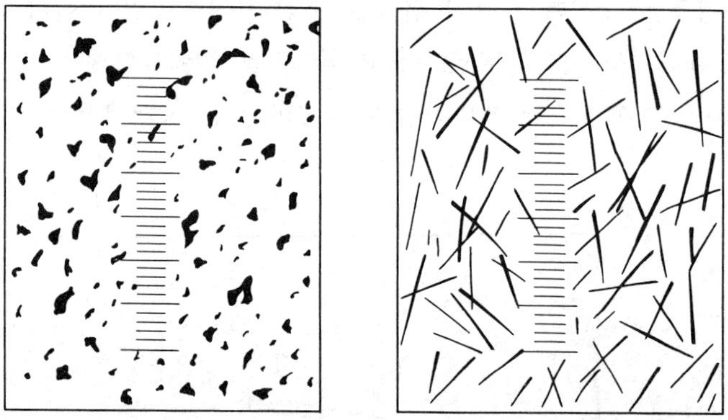

결정형 I (0 시간) 결정형 II (72시간 이후)

〈그림 *17 · 3*〉 현미경 사진으로 본 술파티아졸 숙신산염의 다형

3 분자복합체(Molecular Complexation)

약물이 복합화제와 상호작용하여 약물의 용출속도와 평형 용해도가 증가되기도 하고 감소되기도 한다. 벤조카인(benzocaine)의 용출속도는 카페인(caffeine)과 복합체를 형성함으로써 증가되며, 디곡신(digoxin)의 용출속도(그림 **17 · 4**)는 히드로퀴논(hydroquinone)과 복합체를 형성하여 향상된다. 정제, 캡슐, 좌제 및 기타 제형의 성형을 돕기 위해 첨가한 부형제가 약물과 상호작용을 해서 용출속도와 안정성을 감소시키고 독성이 있는 분해산물을 생성시킬

수도 있다. 약물과 복합화제간의 상호작용이 약물이 완전히 방출되는 데 방해받지 않을 정도로 약한 물리적인 종류의 것이기는 하지만, 때때로 더 강력한 결합이 이루어져서 원하는 성질과 달라질 수 있다. Monkhouse와 Lach가 약물과 부형제의 이러한 상호작용에 관한 총설을 내놓았다. 디쿠마롤(dicoumarol)은 부형제인 탈크, 수산화알루미늄, 녹말 등과 함께 복용했을 경우 흡수가 어렵다는 것이 밝혀졌다. 반면에 디쿠마롤이 산화마그네슘이나 수산화마그네슘과 함께 투여될 경우에는 혈장농도가 높아진다. 이는 아마도 마그네슘 복합체를 형성하기 때문인 것으로 생각된다.

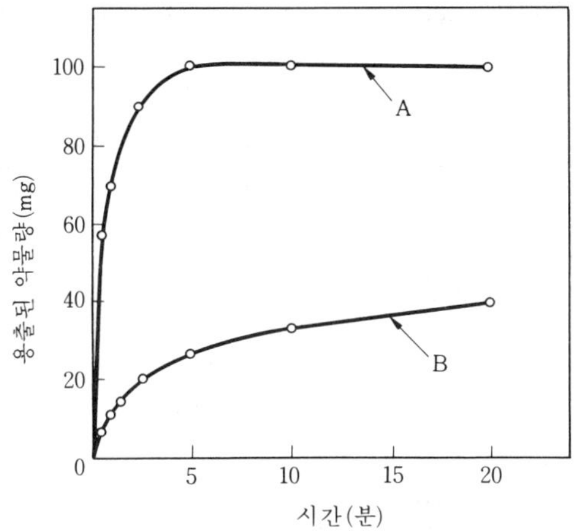

〈그림 *17 · 4*〉 디곡신-히드로퀴논 복합체(A)와 디곡신 단일물질(B)의 용출속도 비교

4 계면활성제

계면활성제는 약물의 용출과 생체내이용률에 많은 영향을 미친다. 페나세틴 입자는 소수성이므로 용매에 대한 젖음성이 매우 나쁘다. 그러나 계면활성제가 있을 경우에는 작은 입자들의 젖음성이 좋아져서 용출속도가 빨라진다. 더욱이 계면활성제가 임계미셀농도 이상으로 과량 존재하면 약물의 용해도가 증가된다(임계미셀농도 이하에서는 용해도가 증가되지 않는다). 벤조산과 같은 몇몇 약물의 경우에는 계면활성제를 가해 줌에 따라 약물의 용출속도가 증가하다가 임계미셀농도 이상부터는 점차 감소된다. 이것은 계면활성제의 농도가 높으면 용출매질의 점도가 증가되기 때문인 것으로 생각된다.

5 비이온성 약물과 그 염

Noyes-Whitney 식인 식 (1)에는 약물의 용해도 C_s항이 포함되어 있는데, 약물의 용해도는 위장관내 흡수 부위에서 약물이 나타내게 될 막투과력에도 영향을 미친다. 유기의약품 화합물은 주로 약산이거나 약염기이기 때문에 염 형태로 만들어 주면 용해도가 증가되는데, 사용한 반대이온(약물에 대한 counterion)의 크기가 작을수록 화합물의 용해도가 더 커진다. 비이온성이며 약산인 파라아미노살리실산도 나트륨염이나 칼륨염으로 만들어 주면 약 1000배 정도 용해가 잘 된다. 환자에게 투여했을 때도 염의 형태가 더 높은 혈중농도를 나타낸다.

위장관의 pH도 약전해질 약물의 용출과 흡수에 영향을 미친다. 1959년에 Nelson은 비이온성 화합물 대신 염의 형태로 약물을 투여하면 위장관 내에서 용출속도가 증가한다고 제안하면서 약산인 여러 가지 약물과 그 나트륨염의 용출속도를 다양한 pH 조건에서 구하여 보고하였는데, pH에 따라 약물의 용출속도가 크게 차이나며 모든 pH 조건에서 공통적으로 약산보다는 염의 용출속도가 훨씬 빠르다는 것을 보여 주었다(표 17·1). Nelson은 비이온성 약염기 약물인 테트라시클린(tetracycline)과 톨부타미드(tolbutamide)에 대해서도 동일한 결과를 얻었다.

〈표 17·1〉 약산과 그 나트륨염의 용출속도

		용 출 속 도 mg/100 min/cm²		
약산과 그 나트륨염	pK_a	pH 1.5	pH 6.8	pH 9.0
벤조산	4.2	2.1	14	28
벤조산나트륨		980	1770	1600
페노바르비탈	7.4	0.24	1.2	22
페노바르비탈나트륨		200	820	1430
살리실산	3.0	1.7	27	53
살리실산나트륨		1870	2500	2400
술파티아졸	7.3	〈0.1	0.5	8.5
술파티아졸나트륨		550	810	1300

약전해질의 이온형태가 비이온성 형태보다 위장관액에서 훨씬 잘 용출되는 것으로 보아 소화관액의 pH가 약전해질의 용출속도에 영향을 미치리라는 것도 알 수 있다. Hoener와 Benet는 Nernst-Brunner 식을 위장관의 다양한 pH 영역에 대해서도 설명할 수 있도록 다음과 같이 고쳤다.

$$\frac{dM}{dt} = \frac{DS}{h}\left\{C_s\left(1 + \frac{K_a}{[H^+]}\right) - C_g\right\} \tag{2}$$

여기서 C_s는 약물입자 주위의 정지액층 중 약물농도, C_g는 위장관내 bulk 용액 중 약물농도, K_a는 약전해질 약물의 이온화상수, $[H^+]$는 위장관내 bulk 용액 중 수소이온의 농도이다. 다른 용어들은 식 (1)에서 나타낸 것과 같은 의미로 사용되었다. 윗식은 약산에 대한 것이며, 약염기에 대해서는

$$\frac{dM}{dt} = \frac{DS}{h}\left\{C_s\left(1 + \frac{[H^+]}{K_a}\right) - C_g\right\} \tag{3}$$

이 때 K_a는 약염기에 대한 짝산의 이온화상수이다.

식 (2)와 식 (3)은 높은 pH 영역에서, 예를 들면 pH 7인 소장의 회장에서 약산은 대부분 염의 형태로 바뀔 것임을 의미한다. 반대로 약염기의 경우, 위장관의 pH가 위(pH 1~3)에서

소장(pH 6~8)쪽으로 갈수록 증가하는데, 염기는 위의 낮은 pH에서 주로 이온형태이고, 상대적으로 높은 pH인 장에서는 약간 이온화될 것이다. 이러한 pH의 변화는 예제 **1**에서 보여주는 것처럼 약전해질 약물의 용출속도에 많은 영향을 미칠 것이다.

예제 1. 새로 개발된 당뇨병 치료약이 25℃에서 pK_a는 5.4(K_a=4.0×10^{-6} mole/liter)이고, 약물입자 주위 정지액층에 대한 용해도 C_s는 1.0×10^{-4} g/cm^{3}이다. 정지액층 바깥쪽의 용출매질(bulk phase) 중 약물농도 C_g는 2.0×10^{-5} g/cm^3, 확산계수 D는 4.5×10^{-6} cm^2/sec, 입자의 유효표면적 S는 2.0×10^3 cm^2, 각 약물입자 주위의 정지액층 두께 h는 5.0×10^{-3} cm이다. 이 약물이 나타내게 될 pH 1인 산성 용액(위)에서의 용출속도와 pH 7.0인 중성 용액(회장)에서의 용출속도를 각각 계산하라. 두 가지 용액에 대한 상대적인 용출속도는 얼마인가?

풀이 pH 1에서

$$\frac{dM}{dt} = \frac{(4.5\times10^{-6}\ \text{cm}^2/\text{sec})\,(2.0\times10^{3}\ \text{cm}^2)}{5.0\times10^{-3}\ \text{cm}} \times$$

$$\left\{1.0\times10^{-4}\ \text{g/cm}^3\left(1+\frac{4.0\times10^{-6}\ \text{mole/liter}}{0.1\ \text{mole/liter}}\right)-2.0\times10^{-5}\ \text{g/cm}^3\right\}$$

$$= 1.80\ \{1\times10^{-4}(1.00004)-2\times10^{-5}\} = 0.144\ \text{mg/sec}$$

pH 7에서

$$\frac{dM}{dt} = 1.80\left\{1\times10^{-4}\ \text{g/cm}^3\left(1+\frac{4.0\times10^{-6}\ \text{mole/liter}}{10^{-7}\ \text{mole/liter}}\right)-2.0\times10^{-5}\ \text{g/cm}^3\right\}$$

$$= 1.80\ \{1.0\times10^{-4}\,(41.0)-2.0\times10^{-5}\} = 7.34\ \text{mg/sec}$$

이 약산은 pH 7.0에서 충분히 이온화되므로, 용출속도가 pH 1.0에서보다 약 60배나 빠르게 나타난다. (7.34−0.114)/0.114=63.4 배

위장관내 약물의 용출과 흡수는 지금까지 이야기한 것처럼 단순하지만은 않다. 왜냐하면 위장관내 bulk 용액의 pH가 약물입자 주위 정지액층의 pH와는 많은 차이를 나타내기 때문이다. 제제 중 결합제, 충전제 및 기타 첨가제들의 작용도 pH에 의해서 영향을 받는다. 이에 흥미가 있는 학생들은 Hoener와 Benet가 쓴 논문을 참조하기 바란다. 제 **11**장에서 언급되었듯이 위장관내 약물의 흡수는 pH 분배설에 따라 약물의 pK_a와 위장관내 pH에 의해서 영향을 받는다. 그러나 이 원칙 또한 앞에서 설명한 바와 같이 몇 가지 제한점이 있다. 어떤 약물의 경우에는 위장관내 특정한 흡수 부위가 있으며, 위장관의 여러 영역마다 표면적이 서로 다른데, 이와 같은 요인들도 산-염기에 대한 고려만큼 또는 그보다 더 중요할 수 있다. 소장은 위보다도 훨씬 큰 흡수 표면적을 가지고 있기 때문에 약물은 pH나 pK_a에 관계 없이 소장에서 주로 흡수된다.

17-2 약물수송의 제어

약물의 수송을 제어하는 이상적인 목표는 약효의 극대화와 독성의 최소화이다. 약물치료 기술로서 새로운 약물수송계가 응용되는 영역은 장기간의 임신 억제, 유전적으로 결핍되거나

부족한 효소의 대체요법, 경피투여, 녹내장 및 안과용 항염증제의 투여 등이다. 보통의 의약품 제제로 약물을 투여했을 때 나타나는 혈중농도 곡선은 톱니모양(saw-tooth kinetic profile)을 보인다. 〈그림 17 · 5〉에서 보는 바와 같이, 처음 1회 투여로 혈중농도는 치료농도를 크게 넘었다가 약물이 소실됨에 따라 치료농도 이하로 떨어진다. 그 후 2차 투여시 독성을 나타내는 농도까지 오르게 되고 다시 치료농도 이하로 떨어진다. 이와 같은 방법으로 약물투여를 반복하면 혈중농도가 오르락내리락하게 된다. 그러나 약물방출을 제어하여 서방성으로 만들면 약물의 혈중농도가 바람직하지 않게 동요하는 것을 감소시킬 수 있고, 따라서 위험한 부작용은 감소되고 약효를 높일 수 있다. 더욱이 약물이 직접 작용해야 하는 세포 근처에 약물을 국재화시키면 다른 조직에 나타나는 부작용이나 전신효과를 아예 방지할 수도 있다.

현재 가장 일반적으로 사용되고 있는 서방성 약물수송계는 실리콘과 같은 불활성 고분자중합체나 생체 내에서 분해되는 polylactic acids로 만들어진다. 이런 물질들을 사용해서 눈, 자궁, 피부표면 및 피하 등 체내의 특정 영역에서 약물을 서서히 방출시켜 적절한 혈중 약물농도를 유지할 수 있도록 한다. 체내에서 약물의 작용을 강화시키거나 지속시키는 화학적 및 생물학적 접근 방법에 대한 간단한 설명과 함께, 고분자중합체를 이용한 제제와 최근에 소개된 제형에 관하여 고찰해 보기로 한다. 고분자중합체의 물리화학적 특성에 관해서는 별도로 제 **18** 장에서 자세히 언급될 것이다.

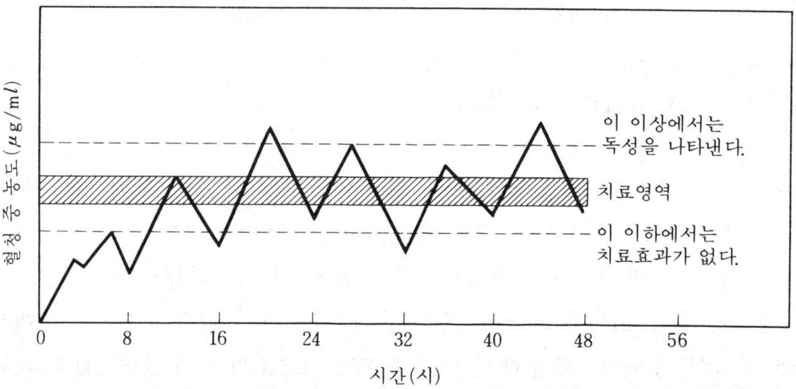

〈그림 *17 · 5*〉 약물 상용량의 반복 투여시 나타나는 톱니모양의 혈중농도 곡선

1 Prodrug와 생물학적 약물수송체

약물에 대한 화학적 동족체와 prodrug를 이용한 약물수송계의 개발은 최근에 일반화되고 있는 방법이다. 예를 들어, 어떤 약물을 에스테르기의 첨가와 같은 화학적 수식을 하여 약물의 용해도와 흡수 및 체내 표적부위에서 모약물(parent drug)의 농도를 증가시킬 수 있다. prodrug의 에스테르기 또는 이와 유사한 담체 부분은 장관에서 또는 조직에서 화학적 반응(주로 효소작용)에 의해 제거되고 모약물이 유리되어 약물학적 작용을 나타내게 되는 것이다. prodrug로 만들거나 기타 화학적 수식을 함으로써 약제학적 공정을 용이하게도 하고 모약물의 안정성을 높일 수도 있다. 페니실린의 난용성 염이 바로 이러한 화학적 동족체의 예인데, 난용성

염의 형태로 투여하여 혈중농도를 높이고 조직분포성을 좋게 할 수 있다. 암피실린(ampicillin)의 prodrug인 피밤피실린(pivampicillin)은 지용성이 매우 크며, 모약물인 암피실린의 혈중농도를 높게 유지시킨다. 에리트로마이신(erythromycin)에 화학적 수식을 하여 제조한 prodrug도 에리트로마이신 고유의 쓴 맛을 나타내지 않으며, 화학적 수식기가 모약물을 보호하고 있어서 수성 현탁액 상태로도 안정하고, 조직 중에서는 수식기가 떨어져나가 효과적인 항생제로서 작용한다.

적혈구나 리포솜과 같은 생체기원의 물질들도 약물담체로 사용하여 체내에서 약물의 방출을 조절할 수 있다. 리포솜은 인지질로 이루어진 단층 또는 다층의 소포(vesicle)로서 Cambridge의 Bangham이 처음으로 기술하였다. 리포솜은 종양세포——보통의 방법으로는 약물투과가 잘 되지 않는다——로 약물을 많이 침투시키도록 하기 위해 이용할 수 있는데, 실제적으로 약물수송체로서 이용하는 데에는 해결해야 될 몇 가지 한계점이 남아 있다.

예를 들면, 항암제의 담체로서 리포솜을 생체에 투여했을 경우 간이나 비장의 식세포(phagocytes)에 의해 빨리 소실되고, 표적세포에 대한 특이성이 별로 없기 때문에 좋은 결과가 나오지 않는다. Widder 등의 연구에 의하면, 단백질 또는 지방을 기본으로 만든 미립구에 Fe_3O_4 초미세입자와 함께 약물을 봉입하여 투여하면 암조직에 항암제를 특이적으로 송달할 수 있다고 한다. 미립구를 암조직으로 가는 동맥에 주입하고, 암 부위의 피부표면에 자석을 사용하여 약물이 머물도록 할 수 있다. 아드리아마이신(adriamycin)과 같은 약물을 이와 같이 하여 암 병소에 고농도로 유지시키면 암세포는 죽게 된다. 현재까지의 동물실험 결과는 성공적이다.

앞의 장에서 이미 설명한 nanocapsule과 같은 생체기원의 물질(자연적인 세포 또는 인공적인 세포)들도 질병치료에 사용되는 효소, 핵산 및 기타 거대분자물질의 수송체로서 연구되고 있다. 지금까지 언급한 화학적 동족체, prodrug 및 생체기원의 수송체에 관하여 Juliano 및 Robinson의 저술과 Higuchi와 Stella의 저술에 논의되어 있다.

2 피임제

실리콘 캡슐과 고분자중합체 matrix에 봉입된 피임 호르몬 또는 기타 스테로이드의 방출에 관하여 그리고 질에 삽입하는 고리형 제제(vaginal ring)에 관하여, Chien이 내놓은 총설이 있다. 질 삽입용 고리형 제제는 경구 피임약에서 나타나는 전신 부작용의 위험 없이 피임약을 편리하게 투여할 수 있게 해준다. 실리콘으로 만든 고리형 제제는 스테로이드 호르몬을 연속으로 투여받는 환자들 스스로 쉽게 삽입하고 제거할 수 있다. 경구로 피임약을 투여하면 약물이 전신순환에 들어가기 전에 먼저 간으로 들어가서 대부분 불활성화되어 버린다. 이러한 현상은 많은 경구투여 약물에서 나타나는 것으로서 간초회 통과효과(first-pass effect)라고 한다. 반면에 질 내에 투여되는 경우 약물은 간을 통과하지 않고 혈류를 통해 바로 표적조직에 송달된다. 실리콘으로 만든 질 삽입용 고리형 제제를 이용하여 피임약을 투여했을 때 약물의 혈중농도가 상당히 일정수준으로 유지되었다. 〈그림 **17 · 6**〉은 medroxyprogesteron acetate를 2% 농도로 투여한 결과, 20일 동안 유효 혈중농도가 유지됨을 보여주고 있다.

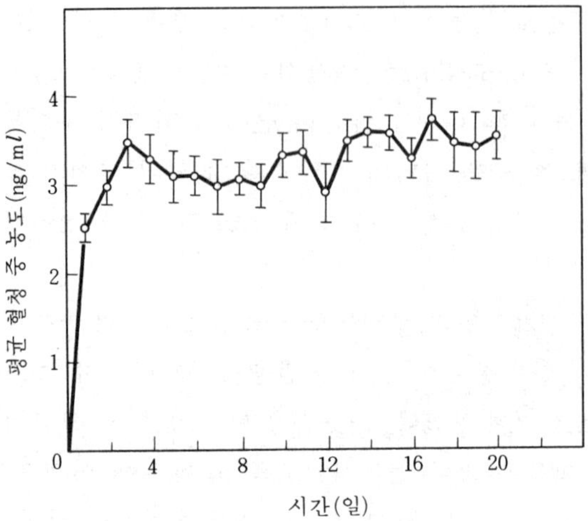

〈그림 17·6〉 질 내에 실리콘 고리형 제제를 삽입한 후 20일 동안 관찰한 medroxyprogestron acetate의 혈중농도

실리콘 matrix 시스템으로부터 방출된 약물이 질내막을 통해 흡수되는 현상에 관한 확산 모델은 제 11 장에서 이미 언급하였다.

자궁내 삽입용 피임기구(intrauterine contraceptive device : IUD)가 지난 15년간 약물을 봉입한 제제 또는 봉입하지 않은 제제로서 계속 개발되어 왔다. 〈그림 17·7〉(a)와 같이 수직기둥 주위에 구리선이 감겨 있는 T자 모양(또는 7자 모양)의 폴리프로필렌 IUD가 효과적인 피임작용을 나타냄이 광범위 실험으로 밝혀졌다. 이 IUD는 자궁 내에서 구리를 하루에 10μg씩 방출하여 40개월 동안 지속적으로 피임효과를 나타낸다. 〈그림 17·7〉(b)는 수직기둥 내부에

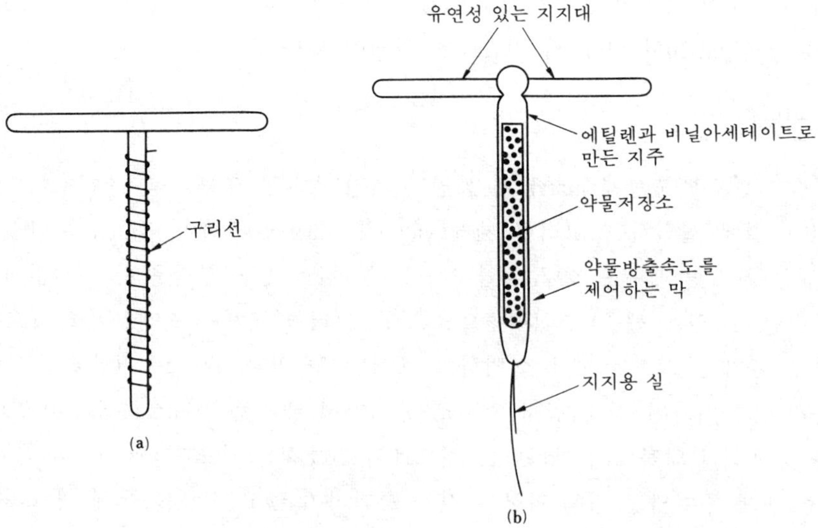

〈그림 17·7〉 (a) 효과적인 피임작용을 나타내는 구리선으로 감은 T자 모양의 IUD
(b) T자 모양의 Progestasert는 내부에 프로제스테론이 봉입되어 있고 구리선으로 감겨 있지는 않다.

프로제스테론을 봉입시킨 T자 모양의 IUD를 나타낸 것이다. 이것은 Progestasert라는 이름으로 알려져 있으며, FDA가 12개월간 지속되는 자궁내 피임기구로 공인했다. 여기에 봉입되어 있는 프로제스테론은 1년 동안 하루에 65μg씩 일정한 속도로 막을 통하여 방출되며, 환자는 이 기구를 제거하면 다시 정상적인 가임상태로 된다.

3 경피흡수계

피부 침투와 관련되는 확산과정에 대해서 제 **11** 장에서 자세히 설명하였기 때문에 극성 또는 수용성인 물질보다는 친유성인 물질이 피부를 잘 통과한다는 사실은 이미 잘 알고 있을 것이다. 그러나 피부 각질층이 수화되면 수용성 물질도 통과된다. 피부를 통한 약물의 확산은 능동수송이라기보다는 수동수송과정이다. 따라서 약물은 먼저 각질층을 통과하고 진피를 통과하여 마침내 말초순환계의 모세혈관으로 들어가는 것이다. 이 때 가장 바깥층인 각질층이 약물 침투에 크게 영향을 주어, 각질층을 통한 확산이 전체적인 피부 투과과정의 율속단계가 된다. 모낭과 땀샘을 통해서도 약간 흡수된다. 스테로이드와 같은 약물의 흡수는 피부보다 위장관벽, 직장벽, 질내막, 눈점막 및 구강점막을 통해서 훨씬 잘 된다. 경피흡수를 향상시키기 위해 약물을 밴드나 테이프에 봉입하여 붙이기도 한다. Chein과 Lambert가 개발한 '미세 봉입 약물송달계(microsealed drug delivery system)'는 플라스틱 밴드에 테스토스테론(testosterone)을 봉입한 0.2cm^2 크기의 원판을 붙인 것이다. 이것을 원숭이의 배꼽 부근에 붙여서 시험해 본 결과 46일간 하루에 약 40μg/cm^{2}씩의 약물이 방출되는 것을 확인할 수 있었다.

멀미에는 보통 브롬산 스코폴라민 600μg 을 경구투여하는데, 고분자중합체에 봉입하여 피부에 부착하고 지속적으로 약물이 흡수되도록 하면 경구투여시보다 적은 양으로 중추신경계 부작용(졸음과 기억장애) 없이 약효를 얻을 수 있다. 이 경피흡수제제(면적 2.5cm^2, 두께 150 μm)는 스코폴라민을 처음에는 200μg 방출하고, 이 후에는 시간당 10 μg 씩 일정한 속도로 3 일 동안 방출한다. 적당한 부위의 피부——보통은 귀 뒷부분——에 붙여 놓으면 이 제제를 구성하는 막의 미세구멍을 통해서 약물이 방출되므로, 스코폴라민 자체가 피부로 흡수되는 속도보다 느리게 일정속도로 약물을 송달하게 되는 것이다. 따라서 피부의 여러 층들이 아니고 이 경피흡수장치가 약물이 혈류로 들어가는 속도를 제어하게 되는 것이다. 이것을 경피치료시스템(transdermal therapeutic system)이라고 하며, 〈그림 **17 · 8**〉에 보인 바와 같이 기본적인 구

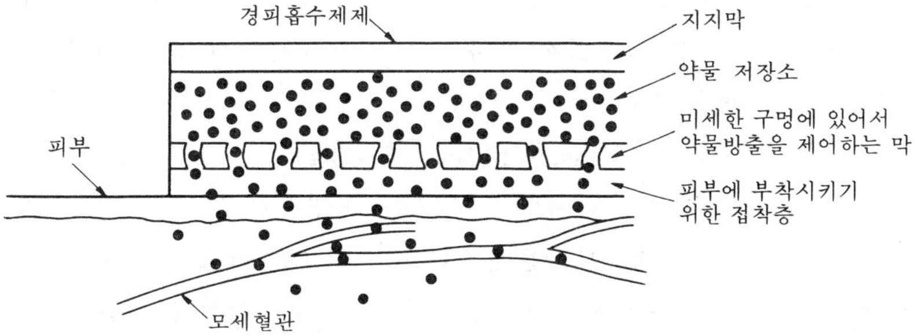

〈그림 *17 · 8*〉 경피치료시스템의 구조

조를 가진다.

니트로글리세린은 설하정으로 많이 사용되는데, 특히 급성협심증에 적용되고 있다. 그러나 이 투여경로로는 약 5분 동안만 효과가 나타나기 때문에 새로운 제형이 개발되고 있다. 라놀린-정유 기제에 니트로글리세린을 2% 봉입시킨 연고제(2% lanolin-petrolatum ointment)는 지속적인 약효를 나타내기는 하지만 피부에 오물감을 주며 불편하다. Alza & CibaGeigy社, Key Pharmaceuticals社 및 Searle Laboratories社가 피부에 부착시키면 시간당 약 25 μg 씩 24 시간 동안 니트로글리세린을 송달하는 경피흡수제제를 개발하였다. 〈그림 **17 · 9**〉는 Alza社에서 개발한 Transderm-Nitro 로부터 니트로글리세린이 방출되는 양상을 *in vivo* 와 *in vitro* 에서 비교해 본 것이다.

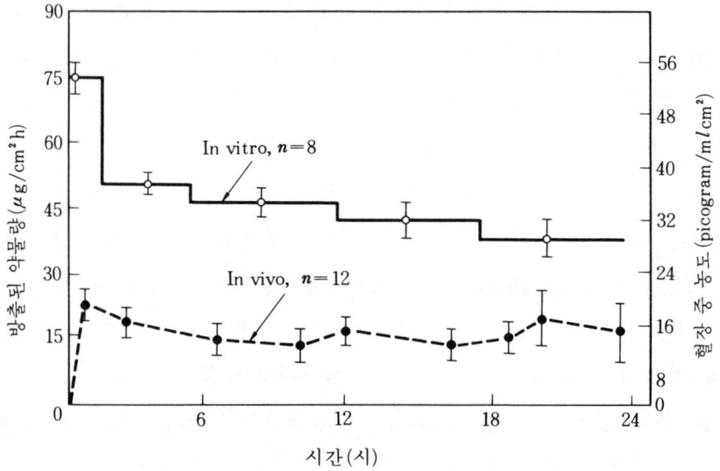

〈그림 *17 · 9*〉 협심증 치료약인 니트로글리세린이 봉입된 Transderm-Nitro(Alza社)로부터의 약물방출 양상
Key : o, in vitro 방출 : ●, in vivo 혈장농도

Transderm-Nitro 시스템의 효과를 니트로글리세린 설하정 및 연고제와 비교하기 위해 정상인을 대상으로 실험을 실시하였다. 28시간 이후 니트로글리세린의 혈중농도 수준은 경피흡수제제가 연고제를 8시간마다 투여한 경우와 동등하게 나왔다.

Transderm-Nitro 시스템은 설하정이나 연고제에 비교하여 뚜렷한 장점을 가지고 있다. 니트로글리세린을 피부를 통해 24시간 동안 일정하게 공급해 주므로 하루에 1회만 다시 붙여주면 확실한 약효를 얻을 수 있으며, 또한 환자는 이 시스템을 몸에 붙인 채로 수영이나 목욕을 즐길 수도 있다. 그리고 약물 방출속도를 원하는 대로 조절하여 제조할 수 있다. Nitro-Dur 5 (Key社)는 2.5 mg/24 h 속도로, Transderm-Nitro 5(Ciba社)는 5 mg/24 h 속도로, Nitrodisk 16(Searle社)은 11.2 mg/24 h 속도로 니트로글리세린을 방출한다. 몇몇 환자들은 과량 투여시 두통을 일으키기도 하는데 이러한 부작용은 니트로글리세린 제제의 제형에 관계 없이 모두 나타난다. 응급환자의 경우와 같은 특별한 경우에는 니트로글리세린을 정맥투여하기도 한다.

4 제어방출성 안과용 제제

눈에 투여하는 의약품의 제형으로서는 수성 또는 비수성 용액, 현탁액, 겔 및 연고제 등이 있다. 이들은 각막 표면에 국소적으로 도포시키거나 결막낭에 유입시키는 방법으로 투여되며, 그 곳에서 유리체(vitreous body)나 眼房水(aqueous humor)로 흡수된다. 〈그림 17 · 10〉은 이러한 약물투여 경로와 연결시켜 안구의 단면을 살펴본 것이다. 용액상태 특히 수용액 상태로 약물을 투여했을 때는 눈물과 함께 쉽게 씻겨나가며, 따라서 원하는 약효를 얻기 위해서는 자주 반복 투여해야 한다. 메틸셀룰로오스나 폴리비닐알코올과 같은 고분자중합체를 안과용 약물용액에 첨가하면 점도가 증가되어 약물이 각막과 접촉하는 시간이 길어진다. 아트로핀(atropine), 필로카르핀(pilocarpine) 및 기타 안과용 약물을 부드럽고 얇은 원판 또는 콘택트 렌즈에 봉입시켜 그 지속적인 약효발현을 시험하였다. 이것은 무정형이며 연성인 고분자중합체를 통한 약물(분자량 150~300 g/mol)의 확산에 의해 결정되는데, 물에 잘 부푸는 연성 콘택트 렌즈에 대해서는 10^{-6} cm^2/sec 정도의 확산계수를 나타내며, 고분자중합체가 비극성이고 약물의 분자량이 클 경우 10^{-8}~10^{-12} cm^2/sec 정도까지 줄어든다.

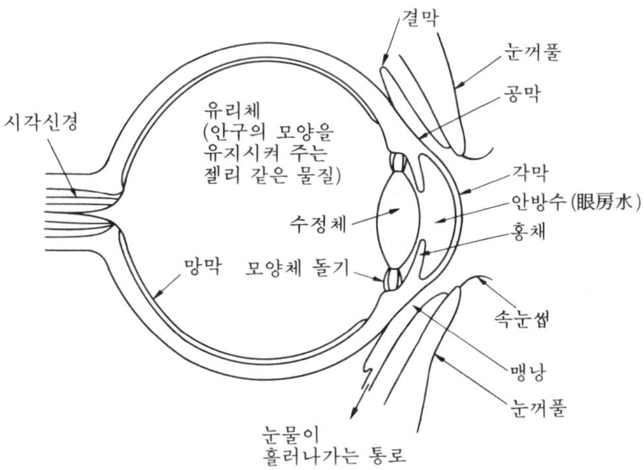

〈그림 17 · 10〉 눈에서 약물투여가 가능한 경로를 나타낸 눈의 단면도

Ocusert는 1975년에 Alza社가 개발한 필로카르핀 함유제제로서, 최초로 실용화된 제어방출성 안과용 제제이다. 〈그림 17 · 11〉에 나타낸 바와 같이, 약물방출을 제어하는 것은 에틸렌과 비닐아세테이트를 혼합하여 만든 고분자중합체 막이며 그 사이에 약물을 봉입하였다. 이 제제는 타원형으로서 콘택트 렌즈보다 약간 크며, 위 또는 아래 눈꺼풀 밑에 있는 맹관(cul-de-sac)에 위치하게 되어 거기에서 필로카르핀을 0차속도로 방출시켜 각막에 흡수되도록 한다. Ocusert P-20과 Ocusert P-40의 두 가지 제품이 이용되는데 각각 시간당 20μg과 40μg 씩의 약물을 방출한다.

필로카르핀은 개방성 우각 녹내장(open-angle glaucoma)시 나타나는 높은 안압을 감소시켜 주고 축동을 시키기 위해 사용된다. 보통 안압을 낮추기 위해서는 필로카르핀 용액(농도 0.5~

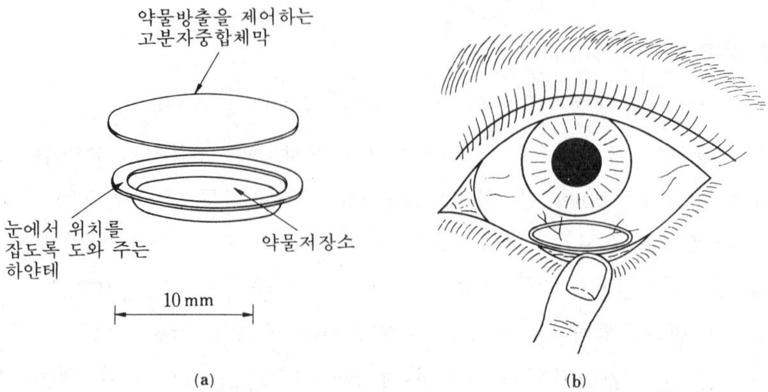

〈그림 17·11〉 (a) Ocusert(Alza社)의 구조. (after K. Heilmann, *Therapeutic Systems,* Georg Thieme, Stuttgart, 1978, p.67)
(b) 눈의 맹낭 (cul-de-sac)에 삽입된 Ocusert(Alza)

6%)을 하루에 1회 또는 20회 이상 결막낭에 떨어뜨려 주어야 한다. 대부분 눈물로 씻겨나가 결막낭에 떨어뜨린 약물 중 소량만이 안방수로 흡수되므로 과량을 투여해 주어야 하는 것이다. Ocusert는 이러한 단점을 보완한 제제이다. Ocusert는 눈에 바로 접촉한 채로 일주일간 지속적으로 약물을 방출하므로 결막낭 약물용액을 떨어뜨려 주는 경우보다 소량, 즉 1/4의 양으로 동등한 효과를 얻을 수 있으며 따라서 독성과 부작용이 감소된다. 그러나 이렇게 특별히 제작된 제제는 값이 비싸므로 지속적인 약물치료가 꼭 필요하며, 눈에 이 제제를 부착시키고도 참아낼 수 있는 환자만이 사용 가능하다.

클로람페니콜(chloramphenicol)과 같이 물에 잘 녹지 않는 약물은 눈에서 시간에 따라 방출되는 양을 Fick의 법칙으로 계산해 낼 수 있다.

$$M = \frac{SDkC_s}{h} \cdot t \tag{4}$$

여기서 M은 시간이 t 만큼 흐르는 동안 방출된 총 약물량이며, S는 제제가 눈과 접촉하고 있는 면적, D는 Ocusert 막에 대한 약물의 확산계수, k는 Ocusert와 누액 사이의 액-액간 분배계수, C_s는 물에 대한 약물의 용해도, h는 Ocusert의 막두께이다.

〈그림 17·12〉는 경과시간과 방출된 약물 누적량과의 관계를 나타낸 것인데, 초기에는 일정한 기울기의 직선이 나타나다가 130 시간(점 A)부터는 시간축에 평행이 되었다. 130 시간 후에는 클로람페니콜이 모두 방출되어 더 이상 방출되지 않기 때문이다. 이것을 시간에 대한 약물방출속도 그래프로 나타내보면 130 시간까지는 시간축에 평행선이 되고, 그 후에는 0으로 급격히 떨어진다. 〈그림 17·12〉의 작은 그래프가 이를 나타낸 것이다. 난용성 약물의 방출속도는 제제 중에 약물이 남아 있는 한 거의 일정하게 유지된다. 즉 0차속도 방출과정이다.

예제 2. Ocusert에 봉입한 클로람페니콜 유도체의 확산계수 D는 1.30×10^{-4} cm²/h이고, Ocusert의 표면적 S는 0.80 cm², Ocusert와 누액 사이의 분배계수 K는 1.03, 막두께 h는 0.007 cm, 물(25℃)에

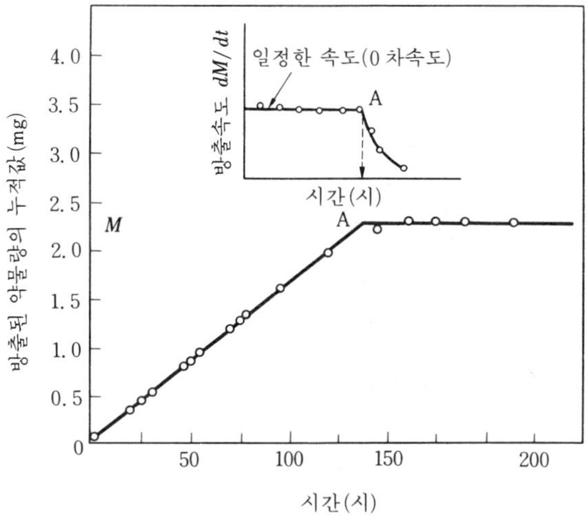

〈그림 17 · 12〉 Ocusert의 막이 제어하는 클로람페니콜의 방출 양상
(삽입된 작은 그래프는 시간과 방출속도 사이의 관계를 나타낸 것이다.)

대한 약물의 용해도 C_s는 3.93 mg/cm³ 이다. 125시간 동안 방출된 총 약물량은 얼마인가?

풀이 $$M = \frac{(0.80\ \text{cm}^2)\ (1.30\times10^{-4}\ \text{cm}^2/\text{h})\ (1.03)\ (3.93\ \text{mg/cm}^2)\ (125\ \text{h})}{0.007\ \text{cm}}$$

M = 125 시간 동안 7.52 mg의 약물이 방출된다.

필로카르핀과 같이 수용성인 약물에 대해서는 식 (4)가 잘 적용되지 않는다. 수용성 약물은 방출속도가 〈그림 **17 · 12**〉와 같이 일정하게 나타나지 않고 시간에 따라 점차 감소된다. 그러나 Ocusert에 사용되는 막을 잘 선택함으로써 필로카르핀의 방출속도를 7일 동안 거의 일정하게, 즉 0차속도 과정으로 유지시킬 수 있다.

5 삼투압을 이용한 펌프형 제형(osmotic pump)

'miniosmotic pump'는 화학적 현상, 즉 막 내외 삼투압차로 작동되는 펌프 시스템으로서, 작은 실험동물에 이식시켜 탐닉성 약물, 호르몬, 항암제, 항원 및 기타 약물들에 대한 속도론적·약물학적·독성학적 자료를 얻기 위한 실험에 이용되는 약물수송계이다. Alza社에서 개발한 miniosmotic pump는 두 가지 형태가 있는데, 생쥐(mice)에 사용하는 것으로서 내부용량 200 μL 짜리와 쥐나 토끼와 같은 보다 큰 실험동물에 사용하는 내부용량 2 mL 짜리가 있다. 200 μL 짜리는 1주 동안 시간당 1 μL 씩 또는 2주 동안 시간당 0.5 μL 씩 약물을 방출하고, 2 mL 짜리는 1주, 2주 또는 4주에 걸쳐 방출한다. 두 형태 모두 Theeuwes와 Yum이 설명한 삼투압의 원리에 기초한 것이다.

miniosmotic pump의 구조는 〈그림 **17 · 13**〉에 나타내었다. 약물용액 또는 현탁액을 봉입해 놓은 약물 저장소는 유연성이 있으며, 삼투압을 유발시킬 수 있는 물질, 즉 NaCl, KCl, $MgSO_4$와 같은 저분자 염류가 들어 있는 영역으로 둘러싸여 있다. 염이 들어 있는 영역은 반투막으로

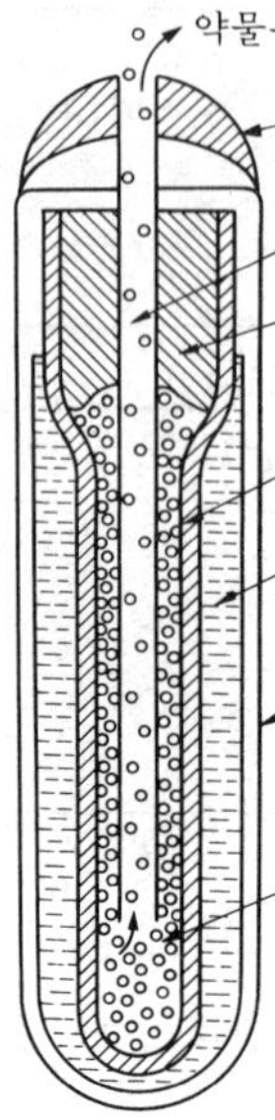

〈그림 17 · 13〉 Miniosmotic pump(Alza社)의 구조

싸여 있어 외부와 경계지어진다. 물이 이 반투막을 통과하여 들어오면 약물 저장소를 싸고 있는 유연성 있는 막에 압력이 점차 가해져서 내부의 약물이 입구의 작은 문을 통해 방출된다. 삼투압 유발물질들은 막으로 완전히 차단되어 있어서 외부로 유출되지 않으며, 물이 반투막을 통해 들어오면 약물이 방출되는 것이다. 용적 수송속도, 즉 약물 저장소의 용적 감소속도 dV/dt는 염에 의해 유발되는 삼투압의 크기와, 막두께와 막 조성에 의해 결정될 막투과도, 그리고 막의 표면적 등을 고려하여 계산해 낼 수 있다. 이 약물수송계의 질량 수송속도는 $dM/dt = (dV/dt)C_s$라는 관계를 이용하여, 약물 저장소의 약물농도 C_s를 조절하는 방법으로도 설계할 수 있다.

6 위장관 치료시스템

경구투여 약물의 경우 벌써 25년 전부터 서방성 제제가 이용되어 왔다. 약물을 서서히 지속적으로 방출시켜 6~12 시간 동안 혈장농도가 일정하게 유지되도록 하기 위하여 약물을 보통 고분자중합체 matrix에 봉입한다. 캡슐, 정제 및 과립에 특수한 피막을 입혀 위액은 그냥 통과하고 소장 또는 기타 위장관내 약물 흡수부위에서 약물을 방출시켜 흡수되도록 만들기도 한다. 제제의 물리화학적 성질이나 위장관 내의 다양한 생리적 조건을 조절한다는 것은 매우 어려운 일이다. 따라서 서방성 또는 제어방출성으로 설계한 제제를 투여하여 원하는 목적을 항상 얻을 수는 없다.

'Elementary osmotic pump'는 Theeuwes와 Higuchi가 처음으로 제안하여 Alza社가 최근에 내놓은 제형으로서 Oros 또는 위장관 치료시스템(gastrointestinal therapeutic system)이라고도 불리어진다. miniosmotic pump와 같이 삼투압의 효과를 이용하는 이 제형은 내부에 약물

저장소가 있고 반투막으로 둘러싸인 정제이다(그림 **17 · 14** a). 물이 반투막을 통해 들어가면 정수압 차가 유발되어 약물 포화용액이 막에 있는 작은 구멍을 통해 방출되는 것이다(그림 **17 · 14** b). 약물 방출속도는 〈그림 **17 · 15**〉에 나타낸 바와 같이 과량으로 첨가한 약물이 다 녹기 전까지는 일정하게 유지되고, 다 녹으면 포물선을 그리며 0으로 급격히 떨어진다. 초기에 나온 서방성 제제는 생체내 pH의 변화에 의해 크게 영향을 받았으나, 페노바르비탈(phenobarbital)을 봉입한 Oros 시스템의 약물 방출속도는 인공위액(pH 2)과 인공장액(pH 7.5)에 대해 실험한 결과, 〈그림 **17 · 16**〉에 보인 바와 같이 pH에 무관함을 확인할 수 있었다. 이 시스템의 약물 방출속도는 반투막의 성질을 변화시켜 조절할 수 있다.

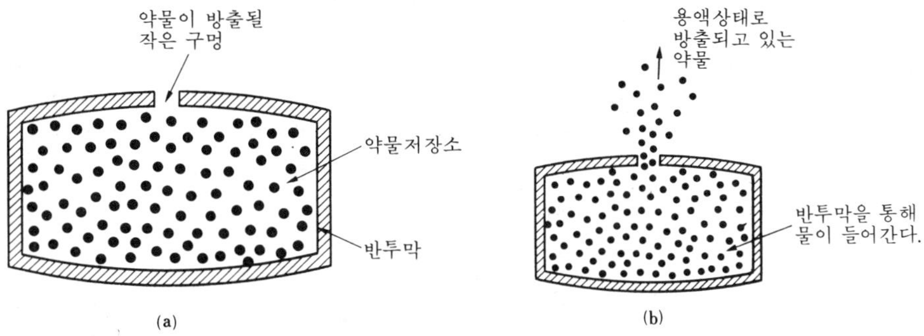

〈그림 *17 · 14*〉 위장관 치료시스템으로서 개발된 elementary osmotic pump Oros(Alza社)
(a) 불활성 상태의 시스템 (b) 활성 상태의 시스템 : 물이 반투막을 통과하여 약물 저장소에 들어가면 삼투압이 유발되어 작은 구멍을 통해 약물용액이 방출된다.

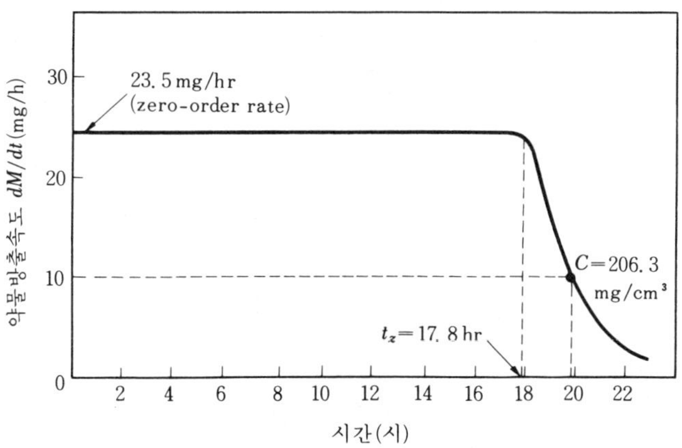

〈그림 *17 · 15*〉 삼투압을 이용하여 약물방출을 0차속도 과정으로 제어한 Oros의 약물 방출속도

7 계산 예

Theeuwes가 처음으로 KCl을 삼투압 유발제 및 모델 약물로 이용하여 elementary osmotic pump로부터의 약물방출 실험을 실시하였다. 이보다 후의 보고에서 Theeuwes 등은 삼투압을 이용하여 인도메타신(indomethacin)을 일정한 속도로 방출하는 치료시스템을 만들었다. Theeuwes는 이 치료시스템의 0차속도 약물수송 과정에 다음의 식을 적용시켰다.

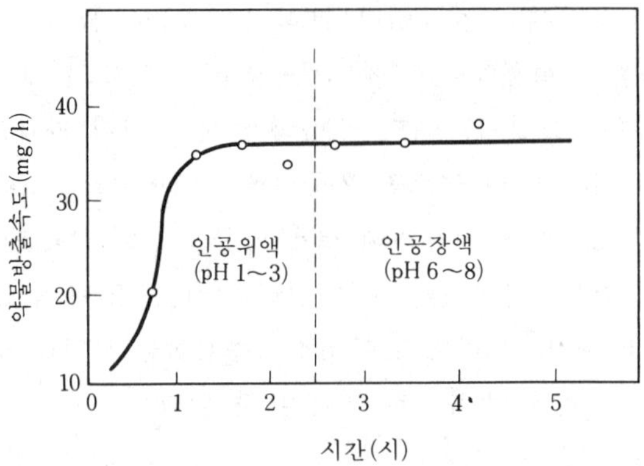

〈그림 17 · 16〉 **Oros에 봉입된 페노바르비탈의 방출속도.** Oros를 인공위액에 넣고 2.5시간 동안, 그리고 건져내서 인공장액에 다시 넣고 2.5시간 동안 약물방출 시험을 실시하였다.
(after K. Heilmann, *Therapeutic Systems,* Georg Thieme, Stuttgart 1978, p.51)

$$\left(\frac{dM}{dt}\right)_z = \frac{S}{h} k' \pi_s C_s \qquad (5)$$

여기서 $(dM/dt)_z$는 0 차속도 과정에서 약물의 방출속도, S는 반투막의 표면적(2.2 cm^2), h 는 막두께(0.025 cm), k'는 투과계수(2.8×10^{-6} cm^2/atm h), π_s는 0 차속도 과정에서, 즉 포화용액 상태가 유지될 때 이 시스템 안에 유발되는 삼투압 245 atm ($k'\pi_s = 0.686\times10^{-3}$ cm^2/h)이며, C_s는 37 ℃에서 약물의 용해도(330 mg/cm^3)이다.

이 시스템의 0 차 약물방출 속도를 계산해 보면

$$\left(\frac{dM}{dt}\right)_z = \left(\frac{2.2\ \text{cm}^2}{0.025\ \text{cm}}\right)(0.686\times10^{-3}\ \text{cm}^2/\text{h})\ (330\ \text{mg/cm}^3)$$
$$= 19.9\ \text{mg/h}$$

어떤 약물은 직접 막을 통한 단순확산으로 방출되기도 한다. 따라서 식 (5)는 다음과 같이 수정되어야 한다.

$$\left(\frac{dM}{dt}\right)_z = \frac{S}{h} k' \pi_s C_s + \frac{S}{h} PC_s$$
$$= \frac{S}{h}(k' \pi_s + P)\cdot C_s \qquad (6)$$

여기서 P는 반투막에 대한 KCl의 투과계수이다(0.122×10^{-3} cm^2/h).

$$\left(\frac{dM}{dt}\right)_z = \left(\frac{2.2\ \text{cm}^2}{0.025\ \text{cm}}\right)(330\ \text{mg/cm}^3)\ (0.686\times10^{-3}\ \text{cm}^2/\text{h} + 0.122\times10^{-3}\ \text{cm}^2/\text{h})$$
$$= 23.5\ \text{mg/h}$$

질량 M_z의 약물이 전달되는 데 걸리는 시간 t_z는 평형에 도달되는 시간과는 무관하게

$$t_z = M_t\left(1 - \frac{C_s}{\rho}\right)\frac{1}{(dM/dt)_z} \qquad (7)$$

이 때 M_t는 이 시스템 내부에 봉입한 약물의 총 질량(KCl 500 mg)이고, ρ는 약의 밀도(2 g/cm³ 혹은 2000 mg/cm³)이다.

$$t_z = (500\ \text{mg})\left(1 - \frac{330\ \text{mg/cm}^3}{2000\ \text{mg/cm}^3}\right)\left(\frac{1}{23.5\ \text{mg/h}}\right)$$
$$= 17.8\ \text{h}$$

0 차 방출속도[$(dM/dt)_z = 23.5$ mg/h]로 약물이 방출될 때, 시간 t_z에 대한 약물방출 속도 그래프를 그려 본 것이 〈그림 **17 · 15**〉이다.

시간 t_z가 지나면 약물방출은 0 차속도 과정이 아니다. 삼투압에 의한 펌핑효과와 막을 통한 확산효과에 의해서도 방출되는 약물의 경우 시간 t_z 이후의 약물방출 속도는 다음 식으로 쓸 수 있다.

$$\frac{dM}{dt} = \frac{F_s}{S} C^2 + \left(\frac{S}{h} P\right) \cdot C \tag{8}$$

여기서 F_s는 용적 변화량(volume flux)으로서 단위는 cm³/h이고, $(S/h)k'\ \pi_s = (2.2\ \text{cm}^2/0.025\ \text{cm})(0.686\times10^{-3}\ \text{cm}^2/\text{h}) = 0.0604\ \text{cm}^3/\text{h}$와 동등한 값을 갖는다. C는 방출되는 약물용액 중 약물의 농도(mg/cm³)이며, t_z 이후 시간 t에서 농도 C_s인 약물 포화용액은 농도가 C로 떨어져 불포화상태로 된다. 〈그림 **17 · 15**〉에서 dM/dt가 10 mg/h로 떨어졌을 때의 농도 C를 구해 보자. 식 (8)을 2차방정식 형태로 바꿔 쓸 수 있다.

$$\left(\frac{F_s}{C_s}\right) C^2 + \left(\frac{S}{h} \cdot P\right)C - \frac{dM}{dt} = 0 \tag{9}$$

$$C = \frac{-b \pm \sqrt{b^2 - 4ac}}{2a} \tag{10}$$

여기서 $a = F_s/C_s = 1.829\times10^{-4}\ \text{cm}^6/\text{mg h}$, $b = SP/h = 0.0107\ \text{cm}^3/\text{h}$, $c = -dM/dt = -10$ mg/h이며, 근은 양의 값만 취할 수 있다.

$$C = \frac{-0.0107 + \sqrt{(0.0107)^2 - 4(1.829\times10^{-4})(-10)}}{2(1.829\times10^{-4})}$$
$$= 206.3\ \text{mg/cm}^3$$

시간 t가 t_z보다 클 때 그려지는 포물선의 그래프를 그리기 위해서는 각각의 dM/dt 값에 해당되는 t 값을 구해야 하는데, 다음 식을 이용하면 된다.

$$t - t_z = \left(\frac{Vh}{SP}\right) \ln \frac{(F_s \cdot C/C_s) + SP/h}{(F_s + SP/h)\ C/C_s} \tag{11}$$

여기서 V는 약물의 용적이며 약물의 질량과 밀도로부터 구할 수 있다.

$$V = \frac{500\ \text{mg}}{2000\ \text{mg/cm}^3} = 0.250\ \text{cm}^3$$

$$t - t_z = \frac{(0.250\ \text{cm}^3)(0.025\ \text{cm})}{(2.2\ \text{cm}^2)(0.122\times10^{-3}\ \text{cm}^2/\text{h})}$$

$$\times \ln \frac{(0.0377\ \text{cm}^3/\text{h}) + (0.0107\ \text{cm}^3/\text{h})}{(0.0604\ \text{cm}^3/\text{h} + 0.0107\ \text{cm}^3/\text{h})\left(\dfrac{206.3\ \text{mg/cm}^3}{330\ \text{mg/cm}^3}\right)}$$

$$= (23.286\ \text{h}) \ln 1.0889 = 1.98\ \text{h}$$

$$t = 1.98\ \text{h} + t_z = 19.8\ \text{h}$$

이 점($dM/dt = 10$ mg/h, $t = 19.8$ h)은 〈그림 **17 · 15**〉에 검은 점으로 표시하였다. 이렇게 충분히 많은 점들을 각각 계산해 내어 그래프의 포물선 부분을 그린다.

이 시스템에서 의미가 있는 또다른 값은 약물이 방출될 작은 구멍의 가능한 최대크기이다. 구멍의 최대 단면적은 다음 식으로 구할 수 있다.

$$S_{\max} = \frac{L}{f}\left(\frac{dM}{dt}\right)_z \frac{1}{DC_s} \tag{12}$$

여기서 D는 구멍을 통해 방출되는 약물의 확산계수($D = 2\times10^{-5}$ cm^2/sec 또는 0.072 cm^2/h)이며, L은 약물이 통과하게 될 구멍의 길이(25×10^{-4} cm), f는 단위가 없는 크기요소(sizing factor)로서 여기서는 50 정도로 주어진다. 크기요소 f는 자유확산속도에 비해 0차 펌핑속도가 몇 배나 큰지를 나타내는 것이다.

그러면 식 (12)를 이용하여 약물이 방출될 구멍의 크기를 구해 보자. 확산계수 D는 단위를 cm^2/h로 바꾸었다.

$$S_{\max} = \frac{(25\times10^{-4}\ \text{cm})}{50}\ (23.5\ \text{mg/h})\ \frac{1}{(0.072\ \text{cm}^2/\text{h})\ (330\ \text{mg/cm}^3)}$$

$$= 4.945\times10^{-5}\ \text{cm}^2 = 4959\ \mu\text{m}^2\ \text{area}$$

(참고 : 1 cm = 10^4 μm이므로 1 cm^2 = $10^4\times10^4$ = 10^8 μm^2)

면적은 πr^2과 같으므로 구멍의 지름은 다음과 같이 구한다.

$$4945\ \mu\text{m}^2 = 3.14159\times r^2$$

$$r = 39.675\ \mu\text{m}$$

$$\text{구멍의 지름} = 79\ \mu\text{m}$$

8 환자의 복약이행과 새로운 치료시스템

환자의 복약이행은 약물치료에서 매우 중요한 요소이다. Gatley는 매일 한 알씩 먹는 약의 경우 환자의 67%만이 처방된 약물을 정확히 복용한다는 것을 발견하였다. 하루 3회 복용하는 약의 경우에는 복약이행률이 44%, 매일 4회 먹는 약의 경우는 22%로 훨씬 더 작았다. 그래서 최근에 개발되는 제형은 1일 1회 또는 1주일에 1회 복용만으로도 약효를 계속 유지시키도록 하여, 환자의 복약이행률을 크게 증대시키고 성공적인 치료효과를 얻을 수 있어야 한다.

경구, 경피 또는 자궁 내막 등 여러 가지 경로로 약물을 투여하고 흡수시키게 되는, 모든 새로운 제어방출성 치료시스템의 기본적인 장점은 약물방출이 일정한 속도(0차속도)로 유지되며 방출부위에서 일어나는 자극이 상당히 줄어든다는 것이다. 더욱이 약물치료 시스템이 직접 접하게 되는 위장관, 질, 피부, 눈, 입 등 투여부위의 생리적 조건의 변화가 약물방출에 영향을 주지 못하고 시스템 자체에 계획된 대로 약물이 방출된다. 이러한 새로운 제형들이 기초를 두고 있는 원리들은 확실한 것이며, 이런 접근방법은 최근까지는 생각지도 못했던 새로운 제형의 개발로 이끌 것이다. 새로운 제어방출성 치료시스템의 대부분은 Alza社라는 한 회사에 의해서 개발되어 왔다. 그러나 현재 여러 제약회사, 연구소 또는 개인적으로 의약품을 개발하는 약사나 화학자 및 공학도들도 이런 새롭고 흥미 있는 계획에 참여하고 있다.

Heilmann은 그의 저서 'Therapeutic Systems'에서 다음과 같은 견해로 결론짓고 있다. 제어방출 시스템의 탄생은 항생제, 정신신경약, 항암제, 면역억제제와 같은 약물들의 발견과 비교될 정도로 약물치료에 있어 획기적인 일이다. Heilmann은 약물을 지속적으로 제어하여 치료부위에 수송해 주는 방법이 질병치료와 일반적인 의료활동에 새로운 접근법이 될 것이라고 내다보았다. 실제적으로 환자를 다루는 약사들은 제어방출성 치료시스템의 설계나 작동에 관계되는 요소들——상당한 부분이 물리약학적 원리에 기초하고 있다——에 대한 지식을 가지고 있어야 한다. 그러면 약사들은 이런 새로운 제형의 제제를 합리적으로 사용하도록 환자들을 지도할 수 있을 것이다.

연 습 문 제

1. 어떤 페니실린 유도체가 25℃에서 K_a는 3.5×10^{-3} mole/liter, 약물입자 주위의 정지액층에 대한 용해도 C_s는 2.6×10^{-3} g/cm^{3}이고, bulk 용액 중의 약물농도 C_g는 1.7×10^{-4} g/cm^{3}이다. 그리고 용출매질에서 약물의 확산계수 D는 6.8×10^{-7} cm^2/sec, 입자의 표면적 S는 1.5×10^4 cm^2, 정지상의 두께 h는 8.0×10^{-3} cm이다. 이 페니실린 유도체의 용출속도 dM/dt가 위에서 소장까지 이동되는 동안 접하게 되는 용출매질의 pH(pH 1.0, 2.0, 3.0, 4.0, 5.0, 6.0, 7.0)에서 각각 어느 정도 되는지 구해 보고, pH와 dM/dt의 관계를 직교좌표에 그려라.

답 pH 1.0에서 3.21 mg/sec

2. 어떤 필로카르핀 유도체의 누액에 대한 확산계수 D가 9.2×10^{-9} cm^2/sec이다. 이 물질을 봉입한 ocusert의 표면적이 0.8 cm^2, ocusert와 눈 사이의 액-액간 분배계수 K는 1.83, ocusert 막의 두께 h는 0.01 cm, 물에 대한 약물의 용해도 C_s는 8.0 mg/cm^{3}이다. 24 시간 동안 ocusert로부터 방출되는 필로카르핀의 총량을 mg단위로 구하라.

답 0.931 mg

3. Gastrogen이라는 새로운 약물이 위산분비 억제제로 개발되어, 삼투압을 이용하여 방출을 제어하는 제형으로 만들었다. 이 제형의 반투막 면적 S는 2.0 cm^{2}이고, 막 두께 h는 0.019 cm, 위액에 대한 약물 투과계수 k는 5.0×10^{-6} cm^2/atm h이고, KCl에 의해 유발되는 삼투압 π는 120 atm이다. 37℃ 위액에 대한 약물의 용해도 C_s는 750 mg/cm^3, 이 시스템에서 약물이 방출되는 속도(0차속도)는 mg/h 단위로 얼마인가? 단, 막을 통한 약물의 확산은 고려하지 않는다.

답 47.4 mg/h

4. Gastrogen이 37℃에서 확산계수 D가 6.3×10^{-6} cm^2/sec이다. 이것을 osmotic pump와 같은 제형으로 제제를 만들었으며, 약물이 통과할 구멍의 길이 L은 10×10^{-4} cm이다. 이 제제가 위액에서 약물을 적절한 속도로 방출시키도록 하려면 구멍의 최대크기를 얼마로 해야 하는가? 지름을 μm 단위로 나타내어라. 단, C_s는 37℃ 위액에서 750 mg/cm^3, 크기요소 f는 50이고, 0차 약물방출속도 $(dM/dt)_z$는 체온에서 35 mg/h가 되도록 만들고자 한다. D는 cm^2/h의 단위로 나타낸다.

답 72 μm의 지름

5. Osmotic pump와 같은 제형에 봉입된 페노바르비탈 나트륨 포화용액에 의해 유발되는 삼투압 π의 근사값은 다음 공식에 의해 주어진다.

$$\pi = \nu \frac{C_s}{M} RT$$

여기서 ν는 페노바르비탈 나트륨분자가 이온화되어 생성되는 입자수(여기서는 2)이다. 그리고 상온에서 페노바르비탈 나트륨의 용해도는 $C_s \cong 100$ g/L이다. 약물의 분자량 M은 254.2 g/mol이고, R는 0.082 liter atm mol^{-1} deg^{-1}이며, T는 체온을 Kelvin단위로 나타낸 310°K 이다. 윗식을 사용해서 약물에 의해 생성되는 삼투압을 계산하라.이 때 약물과 함께 사용된 삼투제는 생각하지 않는다.

답 20 atm

제 18 장

고분자 과학

18-1 역사적 배경

고분자는 그 성질이 이해되기 오래 전부터 기술적으로 응용되어 왔다. 초기의 실용적 이용에는 면의 미셀가공(수축시켜서 강도와 색소친화성을 증가시키기 위한 방사의 냉·강 알칼리 처리), 셀룰로오스의 니트로화에 의한 질화면과 면화약, 니트로 셀룰로오스를 장뇌로 가소화시킨 셀룰로이드의 활용, collodion의 압출에 의한 탈질화 필라멘트의 성형, 셀룰로오스의 아세틸화, 수용성 셀룰로오스의 유도체인 크산테이트와 암모니아 등 셀룰로오스의 생성, 재생 셀룰로오스 섬유와 막(biscose와 bembergraton, 셀로판막)의 생산에 걸쳐 있다.

1839년에 Goodyear는 황에 의한 고무의 가교기술을 발견하였고, Baekeland는 페놀과 포름알데히드에서 bakelite 수지를 제조하였다. Staudinger는 고무, 전분과 셀룰로오스의 연구에 의해 이들 화합물은 공유결합에 의해 결합한 탄소원자의 거대한 사슬로부터 생긴다는 결론으로부터 1920년대 초기에 이르러 고분자의 화학적 성질이 인식되기 시작하였다. 1930년대에 Du Pont 연구소의 Carothers가 선상 고분자를 합성함으로써 처음으로 전세계에 Staudinger의 개념이 받아들여졌다.

1953년에 이르러 노벨화학상이 Staudinger에게 주어졌다. Mark와 Flory는 고체상태와 용액상태에서의 고분자 물리화학의 선구자이며, 지난 50년간에 걸쳐 그들의 업적의 태반이 이루어졌으며, 1974년에 Flory는 노벨화학상을 수상하였다.

18-2 고분자의 약학적 응용

USP 20 개정에 고밀도 폴리스티렌, 그 외의 플라스틱류에 대한 기준 및 시험방법을 수록함으로써, 고분자는 공식적으로 약학 분야에 도입되었다. 고분자의 대표적인 예로서, 폴리에틸렌 등 폴리올레핀으로 된 약병, 폴리스티렌 바이얼, 고무마개, 주입기구용 고무, 플라스틱 튜브,

폴리비닐 클로라이드의 혈액 및 수액 백 등이 있다. 피하주사기의 barrel, plunger는 폴리프로필렌으로 만들어지고, 투명도가 필요한 경우에는 폴리카보네이트로 제작하고 있다. 1 회투여용 용기의 컵, tray에 가소화하지 않은 폴리비닐클로라이드를 사용하고 있고, 알루미늄과 셀로판 표면에 폴리에틸렌을 박막시키거나, 폴리에스테르 막을 이용하여 strip 포장, blister 포장의 용기로 사용하고 있다.

정제를 피막시키기 위한 수용성 고분자로서 히드록시프로필메틸셀룰로오스, 히드록시프로필셀룰로오스, 폴리에틸렌글리콜, 포비돈, 카르복시메틸셀룰로오스나트륨이 있다. 이들 고분자 외에 아라비아 고무, 젤라틴, 알긴산나트륨처럼 결합제로서 정제의 조립에 이용되고 있는 것들도 있다. 물에 불용성인 에틸셀룰로오스는 수용성 고분자와 조합되어 피막의 용출속도를 변화시키는 목적으로 이용되고 있다. 셀룰로오스아세틸프탈레이트, 히드록시프로필메틸셀룰로오스프탈레이트, 메타크릴산과 그 에스테르의 공중합체는 정제의 장용성 피막에 이용된다. 정제의 붕해제로서 최근 전분, 저치환 carboxymethyl 전분과 가교 포비돈도 사용된다. 이들 3개의 고분자는 모두 물에 불용성이지만 물에서 크게 팽윤한다.

많은 종류의 합성, 천연의 고분자는 현탁액, 점안액을 증점시키기 위해, 또는 유탁액과 현탁액을 안정화시키기 위한 보호콜로이드로서 수용성 젤리와 연고기제를 형성하는 데에 이용된다. 젤라틴은 약학적 응용범위가 다른 고분자들에 비해 넓은 편이다. 젤라틴은 캡슐의 주된 구성성분이고, 좌제의 기제로서 유화 및 현탁화제로서 흡수성 있는 막, 분말 및 해면상으로서, 아라비아 고무와 혼합하여 미소캡슐화에 사용된다. 서방성 제형에 있어서는 미소캡슐화하는 약물로서, 침식성 및 비침식성의 기질로서, 확산에 의한 약물의 방출을 제어하는 막으로서, 이온교환수지로서, 염기성 약물과 용해성이 낮은 염을 형성하는 시약으로서, 불안정한 결합에 의해 부착된 약물분자의 골격으로서 고분자를 사용한다.

첨가물로서 사용되는 고분자에 비하여 고분자 자체가 약물인 것도 많이 있다. 인슐린, 헤파린 및 그 길항약인 황산 프로타민, 혈장 대용약인 덱스트란, 정상인의 혈청 알부민, 팽윤성 하제인 메틸셀룰로오스 및 카르복시메틸셀룰로오스나트륨 등이 포함된다. 더욱이 설사의 유동성을 감소시키기 위해 변의 수분과 결합하는 폴리카보필이 있다.

음이온교환수지의 염산 cholestipol과 cholestiramin은 담즙산 염과 결합하여 담즙 배설을 증가시켜 혈중 콜레스테롤 농도를 저하시킨다.

18-3 정 의

Staudinger가 확인한 것처럼 탄소원자는 공유결합에 의한 긴 사슬에 의해 선상 고분자의 골격을 형성한다. 규소와 황도 같은 능력을 지니고 있다. 이들 동일사슬의 고분자는 다음과 같은 골격구조를 가진다.

— C — C —　　　— Si — Si —　　　— S — S —

heterochain의 고분자는 골격 중에 서로 다른 원자를 함유한다.

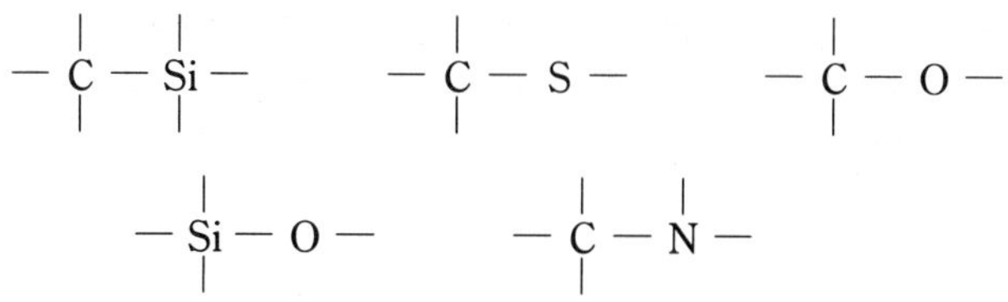

또 순수한 무기 고분자인 폴리메타인산, 폴리염화인산니트릴도 있다.

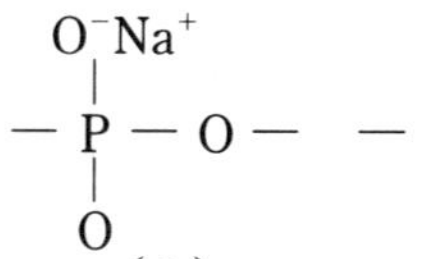

(I)

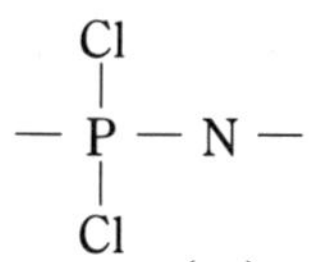

(II)

단량체인 비닐피롤리돈이 중합되면 선상 고분자인 폴리비닐피롤리돈(Povidon, USP)을 생성하고, 이것은 요오드와 복합체를 형성하여 수용액을 건조할 때에는 강한 막을 형성할 수 있는 보호콜로이드이다.

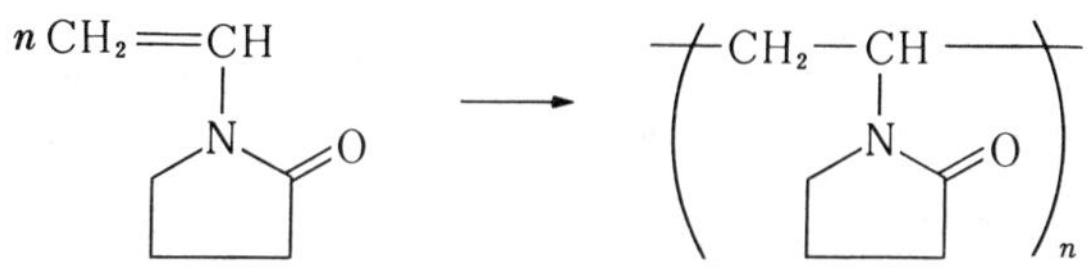

(Ⅲ)

괄호 안의 구조는 반복단위 혹은 mer를 나타낸다. 한 고분자당 반복단위의 수는 n이고, n은 **중합도**(degree of polymerization, DP)를 나타낸다.

이와 같은 비닐화합물의 중합을 **부가중합**(additional polymerization) 혹은 **연쇄반응중합**이라고 한다. 그 과정은 과산화 벤조일과 같은 개시제(initiator)의 열분해에 의해 생성하는 자유라디칼에 의해 대부분 시작된다. 다음과 같은

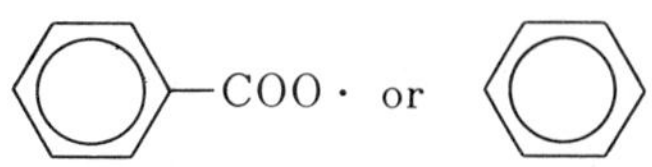

자유라디칼은 비닐단량체의 이중결합에 부가되어 이중결합을 개열하고 부대전자를 가진 각각의 화합물을 생성한다.

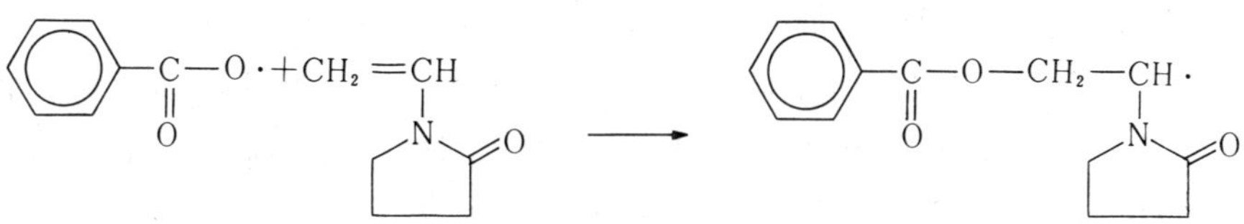

자유라디칼은 $(n-1)$개의 다른 단량체 분자가 성장하고 있는 사슬에 연속적으로 부가되어 구조식 Ⅲ의 고분자를 생성한다. 축합중합(condensation polymerization) 혹은 단계적 중합(stepwise polymerization)의 예로 테레프탈산 폴리에틸렌의 생성을 들 수 있다. 이는 섬유와 막을 형성하기 위해 사용되는 폴리에스테르이다.

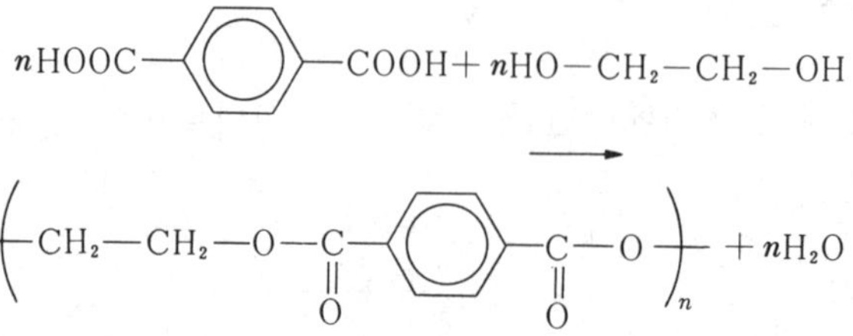

이 폴리에스테르화 반응은 단계적으로 진행되므로 고분자의 분자량은 생성하는 증기가 반응기로부터 배출됨에 따라 서서히 증가한다. 단독중합체(homopolymer)는 단일의 단량체로부터 만들어지고, 공중합체(copolymer)에는 2종 혹은 그 이상의 단량체를 포함한다. 셀룰로오스, 천연고무와 같은 천연 고분자는 단독중합체이지만, 단백질은 서로 다른 아미노산에서 만들어지는 공중합체이다.

폴리올레핀의 일종으로서, 주사액을 보호하기 위해 용기에 사용되는 수지가 있는데, 예를 들면 에틸렌(E)과 프로필렌(P)의 랜덤 공중합체(random copolymer)가 있다. 이들 두 개의, 구조가 다른 각 단위는 사슬 중에서 불규칙한 배열을 하고 있다. 예를 들면, －PPEPEEPEPP－이다.

프로필렌과 이산화황의 공중합으로 만들어지는 폴리프로필렌술폰과 같은 교환 공중합체(alterating copolymer)에서는 2개의 반복단위가 교환되고 있다.

블록 공중합체(block copolymer)는 같은 반복단위가 길게 연속되어 있다. 예를 들면, 변의 연화제인 폴록살콜(poloxalkol)은 에틸렌옥사이드와 프로필렌옥사이드의 블록 공중합체이다.

$$HO-(CH_2-CH_2O)_a-\left(\underset{\displaystyle CH_3}{\underset{|}{CH}}-CH_2O\right)_b-(CH_2-CH_2O)_c-H$$

단량체의 **관능기**는 반응에 의해 생성된 고분자의 물성이나, 이 고분자가 선상인가 분자상인가, 혹은 망목상인가를 결정한다. 초산과 에탄올의 각각의 분자는 한 개의 관능기를 가지고 있다. 이들이 에스테르화하면 단량체인 초산에틸이 생성된다. 에틸렌글리콜과 프탈산은 2관능성 단량체이고, 에스테르화에 의해 선상 고분자 Ⅳ를 생성한다. 에틸렌글리콜이 일부분 혹은 완전히 3관능성 단량체인 글리세린과 치환되면 가교되거나 혹은 망목상 고분자를 생성시켜 이것이 불용성, 불용융성을 나타내는데, 이를 **열경화성**이라고 한다.

소량의 글리세린은 분지구조를 생성한다. 선상 고분자와 분지상 고분자의 대부분은 열가소성이 있다. 즉, 이들은 열에 의해 연화 혹은 융해가능하거나 적당한 용매에 녹는다. 〈그림 18·1〉에 선상(a), 분지상(b) 및 망목상 혹은 가교 고분자(c)를 모식적으로 나타냈다.

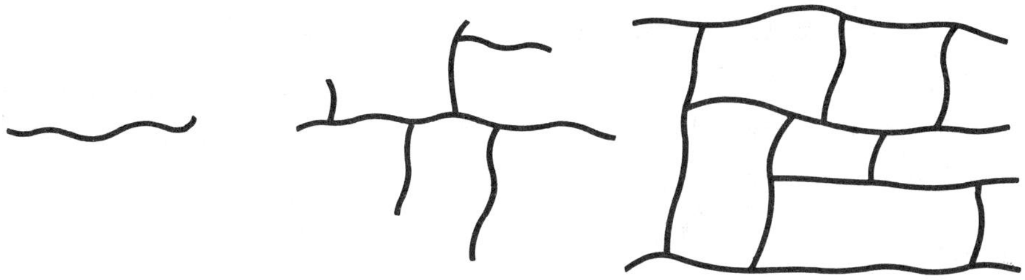

(a) (b) (c)

〈그림 *18*·1〉 분지상, 망목상 고분자의 모식도

글리세린과 무수프탈산의 축합에 의해 생긴 글립탈(glyptals)이라고 불리는 폴리에스터와 같은 형인 망목상 고분자에서 각각의 육안으로 보이는 물질은, 그 물질 중의 각각의 원자가 공유결합으로 다른 모든 원자와 결합하므로 1개의 분자로 되어 있다.

비닐단량체는 탄소-탄소 이중결합이 2개의 부대전자를 가지고 있다고 생각되는데, 두 관능성은

$$\cdot\,CH_2-\underset{\displaystyle X}{\underset{|}{CH}}\,\cdot$$

자유라디칼 연쇄중합 중 내에서 자유라디칼은 주 사슬상으로부터 수소원자를 끌어서 단량체 분자의 부가로 가지를 신장시켜 별도의 자유라디칼을 생성한다. 이온화 조사로 자유라디칼을 고분자층에 생성시키면 조사 후의 2 번째의 단량체를 고분자상에 접하게 할 수 있다. 예를 들면, 폴리에틸렌의 막과 성형물에 γ 선을 조사하여 아크릴산과 접촉시키면 폴리아크릴산 분지의 폴리에틸렌상에서의 이식화(graft 화)가 일어나 폴리에틸렌의 표면은 친수성을 띠게 된다. 이 구조는 이식 공중합체(graft copolymer)를 나타낸다.

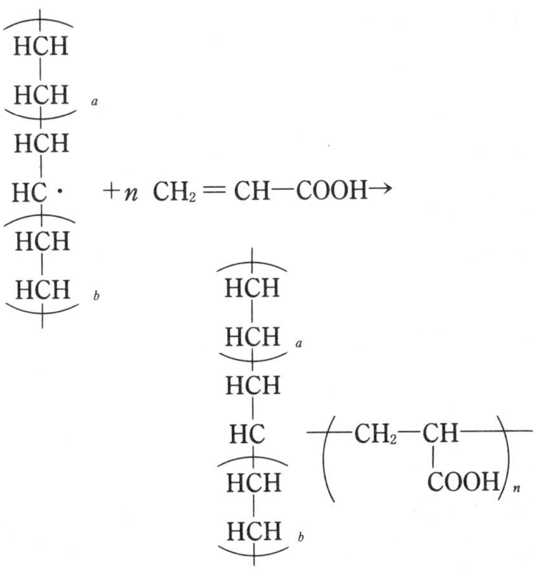

USP의 연구논문에는 망목상 공중합체에서 과잉의 K 이온을 제거하기 위해 사용되는 이온교환수지인 폴리스티렌술폰산나트륨, 담즙산염의 제거에 이용되는 음이온교환수지인 콜레스티라민, 폴리카르보필이 수록되어 있다. 폴리스티렌술폰산나트륨은 수용성 고분자 전해질이다. 이를 수불용성으로 하기 위해서는 스티렌을 소량의 비율로 디비닐벤젠과 공중결합시킨다. 술폰화하여 중화시킨 후의 구조는 다음과 같다.

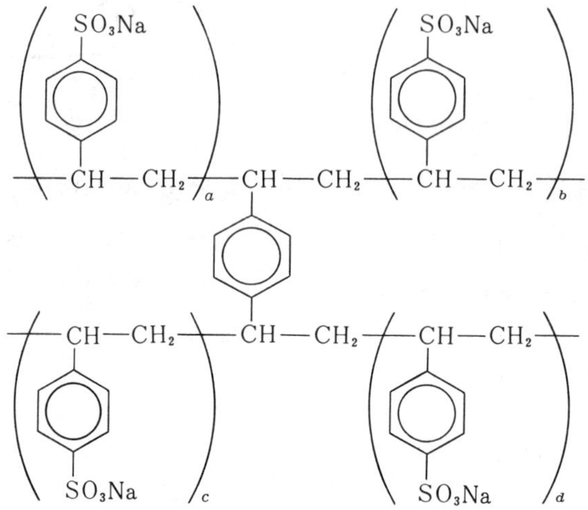

2개의 선상 사슬 *ab* 및 *cd*는 페닐렌 가교에 의해 결합되어 있다. 이처럼 이온교환수지의 입자에서는 모든 술폰산 폴리스티렌 사슬은 단일의 망목으로 결합되어 있다. 위장액의 유입으로 페닐렌 가교가 길어져 입자는 팽윤한다. 때문에 용액은 자유로이 팽윤한 입자를 투과하며, 이에 의해 용액 중의 K 이온은 수지의 Na 이온과 교환된다. 구조상으로 반복단위와 사슬결합에 이용되는 탄소-탄소 공유결합이 망목을 이루므로 입자는 용해하지 않는다. 폴리카르보필은 디비닐글리콜에 의해 딱딱한 정도로 가교된 폴리아크릴산이다.

$$H_2C{=}CH{-}\underset{\displaystyle OH}{\underset{|}{CH}}{-}\underset{\displaystyle OH}{\underset{|}{CH}}{-}CH{=}CH_2$$

각 입자는 망목상 구조이므로 1개 분자로 구성된다. 산성 위액 중에서는 카르본산이 이온화하지 않으므로 팽윤은 최소가 된다. 중성-약알칼리성인 장액, 특히 결장액 중에서는 카르본산기는 이온화하여 고분자는 고분자 전해질이 된다.

이온형의 폴리아크릴산의 2개의 사슬이 한 개의 디비닐글리콜 가교에 의해 결합되어 있는 모식적인 구조는 다음과 같다.

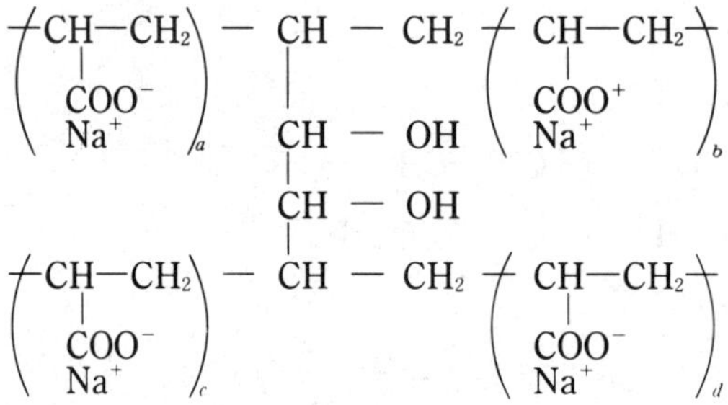

카르보필 입자 내부의 고농도 이온기에 의해 대량의 물이 유입되고 가교가 길어질 때까지 입자는 팽윤된다. 그러나 가교 때문에 폴리아크릴산나트륨은 용해하지 않는다. 각각의 입자가 충분히 팽윤하면 50~65배의 물을 흡수하여 해리 중의 액상변의 유동성을 감소시킨다. 셀룰로오스와 전분의 유도체에 관한 다음 2개의 정의가 있다. 무수 셀룰로오스 구조와 반대인 단위는 3개의 수산기를 가지고 있다. 즉, 치환반응에 최초로 반응하는 6 위치의 탄소원자상의 제 1 급 수산기와 2 위치 및 3 위치의 탄소원자상의 2 개의 제 2 급 수산기이다. 셀룰로오스는 D(+) 글루코오스 잔기로부터 이루어지는 선상 고분자이고, 각 잔기가 β-(1, 4)글루코시드 결합으로 연결된다.

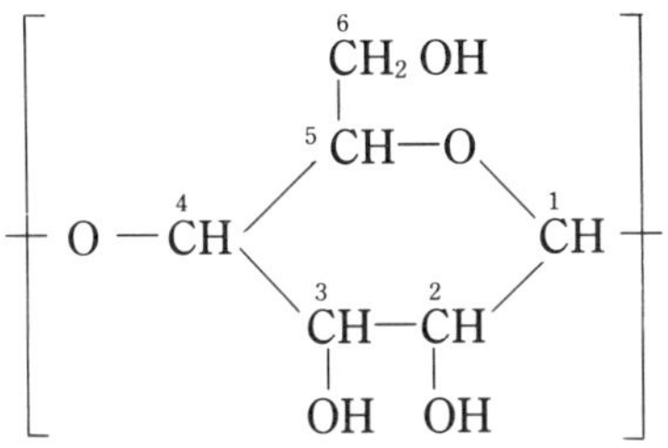

치환도란 메틸화, 카르복시메틸화, 옥시에틸화, 아세틸화 등에 의해 치환된 무수 글루코오스의 구조에 대응하는 단위당의 수산기로 표시한다. 치환도는 0~3.00에 걸쳐 검체 전체의 평균값을 나타내므로 일반적으로 정수는 아니다.

히드록시에틸셀룰로오스의 **몰치환도**(molar substitution, MS)는 무수 글루코오스의 1 개의 다른 단위 구조와 반응하는 에틸렌옥사이드분자의 평균수이다. 에틸렌옥사이드분자가 글루코오스의 3 개의 수산기 중의 하나에 부가되고, 생성된 히드록시에틸기가 글루코오스의 2 개의 수산기에 결합하여 더 많이 에틸렌옥사이드분자를 부가할 수 있다. MS는 셀룰로오스 검체의 증량으로부터 혹은 에틸렌옥사이드의 소모량으로부터 알 수 있다. 히드록시에틸셀룰로오스의 DS는 일반적으로 알려져 있지 않다. 시판 히드록시에틸셀룰로오스의 MS는 일반적으로 1.8~2.3의 범위에 있다. 이 값은 0.9~1.0의 DS에 대응하고 대부분의 에톡시화는 1 개의 수산기에서 일어나며, 그것은 대부분 6 위치의 탄소원자상의 제 1 급 수산기이고, 각각 평균해서 2개의 에틸렌옥시이드분자가 부가하고 있음을 나타낸다.

몰치환도는 셀룰로오스의 치환반응으로 히드록시유도체를 생성하는 경우도 있으나, 치환도와 다름없이 사용된다. MS값은 3.00을 넘는다. 알칼리셀룰로오스에 프로필렌옥사이드를 개환부가하여 생성되는 대부분의 히드록시프로필셀룰로오스는 4.0 및 그 이상의 MS를 가진다.

18-4 분자량 평균값

고분자와 많은 생체 고분자는 **단분산**(monodispersion)을 한다. 즉, 투여된 순수화합물의 분자 전체는 같은 분자량을 가진다. 모든 서당 분자는 342.30 g을 아보가드로수로 나눈 중량을 가지며, 모든 인간 혈청 알부민 분자는 69,000 g을 아보가드로수로 나눈 중량을 가진다. Ⅲ으로부터 Ⅳ에서처럼 합성중합반응에는 어느 것끼리도 같은 속도로 혹은 같은 시간 내에 걸쳐 반응하지는 않는다. 그 결과 생기는 고분자는 불균일 분산(heterodispersion)을 한다. 즉, 이 고분자는 서로 다른 사슬길이와 분자량 범위를 가지므로 평균분자량과 분자량분포로 나타내어진다.

분자량에 있어서 의미있는 평균값을 선택할 때의 문제는 분체공학에 있어서의 문제와 같다. 간단한 예로서 2개의 단분산 혹은 균일한 구분, 즉 분자량 1000의 분획 A와 분자량 100,000의 구분 B로부터 이루어지는 폴리스티렌 시료를 고찰해 보아야 한다. 저분자량 분획 A는 DP가 9～10이며 올리고머라고 한다. 이 시료가 2개의 폴리스티렌 분획의 같은 분자수 n 혹은 같은 몰분율 X를 가지고 있다고 가정한다면, $n_A = n_B$ 그리고

$$X_A = \frac{n_A}{n_A + n_B} = X_B = \frac{n_B}{n_A + n_B} = 0.500$$

구성하는 분자수에 의한 평균분자량 M은 다음과 같다.

$$\overline{M} = (0.500)(1000) + (0.500)(100{,}000)$$

$$= \frac{1000 + 100{,}000}{2} = 50{,}500 \qquad (1)$$

각각의 소분자 A는 대분자의 1% 정도의 중량이나, 각각의 대분자 B와 같은 강도로 M에 기여하므로 이 평균화는 비현실적 값을 부여하게 된다. 이 시료는 오직 1%가 분자량 1000인 분자 A와 중량의 99%가 분자량 100,000인 분자 B로 구성된다. 존재하는 A 및 B의 중량분율 w에 의하여 평균분자량은 보다 현실적으로 표현할 수 있다.

$$M = (0.01)(1000) + (0.99)(100{,}000) = 99{,}010 \qquad (2)$$

전자의 분자량 평균값은 **수평균**(number average)**분자량** M_n이라고 한다. M_n은 시료 중 각 분자의 분자량 혹은 몰수를 더해서 분자의 총 수 혹은 총 몰수로 나눔으로써 얻어진다. 후자의 분자량 평균값은 **중량평균**(weight average)**분자량** M_w라고 한다. M_w는 각각의 분자 혹은 몰의 중량분율 w로 중량을 나눈 평균값이다. 수학적인 일반식은 다음과 같다.

$$\overline{M}_b = \frac{\Sigma w_i M_i^b}{\Sigma w_i M_i^{b-1}} = \frac{\Sigma N_i M_i^{b+1}}{\Sigma N_i M_i^b} \qquad (3)$$

여기서 균일한 분자량 M_i를 가진 i번째의 단분산 분획의 중량분율 w_i는 총 분자수 n_i 혹은 총몰수 N_i와 M_i의 곱을 시료의 총 중량, 즉 $\Sigma n_i M_i$ 혹은 $\Sigma N_i M_i$에 그것을 나눈 값과 같다. b는 M의 특정의 평균값을 지정하는 값으로 정해진다. $b = 0$이면 수평균 분자량이 된다.

$\Sigma w_i = 1$과 $\Sigma X_i = 1$ 로부터 식 (3)은 다음과 같이 된다.

$$\overline{M}_n = \frac{1}{\Sigma w_i / M_i} = \frac{\Sigma N_i M_i}{\Sigma N_i} = \Sigma X_i M_i \qquad (4)$$

이 식은 〈표 14·3〉의 최초의 식에 대응하고 수평균 분포와 관련된다. 2개의 bimodal한 값으로부터 이루어지는 폴리스티렌의 시료의 M_n을 계산하기 위해 식 (4) 중의 가장 편리한

항은 식 (1)에 모두 이용되고 있는 X_i를 쓴 식이다. w_i를 이용한 식을 사용하기 위해서는 w_A와 w_B를 계산해야 한다. 2분자의 A와 B로 구성되는 시료를 가정하면

$$w_A = \frac{(2)(1000)}{(2)(1000)+(2)(100{,}000)} = 0.009901$$

그리고

$$w_B = \frac{(2)(100{,}000)}{(2)(1000)+(2)(100{,}000)} = 0.990099$$

확인해 보면 $w_A + w_B = 1.000000$이 된다. 다음 식 (4)의 w_i를 포함한 항으로부터

$$M_n = \frac{1}{\dfrac{0.009901}{1000} + \dfrac{0.990099}{100{,}000}} = 50{,}500$$

수평균분자량은 고분자의 저분자 분획에 의해 특히 영향을 받는다. 실험적으로는 수평균분자량은 말단기 분석과 총괄성, 특히 침투압으로부터 측정된다. 식 (3)에 있어서 $b = 1$이면 중량평균 분자량이 된다.

$$\overline{M}_w = \Sigma w_i M_i = \frac{\Sigma N_i M_i^2}{\Sigma N_i M_i} = \frac{\Sigma X_i M_i^2}{\Sigma X_i M_i} \tag{5}$$

이 식은 〈표 **14 · 3**〉의 $\Sigma nd^2/\Sigma nd$에 대응되고 중량평균 분포와 관련된다. 폴리스티렌의 시료에 대해서 식 (5)의 X_i를 이용한 항을 쓰면,

$$N_w = \frac{(0.500)(1000)^2+(0.500)(100{,}000)^2}{(0.500)(1000)+(0.500)(100{,}000)} = 99{,}020$$

w_i를 이용한 항을 사용하면,

$$M_w = (0.009901)(1000)+(0.990099)(100{,}000) = 99{,}020$$

이 된다.

분자는 시료 중의 중량에 비례하여 고분자의 중량평균 분자량에 기여하므로 이 평균값은 고분자 중량 분획, 예를 들면 딱딱한 선상 고분자에 가교시킨 분획의 영향을 받기 쉽다.

별도의 분자량 평균값, 즉 z 평균은 식 (3)에 의해 $b = 2$를 대입하면 얻어진다.

$$\overline{M}_z = \frac{\Sigma w_i M_i^2}{\Sigma w_i M_i} = \frac{\Sigma N_i M_i^3}{\Sigma N_i M_i^2} = \frac{\Sigma X_i M_i^3}{\Sigma X_i M_i^2} \tag{6}$$

M_z는 초원심에 대한 침강 평형의 측정으로부터 얻어진다. 2개의 최고값으로부터 이루어지는 폴리스티렌의 시료에 대해서는 $M_z = 99{,}990$이 된다.

수평균과 중량평균 분자량에 대응하는 것으로 수평균과 중량평균 중합도가 있다. 예를 들면 만약 포비돈(povidon)의 시료가 $M_w = 70{,}000$이면 $DP_w = 70{,}000/111.1 = 630$이다. 반복단위인 비닐피롤리돈 단량체의 분자량은 111.1이다.

이들의 정의로부터 $M_z \gg M_w \gg M_n$이고, $M_w/M_n \gg 1$이다. 이 비율은 고분자 시료의 다분산성(polydispersity)의 지표가 된다. 많은 생체 고분자는 단분산성이고 이 비율은 1이다. 고도의

용액중합에 의해 조제된 비닐 중합체에서 이 비는 2～5의 범위에 있다. bulk 중합으로 얻어진 비닐 중합체에서의 이 비는 약 10인 것이 많다.

18-5 용액점도에 의한 분자량 측정

Staudinger는 셀룰로오스 유도체의 용액을 이용하여 고분자의 **환원점도**가 그 분자량에 비례하는 것을 알아내었다. 환원점도는 비점도를 용액의 농도로 나눈 것이다. 이는 Mark와 Houwink에 의해, 또 Kuhn의 이론해석에 의해 개량되었다. 환원점도는 본성점도[η], 즉 무한 희석시의 환원점도값에 해당된다. [η]는 분자량의 a승에 비례하고 a는 보통 0.5～1.1이다. 가장 일반적인 a의 값은 0.6～0.8이다.

$$[\eta] = \lim_{c \to 0} \frac{\eta_{12} - \eta_1}{c\eta_1} = \lim_{c \to 0} \frac{\eta_{sp}}{c} \tag{7}$$

여기서 η_{12}는 농도 c의 용액의 점도이고, η_1은 용매의 점도이며, η_{sp}는 제 **13** 장의 식 (22)에 정의된 비점도이다.

고분자의 점도측정에 있어서 농도는 일반적으로 용액 dl당의 고분자 g수로 나타내어지고 % w/v에 상당하므로 [η]는 dl/g의 단위로 주어진다. 콜로이드화학에서는 [η]는 일반적으로 ml/g으로 나타내어진다.

Einstein의 점도법칙에 의하면 [η] = 0.025 dl/g이다. 이 값은 등전점에서의 구상단백질과 고분자의 라텍스 값에 가깝다. 변성한 단백을 함유한 용액 중의 고분자 대부분은 용적의 큰 random coil 형을 이루고 있다. 이들에 있어서 [η]는 1～4 사이의 값이다.

개량된 Staudinger의 식은 **Mark-Houwink** 식이라고도 하는데 다음과 같다.

$$[\eta] = KM^a \tag{8}$$

여기서 K와 a는 일정온도에서의 고분자와 용매의 조합에 대한 상수이다. 지수 a는 일반적으로 0.5와 0.8 사이의 값이다. K의 값은 $0.2\times10^{-4}-8\times10^{-4}$ dl/g의 범위에 걸쳐 존재한다. 예를 들면 30℃의 물 중의 폴리비닐알코올에 있어서 $K = 4.28\times10^{-4}$ dl/g이고, $a = 0.64$이다. 여러 온도하에서 각종 용매 중의 많은 고분자에 있어서 K와 a값은 표로 되어 출판되고 있다.

K와 a값은 기지의 분자량의 고분자 단편들을 이용하여 검량선 작성에 의해 결정된다(연습문제 **4** 참조). 이와 같은 점도측정은 삼투압 계측, 빛산란 또는 초원심분리와 같은 절대적 분자량의 측정을 산출하는 것은 아니다. 장치가 단순하고 측정이 신속정확하므로, [η]의 측정은 고분자의 분자량을 결정할 때 가장 일반적으로 이용되는 방법이다.

점도평균분자량 M_v는 중량평균값과 수평균값의 사이값이다. M_v는 전자에 가까운 값이고 M_w보다 10～20% 낮은 값을 가지는 것이 많다.

$$\overline{M}_v = (\Sigma w_i M_i^a)^{1/a} = \left(\frac{\Sigma N_i M_i^{a+1}}{\Sigma N_i M_i} \right)^{1/a} \tag{9}$$

다분산 시료에 있어서 식 (8)의 Mark-Houwink 식의 M은 M_v로 치환된다. $a=1$일 때 식 (5)로부터 $M_v=M_w$가 된다.

희박용액의 점도는 유리모세관점도계로 측정된다. 실험상 주의할 점은 항온조는 ±0.02℃로 조정하고 적어도 200초의 流下시간을 이용한다. 유속이 낮으면 운동에너지의 보정을 할 필요가 없으므로, 흐름은 낮은 뉴턴 영역에서 일어나는 0차 속도적 점도가 가능해져 용액의 점도는 유하시간 t 에서 무한계가 된다.

일련의 球部가 있는 특별장치의 유리모세관점도계로 일련의 전단속도에 걸쳐 겉보기점도의 측정과 zero shear 외삽이 가능하다.

농도 0으로의 정확한 외삽을 위해서 상대점도가 일반적으로 1.1과 1.5 사이에 존재하도록 용액농도를 선택한다. 사용하는 고분자용액은 매우 희박하므로 용액의 밀도는 용매의 밀도와 실제 일치한다.

$$\eta_{rel}=\frac{\eta_{12}}{\eta_1}\cong\frac{t_{12}}{t_1} \tag{10}$$

고유점도를 얻기 위해 농도 0까지 환원점도를 외삽한 것은 분자간의 얽힘에 의한 환원점도의 영향을 제거한 것이 된다. 직선적 외삽은 통상 Huggins식을 이용한다.

$$\frac{\eta_{sp}}{c}=\eta_{red}=[\eta]+k_1[\eta]^2c \tag{11}$$

$$[\eta]=\lim_{c\to 0}\frac{\eta_{sp}}{c}$$

고유점도의 다른 정의로는 $\eta_{inh}=\ln\ \eta_{rel}/c$를 사용한다.

정의에 의해, 고유 점도를 이용해서 $[\eta]$를 얻기 위한 1개의 직선외삽법은 Kraemer의 식에 기초하고 있다.

$$\eta_{inh}=\frac{\ln\ \eta_{rel}}{c}=[\eta]-k_2[\eta]^2c \tag{12}$$

$$[\eta]=\lim_{c\to 0}\frac{\ln\ \eta_{rel}}{c} \tag{13}$$

한 조의 점도실험의 데이터로 Huggins 및 Kraemer 식을 이용하여 상대점도로부터 고유점도를 측정하는 예가 있다.

예제 1. 〈표 18 · 1〉의 데이터로부터 Huggins와 Kraemer 식에 의해 고유점도를 결정하였다. 첨자 1은 용매, 2는 고분자, 12는 고분자용액을 나타낸다. 유하시간은 4회~5회의 측정평균이므로 4자리 유효숫자로 주어지고 있다.

Huggins 식에 의해 plot한 데이터의 직선회귀분석(그림 18 · 2A)은 $\eta_{red}=0.354+0.0404\,c$ 가 된다. 그러므로 $[\eta]=0.354$ dl/g과 $k_1=$ 기울기$/[\eta]^2=0.0404/(0.354)^2=0.322$이다. Kraemer의 식에 의한 직선회귀분석(그림 18 · 2B)은 $[\eta]_{inh}=0.354-0.0212\,c$ 가 된다. 그러므로 $[\eta]=0.354$ dl/g, $k_2=-$기울기$/[\eta]^2=-(-0.0212)/(0.354)^2=0.170$이다. 2개의 선은 $c=0$에서 공통의 절편 $[\eta]$에 만난다. 직선회귀분석을 행하는 사이에 2개 선의 절편과 기울기는 〈그림 18 · 2〉로부터 얻어진다. Huggins와 Kraemer의 구배상수의 얻어져야 할 합계는 이론으로 $k_1+k_2=0.322+0.170=0.492\fallingdotseq 0.500$이다.

〈표 18 · 1〉 **25℃ 에서 염화에틸렌 중에서의 polymethylmethacrylate 희박용액의 점도 측정**

c_2 (g/dl)	Efflux times (sec)	$\eta_{rel}=\dfrac{t_{12}}{t_1}$	$\eta_{inh}=\dfrac{\ln \eta_{rel}}{c_2}$	$\eta_{red}=\dfrac{\eta_{rel}-1}{c_2}$
	t_1			
0	235.6	1.000	—	—
	t_{12}			
0.125	246.2	1.045	0.352	0.360
0.250	257.0	1.091	0.348	0.364
0.500	279.6	1.187	0.342	0.374
1.000	328.6	1.395	0.333	0.395

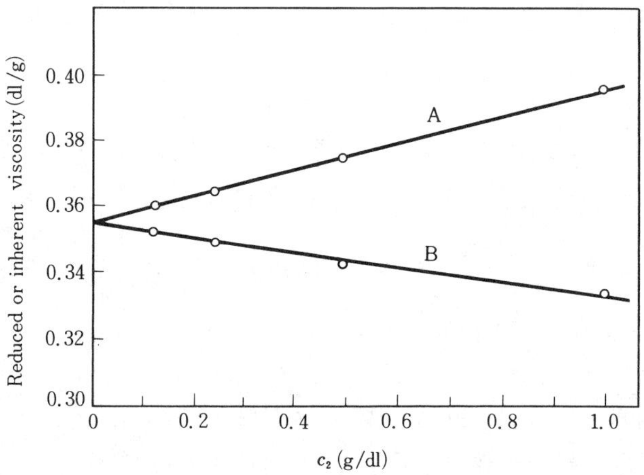

〈그림 *18 · 2*〉 **고유점도를 결정하기 위한 환원 및 inherent 점도에 대한 25℃의 염화에틸렌 중의 polymethylmethacrylate 농도의 plot**
(곡선 A는 환원점도, 곡선 B는 inherent점도를 나타냄)

18-6 용해된 선상 고분자의 배좌

기본골격을 형성하는 탄소원자와 다른 원자간의 결합 주위의 회전의 자유도가 비교적 크기 때문에 고분자사슬은 매우 유연성이 있다. 이것은 연속한 4개의 탄소원자의 사슬을 생각하면 1위와 2위의 탄소원자간 결합(길이 = 1.54Å)을 지면상에 고정하여 〈그림 **18 · 3**〉과 같이 11 111111이다.

3위의 원자는 C_1-C_2 결합에 대해 4면체 결합각인 109°의 각도로 C_2-C_3 결합을 회전할 때 원추저의 원주 어디에서라도 위치하게 된다. C_4의 위치를 생각하면 이 원주상의 3위의 원자의 위치에 있어서 C_3-C_4 결합을 109°의 각도로 회전시킴으로써 서로 다른 원추저의 원이 형성된다. C_4는 이들의 많은 원의 어디에도 존재할 수 있다. 이로써 많은 탄소원자로 이루어지는 고분자사슬에서는 가능한 한 배좌의 수가 증가하고, 그 사슬은 유연성이 높다고 할 수 있다.

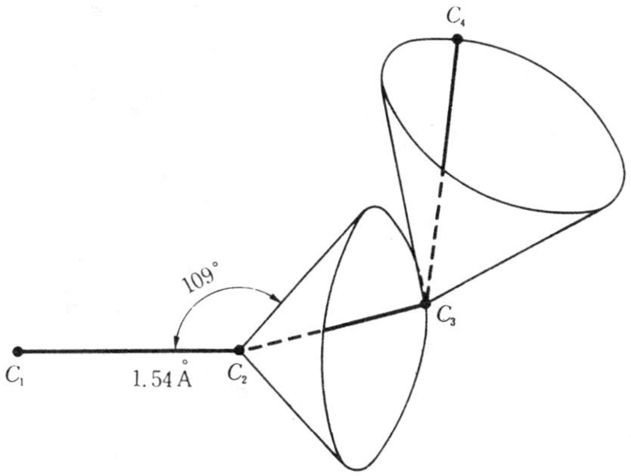

〈그림 *18 · 3*〉 4개의 탄소원자 사슬배열에서 회전의 자유도

열운동을 하고 있는 주위 용매분자와 계속적으로 충돌하고 있으므로, 용액 중의 고분자사슬의 모양은 부분적으로 비틀어지는 것 같은 브라운 운동을 하며, 항상 변화하고 있는 **random coil**형이 된다. 고분자의 대부분은 1 g/cm³의 밀도를 지니나, 용액 중에서는 random coil 에 용매가 침투하여 그들의 용적보다도 몇 배나 큰 용적을 점유한다. random coil 중의 고분자 부분의 평균밀도는 10^{-5}～10^{-3}g/cm³이다. 사슬의 크기는 고분자-용매간의 상호작용에 의존하고, 고분자사슬이 매우 잘 녹을 수 있는 열역학상의 양용매에서는 사슬의 크기는 커지고 빈용매에서는 보다 수축하여 작아진다. 고도의 치환기, 예를 들면 폴리스티렌의 페닐기, 이온화한 기, Carbomer-USP의 카르본산 나트륨기, 기본골격 중의 환(테레프탈산, 폴리에틸렌 혹은 셀룰로오스 중의 환), 혹은 불포화(공명에 의해 생기는 폴리펩티드 사슬의 부분 이중결합)는 고분자사슬의 유연성을 감소시켜 보다 큰 사슬을 형성하므로 고유점도를 증대시킨다.

용매분자에 의한 불규칙적인 공극을 위해 random coil 상의 고분자사슬의 모양은 연속해서 변화하고, 어느 사슬이라도 동일시간 내 동일한 형을 이루지는 않는다. 그러므로 random coil의 크기는 통계학적으로 모든 분자에 대해 장기간에 걸쳐 평균화한 것이다. 사슬의 두 말단간 거리를 예측하는 문제는 무질서 비행으로서 취급되는, 무질서한 브라운 운동을 하고 있는 확산입자의 이동거리의 계산과 유사하다(그림 **18 · 4**를 참조). 고분자사슬의 경우에 각 단계는 사슬별 탄소원자를 가하는 것으로 대응된다. 각 단계는 탄소-탄소결합의 길이 **1.54Å**에서만 진행하고, 109°～110°의 결합각은 유지해야 하며, 입체장애가 있을 수도 있다는 3가지의 제한에 의해 말단간 거리 R는 완전한 무질서 비행으로서는 측정될 수 없다.

말단간 거리 R의 자승평균값이 R의 평균값으로서 사용된다. 100, 200, 200 및 300Å의 4개의 R값의 자승평균값은 R^2이 된다. 말단간 거리 외에 회전반지름 S도 또한 random coil 사슬의 크기를 나타낼 때 사용된다. S는 사슬의 중심부터의 사슬 부분의 자승평균의 거리이고, 그 중의 2개 이상의 사슬말단이 있는 분지상 고분자의 경우에는 R 보다 의미가 있다. 선상 고분자에서는 $\langle R^2 \rangle = 6\langle S^2 \rangle$이다.

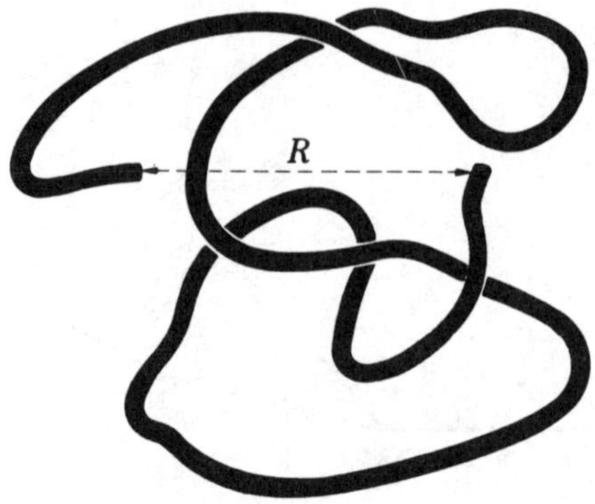

〈그림 18·4〉 말단간 거리 R를 나타내는 Randomly coiled 선형 고분자사슬

$$\langle R^2 \rangle = nL^2 \tag{14}$$

$$\langle R^2 \rangle \cong \left(\frac{1-\cos\theta}{1+\cos\theta} \right) nL^2 = 2\,nL^2 \tag{15}$$

용액 중의 실제 고분자의 크기를 점차 증가하고, 말단간 거리를 식 (15)에 의해 얻어진 값 이상으로 증가시키는 인자에는 다음과 같은 것들이 있다. 짧은 범위에서의 상호작용, 즉 고도의 치환기 혹은 움직이기 어려운 배좌를 생성하는 기본골격상의 환, 불포화에 의해 일어나는 탄소-탄소 사슬결합 주위의 자유회전을 방해하는 입체장애, 이온성 기 또는 긴 범위에 걸친 분자내 상호작용, 즉 배제용적(사슬 부분은 일정한 두께를 가지고 있으므로, 어느 부분도 동일 시간내 동일용적을 가질 수 없다) 등이다.

예제 2. 분자량 1,000,000의 폴리스티렌분자에 있어서 충분히 잡아 편 사슬길이(즉 counter length), 자유 결합한 사슬에 있다고 가정할 때의 자승평균말단간 거리, 110°의 결합각에 관해서의 자승평균 말단간 거리와 회전반지름을 계산하라.

풀이 스티렌의 반복단위의 분자량은 104.16이다. 그러므로 $DP = 1{,}000{,}000/104.16 = 9600$이다. 평면에서 모두 트랜스 결합으로 지그재그의 배좌를 한 사슬은 다음과 같은 크기를 가지고 있다.

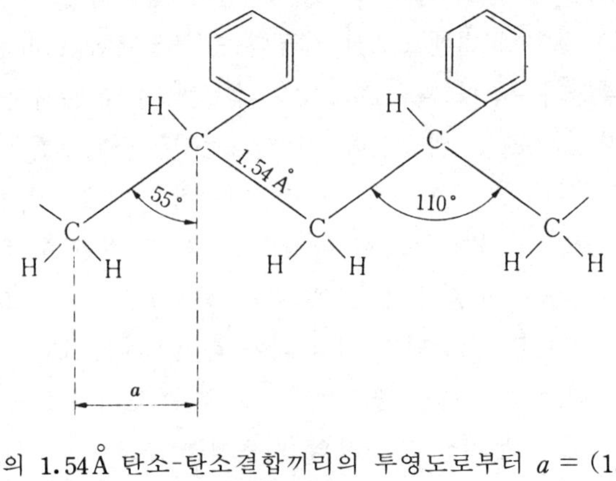

사슬상 축상의 1.54 Å 탄소-탄소결합끼리의 투영도로부터 $a = (1.54\,\text{Å}) \times \sin(110/2) = 1.54\,\text{Å}$, $\sin 55° = 1.26\,\text{Å}$, 사슬의 길이확장의 계산에 이용된다. 각각의 반복단위가 있을 때

사슬의 길이는 $2.52\,\text{Å}\times 9600 = 24{,}190\,\text{Å}$ 이다.

폴리스티렌사슬은 그 기본골격에 $L = 1.54\,\text{Å}$ 의 $n = 2\,DP = 2\times 9600 = 19{,}200$ 개의 결합을 포함한다. 식 (14)로부터 자유결합이 가능하게 되면, 그 자승평균말단간 거리는 $\langle R^2\rangle^{1/2} = [(19{,}200)(1.54\,\text{Å})2]^{1/2}$이다.

사면체 결합각의 제한은 있으나 자유회전이 가능할 때 식 (15)로부터 $\langle R^2\rangle^{1/2} = [(2)(19{,}200)(1.54\,\text{Å})2]^{1/2} = 302\,\text{Å}$ 이 되고, 이것은 $\langle S^2\rangle^{1/2} = \langle R^2\rangle^{1/2}/6 = 123\,\text{Å}$ 에 대응한다.

106의 분자량을 가지는 폴리스티렌 분획의 실제의 $\langle R^2\rangle^{1/2}$ 값은 양용매 중에서의 고유점도의 측정으로부터 산출하면 적어도 3배의 길이가 된다. 이 차이는 탄소-탄소 사슬결합 주위의 회전장애에 의한 폴리스티렌 사슬의 고정에 의한다고 생각되고, 그 원인은 부피가 큰 페닐 측쇄와 고분자의 용매화라고 생각된다. 비교로서 106 의 분자량과 $1.06\ \text{g/cm}^3$의 밀도를 가진 폴리스티렌에 의해 생기는 라텍스 구체의 반지름은 다음과 같다.

$$R = \left[\left(\frac{10^6\ \text{g}}{\text{mol}}\right)\left(\frac{\text{mol}}{6.023\times 10^{23}\ \text{molecules}}\right)\left(\frac{\text{cm}^3}{1.06\ \text{g}}\right)\left(\frac{10^{24}\ \text{Å}}{\text{cm}^3}\right)\left(\frac{3}{3\,\pi}\right)\right]^{1/3} = 72\ \text{Å}$$

random coil로서 녹아서 약 $1100\,\text{Å}$ 의 반지름을 가진 같은 분자는 $(1100/72)^3 = 3600$배의 체적을 차지한다. random coil 중의 고분자의 부분밀도는 $1.06\ \text{g/cm}^3/3600 = 2.9\times 10^{-4}\ \text{g/cm}^3$이다. 이와 같이 용액 중의 고분자의 분자는 용매 전체에 넓게 용액 공간을 차지하고 있다. 그러므로 용해성 고분자는 점증제로서 이용된다.

18-7 점증제로서의 고분자

용해되어 있는 고분자가 그 용액의 상대점도를 증가시키는 능력을 '고점도 USP-메틸셀룰로오스'라 한다. 낮은 전단(shear)과 실온에서의 2.00%(w/v) 수용액의 겉보기점도는 80 p이다. 물의 점도는 0.01 p이고 용액의 상대점도는 8000이므로, 2% 용해된 고분자는 물의 점도를 8000배나 증가시키는 것이다.

고분자의 분자량이 300,000이고 치환도가 1.8인 메틸셀룰로오스 반복단위의 분자량이 187일 때 $DP = 300{,}000/187 = 1600$이다. 만약, 각각의 고분자를 가수분해하여 그 구성요소인 1600개의 메틸글루코오스 분자로 자르면 2.19%의 메틸글루코오스 용액이 된다. 메틸글루코오스 용액의 점도는 보고되어 있지 않지만, 2.19% 글루코오스 수용액의 점도와 같다고 생각하면 단지 1.05 cps로 물의 점도보다 5% 정도 높다. 고분자를 구성요소로 분해하면 상대점도는 8000에서 1.05까지 감소하게 된다. 34%(w/v)의 글루코오스 수용액조차도 상대점도는 단지 2.99이다. 상대적으로, 고분자용액의 점도는 농도에 비례해서 지수적으로 증가한다(그림 18·5의 점도가 대수 눈금으로 대부분 요약되는 8승근 눈금으로 표시된 것에 주의할 것). 고분자 용액은 5% 혹은 그보다 높은 농도에서 겔상태가 되는 일이 많다.

용해되어 있는 고분자의 농후화 작용에 관련된 인자를 다음에 고찰하겠지만, 우선 용액 중의

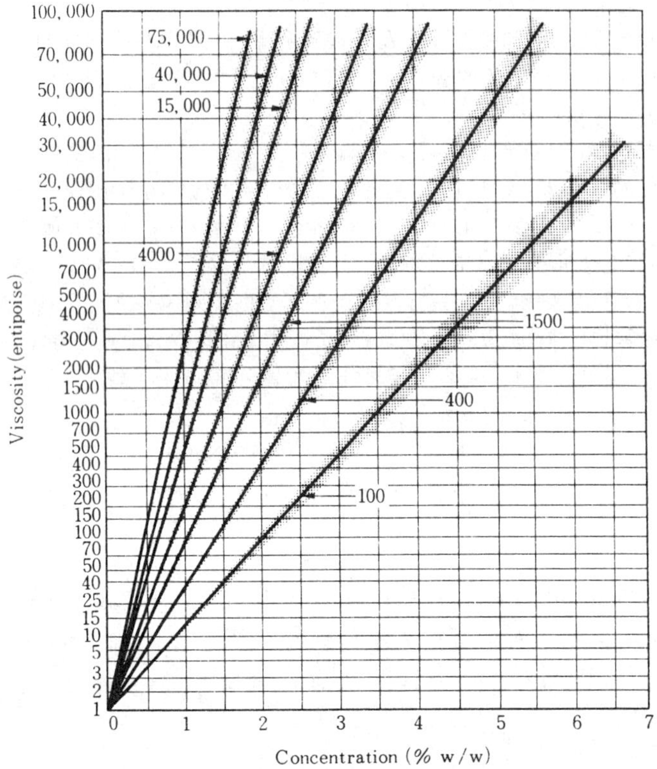

〈그림 18·5〉 20℃에서 메토셀메틸셀룰로오스(Methocelmethylcellulose)의 여러 등급의 수용액의 점도 대 농도
(선 위의 숫자는 2%(w/w)용액의 centipoises 점도이다. 여기에 씌어진 숫자에 일치하는 평균 분자량은 26,000(100 cps); 63,000(1500 cps); 120,000(15,000 cps)이다. 수직눈금은 대수라기보다 8승근 눈금이다.)

단일 고분자를 고려하고 그리고 분자간의 얽힘(entanglement)에 의한 효과를 고려해 보자. 고분자용액의 의소성(pseudoplastic)이나 전단박화거동에 대한 이유 또한 언급될 것이다.

메틸셀룰로오스의 각각의 반복단위에는 수용액 중에서 고도로 수화된 3~4개의 에틸기와 1~2개의 수산기가 있다. 에테르 산소는 2개의 비공유 전자쌍을 가지고 있어, 수소결합에 의하여 2개의 물분자와 결합할 수 있다. 이러한 물분자 각각은 다음의 물분자와 수소결합할 수 있고 수화된 물로 고분자사슬을 둘러싼다. 이와 같이 벤젠에 용해되어 있는 폴리스티렌 분자는 van der Waals 힘에 의하여 고도로 용해된다. 사슬이 이동할 때 그들의 용매층은 함께 끌려가는데, 이 유동단위의 크기가 증가하므로 유동에 대한 저항, 즉 용액 점도도 증가한다.

그러나 이로서는 용해된 고분자에 의한 점도증가를 잘 설명할 수 없다. 왜냐하면 메틸글루코오스의 1600개의 분자는 메틸셀룰로오스 고분자와 같이 고도로 수화되기 때문이다. 그 주요한 차이는 후자의 흐름의 협동적 성질인데, 그것은 모든 1600 반복단위에 그들의 수화물을 합한 것이 함께 움직여 매우 큰 유동단위를 이룬다는 것이다.

대량의 용매는 무작위적으로 꼬인 고분자 내에 존재한다. 전술한 바와 같이 random coil은 약 0.01% 고분자와 99.99% 용매로 구성된다. 그 용매의 아주 작은 부분만이 2차적인 원자가 결합력에 의한 고분자에 부착되고 대부분의 용매는 '자유(free)'이다.

자유-유출 코일(free-draining coil)모델에 따르면, 병진운동을 하는 random coil의 고분자사슬은 사슬 내에 자유용매를 흐트러지지 않게 남겨둔다. 이러한 자유로이 침투 가능한 사슬에 대해서 이론 계산에 의한 고유점도는 분자량에 비례하는 것으로 예측하며, Mark-Houwink 식 [식 (8)]에서의 지수 a는 1이 된다. 다른 극단적 예에서, 만약 random coil이 사슬을 통과하여 흐르려 하는 외부의 용매를 완전히 침투시키지 않고 그 코일 내부의 모든 용매분자를 코일 그 자체와 같은 속도로 이동시킬 때 a는 0.5가 된다.

희박한 고분자용액에서 관찰되는 점도는 자유-유출 코일의 계산값보다 훨씬 더 큰데, 고분자사슬 내의 일부 자유용매가 기계적으로 포착(trap)되고, 고분자가 움직일 때 함께 움직이기 때문이다. 수화되지 않는 얼마의 용매는 유동단위의 일부를 형성하고 더구나 그 크기와 마찰저항을 증가시킨다.

Newton은 용매란 평행으로 겹쳐 쌓여진 아주 얇은 층이라 가정하였다. 순수한 전단(shear)의 층류(laminar flow)는 서로서로 지나게 하는 층의 미끄러짐으로 생성된다. 움직임은 인접한 층의 마찰에 의해 전달된다. 전단응력의 발생원에 가까운 층은 유동을 촉진시키므로 먼 층이나 벽에 가까운 층보다도 더 빨리 움직인다. 〈그림 **18·6**〉에 각각의 층의 유동속도를 나타내는 화살표의 길이 차이에 의해 보여지는 속도경사가 있다. random coil 고분자는 다른 속도로 움직이는 인접 용매층을 확장시킨다. random coil의 상부는 더 빨리 움직이는 층에 속해 있기 때문에 저부보다 큰 전단응력을 받는다. 결과적 우력은 random coil을 시계방향으로 회전시킨다. 이러한 회전은 용액의 마찰저항을 더 증가시킨다.

용매분자가 열운동을 하면서 유연성이 커지면, 용해되어 있는 선상 고분자는 중 정도의 농도에서도 얽히게 된다(그림 **18·7** A를 참조). 각각의 random coil은 비교적 큰 부피의 용액으로 확장되고, 그 조각들은 연이은 브라운 운동을 하기 때문에, 인접한 사슬은 서로 침투하고

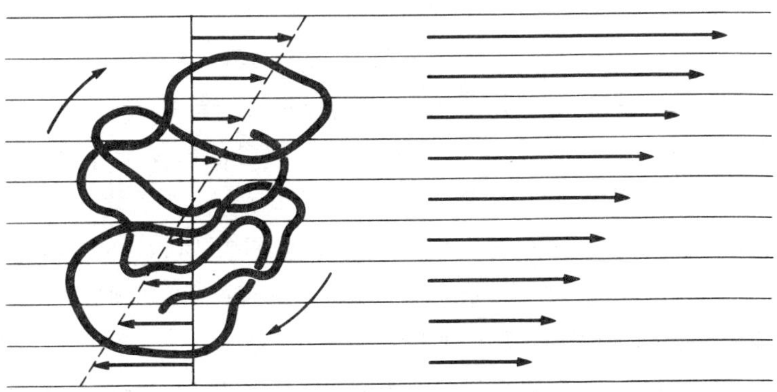

〈그림 *18·6*〉 laminar shear 영역에서 회전 운동을 보여 주는 random coil 선형의 고분자
(코일 내의 화살표는 용매층의 상대적 점도를 지시한다. 코일 중앙을 통하는 용매층은 '정치상,' 즉 코일과 같은 속도로서 움직인다. 코일의 오른쪽으로의 화살은 용매층의 절대속도를 가리킨다.)

얽히게 된다. 유동을 하고 있는 동안 사슬은 일시적으로 얽혀서 가교되고 인접에서 침투하는 (interpenetrating) 사슬의 합동적 운동을 촉진시킨다. Huggins 식[식 (11)]은 상대점도가 2.0 이나 그 이하에서 분자간의 얽힘이 최소인 희박 용액에서만 유효하다. 사슬이 얽히면 점도는 예상되는 것보다 농도의존적으로 더욱 빨리 증가된다. 약제학적 제형에 요구되는 큰 농후화 효과에 대한 용액의 점도와 농도간의 한쪽 대수적(semilogarithmic) 관계가 〈그림 **18 · 5**〉에 잘 나타나 있다.

고분자용액의 점도 증가를 촉진시키는 인자들은 고분자용액에 가소성이나 전단박화현상을 일으키므로, 용액의 겉보기점도는 전단응력이나 전단속도를 증가시키게 되므로 연속적으로 감소한다. 전단이 증대하는 하에서, random coil의 고분자사슬은 점차적으로 풀어져 더 신장되고 유선형으로, 그리고 유동방향으로 정렬한다. 유동방향으로 감겨진 고분자는 단면적이 감소되어 용매 중에서 흐를 때 교란이 덜 되고 마찰을 덜 받는다. 똑같은 사슬 변형시에도 고분자가 움직일 때에 동반되는 사슬의 사이에 물은 적게 포착되며 유동단위도 감소되어 마찰 저항이나 용액의 점도가 감소된다.

〈그림 **18 · 6**〉에 randomly coil이 전단영역에서 회전하는 경향이 감소됨을 보여 준다. 이것은 고도로 풀어지고, 흐름의 방향으로 신장되는 사슬이 소수의 용매층에 겹쳐지며, 회전을 생성하는 우력(couple)의 정도를 감소시키기 때문이다.

서로 침투하는(interpenetrating) 고분자사슬은 전단이 증가하면서 풀어지고 분리된 하나의 단위가 되어 흐름이 증가하는 경향이 있다. 그 결과 유동단위의 크기는 흐름이나 점도에 대한 저항이 감소하면서 줄어든다. 〈그림 **18 · 7**〉 (b)는 서로 침투하는 3개의 사슬이 아주 많이 풀어지고 흐름의 방향으로 일렬로 늘어섬을 보여 준다.

사슬 부분의 브라운 운동은 서로 침투하며 대량의 용매를 기계적으로 포착하는 구형의 random coil을 생기게 하는 경향이 있다. 이러한 효과는 적용된 전단에 비의존적이다. 부분적 풀림, 신장과 random coil의 배열포착 용매량의 감소, 유동에서의 풀림(disentanglement)의 역효과는 적용전단(applied shear)에 비례한다. 그러므로 각 전단응력이나 고분자용액에 적용된 전단속도에 대해서 풀림과 신장의 정도에는 평균적 평형이 존재하고, 그 결과 기계적으로 포착되는 용매량, 유동단위의 크기, 겉보기점도 등 특징적 값을 표시할 수 있다.

낮은 전단속도에서는 브라운 운동의 효과가 우세하다. 사슬은 대부분의 random coil 구조를 유지하고, 대량의 용매를 포착하며, 고도로 신장된 상태가 되기 때문에 큰 유도단위와 높은 겉보기점도를 가지게 된다. 높은 전단속도하에서 사슬은 거의 풀리고 신장되고, 포착용매는 특히 감소하여 대부분 풀리며, 그 결과 작은 유동단위와 낮은 겉보기점도를 가지게 된다.

고분자사슬은 아주 얇고 유연성이 있기 때문에 이들은 전단속도를 거의 순간적으로 변화시키는데, 점도계의 반응시간보다 더 빨리 변화시키는 데 적용된다. 이러한 짧은 완화시간 내에서는 히스테리시스 효과나 요변성은 일어나지 않는다. 고분자용액의 겉보기점도는 전단이력(고분자용액이 전에 저어졌던 전달속도 수준과 시간의 길이)에 의존하지 않고, 단지 현재의 전단속도(물론, 농도와 온도도 포함)에 의존한다.

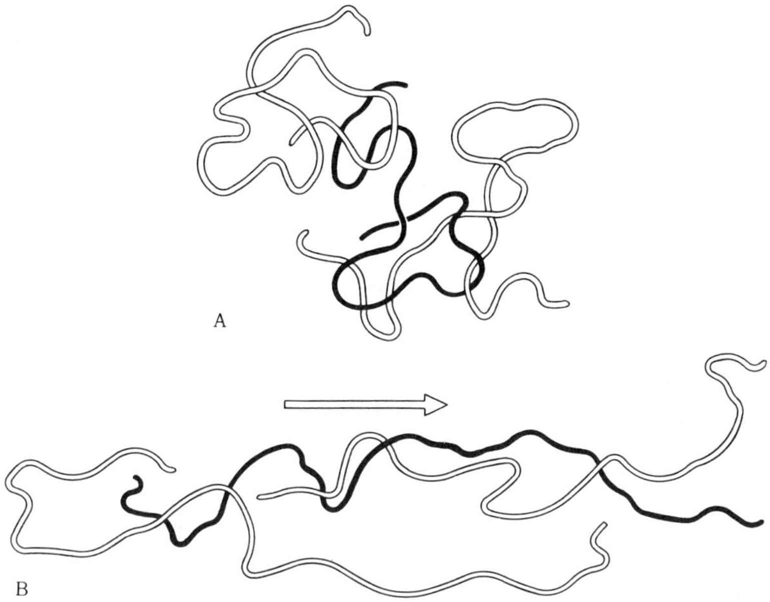

〈그림 18·7〉 randomly coiled 선형 고분자사슬
(A)at rest (B)in a shear field

18-8 고분자용액

고분자용액의 조제, 특징 및 사용에 관련된 몇몇 문제점과 의문점은 어떤 용매를 사용해야 하는가, 어떻게 고분자와 용매를 혼합해야 하는가, 사용하는 농도하 어떤 온도와 분자량이 영향을 끼치는가, 어떠한 열역학적 인자가 용해, 용액의 성질, 용해도 한계를 지배하는가, 어떻게 겔화나 침강을 막는가(혹은 겔화를 촉진시키는가), 이러한 그리고 관련된 분야에 대하여 고찰하기로 한다.

1 용매의 선택

저분자처럼 고분자도 비슷한 용해도지수를 가지는 용매에 잘 녹는다. 고분자가 용해되기 위해서는 용해도지수 차이가 약 $2(\mathrm{cal/cm^3})^{1/2}$ 이내여야만 한다. 고분자는 기화시 저분자량 조각으로 열분해가 일어나기 때문에, 고분자의 기화열은 측정할 수 없다. 따라서 고분자의 δ_2값을 측정하기 위해서는 간접적 방법이 필요하다.

간단한 방법은 특정 온도, 여러 용매 중에서 고분자 조각의 용해 한계를 측정하는 것이다. δ_1과 δ_2가 거의 일치하는 용매에 의해 용해된다. 우선, 고분자 시료의 일정량을 목적 농도에 가까운 최종 농도를 얻기 위해, δ_1값이 점차적으로 증가하는 일련의 용매의 일정량과 혼합한다. 실온에서 고분자는 일정 범위의 δ_1값을 포함하는 용매군에 용해될 것이다. 이 δ_2값은 고분자가 완전히 용해되는 용매의 δ_1값 범위 내에서 대략 중간값에 해당한다. 고분자는 같은 δ값을 가지는 용매에 잘 녹는데, 그 결과 더 단단한 사슬에 있어서는 더 큰 회전 반괴(radii of gyration)가 일어난다. 따라서 여러 용매에서 용해된 직선상 고분자의 고유점도 δ_1을 plot하면 $\delta_1 = \delta_2$일 때 최대 용해도에 도달한다.

고분자의 용해도지수는 그것들의 반복단위를 구성하는 기(group)들의 분자의 친화력상수 F에 기초를 둔 가성성, 구성성을 취급하여 계산할 수 있다.

$$\delta_2 = \frac{\Sigma F}{V} = \frac{\rho_2 \Sigma F}{M} \tag{16}$$

각각 V와 M은 반복단위의 분자 용적과 분자량을 나타내고 2는 고분자 밀도를 의미한다. 반복단위의 분자친화력상수에 대한 각 기의 기여 정도를 〈표 **18 · 2**〉에 나타냈다.

〈표 18 · 2〉 **(cal/cm³)$^{1/2}$/mol** 반복단위에서 기들의 분자인력상수

군	F	군	F
—CH₃	179	—C—O— O	303
—CH₂—	133	—OH	240
—CH	67	—OH aromatic	171
—C—	0	—NH₂	230
		—NH—	180
—CH=CH—	231	—N—	61
—CH=CH— aromatic	237	—C≡N	400
—O— either, acetal	108	—Cl	206
		—Cl aromatic	161
—C— O	284		

예제 3. 〈표 18 · 2〉의 자료를 이용하여 polymethyl methacrylate의 용해도지수를 계산하라. 이 고분자(Lucite, Plexiglas)의 밀도는 1.18 g/cm³이다.

이 값은 실험적으로 구한 값 9.302와 거의 일치한다.

〈표 **18 · 3**〉은 각종 고분자의 용해도지수를 표시한 것이다. 그 값은 δ_2를 측정하는 데 사용된 용매의 극성과 수소 결합능에 따라 매우 다양하다. 용매와 고분자 사이의 지배적 힘이 London 분산력이라기보다 쌍극자간 인력 혹은 수소 결합이라면 설명된 방법으로는 용해도지수를 측정할 수 없다. 이 경우, 3가지 이차적 원자가력에 기여하는 용매의 용해도지수를 3가지로 분할하여 고분자가 위치하는 3차원계에서 각 구성지수를 plot하여 개략 측정하는 방법이 있다.

〈표 18 · 3〉 $(cal/cm^3)^{1/2}$/에서 고분자의 용해도 파라미터

고분자 화합물	δ_2
Polytetrafluoroethylene	6.2
Polydimethyl siloxane	7.6
Polyethylene	7.9
Polyisobutylene	8.0
Polychloroprene	8.7
Polypropylene	8.7
Polystyrene	8.8~9.3
Polymethyl methacrylate	9.1~9.5
Polyvinyl chioride	9.4~9.8
Polyvinyl acetate	9.6
Polyethylene terephthalate	10.7
Cellulose diacetate	10.9
Polyvinylidene chloride	12.2
Polyvinyl alcohol	12.6~14.2
Polyhexamethylene adipamide(6, 6 nylon)	13.6
Polyacrylonitrile	12.5~15.4
Cellulose	15.7

2 고분자용액의 제조

용매에서 고체 고분자의 용해는 두 가지의 방법에 의해 일어난다. 하나는 접촉하자마자 용매분자는 즉시 고체입자 사이로 확산되기 시작하고 점차 팽윤되어 겔입자로 전환된다. 다른 하나는 팽윤된 입자표면에 있는 수화된 고분자 분자들은 점점 서로 풀려서 천천히 용매 사이로 확산된다. 후자의 방법은 휘저어 줌으로써 상당히 촉진될 수 있는데, 이는 엉킨 고분자의 사슬을 풀어 주어 각 입자 주위의 정체된 액체 층의 두께를 감소시킨다.

대부분의 고분자는 가루나 미소입자 상태로 이용할 수 있는데 이 때는 용매에 가해줄 때 팽윤되어 점도를 형성시켜 주거나 겔화되기 전에 완전히 습윤되어 입자의 분리가 일어나게 해서 혼합이 되도록 한다. 반면에 건조된 가루입자에 팽윤된, 반투명의 외층이 둘러싸서 입자들끼리 응집해서 덩어리가 되는 경향이 있다. 이 때 이들은 크기가 크고 표면적이 작으므로 덩어리는 매우 천천히 용해된다.

가루를 분산시키면서 응집되는 것을 막기 위해서 초기용매온도는 팽윤을 제한시켜 조금씩 용해되는 정도로 전도되어야 한다. 예를 들면, 메틸셀룰로오스는 열수에서보다 냉수에서 더 잘 용해된다. 그러므로 그 가루는 80°~90℃로 가열된 물의 전량의 약 1/4에 높은 전단응력으로 분산시켜야 한다. 메틸셀룰로오스에 대한 열수의 낮은 용매력 때문에 입자들은 표면층이 팽윤되고 끈적끈적해지기 전에 분산된다. 일단 입자들이 완전히 습윤되어 분산되면 나머지 양은

약 5℃의 현탁액에 냉수로 가하거나 얼음을 가한다. 이 때 5℃의 온도에서의 물은 우수한 용매이고 적은 전단응력을 갖고도 분산입자를 빨리 팽윤시키고 용해시킨다. 그 과정은 히드록시프로필셀룰로오스와 히드록시프로필메틸셀룰로오스와 유사하다.

폴리비닐알코올과 카르복시메틸셀룰로오스 나트륨 같은 대부분의 수용성 고분자는 냉수에서보다는 열수에 더 잘 용해된다. 그러므로 이들 가루는 빙냉수에 습윤되어 분산되고 전자의 경우 90℃ 또는 그 이상에서, 후자는 60~65℃에서 용해된다. 고분자 가루가 덩어리로 되는 것을 막기 위한 다른 방법이 있는데, 그것은 고분자를 팽윤시키지 않은 물과 혼화 가능한 액체를 가지고 가루를 미리 습윤시키는 것이다. 메틸셀룰로오스나 카르복시메틸셀룰로오스 나트륨의 경우 무수알코올이나 프로필렌글리콜이 사용된다.

어떤 고분자는 혼합용매에서 용해된다. 80% 톨루엔/20% 에틸알코올 혼합액에 에틸셀룰로오스를 용해시키기 위해서 가루는 균일한 분산이 얻어질 때까지 톨루엔에서 먼저 泥相(slurry)으로 만든다. 톨루엔 자체가 좋은 용매가 아니기 때문에 표면 점성, 팽윤, 용해의 향상속도가 느리다. 그리고 나서 용해를 신속하게 하기 위해 알코올을 가한다.

수용성 고분자용액, 특히 셀룰로오스 유도체들은 수화를 완전히 시키고, 점도와 투명도를 최대화하기 위해 용해 후 대략 48시간 동안 방치한다. 만일 염을 혼합하고자 한다면 이들은 고분자를 가하기 전 물에 용해시킬 때보다는 오히려 이 때에 첨가시킨다. 반면에 용액은 점도와 투명도는 저하할 것이다.

3 고분자용액의 열역학

고분자(첨자 2)를 용매(첨자 1)로 일정한 온도 T에서 용해시킬 때 혼합 또는 용해의 자유에너지

$$\Delta F_m = \Delta H_m - T\Delta S_m \tag{17}$$

여기서 F, H와 S는 각각 자유에너지, 엔탈피 혹은 열량, 엔트로피를 나타내고, Δ는 혼합하는 동안 이들 파라미터의 변화를 나타낸다. 이는 용액의 F, H, S와 용해 이전의 고분자와 용매의 합인 F, H, S간의 차이이다.

자발적으로 용해하기 위해서는 ΔF_m은 음의 값을 가져야 한다. 이것은 음의 ΔH_m(발열혼합), 혹은 고온에서 양의 ΔS_m(무질서도의 증가)에 의해 가능하다. 모든 온도에서의 고분자의 용해에 있어서는 엔트로피 효과가 가장 지배적이다.

결정상 고분자를 용해하기 위해서는 융해열(이하를 참조)로 나타내는 격자 중에서 고리를 연결하고 있는 이차적 원자가력을 극복하지 않으면 안 된다. 폴리에틸렌은 결정성이 높으므로 톨루엔과 같은 용매 중에서는 그 융점인 25℃ 이내에서 가열한 경우에만 용해한다. 셀룰로오스는 그 단량체인 덱스트로오스가 물에 잘 용해함에도 불구하고 물에는 불용성이다. 가압하에서 가온에 의해 셀룰로오스를 물에 용해하면 가수분해한다.

셀룰로오스의 융점은 매우 높기 때문에 건열하면 용해보다는 오히려 열분해한다. 이하 비

정질상태(amorphous state)의 고분자의 용해에 관해 살펴보자.

고분자의 분자량과 분자용적은 용매의 그것들보다 매우 높기 때문에 작은 용질분자에 통상 이용되고 있는 몰분율 X 보다는 오히려 용적분율 Φ 농도를 나타낸다. 비교적 희박한 고분자 용액 중에서는 x_1은 1에 가까우나 Φ_1은 그렇지 않다.

예제 4. 어느 폴리스티렌 분획($M_2 = 80,000$)의 5%(w/v) 톨루엔($M_1 = 92$)용액 중의 각 성분의 몰분율과 용적분율을 계산하라. 밀도는 톨루엔 $\rho_1 = 0.87$, 폴리스티렌 $\rho_2 = 1.08$, 용액 $\rho_{12} = 0.88$이고 각각의 단위는 g/cm³이다.

풀이 계산을 100 cm³의 용액으로 행하면, (100 cm³ 용액)(0.08 g/cm³) = 88 g 용액 몰수는

$$n_1 = (88-5\text{ g})(\text{몰}/92\text{ g}) = 0.902\text{ 몰}$$

그리고 $$n_2 = (5\text{ g})(\text{몰}/80{,}000\text{ g}) = 0.0000625\text{ 몰}$$

몰분율은, $$x_1 = \frac{0.902}{1.0000.902+0.0000625} = 0.99993$$

그리고 $$x_2 = \frac{0.0000625}{0.902+0.0000625} + \frac{0.000062}{0.902} = 0.00007+0.000$$

용적은, $$V_1 = (88-5\text{ g})(\text{cm}^3/0.87\text{ g}) = 95.4\text{ cm}^3$$

이고, $$V_2 = (5\text{ g})(\text{cm}^3/1.08\text{ g}) = 4.63\text{ cm}^3$$

용적분율은, $$\Phi_1 = \frac{95.4}{95.4+4.63} = 0.954$$

$$\Phi_2 = \frac{4.63}{95.4+4.63} = 0.046$$

그러므로 $0.954+0.046 = 1.000$

(1) 혼합열

고분자의 혼합열 ΔH_m은 작지만 양의 값을 가져 ΔF_m을 양으로 하므로 용해를 방해하는 쪽으로 움직인다. 용해도 파라미터를 이용하면,

$$\Delta H_m \cong V_{12}(\delta_1-\delta_2)^2\phi_1\phi_2 \tag{18}$$

이고, V_{12}는 혼합물의 체적이다.

1941~1944년 사이에 두 사람의 고분자 화학자에 의해 따로 발표된, 고분자용액의 Flory-Huggins의 이론에서는 ΔH_m을 양의 값으로 가정하고 다음의 van Laar 식으로 주어진다.

$$\Delta H_m = xRT_{n1}\phi_2 \tag{19}$$

여기서 x는 Flory-Huggins의 상호작용 파라미터이다. 고분자용액의 예를 들면, Rault의 법칙으로 나타낸 이상적인 거동의 차이는 두 성분의 분자크기의 불균형으로 생기는 작은 혼합에너지에 주로 기인한다.

(2) 혼합엔트로피

Flory와 Huggins는 〈그림 **18 · 8**〉에 나타낸 2 차원적으로 준비된 위격자막형에 의하여 통계

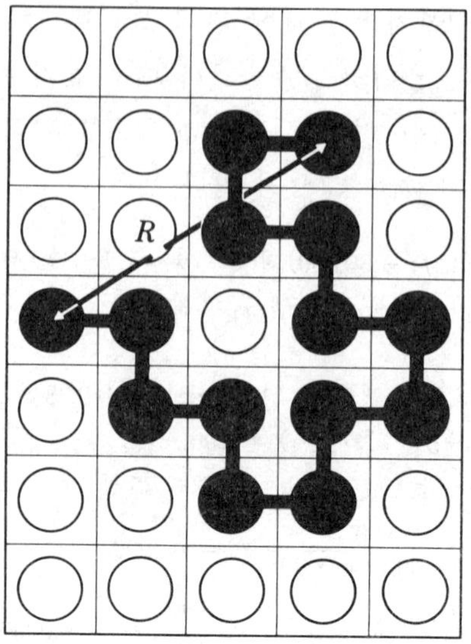

〈그림 18·8〉 5×7의 2차원적 격자 안의 14격자 부분을 차지하는 14조각, 13결합을 가지는 고분자 사슬과 21의 용매분자의 배치

학적 계산으로부터 고분자용액의 혼합엔트로피를 계산하였다. 각각의 격자점 혹은 장소는 용매분자 혹은 고분자 고리의 부분(segment)을 차지한다. 선상 고분자의 분자는 굴곡을 가지고 연결된 많은 부분으로 이루어지고 각각의 용매분자와 같은 크기를 가지고 있다고 가정한다. 톨루엔에 용해된 폴리스티렌은 1개의 반복단위로 이루어져 있다. 혼합의 배좌 엔트로피는 Boltzmann 의 관계식 $\Delta S_m = R \ln W$ 로부터 계산되고, 여기서 W는 고분자 고리와 용매분자에 의해 격자가 가득찬 경우 구별되는 배열의 수이다. 그 결과는 식 (20)이 되고 각각의 고분자의 부분은 1개의 용매분자와 같은 용적을 가지므로, 고분자와 용매의 밀도를 같게 하면 각각 N개의 부분을 가진 고분자 n_2몰에 대해 $\phi_2 = N\,n_2/(n_1 + Nn_2)$이다. N은 종종 DP로 나타낸다. 넓은 분자량 분포를 가지고 있는 고분자 시료에 대해서 $n_2 \ln \phi_2$는 모든 분획에 대해 합쳐져 $\Sigma n_{2,\,i} \ln \phi_{2,\,i}$가 된다.

$$\Delta S_m = -R(n_1 \ln \phi_1 + n_2 \ln \phi_2) \tag{20}$$

전과 같이 $\phi_1 + \Sigma\phi_{2,\,i} = 1.00$이다. ϕ_1과 ϕ_2의 쌍방도 1보다 작기 때문에 그들의 대수값은 음이 되고 혼합으로 무질서도가 증가되므로 ΔS_m은 식 (17)에서 ΔF_m에게 음의 기여를 하여 용해를 촉진한다.

예제 5. 분자량 52,000인 폴리스티렌 분획 78 g을 1090 cm³인 톨루엔(분자량 92 g/mole)에 용해시킬 때의 엔트로피의 변화를 구하라. 밀도는 폴리스티렌이 1.07 g/cm³, 톨루엔이 0.87 g/cm³이다.

풀이 몰수는

$$n_1 = (1090\ \text{cm}^3)\left(\frac{0.87\ \text{g}}{\text{cm}^3}\right)\left(\frac{\text{mol}}{92\ \text{g}}\right) = 10.3\ \text{mol}$$

이고,

$$n_2 = (78\ \text{g})\left(\frac{\text{mol}}{52{,}000\ \text{g}}\right) = 0.0015\ \text{mol}$$

고분자의 용적은

$$V_2 = (78\ \text{g})\left(\frac{\text{cm}^3}{1.07\ \text{g}}\right) = 72.9\ \text{cm}^3$$

그러므로 용적분율은

$$\phi_1 = \frac{1090}{1090+72.9} = 0.9373$$

또 $$\phi_2 = \frac{72.9}{1090+72.9} = 0.0627$$

확인하면

$$0.9373+0.0627 = 1.0000$$

혼합엔트로피는

$$\begin{aligned}\Delta S_m &= -\left(\frac{1.987\ \text{cal}}{\text{mol}\ ^\circ\text{K}}\right)(2.303)\left[(10.3\ \text{mol})\times(\log 0.9373)+(0.0015\ \text{mol})(\log 0.0627)\right]\\ &= 1.33\ \text{cal}/^\circ\text{K}\end{aligned}$$

만약 스티렌이 중합하지 않았다면 액체스티렌 단량체 78 g 또는 0.75 몰과 톨루엔 1090 cm^3 또는 948 g 또는 10.3 몰과의 혼합엔트로피 변화는 이상용액에서는 식 (20)에 의하여 다음과 같이 계산할 수 있다.

$$\begin{aligned}\Delta S_m &= -R\,(n_1 \ln X_1 + n_2 \ln X_2)\\ &= -\left(\frac{1.987\ \text{cal}}{\text{mol}\ ^\circ\text{K}}\right)(2.303)\left[(10.3\ \text{mol})\times\log\left(\frac{10.3}{10.3+0.75}\right)\right.\\ &\qquad \left.+\ (0.75\ \text{mol})\times\log\left(\frac{0.75}{10.3+0.75}\right)\right]\\ &= 5.45\ \text{cal}/^\circ\text{K}\end{aligned}$$

두 종류의 저분자의 ΔS_m에 관해서 이 식은 식 (20)과 매우 유사하다. 단량체의 용해에 관해서 ΔS_m의 값은 동량의 고분자의 용해에 대한 값의 4배 큰 값이 된다.

(3) 혼합의 자유에너지

식 (17), 식 (19), 식 (20)들을 조합하면 격자부위 혹은 용매의 1몰당 용해시의 전체 자유에너지가 얻어진다.

$$\Delta F_m = RT\,(n_1 \ln \phi_1 + n_2 \ln \phi_2 + x n_1 \phi_2) \tag{21}$$

( ) 안의 처음 두 개 항은 엔트로피의 기여를 나타내고 있으며 이는 음의 값이다. 세 번째 항은 엔탈피의 기여를 나타내고 있으며 양의 값이다. 그리고 이것은 용해를 방해하는 쪽으로 행동한다.

이 식은 일반적으로 두 종류 혹은 그 이상의 혼합된 고분자 사이의 적합성이 왜 나쁜가를 나타내 주고 있다. 고분자용액 중의 용매가 같은 체적의 제 2 의 액체고분자에 취해져서 적용되면 일정한 ϕ_1에 있어서 n_1은 크게 감소하고 괄호 안의 최초의 항은 매우 작아진다. 음의 값인 처음 두 개 항의 합은 세 번째 양의 값 항보다도 작아져서 ΔF_m은 양의 값이 된다. 자유에너지의 변화가 음이 되기 위해 자발적으로 일어나는 과정은 혼합과는 반대인 두 액체고분자의 상분리일 것이다. 실제, 두 종류의 다른 고분자를 같은 용매에 용해시킨 희박용액에서는 혼합에 의해 각상에는 각각 거의 1종의 고분자를 함유하고 있는 두 개의 상으로 종종 상분리된다.

식 (21)을 n_1에 관해 미분하면 혼합의 부분몰자유에너지가 얻어진다.

$$\frac{\Delta \bar{F}}{RT} = \ln a_1 = \ln \phi_1 + \left(1 - \frac{1}{N}\right)\phi_2 + \chi\phi_2^2 \tag{22}$$

이것은 Flory-Huggins 이론의 기본이 되는 식이다. 용매의 활성도 a_1은 p_1/p_1°와 같다. 그러므로 식 (22)는 용매의 증기압을 측정하여 확인할 수 있다. 계산에 의한 활성도와 측정에 의한 활성도는 일반적으로 일치한다.

4 상 분 리

식 (22)에 의해 고분자용액 중에서 언제 상분리가 일어날 수 있는지 예측할 수 있다. 만일 χ와, 그러므로 ΔH_m이 0 혹은 음이라면 ΔF_1은 음이 되고 고분자와 용매 사이의 상호인력에 의해 모든 조성 혹은 어느 ϕ값에서라도 혼합이 일어난다. 상호작용 파라미터는 실제로 온도에 의존하는 엔탈피의 항과 온도에 비의존적인 엔트로피에 관련한 항으로 구성되어 있다. 대부분의 고분자-용매의 조합에 있어서 χ는 양이 되고 온도가 저하되면서 용해속도가 떨어짐에 따라 증대되며 그 다음에 ΔH_m과 ΔF_1의 절대값이 감소한다. 그들이 임계값 χ_c에 있어서 음에서 양으로 변할 때 상분리가 일어난다. 두 성분의 용매-고분자계에서 두 상간의 평형에는 ΔF_1이 양쪽 상에 있어서 같아야 할 필요가 있고, 이것은 ϕ_2에 관해서 ΔF_1을 1차 미분, 2차 미분한 값이 0이어야 한다는 조건과 같다. 이 필요조건을 식 (22)에 적용하여 식 (23), 식 (24), 식 (25)를 얻을 수 있으며 이들은 각각 임계용액온도 T_c에 걸쳐 χ_c와 ϕ_2, c 값 및 T_c 자신과 고분자의 분자량에 관계하는 것이다.

$$\chi_c = \frac{(1+\sqrt{N})^2}{2N} \cong \frac{1}{2} + \frac{1}{\sqrt{N}} \tag{23}$$

N은 1개의 용매분자와 동등한 크기의 고분자 부분의 수이고 용매에 대한 고분자의 몰용적비를 나타내고 종종 DP로 나타낸다. 임계용액온도(상한공용온도, upper consolute temperature)는 그 이상에서는 모든 농도 범위에 걸쳐 완전한 용해가 일어나는 온도이다. 상분리는 T_c 이하에서만 일어난다. 이 식은 고리의 길이 N 또는 DP가 증대함에 따라 χ_c는 감소하고 고분자의 분획이 최초에 완전 용해하는 온도는 상승하는 것을 나타낸다. 그러나 매우 큰 분자량에 대한 χ_c의 최소값이 0.5이므로 이 영향은 작다.

상분리의 분자량 의존성은 고분자의 분별(fractionation)에 이용될 수 있다. 대부분 임계조건에 가까운(χ는 0.5보다 작을 뿐이다) 고분자용액의 온도를 내리거나, 혹은 고분자 시료를 양용매(good solvent)에 녹이고 고분자를 용해시키지 않는 양용매와 혼화 가능한 액체($\chi \gg 0.5$)를 일정온도에서 연속적으로 소량 가한다. 고분자-용매 침전체계의 예로 젤라틴-물-에탄올과 폴리스티렌-벤젠-메탄올이 있다. 이 양방의 과정은 용매를 빈용매화하고 서서히 계의 χ값을 증가시킨다. 용액은 처음에는 고분자량 분획의 χ_c를 넘어서 침전층을 생성시킨다. 이 층은 용액의 주요부로부터 분리된다. 냉각 또는 빈용매를 가하여 저분자량 분획의 χ_c값을 넘겨서 이들을 침전시킨다. 올리고머(oligomer) 혹은 저분자량 말단의 χ_c가 가장 크므로 용액 중에서 가장 길게 된다. 보다 명확한 분획을 얻기 위해 보통 재분별이 이용된다.

고분자의 임계용적분율은 다음과 같다.

$$\phi_{2,c} = \frac{1}{1+\sqrt{N}} \cong \frac{1}{\sqrt{N}} \tag{24}$$

대부분의 고분자는 $N \cong \mathrm{DP} \cong 10^3 \sim 10^4$이므로 $\phi_{2,c} \cong 0.03-0.01$, 혹은 $3-1$ 용적분율이다. 임계온도 부근의 고분자 용해도는 일반적으로 수 %이다(V/V).

시클로헥산 중 4개의 폴리스티렌 분획의 전형적인 상을 〈그림 **18 · 9**〉에 나타내었다. 매우 비대칭적이고 낮은 ϕ값에서는 저분자량 용질의 2성분계의 상그림과 유사하다. 곡선의 윗부분은 완전히 혼화 가능한 것을 의미하는 단일상 영역이고, 곡선 아랫부분은 2상 영역 또는 부분적 혼화를 의미하고 있다. 분자량 43,600의 분획은 임계용액온도가 19℃이다. 그 온도보다 높으면 완전 혼화하고 그보다 낮으면 상분리가 일어난다. 15 결선(結線)은 15℃에서 폴리스티렌 분획 용액이 두 상으로 분리하는 것을 나타내고 있다. 점 B로 나타낸 $\phi_2=0.007$의 상은 거의 순수한 용매이다. 점 C로 나타난, 고분자가 풍부한 상에는 $\phi_2=0.29$이고, 즉 71% 용매를 함유한다. 이는 고분자가 용매에 용해하는 것보다 오히려 고분자로 용매가 용해하기 쉽다는 것을 나타내고 있다.

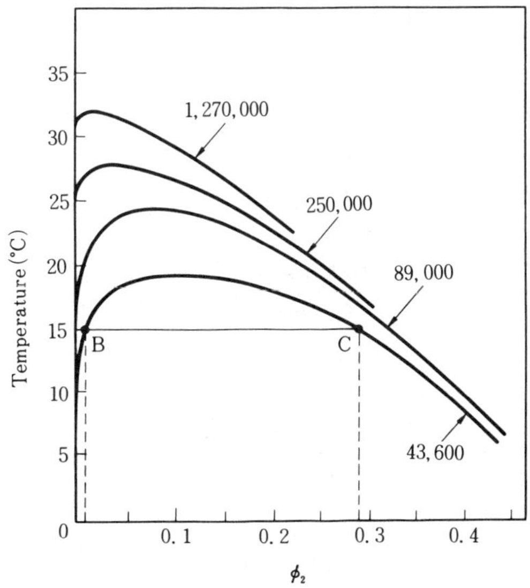

〈그림 *18 · 9*〉 4개의 폴리스티렌 분획에 대해 고분자 농도의 기능으로서 침전온도를 보여주는 폴리스티렌-사이클로헥산의 Binary phase diagram
(숫자는 점도 평균 분자량을 나타낸다.)

두 개의 액체상, 1개는 거의 순수용매이며, 또 하나는 고분자 농도가 높은 용액이 공존할 때 이를 코아세르베이트화라고 부르고 있다. coacervate라는 고분자가 풍부한 상은 고분자의 농도와 분자량에 의하나 점성액체 혹은 때로 젤라틴상의 반고체이다.

임계용액온도 T_c는 다음 식에 의해 분자량과 관련된다.

$$\frac{1}{T_c} \cong \frac{1}{\theta}\left(1+\frac{D}{\sqrt{M}}\right) \tag{25}$$

여기서 D는 고분자-용매의 조합에 관한 상수이다. Flory 온도 θ는 분자량 무한대의 고분자에 대한 임계온도 T_c이다. 고분자-용매계의 θ-온도를 〈표 **18 · 4**〉에 나타내었다. 식 (25)에 의하면 고분자 분획의 분자량이 증가함에 따라 T_c는 증가한다. 정성적으로 〈그림 **18 · 9**〉에 의해 이것을 확인할 수 있다.

예제 6. 〈그림 **18 · 9**〉로부터 얻어진 자료를 이용하여 식 (25)가 올바름을 보이고 D를 평가하라. 시클로헥산의 폴리스티렌에 대한 θ는 34.0℃(표 **18 · 4** 참조)이다.

〈표 **18 · 4**〉 무한 분자량의 고분자에 대해 다양한 고분자-용매계의 θ-온도

고분자 화합물	용 매	θ, ℃
Polystyrene	cyclohexane/toluene $\left(\frac{87}{13}\right)$	15
	cyclohexane	34.0
	cyclohexanol	83.5
Polyethylene	n-hexane	133
	n-octanol	180
Polymethyl methacrylate	toluene	−65
	acetone	−55
	methyl ethyl ketone/isopropanol $\left(\frac{50}{30}\right)$	25.0
	n-propanol	84.4
Polyvinyl alcohol	water	−102
Povidone	dioxane	−10
	water/acetone $\left(\frac{33}{67}\right)$	25
Polyoxyethylene	isopropanol	30
Polydimethyl siloxane	n-hexane	−173
	toluene	−30
	methyl ethyl ketone	20

풀이 식 (25)를 변형하면, $D=\frac{(\theta-T_c)\sqrt{M}}{T_c}$

이 된다. 다음 표에 병행한 4개의 폴리스티렌 분획의 T_c값은 〈그림 **18 · 9**〉에서 읽는다. 다음에 D는 켈빈 온도로 표시한 T_c를 이용해서 이 식으로부터 각각의 분획에 대해서 계산된다. 4개의 분획의 값은 모두 1% 이내에서 일치하므로 D는 일정하고 식 (25)는 옳다는 것이 증명되었다.

$M \times 10^{-3}$	T_c, ℃	T_c, K	D
∞	34.0	307.2	—
1,270	31.1	304.3	10.7
250	27.6	300.8	10.6
89	23.6	296.8	10.5
43.6	19.2	292.4	10.6
			평균 10.6± 1

절대온도표시하 T_c의 역수의 4개의 폴리스티렌 분획의 T_c에 대한 plot은 직선이다. $T_c = \theta = 307.2$ K = 34.0℃가 되고 θ의 실험값과 완전히 일치한다. 그 plot의 기울기는 0.03429이다. 식 (25)에 의해 기울기와 D/θ는 같다. $\theta = 307.2$이므로 $D = (0.03429)(307.2) = 10.5$가 되고 이 값은 앞에 계산한 D의 평균값과 일치한다.

고분자용액의 온도를 내리면 Flory 온도 또는 θ-온도까지 용매는 서서히 빈용매화하고 이 때의 용매를 θ-용매라고 한다. 이 조건하에서는 고분자-용매간의 상호작용은 매우 약하고, 고분자간의 상호작용에 의해 균형이 유지된다. 또 다른 고분자-고분자간의 상호작용은 고분자 고리상에서 어느 정도 흩어진 부분이 고분자가 움직이면서 근접할 때의 인력에 의한 것이다. 후자의 장거리 분자내 상호작용은 random coil을 수축시키는 경향이 있고, 그러므로 말단-말단의 거리와 회전반지름을 증가시킨다. 두 가지 형태의 상호작용이 θ-온도에서 정확히 균형을 유지하므로 고분자고리는 그들의 일정한 크기(unperturbed dimension)가 된다. 그 크기는 결합길이, 결합각, 예를 들면 부피가 큰 측쇄기에 의해 생기는 결합의 회전을 방해할 가능성에 의해서만 지배되고, 부분-용매간 혹은 부분-부분간의 인력에는 지배되지 않는다. χ, θ-온도에 있어서 배제용적(excluded volume)은 사라지고, 고리는 용융상태에서처럼 순수인력이 없이도 서로 자유롭게 이동한다. θ-온도보다 몇 도 낮은 온도에 있어서는 고분자부분간의 분자간 인력은 고분자와 용매분자간의 인력보다도 강하므로 침전이 생긴다. θ-온도보다도 높으면 용매화가 우세하다.

θ-온도에서 고분자-용매간 상호작용에 의한 부분몰자유에너지는 0이고, 용액은 어느 농도 범위에서 이상적인 거동을 나타낸다. second virial coefficient는 0이 되고 $x = 0.5$가 된다. 그러므로 고분자용액은 θ-온도하에서 연구되는 경우가 많다. 고분자고리는 θ-용매 중에서 단단한 나선을 밀집시키고 있으므로 Mark-Houwink 식의 지수 a는 0.5가 된다. 이 이유는 다음에 의해 밝혀진다. θ-조건에서 고리는 이상적 거동을 나타낸다. 즉, 고리는 자유로이 결합하여 거의 완전한 굴곡성을 나타내고, 그 형은 무질서비행 모델로 나타낸다. 고리의 크기는 고분자-용매간 상호작용과, 분자 내에서의 고분자-고분자 상호작용(배제용적효과)에 의해 흐트러지지 않으며 말단에서 말단까지의 거리의 2승평균의 평방근의 2승(square of the root-mean-square), $\langle R^2 \rangle$은 분자량 M에 비례한다. random한 나선고리의 유체역학상의 체적은 보통 말단에서 말단까지의 거리의 3승에 비례한다. 이상적인 random 나선에 대해서는 $\langle R^2 \rangle$이 M에 비례하므로

그것은 또 $M^{3/2}$에 비례한다. 무수에서의 체적은 보통 M에 비례한다. 그러므로 유체역학상의 체적은 고리길이의 증가에 따라 용매화 인자 $M^{3/2}/M = M^{1/2}$ 정도가 무수에서의 체적보다도 빠르게 증가한다. 고유점도는 흐름의 단위, 혹은 용매화 인자의 크기에 의존하므로, random 나선이 이상적인 거동을 나타내는 θ-조건에서는 그것은 $M^{1/2}$에 비례하고 $a = 0.5$가 된다. 그러므로 식 (8)은 다음 식이 된다.

$$[\eta]_\theta = k_\theta M^{0.5} \tag{8 a}$$

용매화와 고리의 굴곡성을 감소시키는 다른 인자가 random 나선을 늘리고 θ-상태에 대응하는 값을 넘어서 $\langle R^2 \rangle$을 증대시켜서 random 나선이 이상적인 거동을 나타내지 않으면 a는 0.5 이상으로 증대한다.

무한대 분자량에 외삽한 서로 다른 고분자-용매의 조합의 θ-온도를 〈표 **18 · 4**〉에 나타내었다.

5 겔 형성, 코아세르베이트화 및 Microencapsulation

겔은 비교적 항복점(yield point)이 높은 것이 특징인 반고체이다. 역성 정도는 낮을지도 모르지만 어느 정도 탄성이 있다. 겔은 두 개의 서로 침투하는 연속상으로부터 이루어진다. 하나는 큰 표면적을 가지는, 비대칭적인 입자로부터 생기는 고체이고 다른 하나는 액체이다. 수성 겔 전체에 넓게 존재하는 고상은 양전하를 띤 모서리이지만, 음전하를 띤 면을 끌고 있는 두께 10~15Å의 벤토나이트 점토판에 의해 만들어진 "카드(cards)의 집"일지도 모르고 혹은 비누분자가 리본상으로 결정화한 극도로 미세한 비누섬유로부터 만들어질지도 모른다. 액상은 고체의 골격에 배어들어서 공간을 메운다.

고분자용액은 용질이 엉키기 쉽고 이차원적인 힘에 의해 서로 끌어당겨 더욱 결정화를 일으키기 쉽고, 분자 두께 정도의 길고 휘어지기 쉬운 사슬로 구성되어 있으므로 겔로 되기 쉽다. 다관능성의 단분자(관능기수$\geq$3)의 3차원적인 중합이 일정 변환에 도달할 때 겔화는 정확한 '겔점'에서 일어난다. 용해한 고분자의 분자 가교에 의해서도 그 용액은 겔화한다. 이 두 가지 형태의 반응은 영구적인 겔을 생성하고 일차원적인 원자가힘에 의해 유지된다. 이차원적인 원자가힘만이 관여하고 있는 고분자용액의 가역적인 겔 형성은 고분자가 침전할 때까지 용매에 섞이는 빈용매를 가하면 일어난다.

고분자의 각 부분간의 분자간 접촉은 고분자의 각 부분과 용매분자간의 접촉보다 먼저 일어나고 사슬의 엉킨 구조의 전환점을 물리적인 가교로도 변화시킨다. 이런 종류의 겔 형성은 용액의 온도가 θ온도보다 10℃ 혹은 그 이상 내려간 때에 일어난다. 예를 들면, 젤라틴 수용액은 30℃(겔 융점) 부근까지 온도를 내리면 겔화한다. 이 온도는 농도가 증가하면 다소 감소한다. 메틸셀룰로오스 수용액은 그 고분자가 열수에 용해하지 않고 침전하므로, 50℃ 이상으로 가열하면 겔을 형성한다.

폴리에틸렌은 결정화하려는 경향 때문에 유기용매 용액에서는 결정상의 고체로 분리된다.

1개의 폴리에틸렌 사슬이 여러 개의 결정 부분에 넓게 퍼져 서로 연결되고 공유한 미소결정에 의해 연결되어 사슬의 연속한 망목으로서 용액 전체를 채울 정도로 폴리에틸렌 농도가 높을 때 겔을 형성한다(다음을 참조). 가열 광유에 5%의 농도로 녹은 폴리에틸렌 수지를 냉각하면 결정화하여 플라스티베이스(plastibase) 또는 젤렌(jelene)이라 불리는 탄화수소 연고기제를 형성한다. 대략 2~5%의 다당류를 함유한 펙틴과 한천의 열수용액을 냉각하면 95~98%의 간질성 물을 고정하면서 겔을 형성한다. 다른 고분자에서 그 용액 전체를 겔화 또는 고화시키기 위해서는 농도를 높여야 한다.

겔을 방치하면 수축하기 쉽고 간질성의 액체는 결국 추출된다. **합축**(syneresis)이라 불리는 이 현상은 시간이 흐름에 따른 결정화, 또는 고분자 각 부분간의 접촉점의 형성으로 발생한다. 3차원 중합에 의해 형성되는 비가역적인 겔의 경우, 가교 혹은 중축합 반응을 계속하면 고분자의 망목은 단단해지고 고상은 수축한다.

상분리가 일어날 때 만약 용액 전체에 넓은 섬유상의 망목을 형성할 때 고분자가 충분히 존재하지 않는다면 일반적으로 약 10~20%의 고분자를 함유하는 겔상의 침전물이 순수한 용매로부터 분리된다. 이들의 두 상의 조성은 〈그림 **18 · 9**〉의 C점과 B점에 의해 나타내어진다. 이와 같은 상분리는 용액을 T_c 이하로 냉각할 뿐만 아니라 빈용매 액체를 첨가하여 χ를 χ_c 이상으로 상승시켜도 일어날 수 있다.

고분자 수용액의 경우 염의 첨가도 또한 상분리를 일으킬수 있는데 이를 **염석**(salting out)이라고 한다. 이들 자신의 수화에 물을 필요로 하는 염을 대량(수 몰)으로 첨가하여 고분자와 결합한 수화수를 끌어내어 고분자용액의 실질상의 ϕ_2값을 임계값 ϕ_{2c} 이상으로 상승시킨다. 고분자 전해질은 특히 염석하기 쉽다. 이들이 접근하는 부분에서의 정전적 반발은 수화와 같이 물에의 용해도에 기여하고 있으나, 대량의 무기염의 첨가에 의해 그것이 약해지고 침전하기 쉬워진다. 물과 혼화 가능한 비용매 액체와 염의 조합은 상승염석 효과를 낸다.

이처럼 겔 또는 겔상 침전물의 형성은 가역적이다. 젤라틴 겔 또는 플라스티베이스를 그들의 겔 융점보다 높게 가열하거나, 메틸셀룰로오스를 그 열 겔화 온도 이하로 냉각하거나, 비용매 액체 또는 염이 상분리를 일으킨 후에 보다 다량의 용매를 첨가하면 이상계를 균질한 용액으로 역전시킨다.

고분자용액으로부터 가역적인 겔화, 또는 겔상 침전물의 분리를 일으키는 그와 같은 조건은 조성과 온도가 다른 조건하에서 **코아세르베이션**, 즉 고분자로 풍부한 제2의 액상인 소액적의 분리를 일으킨다. 방치하면 이들의 액적은 최후에는 합체된다. 이 현상은 젤라틴에 관해서 Bungenberg de Jongd에 의해 광범위하게 연구되었다. 겔 형성을 피하기 위해 온도를 50℃로 보존하고 등전성인 젤라틴 수용액에 알코올 또는 황산나트륨을 첨가하면 코아세르베이션을 일으킨다. 예를 들면 13%의 젤라틴, 38%의 물, 49%의 알코올을 함유한 계는 27%의 젤라틴, 37%의 물, 36%의 알코올을 함유할 때 **코아세르베이트**(coacervate)로 분리된다. 9% 젤라틴, 80%의 물, 11%의 황산나트륨의 조성을 가진 가장 첫 번째의 계는 25%의 젤라틴, 69%의 물, 6%의 황산나트륨을 함유할 때 코아세르베이트로 분리된다.

코아세르베이션을 일으키는 고분자-용매-비용매액체의 계에는 천연고무-벤젠-에탄올, 폴리스틸렌-크실렌-석유 에테르, 폴리비닐 아세테이트-메틸에틸케톤-n-헥산, 폴리비닐 아세테이트-클로로포름-이소프로파놀, 에틸 셀룰로오스-디클로로메탄-n-헥산 등이 있다. 예를 들면 9%의 에틸셀룰로오스의 디클로로메탄 용액은 그 체적의 2~4배의 n-헥산과 혼화할 때 코아세르베이션이 일어난다. 코아세르베이션은 고체 또는 액체의 약물의 마이크로캡슐화의 한 방법의 기본이 되고 있다. 마이크로캡슐화는 지속방출 제형의 제조 등에 널리 상업적으로 응용되는 한 예가 된다. 심물질(core material), 즉 캡슐화되는 약물은 미세한 분말 혹은 미분말화한 것, 혹은 비혼화성의 액체이다. 약물을 코아세르베이션하기 전에 고분자 용액 중에 분산(혹은 약물이 액체라면 유화)시키기 위해서는 용매에 불용성이어야 한다. 침전제인 액체 또는 염석을 일으키는 전해질을 연속적으로 교반하면서 첨가한다. 코아세르베이트 액적은 핵으로서 움직이는 심입자(core particle) 주위에 형성되는데, 이것은 침전제의 첨가 전에도 고체 표면은 흡착된 고분자의 층으로 얇게나마 피막화가 되기 때문이다. 심입자를 포함한 코아세르베이트 액적의 합체(coalescence)를 방지하기 위해 교반을 계속한다.

코아세르베이트상은 심입자 주위를 완전히 싸기 위해 충분한 유동성을 가져야 하나, 교반 중 입자의 표면으로부터의 탈리를 피하기 위해 충분히 점성이 있어야 한다. 점조한 유동성을 가진 코아세르베이트의 피막을, 심입자를 완전히 포함하는 고체로 연속된 고분자 껍질로 변환시키기 위해 건조하여 경화시켜야 한다. 초기단계는 보통 계를 가능한 한 그 고분자의 2차 전이온도(이하를 참조) 이하의 온도까지 냉각하는 것이다. 냉각에 의해 고분자 벽물질은 농축되고 수축하고 경화한다.

마이크로캡슐 벽막을 서서히 수축, 경화시켜 벽막을 강화하고, 심입자 주위를 단단하게 하고 심입자와 합체시키기 위해 고분자를 가교시킨다. 젤라틴 벽막은 일반적으로 분자간에 메틸렌교를 형성하는 포름알데히드에 의해 가교된다. 그 벽막은 용매에 의해 더욱 팽윤하므로 마이크로캡슐화한 입자를 따로 분리 세정하고 최후에 건조한다. 시판되고 있는 마이크로캡슐은 5~500 μm 범위의 입자지름과 1~10 μm의 벽두께를 가진다.

18-9 고체상태의 고분자

어떤 고분자는 탄력성이 있는 옷으로서, 또 포장 필름, 혹은 섬유로서, 강고한 플라스틱 용기로서 유용하다. 고체 고분자의 최종적인 용도는 그들이 가진 기계적 성질·투과성·전기적 성질·열적 성질·광학적 성질에 의존하고, 이들의 이런 성질은 고분자의 화학적 성질, 가공 중에 있어서의 변동 요인, 형태학적인 요소에 의해 지배된다.

관련된 제요인 중에는 분자량, 분자량 분포 외에 다음의 것이 열거된다. 고분자의 화학구조는 골격 중에 존재하는 원자와 결합의 성질, 예를 들면 사슬을 구성하고 있는 원자의 입체적 배치, 환과의 이중결합 유무, 또 치환기, 측쇄의 극성, 빈도, 크기에 의존한다. 이들의 요인이 사슬의 유연성, 대칭성, 고체상태에 있어서의 사슬의 충전의 밀도, 그러므로 사슬간 인력의 양식, 응집, 고분자의 강도를 결정한다. 위의 요인에 첨가하여 열역학적 요인도 고분자의 결정성을 지배한다. 결정성과 배향성은 용융상태에서 고분자를 가공하는 경우에 추출속도, 혹은 주입속도, 특히 냉각속도에 의존하며 다른 추출 후의 조작에도 의존한다. 분지, 특히 짧은 사슬의 분지, 불규칙 공중합화는 결정화를 저해한다. 무정형 고분자에서는 가교, 충전제의 사용이 요망된다. 고분자 가공법에 관하여는 다음에 서술한다.

화학적 조성과 가공시의 다양한 요인은 모두 고분자 분자의 배열, 형태학적 성질, 특히 결정화도, 분자 사슬의 배향과 배열의 정도, 결정 부분과 구정의 수와 크기, 크리스탈의 선택적인 배향 등을 결정한다. 이들과 이들에 관련한 문제를 다음에 서술하기로 한다.

1 기계적 특성

고체는 인장(tension), 구부러짐(strain), 비틀림(torsion), 전단(shear), 압축에 의해 변형된다. 여기서는 가장 넓게 시험되고 있는 방법인 인장만 서술한다. 변형의 원인은 응력 즉 단면적 A의 단위면적당 가해진 힘 F이다. 인장에 있어서의 응력은 **인장응력**(tensile strength)이라고 한다.

응력의 단위로서 가장 넓게 이용되는 것은 $1b/in^2$ 혹은 psi, $dyne/cm^2$, $newton/m^2$ 또는 N/m^2이다. 이들은 $1\ psi = 6.895 \times 104\ dyne/cm^2 = 6895\ N/m^2$의 관계가 있다. 응력에 의해 변형, 혹은 뒤틀림이 생긴다. 인장에 있어서 뒤틀림은 **연장**(elongation)이라고 부른다. 이것은 처음길이 L_0에 대한 길이의 증가분 $\Delta L = L - L_0$의 비율로, $\varepsilon = (L - L_0)/L_0 = \Delta L/L_0$로 나타낸다. 여기서 L은 부여된 인장응력하에서의 길이를 나타낸다. 연장은 처음길이에 대한 비율로 나타내어지므로 차원을 가지지 않는다. 이것은 또 백분율 $100\ \Delta L/L_0$로도 나타내어진다.

이상고체 혹은 탄성고체는 응력을 받으면 변형을 일으키나 응력을 제거하면 원형으로 복귀한다. 훅의 법칙(Hooke's law)에 의하면 응력은 뒤틀림에 비례한다. 인장에 있어서는 식 (26) 처럼 나타낸다.

$$\frac{F}{A} = E\frac{L - L}{L_0} \tag{26}$$

이 때의 비례상수 E는 **영률**(Young's modulus), 혹은 **탄성률**(modulus of elasticity)이라고 하는데, 그 고체의 경도, 굳기, 혹은 강도, 즉 변형에 대한 저항성을 나타내는 척도이고, $E = \Delta\sigma/\Delta\varepsilon$으로 나타낸다.

〈표 **18 · 5**〉에 그들 고체의 특유한 값을 열거하여 있고 비교를 위해 유리, 금속, 철근을 포함하였다. 철은 나일론 66의 320/2.9배, 즉 110배의 탄성률을 가지고 있는데 이것은 철이 110배 굳고, 철선이 1%를 뻗치게 한 경우에 같은 용량 크기의 나일론 섬유를 뻗치게 할 때에 비해 110배의 힘을 필요로 함을 의미한다. 나일론은 순수한 고무의 2.9/0.0019배, 즉 1500배의 탄성률을 가지므로 보다 굳다.

〈표 18·5〉 고체의 기계적 성질

물　　질	영률 (psi×10⁻⁵)	인장강도 (psi×10⁻³)	인장강도 / 비중력 (psi×10⁻³)
유리	87	10	4
강철	320	60	7.6
구리	174	39	4.3
알루미늄	100	9	3.3
폴리스티렌	5	7	6.6
폴리메틸 메타크릴레이트	4.6	9	7.6
폴리비닐 클로라이드	4.7	7	5
나일론 66	2.9	10	8.8
셀룰로오스 아세테이트(2차)	2.9	6.6	5.1
고밀도 폴리에틸렌	1.7	5.3	5.5
저밀도 폴리에틸렌	0.36	2.2	2.4
천연 고무(경화된, 비충전된)	0.0019	2.9	3.1
텐돈	0.19	—	—
젤라틴 겔, 30% 고체	0.00022	—	—

인장에 있어서 응력-뒤틀림 곡선 혹은 부하-연장 곡선의 대표적인 예로서 전형적이고 강고한 플라스틱인 고밀도 폴리에틸렌, 열가소성인 셀룰로오스 유도체 혹은 나일론, 전형적인 탄성체에 관하여 〈그림 **18·10**〉에 나타내었다. 플라스틱의 곡선에 관하여 서술한다. 그림 중 LO의 직선 부분에서는 연장은 가해진 응력에 비례하고 식 (26)에 나타낸 후크의 법칙을 따르고 있다. 영률은 LO의 구배 혹은 LOC의 각도의 측정값이다. 강철(steel)에 있어서 직선 부분은 플라스틱 경우의 약 100배 빠른 구배를 나타내는 한편, 고무인 경우에서 그것은 플라스틱의 약 1000배 완만하며 이들은 탄성률을 나타낸다. L 이상에서는 곡선과 후크의 법칙은 더 이상 적용되지 않는다.

점 R는 **항복점**(yield point)이고 여기에 대응하는 응력 M은 **항복응력**(yield stress)이다. 플라스틱은 M 이하의 응력을 받은 경우에는 탄성적인 항복점 거동을 보인다. 항복응력까지의 응력이 가해지고 그 힘이 제거된 경우에는 OLR에 따라 늘려진 플라스틱 재료는 동일한 RLO 곡선을 따라 수축하고 원래의 길이로 돌아간다. 이 경우의 곡선은 이력현상(hysteresis)을 나타내지는 않고 그 물질에 영구적인 신장도 일으키지 않는다. 가해진 응력이 M을 넘는 점, R 이상에서는 그 물질은 소성을 나타내고 거의 일정한 응력하에서 탄력성이 있으며 부드럽게 되어, 흐르게 되거나 서서히 뻗는 상태가 되어 고점도의 유체처럼 된다. 이에 대한 응력-뒤틀림 곡선 중의 RAH 부분은 거의 수평이 된다. 이 현상은 **저온류**(cold flow) 혹은 **creep**라고 한다. A에서 응력을 제거시키면 물질은 AC를 따라 수축한다. 이 경우에 원상태로 복구되지 않는 변형 OC가 생기고 이것은 **영구 뒤틀림**(permanent set)이라고 한다. 저온류는 플라스틱의 구조의 변화를 일으킨다. 결정성 부분은 용융하고 흐름의 방향과 평행하여 배향한다.

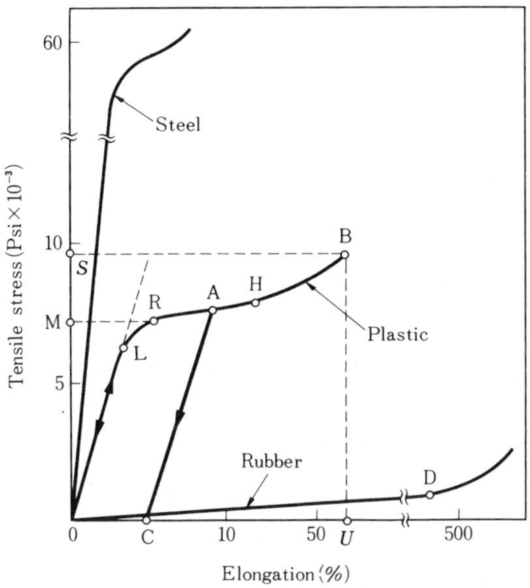

〈그림 *18 · 10*〉 세 가지 응력-비틀림 곡선
(psi는 lbs/in²의 약자이다.)

무질서하고 불규칙하게 꼬인 사슬은 저온류를 하는 동안 상호 평행하게 배열되어 흐름은 조정된다. 이처럼 구조상의 재배열에 의해 그 물질의 강도가 증가하고 탄성률과 변형에 대한 저항이 증가하기 위해서는 H 이상은 곡선이 상향하게 된다. 이 현상을 **비틀림 경화**(strain hardening)라고 한다. B에 있어서 물질은 파괴되고, U는 최종적으로 늘려진 파괴시 연장(elongation to(or at) break)이고, S는 인장강도(tensile strength) 혹은 최종 강도이다. 이들의 대표적인 값을 〈표 **18 · 5**〉에 나타내었다.

인장강도는 고체가 파괴에 견디는 척도이므로 플라스틱은 일반적으로 금속보다 약하다. 플라스틱은 또 딱딱하므로 체적상의 비교(표 **18 · 5**의 인장강도 항)보다 오히려 중량상의 비교를 한 경우에는 금속과 거의 같은 강도를 나타낸다. 탄성체는 플라스틱에 비하면 매우 유연하지만 인장강도는 그보다 높다.

고체가 응력을 받는 시간은 고체의 거동에 영향을 미친다. 항복응력보다도 작은 응력이 장시간 가해지면 creep를 일으킨다. 빠른 시험 속도, 즉 높은 연장속도에 의하여 인장강도는 커지고 작은 연장으로도 파괴된다. 다른 관련 사실로서 연장속도(elongation rate)로 측정되는 인장강도의 평형값은 〈표 **18 · 8**〉에 나타낸 값을 이용하여, 고분자의 응집력으로써 계산되는 인장강도에 비교하면 일반적으로 더 작은 값을 나타낸다. 이들 두 사실에 대한 해석으로 실험된 결과는 플라스틱편 혹은 필름편 중의 열목, 눈금 모양, 혹은 공극이 있는 것이다. 이들이 결손일 때 재료 중의 약한 부분을 발생시키고, 파괴 혹은 절단을 일으킨다. 열목 혹은 공극은 응력하에서 증대되고 넓어진다. 만일 재료를 서서히 늘이면 그 확장속도(propagation rate)는 재료 전체의 연장속도에 맞추어 상승한다. 열목과 공극의 넓이가 커지게 되면, 이들의 손상에 인접하는 정상 물질이 그 줄어든 면적 부분에 분산된 전부하를 받게 되어 파괴가 일어나므로 그 재료의 인장강도는 낮아진다.

온도는 고분자의 기계적 강도에 큰 영향을 준다. 이 장에 열거한 값은 특히 다른 상황 지정이 없는 한 실온에 있어서의 것이다. 플라스틱의 영률과 인장강도는 온도의 상승으로 저하하고 파괴시 연장은 반대로 증가한다. 1859년에 Joule은 분산된 무게에 의해 일정길이로 펴진 고무밴드가 가열에 의해 수축하고 냉각에 의해 신장하는 것을 관찰하였다. 잡아늘린 고무밴드 장력의 가열에 의한 증대는 온도상승에 의한 기체의 압력상승과 유사하다.

〈그림 **18 · 10**〉의 응력-비틀림 곡선하 면적은 응력 신장의 곱으로 나타내지고, 이 값은 그 고분자를 파괴하는 데 필요한 에너지, 혹은 일의 양을 나타낸 것이다. 이것은

$$\int_0^{\varepsilon = B} \sigma \, d\varepsilon$$

과 같고 단단한 정도나 부서지기 쉬운 정도의 척도가 된다. 〈표 **18 · 6**〉에서는 고분자의 기계적 성질과 응력-비틀림간의 특성을 점성적인 표현에 의해 5개의 부류로 나누었다. 유연함에 대해 딱딱한 고분자는 영률이 높다. 강한 고분자는 높은 인장강도를 가지고 있다. 견고한 고분자는 응력-비틀림 곡선하 면적이 크고 응력하에서 파괴시 큰 에너지를 필요로 하고 높거나 중 정도의 인장강도와 높은 신장률을 가진다.

폴리스티렌, 폴리메틸메타크릴레이트와 같은 딱딱하고 부서지기 쉬운 고분자는 높은 영률과 높은 인장강도를 나타내므로 응력-비틀림 곡선은 급속한 구배로 상승한다. 이들은 약 2%정도의 신장률로 파괴가 일어나는데, 저온류는 거의 전체에서 보이지 않고 같은 영률을 나타내는 다른 고분자의 항복점 R와 거의 같은 곳에서 파괴점 B를 나타낸다. 이들의 응력-비틀림 곡선은 좁은 범위에만 미치는데, 이는 파괴에 필요한 일의 양이 적고 충격에 대한 저항성이 낮다는 것을 보여 준다. 몇몇 시판되는 폴리스티렌은 5∼10%의 탄성체를 함유하여 꽤 보강되어 있다. 탄성체는 유연하고 이들의 응력-비틀림 곡선은 낮은 신장률에 있어 매우 구배가 작다. 그러나 신장률이 약 200 혹은 300%인 곳에서 곡선이 급격히 일어나서 최종적으로 신장률 700% 혹은 그 이상까지 늘어나서 그 결과 곡선하 면적은 크고 탄성체는 단단해진다. 열가소성인 셀룰로오스 유도체, 나일론, 공업용 플라스틱의 아세탈, 폴리카보네이트, 폴리술폰과 같은 가장 단단하고 딱딱한 고분자는 냉연신, 혹은 necking에 의해 신장률이 높다.

이들 물질은 균일한 신장을 나타내지만 항복점 이상에서는 잘록해진 부분 혹은 목(neck)이 생기고 여기서부터 영구적으로 큰 신장이 생기게 된다. 더욱 인장이 계속되면 잘록해진 부분이 시료의 더미(clamp)로 향하는 양쪽 방향으로 소축 부분이 신장된다. 이 신장 부분, 혹은 목의 단면적은 인장되는 동안 일정하다. 모든 고분자가 이 부류에 드는 것은 아니다. 예를 들면, 저밀도 폴리에틸렌(LDPE)는 항복응력, 인장강도가 중 정도이고 신장률은 높다. 이것은 중 정도의 단단함과 딱딱함을 가지고 있다.

고분자의 최종적인 용도는 그들의 실온에 있어서 기계적인 성질에 크게 지배된다. 탄성체는 '유연함', '단단함' 부류에 들고 플라스틱은 3개의 단단한 부류 즉 '딱딱함, 부서지기 쉬움',

〈표 18 · 6〉 상온에서의 성질 묘사와 응력-비틀림 성질

고분자 묘사	영률	응력-비틀림 곡선의 성질			보 기
		항복응력	인장강도	파괴시 연장	
유연함, 약함	낮음	낮음	낮음	중간 이하	유연한 겔
유연함, 단단함	낮음	낮음	중간	매우 높음 (22～1000%)	탄성체, 가소화된 폴리비닐클로라이드
딱딱함, 부서지기 쉬움	높음	없음(항복점 부근에서 없어짐)	중간 이상	아주 낮음 (<2%)	폴리스티렌, 폴리메틸 메타크릴레이트 페놀포름알데히드 수지
딱딱함, 강함	높음	높음	높음	중간(～5%)	강고한 폴리비닐클로라이드, 충격에 저항성인 폴리스티렌 폴리블렌드
딱딱함, 단단함	높음	높음	높음	높음 (냉연신 혹은 "Necking")	나일론, 에틸셀룰로오스, 셀룰로오스나이트레이드, 셀룰로오스아세테이트

'딱딱함, 강함', '딱딱함, 단단함'의 부류들에 들어간다. 〈표 18 · 7〉에서는 시판의 탄성체, 플라스틱, 포장 필름, 직물용 섬유의 특징적인 기계적인 성질을 열거했다. 최종의 두 개는 비슷한 성질을 가지고 있어서 같은 종목으로 분류된다. 이들은 추출한 후 냉연신되어 그것에 의해 분자사슬이 배열하고, 보다 결정화가 촉진되어 결정 부분이 선택적으로 배향하므로 플라스틱보다 강하고 딱딱하게 된다.

〈표 18 · 7〉 상업적인 탄성체, 플라스틱, 필름/섬유의 전형적인 기계적 성질

용 도	인장강도 (psi×10^{-3})	영률 (psi)	극대 연장 (%)
탄성체	1～4	10～400	300～900
플라스틱	2～12	10^4～5×10^5	2～200
필름/섬유	22～100	10^5～10^6	10～50

〈표 18 · 7〉에 열거한 플라스틱의 성질은 가교도가 높은 멜라민-포름알데히드 같은 것보다 오히려 용융상태에서 가공시킨 열가소성 수지가 나타낸 성질이다. 플라스틱의 일반적인 기계적 성질은 약하고 유연한 탄성체와 강하고 딱딱한 필름 혹은 섬유 양 집단에 걸쳐 있다. 나일론 66과 폴리프로필렌 같은 고분자는 플라스틱과 필름, 섬유 양쪽의 기능을 하고 있다. 냉연신에 의해 배향과 높은 결정성이 생기고, 그에 의해 인장강도가 약 10배 증가하며 탄성률도 2～3배로 증가하고 플라스틱에서 필름/섬유의 영역까지 도입될 수 있다.

2 사슬간 응집력

포장필름, 플라스틱 용기의 기계적 강도에 관여하는 힘은 1개 분자사슬을 형성하고 있는

원자골격에 관여하는 1차적 결합력이라기보다는 오히려 인접한 고분자사슬간에 움직이는 2차적인 원자가력이다. 이것은 다음의 관찰로서 확인된다. 파괴를 일으키는 기계적 응력은 공유결합력보다 훨씬 작다. 고체의 고분자가 외부의 힘에 의해 파괴될 때, 외력에 부과되어 깨지는 것은 그 물질 중에서 가장 약한 결합인 사슬간 2차적인 원자가력이다. 이 약한 힘에 의해 고분자사슬은 서로 넘나들면서 변형, 유동 그리고 결손을 생성한다. 포장필름이 찢어지는 등, 필름 용기가 파괴될 때에는 일반적으로 1차적인 원자가력은 깨지지 않고 고분자의 분자량의 저하도 일어나지 않는다. 많은 시판 필름, 석유, 플라스틱, 탄성체의 사슬 골격을 형성하고 있는 탄소-탄소, 탄소-산소, 탄소-질소간의 공유결합에너지 또는 강도는 모두 70~85 kcal의 범위에 있다. 그러나 이 범위는 〈표 **18 · 7**〉에 나타낸 4개 부분의 고분자의 기계적 강도를 설명하는 데는 충분하지 못하다.

고분자사슬간의 횡방향의 인력을 나타낸 2개의 모델로서, 평행한 연필묶음과 요리된 스파게티의 예가 있다. 연필과 스파게티를 고분자사슬로 나타낸다. 개개의 연필들은 강하고, 한 가닥 한 가닥의 스파게티는 용기 내의 덩어리보다 훨씬 강하다. 접착제, 횡방향의 접착이 없다면 연필묶음은 개개가 떨어져 나가고 스파게티 가닥은 깨짐없이 개개로 나누어진다. 즉, 간단하게 결합시킨 것에는 기계적 강도는 거의 없고, 구성하고 있는 요소 혹은 사슬 자체보다 약하다.

〈표 **18 · 8**〉에는 각각의 고분자와 반복단위의 구조, 고분자사슬의 인력에너지 혹은 응집력의 크기를 열거하였다. 이 크기는 고분자사슬이 4개의 서로 다른 사슬에 둘러싸여 있다고 생각하여 5Å 의 길이의 고분자사슬 중의 모든 기에 대한 인력에너지의 총합으로 계산된다. 고분자는 사슬간 인력증가에 대응한 극성의 증가순으로 열거되어 있다. 이들은 다음의 3부류로 나누어지고 있다.

1.0~2.0 kcal/mol의 응집에너지가 가장 낮은 것이다. 이 에너지를 가지는 고분자는 주로 탄화수소이고, 가장 약한 2차적 원자가력인 분산력만이 사슬간 인력에 관여하고 있다. 이 부류에 들어가는 고체 고분자는 탄성체이고 가장 낮은 기계적 강도를 가지고 있다. 플라스틱은 보다 강한데, 이들의 응집에너지는 2~5 kcal/mol이고 분산력과 쌍극자간 인력을 가지고 있다. 5 kcal/mol 이상의 높은 사슬간 인력은 물질에 높은 강도를 부여하며 이들은 필름, 섬유로서 응용된다. 분산력, 쌍극자간 인력에 첨가되어 2차적인 원자가력 중에서도 가장 강한 수소결합 때문에 이들은 응집력이 높다.

용해도지수와 사슬간 인력의 에너지는 공통된 고분자의 극성의 척도이므로 관련이 있다. 〈표 **18 · 8**〉의 δ_2의 값과 응집력을 비교하면 다음과 같은 직선회귀가 얻어지며 상관계수는 0.90이다.

$$\text{응집력} = -3.34 + 0.64\ \delta_2 \tag{27}$$

〈표 **18 · 8**〉 중에는 2개의 예외가 있다. 폴리에틸렌은 계산한 응집력에 의하면 탄성체에 속하지만, 실제의 기계적 강도에 의하면 보다 강한 플라스틱에 속한다. 폴리비닐알코올은 다른 고분자간의 사슬간 결합력 또는 이론적으로 계산된 응집력으로 볼 때 보다 약한 플라스틱류에

속하지만 섬유 혹은 필름을 형성하는 고분자만큼의 강도를 가지고 있다. 이들 2개의 고분자 사슬은 부드럽고 대칭적이므로 사슬끼리 밀집하여 결합할 수 있다. van der Waals 분자간 인력은 사슬간 거리의 7승에 비례하여 감소한다. 실온에 있어 무정형 고분자의 사슬간 거리는 X선 회절 방식의 halos로부터 얻어진다. 폴리에틸렌에서 5.5Å, cis-폴리이소프렌에서 5.9Å, 폴리이소부틸렌에서 7.8Å이다. 천연 고무분자의 비틀린 배열과 폴리이소부틸렌의 2개의 부피

〈표 18·8〉 다른 고분자간의 사슬간 결합력

고분자 화합물	반 복 단 위	응 집 력 (kcal/mol)	
Polyethylene	$-CH_2-CH_2-$	1.0	ELASTOMERS
Polyisobutylene	$-CH_2-C(CH_3)_2-$	1.2	
cis-Polyisoprene (natural rubber)	$-CH_2-C(CH_3)=CH-CH_2-$	1.3	
Polychloroprene	$-CH_2-C(Cl)=CH-CH_2-$	1.6	
Polyvinyl chloride	$-CH_2-CH(Cl)-$	2.6	PLASTICS
Polyvinyl acetate	$-CH_2-CH(O-CO-CH_4)-$	3.2	
Polystyrene	$-CH_2-CH-$ 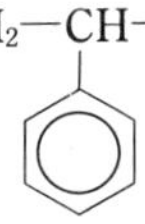	4.0	
Polyvinyl alcohol	$-CH_2-CH(OH)-$	4.2	
Cellulose acetate (secondary)	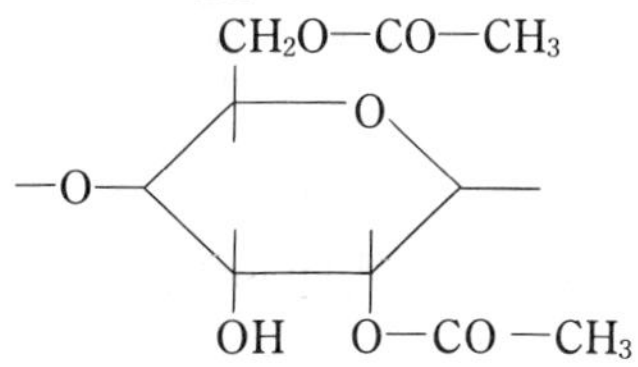	4.8	
Cellulose	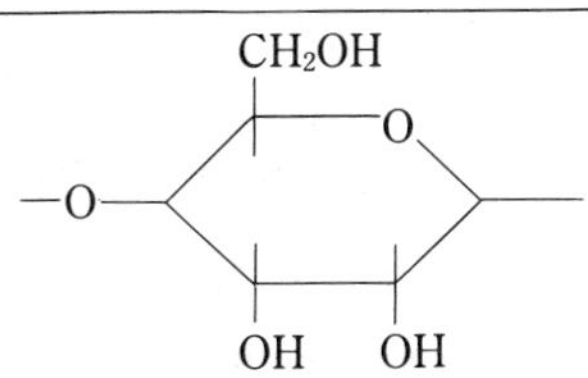	6.2	FILMS and FIBERS
6 Nylon	$-C(=O)-NH-(CH_2)_5-$	5.6	
Silk fibroin	$-C(=O)-NH-CH(R)-$	9.8	

가 큰 메틸기는 사슬간 거리를 증가시켜 부드러운 직쇄상의 폴리에틸렌 사슬보다 사슬간 인력을 작게 하고 기계적 강도를 낮춘다.

요약하면, 기계적 강도가 높은 고분자가 밀집되게 결합하기 위해서는 부드럽고 대칭적인 사슬을 가져야 하고, 치환기의 부피는 작아야 하고, 극성인 관능기를 많이 가져야 한다.

3 결정화도

최대의 기계적 강도를 얻기 위한 최대의 사슬간 인력을 위해 고분자사슬은 가능한 한, 밀접하게 충전되어 인접한 사슬의 극성기가 잘 겹쳐져야 하고 이로써 사슬간에 쌍극자, 수소결합하는 기가 상호작용에 효율적으로 배열을 할 수 있다. 그러므로 기계적으로 강하기 위해서는 고분자는 고도로 결정성이어야 한다. 반대로 보다 약하고 유연한 탄성체로서 이용되는 고분자는 무작위 공중합으로 결정화를 저지함으로써 얻어진다. 폴리비닐알콜은 완전히 확장된 지그재그 구조 내에서 결정화한다. 사슬 방향으로 반복되는 거리는 2.5Å 이고, 이것은 고도로 수소결합한 수산기 층에 해당한다. 이러한 배열과, 비교적 작은 수산기로 부드러운 사슬이 되기 때문에, 폴리비닐알콜은 고도의 결정성을 가지는 고분자가 된다. 폴리비닐알콜은 폴리비닐아세테이트를 가수분해하여 제조된다.

시판품에는 종종 다른 가수분해를 가지는 것이 있어서, 용해도와 강도의 폭이 넓다. 가수분해는 무작위한 과정이고, 잔존하는 아세틸기는 고분자사슬 속에 무작위 분포를 하고 있다. 다음에 나타낸 부분적으로 가수분해시킨 화합물은 근본적으로 폴리비닐알콜과 폴리비닐아세테이트의 무작위 공중합체이다.

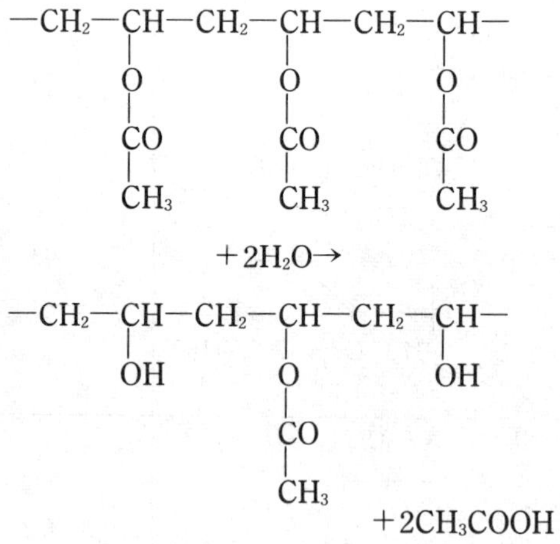

아세틸잔기는 부피가 크므로 인접한 사슬간의 거리를 넓혀 그 물질의 밀도와 결정성을 낮춘다. 이들은 또 사슬간 분산력을 감소시켜 인접 사슬간의 수소결합할 수산기의 짝지음을 방해하여 기계적 강도를 낮추고, 기체 투과성을 증대시킨다. 폴리에틸렌은 사슬이 완전히 넓혀진 평면상의 지그재그 구조로 축이 상호평행으로 결합하여 결정화한다. isotactic polypropropylene (다음 항을 참조)은 나선구조를 한 사슬로 결정화하여 회전당 3개의 반복단위를 가진다. 에

틸렌과 프로필렌이 40/60~60/40의 비율인 무작위 공중합체에서 사슬은 폴리프로필렌의 지그재그 격자, 혹은 나선격자의 어디에서도 합해진다. 용융물을 냉각하면, 사슬은 불규칙해지고 이 공중합체는 무정형이 된다. 이것은 추출물을 함유하지 않은 곳에 첨가되어 구정(spherulite)을 생성하지 않으므로 투명도를 상승시킨다. 게다가 이들의 영률 혹은 응고성은 낮아진다. 2종의 결정성이 있는 단독 중합체 수지보다 높은 충격 저항을 나타낸 탄화수소계 플라스틱에 공존하고 있는 낮은 수증기 투과성을 가지고 있으므로 폴리올레핀은 정제수, 주사용 액제의 용기로서 유용하다. 짧은 사슬분지는 고체 고분자의 결정성을 방해하고 그들을 기계적으로 약하게 한다. 중합과정으로 폴리에틸렌은 거의 직쇄(고밀도 폴리에틸렌, HDPE)를 이루고, 결정성이 좋고 기계적으로 강한 플라스틱이 된다. 또, n-부틸 혹은 펜틸기에 측쇄가 형성되면 결정성은 낮아지고, 밀도가 저하되고 약하고 유연한, 보다 투과성이 높은 플라스틱(저밀도 폴리에틸렌, LDPE)이 된다. HDPE는 용기로서, LDPE는 포장필름으로서 이용된다. 또 중 정도의 밀도의 폴리에틸렌 수지도 있다. 〈표 18 · 9〉는 폴리에틸렌 분지가 그들의 성질에 미치는 영향을 나타내고 있다.

〈표 18 · 9〉 폴리에틸렌의 결정성과 다른 특징에의 짧은 사슬분지 영향

성 질	…의 폴리에틸렌 수지		
	저 점 도 (LDPE)	중 점 도	고 점 도 (HDPE)
Methyl groups per 1000 C atoms	83~46	46~8	0
Density (g/cm^3)	0.910~0.925	0.926~0.940	0.941~0.965
Crystallinity (%)	37~50	50~62	62~75
Tensile modulus (psi×10^{-3})	8~25	25~55	60~150
Permeability* to :			
Oxygen	3.4~1.5	1.4~0.9	0.8~0.5
Carbon dioxide	12.5~5.4	5.1~3.0	2.8~1.0
Water vapor	65~42	39~29	26~15

*투과 속도, $\frac{(\text{cm}^3 \text{ 가스, STP})(\text{cm 두께})}{(\text{cm}^2 \text{ 면적}) \sec(\text{cm Hg})10^{10}}$

분지의 길이는 1000개의 탄소원자당 메틸기의 수로서 IR로 측정 가능하고, 그 메틸기가 1개의 분지를 나타낸다. 분지는 사슬의 조밀한 충진, 결정화를 저해하므로 고분자 중의 결정성 부분을 줄이고, 무정형 혹은 불규칙한 영역이 밀도가 낮은 부분을 차지할 비율을 증대시킨다. HDPE와 비교했을 때 LDPE의 큰 유연성은 이것이 보다 탄성률의 낮음을 나타낸다.

고분자를 통한 확산은 주로 무정형 영역에서 일어나고, 이에 비해 결정성 부분은 비교적 물질에 대해 비투과적이다. 따라서 기체나 증기에 대한 투과성은 결정성 혹은 밀도가 저하함에 따라 증대하고, HDPE에서는 가장 낮다.

고분자 시료의 ρ_{obs} 혹은 그 역수인 비용적 ν_{obs}를 측정하면 그것이 어느 정도 결정성인지, 즉 결정성 부분의 중량분율 α, 다시 말하면, 무정형 부분의 비율 $1-\alpha$를 계산할 수 있다. 여기서

100α는 결정화 백분율을 나타낸다. 비용적은 가성성을 나타낸다. 융점 이상의 어느 다른 온도에서의 용융고분자의 비용적을 실온에 외삽하여 얻어진 완전히 무정형의 고분자의 비용적을 ν_{am}으로 하고, X선회절로 얻어진 단위격자의 크기로부터 계산된 완전히 결정질인 고분자의 비용적을 ν_{cr}로 하면,

$$\alpha = \frac{\nu_{am} - \nu_{obs}}{\nu_{am} - \nu_{cr}} \tag{28}$$

예제 7. 폴리에틸렌에 대해 25℃에 있어서 $\rho_{cr} = 1{,}000$, $\rho_{am} = 0.861\ g/cm^3$이다. 그러므로 $\nu_{cr} = 1000$, $\nu_{am} = 1.161\ cm^3/g$이다. $\rho_{obs} = 0.912$인 저밀도 시료와 $\rho_{obs} = 0.933\ g/cm^3$인 중 정도의 밀도를 가진 시료의 결정성 백분율을 계산하라.

풀이 LDPE에 관하여는

$$\alpha = \frac{1.161 - 1/0.912}{1.161 - 1.000} = 0.401$$

중 정도 밀도의 시료에 관하여는

$$\alpha = \frac{1.161 - 1/0.933}{1.161 - 1.000} = 0.554$$

가 된다. 그러므로 LDPE에서는 40%가 결정성이고, 60%가 무정형이며, 중정도 밀도의 것에서는 55%가 결정, 45%가 무정형이다.

4 입체규칙성

플라스틱 바이얼의 제조에 이용되는 시판 폴리스티렌과 폴리메틸메타아크릴산, 폴리비닐초산과 같은 다른 종류의 비닐 단독 중합체는 분자사슬이 거의 혹은 전부 분지가 없다고 해도 결정화할 수 없다. 비닐계 고분자에 있어서는 사슬을 형성하고 있는 1개의 탄소원자는 본질적으로 부대칭이지만, 광학활성을 나타내지는 않는다.

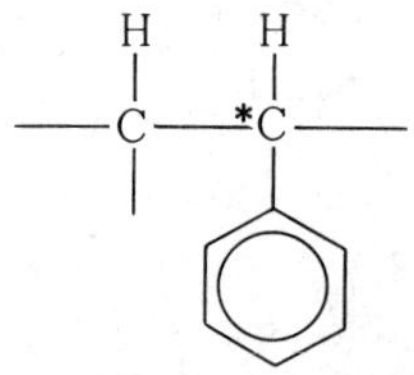

중합방법과 조건에 의해 서로 다른 배열과 다른 물리적 성질을 가진 3형태의 단독 중합체가 합성된다. 평면에서 지그재그의 구조를 하고 있는 폴리스티렌 분자의 주 사슬에 관해서는 페닐기는 모두 주 사슬에 대해 같은 쪽에 위치하므로 모든 페닐기가 주 사슬면의 상하에 있게 된다.

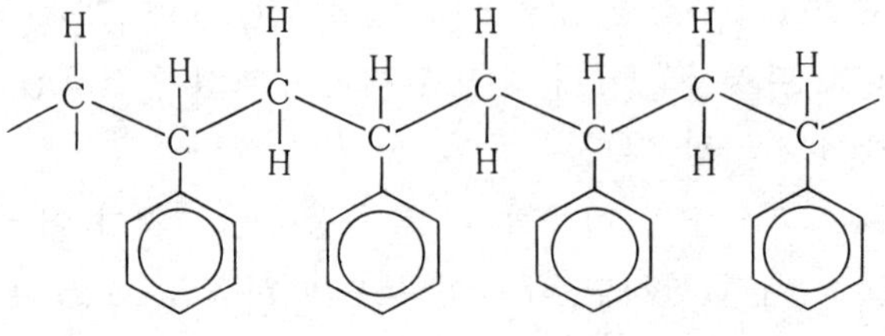

이 배열에서는 모든 제3급 탄소원자는 같은 배치를 하고, 모두가 d-(-dddddd-)(혹은 l-)이다. 이것을 **isotactic** 형이라고 한다. syndiotactic한 배치에서는 서로 다른 골격면 위, 아래에 위치한다.

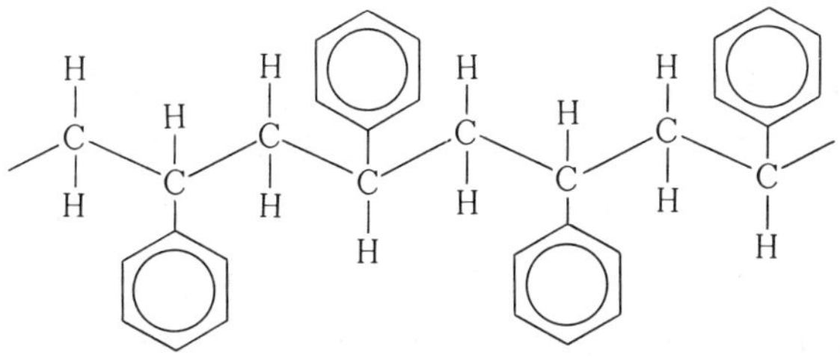

syndiotactic한 중합체는 -dldldl-형의 공중합체이다. 이들 두 종류의 중합체는 일반적으로 알루미늄 알킬과 염화 티타늄의 혼합물과 같은 지글러-나타(Ziegler-Natta) 촉매를 이용해 입체특이적, 입체규칙적, 혹은 배위 중합법으로 합성된다. isotactic, syndiotactic한 중합체는 그들의 규칙적인 구조로 결정화한다. 이들 구조의 이론적인 중요성과 그 중합체의 상업적인 중요성이 인정되어 지글러와 나타는 1963년에 노벨상을 수상하였다.

atactic 고분자는 부재 탄소원자의 배치에 규칙성이 없다. 치환기는 골격면의 위아래에 불규칙하게 배치된다. atactic한 고분자는 -dlddldll-로 나타내는 것처럼 불규칙한 공중합체이고 입체규칙성이 없으므로 결정화할 수 없다. 자유라디칼이 부가한 중합은 일반적으로 atactic한 공중합체를 생성한다. 입체규칙성이 고분자의 물리적 성질에 어느 정도의 영향을 미치는가를 〈표 18·10〉에 열거하였다.

〈표 18·10〉 고분자 특성에 대한 입체규칙성의 영향

고분자 화합물	밀 도 (g/cm³)	융점 또는 연화온도 (℃)
Polypropylene		
atactic, amorphous	0.85	75
isotactic, crystalline	0.93	160
syndiotactic, crystalline	0.90	138
Polystyrene		
atactic, amorphous	1.06	100
isotactic, crystalline	1.11	235

5 형태학(morphology)

결정성인 부분은 **미소결정**(crystallite)이라고 한다. 이것은 더욱 불규칙적인 무정형의 영역과 번갈아서 나타난다. 단순 고분자사슬은 몇몇의 결정형과 무정형의 영역으로 연결되어 있다. 고분자가 융해물 또는 용액으로부터 필름 또는 성형된 형태로 만들어질 때 증발되는 용액이나

냉각되는 용융물의 여기저기에서 핵을 형성하면서 결정화가 시작된다. 핵은 임의의 나선이나 엉켜진 형태로 선상으로 이어진 사슬의 조각을 형성하고, 스스로 질서 있는 격자로 정렬한다. 결정화는 이들 핵이 용매가 모두 증발되거나 용융물이 모두 고형화될 때까지 결정체가 자라면서 진행된다.

인접하고 있는 결정부분이 성장할 때, 결정부분을 형성하는 사슬의 주변 조각들은 결정부분으로 포함되지 않고 불규칙적인 상태로 외부에 남아 있게 된다. 이 부분이 결정부분의 사이에 들어가서 고정되므로 서로 연결되어 격자를 형성할 수 없게 된다. 이와 같은 고체가 냉각되면 그 조각들은 불규칙한 배열 그대로 동결되어 무정형의 영역으로 된다. 만약 고분자가 주형에 넣어져서 매우 서서히 냉각된다면 더 많은 조각들이 결정체로 연결되어 배열될 수 있게 되나, 급하게 냉각시킨다면 충분한 배열을 할 수 없을 정도로 고화가 빨리 일어나게 되어 무정형의 영역으로 되는 부분이 많아져 결과적으로 결정성을 저하시킨다. 이러한 해석은 부드럽고 측쇄나 치환기가 없는 대칭적 구조를 갖는 고분자인 HDPE도 80Å 이상의 결정성을 갖기 어려운 이유가 된다.

전자현미경상 얇고 평평한 능면체(菱面體) 판상정으로 관찰되는 HDPE의 단순결정은 매우 희박한 고분자용액(~0.1%)을 아주 서서히 냉각시킬 때 형성된다. 전자회절 측정에 의해 HDPE나 다른 고분자의 단순결정에서의 고분자사슬이 이러한 박층면에 직각으로 배열하는 것을 알 수 있다. 판상정이 단지 100Å의 두께를 갖는 반면 확장된 배열에서의 고분자는 적어도 1000Å²의 길이를 가지므로 이러한 단순결정에서 고분자사슬은 반복적으로 중첩되어 있다. 고분자사슬의 중첩은 많은 합성고분자의 결정체에서 나타나고 있다.

(1) 구정(spherulites)

합성고분자의 결정화는 종종 구정이라고 하는 다결정성의 집합체를 생성한다. 이것은 구형이며, μm 이하부터 수 mm에 이르는 범위의 지름을 가진 섬유성 결정의 방사대칭구조로 배열되어 있다. 현미경하에서 관찰되는 마이크로톰(microtome) 절편은 수레바퀴의 살처럼 구정의 중심에서부터 방사상으로 퍼진 섬유 또는 깃털상을 볼 수 있다(그림 **18 · 11**). 구정은 플

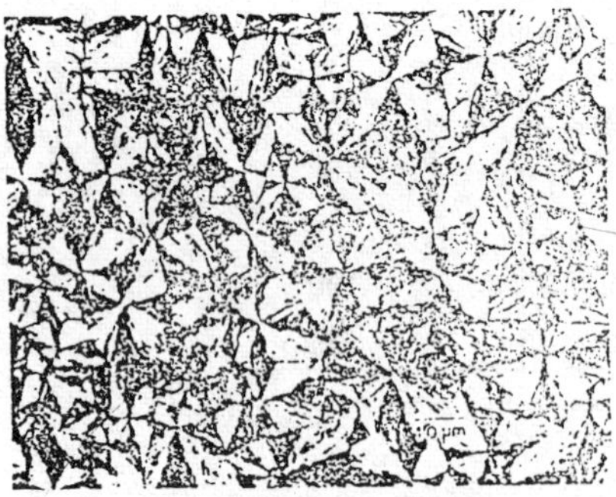

(a)

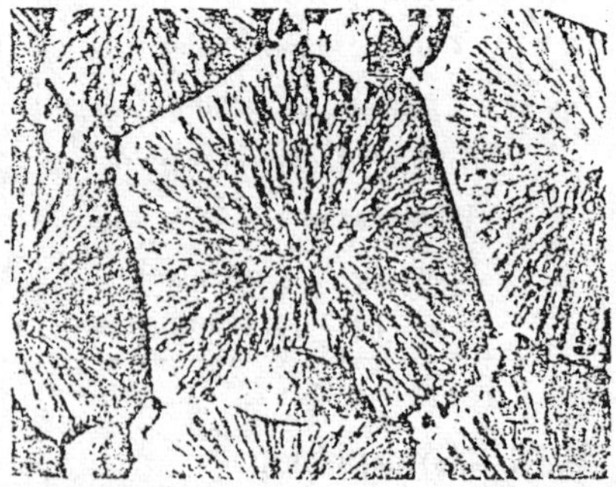

(b)

〈그림 *18 · 11*〉 (a) 융해물의 얇은 필름으로부터 결정화시킨 폴리에틸렌 구정 (서로 교차하는 편광프리즘 사이를 투과전자현미경 사진으로 특징적인 消像交差가 보인다.)
(b) 융해물의 얇은 필름으로부터 결정화시킨 동일배열(isotactic)의 폴리프로필렌 구정 (경사반사광으로 본 현미경 사진으로 방사성 섬유조직을 보인다.)

라스틱에서는 많이 볼 수 있다. 그것이 왜 형성되는지는 잘 알려지지 않았으나, 그것들은 성장하고 있는 다른 구정과 합축할 때까지 중심으로부터 바깥쪽을 향하여 자란다. 각각의 고분자사슬은 꺾여져서 섬유의 축이나 구정의 방사상에 직각으로 배열된다. 녹아 있는 플라스틱을 서서히 냉각시키면 드물기는 하나 큰 구정이 형성되고, 급랭하거나 핵형성 시액을 첨가하면 크기가 작은 구정이 많이 형성된다. 구정들간의 경계는 압력하에서 부서지기 쉬운 약한 부분이기 때문에 큰 구정은 플라스틱의 강도와 단단함을 감소시켜서 부서지기 쉽게 하는 경향이 있다. 다행히도 인접한 구정의 섬유간에는 경계선을 넘어 중복되거나 침투되면 서로 연결되고 경계면을 보강하는 효과가 생기기도 한다. 구정은 폴리에틸렌병을 불투명하게 하는 원인이 된다.

(2) 미세결정 셀룰로오스(microcrystalline cellulose)

셀룰로오스의 형태는 전적으로 결정성인 부분만으로 이루어진다. 제조법은 다음과 같은 단계로 되어 있다. 천연 셀룰로오스를 희석한 무기산으로 처리하면 무기산이 상대적으로 밀도가 낮으므로 비교적 빨리 무정형이고 무질서한 영역으로 침투하고, 셀룰로오스 사슬부분을 가수분해하여 수용성인 조각으로 만든다. 그 산이 규칙적이고 밀도가 높은 결정부분까지 침투하기 전에 잘 세척하면 결정성인 부분을 손상시키지 않도록 한다. 또한 무정형 부분을 구성하던 셀룰로오스의 가용성 분해산물을 세척한다. 남아 있는 결정성의 부분은 더이상 무정형 영역의 조각들에 의해 연결되지 않도록 한다. 결정성 부분을 습식분쇄하여 그 수성 현탁액을 분사건조시킨 후 정제의 부형제에 쓰이는 소섬유다발 같은 해면상의 다공성 응집물이 되도록 한다. 계속해서 절단시키면 응집물 다발이 각각 평균 길이 0.3 μm, 넓이 0.02 μm의 침상 또는 봉상의 결정으로 깨어진다. 이러한 콜로이드성 입자는 물과 다른 액체에게 요변성(thixotropy)을 갖게 하고 고농도에서는 반고체를 형성한다.

6 배향(orientation)

섬유를 가열하에서 또는 가열하지 않고 당겼다 폈다 하면 영구적인 신장 또는 저온류(cold flow)를 발생시키고, 신장된 방향(예를 들면, 섬유축에 대해 평행한 방향)으로의 고분자사슬과 결정의 정렬 또는 배향을 증진시킨다. 냉연신(cold drawing, 冷延伸)이라고 불리는 이러한 배향과정은 고분자의 융점 이하이나 유리전이온도보다는 높은 온도에서 진행된다(다음 항을 참고). 냉연신은 종종 결정을 녹이거나 평행배향으로 변형시키는 원인이 된다. 심지어는 비결정성 고분자도 연신(drawing)에 의해 배열될 수 있다. 결정화할 수 있는 고분자는 그 사슬이 서로에게 평행한 배열을 할 때 더 넓게 결정화된다. 연신은 고분자의 강도와 견고함을 증가시킨다.

평평한 주형을 통해 압출된 필름이 압출된 방향으로 신장될 때의 배열은 그 방향으로의 강도는 증가시키나 수직방향으로의 강도와 쪼개지는 경향은 감소시킨다. 그러므로 필름은 두 방향으로 배열된다. 예를 들면, 그것은 압출방향과 그 직각방향으로 동시에 신장된다. 이것은 원형의 슬릿을 가진 주형을 통과시켜 필름을 압출시키거나, 관상의 필름을 내부로부터 고형화시키는 영역을 향하여 가하는 공기압축으로 신장시키면 보다 쉽게 할 수 있다.

7 융해와 결정화의 열역학

전에 용매-고분자의 2 성분계에 적용되었던 식 (17)은 여기서는 고분자 하나로만 구성된 1 성분계의 가역과정을 나타내기 위해 적용된다.

$$\begin{matrix}\text{liquid,} \\ \text{amorphous} \\ \text{polymer}\end{matrix} \underset{\text{melting or fusion}}{\overset{\text{solidification and crystallization}}{\rightleftharpoons}} \begin{matrix}\text{solid,} \\ \text{crystalline} \\ \text{polymer}\end{matrix}$$

$$\Delta F_f = \Delta F_f - T\ \Delta S_f \tag{17a}$$

첨자들은 m은 혼합(mixing), f는 융해(fusion), cr는 결정화(crystallization)로의 변화를 나타낸다.

(1) 결정화열과 융해열

결정화 또는 고체화의 잠열 ΔH_{cr}는 그 과정이 발열과정이기 때문에 음의 부호를 가진다. 이는 2차결합력을 이용한 사슬간의 인력의 증가에 의해 결정화가 진행되는 동안 방출되는 결합에너지를 의미한다. 고분자가 고체화될 때 그 사슬은 스스로 질서 있는 격자를 이루며 배열되고, 인접한 사슬간의 극성기가 결합되며 분자간의 거리는 감소된다(즉, 밀도의 증가). 이 두 가지 요소로 분산력과 쌍극자력에 의한 인접분자간의 2차결합형성은 최대화된다. 쌍극자력은 극성기의 존재에 의존하는데, 이는 용해도 파라미터(solubility parameter)로 추정된다.

ΔH_f는 고분자 융해물에서 이웃 사슬간의 2차결합이 깨지면서 공급되는 에너지이다. 고밀도 폴리에틸렌은 －1850 cal/mol mer의 결정화열과 ＋1850의 융해열을 가진다. 저밀도 폴리에틸렌의 값은 위의 약 반 정도 되는데, 이것은 결정성이 낮기 때문이다. 결정성이나 반결정성 고분자에서 고체시료의 융해과정에서 ΔH_f를 측정하고 다시 고형화하는 과정에서 ΔH_{cr}를 측정하였을 때 그 융해-고형화의 과정 전후에 그 결정도가 같으면 그 융해열과 결정화열은 동일한 절대값을 가진다. 만약 그 과정에서 더 높은 결정성이 생기거나 한다면 그에 상응하는 엔탈피(enthalpy)의 변화가 생겨서 더 큰 절대값을 갖게 된다. 고분자에 관해 보고된 대부분의 열역학적 자료는 결정화 과정보다 융해 과정에 관한 것이 많다.

전이온도(고형화와 융해온도, 유리전이온도, 열분해온도), 비열과 융해열, 결정성 고분자인 경우 결정화열 등은 시차열분석법(differential thermal analysis, DTA)이나 시차주사열량측정법(differential scanning calorimetry, DSC)으로 측정된다. DTA에서는 시료와 열적으로 불활성인 표준품이 미리 정해진 속도로 가열 또는 냉각되고, 이 때 두 물질간의 온도차가 온도의 함수로 기록된다. DSC에서는 시료가 온도프로그램에서 주어진 온도를 유지하는 데 필요한 열량이 가해진 힘이나 열의 흐름으로 측정된다.

〈표 18 · 11〉 여러 가지 고분자의 융점, 융해열과 융해엔트로피, 그리고 유리전이온도

고분자 물질	T_{MP} (℃)	ΔH_f (cal/g)	S_f (cal/g °K)	T_g (℃)	$\left(\frac{T_g, °K}{T_{MP}, °K}\right)$
Polydimethyl siloxane (silicone rubber)	−40	4.3	0.02	−121	0.65
Polybutadiene (1, 4-*cis*)	−2	40.6	0.15	−95	0.65
Polyisoprene (*cis*, natural rubber)	26	15	0.05	−68	0.68
Polyethylene (HDPE)	139	66	0.16	−70	0.49
Polypropylene (isotactic)	186	62	0.13	−18	0.55
Polystyrene (isotactic)	240	20.5	0.04	85	0.69
Polyethylene terephthalate	265	30	0.06	69	0.64
Polyhexamethylene adipamide (66 nylon)	265	48	0.09	53	0.61
Polytetrariuoroethylene (Teflon)	365	13.7	0.023	126	0.67

ΔH_f 값의 예가 〈표 18 · 11〉에 제시되어 있다. 이 자료는 더 정확한 비교를 위해 cal/mole의 단위보다는 cal/g의 단위로 주어져 있다. 폴리에틸렌과 폴리에틸렌 테레프탈레이트의 반복단위는 28과 192의 분자량을 가지고 있다. 각각의 같은 부피 또는 사슬길이에 대하여 cal/g으로의 융해열은 66과 30이다. 즉, 폴리에틸렌의 ΔH_f 값은 폴리에틸렌 테레프탈레이트의 거의 2배이다. cal/mol의 단위로 보면 그 값은 1850과 5760으로 후자가 전자보다 3배 이상 큰 ΔH_f를 갖게 된다.

폴리에틸렌은 그 사슬이 부드럽고 대칭적이어서 서로 가까이 밀집될 수 있기 때문에 극성기가 별로 없음에도 불구하고 높은 융해열을 가진다. van der Waals인력은 그 거리의 7제곱에 반비례하기 때문에 분자간 거리가 가까우면 분자간 인력이 커지고 높은 ΔH_σ를 갖게 된다.

(**2**) 결정화와 융해의 엔트로피

고분자에 한해서 생각한다면 혼합과 융해의 엔트로피는 거의 같다. Boltzmann의 관계식 $S = R \ln W$를 융해과정에 적용시키면,

$$\Delta S_f = S_l - S_s = R \ln W_l - R \ln W_s = R \ln (W_1/W_s) R \ln W_1 \qquad (29)$$

이 된다. 여기서 l은 액체상태로 융해한 또는 무정형 고분자를 나타내고 s는 고형의 결정성 고분자를 나타낸다. W는 가능한 사슬구조의 수를 나타내는데, 결정성 고분자에서는 약 1개의 안정한 격자구조를 가지므로 1이 된다. 이것과는 대조적으로 용융한 또는 액체의 고분자 골격에 있어서는 결합에 관여하는 회전의 자유도 때문에 W_l의 값이 매우 크므로 $W_l \gg W_s$, $W_l/W_s \gg 1$이고 ΔS_f는 (+)값이 된다. 식 (17a)에 의하면 (+)의 엔트로피변화는 그 과정에 대한 자유에너지 변화를 음으로 하도록 작용하여 그 과정이 자발적으로 일어나게 한다. 이것은 무질서의 방향으로 가게 하는 보편적인 경향의 일례이다. 배열 또는 결정화라고 하는 역과정은 융해에 의한 회전의 자유도의 보호와 엔트로피의 변화에 대항하는 것이 된다. 폴리에틸렌에

대해서는 다음과 같다.

$$\Delta S_f = +4.5 \text{ cal/mol mer °K}$$
$$\Delta S_\sigma = -4.5$$

S_l 과 ΔS_f의 크기는 W_l 에 의존하고 이것은 사슬의 유연성과 사면체구조의 탄소-탄소결합각의 범위 내에서 사슬결합의 주위를 회전하는 자유도에 의존한다. 〈표 **18 · 11**〉에 나타낸 것처럼 폴리에틸렌에 대해서는 ΔS_f는 높다. 폴리프로필렌과 폴리스티렌의 사슬 중의 1개의 탄소 원자상에 있는 메틸기와 특히 큰 페닐기 측쇄는 사슬의 결합부위의 자유회전을 방해하고, 이들의 사슬이 용융상태 혹은 용액상태일 때 가능한 구조의 수를 감소시킨다. 그러므로 폴리프로필렌과 폴리스티렌의 용해 엔트로피는 폴리에틸렌의 값보다 각각 19%, 75% 정도 낮다. 고분자 골격 중의 올레핀 이중결합과 페닐렌환은 폴리이소프렌과 폴리에틸렌 테레프탈레이트의 사슬을 비교적 단단하게 하고 W_l과 ΔS_f의 값을 약간 저하시킨다.

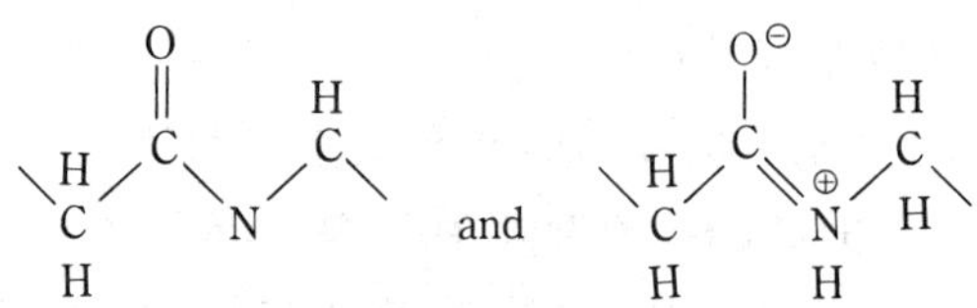

위에 나타낸 2개의 공명에 의해 C—N결합에 일부 이중결합의 성질이 생겨 아미드기와 2개의 탄소원자에 공평면성(coplanarity)이 생기는데, 이 때문에 폴리펩티드를 함유한 폴리아미드가 견고해지고 낮은 ΔS_f값을 갖게 된다. $F_2C—CF_2$의 결합 주위의 회전을 방해하는 전위에너지(potential energy) 장벽은 $H_2C—CH_2$ 결합의 경우보다 더 크기 때문에, 이에 의하여 폴리테트라플로로에틸렌의 사슬은 매우 단단해지고 융해 엔트로피는 낮아진다.

(3) 융 점

고체상의 결정성 분자와 액상의 무정형 분자의 전이는 그들의 결정융점에서 일어난다. 2개의 상반되는 요소가 자유에너지 변화와 융점에 영향을 주는, 즉 융해와 결정화를 촉진하는 원인이 된다.

만일 ΔF_f의 값이 음이라면 융해는 자발적으로 일어난다. 식 (17a)에 의하면 ΔF_f는 ΔH_f, ΔS_f와 온도에 의존하고 있다. 융해는 흡열반응이므로 ΔH_f는 양이고, 융해열이 높으면 F_f는 양이 되어 융해는 불리해지고 결정화가 유리해진다. ΔS_f도 양이지만 식 (17a)에서 $T\,\Delta S_f$의 곱에는 음의 부호가 붙어 있으므로 이 항은 ΔF_f에 대해서는 음의 기여를 한다. 그러므로 높은 엔트로피와 높은 온도는 융해를 촉진하고 결정화를 방해한다.

융점 이하에 있어서는 ΔH_f(양의 값)의 절대값은 $T\,\Delta S_f$(이것도 양의 값이지만 음의 부호가 붙어 있으므로 ΔF_f에 대해서는 음의 기여를 한다)의 절대값보다도 크다. 그러므로 그 차인 ΔF_f는 양이 되고 융해는 자발적으로 일어나지 않게 된다. 그럼에도 불구하고 용융 고분자의 고형화와 결정화는 그들의 결정융점 이하에서 자발적으로 일어나고, ΔF_σ가 음이므로 평형상태는 고체인 결정상태이다. ΔH_f도 ΔS_f도 온도에는 크게 의존하지 않는다. 그러므로 T와 $T \Delta S_f$가 증가함에 대해 ΔF_f는 작아지게 된다. 융점에 있어서는 $\Delta F_f = 0$이고 융점 이상에서는 음이 된다. 그러므로 융점 이상에서는 자발적으로 일어나고, 이 때 고분자의 평형상태는 용융상태, 액체상태 또는 무정형의 상태이다. 결정융점에 있어서는 고체와 액체의 고분자가 평형상태에 있고 $\Delta F_{cr} = \Delta F_f = 0$이다. 그러므로 식 (17a)로부터

$$T_{MP} = \Delta H_f / \Delta S_f \tag{30}$$

예제 8. 고밀도 폴리에틸렌의 융해잠열은 1850 cal/mol mer이고 결정융점은 139℃이다. 융해 엔트로피를 계산하라.

풀이 $T_{MP} = 139\,℃ + 273 = 412°K$

식 (30)으로부터,

$$\Delta S_f = \Delta H_f / T_{MP}$$
$$= (1850 \text{ cal/mol mer})(1/412°K) = 4.49 \text{ cal/mol mer}$$

가 된다. 이 값을 〈표 **18 · 11**〉의 값과 비교하기 위해 mer 또는 반복단위, 즉 $CH_2—CH_2—$의 분자량이 28이 되는 것을 고려하면,

$$\Delta S_f = (4.49 \text{ cal/mol mer °K})(\text{mol mer}/28\text{g}) = 0.16 \text{ cal/g°K}$$

가 된다.

분자량 또는 결정부분의 크기가 감소할 때 고분자의 융점은 어느 정도 저하된다. 시판 고분자의 대부분에 일정 범위의 분자량과 크기가 다른 미소결정들이 존재하므로 그들의 융점은 저분자량의 결정성 물질처럼 정확한 값이 되지는 않는다.

실제적으로는 융점에 따라서 고분자를 선택하여 사용하기도 한다. 많은 수지들은 용융상태에서는 부피가 증가한다. 열분해는 고온에서 더욱 광범위하게 일어나므로 섬유화의 관점에서 보면 낮은 융점, 낮은 조작온도가 더 바람직하나, 최종적인 용도의 면에서는 높은 융점인 것이 더 좋다. 예를 들면 121℃에서의 증기멸균과 높은 온도하에서 건열멸균을 하면 폴리에틸렌용기는 연화되고 용융된다. 반면에 폴리프로필렌 용기는 그 융점이 173℃에서 145℃의 범위이고 열변형온도가 145℃이므로 증기멸균이 가능하다.

8 유리-고무 전이

atatic 폴리스티렌과 SBR(styrene-butadiene rubber, 76% 부타디엔과 24% 스티렌의 랜덤 공중합체)는 결정화될 수 없다. 그러나 실온에서 무정형 폴리스티렌은 딱딱하고 부서지기 쉽다. 반면 SBR는 부드럽고 신장성이 있다. 전자를 '유리(glass)'상태라 하고 후자를 '고무(rubber)'상태라 한다. 온도를 낮추면 SBR는 −62℃를 중심으로 한 좁은 온도 범위 내에서 가역적으로 유리상(딱딱하고 부서지기 쉬운)으로 변한다. 열을 가하면 폴리스티렌도 가역적으로 90℃를 중심으로 좁은 온도 범위에서 고무상(부드럽고 신장성이 있는)으로 변화한다. 유리상 고분자가 열을 받아 고무상 고분자가 되고, 고무상 고분자는 냉각에 의해 유리상 고분자가

되는 온도를 유리전이온도 T_g라 한다.

SBR와 폴리스티렌의 고무상태에서 기계적 성질은 다소 유사하다(SBR는 −62℃ 이상, 폴리스티렌은 90℃ 이상일 때). 그들의 경도는 추잉검과 같은데 추잉검의 중요한 구성요소는 trans-폴리이소프렌의 정제되지 않은 형태를 가지는 치클이라고 하는 것이다. 위의 두 고무상 고분자는 인장강도가 낮고 탄성률이 작으며(102 psi, psi = 1bs/in^2) 매우 높은 신장성을 가진다. SBR와 폴리스티렌의 유리상태에서 기계적 성질 역시 유사하다(각각 T_g 이하의 온도일 때). 둘 다 비교적 높은 인장강도와 높은 탄성률(105 psi), 매우 낮은 신장성을 나타낸다. 두 고분자의 탄성률에 대한 온도의 영향을 〈그림 **18 · 12**〉에 나타냈다.

유리전이온도에서 탄성률은 급격히 변화한다. 152℃의 온도축을 따른 이동은 2개의 곡선을 겹쳐지게 한다. 두 고분자 사이의 큰 차이는 대부분의 플라스틱에 사용되는 폴리스티렌인 경우, 실온에서는 T_g 이하가 되고 따라서 유리상태이다. 반면 탄성체인 SBR의 경우 실온에서는 T_g 이상이 되어 고무상태이다.

고무상태의 고분자는 매우 점착성인 액체이고, 사면체 구조의 결합각의 구속 범위 내에서 골격의 탄소-탄소결합 주위의 비교적 자유로운 회전이 가능하다. 온도는 대부분의 결합들이 회전에 대항하여 전위에너지 장벽을 극복하기에 충분하다. 회전이 자유로워지면 사슬은 유연해지고, 부분적 또는 미소 브라운 운동, 그리고 고분자용액에서 고찰한 사슬의 구조변화를 일으킨다. 부분이동성은 고무상의 액체 고분자가 점착성이 높기 때문에 용액상태에서보다는 더 작아진다.

온도가 점차 낮아짐에 따라 회전에 대한 전위에너지 장벽을 극복할 수 있는 결합의 수는 감소하고, 따라서 부분 이동도 감소한다. 유리전이온도에서 회전 또는 미소 브라운 운동은 같이 정지한다. 즉, 사슬구조도 T_g 이하에서는 동결되며 남은 움직임은 원자들의 평형위치 주위에서의 진동일 뿐이다. 고분자가 T_g 이하의 온도에서 응력을 받을 때, 고정되고 아무렇게나 꼬여 있는 사슬들은 서로 결합하려는 성질을 대부분 잃게 된다. 저온류에 의한 파괴가 선행되지

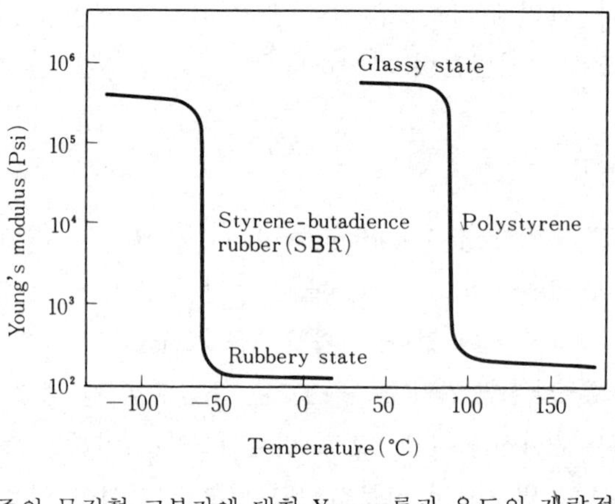

〈그림 *18 · 12*〉 두 종의 무정형 고분자에 대한 Young률과 온도의 개략적인 플롯 실온에서 폴리스티렌은 유리상태(부서지기 쉬운 고체)이고, SBR는 고무상태(부드럽고 점성이 큰 반고체)이다.

않았기 때문에, 파괴시의 신장률은 작아지고 고분자는 부서지기 쉬워진다.

무정형 영역을 가지는 부분적 결정성 고분자는 순수한 무정형 고분자처럼 유리-고무 전이를 한다. 대부분 시판되는 결정성 고분자는 일부분 반결정성과 반무정성을 가진다. 그러한 반결정성 고분자는 두 개의 특징적인 전이온도를 가지고 있는데, 하나는 무정성인 부분의 T_g이고 하나는 결정성 부분의 결정융점(crystalline melting point, T_{MP})이다. T_g는 항상 T_{MP}보다 낮다. 탄소-탄소 골격 결합 주위의 회전을 제한하는 인자들, 예를 들어 폴리스티렌의 부피가 큰 측쇄의 페닐기 같은−이 사슬을 더 굳게 만든다. 그것들은 무정형 영역의 부분이동성을 제한함으로써 T_g를 상승시키고 용융물 중의 부분이동성을 감소시키므로 T_{MP}를 증가시킨다. 따라서 융해 엔트로피도 증가한다(앞의 논의를 보라). 사슬간 인력이나 응집력을 증가시키는 극성의, 특히 수소결합하는 관능기들은 T_g를 증가시키고, 융해열을 증가시킴으로써 T_{MP}를 증가시킨다. 두 개의 전이온도가 같은 인자의 영향을 받기 때문에 이들 값은 관련성이 있다. 〈표 **18 · 11**〉을 보면 T_g/T_{MP}의 비는 폴리에틸렌(또한 염화 폴리비닐리덴)과 디메틸실리콘 같은 대칭적 사슬을 가진 고분자에서는 1/2이고, 주쇄의 탄소원자가 두 개의 동일한 치환기를 가지지 않은 고분자에서는 2/3이다. 이 때 두 개의 온도는 절대온도 단위로 표현된다.

열역학적 관점에서 상변화로서의 융해는 일차전이이다. 즉, 융점에서 $\Delta F_f = 0$이다. 일차열역학 함수, 즉 부피 V 또는 밀도와 그것들의 역수, 비용적 v, 엔트로피, 엔탈피 같은 성질들은 결정성 고분자의 융점에서 뚜렷한 불연속성을 나타낸다. 엔탈피의 경우 그 차가 융해열을 포함하고 있다(그림 **18 · 13** Ⓐ). 유리전이는 이차전이와 같다고 생각된다. 무정형 고분자의 T_g에서 이들의 일차함수는 온도에 대하여 플롯했을 때 기울기 변화만이 일어난다(그림 **18 · 13** Ⓑ).

유도된 열역학 도함수는 다음과 같다. 열용량

$$C_p = \left(\frac{H}{T}\right)p$$

입방 열팽창계수

$$\alpha_v = \frac{1}{V}\left(\frac{V}{T}\right)p \quad \text{또는} \quad \alpha = \left(\frac{v}{T}\right)p$$

그리고 등온압축률은 결정성 고분자의 융점에서 일어나는 것 같은 일차전이로 진행된다(그림 **18 · 13** Ⓒ). 또한 무정성 고분자의 T_g에서 일어나는 이차전이는 뚜렷한 불연속성을 나타낸다(그림 **18 · 13** Ⓓ). 〈그림 **18 · 13** Ⓔ〉는 부분적으로 결정성인 고분자와 무정성 고분자의 비용적의 온도에 대한 의존성을 보여 준다. 두 플롯은 무정성 고분자와 반결정성 고분자의 무정형 부분의 유리전이에 상응하는 T_g에서 기울기 변화를 나타낸다. 온도를 융점까지 증가시키면 반결정성 고분자의 결정성 부분이 융해하고 치밀한 결정이 갑자기 더 낮은 밀도로 용융되기 때문에, 그 결과 비용적이 갑자기 증가하고 비용적-온도 플롯에서는 불연속성을 보인다.

T_g 이하에서 플롯의 처음 기울기는 고체 고분자의 열팽창계수를 나타내는데, 이것이 융점

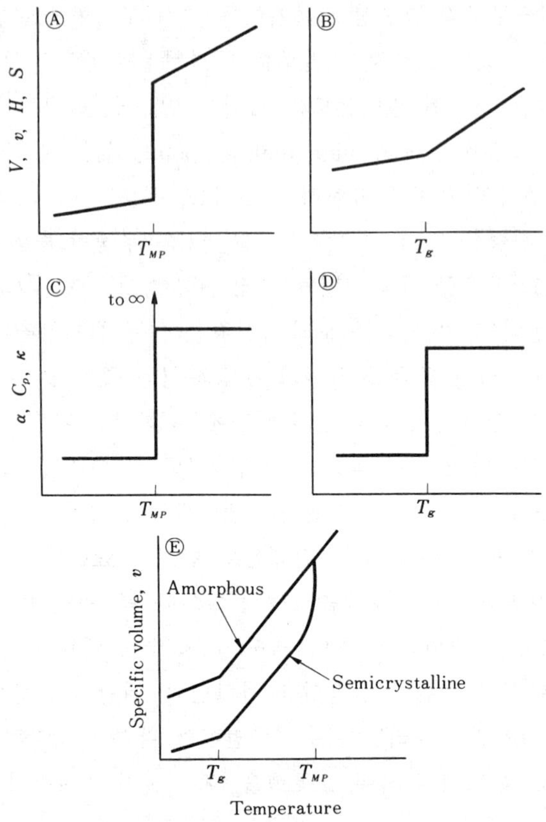

〈그림 *18·13*〉 결정성, 무정성, 반결정성 고분자의 열역학적 기능에 미치는 T_g와 T_{MP}의 영향
(기호에 대한 정의는 본문을 참고할 것)

이상의 기울기보다 더 작다. 융점 이상에서의 기울기는 용융된 고분자 액의 열팽창계수를 나타낸다. atatic polymethylmethacrylate와 polystyrene－이들은 완전한 무정성 플라스틱이다－과 탄성체 SBR에서는 상압에서 유리상태일 때 $\alpha = dv/dT$는 각각 2.15, 2.5, 1.8×10^{-4} $cm^3/g°K$이고 액체-고무상태에서 각각 4.6, 5.5, 6.6×10^{-4} $cm^3/g°K$이다.

속도론적 관점에서 T_g는 고분자 골격의 부분이동성에 대한 완화시간이 측정되는 동안 온도변화 시간단위와 비교 가능하거나 적어도 같은 크기라고 할 수 있다. 고분자의 유리전이는 융점보다는 급격하고 명확하지는 않지만, 측정시의 가열 또는 냉각속도와 측정방법에 더 의존적이다. 열팽창계수, 탄성률 혹은 경도, 열용량, 열전도성, 등온압축률, 광폭 NMR, 유전율 그리고 굴절률 등은 T_g 측정에 사용되고 단일시료에 대해서는 20℃ 정도 다른 값이 얻어진다. 실험적으로 측정된 T_g 값은 가열 또는 냉각속도에 의존한다. 측정하는 동안 고무상 고분자를 급속 냉각시키면 천천히 냉각하는 것보다 더 큰 T_g 값을 얻지만, 유리상 고분자의 급속 냉각은 천천히 가열시킬 때보다 T_g 값을 더 낮춘다. 이러한 관찰로 유리전이가 순수한 열역학적 전이가 아니라 속도론적인 현상임을 알 수 있다.

T_g는 고분자의 분자량이 증가함에 따라 다소 감소한다. 많은 고분자들은 모든 치환기뿐만 아니라, 주쇄와 측쇄에서도 일어나는 회전운동의 동결에 해당하는 두 개 혹은 세 개의 유리전이를 가진다.

유리-고무 전이는 무정형 고분자와 부분적으로 결정성인 고분자의 무정형 영역에서 일어난다. 따라서 무정형 영역이 약 20%이거나 그 이하인 고도의 결정성인 고분자는 T_g에 있어서 그 성질이 거의 변화하지 않는다. 결정화도가 낮은(10% 이하) 고분자 또는 무정형 고분자의 기계적 성질에 미치는 유리전이의 중요한 영향은 탄성률에 대하여 〈그림 **18 · 12**〉에서 설명되고 있다. 약 10℃의 온도범위 내에서는 탄성률이 1000배 이상 변화한다. 중간 정도의 결정화도를 가진 고분자(10～80%)는 T_g 이하에서는 그 조직의 경도는 뿔과 같고 T_g와 T_{MP} 사이에서의 경도는 가죽과 같다. 이들은 부분적으로 T_g 이하에서도 충돌 저항을 유지할 수 있다.

무정형 또는 반결정성 고분자를 통한 저분자의 확산율은 T_g 이상보다는 그 이하에서 더 낮아진다. T_g 이상에서 무정형 영역의 부분이동은 침투체의 수송을 매우 촉진시킨다.

9 가소화(plasticization)

켈빈 온도에서 random 공중합체의 T_g는 보통 중량(또는 때때로 부피)비율을 근거로 하여 두 개의 단독 중합체의 T_g의 가중평균값이다.

예제 9. 폴리염화비닐과 폴리비닐아세테이트의 T_g는 81℃, 29℃이다. 80% w/w 염화비닐과 20% w/w 비닐아세테이트인 random 공중합체의 T_g를 계산하라

풀이 $T_g = (0.8)(81+273)\%(0.2)(29+273) = 344°K = 71℃$

이 과정－딱딱한 폴리염화비닐의 T_g가 공중합체보다 낮아지는 것－을 **내부가소화**(internal plasticization)라고 한다. 이 때 폴리염화비닐은 유연해지는 온도범위를 더 확장시킨다. **외부가소제**는 높은 끓는점을 가진 액체로 실온에서 낮은 증기압을 가지고 덜 휘발성이다. 이의 역할은 실온 이하인 고분자의 T_g를 더 낮추고 고분자를 더 부드럽고 더 유연하게 만든다. 가소제는 고분자에 용해되어야만 한다. **외부가소제**는 고분자사슬 사이의 윤활제로 사용된다. 즉 응력을 받은 사슬끼리의 미끄러짐을 용이하게 하고, 부분적 회전을 가능하게 하는 온도를 더 낮춘다. 만약 이러한 액체가 고분자 내에서 용매화되면 그것들은 사슬를 더 단단하게 한다. 따라서 고분자에 적합하기는 하나 그것들은 좋지 않은 용매이다. 가소제들은 －50～－150℃ 범위의 낮은 T_g를 가진 액체로, 이 온도에서 냉각하면 결정화되기보다 오히려 유리처럼 얼게 된다. 고분자 내에서 가소제의 확산계수는 이동을 최소화하기 위해서는 작아야 한다. 용기의 벽에서 가소제가 유리되면 내용물을 오염시킬 수 있다. 내부가소제는 전혀 이동하지 않는다. 외부가소제는 무정형 고분자 또는 반결정성 고분자의 무정형 영역에만 영향을 끼친다.

di-(2-ethylhexyl)phthalate(dioctyl phthalate라고도 함)를 폴리염화비닐에 첨가할 때의 영향을 〈표 **18 · 12**〉에 나타냈다. 순수한 고분자는 실온에서 유리상이기 때문에 딱딱하다. 이 가소제는 약 －100℃의 T_g를 가지고 30% 정도 혼합시 고분자의 T_g를 5℃ 정도 낮춘다. 실온

에서 가소화된 폴리염화비닐은 고무상이다.

이들의 굴절성과 투명성으로 보통 백의 형태로 만들어져 주사용액제와 혈장의 용기로 사용된다. 정주용액제 또는 혈장을 포함하도록 만든 유연성 있는 폴리염화비닐백 중에는 고농도의 di-(2-ethylhexyl)phthalate가 존재하는데 이에 관한 문제는 액체가소제의 유리이다. 이것은 콜로이드입자로서 점적으로 용액제 중에 존재하고 이는 특히 교반하면 잘 형성된다. 유리된 가소제는 보존혈장 혹은 혈액 내의 지질이나 단백질과 분자적으로 결합할 수 있다.

〈표 18 · 12〉 폴리염화비닐의 기계적 성질에 대한 가소제의 영향

성 질	고체폴리염화비닐	폴리염화비닐+Dioctylphthalate (70% w/w) (30%)
장력 (psi)	8000	3600
영률 (10^5 psi)	4.6	0.2
파괴 신장도(%)	30	200
T_g (℃)	81	5

10 탄성체(elastomer)

탄성체는 T_g가 낮은 고분자이다. 단독중합체에서는 결정화도가 낮은 융점을 보이고 많은 경우 T_g는 실온 이하이다(표 **18 · 11**의 처음 세 물질을 참조). 탄성체는 낮은 용해도지수(표 **18 · 11**)와 낮은 사슬간 인력(표 **18 · 8**)을 특징으로 하고 있다. 용융점 이상의 온도에서의 결정성 고분자처럼, 또한 T_g 이상에서의 무정성 고분자와 같은 형상으로 생고무는 딱딱함을 가진 점성의 액체이다. 탄성체는 응력하에서 유동성을 보이고 점착성이 있으며 빠른 회귀성이나 탄성은 없다. 그 적절한 예가 스파게티이다. 적절한 가교(crosslinking)－소위 경화(vulcanization)하는－는 최외각 결합에 의해 사슬들을 묶어놓고 응력하에서 사슬묶음의 미끄러짐을 예방한다. 기계적 응력은 약해서 일차원자가 결합을 끊을 정도이다. 임의로 꼬였거나 조금 가교된 경화 탄성체의 사슬들은 응력에 의해 꼬이지 않고 확장된다. 그러나 가교와 골격의 결합이 잡아당겨질 때 멈춰진다. 신장된 사슬들은 응력이 제거될 때 그들의 본래 임의의 형태로 재빨리 돌아간다. 따라서 가교는 탄성을 주고 점동성(flip)과 고정성을 최소화하며 점착성을 소실시킨다. 경화에 의해 T_g가 조금 상승되므로 실온에서의 빈번한 부분이동성과 미소 브라운 운동이 유지된다.

가교는 넓게 떨어져 일정한 간격을 유지하는데 평균 100당 1의 반복단위를 가진다. 또한 가교가 엄청나게 신장하면 단독중합 탄성체의 가역적 결정화를 일으킨다. 엔트로피가 결과적으로 감소하지만, 그 신장성을 유지하는 응력에 의해 임의로 꼬인 탄성체의 사슬들은 강력하게 일렬로 정렬한다. 이 사슬들의 일직선성 또는 배향은 신장된 단독중합 탄성체의 결정화를 유도하고, 따라서 결정화에 필요한 열만큼의 자유에너지가 낮아진다.

결정화가 탄성률을 증가시키기 때문에 신장성에 있어서 응력-변형곡선은 위로 향하게 된다(그림 **18 · 10**의 점 D). 일단 응력이 제거되면 탄성체는 $+T\Delta S_f$ 영역의 절대값이 $+\Delta H_f$의 절대값보다 커지기 때문에 '용융'된다. 식 (17a)에 의하면 ΔF_f는 마이너스이고 응력하에서 결

정화된 탄성체는 계속 더 안정된 형태로 변환한다. 즉, 사슬들이 임의로 꼬인 수축된 상태로 전환된다. 대부분의 탄성체가 극성기가 부족한 탄화수소체이므로 탄성체의 잠재적인 용융 또는 결정열은 비교적 작다. 게다가 대부분이 골격에 불포화 올레핀의 *cis* 배열에 기인하는 꼬인 사슬들을 가지고, 치밀한 충전(packing)을 막고 부피가 큰 기는 인접 사슬들의 거리를 증가시킨다. 이러한 인자들은 사슬간 응집력을 감소시키고 따라서 ΔH_f도 감소시킨다. 극성이 낮은 용매는 생고무를 용해시키는 반면 경화된 고무는 팽윤시킨다.

2~5% 황과 mercaptobenzothiazol, thiuram sulfide 혹은 disulfide 같은 경화촉진제와 아연, 납 또는 칼슘비누 같은 활성제를 생고무에 혼합하고 130~150℃의 열을 가하면 천연고무와 다른 폴리부타디엔 형태의 탄성체들이 경화된다. 불포화 올레핀에는 α-탄소를 활성화시키는 sulfide 또는 disulfide 가교가 도입된다.

생천연고무의 무게의 30% 또는 그 이상의 황을 사용하여 만든 가교로부터 ebonite라는 최종신장률이 4%인 단단한 플라스틱을 만든다. 불포화 올레핀이 없는 탄성체는 과산화물을 첨가하면 경화되는데, 과산화물은 열에 의해 자유원자단을 만들어 분해하고 사슬로부터 프로톤을 축출한다. 인접한 사슬들의 자유원자단의 결합 또는 커플링은 사슬 사이의 가교를 만든다.

경화를 하더라도 필요한 용도에 적합한 탄성체의 기계적 성질을 개선시키지 못한다. 보강충전제(reinforcing fillers)인 활성탄과 이산화규소 콜로이드 같은 200~500Å의 작은 크기의 입자는 경화되면 고무-충전제 계면이 커지고 경화도는 입자크기가 감소될수록 증가한다.

보강충전제와 천연고무, 폴리클로로프렌, 폴리이소부틸렌 같이 신장되면서 경화될 수 있는 단독중합 탄성체의 조합은 일반적으로 인장강도를 증가시키고, 파괴에 도달하는 신장률은 감소시키나 마모에 대한 저항성은 크게 개선시킬 수 있다. 반면 신장되면서 경화되지 않는, 부타디엔이 섞인 스티렌, 아크릴로니트릴이 섞인 부타디엔, 프로필렌이 섞인 에틸렌 같은 탄성체에는 마모와 찢김에 대한 저항력뿐 아니라 만족스러운 장력과 영률을 얻기 위하여 보강충전제를 혼합해야만 한다. 순수 고무-경화제는 약하고 부드럽다. 그러나 보강충전제를 혼합하면 신장하면서 경화되어 단독중합체의 기계적 성질을 향상시킨다.

분쇄하는 동안 분산을 촉진시키기 위해, 경화 후 부착을 촉진시키기 위해 강화입자들은 고무로 잘 적셔야만 한다. 탄성체의 사슬은 콜로이드성인 충전제 입자에 강하게 흡착하고 큰 변형을 통해 입자에 부착한다. 혼합물 내 고체입자들이 고무와 기계적으로 조립되기 위해서는 분상상의 강도, 견고함, 마모에 대한 저항성이 필요하다. 점토, 탄산칼슘, 탈크 같은 불활성 충전제와 안료는 기계적 성질을 개선시키는 것이 아니라 성형과 압출을 용이하게 하고 가격을 낮춘다.

18-10 성형 기술

열가소성 수지는 용융상태로 압출함으로써 필름, 섬유로, 또는 형에 흘려 넣으므로 입체적인 것으로 성형된다.

1 압 출

단스크류형 압출기는 meat grinder 와 같은 운반기이다. 이것은 원통 내에 회전하는 축이 감속기어에 연결된 모터에 의해 구동되는 구조로 되어 있다. 회전하는 스크류에 의하여 수지 pellet은 전방에 보내지고, 이 때 융해한 플라스틱을 형에 통과시키게 하는 정수압뿐만 아니라 pellet을 녹이는 데 필요한 대부분의 열이 전단력에 의해 생성된다(그림 **18 · 14** 참조).

압출기의 크기는 원통의 안지름으로 표시된다. 이는 5 lb/hr의 능력을 갖는 1 inch의 압출기에서 1000 lb/hr의 능력을 갖는 8 inch의 압출기 범위에까지 있다. 열가소성 수지의 압출의 경우 원통의 길이는 그 지름의 약 18~24 배이다. 고무의 압출시에는 더 짧은 원통이 사용된다.

스크류는 세 개의 부분 즉, 공급부 · 운반부 · 계량부로 되어 있다. 보통 스크류의 세 개 부위는 같은 pitch 또는 나선형의 각으로 되어 있으나 골의 깊이는 점점 감소한다. 이 공정의 가변인자인 온도와 스크류의 회전수는 다른 고분자를 그때 그때 효과적으로 압출하기에 충분할 정도로 다양하게 변하지는 않는다. 예컨대, 폴리아미드는 폴리에틸렌 수지보다 낮은 용융 정도를 갖고 있는 반면, 폴리염화비닐 수지는 고온에서 빨리 분해한다. 그러므로 한 개의 압출기에 다른 스크류가 준비되어 있어 그 각각 세 개의 부분의 길이가 다른 것, 골의 깊이가 다른 것, 압축비(계량부의 골의 깊이에 대한 공급부의 골의 깊이의 비, 즉 계량부의 배제용적에 대한 공급부의 배제용적의 비)가 다른 것으로 되어 있다.

수지 pellet, 과립 또는 박편(flakes)은 hopper에서 압출부의 공급 부분에 보내지고 또 운반부로 운반된다. 거기서 pellet은 압축되고 융해된다. 수지를 융해하는 데 필요한 열의 대부분은 고정된 원통벽과 회전 스크류 사이에 pellet이 전단될 때의 점성마찰에 의해 생성된다. 기타 필요한 열은 원통을 통해 외부에서 공급되며 보통 원통상에 붙여진 전기 밴드 heater가 흔히 사용된다. 수지는 운반부를 통하는 동안 가소화되어 융해하고 혼합되며 계량부에 도달할 때에는 균일하고 매우 점성 높은 액체가 된다. 스크류의 계량부는 골이 가장 얕게 되어 있다. 이에 의해 융해물은 망으로 된 필터를 통해 형의 공동 속에 압출된다. 필터는 고체 불순물이나

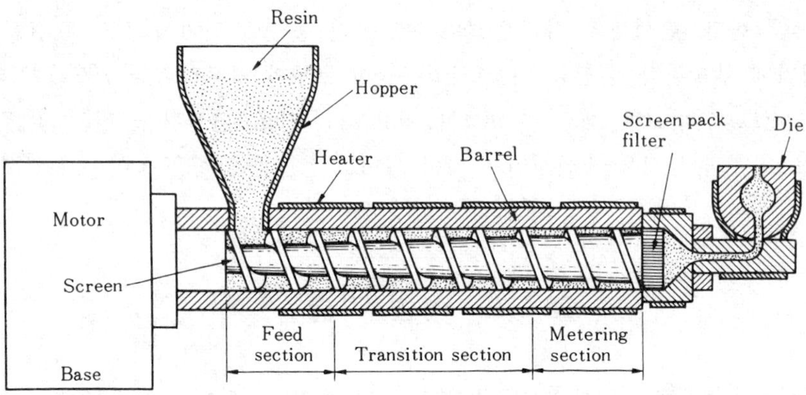

〈그림 *18 · 14*〉 단스크류형 압출기의 장치도

녹지 않는 수지의 덩어리들을 제거한다. 압출된 필름의 두께를 균일하게 하기 위해 융해물은 형의 슬릿에서 일정속도로 흘러나오게 해야 한다. 계량부는 일정한 운반속도를 확보한다.

평평한 필름은 긴 슬릿의 출구인 형을 통과하여 아래로 향한 물로 냉각된 roll 위에 압출된다. 여기서 박판은 감는 roll에 말려진다. 통모양의 필름(tubular film)은 심봉의 주위에 환상의 형을 통하여 위쪽으로 압출함으로 제조된다(그림 **18 · 15** 참조). 튜브는 위쪽으로 당겨질 때 심봉을 통해 주입되는 공기에 의해 풍선과 같이 부풀어 늘어난 후 다음에 이 축방향에 배향한다. 뜨거운 원통 필름은 형을 내는 부근에 풍선모양으로 부풀어지는 부분에서 아랫부분으로 그 튜브를 둘러싸고 있는 중공의 링의 구멍으로부터 나오는 공기에 의해 냉각된다. 팽창하여 고화되면서 필름이 위쪽으로 이동할 때 가이드 롤에 의해 다시 평평한 모양으로 변형된다. 고무로 덮인 한 쌍의 nip roll에 의해 필름은 완전히 붕괴되고, 이 때 융해한 필름을 부풀리기 위해 형으로부터 필름의 내공에 주입된 공기를 봉입한다. wind up roll은 평평한 필름을 말아 형으로부터 계속 위쪽으로 끌어낸다.

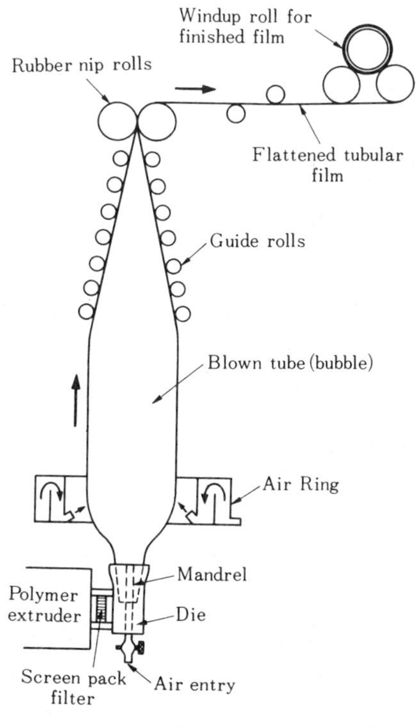

〈그림 *18 · 15*〉 원통 필름 압출기의 장치도
(필름이 위로 당겨져 풍선모양으로 팽창된다.)

2 주입성형

여러 성형 가공법 중에 주입성형은 가장 널리 사용되고 있다. 다음의 세 가지 조작이 연속적으로 행해진다. pellet 모양의 열가소성 수지는 가열되어 융해하고, 주형의 공동 중에 넣어져 주형의 가운데가 융해물로 가득 채워진다. 융해물은 주형의 속에서 가압하에 냉각되어 고화된다. 최후에는 주형을 열어 성형 부품을 꺼낸다. 주형은 몇 개의 부품을 동시에 성형하기 위해 복수의 공동을 갖는 것도 있고 한 개의 공동을 갖는 것도 있다.

수지를 융해하여 주형 중에 주입하는 데에는 두 가지 종류의 기계가 사용된다. plunger 주입주조기와 왕복스크류 주입주조기 등이다. plunger식 주조기에는 수지 pellet을 가열하여 융해하면서 그것을 압축하는 수압 ram이 장치되어 있다. 융해한 수지는 노즐을 통하여 주형의 공동 중에 보내서 압력하에 그들 융점 또는 유리전이온도 이하에서 냉각된다. 융해한 수지는 냉각에 의해 수축되고 주형을 열어 고화한 성형물을 꺼낸다.

왕복스크류 주조기는 왕복운동하는 스크류로 구성된다. 융해한 수지를 균질하게 혼합한다. 이 경우의 스크류는 〈그림 **18 · 14**〉에 보이는 단스크류형 압출기와 유사한데, 수압에 의해 원통 내를 전후로 움직이는 점이 다르다. 수지는 hopper로부터 원통 내로 넣어져 회전스크류에 의해 가수와 융해가 행해진다. 스크류는 그 후 plunger로서 움직여서 융해물을 주형의 공동 내에 보내며 거기서 물질이 냉각하여 고화한다. 다음으로 성형된 플라스틱을 주형 속에서 꺼낸다.

융해된 수지는 그 밀도가 온도의 상승에 따라 감소하기 때문에 냉각과 고화에 의해 수축한다. 무정형의 플라스틱은 고화에 있어서 반결정성 플라스틱보다 수축이 적은데 이는 후자의 결정성 때문이다(식 (28) 그림 **18 · 13** 참조). 주형은 고압하에 충전된다. 융해물을 압축하면 더 많은 시료가 주형의 공동 내에 유입되게 되고 냉각에 의한 수축은 감소한다. 폴리스틸렌을 500°F로부터 실온까지 냉각할 때 평균 일차원 수축률은 상압에서 3.5%, 10,000 psi에서 1.4%, 20,000 psi에서 0.3%이다. 여기서 백분율은 실온과 상압하에서의 1차원 길이에 대하여 나타낸 것이다. 이에 대응하는 폴리에틸렌의 1차원 수축률은 7.0%, 5.1%와 3.6%이다. 이와 같은 값들이 더 큰 이유는 폴리스티렌이 무정형인데 비해 폴리에틸렌은 반결정형이기 때문이다. 시판하는 주입기에서 주조압력은 6000에서 60,000 psi의 범위에 존재한다.

18-11 고분자의 약학적 · 의학적 응용에 대한 장래의 전망

여기서 고분자의 약학적 응용에 대해 살펴본다. 과거에 보건과학 분야에서 고분자의 사용은 경제적 이유에 의해 한정되었다. 약학 산업에서의 고분자의 이용은 섬유, 포장, 타이어 산업에서 보다 훨씬 적다. 그러므로 플라스틱과 탄성체의 제조자들은 약학 산업의 특수한 요구에 잘 맞는 고분자를 만드는 것이나 기존의 시판 고분자의 약학적 응용에 있어서 식품의약국(FDA)의 승인을 얻지 못함으로써 경제적 유인을 찾을 수 없었다.

후자의 예로 methyl cyanoacrylate가 있는데, 그것은 20년 넘게 공업용 접착제로 사용되었다. 이것은 또한 각종의 조직이나 장기의 절개 또는 찢어진 것을 고치는 데 성공적으로 사용되어 왔다. 식품의약국(FDA)에 의한 생의학적 접착제로서 cyanoacrylate의 인가는 아직 확보되지 못했다. cyanoacrylate의 접착성은 다음의 효과에 의한다. 단량체가 연결되는 두 면 사이에 박막으로 펼쳐질 때 그들의 고분자화는 약간의 수분 또는 약한 염기성 물질에 의해 촉매화 된다. 접착은 cyanoacrylate 고분자와 표면 사이에서의 기계적 상호 침투에 의한 것과 시안기의 강한 쌍극과 피접착물 표면 위의 쌍극자와의 인력이 생성시키는 2차적 원자가력에 기인한다. 만일 cyanoacrylate 고분자화가 조직단백의 아미노기에 의해 시작된다면 일차원자가결합이 접착시킬 수 있다.

현재에 보건과학자, 상업적 실험실, 그리고 몇몇 제약회사들은 그들의 특수 요구에 따른 그들 자신의 고분자를 설계, 조제, 생산 그리고 가공 또는 고분자의 연구와 개발에서 이하에 기술하는 영역은 학원이나 공업계의 연구자와 보건과학에 종사하는 사람에 의해 활발하게 추구되고 있다. 봉합사뿐만 아니라 인간과 동물 몸에 플라스틱과 탄성체의 이식제는 조직, 장기 또는 장기의 여러 부분을 수복 또는 치환하는 데 넓게 사용된다. 이식제에 직면한 몇몇 문제는 이식되는 합성고분자의 표면에서의 응혈괴와 혈전의 형성, 인접한 조직의 퇴화이다. 예를 들면, 정밀한 부분에 문제가 되는 것으로 지질 또는 수분의 흡착에 따른 이식제의 증대, 그리고 효소나 기타의 생리적 물질의 상호작용이나 기계적 응력에 기인한 이식제의 침식 또는 약해지는 일이다. 혈액응고를 방지하는 데 표면을 수정하여 합성 고분자의 생체 적합성을 취득하는 것이나 보다 강하고 내구성 있는 고분자의 추구가 많이 연구되고 있다.

화상을 덮기 위한 피부치환은 최근에 소개되었다. 이것은 상처의 감염과 수분 증발을 방지하기 위해 실리콘 탄성체를 외층으로 만들었고, 거기에는 glycos-aminoglycan과 결합한 콜라겐이 가로질러 연결되어 구성된 응집성과 생체내 분해성 있는 다공성의 기저층으로 연결되어 있다. 이 복합막의 아래에 피부가 재생된 후에 기저층은 생분해되고, 탄성체의 외층은 떨어져 나간다.

서방성 투여제형은 플라스틱, 탄성체, 필름 형성성 고분자의 응용이 빈번한 분야이다. 의학적 그리고 약학 잡지는 증가하는 많은 고분자를 다루는 논문을 출판한다. 반면에 고분자 잡지는 고분자의 약학적, 생의학적 이용을 다루는 많은 논문을 출판한다. 세 개의 전문지인 "Journl of Biomedical Materials Research", "Biomaterials, Medical Devices and Artificial Organs"와 "Biomaterials"가 1967, 1973, 1980년에 발간되기 시작했고, 각각 다른 생체 재료뿐 아니라 고분자적인, 예를 들면 세라믹과 금속도 다루고 있다.

연 습 문 제

1. 6-nylon 또는 폴리(-caprolactam) H－[－NH－(CH_2)5－CO－$]_n$－OH의 분자량 측정시, 2500 g 건조 고분자가 0.1 N NaOH의 2.21 cm^3를 소비했다. 수평균 중합도, 다시 말하면 n의 값은 얼마인가? 각 고분자 사슬 또는 분자는 말단이 1개의 아민과 1개의 카르복실산을 가진다는 것에 주의하라.

답 $n = 100$

2. 한 고분자 시료를 다음과 같이 3개로 균일하게 또는 단분산의 부분으로 나누었다.

	무게(g)	분자량
A	10	100,000
B	20	?
C	100	10,000

시료 전체의 중량평균 분자량은 23,000일 때 B의 분자량을 계산하라.

답 50,000 (49,500은 유효숫자를 3개 가지고, 그리고 그것은 대입한 M값보다 크게 된다.)

3. 폴리염화비닐의 시료를 tetrahydrofuran 용액 중에서 나누었다. 중량 백분율(전 시료의 중량에 기초를 둔 것)과 각기 나눈 부분의 분자량이 다음에 있다.

Fraction number	Weight-percent	Molecular weight
1	6	7×10^3
2	9	1.7×10^4
3	15	3.8×10^4
4	20	7.5×10^4
5	23	1.4×10^5
6	16	2.5×10^5
7	8	4.5×10^5
8	3	1.05×10^6

각 부분이 사실상 단분산되었다고 가정할 때 폴리염화비닐 시료의 M_z, M_w, M_n과 M_w/M_n을 계산하라.

답 $M_z = 401{,}000$, $M_w = 162{,}000$, $M_n = 43{,}500$ $M_w/M_n = 3.73$

4. 〈표 18·1〉의 폴리메틸 메타아크릴레이트 시료는 25℃에 염화에틸렌 용액 중에 광분산과 정도에 의해 측정된 것으로, 매우 좁은 분자량 분포의 네 부분 중 하나이고 사실상 단분산이다. 연속으로 나눈 부분의 분자량과 고유 정도가 다음에 있다.

Fraction number	Molecular weight	Intrinsic viscosity(dl/g)
1	393,000	1.084
2	168,000	0.571
3	117,000	0.430
4	91,000	0.354

25℃에서 ethylene chloride 중의 polymethyl methacrylate에 대해 Mark-Houwink 식 (8)에서 K와 a값을 결정하라.

답 식 (8)의 선형회귀분석을 대수로 표시하면 $\log[a] = -4.2414 + 0.765 \log M$

그러므로 $a = 0.765$ $K = \text{antilog}(-4.2414) = 5.74\times10^{-5}$ dl/g

5. 폴리염화비닐의 용해도지수를 계산하라. 비가소성의 고분자는 1.42 g/cm³의 밀도를 가진다.

답 9.2 (cal/cm³)^1 2

6. , HDPE 섬유에서 지름 2 mm의 것이 있다. 30 kg 무게가 그것이 가역적으로 몇 % 신장되겠는가?

〈표 **18 · 5**〉의 영률을 사용하라.

답 8.0%

7. 용융 폴리프로필렌의 비용적(cm^3/g)은 다음 식에 따라 온도 T(℃)의 1차식이다.

$$\nu_{am} = 1.156 + 0.000841\,T$$

완전하게 결정성의 폴리프로필렌의 25℃의 밀도는 X선회절 자료로부터 계산했을 때 0.936 g/cm^{3}이다. 2/3가 결정인 고체 폴리프로필렌의 25℃에서의 밀도를 예측하라.

답 0.906 g/cm^3

❑ 찾 아 보 기 ❑

【ㄷ】

【ㄹ】

【ㅁ】

【ㅂ】

【ㅅ】

【ㅇ】

【ㅋ】

【ㅌ】

【ㅍ】

【ㅎ】

물리약학

2000년 1월 25일 제 3 판 발 행 • 편저자 물리약학분과학회
2012년 2월 5일 3판10쇄발행 • 발행인 최 국 주
• 발행처 동 명 사

경기도 파주시 교하읍 문발리 535-10 파주출판단지 30블록 4롯트
전 화 : 031) 955-7200(代), 955-7201~4, 7203 (편집부)
팩시밀리 : 031) 955-7205
출판등록 : 1950년 11월 1일(제1-76호)
E-mail : dms723@chol.com
홈페이지 : www.dmsbook.com

정가 36,000원

ISBN 978-89-411-3333-9 93510